"十四五"国家重点出版物出版规划项目

住院医师临床思维培养系列丛书

内科学

Internal Medicine

主　　编　段丽萍

执行主编　伍　蕊

北京大学医学出版社

ZHUYUAN YISHI LINCHUANG SIWEI PEIYANG XILIE CONGSHU　NEIKEXUE

图书在版编目（CIP）数据

内科学 / 段丽萍主编. -- 北京 : 北京大学医学出版社，2025. 2. --（住院医师临床思维培养系列丛书）.
ISBN 978-7-5659-3222-9

Ⅰ. R5

中国国家版本馆 CIP 数据核字第 2024F3B279 号

住院医师临床思维培养系列丛书　内科学

主　　编：段丽萍
出版发行：北京大学医学出版社
地　　址：（100191）北京市海淀区学院路 38 号　北京大学医学部院内
电　　话：发行部 010-82802230；图书邮购 010-82802495
网　　址：http://www.pumpress.com.cn
E-mail：booksale@bjmu.edu.cn
印　　刷：中煤（北京）印务有限公司
经　　销：新华书店
策划编辑：高　瑾
责任编辑：梁　洁　　**责任校对：**靳新强　　**责任印制：**李　啸
开　　本：889 mm×1194 mm　1/16　　**印张：**37　　**插页：**8　　**字数：**1180 千字
版　　次：2025 年 2 月第 1 版　2025 年 2 月第 1 次印刷
书　　号：ISBN 978-7-5659-3222-9
定　　价：150.00 元

本书由

北京大学医学出版基金资助出版

编者名单

主　　编　段丽萍

执行主编　伍　蕊

副 主 编　韩江莉　肖文华　孙丽杰　高洪伟　王　琨　赵金霞　董　菲　白　琼　杜毅鹏　张碧莹　刘慧琳　刘园梅

编　　者（按姓氏汉语拼音排序）

白　瑾　白　琼　包　芳　包文晗　柴　静　陈蓓迪　陈　晨　陈　静　陈少敏　陈　斯
陈一诺　程　然　崔常青　邓忠华　丁士刚　丁艳苓　董　菲　杜毅鹏　段丽萍　付　伟
盖晓燕　高洪伟　高嘉琪　高锦洁　高　爽　高月明　关　馨　郭　苇　韩江莉　何立芸
何　莲　何天宇　侯文芳　胡　南　贾　莹　蒋真斌　金银姬　井　然　景红梅　乐云逸
李　丹　李　军　李　柯　李　璐　李其辉　李　森　李　婷　李卫虹　李晓光　李欣艺
李　瑶　李照华　梁京津　梁　瀛　林　菲　刘爱华　刘　丹　刘慧琳　刘珺玲　刘　蕊
刘文正　刘　鑫　刘　珣　刘颜岗　刘　彦　刘　烨　刘园梅　刘作静　陆浩平　陆京京
路　明　马　兰　马　媛　孟灵梅　牛占岳　潘月娟　乔一娴　任　川　任佳琦　尚　志
沈　宁　宋志强　宋　祝　苏元波　孙丽杰　孙丽娜　孙晓燕　索宝军　唐　雯　田　勍
田信奎　田雪丽　万　伟　汪羚利　王　琛　王方豫　王继军　王　琨　王　蒙　王　松
王蘇弘　王鑫瑶　王　晔　王迎春　魏　慧　温　越　伍　蕊　肖文华　谢　超　胥　婕
徐　丹　徐　玲　徐少华　徐志洁　薛　艳　闫　崴　杨　进　杨　琨　杨林承　杨　萍
姚星羽　姚中强　翟佳羽　张碧莹　张　超　张承铎　张冬雪　张晋东　张静（呼吸科）
张静（消化科）　张警丰　张灩曦　张瑞涛　张伟龙　张　旭　赵菲璠　赵金霞　赵中凯
郑　炜　周乐群　周明新　周思佳　组　明

以上编者单位均为北京大学第三医院

序

随着现代科技的不断发展，临床医学也得到了飞速的进步，相关的学科不断确立，但内科学始终是最重要的临床学科之一。内科学的范畴不仅限于疾病的发生、发展、衍变、防治等相关知识，而是包含了培养医生成长、成才所需学习和掌握的基本素质及基本技能，如分析综合能力、逻辑思维能力及医患沟通、心理辅导技巧等涉及临床医学领域及医学人才培养的各个方面。掌握内科学的相关基本知识及基本技能是每位临床医生的基本要求，是考核临床医师是否合格的必要条件。因此，内科学是各个临床学科的基石学科。

要成为一位合格的医生，掌握扎实的医学理论知识及具有很强的临床实际工作能力是两个必备的要素。每一位医生都是在前辈给予的教诲及指导下，在自身大量的临床实践里，在总结成功和挫折的经验教训中成长。遵循理论-实践-总结-实践-理论这种螺旋式上升的模式从医学生磨炼成为真正的临床医生。在成长的过程中，有两个关键点，一是认真读书；二是临床实践。

认真读书　年轻的医学生在医学院校仅接受了最基础的医学教育，尚不能说是掌握了医学理论知识，即使是有一定经验的住院医师也是如此。学习前辈积累的医学理论知识和临床经验非常重要。认真地读经典医学专著是极其有效的学习方法之一。对刚跨出医学院校的年轻医生更应强调读书；对自身专业相关的经典著作要做到通读；要带着实践中的问题读，读懂其内涵，再回到实践中去。在读书中，除了学习知识和才能外，还可以学习到医学前辈们对患者认真、严谨、负责的高尚医德。

临床实践　年轻医学生走出校门后会迈入面向社会的临床医疗领域，进入住院医师规范化培训阶段。通过若干年的一线临床工作，能使他们较快地从医学生转变为合格的临床医生。临床实践也是所有医生不断进步、体现价值的最佳路径。在临床实践过程中，重点要培养和树立良好的职业道德，建立规范的临床思维方法，提高临床工作的胜任力。

（1）培养和树立职业道德：在临床实践中，首先要树立良好的职业道德，也就是“无私无畏，一切为了患者”的精神，这也是医生的灵魂。高尚的职业道德是在与患者的广泛接触中，真诚为患者解除病痛，实实在在从患者利益出发的工作中体现出来的。因此，只有具备高水平临床工作能力者才能真正体现优良的职业道德。

（2）掌握规范的临床思维方法：培养和掌握规范的临床思维方法是住院医师规范化培训的重点要求之一。临床思维是指临床医生在具备一定医学理论知识的基础上，对患者的主观感觉及心理诉求、疾病呈现的客观现象进行收集、归纳、综合分析和推理判断，从而提出诊断、处理等一系列思维活动。规范的临床思维能力是确保高质量完成医疗工作的重要保证，是每一位临床医生的基本功。必须指出，临床思维贯穿于诊治患者的全过程中，但也并非一成不变，需随着疾病的变化及时做出修正。其中患者的心理、社会、经济、环境等状况是不可忽视的重要因素。在做出诊断、提出处理决定时，必须要严格遵循从关爱患者、尊重生命的基本点出发，结合患者实际，合理、有针对性的原则。因此，是否掌握规范的临床思维方法也是评估医生临床工作胜任力的具体表现。

由段丽萍教授主编的《住院医师临床思维培养系列丛书　内科学》改变了传统内科学教材的编写模式，遵循规范化临床思维的全过程，将各系统疾病按其特点，从临床接诊开始，全面收集患者原始病情、体格检查等资料；经过综合分析、推断，结合疾病的相关知识，提出可能的诊断及合理、有价值的进一步检查；通过鉴别诊断得出最终诊断；根据临床常规及业界共识，提出合理、有效、规范化的治疗方案；同时对疾病的院外治疗及康复给予指导性的建议。通过对每一个系统、每一种疾病的学习，就如同经历了在临床实际诊疗患者的全过程，其中也包含了合理诊治、尊重患者、关爱生命的行医原则。

在临床医学教学中，内科学（包括诊断学）的教学在从医学生走向临床医生的培养过程中始终担负着最重要的作用。在当前医学教学改革的实践中，以器官系统为中心的基础临床课程整合教学打破了传统的基础与临床分隔的教学模式，实现了医学生早期接触临床的目标。为此，有必要让医学生更早地了解临床医生的基本要求、临床思维的基本原则。《住院医师临床思维培养系列丛书　内科学》以临床思维流程为主线，提供了结合疾病相关理论知识及临床实际的诊治方案，不仅能更好地培养住院医生确立规范化的临床思维，增强住院医生的临床胜任力，亦可能对提高医学教学改革后的医学生培养起到促进作用。

毛节明

教授，主任医师

北京大学第三医院原大内科主任

2025年2月3日

前　言

临床医学，作为一门实践性极强的学科，其精髓不仅在于理论知识的深厚积淀，更在于临床思维的磨砺与提升。住院医师规范化培训，作为医学毕业后教育不可或缺的一环，通过系统化、规范化的培训，助力医学毕业生全面、深入地掌握临床诊疗技能，确保其岗位胜任力。住院医师临床思维和技能的培养直接关系到医疗服务的质量与患者安全。正是在此背景下，《住院医师临床思维培养系列丛书　内科学》应运而生，旨在引领住院医师在内科学领域构建起科学、严谨、高效的临床思维框架与诊疗模式，使住院医师在面对内科系统复杂多变的疾病挑战时，能运用所学，结合患者实际情况，展开综合分析、精准判断与正确决策。

本书内容广泛涵盖内科学的核心领域知识，包括呼吸、心血管、消化、风湿免疫、内分泌、肾脏、血液和感染性疾病等。从常见疾病的诊断与治疗，到疑难病症的鉴别与分析，再到不同疾病的治疗医嘱，力求全面、深入地展现内科疾病诊疗的现状与进展。我们特别邀请一批常年工作在临床一线的知名专家与中青年学者参与编写，他们凭借丰富的临床经验与深厚的学术功底，确保书中的每一个知识点、每一个临床建议均源自最新研究成果与临床实践，兼具极高的权威性与实用性。同时，书中还穿插了图表、诊疗流程图等，协助读者直观、高效地把握关键信息。

我们衷心希望通过对本书的学习，住院医师们能在内科学领域筑牢根基，不仅掌握扎实的理论知识，更能在临床实践中展现出敏锐的观察力、缜密的逻辑思维能力与果断的决策能力，成长为兼具深厚人文素养与卓越临床技能的优秀医生，为人类的健康事业添砖加瓦，贡献自己的力量。愿此书成为您临床成长道路上的良师益友！

在书稿的编撰历程中，我们虽力求精益求精，但仍难免存在疏漏之处。我们诚挚地恳请读者在使用过程中，不吝赐教，批评指正，共同促进本书的完善与提升。

段丽萍

教授、主任医师

北京大学第三医院大内科主任

2024 年 12 月 15 日

目　录

第一篇　呼吸系统疾病

第二篇　心血管系统疾病

第三篇　消化系统疾病

第四篇　风湿免疫疾病

第五篇　内分泌疾病

第六篇　肾脏疾病

第七篇　血液疾病

第八篇 感染性疾病

第一篇 呼吸系统疾病

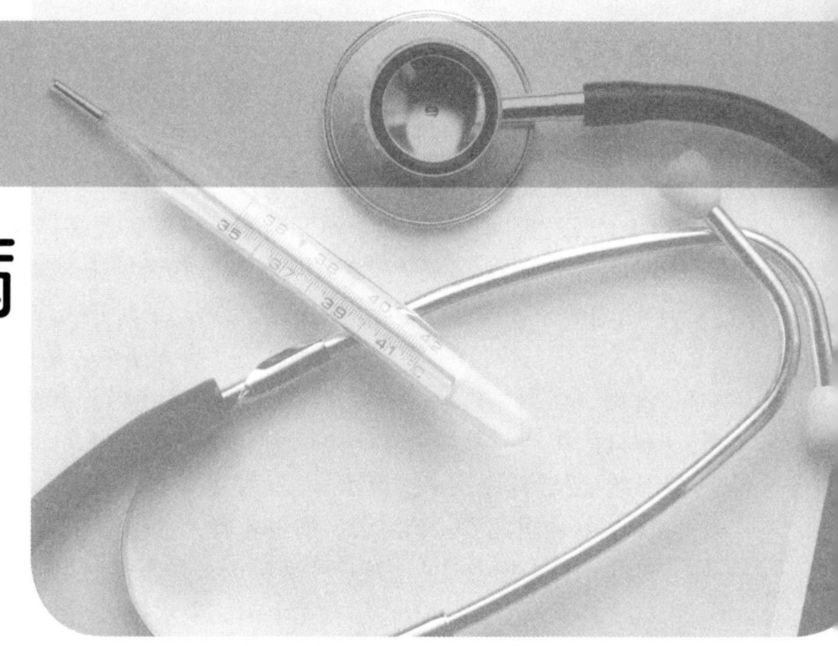

第1章

社区获得性肺炎

【疾病概述】

社区获得性肺炎（community-acquired pneumonia，CAP）是指在医院外罹患的感染性肺实质（含肺泡壁，即广义上的肺间质）炎症，包括具有明确潜伏期的病原体感染在入院后于潜伏期内发病的肺炎。

关键词：CAP；严重程度评估；抗菌药物；初始治疗失败。

【诊断与鉴别诊断】

一、接诊

1. 问诊要点

（1）现病史问诊：发热（诱发因素、热型、最高体温、有无寒战、是否应用退热药物），咳嗽（程度、时间与节律），咳痰（痰液性状和量、有无臭味），胸痛（部位、性质、程度、与呼吸及体位是否有关），咯血（量、次数，是否应用止血药物，平时是否应用抗血小板药或抗凝药），呼吸困难（程度、与劳力的关系、与体位的关系），精神状态（有无嗜睡、精神萎靡等意识障碍），消化道症状；有无诱因（受凉、淋雨、醉酒、拔牙、洁牙、与发热患者接触）；起病急缓、院外诊治过程、药物治疗及其效果（尤其注意询问用药剂量和用药频次）。注意：老年CAP可能不典型，可无上述呼吸道症状，而以消化系统、神经系统症状为首发表现。年龄、发病急缓、季节、基础病对诊断有重要参考。

（2）既往史问诊：脑血管疾病患者有无进食呛咳、吞咽困难；糖尿病患者血糖控制情况；有无先天性心脏病；鼻炎患者是否每晚应用滴鼻剂；是否应用免疫抑制剂。

（3）个人史问诊：①吃：有无生肉、生水摄入。②住、行：居住环境、近期旅居史（是否感染地方病）。③玩：个人爱好。④工作：职业（学生专业）特点及环境。⑤与外界生物接触：特殊动物接触（死亡家禽、牲畜、鹦鹉等）。⑥与外界非生物接触：特殊电器应用（空调、加湿器等）。

2. 全身体格检查要点

体温、呼吸频率、脉率、血压，神志状态、皮肤有无破损及化脓，结膜有无贫血、巩膜有无黄染，口唇有无发绀，有无口周疱疹，口腔检查（有无龋齿、口腔卫生），肺部查体（实变体征、呼吸音减弱或消失、湿啰音、哮鸣音），心脏各瓣膜区有无病理性杂音。肝区有无叩痛，双下肢有无水肿。

二、开检查医嘱（依据病原学分析及鉴别诊断开展）

1. 常规检验

血常规、尿常规、粪便常规、肝功能、肾功能、心肌酶、电解质、葡萄糖、血脂、凝血功能。

2. 炎症标志物

C反应蛋白（C-reactive protein，CRP）、降钙素原（procalcitonin，PCT）。

3. 淋巴细胞培养＋干扰素测定（既往结核感染，阳性不一定是结核活动）

4. 病原体检查

发热、寒战时行血培养。血肺炎支原体、衣原体、军团菌抗体，尿肺炎链球菌抗原、尿军团菌抗原。1,3-β-D葡聚糖试验（G试验）、GM试验（鉴别真菌），新型隐球菌抗原（疑诊新型隐球菌感染时）。

咽拭子呼吸道病原体七项（甲型流感病毒、乙型流感病毒、呼吸道合胞病毒、副流感病毒、腺病毒、肺炎支原体、肺炎衣原体核酸）和新型冠状病毒核酸。

痰涂片：找细菌、真菌、抗酸杆菌，痰细菌、真菌培养＋药物敏感试验。呼吸道病原菌核酸（肺炎链球菌、金黄色葡萄球菌、肺炎克雷伯菌、铜绿假单胞菌、鲍曼不动杆菌、嗜麦芽窄食单胞菌、流感嗜血杆菌）。疑诊结核应多次（至少3次）送痰涂片找抗酸杆菌，必要时进行结核分枝杆菌及利福平耐药检测（Xpert MTB/RIF）（痰、胸腔积液、支气管肺泡灌洗液等）。原则上应同时送培养，以鉴别结核分枝杆菌和非结核分枝杆菌及药物敏感试验。需强调痰涂片的重要性，疑难危重患者应第一时间与微生物室联系痰涂片结果，必要时行支气管镜取支气管肺泡灌洗液送检宏基因组二代测序（metagenomic next-generation sequencing，mNGS）或病原体靶向二代测序（targeted next-generation sequencing，tNGS）（疑难危重、初始治疗效果不佳时）。合格下呼吸道标本标准：鳞状上皮细胞＜10个/低倍视野、多形核白细胞＞25个/低倍视野或二者比例＜1：2.5。若痰病原学检查结果阳性，需结合临床资料分析鉴别定植、污染和致病菌。可作为病原学确诊依据的检测结果（部分）包括：①血或其他无菌标本（如胸腔积液、肺活检标本等）培养到病原菌；②合格下呼吸道标本分离出土拉热弗朗西丝菌、鼠疫耶尔森菌、炭疽杆菌、军团菌、支原体、衣原体；涂片镜检隐球菌、耶式肺孢子菌、病毒核酸阳性。③肺炎链球菌尿抗原阳性，1型嗜肺军团菌尿抗原阳性，（免疫层析法）血隐球菌抗原阳性。④急性期和恢复期双份血清特异性抗体IgG滴度呈4倍及以上变化（增加或减少）（非典型病原体）。

5. 复杂肺炎旁胸腔积液病原学检查（涂片、培养）

6. 影像学检查

胸部X线检查、胸部计算机断层扫描（computed tomography，CT）平扫，必要时行增强扫描或CT肺动脉造影（computed tomographic pulmonary angiography，CTPA）（见书后附图1-1）。疑难危重患者行支气管镜、超声或CT引导下肺穿刺活检（病理＋病原学）。

7. 非感染性指标

肿瘤标志物、抗中性粒细胞胞质抗体（antineutrophil cytoplasmic antibody，ANCA）、抗核抗体（antinuclear antibody，ANA）、ANA谱等。

三、诊断流程或分类标准

CAP的临床诊断标准见表1-1。重症CAP的诊断标准见表1-2。

表1-1　CAP的临床诊断标准

临床诊断标准
1. 社区发病
2. 肺炎相关临床表现：①新近出现的咳嗽、咳痰或原有呼吸道疾病症状加重，伴或不伴脓痰、胸痛、呼吸困难及咯血；②发热；③肺实变体征和（或）闻及湿啰音；④外周血白细胞计数＞10×10^9/L或＜4×10^9/L，伴或不伴细胞核左移
3. 胸部影像学检查显示新出现的斑片状浸润影、肺叶或肺段实变影、磨玻璃影或间质性改变，伴或不伴胸腔积液

注：符合1＋3及2中任何1项，除外肺结核、肺部肿瘤、非感染性肺间质性疾病、肺水肿、肺不张、肺栓塞、肺嗜酸性粒细胞浸润症及肺血管炎等疾病后，可建立临床诊断。

表1-2　重症CAP的诊断标准

主要标准	次要标准
需要气管插管行机械通气治疗 脓毒症休克经积极液体复苏后仍需要血管活性药物治疗	呼吸频率≥30次/分 氧合指数≤250 mmHg（1 mmHg＝0.133 kPa） 多肺叶浸润 意识障碍和（或）定向障碍 血尿素氮≥7.14 mmol/L 收缩压＜90 mmHg需要积极的液体复苏

注：符合上述1项主要标准或≥3项次要标准可诊断重症CAP。

CAP 的诊治思路通常采用六步法：

第 1 步：判断 CAP 诊断是否成立。对于临床疑似 CAP 患者，应注意与肺结核等特殊感染及非感染性病因进行鉴别。

第 2 步：评估 CAP 病情的严重程度，选择治疗场所。

第 3 步：推测 CAP 可能的病原体及耐药风险：参考年龄、发病季节、基础病和危险因素、症状或体征、胸部影像学（胸部 X 线检查或 CT）特点、实验室检查、CAP 病情严重程度、既往抗菌药物应用史等。

第 4 步：合理安排病原学检查（表 1-3），及时启动经验性抗感染治疗。

第 5 步：动态评估 CAP 经验性抗感染效果，初始治疗失败时查找原因，并及时调整治疗方案。

第 6 步：治疗后随访，并进行健康宣教。

表 1-3　CAP 的病原学分析

临床情况	病原体
常见病原体	肺炎支原体（感染率随年龄增加而下降）和肺炎链球菌（老年人警惕耐药）
其他较常见病原体	流感嗜血杆菌、肺炎衣原体、肺炎克雷伯菌及金黄色葡萄球菌
重症肺炎	流行性感冒病毒、腺病毒、军团菌、鹦鹉热衣原体、耶氏肺孢子菌等
少见病原体	铜绿假单胞菌、鲍曼不动杆菌、耐甲氧西林金黄色葡萄球菌
免疫抑制人群	真菌、奴卡菌、耶氏肺孢子菌、巨细胞病毒等
慢性误吸	混合感染、厌氧菌、金黄色葡萄球菌、革兰氏阴性菌
流行性感冒后继发	金黄色葡萄球菌、肺炎链球菌、流感嗜血杆菌
老年合并基础疾病	肠杆菌科细菌［评估产超广谱 β- 内酰胺酶（extended spectrum β lactamase，ESBL）菌风险］（关注误吸）
坏死肺炎或合并空洞	金黄色葡萄球菌、肺炎克雷伯菌、厌氧菌、曲霉菌、奴卡菌等
结构性肺病	铜绿假单胞菌

注：耐药肺炎链球菌感染的危险因素：年龄＞65 岁、存在基础疾病（慢性心脏、肺、肝、肾疾病，以及糖尿病、免疫抑制）、酗酒、3 个月内接受过 β- 内酰胺类药物治疗。产 ESBL 菌感染的危险因素：有产 ESBL 菌定植或感染史、曾使用三代头孢菌素、有反复或长期住院史、留置植入物及肾脏替代治疗等。铜绿假单胞菌感染的危险因素：气道铜绿假单胞菌定植、因慢性气道疾病反复使用抗菌药物或糖皮质激素。

四、鉴别诊断

1. 肺脓肿

脓臭痰，可伴咯血，白细胞及中性粒细胞增多，胸部 CT 提示肺部空洞影，可伴液平面或肺部团片影中心低密度液性暗区，可伴有胸腔积液。部分患者患有糖尿病、牙周疾病，以及有拔牙、醉酒、镇静药物应用史。

2. 肺结核

多见于年轻人或老年人，可表现为咳嗽、白痰或无痰、午后低热、盗汗、乏力、咯血或上述表现均无。白细胞计数多正常。胸部 CT 提示上叶尖后段或下叶背段多发斑片影、树芽征，痰涂片或培养有结核分枝杆菌可诊断，抗结核治疗有效。部分患者合并糖尿病、有结核患者接触史。

3. 支气管扩张症

多有慢性咳黄痰病史，无臭味，可伴咯血，查体肺部可闻及固定湿啰音，胸部 CT 提示支气管扩张。

4. 心源性肺水肿

患者表现为夜间阵发性呼吸困难伴咳嗽、咳白痰或粉红色泡沫痰，坐位可改善，多无发热（合并感染可发热）。查体可闻及湿啰音。胸部 X 线检查或 CT 可见向心性斑片影，可伴双侧胸腔积液。

5. 肺炎型肺癌

典型表现为咳嗽，大量白色泡沫痰，多无发热。血清肿瘤标志物可出现异常。胸部 CT 提示实变影、磨玻璃影、支气管充气征。气管镜或穿刺活检确诊。

6. 肺栓塞

患者多表现为呼吸困难，可伴咯血、胸痛、咳嗽、晕厥等，多无发热。胸部 CT 可见尖端指向肺门的实变影，可伴有胸腔积液，CTPA 或肺通气灌注扫描有助于诊断。

7. 血管炎

不同类型血管炎的症状和影像学表现不同，多有系统性症状和体征，ANCA 多为阳性。

8. 机化性肺炎

可有咳嗽、咳白痰，部分患者伴有少量黄痰、活动后呼吸困难，可有中低热，极少咯血（也可有），白细胞计数多正常或轻微升高。胸部 CT 可见单侧或双侧胸膜下实变影，以双下肺为主，可见晕征或反晕征，抗感染治疗无效，可通过经支气管镜肺活检术（transbronchial lung biopsy，TBLB）或肺穿刺活检病理诊断。

五、病情评估 / 病情严重程度分级（表 1-4）

表 1-4　CAP 的病情严重程度分级

指标（每项 1 分）		
C：意识障碍 U：尿素氮＞ 7 mmol/L R：呼吸频率≥ 30 次 / 分 B：血压 收缩压＜ 90 mmHg 或舒张压≤ 60 mmHg 65：年龄≥ 65 岁		
评分	**死亡风险**	**治疗场所**
0 ～ 1 分	低危	可考虑门诊治疗
2 分	中危	建议短期住院或密切随访院外治疗
3 ～ 5 分	高危	需要住院治疗

六、并发症

1. 肺炎旁胸腔积液

单纯肺炎旁胸腔积液无须穿刺，复杂肺炎旁胸腔积液需穿刺引流并调整治疗。

2. 肺脓肿

调整抗菌药物治疗。

3. 器官功能障碍（心、肝、肾功能异常，电解质紊乱等）

对症支持治疗。

4. 急性呼吸窘迫综合征（acute respiratory distress syndrome，ARDS）（详见第 10 章）

5. 感染性休克

七、诊断正确书写模板

社区获得性肺炎 病原体

　　并发症

示例：社区获得性肺炎 H1N1 甲型流感病毒

　　　　肝功能异常

　　　　横纹肌溶解

　　　　肾功能不全

【治疗】

一、治疗原则

消除诱因，依据不同病原体及耐药情况、病情严重程度选择抗菌药物及治疗疗程。氧疗及呼吸支持。积极治疗并发症。

二、治疗流程或治疗标准操作规程（standard operating procedure，SOP）

1. 一般治疗

补液、维持水电解质平衡、营养支持、雾化、体位引流等。

2. 氧疗及呼吸支持

鼻导管吸氧、面罩吸氧、经鼻高流量吸氧、无创机械通气、有创机械通气、体外膜氧合（extracorporeal membrane oxygenation，ECMO）。

3. 抗感染治疗

（1）经验性抗感染治疗方案（表 1-5）。

表 1-5　CAP 经验性抗感染治疗方案

治疗场所及情况	患者人群	抗生素选择
门诊治疗（口服）	无基础疾病者 青壮年	● 氨基青霉素、青霉素类 / 酶抑制剂 ● 一代、二代头孢菌素 ● 多西环素或米诺环素 ● 呼吸喹诺酮类 ● 大环内酯类
	有基础疾病者 老年人（≥ 65 岁）	● 青霉素类 / 酶抑制剂 ● 二代、三代头孢菌素 ● 呼吸喹诺酮类 ● 青霉素类 / 酶抑制剂或二代、三代头孢菌素联合多西环素、米诺环素或大环内酯（不宜单用多西环素、米诺环素或大环内酯类药物）
普通病房（静脉注射或口服）	无基础疾病者 青壮年	● 青霉素 G、氨基青霉素、青霉素类 / 酶抑制剂 ● 二代、三代头孢菌素、头霉素类、氧头孢烯类 ● 上述药物联合多西环素、米诺环素或大环内酯类 ● 呼吸喹诺酮类 ● 大环内酯类
	有基础疾病者 老年人（≥ 65 岁）	● 青霉素类 / 酶抑制剂 ● 三代头孢菌素或其酶抑制剂复合物、头霉素类、氧头孢烯类、厄他培南等碳青霉烯 ● 上述药物单用或联合大环内酯类 ● 呼吸喹诺酮类
监护病房（静脉注射）	无基础疾病者 青壮年	● 青霉素类 / 酶抑制剂复合物、三代头孢菌素、头霉素类、氧头孢烯类、厄他培南联合大环内酯类 ● 呼吸喹诺酮类
	有基础疾病者 老年人（≥ 65 岁）	● 青霉素类 / 酶抑制剂、三代头孢菌素或其酶抑制剂的复合物、厄他培南等碳青霉烯类联合大环内酯类 / 呼吸喹诺酮类
有铜绿假单胞菌感染危险因素的 CAP（住院或监护病房）		● 具有抗假单胞菌活性的 β - 内酰胺类、喹诺酮类 ● 具有抗假单胞菌活性的 β - 内酰胺类联合有抗假单胞菌活性的喹诺酮类或氨基糖苷类 ● 上述三类药物联合

（续表）

治疗场所及情况　患者人群	抗生素选择
有误吸风险	氨苄西林舒巴坦、阿莫西林克拉维酸、莫西沙星、碳青霉烯类等有抗厌氧菌活性的药物，或联合应用甲硝唑、克林霉素等
流行性感冒病毒感染	神经氨酸酶抑制剂（奥司他韦、帕拉米韦等），RNA 聚合酶抑制剂（玛巴洛沙韦），超过 48 h 仍推荐使用

（2）目标性抗感染治疗：根据药物敏感试验结果选择药物治疗。

（3）疗程：轻中度 CAP 患者疗程为 5 ～ 7 天，重症及伴有肺外并发症的患者可适当延长抗感染疗程。非典型病原体治疗反应较慢者疗程延长至 10 ～ 14 天。金黄色葡萄球菌、铜绿假单胞菌、肺炎克雷伯菌或厌氧菌等易导致肺组织坏死，疗程可延长至 14 ～ 21 天。

4. 疗效评价

（1）有效：临床稳定。标准包括：①体温≤ 37.8℃；②心率≤ 100 次 / 分；③呼吸频率≤ 24 次 / 分；④收缩压≥ 90 mmHg；⑤氧饱和度≥ 90%（或动脉氧分压≥ 60 mmHg，吸空气条件下）。

（2）初始治疗失败的处理（图 1-1）。

5. 出院标准

体温正常超过 24 h 且满足临床稳定的其他 4 项指标，可以转为口服药物治疗。无需要进一步处理的并发症及精神障碍等情况时可以考虑出院。

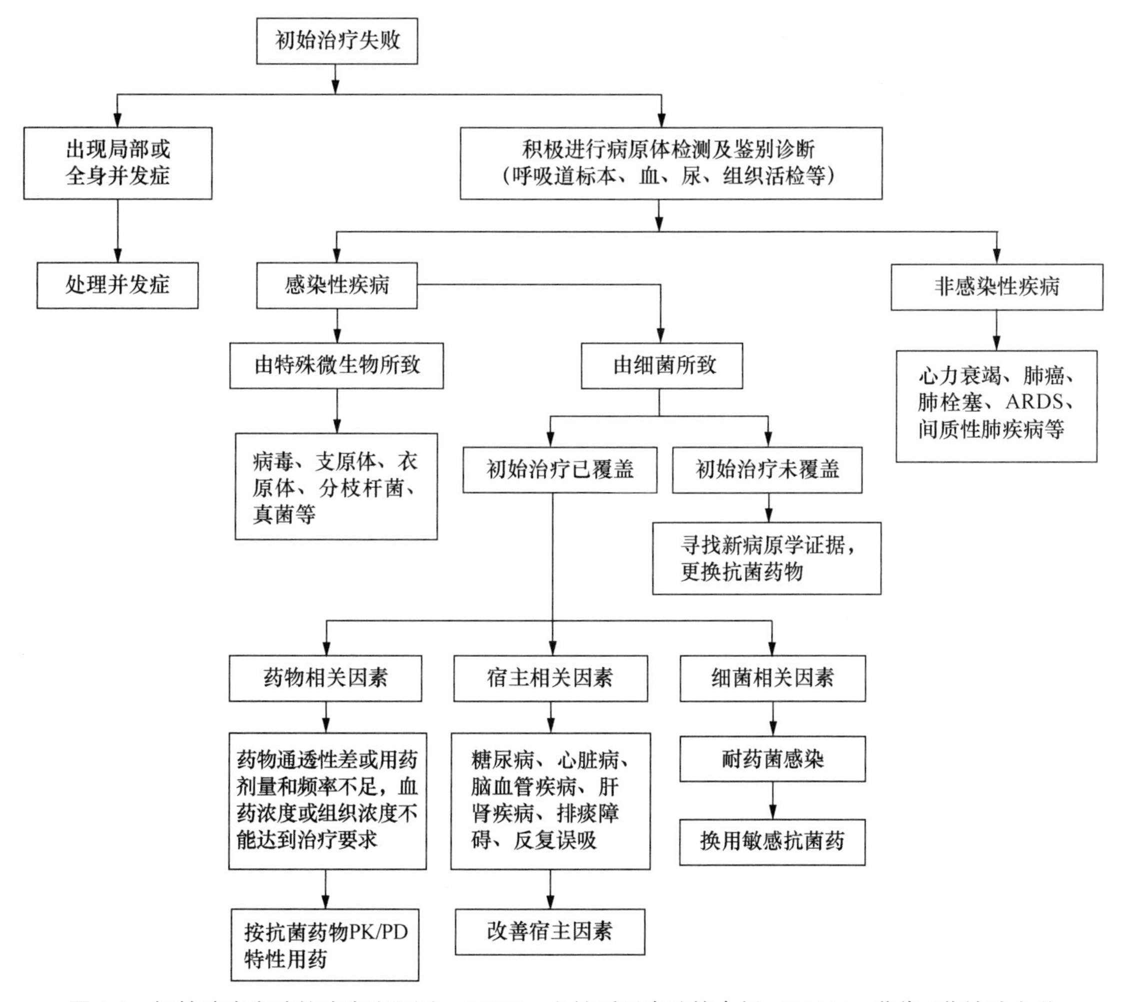

图 1-1　初始治疗失败的诊疗流程图。ARDS，急性呼吸窘迫综合征；PK/PD，药代 / 药效动力学

【预后】

多数患者经过积极规范治疗后病情可得到缓解，预后良好。少数有基础疾病的老年人预后不佳。重症肺炎死亡率相对较高。

【出院指导】

注意休息，起居规律，避免劳累，避免引起肺炎的诱因。序贯口服药物者规律口服抗菌药物，门诊复查胸部 CT。

【预防】

戒烟、避免酗酒、保证充足营养、保持口腔健康、保持良好手卫生习惯。有基础疾病的老年人应注射肺炎疫苗和流感疫苗。

【推荐阅读】

［1］中华医学会呼吸病学分会．中国成人社区获得性肺炎诊断和治疗指南［J］．中华结核和呼吸杂志，2016，39（4）：253-279.

［2］Metlay J P，Waterer G W，Long A C，et al. Diagnosis and treatment of adults with community-acquired pneumonia. An official clinical practice guideline of the American Thoracic Society and Infectious Diseases Society of America［J］. Am J Respir Crit Care Med，2019，200（7）：e45-e67.

（刘颜岗　撰写　沈宁　审阅）

第 2 章

医院获得性肺炎

【疾病概述】

医院获得性肺炎（hospital-acquired pneumonia，HAP）是指患者住院期间没有接受有创机械通气、未处于病原体感染的潜伏期，而于入院 48 h 后新发生的肺炎。呼吸机相关性肺炎（ventilator-associated pneumonia，VAP）是指气管插管或气管切开患者接受机械通气 48 h 后发生的肺炎，机械通气撤机、拔管后 48 h 内出现的肺炎也属于 VAP 范畴。VAP 是 HAP 的特殊类型。主要辅助检查包括影像学检查、病原学检查及感染、炎症相关指标等。治疗原则是及时应用抗菌药物，住院患者应用抗菌药物前留取病原学样本，避免滥用抗菌药物；选择抗菌药物时应考虑需要覆盖病原体、感染部位的抗菌药物组织分布浓度、药物不良反应及患者耐受情况、剂量调整和疗程；若因耐药无法单用一种药物，可联合用药。预后受多种因素影响，多重耐药、高龄、患有基础疾病、长期住院、接受机械通气及不适当抗感染治疗的患者预后较差，病死率高。

关键词：HAP；抗菌药物；病原体；耐药。

【诊断与鉴别诊断】

一、接诊

1. 问诊要点

有无呼吸系统症状（发热、咳嗽、咳痰、胸痛、呼吸困难），起始时间，发病时是否应用抗菌药物，是否气管插管或气管切开，呼吸支持情况，有无基础疾病，既往有无耐药菌感染或定植史，既往用药史（特别关注糖皮质激素、免疫抑制剂等使用）、药物过敏史，对目前药物治疗的反应。

2. 全身体格检查要点

注意生命体征、肺部体征；考虑其他部位感染时注意相关体征的检查。

二、开检查医嘱

1. 病原学检查

呼吸道标本（痰、支气管肺泡灌洗液）涂片找细菌；痰细菌培养＋药物敏感试验；痰真菌培养；新型冠状病毒抗原或核酸、甲型流感及乙型流感病毒抗原、军团菌尿抗原等。必要时可考虑高通量测序等分子生物学技术，包括多重聚合酶链反应（polymerase chain reaction，PCR）、mNGS 或 tNGS 等，如呼吸道病原菌核酸检测（肺炎链球菌、金黄色葡萄球菌、肺炎克雷伯菌、铜绿假单胞菌、鲍曼不动杆菌、嗜麦芽窄食单胞菌、流感嗜血杆菌）；呼吸道病原体检测（甲型流感病毒、乙型流感病毒、呼吸道合胞病毒、人副流感病毒、腺病毒、肺炎支原体、肺炎衣原体）等。

2. 炎症指标检查

血常规、PCT、CRP 等。

3. 疾病严重程度相关检验

血气分析、肝功能、肾功能、凝血功能等。

4. 影像学检查

胸部 X 线（重症患者床旁）、胸部 CT。

三、诊断流程或分类标准

在医院期间、未处于病原体感染的潜伏期，于入院 48 h 后，胸部影像学检查显示新出现或进展性浸润影、实变影或磨玻璃影。至少符合以下 3 项中的 2 项可建立临床诊断：①发热，T ＞ 38℃；②脓性气道分泌物；③外周血白细胞计数＞ 10×10^9/L 或＜ 4×10^9/L。

四、鉴别诊断

1. 其他感染性疾病累及肺

（1）系统性感染累及肺：导管相关性血流感染、感染性心内膜炎可继发多个肺脓肿。

（2）局灶性感染累及肺：如膈下脓肿、肝脓肿。应注重病史和体格检查进行肺外感染病灶及针对性病原学检查。

2. 非感染性疾病

（1）急性肺血栓栓塞症伴梗死。

（2）肺不张。

（3）急性呼吸窘迫综合征。

（4）肺水肿。

（5）肿瘤、支气管扩张症、药源性肺病、风湿免疫疾病等。

3. 病原体鉴别

（1）高热起病，具有聚集性发病特点，血象不高，PCT 水平未升高，需要考虑新型冠状病毒感染、甲型流行性感冒、乙型流行性感冒可能。

（2）HAP 常见细菌：肺炎克雷伯菌、铜绿假单胞菌、鲍曼不动杆菌、大肠埃希菌、耐甲氧西林金黄色葡萄球菌（methicillin resistant Staphylococcus aureus，MRSA），以及嗜麦芽窄食单胞菌、耐甲氧西林表皮葡萄球菌、屎肠球菌等。VAP 以鲍曼不动杆菌、铜绿假单胞菌、耐碳青霉烯肺炎克雷伯菌及 MRSA 更常见。嗜麦芽窄食单胞菌也是相对常见的院内获得性病原菌。

有慢性结构性肺病（如支气管扩张）、重度肺功能减退、人工气道、反复住院应用抗菌药物及既往感染铜绿假单胞菌的患者，出现铜绿假单胞菌感染的概率高；气管插管、机械通气、严重基础疾病、重症监护病房（intensive care unit，ICU）或抢救室住院、有鲍曼不动杆菌定植的患者，鲍曼不动杆菌感染的概率高；有误吸危险因素的患者，肠杆菌属及厌氧菌感染的概率高，有产 ESBL 菌感染或定植史、近 90 天内应用三代头孢菌素者，产 ESBL 肠杆菌感染的概率高；有深静脉、动脉置管、皮肤关节破损或手术、呼吸道有 MRSA 定植者，MRSA 感染的概率高；黄色脓痰、血象升高明显者，球菌感染的可能性大。近期应用碳青霉烯类药物者感染嗜麦芽窄食单胞菌的概率高。以上情况并不绝对，需要综合判断，及时留取病原学标本极为重要。

五、病情评估 / 病情严重程度分级

尚无针对 HAP/VAP 病情严重程度评估的统一标准。目前认为符合下列任何 1 项可考虑为高死亡风险，应被视为危重症患者：①需要气管插管机械通气治疗。②感染性休克经积极液体复苏后仍需要血管活性药物治疗。③ VAP（除外因原发疾病不能有效控制需要长期有创机械通气的患者）。

六、并发症

呼吸衰竭、多器官功能衰竭、感染性休克等。

【治疗】

一、治疗原则

避免滥用抗菌药物；及时应用抗菌药物，住院患者应用抗菌药物前留取病原学标本；抗菌药物的选择应考虑需要覆盖病原体、感染部位的抗菌药物组织分布浓度、药物的不良反应及患者耐受情况（肝肾功能，老年人、儿童及孕产妇等特殊人群）、剂量调整和疗程；应及时根据病原体检测、药物敏感试验结果和治疗反应调整抗菌药物治疗方案，若存在多种病原菌，应尽可能选择能覆盖所有致病菌的抗菌药物；临床疗效欠佳时，需根据药物敏感试验结果调整抗菌药物，并即刻重新送检痰培养。若因耐药无法单用一种药物，可联合用药。

二、治疗流程或治疗 SOP

1. 病原治疗（目标治疗）

（1）鲍曼不动杆菌：

1）对鲍曼不动杆菌有抗菌活性的药物：舒巴坦及其合剂（头孢哌酮 / 舒巴坦、哌拉西林 / 舒巴坦），碳青霉烯类（亚胺培南 / 西司他丁、美罗培南，不含厄他培南），多黏菌素类，四环素及其衍生物类（替加环素、依拉环素、米诺环素），氨基糖苷类（丁胺卡那、异帕米星）或喹诺酮类（环丙沙星、左氧氟沙星、莫西沙星）。后两类抗菌药物一般在有药物敏感试验提示该药物敏感且前几类药物均耐药时考虑联合应用。

2）非多重耐药（multi-drug resistant，MDR；是指对 3 类或 3 类以上抗菌药物中至少 1 种药物获得性不敏感）鲍曼不动杆菌感染：可选用上述 β - 内酰胺类抗菌药物，但这种情况在院内感染中少见。需要警惕耐药菌感染的可能性。

3）广泛耐药（extensive drug resistant，XDR；是指对至多 2 类以外的其他抗菌药物中至少 1 种药物不敏感，即敏感性仅限于 2 类以内的抗菌药物）或全耐药（pandrug resistant，PDR；是指对所有类别抗菌药物中的任何 1 种药物均不敏感）鲍曼不动杆菌感染：建议采用联合方案，三药联合需注意继发真菌感染及抗菌药物相关性肠炎，具体推荐如下：①舒巴坦及其合剂＋米诺环素、舒巴坦及其合剂＋替加环素、舒巴坦及其合剂＋多黏菌素、舒巴坦及其合剂＋碳青霉烯类（不含厄他培南）；舒巴坦及其合剂＋碳青霉烯类（不含厄他培南）＋米诺环素、舒巴坦及其合剂＋碳青霉烯类＋替加环素、亚胺培南 / 西司他丁＋利福平＋多黏菌素 B。②碳青霉烯类（不含厄他培南）＋替加环素、碳青霉烯类（不含厄他培南）＋多黏菌素 B。③替加环素＋多黏菌素。④多黏菌素 B＋利福平。⑤多黏菌素 B＋氨基糖苷类。

目前认为，以替加环素为基础的联合治疗和以多黏菌素 B 为基础的联合治疗效果相当，应根据患者情况选择治疗方案。依拉环素比替加环素的体外抗菌活性更强，肺组织浓度更高，但需进一步研究。对于耐药鲍曼不动杆菌感染，舒巴坦剂量可增至 6 ～ 8 g/d，碳青霉烯类可增加剂量或延长输注时间。

（2）铜绿假单胞菌（对替加环素天然耐药）：

1）对铜绿假单胞菌有抗菌活性的药物：① β - 内酰胺类：青霉素类 / 酶抑制剂（哌拉西林 / 他唑巴坦、哌拉西林 / 舒巴坦），头孢菌素类［三代头孢菌素 / 酶抑制剂（头孢他啶、头孢他啶 / 阿维巴坦、头孢哌酮 / 舒巴坦）；四代头孢菌素（头孢吡肟）］，单环 β - 内酰胺类（氨曲南），碳青霉烯类［亚胺培南 / 西司他丁、美罗培南（不包含厄他培南）］。②喹诺酮类：环丙沙星、左氧氟沙星。③氨基糖苷类：丁胺卡那、异帕米星。④多黏菌素。

2）非 MDR 铜绿假单胞菌感染且无明显基础疾病的轻症患者：可选用上述除氨曲南及氨基糖苷类外的具有抗铜绿假单胞菌活性的抗菌药物。

3）MDR 铜绿假单胞菌感染：考虑联合方案，具体推荐如下：①具有抗假单胞菌活性的 β - 内酰胺类＋具有抗假单胞菌活性的喹诺酮类或氨基糖苷类或多黏菌素；②多黏菌素＋具有抗假单胞菌活性的喹诺酮类或氨基糖苷类。

4）XDR 铜绿假单胞菌感染：建议采用联合方案，具体推荐如下：①多黏菌素＋抗假单胞菌活性的 β-内酰胺类＋环丙沙星；②两种 β-内酰胺类联用：头孢他啶＋哌拉西林/他唑巴坦或哌拉西林/舒巴坦。

5）对于耐碳青霉烯铜绿假单胞菌或难治性铜绿假单胞菌所致肺部感染，若药物敏感试验显示其对头孢他啶/阿维巴坦、头孢洛扎/他唑巴坦、亚胺培南-西司他汀/雷利巴坦、美罗培南/法硼巴坦等新型酶抑制剂复合制剂敏感，可作为一线选择；二线治疗可选用头孢地尔。

注意事项：应给予充足剂量，延长输注时间，如哌拉西林/他唑巴坦可用至 4.5 g，每 6 h 1 次，持续滴注 3 h。两种 β-内酰胺类联用可能有效，但需慎用。

（3）嗜麦芽窄食单胞菌（对碳青霉烯类天然耐药）：

1）对嗜麦芽窄食单胞菌有抗菌活性的药物：①磺胺甲噁唑/甲氨苄啶。② β-内酰胺酶抑制剂合剂：头孢哌酮/舒巴坦；替卡西林/克拉维酸；头孢他啶/阿维巴坦。③头孢菌素：头孢他啶、头孢吡肟。④喹诺酮类：环丙沙星、左氧氟沙星、莫西沙星。⑤四环素类：米诺环素、多西环素、替加环素、依拉环素。

2）重症感染、耐药菌联合治疗推荐：①磺胺甲噁唑/甲氨苄啶＋头孢哌酮/舒巴坦或喹诺酮类（环丙沙星、左氧氟沙星、莫西沙星）或四环素类（米诺环素、替加环素、依拉环素）或头孢他啶或多黏菌素。②喹诺酮类或多黏菌素＋头孢哌酮/舒巴坦或头孢他啶。

（4）产 ESBL 肠杆菌科细菌：应结合药物敏感试验结果及个体因素选择。大部分患者单药治疗，仅少数严重感染需要联合用药。

1）对产 ESBL 肠杆菌科细菌有抗菌活性的药物：β-内酰胺酶抑制剂合剂：哌拉西林/舒巴坦，哌拉西林/他唑巴坦，头孢哌酮/舒巴坦，头孢他啶/阿维巴坦，头霉素（头孢美唑、头孢米诺），氧头孢烯类（拉氧头孢），碳青霉烯类（亚胺培南/西司他丁、美罗培南等），喹诺酮类，氨基糖苷类，替加环素，多黏菌素。

2）轻中度感染：β-内酰胺酶抑制剂合剂：哌拉西林/舒巴坦，哌拉西林/他唑巴坦，头孢哌酮/舒巴坦，头孢他啶/阿维巴坦，头霉素（头孢美唑、头孢米诺），氧头孢烯类（拉氧头孢）。

3）中重度感染：碳青霉烯类（亚胺培南/西司他丁、美罗培南）或联合治疗。

4）联合治疗方案：碳青霉烯类（亚胺培南/西司他丁、美罗培南等）＋喹诺酮类或氨基糖苷类；β-内酰胺酶抑制剂合剂＋喹诺酮类或氨基糖苷类。

（5）耐碳青霉烯肠杆菌科细菌（carbapenem-resistant enterobacteriaceae，CRE）：以肺炎克雷伯菌为主，如产 KPC（肺炎克雷伯菌碳青霉烯酶）的肠杆菌科，对碳青霉烯类药物耐药，耐药形式逐渐严峻。应早期、足量及联合治疗。

1）对 CRE 有抗菌活性的药物：①主要药物：头孢他啶/阿维巴坦、多黏菌素、替加环素、依拉环素。②首选药物：头孢他啶/阿维巴坦（体外敏感，产 KPC、OXA-48 时首选）、美罗培南/法硼巴坦（我国暂未上市）、亚胺培南-西司他丁/瑞来巴坦（我国暂未上市）；当碳青霉烯类最小抑菌浓度（minimal inhibitory concentration，MIC）为 4～16 μg/ml 时，需与其他药物联合使用；增加给药次数或剂量，延长滴注时间；当碳青霉烯类 MIC 为＞16 μg/ml 时，应避免使用。当多黏菌素 MIC ≤ 2 μg/ml 时可使用，建议联合使用。当多黏菌素 MIC ＞ 2 μg/ml 时，可联合使用敏感药物。当多黏菌素 MIC ＞ 8 μg/ml 时，应慎用。

2）联合治疗药物方案：产金属酶的 CRE 选择头孢他啶/阿维巴坦＋氨曲南；替加环素＋碳青霉烯、替加环素＋氨基糖苷或磷霉素；多黏菌素＋碳青霉烯；多黏菌素＋替加环素/依拉环素；碳青霉烯＋多黏菌素＋替加环素（依拉环素）。

（6）MRSA：对 MRSA 有抗菌活性的药物：①糖肽类（万古霉素、去甲万古霉素、替考拉宁）；②噁唑烷酮类（利奈唑胺、康替唑胺）。

万古霉素等糖肽类和利奈唑胺大致等效。万古霉素的谷浓度应维持在 10～15 mg/L；重症患者应给予

25 ～ 30 mg/kg 的负荷剂量（多因肾功能损害的风险，首剂选择 1000 mg），谷浓度维持在 10 ～ 20 mg/L。

2. 抗感染疗程

抗感染疗程一般为 7 天或以上。如果初始治疗恰当、单一致病菌感染、对治疗的临床反应好、无基础肺病和肺脓肿、免疫功能正常的患者，疗程可为 7 ～ 8 天。对于对初始治疗无效、病情重、XDR 或 PDR、肺脓肿或为坏死性肺炎的患者，应根据病情延长疗程（2 周甚至更长时间）。根据患者的临床症状和体征、影像学和实验室检查（特别是 PCT）等结果决定停药时机。

3. 吸入性抗菌药物治疗

吸入性抗菌药物主要包括氨基糖苷类和多黏菌素。出现以下情况可尝试在全身抗菌治疗的基础上联合吸入性抗菌药物治疗：① HAP/VAP 是由 MDR 肺炎克雷伯菌、铜绿假单胞菌、鲍曼不动杆菌等所致；②单纯全身用药肺炎部位药物分布不足，疗效不佳；③拟选择的吸入性抗菌药物对致病菌敏感。

4. 辅助支持治疗

（1）呼吸支持技术：包括引流气道分泌物、合理氧疗、恰当的呼吸支持技术（无创机械通气、有创机械通气、ECMO）。

（2）器官功能支持治疗：包括血流动力学监测及液体管理、控制血糖、预防应激性溃疡、持续肾脏替代治疗等。

（3）非抗菌药物治疗：糖皮质激素仅适用于合并血流动力学不稳定的重症 HAP/VAP 患者；营养支持等。

【预后】

HAP/VAP 患者的预后受多种因素影响，多重耐药、高龄、患有基础疾病、长期住院、接受机械通气及不适当抗感染治疗的患者预后较差，病死率高。

【出院指导】

出院必要时序贯应用口服抗菌药物，酌情复查血常规、肝肾功能。4 ～ 6 周后复查影像学检查。不适随诊。

【推荐阅读】

[1] 中华医学会呼吸病学分会感染学组 . 中国成人医院获得性肺炎与呼吸机相关肺炎诊断和治疗指南（2018 年版）[J] . 中华结核和呼吸杂志，2018，41（4）：255-280.

[2] 中华医学会呼吸病学会感染学组 . 中国铜绿假单胞菌下呼吸道感染诊治专家共识（2022 版）[J] . 中华结核和呼吸杂志，2022，45（8）：739-752.

[3] 中国碳青霉烯耐药肠杆菌细菌感染诊治与防控专家共识编写组 . 中国碳青霉烯耐药肠杆菌科细菌感染诊治与防控专家共识 [J] . 中华医学杂志，2021，101（36）：2850-2860.

[4] Shields R K，Paterson D L，Tamma P D. Navigating available treatment options for carbapenem-resistant acinetobacter baumannii-calcoaceticus complex infections [J] . Clin Infect Dis，2023，76（Suppl 2）：S179-S193.

[5] Tamma P D，Aitken S L，Bonomo R A，et al. Infectious Diseases Society of America 2022 guidance on the treatment of extended-spectrum β-lactamase producing enterobacterales（ESBL-E），carbapenem-resistant enterobacterales（CRE），and pseudomonas aeruginosa with difficult-to-treat resistance（DTR-P. aeruginosa）[J] . Clin Infect Dis，2022，75（2）：187-212.

（孙丽娜　撰写　沈宁　审阅）

第3章

支气管扩张症

【疾病概述】

支气管扩张症是由各种病因引起的反复化脓性感染导致中小支气管反复损伤和（或）阻塞，致使支气管管壁结构破坏，引起支气管异常和持久地扩张。临床表现为慢性咳嗽、大量咳痰和（或）间断咯血、伴或不伴气促和呼吸衰竭等症状。

关键词：支气管扩张症；咯血；铜绿假单胞菌。

【诊断与鉴别诊断】

一、接诊

1. 问诊要点

发病时间（如半岁以内发病多见于先天性疾病，如原发性纤毛运动障碍、囊性纤维化等）；咳嗽频率、痰液性质（有助于病原体分析）、痰量、伴随症状（有助于鉴别诊断），如低热、乏力、盗汗、咯血（结核分枝杆菌、非结核分枝杆菌）；反酸、烧心（反流性食管炎）；腹痛、腹泻、黏液脓血便（炎性肠病）；反复、多部位感染（免疫缺陷病）；呛咳史（支气管异物）；鼻塞、流脓涕、发作性喘息，既往哮喘病史［变应性支气管肺曲菌病（allergic bronchopulmonary aspergillosis，ABPA）］；口干眼干、皮疹、关节痛（继发于结缔组织病，如干燥综合征、类风湿关节炎）。既往史、个人史和家族史，如合并肺气肿、肝病（α_1-抗胰蛋白酶缺乏症）；家族中有相似患者、发病早（多幼年发病）、鼻窦炎、内脏转位、不孕不育（原发性纤毛运动障碍）；幼年出现下呼吸道感染，如麻疹、百日咳、肺炎等（感染继发支气管扩张）；咯血量（有无大咯血）；呼吸困难、腹胀、下肢水肿（评估合并症，如呼吸衰竭、心力衰竭）。

2. 全身体格检查要点

体重指数（body mass index，BMI）、体位，口唇有无发绀、肺部可闻及固定湿啰音、有无肺动脉瓣第二心音亢进、下肢有无水肿。注意有无病因相关体征，如结缔组织病（关节变形、皮疹等）。

二、开检查医嘱

1. 常规检查

血常规、尿常规、粪便常规、肝肾功能、电解质、血脂、PCT、CRP。

2. 病原学检查

淋巴细胞培养＋干扰素测定、G试验、GM试验等。

痰液检查：包括痰涂片找细菌、真菌、结核杆菌，痰细菌培养、真菌培养、非结核分枝杆菌和结核分枝杆菌培养，呼吸道病原菌核酸检测（肺炎链球菌、金黄色葡萄球菌、肺炎克雷伯菌、铜绿假单胞菌、鲍曼不动杆菌、嗜麦芽窄食单胞菌、流感嗜血杆菌）。痰病原学结果阳性需考虑致病菌、定植或污染，应结合患者临床症状、影像学特点、治疗反应综合分析。

3. 鉴别诊断相关检查

免疫球蛋白七项、过敏原总 IgE、曲霉特异性 M3-IgE、霉菌混合 Mx2-IgE、曲霉特异性 IgG、GM 试验（鉴别 ABPA）。ANA、ANA 谱、红细胞沉降率（erythrocyte sedimentation rate，ESR）、抗环瓜氨酸肽抗体（anti-citrullinated peptide antibody，抗 CCP 抗体）、类风湿因子（rheumatoid factor，RF）（结缔组织病相关支气管扩张）、ANCA（血管炎导致支气管扩张），依据临床情况选择性增加相关检查。

4. 特殊检查

肺功能检查、超声心动图、鼻呼出气一氧化氮（fractional exhaled nitric oxide，FeNO）（原发性纤毛运动障碍）、鼻窦 CT（血管炎）、汗液氯离子（囊性纤维化）、基因检测（临床怀疑囊性纤维化、原发性纤毛运动障碍等）。

三、诊断流程或分类标准（图 3-1）

高危人群的临床表现为长期（＞ 8 周）咳嗽、咳脓性痰或黄绿痰、伴或不伴咯血，或以单一咯血为主要症状。病变部位可闻及固定湿啰音。胸部高分辨率 CT 表现为支气管扩张。支气管扩张直接征象：支气管内径 / 伴行肺动脉直径＞ 1：1；从中心到外周，支气管未逐渐变细；距外周胸膜 1 cm 可见支气管影。支气管扩张间接征象：支气管壁增厚、黏液嵌塞、马赛克征、气体陷闭等。此外支气管呈柱状或囊样改变，CT 扫面平面与支气管平行时可表现为“双轨征”“串珠样改变”。与支气管垂直时支气管壁呈环形增厚，与伴行肺动脉形成“印戒征”。

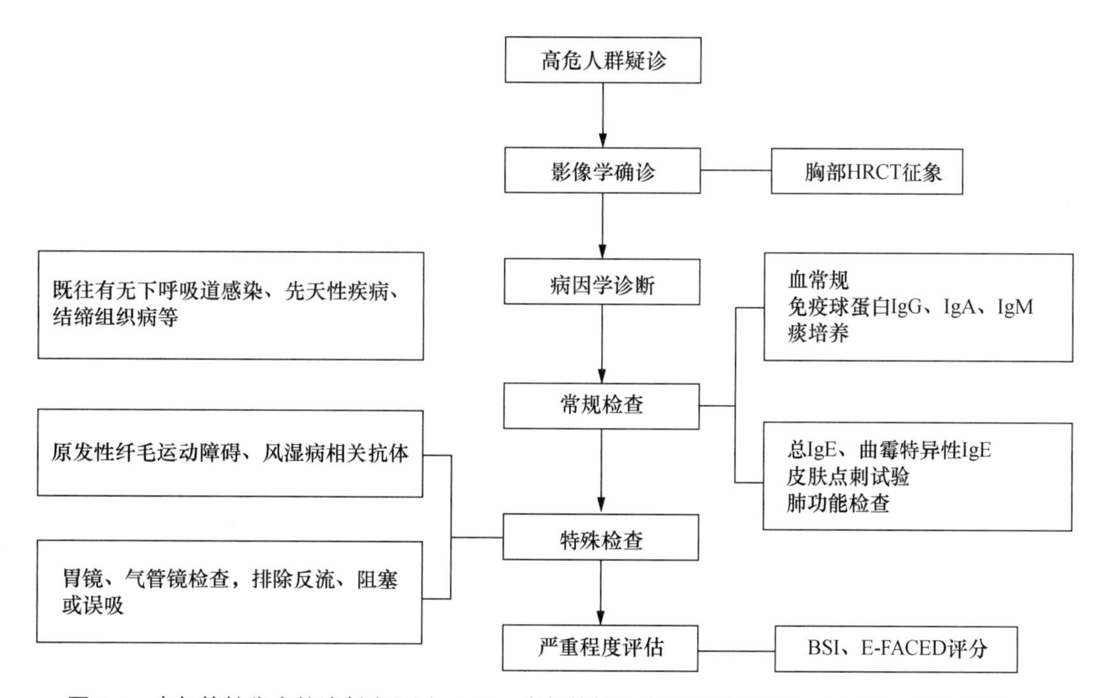

图 3-1　支气管扩张症的诊断流程图。BSI，支气管扩张症严重程度指数；HRCT，高分辨率 CT

四、鉴别诊断（表 3-1）

表 3-1　支气管扩张症的病因鉴别诊断

疾病类型	鉴别要点
既往下呼吸道感染	详细记录患者的病史和合并症，尤其是幼年下呼吸道感染病史，包括结核感染。行痰涂片、痰培养，明确病原学
免疫功能缺陷	检测血清免疫球蛋白 IgG、IgA、IgM 水平，用于对免疫缺陷的初筛；免疫球蛋白升高时，行血清蛋白电泳进一步区分多克隆还是单克隆，排除血液系统恶性肿瘤；检测 HIV

（续表）

疾病类型	鉴别要点
遗传病	• α_1-抗胰蛋白酶缺乏症：若支气管扩张合并肝病，建议查血清蛋白电泳、胰蛋白酶抑制力、α_1-抗胰蛋白酶测定、基因检测等 • 纤毛运动障碍：若支气管扩张合并原发性纤毛运动障碍的临床特征（如不孕、内脏转位、鼻窦炎），建议进行 FeNO 浓度检测、鼻黏膜活检、高速视频显微分析测定纤毛摆动频率、透射电子显微镜评估纤毛超微结构、免疫荧光检测和基因检测 • 囊性纤维化：若支气管扩张患者存在囊性纤维化的临床特征（如幼年出现金黄色葡萄球菌或铜绿假单胞菌定植、以双上肺为主的支气管扩张、消化功能不全、幼年反复上呼吸道感染），建议行 2 次汗液氯化物检测及 CFTR 突变分析
其他肺部疾病	变应性支气管肺曲霉病：患者可表现为哮喘、鼻窦炎、中心型支气管扩张、嗜酸性粒细胞增多、过敏原总 IgE ＞ 1000、曲霉特异性抗原 M3-IgE 阳性、标准治疗效果差。血清总 IgE、曲霉特异性 IgE、曲霉 IgG 抗体、曲霉皮肤点刺试验可用于鉴别
其他系统疾病	• 支气管扩张合并关节炎或结缔组织病相关症状（口干、眼干、关节痛、皮疹等）：应检测 RF、抗 CCP 抗体、ANA、ANA 谱和 ANCA 等 • 支气管扩张合并胃食管反流或误吸病史（或症状）：建议进一步行胃镜、胃食管 pH 值检测、食管阻抗检测等筛查胃食管反流病 • 支气管扩张合并腹痛、腹泻、黏液脓血便：建议行胃肠镜检查
气道阻塞和反复误吸	病变局限者应注意询问病史（如是否有先天性支气管肺发育不良、肺隔离症），建议行支气管镜检查，以除外气管支气管内病变或异物堵塞。以干咳为主要表现的患者可进行支气管镜下呼吸道分泌物抽吸和支气管肺泡灌洗，并对样本行微生物培养

ANA，抗核抗体；ANCA，抗中性粒细胞胞质抗体；CCP，环瓜氨酸肽；CFTR，囊性纤维化跨膜转导调节因子；FeNO，呼出气一氧化氮；HIV，人类免疫缺陷病毒；RF，类风湿因子。

五、病情评估 / 病情严重程度分级

支气管扩张症的病情严重程度分级常用支气管扩张症严重程度指数（bronchiectasis severity index，BSI）（表 3-2）和 E-FACED 评分（表 3-3）。BSI 主要预测支气管扩张症患者未来病情恶化、住院、健康状况和死亡情况。E-FACED 评分用于预测支气管扩张症患者未来急性加重次数和住院风险。

表 3-2　BSI

指标	变量	分值
年龄（岁）	＜ 50	0
	50 ～ 69	2
	70 ～ 79	4
	＞ 80	6
BMI（kg/m^2）	＜ 18.5	2
	18.5 ～ 25	0
	26 ～ 29	0
	＞ 30	0
FEV_1 占预计值百分比（%）	＞ 80	0
	50 ～ 80	1
	30 ～ 49	2
	＜ 30	3

（续表）

指标	变量	分值
既往因加重住院	无	0
	有	5
既往 1 年内急性加重次数	0	0
	1 ～ 2	0
	＞ 3	2
mMRC 呼吸困难量表评分	0 ～ Ⅱ	0
	Ⅲ	2
	Ⅳ	3
铜绿假单胞菌定植	无	0
	有	3
其他微生物定植	无	0
	有	1
影像学提示累及 3 叶或囊状支气管扩张	无	0
	有	1

0 ～ 4 分为轻度，5 ～ 8 分为中度，≥ 9 分为重度。FEV_1，第一秒用力呼气量；mMRC，改良英国医学研究委员会。

表 3-3　E-FACED 评分标准

指标	变量	分值
既往 1 年内至少 1 次因加重导致住院	无	0
	有	2
FEV_1 占预计值百分比（%）	≥ 50	0
	＜ 50	2
年龄（岁）	＜ 70	0
	≥ 70	2
铜绿假单胞菌慢性定植	无	0
	有	1
影像受累肺叶数	1 ～ 2	0
	＞ 2	1
mMRC 呼吸困难量表评分	0 ～ Ⅱ	0
	Ⅱ ～ Ⅳ	1

0 ～ 3 分为轻度，4 ～ 6 分为中度，7 ～ 9 分为重度。FEV_1，第一秒用力呼气量；mMRC，改良英国医学研究委员会。

六、并发症

1. 咯血

咯血是支气管扩张症最常见的并发症，常因气道炎症反应加剧和（或）血管畸形引起。24 h 内＜ 100 ml 为少量咯血，100 ～ 500 ml 为中量咯血，单次咯血＞ 100 ml 或 24 h 咯血＞ 500 ml 为大量咯血。

2. 呼吸衰竭

部分支气管扩张症患者可合并呼吸衰竭，可为呼吸衰竭Ⅰ型或呼吸衰竭Ⅱ型。

七、诊断正确书写模板

支气管扩张症

　　支气管扩张合并感染

　　支气管扩张合并咯血

【治疗】

一、治疗原则

支气管扩张症的治疗目的包括治疗潜在病因，延缓疾病进展及减少疾病加重，改善症状，维持或改善肺功能，改善患者的生活质量。

二、治疗流程或治疗 SOP

1. 稳定期治疗

气道廓清治疗和祛痰治疗。对于每年急性加重≥ 3 次的患者，推荐接受长期（≥ 3 个月）口服小剂量大环内酯类抗菌药物治疗（除外非结核分枝杆菌感染后），病原体清除治疗（铜绿假单胞菌）。其他治疗包括手术、支气管扩张剂（不常规，活动后气短或合并慢性阻塞性通气障碍时可试用）。

2. 急性加重期治疗

以下 6 项中的 3 项及以上出现恶化且时间超过 48 h 即可评估为急性加重：①咳嗽；②痰量变化；③脓性痰；④呼吸困难或运动耐受度；⑤乏力或不适；⑥咯血。

推荐在经验性抗菌治疗前送检痰培养加药物敏感试验，建议选用具有抗铜绿假单胞菌活性（支气管扩张症的常见致病菌以革兰氏阴性杆菌为主，尤其是铜绿假单胞菌）的抗菌药物，如哌拉西林 / 他唑巴坦、左氧氟沙星、阿卡米星、美罗培南等。推荐疗程为 14 天，应根据病原学检查、药物敏感试验结果和治疗反应及时调整治疗方案。

3. 并发症治疗

（1）咯血：少量咯血推荐口服止血及抗菌药物治疗；若咯血加重，可使用静脉止血药物，若无效或无法使用，首选支气管动脉栓塞术，有介入禁忌证的患者可行外科手术治疗，支气管镜镜下止血仅限于少数临床情况，需专科医生评估。大咯血或其他药物无效时可考虑垂体后叶素。垂体后叶素可收缩血管，导致腹痛、心绞痛、血压升高、心动过缓、低钠血症等，故应用时需要心电监护，密切监测生命体征、监测电解质等，病情稳定后逐渐减量停用。垂体后叶素控制不佳或不耐受者，可考虑酚妥拉明，其具有扩血管作用，应注意监测血压。出现窒息时采取头低足高 45° 俯卧位，促进气道积血排出，必要时插入撬口器后取出血块。若上述治疗无效，行气管插管或气管切开。

（2）呼吸衰竭：加强气道廓清，充分咳痰或吸痰。呼吸衰竭Ⅰ型给予吸氧纠正缺氧。呼吸衰竭Ⅱ型给予低流量（1 ～ 3 L/min）吸氧，呼吸衰竭失代偿时可进行间歇性无创呼吸机辅助通气，建议先充分气道廓清排痰，使用过程中注意堵痰的可能。对于由痰液阻塞所致的呼吸衰竭患者，尽早行气管插管建立人工气道，以利于排痰。

三、重要治疗医嘱

1. 化痰药

（1）氨溴索：30 mg，3 次 / 日。

（2）乙酰半胱氨酸：0.2 g，3 次 / 日。

（3）桉柠蒎胶囊：0.3 g，3 ～ 4 次 / 日。

2. 止血药

（1）云南白药：1 ～ 2 粒，口服，3 次 / 日，咯血量大加保险子。

（2）卡洛磺钠：0.9% 氯化钠溶液 100 ml + 60 ～ 80 mg 卡洛磺钠，静脉输注，2 次 / 日。

（3）酚磺乙胺：5% 葡萄糖溶液 500 ml + 1 ～ 2 g 酚磺乙胺，静脉输注，1 次 / 日。

（4）垂体后叶素：0.1 ～ 0.2 U/（kg · h），24 h 总剂量不超过 30 U。

（5）酚妥拉明：0.9% 氯化钠溶液 40 ml + 50 mg 酚妥拉明，静脉泵入（2 ml/h）。

3. 常用抗生素

（1）β - 内酰胺类：青霉素类 / 酶抑制剂（哌拉西林 / 他唑巴坦、哌拉西林 / 舒巴坦），头孢菌素类［三代头孢菌素 / 酶抑制剂（头孢他啶、头孢哌酮 / 舒巴坦）；四代头孢菌素（头孢吡肟、氨曲南；亚胺培南 / 西司他丁；美罗培南，不包含厄他培南）］。

（2）喹诺酮类：环丙沙星。

【预防】

避免幼年下呼吸道感染，积极治疗结核等原发病。

【出院指导】

气道廓清推荐行体位引流（侧卧位，病变部位向上）、拍背等方法辅助排痰；肺康复治疗；酌情接种流行性感冒疫苗、肺炎链球菌疫苗。

【推荐阅读】

［1］支气管扩张症专家共识撰写协作组，中华医学会呼吸病学分会感染学组 . 中国成人支气管扩张症诊断与治疗专家共识［J］. 中华结核和呼吸杂志，2021，44（4）：311-321.

［2］中华医学会呼吸病学分会感染学组 . 中国铜绿假单胞菌下呼吸道感染诊治专家共识（2022 年版）［J］. 中华结核和呼吸杂志，2022，45（8）：739-749.

（徐少华　撰写　孙丽娜　审阅）

第 4 章

支气管哮喘

【疾病概述】

支气管哮喘是由多种细胞及细胞组分参与的慢性气道炎症性疾病，临床表现为反复发作的喘息、气急，伴或不伴胸闷或咳嗽等症状，同时伴有气道高反应性（airway hyperresponsiveness，AHR）和可变的气流受限。支气管哮喘主要通过肺功能检查协助诊断，吸入糖皮质激素（inhaled corticosteroids，ICS）是首选治疗，短效支气管扩张剂雾化 / 吸入是哮喘急性发作的首选缓解方式。

关键词：喘息；AHR；ICS。

【诊断与鉴别诊断】

一、接诊

1. 问诊要点

患者主诉通常为呼吸困难或喘息。问诊需要包括以下方面：呼吸困难是急性起病还是慢性起病；有无感染、环境变化等诱因；吸气时呼吸困难还是呼气时呼吸困难；呼吸困难发作与体位、活动量有无关系；有无季节交替性或昼夜节律性；有无伴随症状，如咳嗽、咳痰、水肿、尿少、胸痛、咯血、鼻塞、流涕、肌力下降等；缓解方式；既往有无过敏性鼻炎、结膜炎、湿疹等疾病，有无心脏基础疾病；有无职业粉尘接触史，过敏史及吸烟史；家族中有无过敏性疾病遗传史。

2. 全身体格检查要点

哮喘的典型体征为双肺弥漫分布的呼气相哮鸣音。哮鸣音一般在呼气和吸气相均可闻及，但在呼气相较响亮。哮喘患者呼吸音减低或消失表示存在严重气流阻塞。

二、开检查医嘱

1. 动脉血气分析

轻度哮喘患者无需行血气分析，严重者应行血气分析。通常结果提示低氧血症和低碳酸血症。哮喘发作初期常有一定程度的未代偿的呼吸性碱中毒。

2. 过敏原检测

哮喘通常由过敏原诱发，可检查血过敏原总 IgE、特殊过敏原（如烟曲霉）等。

3. 鉴别诊断相关检验

查 ANCA 有助于鉴别嗜酸性粒细胞肉芽肿性多血管炎（eosinophilic granulomatous polyangitis，EGPA）；N- 末端脑钠肽前体（N terminal pro brain natriuretic peptide，NT-proBNP）有助于鉴别心力衰竭。

4. 血常规或诱导痰嗜酸性粒细胞计数

5. 支气管舒张试验

阳性标准：第一秒用力呼气量（forced expiratory volume in first second，FEV_1）增加≥ 12% 且 FEV_1 绝对值增加≥ 200 ml。

6. 呼出气一氧化氮（FeNO）检测

＞ 50 ppb 为升高。

7. 胸部 CT

可提示过度充气，观察有无肺水肿、嗜酸性粒细胞肺浸润等表现，以协助鉴别诊断。

三、诊断流程或分类标准

根据中国支气管哮喘防治指南（2020 年版），哮喘的诊断标准包括：

1. 典型哮喘的临床症状或体征：①反复发作性喘息、气促、胸闷或咳嗽、夜间及晨间多发；②发作时双肺可闻及散在或弥漫性哮鸣音，呼气相延长；③上述症状和体征可经治疗缓解或自行缓解。

2. 可变气流受限的客观检查：①支气管舒张试验阳性；②支气管激发试验阳性；③呼气流量峰值（peak expiratory flow，PEF）平均每日昼夜变异率＞ 10%（至少连续 7 天每日 PEF 昼夜变异率之和 / 总天数）或 PEF 周变异｛（2 周内最高 PEF 值－最低 PEF 值）/［（2 周内最高 PEF 值＋最低 PEF 值）×1/2］×100%｝＞ 20%。

3. 符合上述症状和体征，同时具备气流受限客观检查中的任意 1 项，并除外其他疾病所引起的喘息、气促、胸闷及咳嗽，可诊断为哮喘。

四、鉴别诊断

1. 慢性阻塞性肺疾病（chronic obstructive pulmonary disease，COPD）

常见于中老年人，有吸烟或有害颗粒暴露史，起病缓慢，主要症状为咳嗽、咳痰或活动后气短，冬春季加重，肺功能为不可逆的气流受限，过敏原检测通常为阴性，胸部 CT 表现为肺气肿、肺大疱改变。

2. 心力衰竭

常见于有心脏基础疾病的老年患者，起病缓慢，多在感染、劳累等诱因下发作，查体可闻及吸气相湿啰音、心界扩大、奔马律、下肢水肿。NT-proBNP 水平升高，超声心动图提示射血分数降低，经利尿扩血管治疗后呼吸困难可缓解。

3. 上气道梗阻

起病急，表现为吸气时呼吸困难，查体可有三凹征、吸气相喉鸣音，需请耳鼻喉科医生协助诊治。

4. 变应性支气管肺曲菌病（allergic bronchopulmonary aspergillosis，ABPA）

ABPA 是由真菌致敏导致的以喘息、支气管扩张为特征的疾病。外周血嗜酸性粒细胞增多，血清总 IgE 明显升高，烟曲霉特异性 IgE 阳性。CT 可表现为游走性或固定性肺部浸润影及中心性支气管扩张。

5. 嗜酸性粒细胞肉芽肿性多血管炎

EGPA 是一种免疫性血管炎，患者可出现哮喘、慢性鼻炎、鼻窦炎、神经系统、心脏和肾等多系统受累。常有外周血嗜酸性粒细胞增多，ANCA 可呈阳性，胸部 CT 表现为游走性渗出影。

五、病情评估 / 病情严重程度分级

1. 哮喘急性发作期的严重程度分级（表 4-1）

表 4-1　哮喘急性发作期病情严重程度分级

临床特点	轻度	中度	重度	危重
气短	步行、上楼时	稍事活动	休息时	休息时，明显
体位	可平卧	喜坐位	端坐呼吸	端坐呼吸或平卧

（续表）

临床特点	轻度	中度	重度	危重
讲话方式	连续成句	单句	单词	不能讲话
精神状态	可有焦虑，尚安静	时有焦虑或烦躁	常有焦虑、烦躁	嗜睡或意识模糊
出汗	无	有	大汗淋漓	大汗淋漓
呼吸频率	轻度增加	增加	＞30 次 / 分	＞30 次 / 分
辅助呼吸肌活动及三凹征	常无	可有	常有	胸腹矛盾呼吸
哮鸣音	散在，呼气末期	响亮、弥散	响亮、弥散	减弱、乃至无
脉率	＜100 次 / 分	100～120 次 / 分	＞120 次 / 分	脉率变慢或不规则
奇脉	无，＜10 mmHg	可有，10～25 mmHg	常有，10～25 mmHg	无，提示呼吸机疲劳
最初支气管扩张剂治疗后 PEF 占预计值百分比或占个人最佳值百分比	＞80%	60%～80%	＜60% 或 100 L/min 或作用时间＜2 h	无法完成检测
PaO_2（吸空气）	正常	≥60 mmHg	＜60 mmHg	＜60 mmHg
$PaCO_2$*	＜45 mmHg	≤45 mmHg	＞45 mmHg	＞45 mmHg
SaO_2（吸空气）	＞95%	91%～95%	≤90%	≤90%
pH 值	正常	正常	正常或降低	降低

* $PaCO_2$（mmHg）正常高限或升高临床提示呼吸肌疲劳，有插管上机指征。
$PaCO_2$，动脉血二氧化碳分压；PaO_2，动脉血氧分压；PEF，呼气流量峰值；SaO_2，动脉血氧饱和度。

2. 哮喘慢性持续期的严重程度分级（表 4-2）

表 4-2　哮喘慢性持续期病情严重程度分级

分级	临床特点
间歇状态（第 1 级）	症状＜1 次 / 周 短暂出现 夜间哮喘症状≤2 次 / 月 FEV_1 占预计值百分比≥80% 或 PEF≥80% 个人最佳值，PEF 变异率＜20%
轻度持续（第 2 级）	症状≥每周 1 次，但＜1 次 / 日 可能影响活动和睡眠 夜间哮喘症状＞每月 2 次，但＜1 次 / 周 FEV_1 占预计值百分比≥80% 或 PEF≥80% 个人最佳值，PEF 变异率为 20%～30%
中度持续（第 3 级）	每日有症状 影响活动和睡眠 夜间哮喘症状≥每周 1 次 FEV_1 占预计值百分比为 60%～79% 或 PEF 为 60%～79% 个人最佳值，PEF 变异率＞30%
重度持续（第 4 级）	每日有症状 频繁出现 经常出现夜间哮喘症状 体力活动受限 FEV_1 占预计值百分比＜60% 或 PEF＜60% 个人最佳值，PEF 变异率＞30%

3. 哮喘控制测试（Asthma Control Test，ACT）评分（表 4-3）

表 4-3　ACT 评分

问题	1 分	2 分	3 分	4 分	5 分
在过去 4 周内，在工作、学习或家中，有多少时候哮喘妨碍您进行日常活动？	所有时间	大多数时间	有些时候	极少时候	没有
在过去 4 周内，您有多少次呼吸困难？	每天不止 1 次	每天 1 次	每周 3 ～ 6 次	每周 1 ～ 2 次	完全没有
在过去 4 周内，您有多少次因为哮喘症状（喘息、咳嗽、呼吸困难、胸闷或疼痛）在夜间醒来或早上比平时早醒？	每周 4 个晚上或更多	每周 2 ～ 3 个晚上	每周 1 次	1 ～ 2 次	没有
过去 4 周内，您有多少次使用急救药物（如沙丁胺醇）？	每天 3 次以上	每天 1 ～ 2 次	每周 2 ～ 3 次	每周 1 次或更少	没有
您如何评估过去 4 周内您的哮喘控制情况？	没有控制	控制很差	有所控制	控制良好	完全控制

评分方法：第一步，纪录每个问题的得分；第二步，将每一题的分数相加得出总分；第三步，ACT 评分的意义（20 ～ 25 分，哮喘控制良好；16 ～ 19 分，哮喘控制不佳；5 ～ 15 分，哮喘控制很差）。

六、并发症

若支气管哮喘患者长期未接受正规治疗和控制，可出现以下并发症。

1. 急性发作时可导致呼吸衰竭、气胸、纵隔气肿，以及水、电解质及酸碱平衡失调、严重者可出现猝死、致死性心律失常等。

2. 如果支气管哮喘长期控制不佳，可继发支气管肺炎、肺不张、慢性阻塞性肺疾病、慢性肺源性心脏病等。

七、诊断正确书写模板

支气管哮喘　急性发作期　轻度

【治疗】

一、治疗原则

以患者病情严重程度和控制水平为基础，选择相应的治疗方案。急性期的治疗原则是快速解除气流受限，缓解症状，改善缺氧；稳定期的治疗原则是控制病情发展，尽量减少哮喘发作的次数，推荐阶梯式治疗方案。

二、治疗流程或治疗 SOP

1. 哮喘急性发作期的治疗

一般治疗：包括吸氧，保证经皮动脉血氧饱和度（percutaneous arterial oxygen saturation，SpO_2）> 92%；密切观察，重症哮喘考虑无创通气，甚至有创通气。机械通气指征主要包括：意识改变、呼吸肌疲劳、动脉血二氧化碳分压（partial pressure of carbon dioxide in arterial blood，$PaCO_2$）≥ 45 mmHg 等。重要的药物治疗医嘱见表 4-4。

表 4-4　哮喘急性发作期的重要治疗药物

	药物	注意事项
ICS	布地奈德：200 ～ 800 μg，雾化吸入，bid	可能出现咽干、声音嘶哑等
吸入短效支气管扩张剂	SABA：如特布他林 2.5 ～ 5 mg，雾化吸入，tid；沙丁胺醇 2.5 ～ 5 mg，雾化吸入，tid	可能出现心动过速、手抖等
	SAMA：如异丙托溴铵 500 μg，雾化吸入，bid 或 tid	可出现急性尿潴留，闭角型青光眼患者禁用
全身用糖皮质激素	甲泼尼龙（静脉注射 40 ～ 80 mg，qd，3 ～ 5 天），根据哮喘缓解情况，决定停药或减量为口服	可出现血压、血糖升高；长期使用可出现胃黏膜损伤、骨质疏松等。可加用胃黏膜保护剂、钙剂
茶碱	二线药物，常用多索茶碱（0.2 g，q12h）	可能出现心动过速
LTRA	孟鲁司特（口服 10 mg，qn）	作为辅助用药，适用于合并过敏性鼻炎的哮喘患者
抗感染药物	合并感染时需应用抗生素覆盖社区获得性病原体，可选择二代头孢菌素、呼吸喹诺酮类或大环内酯类抗生素	检测血常规、PCT、CRP

CRP，C 反应蛋白；ICS，吸入糖皮质激素；LTRA，白三烯受体拮抗剂；PCT，降钙素原；q12h，每 12 h 1 次；qd，1 次 / 日；bid，2 次 / 日；tid，3 次 / 日；qn，每晚 1 次；SABA，短效 β_2 受体激动剂；SAMA，短效胆碱能受体拮抗剂。

2. 哮喘慢性持续期的治疗

慢性持续期的治疗应在评估和监测患者哮喘控制水平的基础上，定期根据长期治疗分级方案做出调整，以维持患者的控制水平。哮喘患者的长期治疗方案分为 5 级（表 4-5）。临床常用 ICS 每日低、中、高剂量治疗（表 4-6）。

表 4-5　哮喘患者长期阶梯式治疗方案

药物	1 级	2 级	3 级	4 级	5 级
推荐选择控制药物	按需使用 ICS- 福莫特罗	低剂量 ICS 或按需使用 ICS- 福莫特罗	低剂量 ICS＋LABA	中剂量 ICS＋LABA	参考临床表型加用抗 IgE、抗 IL-5、抗 IL-5R 或抗 IL-4R 单克隆抗体
其他选择控制药物	按需使用 SABA 时即联合低剂量 ICS	LTRA、低剂量茶碱	中剂量 ICS 或低剂量 ICS＋（LTRA 或茶碱）	高剂量 ICS＋（LAMA 或 LTRA 或茶碱）	高剂量 ICS＋（LABA 或茶碱或低剂量口服激素）
首选缓解药物	按需使用低剂量 ICS＋福莫特罗				
其他可选缓解药物	按需使用 SABA				

ICS，吸入性糖皮质激素；LABA，长效 β_2 受体激动剂；SABA，短效 β_2 受体激动剂；LAMA，长效胆碱能受体拮抗剂；LTRA，白三烯受体拮抗剂。

表 4-6　临床常用 ICS 的每日剂量

药物	每日剂量（μg）		
	低剂量	中剂量	高剂量
二丙酸倍氯米松（pMDI、标准颗粒、HFA）	200 ～ 500（当量为 1）	＞ 500 ～ 1000	＞ 1000
二丙酸倍氯米松（pMDI、超细颗粒、HFA）	100 ～ 200	＞ 200 ～ 400	＞ 400
布地奈德（DPI）	200 ～ 400（当量为 0.8）	＞ 400 ～ 800	＞ 800
环索奈德（pMDI、超细颗粒、HFA）	80 ～ 160	＞ 160 ～ 320	＞ 320

（续表）

药物	每日剂量（μg）		
	低剂量	中剂量	高剂量
丙酸氟替卡松（DPI）	100 ～ 250（当量为 0.5）	＞ 250 ～ 500	＞ 500
丙酸氟替卡松（pMDI、标准颗粒、HFA）	100 ～ 250	＞ 250 ～ 500	＞ 500
糠酸莫米松（DPI）	200		400
糠酸莫米松（pMDI、标准颗粒、HFA）	200 ～ 400		＞ 400
糠酸氟替卡松（DPI）	100		200

pMDI，定量气雾吸入剂；HFA，氢氟烷烃抛射剂；DPI，干粉吸入剂。

3. 重度哮喘的治疗

重度哮喘的定义：在排除患者依从性及药物吸入技术因素后，规律联合吸入高剂量糖皮质激素和长效 β_2 受体激动剂（long-acting β-agonist，LABA）治疗 3 个月或 3 个月以上，并在充分管理影响哮喘控制的各种因素后，不能达到哮喘控制的患者，或上述治疗降级后失去控制的患者。经第 4 级治疗仍不能控制的重度哮喘，可以考虑应用生物制剂作为附加治疗（表 4-7）。

表 4-7　用于治疗重度哮喘的生物制剂

单抗种类	通用名	国外获批适应证	中国获批适应证	生物标志物	用法和剂量
抗 IgE 单抗	奥马珠单抗	中重度过敏性哮喘、慢性自发性荨麻疹、慢性鼻窦炎伴鼻息肉、过敏性鼻炎	中重度过敏性哮喘（≥ 6 岁）、慢性自发性荨麻疹（≥ 12 岁）	血 IgE 30 ～ 1500 U/ml	每 2 ～ 4 周皮下注射 1 次，每次剂量为 75 ～ 600 mg
抗 IL-5 单抗	美泊利珠单抗	重度嗜酸性粒细胞性哮喘（≥ 6 岁）、高嗜酸性粒细胞增多综合征、EGPA、慢性鼻窦炎伴鼻息肉	成人 EGPA、重度嗜酸性粒细胞性哮喘（≥12 岁）	血嗜酸性粒细胞 ≥ 150 个 / 微升或≥ 300 个 / 微升	每 4 周皮下注射 1 次，每次剂量为 100 mg
抗 IL-5R 单抗	本瑞利珠单抗	重度嗜酸性粒细胞性哮喘（≥ 12 岁）	尚未获批	血嗜酸性粒细胞 ≥ 150 个 / 微升或≥ 300 个 / 微升	前 3 剂 每 4 周 皮下注射 1 次，剂量为 30 mg，此后每 8 周给药 1 次维持治疗
抗 IL-4R α 单抗	度普利尤单抗	中重度嗜酸性粒细胞性哮喘（≥ 6 岁）或 OCS 依赖性哮喘、慢性鼻窦炎伴鼻息肉、特应性皮炎、嗜酸性粒细胞性食管炎、结节性痒疹	中重度特应性皮炎、中重度结节性痒疹、中重度 2 型炎症哮喘或 OCS 依赖性哮喘（≥ 12 岁）	血嗜酸性粒细胞 ≥ 150 个 / 微升且≤ 1500 个 / 微升，或 FeNO ≥ 25 ppb	初始剂量为皮下注射 400 mg 或 600 mg，此后每 2 周皮下注射 1 次，剂量为 200 mg 或 300 mg
抗 TSLP 单抗	特泽鲁单抗	重度哮喘患者（≥ 12 岁）	尚未获批	不明确	每 4 周皮下注射 1 次，剂量为 210 mg

IL，白介素；TSLP，胸腺基质淋巴细胞生成素；EGPA，嗜酸性肉芽肿性多血管炎；OCS，口服糖皮质激素；FeNO，呼出气一氧化氮。

【预后】

大多数哮喘患者经过规范的治疗后病情可得到缓解，预后良好。

【出院指导】

避免接触过敏原。指导和培训用药依从性和正确使用吸入装置。强调哮喘患者自我管理的重要性，正确使用峰流速仪和准确记录哮喘日记。

【推荐阅读】

[1] 中国医药教育协会慢性气道疾病专业委员会，中国哮喘联盟 . 重度哮喘诊断与处理中国专家共识（2024）[J] . 中华医学杂志，2024，104（20）：1759-1789.

[2] 中华医学会呼吸病学分会 . 轻度支气管哮喘诊断与治疗中国专家共识（2023）[J] . 中华结核和呼吸杂志，2023，46（9）：880-896.

[3] 中华医学会呼吸病学分会哮喘学组 . 支气管哮喘防治指南（2020 年版）[J] . 中华结核和呼吸杂志，2020，43（12）：1023-1048.

[4] GINA. Global Strategy for Asthma Management and Prevention（2024 update）[EB/OL] . https://ginasthma.org/.

（宋祝　撰写　伍蕊　审阅）

第 5 章

慢性阻塞性肺疾病

【疾病概述】

慢性阻塞性肺疾病（chronic obstructive pulmonary disease，COPD）是一种常见的慢性气道疾病，我国 40 岁以上人群的患病率高达 13.7%，是 2016 年我国的第 5 大死亡原因。COPD 的特征是持续存在的气流受限和相应的呼吸系统症状，其病理学改变主要是气道和（或）肺泡异常，通常与显著暴露于有害颗粒或气体相关，主要通过肺功能检查诊断。治疗原则是吸入支气管扩张剂。

关键词：不可逆气流受限；肺气肿；急性加重。

【诊断与鉴别诊断】

一、接诊

1. 问诊要点

（1）慢性咳嗽、咳痰：咳嗽症状出现缓慢，迁延多年，以晨起为主；咳痰常为白色黏液浆液性，急性加重时痰液可变为黏液脓性而不易咳出。

（2）气短或呼吸困难：是 COPD 的标志性症状。早期仅于活动后出现，后逐渐加重，以致日常活动甚至休息时也感气短。

（3）并发症表现：当 COPD 患者合并慢性肺心病失代偿时，可出现食欲减退、腹胀、下肢或全身水肿等体循环淤血的相关症状。当 CO_2 严重潴留、呼吸性酸中毒失代偿时，患者可出现谵妄、嗜睡甚至昏迷等肺性脑病的症状。合并自发性气胸多表现为突然加重的呼吸困难、胸闷和胸痛。

2. 全身体格检查要点

神志状态，有无口唇发绀、球结膜水肿、颈静脉充盈或怒张，呼吸频率及深度；肺气肿患者视诊胸廓前后径增加呈桶状、肋间隙增宽；触诊双侧语颤减弱；叩诊为过清音、肺下界下移；听诊呼吸音减低、呼气延长、急性加重时双肺可闻及呼气相哮鸣音。心浊音界缩小或消失；三尖瓣可闻及舒张期杂音；P_2 亢进，肝颈静脉回流征阳性；肝浊音界下降，双下肢水肿。

二、开检查医嘱

1. 常规检验

血常规、尿常规、粪便常规、肝功能、肾功能、心肌酶、电解质、葡萄糖、血脂、凝血功能。

2. SpO_2 监测和动脉血气分析

$SpO_2 < 92\%$ 时应进行动脉血气分析检查，其结果可表现为呼吸衰竭Ⅱ型、呼吸性酸中毒。

3. 肺功能检查

气流阻塞可通过 FEV_1 和用力肺活量（forced vital capacity，FVC）的比例减小来确定，吸入支气管扩张剂后 $FEV_1 < 80\%$ 的预计值且 $FEV_1/FVC < 70\%$ 者，可确定为不完全可逆的气流受限。

4. 胸部 X 线检查和胸部 CT

胸部 X 线检查主要表现为横隔低平，肋间隙增宽和心影呈滴形，伴肺部透亮度增加。CT 表现为双上肺为主的肺气肿、肺大疱等。

5. 心电图和超声心动图

心电图检查可出现肺性 P 波，超声心动图检查可出现右心房、右心室增大和肺动脉高压。

三、诊断流程或分类标准

根据中国慢性阻塞性肺疾病诊治指南（2021 年修订版），COPD 的诊断流程见图 5-1。

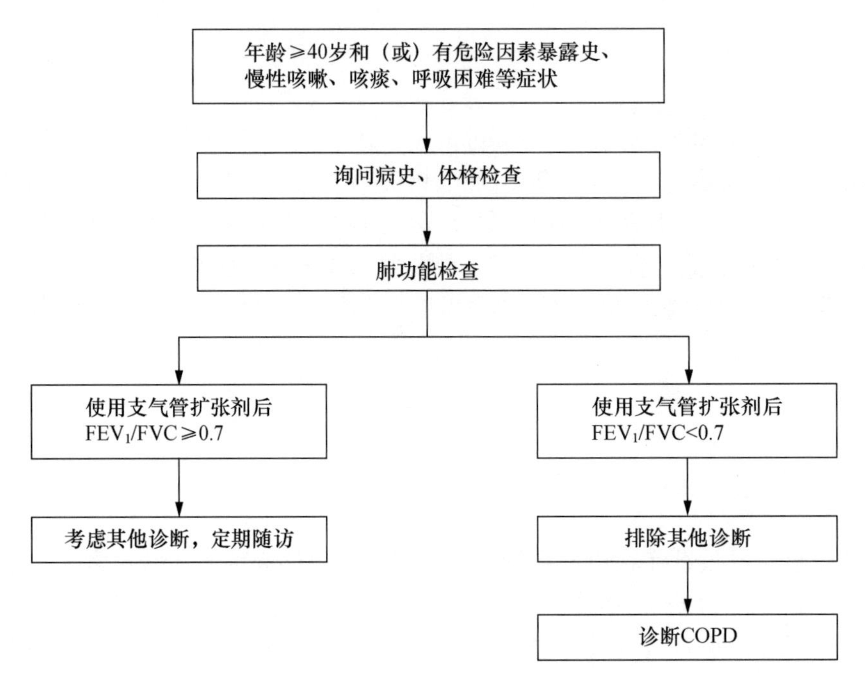

图 5-1　COPD 的临床诊断流程图

四、鉴别诊断

1. 支气管哮喘

哮喘患者发病早，通常在儿童期即发病，常有过敏史（如过敏性鼻炎和湿疹）、支气管哮喘家族史，呼吸困难和喘息症状在夜间和清晨明显，具有昼夜节律性，也可具有季节性发作的特点，肺功能检查通常提示可逆的气流受限。当哮喘发生气道重塑时，也可导致不可逆的气流受限，且 COPD 和哮喘可同时发生于同一患者。

2. 支气管扩张症

是由各种病因引起的反复发生的化脓性感染。临床表现为反复咳大量脓痰或咯血，查体肺部可闻及固定湿啰音。典型的胸部 CT 表现为支气管囊样或柱状扩张、管壁增厚，肺功能检查也可表现为不可逆的气流受限。

3. 充血性心力衰竭

常见于有心脏基础疾病的老年患者，起病缓慢，多在感染、劳累等诱因下发作。查体可闻及吸气相湿啰音、心界扩大、奔马律、下肢水肿。NT-proBNP 水平升高，超声心动图提示射血分数降低，胸部 X 线检查示心脏扩大、肺水肿，肺功能检查提示有限制性通气障碍而非气流受限，经利尿扩血管治疗后呼吸困难可缓解。

五、病情评估 / 病情严重程度分级

COPD 病情评估应根据患者的临床症状、肺功能受损程度、急性加重风险及合并症 / 并发症等情况进

行综合分析。

1. 症状评估

可采用改良英国医学研究委员会（modified British medical research council，mMRC）呼吸困难量表对 COPD 患者的呼吸困难严重程度进行评估（表 5-1）。

表 5-1　mMRC 呼吸困难量表

呼吸困难评价等级	呼吸困难严重程度
0 级	只有在剧烈活动时才感到呼吸困难
1 级	在平地快步行走或步行爬小坡时出现气短
2 级	由于气短，平地行走比同龄人慢或需要停下来休息
3 级	在平地行走约 100 m 或数分钟后需要停下来喘气
4 级	因严重呼吸困难而不能离开家，或在穿衣服、脱衣服时出现呼吸困难

2. 肺功能评估

可使用慢性阻塞性肺疾病全球创议（Global Initiative for Chronic Obstructive Lung Disease，GOLD）分级，按照气流受限的严重程度（即以 FEV 占预计值的百分比为分级标准）进行肺功能评估（表 5-2）。

表 5-2　COPD 气流受限严重程度的肺功能分级

分级	严重程度	肺功能（基于使用支气管扩张剂后的 FEV_1）
GOLD 1 级	轻度	FEV_1 占预计值百分比≥ 80%
GOLD 2 级	中度	50% ≤ FEV_1 占预计值百分比＜ 80%
GOLD 3 级	重度	30% ≤ FEV_1 占预计值百分比＜ 50%
GOLD 4 级	极重度	FEV1 占预计值百分比＜ 30%

基本条件为使用支气管扩张剂后 FEV_1/FVC ＜ 70%。

3. COPD 急性加重的评估

COPD 急性加重可分为：①轻度：仅需短效支气管扩张剂治疗。②中度：使用短效支气管扩张剂联合抗生素和（或）口服糖皮质激素治疗。③重度：需要住院或急诊、ICU 治疗。

COPD 急性加重风险评估是依据前 1 年的急性加重次数，若上一年发生至少 2 次中重度急性加重，或至少 1 次因急性加重住院，即评估为急性加重的高风险人群。

4. COPD 合并症的评估

应注意评估患者的全身合并症，如心血管疾病、骨骼肌功能障碍、骨质疏松症、焦虑 / 抑郁、睡眠呼吸暂停综合征、恶性肿瘤、代谢综合征、糖尿病、胃食管反流等慢性合并症。

六、诊断正确书写模板

慢性阻塞性肺疾病　急性加重期（稳定期）

【治疗】

一、治疗原则

COPD 急性加重期的治疗原则是纠正威胁生命的呼吸衰竭，防止和治疗并发症。COPD 稳定期的治疗原则是减轻症状，缓解肺功能下降，改善活动能力，提高生活质量，减少急性加重的次数，降低病死率。

二、治疗流程或治疗 SOP

1. COPD 急性加重期的治疗

（1）氧疗：氧流量调节应以改善低氧血症、SpO_2 为 88% ～ 92% 为目标。SpO_2 达到目标范围后，应及时进行动脉血气分析，以确定氧合满意且未引起 CO_2 潴留和（或）进一步加重呼吸性酸中毒，PaO_2 宜维持在 55 ～ 60 mmHg。

（2）通气支持：①无创通气指征：急性呼吸衰竭、严重呼吸肌疲劳，如辅助呼吸肌参与、胸腹矛盾运动或肋间隙下陷。②有创通气指征：无法耐受无创通气；意识减弱或烦躁不能配合；大量误吸或持续呕吐；需要频繁吸痰，严重血流动力学不稳。

（3）重要治疗医嘱见表 5-3。

表 5-3　COPD 急性加重期的重要治疗方案

药物	注意事项	
ICS	布地奈德：200 ～ 800 μg，雾化吸入，bid	可能出现咽干、声音嘶哑等
吸入短效支气管扩张剂	SABA：特布他林 2.5 ～ 5 mg，雾化吸入，tid；沙丁胺醇 2.5 ～ 5 mg，雾化吸入，tid	可能出现心动过速、手抖等
	SAMA：异丙托溴铵 500 μg，雾化吸入，bid 或 tid	可出现急性尿潴留，闭角型青光眼患者禁用
全身用糖皮质激素	推荐剂量为甲泼尼龙 40 mg/d，治疗 5 天，静脉应用与口服疗效相当	可出现血压、血糖升高，长期使用可出现胃黏膜损伤、骨质疏松等，可加用胃黏膜保护剂、钙剂
茶碱	二线药物，通常使用多索茶碱（0.2 g，q12h）	可能出现心动过速
抗感染药物	COPD 急性加重的常见致病菌包括流感嗜血杆菌、卡他莫拉菌、肺炎链球菌、铜绿假单胞菌和肠杆菌科细菌，可选择三代头孢菌素（如头孢他啶 2 g，bid）、青霉素 / 酶抑制剂（如哌拉西林他唑巴坦 4.5 g，tid）抗感染治疗，疗程 5 ～ 7 天	检测血常规、PCT、CRP

ICS，吸入糖皮质激素；SABA，短效 β_2 受体激动剂；SAMA，短效胆碱能受体拮抗剂。bid，2 次 / 日；tid，3 次 / 日；q12h，每 12 h 1 次。

2. COPD 稳定期的治疗

（1）支气管扩张剂：为一线治疗药物，通过松弛气道平滑肌扩张支气管改善气流受限而减轻 COPD 症状，首选吸入。①短效 β_2 受体激动剂（SABA）包括特布他林、沙丁胺醇等，常用剂型为加压定量吸入剂，用于按需缓解症状。长效 β_2 受体激动剂（LABA）的作用时间持续 12 h 以上，常用药物包括沙美特罗和福莫特罗，其中福莫特罗属于速效和长效剂。起效更快、作用时间更长的新型药物包括茚达特罗、奥达特罗和维兰特罗等。②抗胆碱能药物：短效胆碱能受体拮抗剂（SAMA）主要为异丙托溴铵。长效胆碱能受体拮抗剂（LAMA）的支气管扩张作用时间超过 12 h，新型 LAMA 的作用时间超过 24 h，常用 LAMA 包括噻托溴铵、格隆溴铵、乌美溴铵和阿地溴铵等。

（2）茶碱类药物：解除气道平滑肌痉挛，对 COPD 稳定期有一定效果，茶碱联合 LABA 对肺功能及呼吸困难症状的改善效果优于单用 LABA。

（3）ICS：COPD 患者对长期吸入 ICS 复合制剂的治疗反应存在异质性，存在下列因素之一时推荐使用：①有 COPD 急性加重住院史和（或）中度急性加重＞ 2 次 / 年；②外周血嗜酸性粒细胞计数＞ 300 个 / 微升；③合并支气管哮喘或具备哮喘特征。

（4）磷酸二酯酶 4（phosphodiesterase 4，PDE-4）抑制剂：主要作用是通过抑制细胞内环腺苷酸降解来减轻炎症。目前常用的选择性 PDE-4 抑制剂为罗氟司特。

（5）药物联合治疗：目前有多种 LABA＋LAMA 联合制剂，如福莫特罗 / 格隆溴铵、奥达特罗 / 噻托溴铵、维兰特罗 / 乌美溴铵、茚达特罗 / 格隆溴铵。ICS＋LABA 联合制剂包括布地奈德 / 福莫特罗、氟替卡松 / 沙美特罗、倍氯米松 / 福莫特罗、糠酸氟替卡松 / 维兰特罗等。ICS＋LABA＋LAMA 三联制剂包括布地奈德 / 福莫特罗 / 格隆溴铵和糠酸氟替卡松 / 维兰特罗 / 乌美溴铵等。COPD 稳定期患者的初始治疗方案见图 5-2。

（6）随访及治疗方案调整：对所有 COPD 患者均应建立“评估–回顾–调整”长期随访的管理流程。给予初始治疗后，应注意观察患者对治疗的反应，重点评估呼吸困难和急性加重是否改善，根据情况调整治疗方案（图 5-3）。

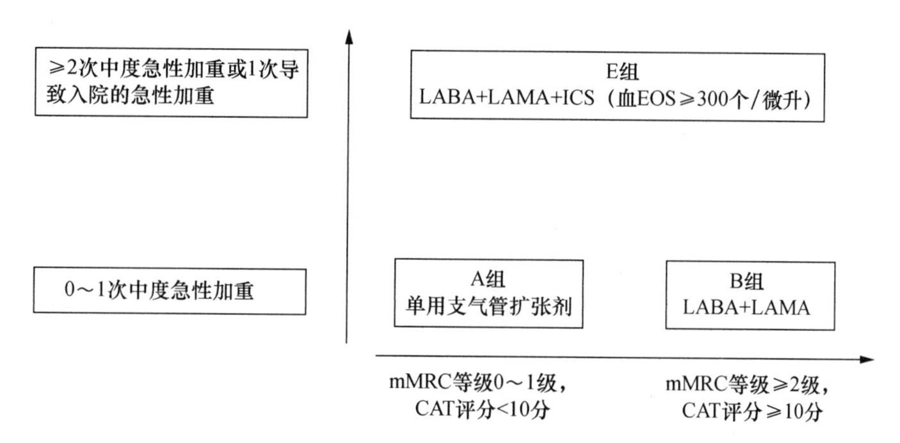

图 5-2 COPD 稳定期的初始治疗推荐。A 组是指症状评分低，急性加重风险低的患者；B 组是指症状评分高，急性加重风险低的患者；E 组是指无论症状评分如何，急性加重风险高的患者。mMRC，改良英国医学研究委员会；CAT，慢性阻塞性肺疾病患者自我评估测试；EOS，嗜酸性粒细胞

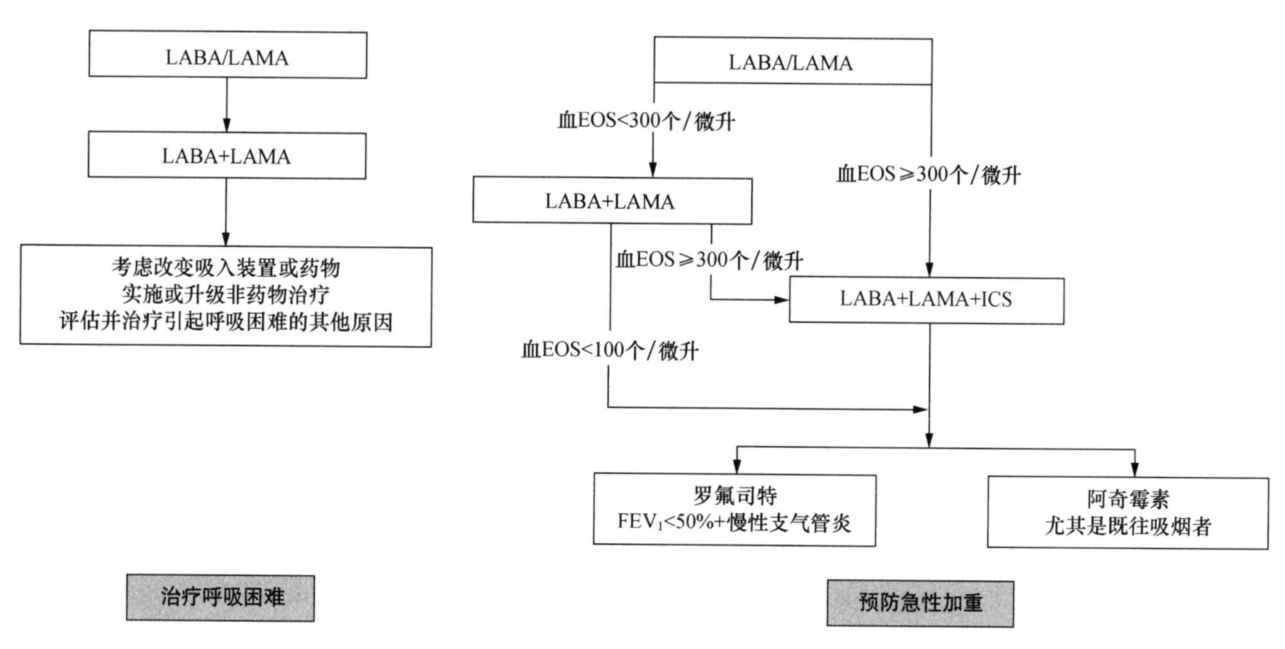

图 5-3 COPD 稳定期药物治疗的随访及流程图

【预后】

积极正确的治疗可使 COPD 患者症状减轻，急性加重的次数减少，未来死亡风险降低。COPD 的预后受多种因素影响，包括疾病严重程度、是否合并其他疾病及治疗的及时性和有效性等。通常情况下，COPD 患者的预后较差。

【出院指导】

戒烟，避免接触有害粉尘、烟雾或气体，预防呼吸道感染，及时接种肺炎及流感疫苗。坚持按时用药，不自行调整药物剂量，规律复诊，正确使用吸入装置。长期家庭氧疗，肺康复训练，进行肺通气功能监测。

【推荐阅读】

[1] 中华医学会呼吸病学分会慢性阻塞性肺疾病学组，中国医师协会呼吸医师分会慢性阻塞性肺疾病工作委员会．慢性阻塞性肺疾病诊治指南（2021 年修订版）[J]．中华结核和呼吸杂志，2021，44（3）：170-205.

[2] Global strategy for prevention，diagnosis and management of chronic obstructive lung disease：2024 Report [EB/OL]. 2024. https://goldcopd.org/2024-gold-report/.

（宋祝　撰写　孙丽娜　审阅）

第 6 章

间质性肺疾病

【疾病概述】

间质性肺疾病（interstitial lung disease，ILD）是一大类累及肺间质，以肺泡炎症、间质纤维化为主要表现，具有不同病因、病理生理学机制及预后的异质性疾病总称（表 6-1）。主要临床表现为进行性加重的呼吸困难、限制性通气障碍伴弥散功能降低和低氧血症。影像学表现为双肺弥漫性病变，最终发展为弥漫性肺纤维化、蜂窝肺，导致呼吸衰竭而死亡。

关键词：呼吸困难；通气功能障碍；双肺弥漫性病变。

表 6-1　ILD 的临床分类

类别	病因及疾病
已知病因的 ILD	**药物或治疗：**胺碘酮、博来霉素、甲氨蝶呤等 **职业或环境因素：**有机物质（过敏性肺炎）、无机物质（石棉肺、硅肺、尘肺） **结缔组织病（connective tissue disease，CTD）：**系统性硬皮病、类风湿关节炎、多发性肌炎 / 皮肌炎、干燥综合征、系统性红斑狼疮、血管炎
特发性 ILD	**慢性纤维化性：**特发性肺纤维化（idiopathic pulmonary fibrosis，IPF）、非特异性间质性肺炎（nonspecific interstitial pneumonia，NSIP） **吸烟相关性：**呼吸性细支气管炎伴间质性肺疾病（respiratory bronchiolitis with interstitial lung disease，RB-ILD）、脱屑性间质性肺炎（desquamative interstitial pneumonia，DIP） **急性 / 亚急性：**隐源性机化性肺炎（cryptogenic organizing pneumonia，COP）、急性间质性肺炎（acute interstitial pneumonia，AIP） **罕见类型：**特发性淋巴细胞性间质性肺炎（lymphocytic interstitial pneumonia，LIP）、特发性胸膜肺实质弹力纤维增生症（pleuroparenchymal fibroelastosis，PPFE）
肉芽肿性 ILD	结节病
罕见类型	肺淋巴管平滑肌瘤病（pulmonary lymphangioleiomyomatosis，PLAM） 肺朗格汉斯细胞组织细胞增生症（pulmonary Langerhans cell histiocytosis，PLCH） 慢性嗜酸性粒细胞性肺炎（chronic eosinophilic pneumonia，CEP） 肺泡蛋白沉积症（pulmonary alveolar proteinosis，PAP） 特发性肺含铁血黄素沉着症 肺泡微结石症 肺淀粉样变

【诊断与鉴别诊断】

一、接诊

1. 问诊要点

（1）病程特点：多为慢性病程，反复加重，部分为急性病程。

（2）呼吸系统症状：干咳、进行性加重呼吸困难，少部分患者咯血、胸痛。

（3）全身症状：有无发热、盗汗、乏力、体重下降、口腔溃疡、口干、眼干、视力下降、听力下降、皮疹、皮下结节、皮肤硬肿、雷诺现象、指端溃疡、反酸、烧心、胸痛、技工手、肌肉关节疼痛及肿胀。结节病的肺外表现见表 6-2。

表 6-2　结节病的肺外表现

受累部位	表现
眼（20% ～ 25%）	葡萄膜炎、角膜结膜炎、虹膜睫状体炎
皮肤（20% ～ 25%）	结节性红斑、冻疮样狼疮、皮下结节、斑疹、丘疹
淋巴结（20% ～ 30%）	多为轻度肿大，活动佳，无触痛
肝（13% ～ 20%）	肝大、肝内结节、肝功能损伤、肝硬化
神经系统（＜ 10%）	面神经麻痹、周围神经病、中枢神经病变、癫痫
心脏（5%）	传导阻滞、心肌病、心力衰竭、猝死
内分泌（2% ～ 10%）	高钙血症、高钙尿症
骨骼肌肉	多关节炎、弥漫性肉芽肿性肌炎

（4）既往史：有无结缔组织疾病、心脏病、恶性肿瘤、胃食管反流病病史。

（5）用药史：是否使用过胺碘酮、博来霉素、甲氨蝶呤、油性滴鼻液。

（6）吸烟史：每天吸烟支数、烟龄、戒烟时间。

（7）职业及环境暴露史：职业，宠物嗜好（鸽子、鹦鹉）或接触史，加湿器使用。

（8）HIV 高危因素。

（9）家族史。

2. 全身体格检查要点

（1）呼吸系统：呼吸频率、双肺底 Velcro 啰音、杵状指。

（2）其他系统：发绀、口腔溃疡、皮疹、皮下结节、皮肤硬肿、肝脾大、肺动脉瓣区第二心音亢进、下肢水肿、指端溃疡、技工手、关节肿胀、畸形。

二、开检查医嘱

1. 常规检验

血常规，尿常规，肝肾功能，凝血功能，电解质，NT-proBNP，ESR，CRP，免疫球蛋白七项，自身抗体（ANA、ANA 谱、RF、抗 CCP 抗体、ANCA、抗磷脂抗体、狼疮抗凝物、肌炎抗体谱），抗肾小球基底膜（glomerular basement membrane，GBM）抗体，血管紧张素转化酶（angiotensin converting enzyme，ACE），肿瘤标志物，淋巴细胞干扰素测定，血气分析。

2. 专科检查

肺功能检查：限制性通气功能障碍，弥散功能下降。

3. 影像学检查

（1）胸部 X 线检查：绝大多数患者可见弥漫性浸润性阴影，胸片正常不能除外 ILD。

（2）胸部高分辨率 CT（high resolution CT，HRCT）：弥漫性结节影、磨玻璃样病变、网格影、蜂窝影（常伴牵拉性支气管扩张）、肺泡实变、小叶间隔增厚、胸膜下线、囊样改变（见书后附图 6-1 和表 6-3）。

表 6-3　ILD 的特征影像学表现

影像学表现	疾病
病变以上肺为主	结节病、PLCH、过敏性肺炎、CEP、AS、RA、硅肺、尘肺
肺容积增加	PLAM、结节病、PLCH
蜂窝肺	IPF、CTD 相关 ILD
囊样病变	PLCH、PLAM、LIP、淀粉样变性
气胸	PLCH、PLAM
淋巴结肿大	结节病、LIP、淀粉样变性
胸膜疾病	石棉肺（胸膜钙化）、PLAM（乳糜性积液）

AS，强直性脊柱炎；CEP，慢性嗜酸性粒细胞性肺炎；HP，过敏性肺炎；IPF，特发性肺纤维化；LIP，淋巴细胞性间质性肺炎；PLAM，肺淋巴管平滑肌瘤病；PLCH，肺朗格汉斯细胞组织细胞增生症；RA，类风湿关节炎。

4. 支气管肺泡灌洗

细胞计数及分类、淋巴细胞亚群，注意排除感染（涂片找细菌、真菌、结核，细菌培养、真菌培养、二代测序、GM 试验、六胺银染色）。各类型 ILD 支气管肺泡灌洗液发特点见表 6-4。

表 6-4　ILD 支气管肺泡灌洗液（bronchoalveolar lavage fluid，BALF）特点

ILD 类型	中性粒细胞（正常值≤ 3%）	淋巴细胞（正常值≤ 10% ～ 15%）	嗜酸性粒细胞（正常值≤ 1%）
IPF	↑		
CTD 相关 ILD	↑ /–		
结节病		↑（CD4/CD8 ↑）	
过敏性肺炎		↑（CD4/CD8 ↓）	
CEP/AEP			↑

AEP，急性嗜酸性粒细胞性肺炎；CEP，慢性嗜酸性粒细胞性肺炎；HP，过敏性肺炎；IPF，特发性肺纤维化。

5. 肺活检

包括经支气管镜肺活检、经支气管冷冻肺活检、CT 引导下肺穿刺活检、外科肺活检（开胸肺活检、电视辅助胸腔镜肺活检）。

三、诊断流程或分类标准

结合病史、症状体征、胸部 CT、病理检查等综合诊断。ILD 的诊断通常是一个动态过程，需要根据所得资料对诊断进行验证或修订，针对疑难病例需呼吸科、风湿免疫科、放射科、病理科等多学科会诊，诊断流程见图 6-1。

1. 特发性肺纤维化的诊断

诊断标准：①除外其他已知病因所致的间质性肺疾病，如职业接触、室内外环境暴露、结缔组织病和药物性肺损害等。②未行外科肺活检的患者，HRCT 表现为 UIP 型。③行外科肺活检的患者，结合 HRCT 和外科肺活检符合特定的类型。

影像学诊断：①典型表现符合普通型间质性肺炎（usual interstitial pneumonia，UIP），病变主要位于胸膜下和肺基底部，异常网格状阴影，蜂窝样改变，伴或不伴牵拉性支气管扩张；无“不符合 UIP”的任意一项。②可能 UIP：病变主要位于胸膜下和肺基底部；异常的网格状阴影；无“不符合 UIP”的任意一项。③不符合 UIP：符合以下任意一项：病变主要分布于上、中肺野；病变主要沿支气管血管束分布；广泛磨玻璃影；大量微结节；散在囊状病；弥漫性马赛克征 / 气体陷闭；支气管肺段 / 肺叶实变影。

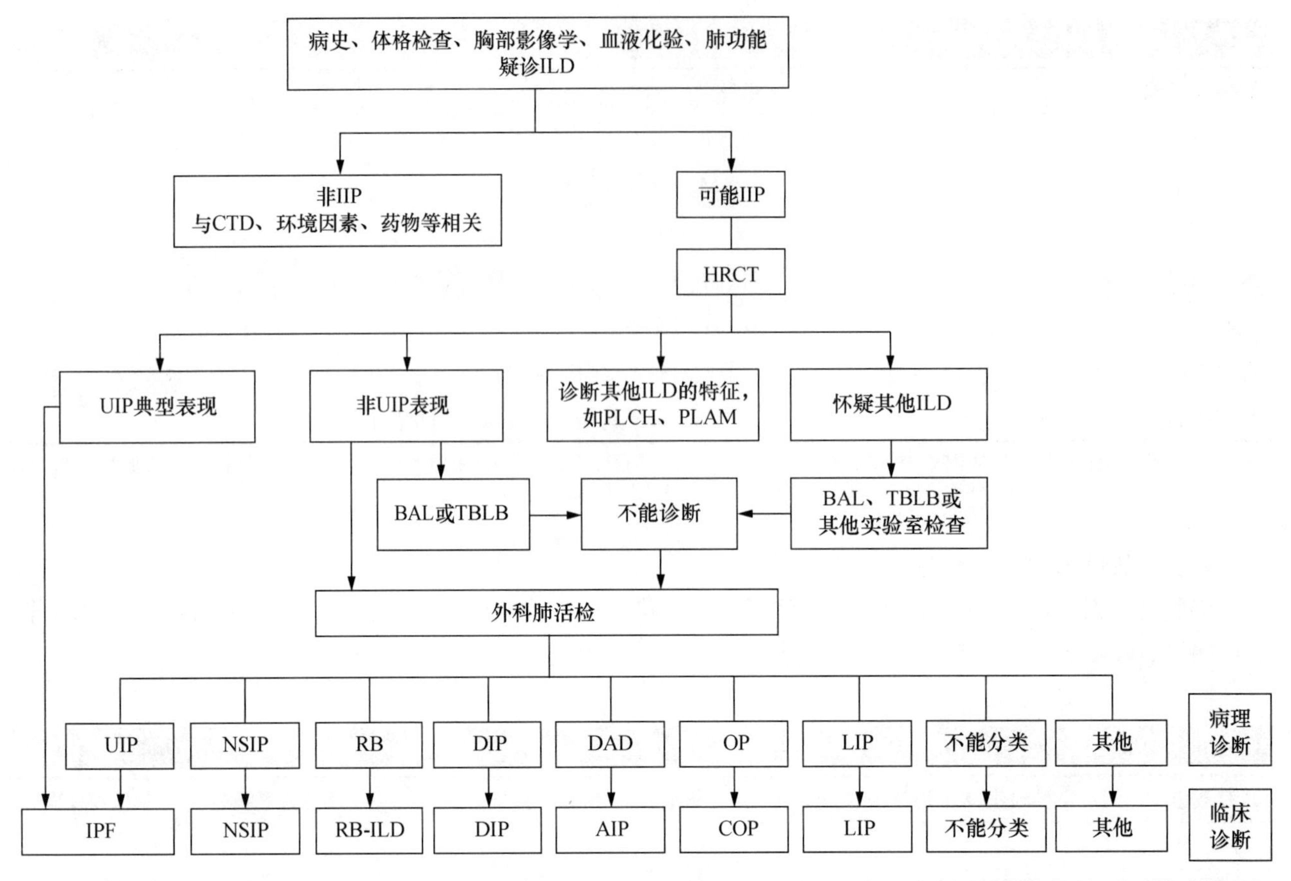

图 6-1　ILD 的诊断流程图。ILD，间质性肺疾病；IIP，特发性间质性肺炎；CTD，结缔组织病；HRCT，高分辨 CT；UIP，普通型间质性肺炎；PLCH，肺朗格汉斯细胞组织细胞增生症；PLAM，肺淋巴管平滑肌瘤病；BAL，支气管肺泡灌洗；TBLB，经支气管镜肺活检术；UIP，普通型间质性肺炎；NSIP，非特异性间质性肺炎；RB，呼吸性细支气管炎；DIP，脱屑性间质性肺炎；DAD，弥漫性肺泡损害；OP，机化性肺炎；LIP，淋巴细胞性间质性肺炎；IPF，特发性肺纤维化；AIP，急性间质性肺炎；COP，隐源性机化性肺炎

典型 UIP 的病理特点：①明显的结构破坏和纤维化，伴或不伴胸膜下蜂窝肺；②肺实质可见斑片状纤维化；③成纤维细胞灶；④无提示其他疾病的病变。

2. 结节病的诊断

诊断标准：①临床和胸部影像表现与结节病相符合；②活检证实有非干酪样坏死性类上皮肉芽肿；③除外其他原因（结核、淋巴瘤、肺门转移性肿瘤、其他肉芽肿性疾病）。

影像学诊断：典型的胸部 CT 肺窗主要表现为支气管血管束增粗，多发或弥漫性沿支气管血管束、胸膜下及小叶间隔分布（淋巴管周围分布），直径 2 ～ 5 mm 的微小结节。80% ～ 100% 患者以上中肺野分布为主的肺内小结节，部分患者可表现为肺内实变、“反晕征”、空洞、广泛的磨玻璃影，大小不一的实性结节及上肺纤维化。纵隔窗表现为对称性的肺门淋巴结肿大、纵隔淋巴结肿大。影像学分期见表 6-5。

表 6-5　肺部影像学 Scadding 分期

分期	表现
0	无异常 X 线表现
Ⅰ	双侧肺门淋巴结肿大，无肺部浸润影
Ⅱ	双侧肺门淋巴结肿大，伴肺部网状、结节状或片状浸润影
Ⅲ	肺部网状、结节状或片状浸润影，无双侧肺门淋巴结肿大
Ⅳ	肺纤维化，蜂窝肺，肺大疱，肺气肿

病理学诊断：肉芽肿以淋巴管周围分布为主；紧致、分化良好的肉芽肿，肉芽肿周围可见淋巴细胞、成纤维细胞浸润；除外其他原因引起的肉芽肿。

3. 过敏性肺炎的诊断

主要基于暴露史（“农民肺”“加湿器肺”“饲鸟者肺”），胸部 HRCT，支气管镜（支气管肺泡灌洗液淋巴细胞增多）和组织病理检查。

影像学诊断：非纤维化型 HP 典型表现为弥漫分布的磨玻璃影、马赛克征、边界不清的小叶中心性结节影。纤维化型 HP 典型表现为不规则网格状影伴结构扭曲，可存在蜂窝和牵拉型支气管扩张，可为随机分布，下肺受累相对较少。

病理学诊断：至少具有以下 3 条病理特征：①细胞性间质慢性炎；②细胞性支气管炎；③形成不良的非坏死性肉芽肿；同时除外以下提示其他诊断的表现：浆细胞＞淋巴细胞，广泛的淋巴组织样增生，广泛的形成良好的结节病性肉芽肿，吸入颗粒物。

四、鉴别诊断

1. 肺炎

急性起病，常伴有发热、咳嗽、咳痰、呼吸困难，症状发展迅速，通常在数天内明显恶化。胸部 CT 常为较局限的实变、支气管充气征。白细胞水平可升高，通常对抗感染治疗反应迅速，症状在数天内可得到明显改善。

2. 恶性肿瘤肺转移

患者有恶性肿瘤病史，可能出现类似的呼吸症状。胸部 CT 表现为多发圆形或不规则结节，沿血管、淋巴通道分布。

3. 肺栓塞

患者表现为咳嗽、咳痰、咯血、呼吸困难、胸痛，D- 二聚体水平升高。胸部 CT 表现为尖端指向肺门的楔形影。

4. 心源性肺水肿

常有心脏基础疾病，咳粉红色泡沫痰。查体可闻及双肺湿啰音，心界扩大、奔马律、双下肢水肿。NT-proBNP 升高。胸部 CT 表现为向心性渗出影（“蝴蝶征”）伴胸腔积液。

五、并发症

ILD 的主要并发症包括肺炎、肺栓塞、气胸、肺动脉高压、右心衰竭、肿瘤。

六、诊断正确书写模板

特发性肺纤维化

结节病

过敏性肺炎

【治疗】

一、治疗原则

根据临床表现、受累部位及严重程度、患者意愿及基础疾病，制订个体化治疗方案，以改善临床症状、降低器官功能受损、提高生活质量、延长生存期、减少复发。

二、治疗流程或治疗 SOP

1. IPF 的治疗

治疗目标：延缓疾病进展，改善生活质量，延长生存期。

（1）药物治疗：①乙酰半胱氨酸；②吡非尼酮；③尼达尼布（表 6-6）；糖皮质激素不推荐。

（2）非药物治疗：戒烟、氧疗、肺康复治疗。

（3）治疗合并症和并发症：肺动脉高压、胃食管反流、阻塞性睡眠呼吸暂停、肺癌。

（4）肺移植。

表 6-6　IPF 重要治疗药物

药物	用法用量	注意事项
乙酰半胱氨酸	600 mg，tid	
吡非尼酮	初始剂量 200 mg，口服，tid；每次增加 200 mg，2 周内增至 600 mg，tid	监测用药耐受性，若出现明显胃肠道症状、肝功能显著异常、体重减轻、光过敏等现象，可减少用量或停药
尼达尼布	150 mg，bid	监测肝功能

bid，2 次 / 日；tid，3 次 / 日。

2. 结节病的治疗

（1）糖皮质激素治疗：无症状的 0 期或Ⅰ期胸内结节病无须全身糖皮质激素治疗。无症状的Ⅱ期或Ⅲ期肺结节病患者，若疾病稳定且仅有轻度肺功能异常，不建议应用全身糖皮质激素治疗。全身糖皮质激素适应证：①有明显的呼吸系统症状，如咳嗽、呼吸困难、胸痛等和（或）明显全身症状，如乏力、发热、体重下降等；②肺功能进行性恶化；③肺内阴影进行性加重；④有肺外重要脏器受累，如心脏、神经系统、眼部、肝等。

泼尼松（或相当剂量的其他激素）0.5 mg/（kg · d）或 20 ～ 40 mg/d；2 ～ 4 周后逐渐减量，5 ～ 10 mg/d 维持，总疗程 6 ～ 24 个月。

（2）ICS：可减轻咳嗽、气短等呼吸系统症状，尤其适用于气管镜下表现为支气管黏膜多发结节，且不需要给予全身糖皮质激素治疗的胸内结节病患者。

（3）免疫抑制剂：适应证：激素治疗不能控制疾病进展、激素减量后复发或不能耐受激素治疗。一般建议选甲氨蝶呤（每周 10 ～ 15 mg）；若不能耐受可选择硫唑嘌呤、来氟米特、吗替麦考酚酯等。

（4）生物制剂：激素联合免疫抑制剂治疗后仍无效、反复复发或合并神经系统受累的患者，可考虑使用肿瘤坏死因子 α（tumor necrosis factor α，TNF-α）抑制剂。

（5）肺移植：终末期肺结节病的唯一有效治疗方法。

3. HP 的治疗

根本治疗为脱离或避免抗原接触。急性重症伴明显肺部渗出和低氧血症者，激素治疗可改善预后，通常剂量为泼尼松 0.5 mg/（kg · d），4 ～ 6 周，至患者症状和肺功能出现显著改善。

【预后】

IPF 患者的长期生存率低，5 年生存率仅为 20% ～ 30%。自发缓解的结节病很少复发，但经激素治疗缓解的结节病复发率高达 37% ～ 74%，常在激素停用 2 ～ 6 个月出现。HP 多呈急性发作且具有自限性，停止接触抗原有助于改善长期预后。慢性纤维化患者症状较为隐匿，发现时已为晚期，预后较差。

【出院指导】

戒烟，避免接触可疑过敏原、有害气体等，避免呼吸道感染，坚持用药，规律复诊，定期复查胸部

CT 和肺功能。

【推荐阅读】

[1] 韦伯，穆勒，耐迪 . 高分辨率肺部 CT：第 5 版［M］. 潘纪戍，胡荣剑，译 . 北京：中国科学技术出版社，2017.
[2] Mason R J，Slutsky A，Murray J F，et al. Murray &Nadel's Textbook of of Respiratory Medicine［M］. 6th ed. Amsterdam：Elsevier，2016.
[3] Raghu G，Remy-Jardin M，Richeldi L，et al. Idiopathic pulmonary fibrosis（an update）and progressive pulmonary fibrosis in adults：an official ATS/ERS/JRS/ALAT clinical practice guideline［J］. Am J Respir Crit Care Med，2022，205（9）：e18-e47.
[4] Vasakova M，Morell F，Walsh S，et al. Hypersensitivity pneumonitis：perspectives in diagnosis and management. Am J Respir Crit Care Med，2017，196（6）：680-689.

（任佳琦　撰写　丁艳苓　审阅）

第 7 章 急性肺血栓栓塞症

【疾病概述】

栓塞可分为动脉栓塞与静脉栓塞两类。静脉栓塞的病死率比动脉栓塞高 4 倍，但其临床表现不特异，易被误诊和漏诊。急性肺血栓栓塞症［简称肺栓塞（pulmonary thromboembolism，PTE）或狭义 PE］属于静脉栓塞，与深静脉血栓（deep vein thrombosis，DVT）属于同一疾病的不同阶段，统称为静脉血栓栓塞症（venous thromboemblism，VTE）。PTE 的诊断与处理基于“疑诊、确诊、危险分层、治疗、求因”5 步策略。高危组治疗以溶栓为主，非高危组治疗以抗凝为主。

关键词：血栓；PTE；静脉血栓栓塞症。

【诊断与鉴别诊断】

一、接诊

1. 问诊要点

危险因素（内皮损伤、高凝状态和血液淤滞）＋临床非特异性表现（不能解释的胸痛、咯血、呼吸困难、心悸、晕厥等，提供简化版 Wells 评分和修订版 Geneva 评分）

（1）危险因素：采集病史时应重点询问（表 7-1）。

（2）简化版 Wells 评分：适合呼吸专科医生使用，其中 0 ～ 1 分为可能性小，≥ 2 分为可能（表 7-2）。

（3）修订版 Geneva 评分：适合非呼吸专科（综合内科）医生使用，其中 0 ～ 2 分为可能性小，≥ 3 分为可能（表 7-3）。

表 7-1　急性 PTE 常见的继发危险因素分级

等级	因素
强易患因素（OR ＞ 10）	下肢骨折、因心力衰竭或心房扑动 / 心房颤动住院（3 个月内）、髋关节或膝关节置换、大面积创伤、心肌梗死（3 个月内）、既往 VTE、脊髓损伤
中等易患因素（OR 2 ～ 9）	膝关节镜手术、自身免疫病、输血、中心静脉置管、化疗、充血性心力衰竭或呼吸衰竭、使用红细胞生成素治疗、激素替代治疗、体外受精、口服避孕药、产后、感染、炎性肠病、恶性肿瘤、卒中发作、浅静脉血栓
弱易患因素（OR ＜ 2）	卧床＞ 3 天、糖尿病、高血压、久坐、年龄增大、腹腔镜手术、肥胖、妊娠、静脉曲张

OR，比值比；VTE，静脉血栓栓塞症。

表 7-2　简化版 Wells 评分

评分内容	分值
既往有 PE 或 DVT 病史	1
心率≥ 100 次 / 分	1
过去 4 周内接受手术或制动	1
咯血	1
肿瘤活动期	1
DVT 的临床表现	1
其他鉴别诊断的可能性低于 PE	1

DVT，深静脉血栓；PE，肺栓塞。

表 7-3　修订版 Geneva 评分

评分内容	分值
既往有 PE 或 DVT 病史	1
1 个月内接受手术或骨折	1
肿瘤活动期	1
心率（次 / 分）	
75 ～ 94	1
≥ 95	2
咯血	
单侧下肢疼痛（DVT 临床表现）	1
下肢深静脉触痛及单侧下肢水肿	1
年龄＞ 65 岁	

2. 全身体格检查要点

有无口唇发绀、右心功能不全体征（颈静脉充盈怒张、右心界扩大、三尖瓣舒张期杂音、肝颈静脉回流征阳性、肝大、双下肢水肿）、肺动脉瓣区第二心音亢进等。

二、开检查医嘱

1. 筛查

（1）D- 二聚体：≤ 50 岁者 D- 二聚体正常值为＜ 500 μg/L；＞ 50 岁者正常值为＜年龄 ×10 μg/L。该检测的特异性低，敏感性高，故 D- 二聚体升高不能诊断 PTE，但 D- 二聚体正常可基本排除病程 2 周内的急性 PTE。

（2）血气分析：可表现为低氧血症或呼吸衰竭 I 型。PaO_2 ＝ 106 − 年龄（岁）×0.14 mmHg 或 PaO_2 ＝ 100 − 0.33× 年龄（岁）±5 mmHg，有助于判断是否存在低氧血症。

（3）胸部 X 线检查：与其他呼吸系统疾病鉴别，尤其是患者以胸痛、咳嗽、咯血为主诉时。

（4）心电图（见书后附图 7-1）：与其他心脏病鉴别，尤其是当主诉为胸痛时需与急性冠脉综合征鉴别。

（5）超声心动图：是高危患者病情不稳定时的首选检查；右心房发现血栓可确诊（见书后附图 7-2）；评估是否存在右心室负荷增加表现，与其他心脏病鉴别。

2. 确诊（任选其一）

（1）CTPA：是无造影剂禁忌证的非高危患者的首选确诊检查，适用于肺段及段以上病变（见书后附图 7-3）。

（2）磁共振肺动脉造影（magnetic resonance pulmonary angiography，MRPA）：有造影剂禁忌者可选，适用于肺段及段以上病变。

（3）通气 / 血流比值（V/Q）：孕妇和慢性血栓栓塞症患者首选，有造影剂禁忌证、肾功能异常者可选，适用于肺段及段以下病变。

3. 肺动脉造影

诊断的金标准，为有创性检查，需严格把握适应证，不作为单独检查，通常配合介入治疗时选择。

4. 求因

所有 PTE 患者均需进行 DVT 的排查，常用方法为超声检查（见书后附图 7-4）。

三、诊断流程或分类标准

血流动力学稳定的 PTE 患者的诊断流程见图 7-1，血流动力学不稳定的 PTE 患者的诊断流程见图 7-2。

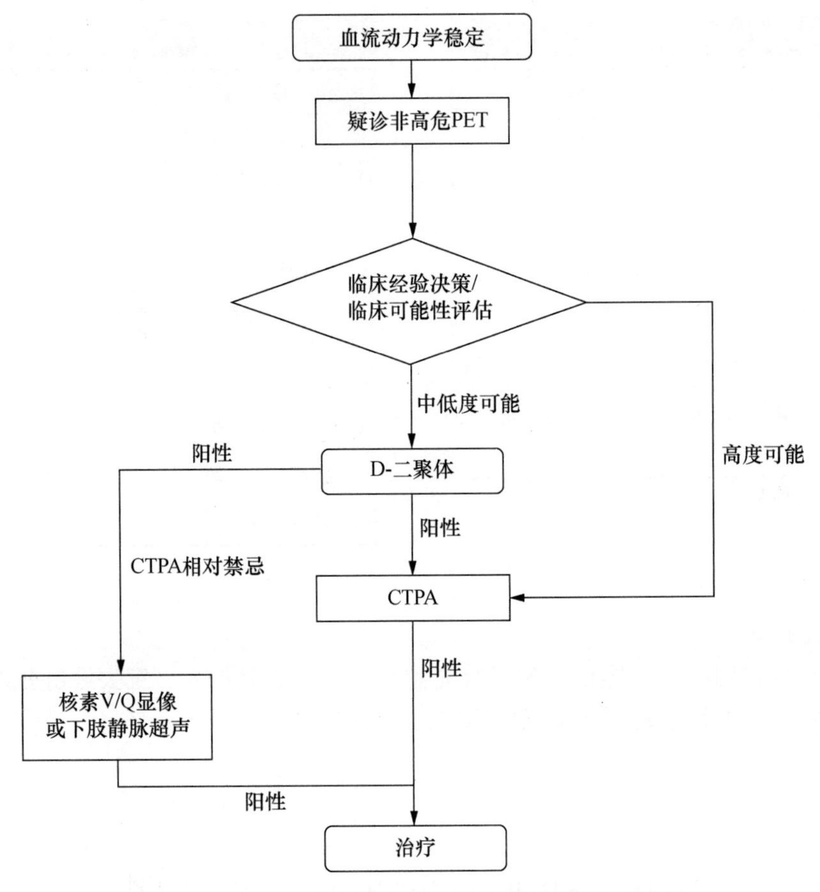

图 7-1　血流动力学稳定的 PTE 患者的诊断流程图

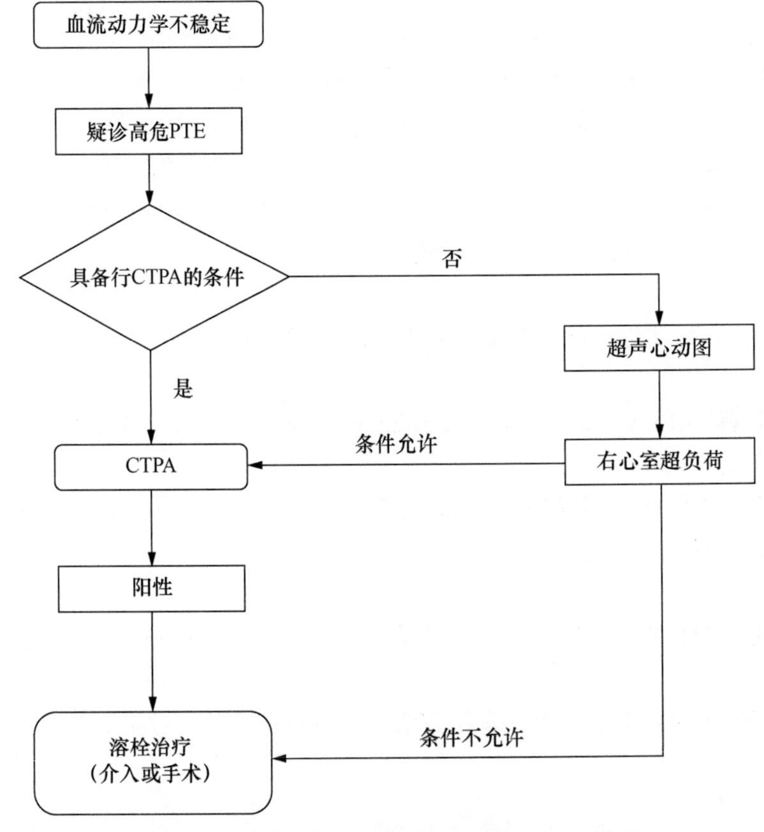

图 7-2　血流动力学不稳定的 PTE 患者的诊断流程图

四、鉴别诊断

原发性 PTE（< 40 岁反复血栓）应检查易栓组合，注意除外结缔组织病、抗心磷脂综合征等；继发性 PTE 应注意除外肿瘤性疾病［尤其是育龄期女性应查人绒毛膜促性腺激素（human chorionic gonadotropin，hCG）水平］。

1. 以胸痛为主诉的疾病

需与肺炎、急性胸膜炎、急性冠脉综合征、急性心包炎等鉴别。

2. 以休克为主诉的疾病

需与感染性休克、心源性休克、过敏性休克、失血性休克等鉴别。

3. 以晕厥为主诉的疾病

需与脑血管疾病、代谢性脑病、心源性晕厥等鉴别。

五、病情评估 / 病情严重程度分级

急性 PTE 患者的风险分层可分为高危组和非高危组（表 7-4）。

表 7-4　PTE 患者的风险分层

风险分层	休克或低血压	影像学结果（右心室功能不全）	实验室指标（心脏生物学标志物升高）
高危	+	+	+/−
中高危	−	+	+
中低危	−	+/−	−/+
低危	−	−	−

休克的定义：①心搏骤停：需要心肺复苏。②梗阻性休克：收缩压< 90 mmHg 或血容量足够仍需要血管活性药物才能维持血压≥ 90 mmHg；末梢器官灌注不足（精神状态改变；寒冷、皮肤潮湿；少尿或无尿；血乳酸升高）。

持续性低血压的定义：收缩压< 90 mmHg 或收缩压下降≥ 40 mmHg，持续时间超过 15 min，且并非由新发心律失常、低血容量或败血症引起。

心脏生物学标志物包括肌钙蛋白 I（TnI）或肌钙蛋白 T（TnT）及 N- 末端脑钠肽前体（NT-proBNP）。

六、并发症

慢性肺心病、慢性血栓栓塞症可导致肺动脉高压等。

七、诊断正确书写模板

急性肺血栓栓塞症 中高危

右下肢静脉血栓栓塞

【治疗】

一、治疗流程或治疗 SOP（图 7-3）

1. 一般治疗

监测、呼吸及循环支持（含 ECMO）、制动等。

2. 抗凝治疗（非高危患者首选）

（1）胃肠外抗凝药：普通肝素、低分子量肝素（low weight molecular heparin，LWMH）、磺达肝癸钠、比伐卢定。

（2）口服抗凝药：华法林，与低分子量肝素重叠使用 4 ～ 5 天后间隔 24 h 连续 2 天检测国际标准化比

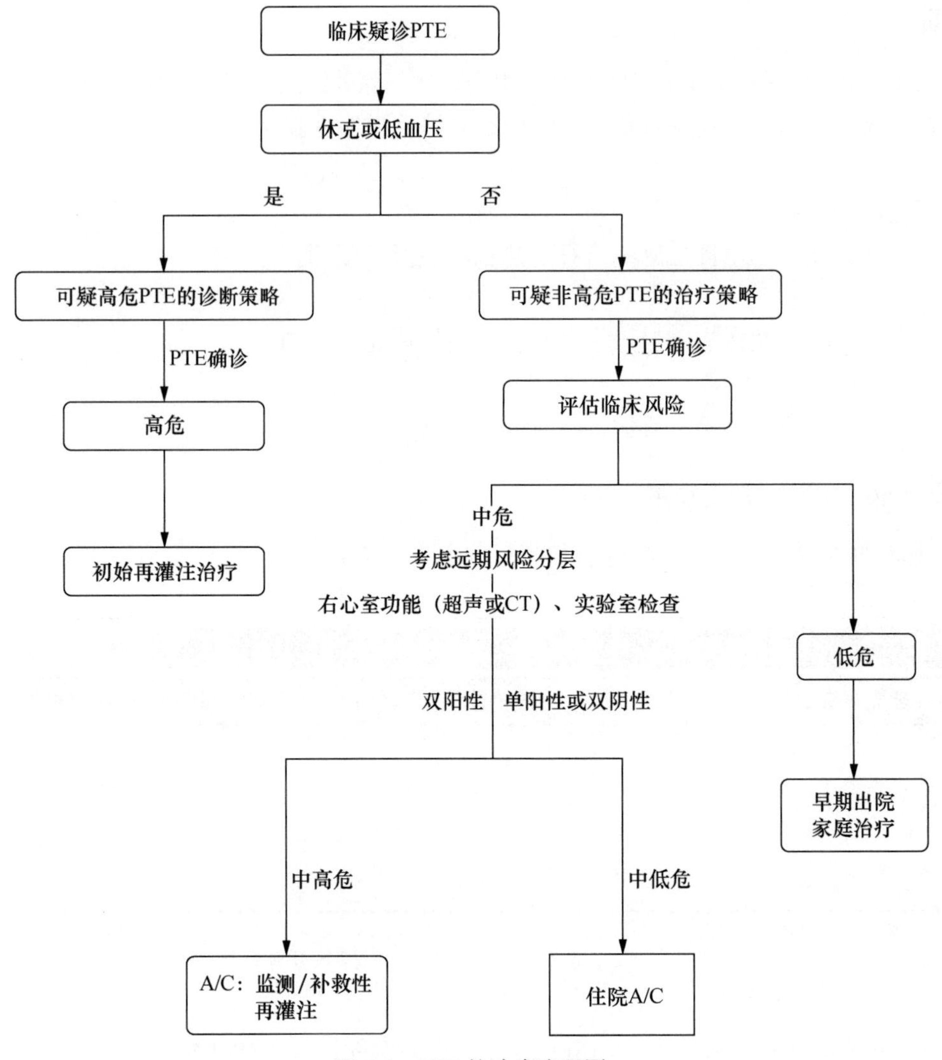

图 7-3　PTE 的治疗流程图

值（international normalized ratio，INR）均为 2 ～ 3，可停用低分子量肝素，继续华法林治疗。若 3 ＜ INR ＜ 5，患者无出血表现，则华法林减量 1/3 ～ 1/2 使用，无须停用；若有出血表现，应暂停使用华法林 1 次，观察出血情况，若无出血，则复查凝血功能，评估恢复抗凝治疗的时间；若 INR ＞ 5，暂停使用华法林。

（3）直接口服抗凝药（direct oral anticoagulant，DOAC）：直接 Xa 因子抑制剂（利伐沙班、阿哌沙班、依度沙班）；直接抗凝血酶抑制剂（达比加群酯），注意监测肾功能，无须监测凝血功能。

3. 溶栓治疗（又称再灌注治疗）

尿激酶、链激酶、重组组织型纤溶酶原激活剂（recombinant tissue plasminogen activator，rt-PA）。

4. 介入治疗

在手术前可考虑临时应用下肢滤网。

5. 外科治疗

肺动脉血栓切除术可作为替代补救措施。

二、重要治疗医嘱

1. 常用 LWMH 和磺达肝癸钠的使用（表 7-5）

表 7-5　常用 LWMH 和磺达肝癸钠的用法

药品	使用方法（均为皮下注射）	注意事项
依诺肝素	100 U/kg，q12h；或 1.0 mg/kg，q12h	单日总量≤ 180 mg
那屈肝素	86 U/kg，q12h；或 0.1 ml/10 kg，q12h	单日总量≤ 17 100 U
达肝素	100 U/kg，q12h；或 200 U/kg，qd	单日总量≤ 180 000 U
磺达肝癸钠	• 5.0 mg（体质量＜ 50 kg），qd • 7.5 mg（体质量 50 ～ 100 kg），qd • 10 mg（体质量＞ 100 kg），qd	

q12h，每 12 h 1 次；qd，1 次 / 日。

2. 直接口服抗凝药的使用（表 7-6）

表 7-6　直接口服抗凝药的用法

药品	使用方法（均为皮下注射）
达比加群酯	胃肠外抗凝至少 5 天，达比加群酯 150 mg，bid
利伐沙班	15 mg，bid，使用 3 周后改为 20 mg，qd
阿哌沙班	10 mg，bid，7 天后改为 5 mg，bid
依度沙班	胃肠外抗凝至少 5 天，60 mg，qd

bid，2 次 / 日，qd，1 次 / 日。

3. 溶栓药物

rt-PA 50 mg；尿激酶 2 万 U/kg 或重组链激酶 150 万 U，持续静脉滴注 2 h。

【预后】

高危组患者 1 个月内的死亡率高，30% 的中危组患者可发展为慢性肺血栓栓塞症和肺源性心脏病，低危组患者的预后相对较好，需警惕复发。

【出院指导】

定期复查 INR 以指导用药。有诱因者去除诱因，一般治疗至少 3 个月；无诱因者评估出血和抗凝风险，尽量延长抗凝治疗，一般 DVT 治疗 6 个月，PTE 治疗 9 ～ 12 个月，必要时长期甚至终身治疗（如肿瘤化疗时、抗磷脂综合征等）。

【推荐阅读】

[1] 葛均波，徐永健，王辰，等. 内科学 [M]. 9 版. 北京：人民卫生出版社，2023.

[2] 中华医学会呼吸病学分会肺栓塞与肺血管病学组，中国医师协会呼吸医师分会肺栓塞与肺血管病工作委员会，全国肺栓塞与肺血管病防治协作组. 肺血栓栓塞症诊治与预防指南 [J]. 中华医学杂志，2018，98（14）：1060-264.

（伍蕊　撰写　孙丽娜　审阅）

第 8 章

肺　癌

【疾病概述】

肺癌是全球最常见的癌症之一，也是导致癌症相关死亡的主要原因之一。肺癌的主要类型包括：小细胞肺癌（small cell lung cancer，SCLC）和非小细胞肺癌（non-small cell lung cancer，NSCLC）。NSCLC 是最常见的肺癌类型，占 85%，包括腺癌、鳞状细胞癌和大细胞癌，其中我国最常见的病理类型为腺癌。NSCLC 的肿瘤生长速度通常慢于 SCLC，但仍可能在早期扩散至其他部位。SCLC 的恶性度极高，异质性和侵袭性强，早期易发生转移，确诊时多为晚期，预后差。SCLC 的分期方法、治疗与 NSCLC 差异很大。肺癌的症状包括慢性咳嗽、呼吸急促、胸痛、咯血、声音嘶哑和体重下降等。诊断需要进行胸部 X 线检查、胸部 CT、肿瘤标志物等检查，组织或体液活检病理是确诊的关键。肺癌治疗的主要方法包括手术切除、化疗、放疗、免疫治疗和靶向治疗等。

关键词：肺癌；NSCLC；SCLC；免疫治疗；靶向治疗。

【诊断与鉴别诊断】

一、接诊

1. 问诊要点

持续性咳嗽，尤其是咳嗽模式的变化，有无咯血或血痰；持续性胸痛，是否于深呼吸、咳嗽或大笑时加剧；呼吸困难或气短；声音嘶哑；反复肺部感染，迁延不愈；体重减轻和食欲减退；持续性疲劳或乏力；胸腔积液的症状，如胸闷和呼吸困难。

询问吸烟史，包括目前和过去的吸烟情况，以及日常吸烟量和吸烟年数。患者及家族是否有肺癌或其他癌症的病史。有害物质接触史，如石棉、放射性物质、煤烟等。既往肺部疾病，如 COPD 或肺结核。

2. 全身体格检查要点

评估一般健康状况，如精神状态、营养状况、活动能力。观察是否有明显的体重减轻或消瘦。检查是否存在贫血、黄疸或皮肤异常痣或色素沉着。寻找皮肤表面的肿块或转移瘤。检查颈部和锁骨上区是否有肿大的淋巴结。观察面部是否有血管扩张（上腔静脉综合征的体征）。触诊肝和脾，检查是否肿大（可能是肿瘤转移的征象）。检查腹部移动性浊音，明确是否有腹腔积液体征。检查四肢是否有肿胀，明确是否存在深静脉血栓或淋巴管压迫的体征。观察是否有手足骨关节异常改变（如肺癌相关的肢端肥大症）。检查神经系统功能，尤其是在出现中枢神经系统症状或症状提示脑转移可能时。观察是否存在可能与肺上沟瘤有关的 Horner 综合征（瞳孔缩小、眼睑下垂、无汗症）。观察有无杵状指（趾）（可能与慢性低氧血症有关）。

3. 专科检查要点

视诊：观察胸廓形态、对称性和呼吸运动。叩诊：评估是否有浊音或实音（提示胸腔积液或肺实变）。听诊：确定是否存在持续性哮鸣音、湿啰音或呼吸音减弱等异常体征。

二、开检查医嘱

1. 常规检验

血常规、尿常规、粪便常规、肝功能、肾功能、心肌酶、电解质、葡萄糖、血脂、凝血功能、血清肿瘤标志物。

2. 受累部位影像学检查（见书后附图 8-1 至附图 8-3）

胸部 X 线检查、胸部 CT 平扫、胸部 CT 增强扫描。

3. 常规检查

头颅 MRI 增强扫描或 CT 增强扫描、腹部 CT 增强扫描、骨显像、全身浅表淋巴结超声、正电子发射计算机体层显像（positron emission tomography and computed tomography，PET/CT）。

4. 病理组织 / 细胞学标本送检

送检病理组织需要标明所取组织部位（如左肺下叶背段）、组织类型 [经电子支气管镜所取的组织通常为支气管黏膜，经支气管镜肺活检术（transbronchial lung biopsy，TBLB）所取组织为肺组织；CT/ 超声引导下经皮肺穿刺组织为肺组织]、取材数量（块数 / 条数）、标本固定液类型。

三、诊断流程或分类标准

肺癌的诊断包括影像学和分期诊断、病理学诊断、分子分型。

1. 影像学和分期诊断

高危人群筛查首选胸部低剂量螺旋 CT。胸部 X 线检查是发现肺部病变的良好方法，但对早期肺癌的识别度不高，容易漏诊和误诊。影像诊断推荐胸部 CT、胸部 CT 增强扫描或 PET/CT。影像学分期的方法包括胸部 CT 增强扫描、头颅 MRI 增强扫描或 CT 增强扫描、颈部 / 锁骨上淋巴结超声或 CT、上腹部 CT 增强扫描或超声、全身骨显像、PET/CT 联合头颅 MRI 增强扫描或 CT 增强扫描。

2. 病理学诊断

诊断方法包括电子支气管镜、电子超声支气管镜、硬质气管镜、CT 引导下经皮肺穿刺活检、超声引导下肺穿刺活检、淋巴结 / 浅表肿物活检、体腔积液细胞学检查（表 8-1）。

表 8-1 病理学诊断技术及其适应证

组织 / 细胞学获取技术	适应证
电子支气管镜	肺野内中带肿物
超声引导下经支气管针吸活检（EBUS-TBNA）	纵隔肺门淋巴结肿大或纵隔肿物，协助分期
经支气管超声导向鞘引导的经支气管肺活检术（EBUS-GS-TBLB）	肺野中外带肿物，CT 可见与支气管相通
CT 引导下经皮肺穿刺活检	肺野外带肿物或气道外肿物
超声引导下肺穿刺活检	贴近胸膜的占位性病变
淋巴结 / 浅表肿物活检	淋巴结肿大或浅表肿物
体腔积液细胞学检查	具有可抽取的浆膜腔积液

形态学（常规 HE 染色）可初步区分 SCLC 和 NSCLC。免疫组织化学染色中，SCLC 的标志物包括 CD56、Syno、CgA、INSM1、TTF-1、CK、Ki-67。腺癌、鳞状细胞癌的标志物包括 TTF-1、NapsinA、P40、CK5/6（P63）。NSCLC 应检测 PD-L1（见书后附图 8-4）。

3. 分子分型

NSCLC，尤其是非鳞状细胞 NSCLC，应进行分子病理检测，包括 *EGFR*、*ALK*、*ROS1*、*BRAF V600E*、*RET*、*NTRK*、*MET 14* 外显子跳跃突变等。

4. 肺癌分期

肺癌分期需根据肿瘤大小、是否侵犯邻近组织、是否存在淋巴结转移及是否有远处转移来评估。分期有助于确定治疗方案和预后。目前通常使用第 9 版美国癌症联合委员会（American Joint Committee on Cancer，AJCC）的 TNM 分期。

SCLC 与 NSCLC 的分期方法不同。由于 SCLC 具有侵袭性和快速扩散的倾向，大多数患者在诊断时已处于晚期。因此，SCLC 的分期通常采用更简化的二分法系统，分为局限期（limited stage，LS）和广泛期（extensive stage，ES）。

四、鉴别诊断

1. 肺部良性疾病

（1）肺炎：尤其是慢性或球形肺炎，可能在影像上与肺癌类似。

（2）肺结核：可呈现出与肺癌相似的占位表现。

（3）肺脓肿：可出现空洞，有时难以与周围型肺癌区分。

（4）肺错构瘤：是一种罕见的良性肿瘤，在影像学上可能与恶性肿瘤难以区分。

（5）肺囊肿和肺气肿：在影像学上可能与肺癌混淆。

2. 肺部恶性疾病

（1）恶性淋巴瘤：胸部 CT 可表现为肺部结节或肿块。

（2）转移性肿瘤：来自其他部位的癌症转移到肺部，影像学表现可能与原发性肺癌相似。

（3）肺间皮瘤：来自胸膜的恶性肿瘤，有时可侵犯肺组织。

3. 非肿瘤性疾病

（1）结节性硬化症：可能导致肺部形成结节状影。

（2）肺栓塞：急性或慢性肺栓塞在影像学上可表现为肺部阴影。

（3）结缔组织疾病：类风湿性肺病、硬皮病等可能引起肺部结节或肿块。

（4）肺石棉沉着病：与石棉暴露有关，可能出现胸膜增厚或胸膜斑，有时易与肺癌混淆。

（5）肺部真菌感染：如曲霉病或隐球菌病，在影像学上可能与肺癌相似。

4. 其他

（1）肺动脉瘤：少见，在影像上可能与肺癌混淆。

（2）肺部血管瘤：通常为良性，在影像学上可能与肺癌混淆。

五、并发症

1. 直接由肿瘤引起的并发症

（1）呼吸困难：肿瘤生长可能会阻塞气管或支气管，导致气流受限。

（2）咯血：肿瘤侵及呼吸道或血管可能引起程度不等的出血。

（3）胸腔积液：肿瘤侵犯胸膜可能会导致液体积聚在肺和胸壁之间的空间内。

（4）肺不张：气管或主支气管阻塞可导致肺段或肺叶膨胀不全或完全不张。

（5）气胸：罕见情况下，肿瘤造成的气道穿孔可导致空气泄漏至胸腔，引起气胸。

（6）上腔静脉综合征：肿瘤压迫上腔静脉可导致头部和上肢的静脉回流障碍，出现面部和颈部水肿、头晕、呼吸困难等症状。

（7）肺栓塞：肺癌患者血栓风险增加，可能发展为肺栓塞。

（8）恶性胸膜或心包积液：肿瘤细胞可能侵犯胸膜或心包，导致积液形成。

2. 晚期肺癌的常见并发症

（1）骨转移：导致骨痛和病理性骨折的风险增加。

（2）脑转移：可能引起神经系统症状，如头痛、癫痫发作、视力障碍或运动功能障碍。

（3）肝转移：可能导致黄疸、腹胀和肝功能异常。

（4）肺癌相关的肾上腺皮质功能亢进［促肾上腺皮质激素（adrenocorticotropic hormone，ACTH）分泌性肿瘤］：可引起库欣综合征，表现为高血糖、高血压、肌无力和中心性肥胖。

（5）肿瘤溶解综合征：肿瘤快速坏死可导致电解质紊乱和器官功能障碍。

六、诊断正确书写模板

肺鳞状细胞癌Ⅳ期（$T_4N_3M_{1a}$）

【治疗】

一、治疗原则

1. 治疗原则

肺癌的治疗方案取决于多种因素，包括肿瘤的类型、分期、患者的整体健康状况及其个人偏好等。个体化治疗：每位患者的治疗方案都应该根据其特定情况量身定制（图 8-1）。多学科协作诊疗（multidisciplinary team，MDT）：即包括肿瘤科医师、胸外科医师、放疗科医师、病理科医师、肺功能专家、放射科专家、护理人员及相关专业人员的团队合作。肺癌的治疗必须在明确病理诊断后开始，部分患者需要在进行分子靶点检测后开始治疗。应严格遵循适应证用药，重视药物相关不良反应。

同病同治
根据组织分型
进行个体化治疗
根据分子分型
进行个体化治疗

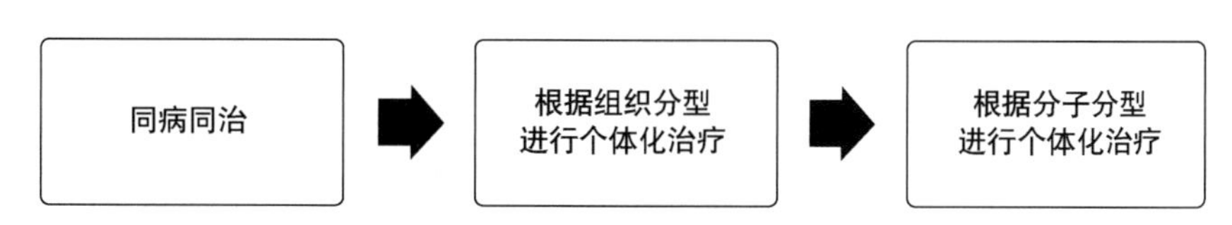

图 8-1 肺癌治疗的发展

2. 治疗目标

（1）根治性治疗：适用于早期或部分中期肺癌患者，目的是彻底消除肿瘤细胞，包括手术、放疗、化疗、靶向治疗、免疫治疗或上述方法的组合。

（2）姑息性治疗：适用于晚期肺癌患者，目的是缓解症状、改善生活质量和延长生存时间，包括化疗、放疗、靶向治疗和免疫治疗。

二、治疗流程或治疗 SOP（图 8-2）

1. Ⅳ期 *EGFR* 敏感突变 NSCLC 的一线治疗：奥西替尼、阿美替尼、伏美替尼、阿法替尼、达克替尼、吉非替尼、厄洛替尼、埃克替尼。

2. Ⅳ期 *EGFR20* 外显子插入突变的后线治疗：舒沃替尼、埃万妥单抗。

3. Ⅳ期 *Alk* 融合阳性 NSCLC 的一线治疗：阿来替尼、布格替尼、洛拉替尼、恩沙替尼、塞瑞替尼、克唑替尼。

4. Ⅳ期 *ROS1* 融合阳性 NSCLC 的一线治疗：恩曲替尼、克唑替尼。

5. Ⅳ期 *BRAF V600E* 突变 NSCLC 的一线治疗：达拉非尼＋曲美替尼。

6. Ⅳ期 *NTRK* 融合阳性 NSCLC 的一线治疗：恩曲替尼、拉罗替尼。

7. Ⅳ期 *RET* 融合突变 NSCLC 的一线治疗：塞普替尼、普拉替尼。

8. Ⅳ期 *MET14* 外显子跳跃突变 NSCLC 的后线治疗：赛沃替尼、卡马替尼、特泊替尼。

明确诊断
治疗计划
治疗实施
疗效评估
随访和长期管理
支持治疗姑息治疗
参与临床试验

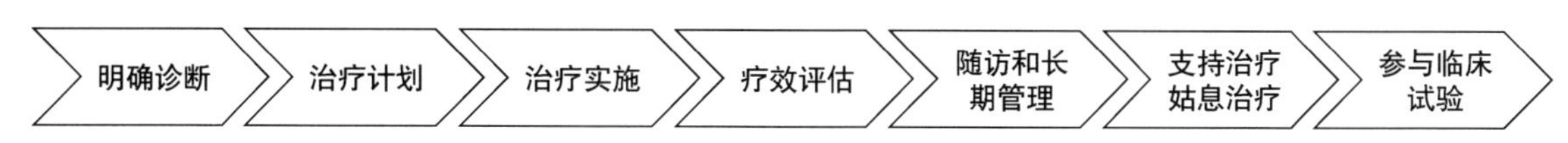

图 8-2 晚期肺癌的诊疗流程图

9. 广泛期 SCLC 的一线治疗：顺铂或卡铂联合依托泊苷，阿替利珠单抗 / 度伐利尤单抗 / 斯鲁利单抗 / 阿得贝利单抗联合铂类药物双药化疗。

10. 局限期 SCLC 的一线治疗：同步放化疗。

11. Ⅳ期无驱动基因的非鳞状细胞 NSCLC 的一线治疗：帕博利珠单抗单药［限 PD-L1 肿瘤细胞阳性比例评分（tumor proportion score，TPS）≥ 50%］、阿替利珠单抗单药［限 PD-L1 肿瘤细胞（tumor cell，TC）≥ 50% 或免疫细胞（immunocyte，IC）≥ 10%］、培美曲塞联合铂类＋培美曲塞单药维持、培美曲塞＋铂类＋免疫检查点抑制剂。

12. Ⅳ期无驱动基因的鳞状细胞 NSCLC 的一线治疗：帕博利珠单抗单药（限 PD-L1 TPS ≥ 50%）、阿替利珠单抗单药（限 PD-L1 TC ≥ 50% 或 IC ≥ 10%）、紫杉醇 / 白蛋白紫杉醇＋铂类＋免疫检查点抑制剂、吉西他滨 / 多西他赛＋铂类。

三、重要治疗医嘱（表 8-2）

表 8-2　常用靶向药物

化学名	商品名	常用剂量
奥西替尼	泰瑞莎	80 mg，qd
阿美替尼	阿美乐	110 mg，qd
阿法替尼	吉泰瑞	30 mg/40 mg，qd
达克替尼	多泽润	30 mg，qd
吉非替尼	易瑞莎	250 mg，qd
埃克替尼	凯美纳	125 mg，bid
阿来替尼	安圣莎	600 mg，bid
布格替尼	安伯瑞	180 mg，qd
洛拉替尼	博瑞纳	100 mg，qd
克唑替尼	赛可瑞	250 mg，qd

bid，2 次 / 日；qd，1 次 / 日。

【预后】

NSCLC 的预后因患者的年龄、性别、病理类型、肿瘤分期、病理分级和治疗反应等因素而异。早期 NSCLC 的手术治疗成功率较高，5 年生存率可达 60% ～ 80%。对于不能手术切除的患者，放疗或化疗＋放疗可以提高生存率。对于晚期或转移性 NSCLC，针对特定分子靶点的靶向治疗、免疫治疗和化疗等新型治疗方法也为患者带来了新的希望，5 年生存率为 15% ～ 55%。

SCLC 的预后通常比 NSCLC 差。根据患者病情和治疗反应，SCLC 的生存期从数月到数年不等。LS SCLC 患者的治疗成功率较高，但 5 年生存率不足 20%。ES SCLC 患者的平均生存期通常仅有数月，5 年生存率为 5%。

【出院指导】

肺癌患者接受全身治疗后出院的建议：①饮食：建议保持均衡饮食，多食用富含蛋白质、维生素和膳食纤维的食物，避免高热量、高脂肪、高糖饮物。②遵照医嘱监测血常规，通常化疗后第 8 ～ 14 天为骨髓抑制最严重的时期，需要特别关注防止感染，及时复查就诊。③运动和锻炼：适量运动有助于患者恢复体力和精神状态，但需要根据患者的身体状况在医生的指导下进行。④康复治疗：包括物理治疗、语言治疗和心理治疗等，以帮助恢复功能和提高生活质量。⑤禁烟：坚决戒烟，并避免暴露于二手烟中。

无症状或症状稳定的Ⅳ期 NSCLC 患者全身治疗结束后，每 6 ～ 8 周随访 1 次，包括病史、体格检查、影像学复查。症状恶化或新发症状者即时随访。LS SCLC 患者第 1 ～ 2 年每 3 个月随访 1 次，第 3 年每 6 个月随访 1 次，3 年以上每年随访 1 次。ES SCLC 患者第 1 年每 2 个月随访 1 次，第 2 ～ 3 年每 3 ～ 4 个月随访 1 次，第 4 ～ 5 年每 6 个月随访 1 次，5 年以上每年随访 1 次。

【推荐阅读】

[1] 中国临床肿瘤学会指南工作委员会 . 中国临床肿瘤学会（CSCO）非小细胞肺癌诊疗指南 2024［M］. 北京：人民卫生出版社，2024.

[2] 中国临床肿瘤学会指南工作委员会 . 中国临床肿瘤学会（CSCO）小细胞肺癌诊疗指南 2024［M］. 北京：人民卫生出版社，2024.

（闫崴　撰写　丁艳苓　审阅）

第 9 章

胸腔积液

【疾病概述】

胸腔积液是由多种病因引起的胸膜腔内液体积聚过多的现象。其临床症状因原发疾病不同而异，主要临床表现为胸闷、气短和呼吸困难。病变部位查体可出现触觉语颤减弱，局部叩诊呈浊音，听诊呼吸音减弱或消失。可通过胸部 X 线检查、胸部 CT 及胸腔 B 超判断有无胸腔积液、积液量并进行定位。抽取胸腔积液，明确胸腔积液性质（渗出液或漏出液）是确定病因的基础。胸腔积液的主要治疗原则是尽快明确病因，针对病因进行治疗。

关键词：胸腔积液；渗出液；漏出液。

【诊断与鉴别诊断】

一、接诊

1. 问诊要点

（1）病程长短及起病缓急。

（2）胸腔积液相关症状：胸痛、胸闷、呼吸困难、气短、咳嗽的情况。

（3）原发病相关症状：①感染性疾病相关：发热、咳嗽、咳痰、咯血；低热、乏力、盗汗，结核感染及接触史。②恶性胸腔积液相关：胸痛、咯血、淋巴结肿大、体重下降、吸烟史、石棉接触史、肿瘤家族史。③肺栓塞相关：下肢水肿、胸痛、咯血、呼吸困难、晕厥。④全身疾病相关：水肿、皮疹、光过敏、关节肌肉疼痛、口干、眼干、雷诺现象；多浆膜腔积液相关临床表现；肝、肾、心血管疾病病史；自身免疫病家族史。

2. 全身体格检查要点

（1）头颈部：有无面部水肿、皮疹、浅表淋巴结肿大、颈静脉怒张及气管偏移。

（2）胸部：①视诊：观察皮肤颜色，有无静脉曲张及蜘蛛痣，胸廓形态、肋间隙是否膨隆。②触诊：有无触觉语颤减弱、胸膜摩擦感。③叩诊：叩诊音、肺下界及肺底移动度的变化。④听诊：呼吸音的变化，有无语音共振减弱。

（3）心脏查体：心力衰竭、缩窄性心包炎的相关体征。

（4）腹部查体：肝硬化、腹腔积液的相关体征。

（5）脊柱四肢：有无水肿，关节肿胀、变形。

二、开检查医嘱

1. 检验

（1）血液学检查：血常规、生化、CRP、PCT、淋巴细胞培养＋干扰素测定（T-SPOT.TB）、肿瘤标志物、ANA、ANA 谱、RF。

（2）胸腔积液相关检查：胸腔积液常规，胸腔积液生化［含腺苷脱氨酶（adenosine deaminase，ADA）］，胸腔积液涂片找结核菌、细菌、真菌和肿瘤细胞，胸腔积液细菌 / 真菌培养。若胸腔积液呈乳糜样，应查胸腔积液胆固醇、甘油三酯、苏丹Ⅲ染色；若怀疑胰源性胸腔积液，查胸腔积液淀粉酶。

2. 检查

（1）胸腔积液 / 胸膜 B 超。

（2）胸部 CT，根据患者具体情况决定是否加做 CT 增强扫描或 CTPA（见书后附图 9-1）。

（3）胸腔积液病理学检查。

（4）胸膜活检：B 超引导下或胸腔镜下胸膜活检。

三、诊断流程或分类标准

1. Light 标准

可用于鉴别渗出液 \ 漏出液，敏感性为 99%，特异性为 96%。符合以下任何 1 项可诊断为渗出液：①胸腔积液 / 血清蛋白比例＞ 0.5。②胸腔积液 / 血清乳酸脱氢酶（lactate dehydrogenase，LDH）比例＞ 0.6。③胸腔积液 LDH 水平＞血清正常值高限的 2/3。

2. 胸腔积液的病因诊断流程（图 9-1）

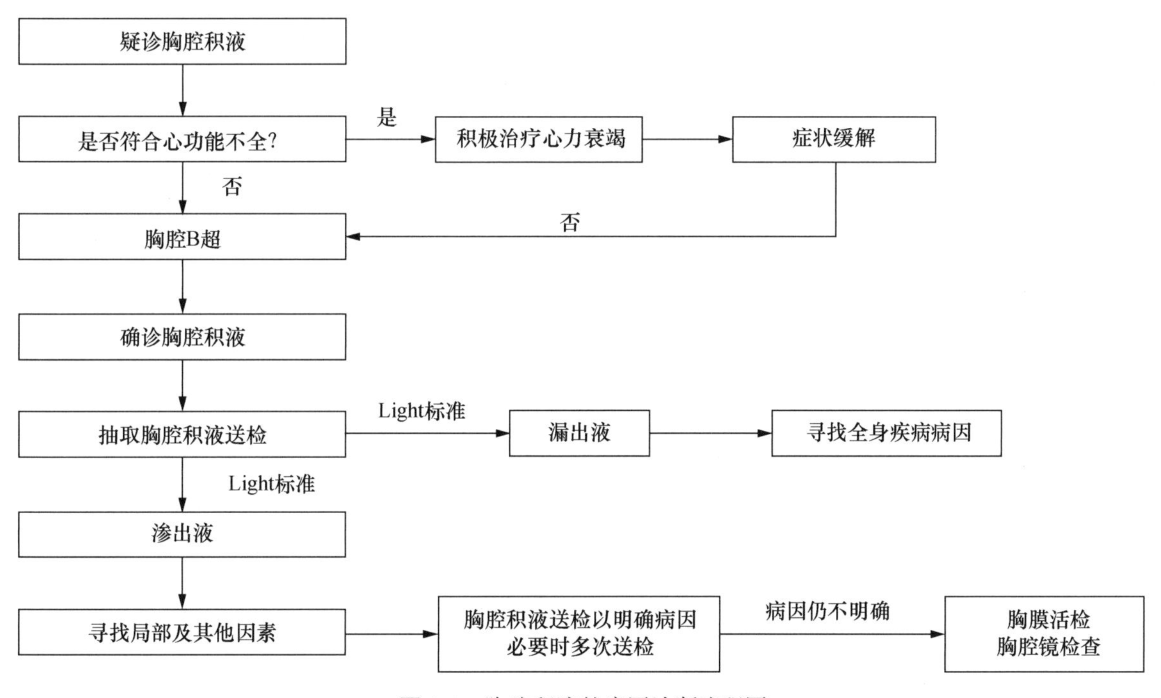

图 9-1 胸腔积液的病因诊断流程图

四、鉴别诊断

1. 结核性胸膜炎

多见于青壮年，常伴有结核中毒症状，胸腔积液为渗出液，呈草黄色或血性，以淋巴细胞为主，ADA 升高（通常＞ 45 U/L），胸腔积液涂片或培养阳性率较低（10% ～ 20%），胸膜活检阳性率达 60% ～ 80%。结核性胸膜炎的典型病理表现为干酪坏死性肉芽肿或发现结核杆菌。T-SPOT.TB 试验阳性可辅助诊断。胸部 CT 可伴或不伴肺结核表现。

2. 肺炎旁胸腔积液

多表现为发热、咳嗽、咳痰、胸痛等症状。血白细胞水平升高，中性粒细胞增加伴核左移。胸腔积液为草黄色或脓性渗出液，白细胞水平明显升高，以中性粒细胞为主。复杂肺炎旁胸腔积液患者的胸腔积液 pH 值＜ 7.2，葡萄糖水平降低，LDH 水平升高。脓胸的胸腔积液呈脓性，胸腔积液涂片找细菌或培养阳性（常见大肠埃希菌、肺炎克雷伯菌、铜绿假单胞菌、金黄色葡萄球菌、厌氧菌）。

3. 恶性胸腔积液

常由肺癌、乳腺癌和淋巴瘤胸膜转移所致。以 45 岁以上中老年人多见，有胸痛、咯血、消瘦等症状。胸腔积液多呈血性渗出液，量大、增长迅速。胸腔积液可表现为肿瘤标志物升高，LDH ＞ 500 U/L。胸腔积液脱落细胞检查、胸膜活检、胸部影像学检查、支气管镜、胸腔镜有助于进一步诊断。

4. 恶性胸膜间皮瘤

最常见的胸膜原发性恶性肿瘤患者常有石棉接触史。表现为胸痛、呼吸困难。胸部 CT 可见弥漫性不规则胸膜增厚、突向胸膜腔的驼峰样多发结节、中大量胸腔积液。胸腔积液多为血性（也有黄色）渗出液，比重高（1.020 ～ 1.028），黏稠，蛋白含量升高，葡萄糖水平降低，pH 值低，LDH 水平升高，细胞角质蛋白 19 片段抗原 21-1（cyto-keratin 19 fragment antigen 21-1，CYFRA21-1）水平升高，癌胚抗原（carcinoembryonic antigen，CEA）正常，间皮细胞增多。胸腔镜下可见胸膜结节、肿块，融合成葡萄样，经病理学检查可确诊。

5. 肺栓塞

患者有血栓发生的危险因素，以及深静脉血栓形成、呼吸困难等临床表现。肺栓塞患者多为少量、单侧胸腔积液，75% 为渗出液，25% 为漏出液，血性胸腔积液多见，以多核细胞为主，胸腔积液无特异性。CTPA 或肺通气灌注显像为确诊依据。

6. 漏出液

常见病因包括：①充血性心力衰竭：多为双侧胸腔积液，右侧积液量多于左侧，利尿治疗后可表现为渗出液；患者可有典型的心力衰竭症状和体征，血清 NT-proBNP 升高及超声心动图检查可协助诊断。②缩窄性心包炎：胸腔积液多为双侧，且左侧多于右侧。超声心动图可协助诊断。③肝硬化：常为右侧大量胸腔积液，多伴有腹腔积液。④肾病综合征：胸腔积液多为双侧，可表现为肺底积液。⑤低蛋白血症：胸腔积液多伴有全身水肿。⑥腹膜透析：胸腔积液类似于腹透液，葡萄糖水平升高，蛋白质＜ 1.0 g/L。

五、病情评估 / 病情严重程度分级

根据标准正位和侧位 X 线检查可粗略估计胸腔积液量。在立位胸片上，后肋膈角变钝提示胸腔积液＞ 75 ml，侧肋膈角变钝提示胸腔积液＞ 175 ml，膈肌轮廓消失提示胸腔积液＞ 500 ml；如果胸腔积液达到第 4 前肋水平，则积液量接近 1000 ml。

胸部 CT 可发现＜ 10 ml 的积液：少量积液的厚度＜ 1.5 cm，中量积液的厚度为 1.5 ～ 4.5 cm，大量积液的厚度＞ 4.5 cm。

六、诊断正确书写模板

胸腔积液原因待查

　　结核性胸膜炎可能性大

【治疗】

一、治疗原则

针对病因进行治疗，漏出液常可在病因纠正后吸收。

二、治疗流程或治疗 SOP

1. 结核性胸膜炎的治疗

（1）一般治疗：休息、营养支持。

（2）抽液治疗：尽快抽尽胸腔积液。首次抽液不能超过 600 ml，后续每次抽液不超过 1000 ml。

（3）抗结核治疗：使用异烟肼、利福平、乙胺丁醇、吡嗪酰胺 2 个月，后继续使用异烟肼、利福平至少 4 ～ 6 个月。

（4）糖皮质激素：30 mg/d，疗程 4 ～ 6 周。适应证为结核中毒症状重者，胸腔积液多者可短期应用。

2. 肺炎旁胸腔积液 / 脓胸的治疗

（1）非复杂肺炎旁胸腔积液一般量少，经有效抗生素治疗后可吸收。

（2）复杂肺炎旁胸腔积液应在积极抗感染治疗的基础上，穿刺抽液，充分引流。

（3）脓胸应控制感染，引流胸腔积液，促进肺复张。抗菌药物应足量，体温恢复正常后再持续用药 2 周以上，防止脓胸复发。引流过程中可用 2% 碳酸氢钠或生理盐水反复冲洗胸腔，然后注入适量链激酶或 rt-PA＋脱氧核糖核酸酶（deoxyribonuclease，DNase）使脓液变稀，便于引流。

3. 恶性胸腔积液的治疗

（1）病因治疗：放疗、化疗。

（2）胸腔穿刺抽液：缓解呼吸困难。

（3）化学性胸膜固定术：胸膜粘连剂（滑石粉）、生物免疫调节剂（IL-2、干扰素）。

（4）胸膜腔内化疗。

【出院指导】

出院后应积极治疗原发疾病，规律用药。注意呼吸困难症状有无加重，及时复查 B 超，明确胸腔积液变化情况。注意穿刺部位护理，避免伤口局部并发症。如需长期用药，嘱患者定期复查血常规、肝肾功能、凝血功能，注意观察药物不良反应。

【推荐阅读】

[1] 中华医学会呼吸病学分会胸膜与纵隔疾病学组（筹）. 胸腔积液诊断的中国专家共识[J]. 中华结核和呼吸杂志，2022，45（11）：1080-1096.

[2] Feller-Kopman D J，Reddy C B，DeCamp M M，et al. Management of malignant pleural effusions. An official ATS/STS/STR clinical practice guideline[J]. Am J Respir Crit Care Med，2018，198（7）：839-849.

[3] Light R W. Pleural Diseases[M]. 8th ed. Philadelphia：Lippincott Williams & Wilkins，2007.

（张静　撰写　伍蕊　审阅）

第 10 章

急性呼吸窘迫综合征

【疾病概述】

急性呼吸窘迫综合征（acute respiratory distress syndrome，ARDS）是一种急性、弥漫性炎症性肺损伤，是常见的呼吸危重症之一。多呈急性起病，主要临床表现为呼吸窘迫及难以用常规氧疗纠正的低氧血症等。治疗原则是治疗原发疾病，防治相关并发症，避免继发院内感染，营养支持治疗等。根据病情严重程度选择适宜的氧疗和通气支持方式。重度 ARDS 患者的 ICU 病死率为 40% ～ 50%。

关键词：ARDS；呼吸衰竭；机械通气。

【诊断与鉴别诊断】

一、接诊

1. 问诊要点

引起 ARDS 的潜在病因（肺炎、误吸、肺挫伤、溺水、毒物吸入、脓毒症、严重创伤、药物过量、胰腺炎等）。有无发热、咳嗽、咳痰、呼吸困难等；有无夜间阵发性呼吸困难或端坐呼吸，有无粉红色泡沫痰，有无下肢水肿及少尿等。

2. 全身体格检查要点

体温、脉搏、呼吸频率、血压；口唇、甲床有无发绀，以及肺部啰音情况。有无心力衰竭的体征，如颈静脉充盈及怒张、肝大及肝颈静脉回流征、下肢凹陷性水肿等。

二、开检查医嘱

1. 动脉血气分析

根据氧合指数（PaO_2/FiO_2）对 ARDS 严重程度进行分层。

2. 胸部影像学检查

胸部 X 线或胸部 CT，可见以重力依赖区为主的实变影或磨玻璃影（见书后附图 10-1）。

3. 与心力衰竭鉴别的辅助检查

NT-proBNP、超声心动图。

4. 与自身免疫病相关肺损伤相鉴别的辅助检查

风湿三项［RF、CRP、抗链球菌溶血素 O（antistreptolysin O，ASO）］、ANA、ANA 谱、抗 dsDNA 抗体、ANCA、CCP、肌炎抗体谱等。

三、诊断流程或分类标准

根据 2023 年 ARDS 全球新定义，诊断标准如下：

1. ARDS 的诱发因素：如肺炎、肺外感染、创伤、误吸、休克、输血等。

2. 肺水肿来源：需除外主要由心源性、液体过负荷引起的肺水肿，同时除外主要由肺不张导致的低氧血症。

3. 在诱发因素出现后 1 周内出现急性呼吸衰竭或呼吸衰竭加重。

4. 胸部 X 线或 CT 示双肺浸润渗出影或超声示双侧 B 线和（或）实变，且不能用胸腔积液、肺叶 / 肺塌陷或结节解释。

5. 氧合：①非气管插管患者：在经鼻高流量湿化氧疗（high-flow nasal cannula oxygen therapy，HFNC）流量≥ 30 L/min 或无创正压通气的呼气末正压（positive end-expiratory pressure，PEEP）≥ 5 cmH_2O 的前提下，PaO_2/FiO_2 ≤ 300 mmHg 或 SpO_2/FiO_2 ≤ 315（如果 SpO_2 ≤ 97%）。②气管插管患者：轻度 ARDS：200 mmHg ＜ PaO_2/FiO_2 ≤ 300 mmHg 或 235 ＜ SpO_2/FiO_2 ≤ 315（如果 SpO_2 ≤ 97%）；中度 ARDS：100 mmHg ＜ PaO_2/FiO_2 ≤ 200 mmHg 或 148 ＜ SpO_2/FiO_2 ≤ 235（如果 SpO_2 ≤ 97%）；重度 ARDS：PaO_2/FiO_2 ≤ 100 mmHg 或 SpO_2/FiO_2 ≤ 148（如果 SpO_2 ≤ 97%）。③在部分医疗资源有限的地方，根据 SpO_2/FiO_2 ≤ 315 也可诊断 ARDS，可不考虑 PEEP 和吸入氧流量。

四、鉴别诊断

1. 急性心力衰竭

患者多存在心脏基础疾病，典型临床症状包括劳力性呼吸困难、夜间阵发性呼吸困难、端坐呼吸、咳粉红色泡沫痰。患者可出现体循环淤血的体征：颈静脉充盈或怒张、肝大或肝颈静脉回流征阳性、下肢水肿等。利尿治疗后肺部浸润影通常消散迅速。

2. 其他非感染性疾病

包括药物或毒素相关肺损伤，急性放射性肺炎，免疫性肺损伤，肿瘤（如淋巴瘤、白血病浸润、癌性淋巴管炎）等。

五、诊断正确书写模板

急性呼吸窘迫综合征　轻度 / 中度 / 重度

【治疗】

一、治疗原则

治疗导致 ARDS 的原发疾病。纠正缺氧，氧合目标为 SpO_2 88% ～ 95% 或 PaO_2 55 ～ 80 mmHg；轻中度 ARDS 可尝试无创通气治疗，重度 ARDS 需要有创机械通气。使用机械通气时应尽量采用保护性肺通气策略，减少呼吸机相关肺损伤。其他治疗原则包括器官保护、液体管理及营养支持治疗。

二、治疗流程或治疗 SOP

1. 机械通气

（1）肺保护性通气策略（限制潮气量≤ 6 ml/kg 和平台压≤ 30 cmH_2O）。

（2）中重度 ARDS 可采用较高 PEEP 治疗（＞ 12 cmH_2O）。

（3）FiO_2 设置：调节 FiO_2 水平维持 ARDS 患者 SpO_2 88% ～ 95% 或 PaO_2 55 ～ 80 mmHg。

（4）中重度 ARDS 患者实施肺复张方法。常用的肺复张方法：PEEP 水平达到 30 cmH_2O，维持 30 秒，此后逐渐降低 PEEP 水平直到出现 PaO_2 和肺顺应性下降。

（5）俯卧位通气。

（6）ECMO 适应证：①采用肺保护性通气且联合肺复张、俯卧位通气等处理后，纯氧条件下氧合指数＜ 100 mmHg，或肺泡-动脉氧分压差＞ 600 mmHg；②通气频率＞ 35 次 / 分时，pH 值＜ 7.2 且平台压＞ 30 cmH_2O；③年龄＜ 65 岁；④机械通气时间＜ 7 ～ 10 天；⑤无抗凝禁忌证。

2. 治疗导致 ARDS 的原发疾病

（1）控制感染：主要措施包括充分引流感染灶、有效清创和合理使用抗菌药物。

（2）控制全身炎症反应：糖皮质激素在 ARDS 治疗中的作用一直存在争议，其具有抗炎作用，理论上是针对 ARDS 根本原因的治疗，但早期随机临床试验结果提示大剂量糖皮质激素不能预防 ARDS 的发生，且对早期 ARDS 没有治疗作用，因此目前不推荐常规使用糖皮质激素预防和治疗 ARDS。

3. 液体管理

在患者血流动力学稳定的前提下，适当限制液体和应用利尿剂降低左心房充盈压，可减轻肺水肿，并防止肺动脉氧合及肺顺应性进一步恶化。

4. 营养治疗

早期以合适的营养途径适量给予营养支持，通常应在 24 ～ 48 h 内启动肠内营养，第 1 周内给予滋养型喂养（10 ～ 20 kcal/h 或不超过 500 kcal/d），1 周后过渡至足量喂养［25 ～ 30 kcal/（kg · d）］。

【预后】

ARDS 起病急骤，发展迅速，损害广泛，预后较差，病死率高。早期诊断和积极治疗才可能降低病死率。

【出院指导】

注意休息、避免劳累；避免发生呼吸道感染；部分患者需进行家庭氧疗；定期复查胸部 CT 及肺功能检查。

【推荐阅读】

［1］蔡柏蔷，李龙芸. 协和呼吸病学［M］. 2 版. 北京：中国协和医科大学出版社，2011：2169-2212.

［2］中国医师协会呼吸医师分会危重症专业委员会，中华医学会呼吸病学分会呼吸危重症医学学组. 中国呼吸危重症患者营养支持治疗专家共识［J］. 中华医学杂志，2020，100（8）：573-585.

［3］中华医学会呼吸病学分会呼吸危重症医学学组. 急性呼吸窘迫综合征患者机械通气指南（试行）［J］. 中华医学杂志，2016，96（6）：404-424.

［4］Matthay M A，Arabi Y，Arroliga A C，et al. A new global definition of acute respiratory distress syndrome［J］. Am J Respir Crit Care Med，2024，209（1）：37-47.

（梁瀛　撰写　沈宁　审阅）

第 11 章

睡眠呼吸暂停低通气综合征

【疾病概述】

睡眠呼吸暂停（sleep apnea，SA）是指睡眠过程中口鼻呼吸气流完全停止 10 s 以上。根据呼吸暂停发生时胸腹呼吸运动存在与否，可分为：①中枢型睡眠呼吸暂停（central sleep apnea，CSA）：呼吸气流及胸腹部呼吸运动均消失。②阻塞型睡眠呼吸暂停（obstructive sleep apnea，OSA）：上气道完全阻塞，呼吸气流消失，但胸腹呼吸运动仍存在，常呈现矛盾运动。③混合型睡眠呼吸暂停（mix sleep apnea，MSA）兼有 CSA 和 OSA 的特点，一般在一次呼吸暂停过程中先出现 CSA，后出现 OSA。其中，OSA 最常见，MSA 次之，单纯 CSA 少见。

当上气道部分塌陷时，呼吸气流虽未彻底消失，但通气量已不能满足机体需要，即为低通气（hypopnea，HA），其定义为睡眠过程中呼吸气流强度（幅度）较基础水平降低 50% 以上，并伴有血氧饱和度较基础水平下降＞ 4% 和（或）微觉醒（图 11-1）。

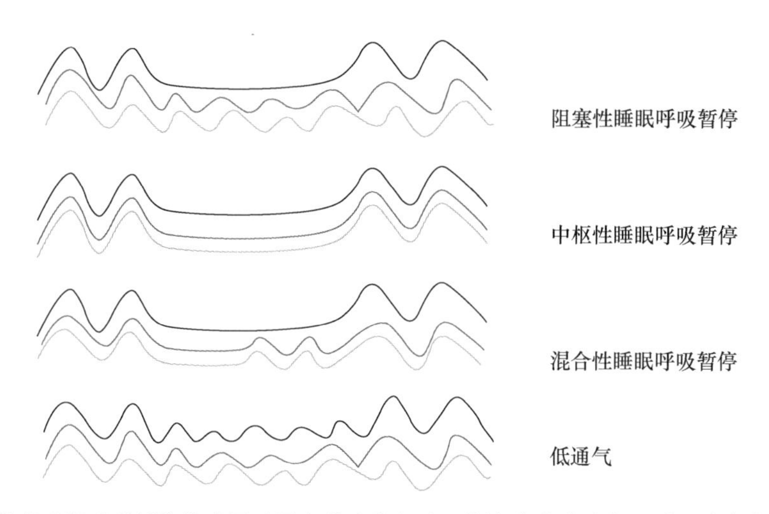

图 11-1 不同类型睡眠呼吸暂停模式图（黑色代表鼻气流，深灰色代表胸部运动，浅灰色代表腹部运动）

关键词：SA；CSA；OSA；MSA；HA；多导睡眠监测（polysomnography，PSG）。

【诊断与鉴别诊断】

一、接诊

1. 问诊要点

通过患者及其家属了解患者的睡眠情况，包括：是否存在响亮而高低不均匀的鼾声；有无晨起口干严重、夜间起床饮水（提示张嘴呼吸）；白天是否犯困；有无记忆力下降、工作能力下降、学习成绩差；有无激动、易怒；有无阳痿、性欲减退；有无睡眠时异常动作等。

2. 问卷评分

艾普沃斯嗜睡量表（Epworth sleepiness scale，ESS）、柏林睡眠质量评估问卷、STOP-BANG 问卷等。

3. 全身体格检查要点

注意有无肥胖体型、颈部短粗、下颌后缩、牙齿不齐、软腭低、悬雍垂粗长、舌根肥厚、咽腔小、舌体大、扁桃体增生等。

二、开检查医嘱

睡眠监测的方法主要包括以下几种。

1. 便携式睡眠呼吸监测

仅监测患者的呼吸气流、胸腹运动、血氧饱和度等，适用于病情不复杂的门诊患者。

2. PSG

监测整晚脑电、眼电、肌电、心电、呼吸气流、胸腹运动、血氧饱和度、心率等变化，适用于病情复杂的住院患者 / 门诊患者。需入住睡眠监测室，可进行睡眠分期。

3. 多次睡眠潜伏期试验

用于客观评价嗜睡的生理方法。

三、诊断流程或分类标准

呼吸暂停低通气指数（apnea-hypopnea index，AHI）是指平均每小时呼吸暂停次数与低通气次数之和。AHI ≥ 5 次 / 小时即考虑存在睡眠呼吸暂停。其严重程度可分为：①轻度：AHI 5 ～ 15 次 / 小时。②中度：AHI 15 ～ 30 次 / 小时。③重度：AHI ＞ 30 次 / 小时。

四、并发症

1. 精神心理并发症

白天过度嗜睡、注意力缺陷、记忆力受损、抑郁、头痛、夜间癫痫。

2. 心血管系统并发症

心动过速、高血压、心律失常、心绞痛、心力衰竭。

3. 呼吸系统并发症

肺动脉高压、肺心病。

4. 其他并发症

糖尿病、夜尿、遗尿、阳痿等。

五、诊断正确书写模板

包括睡眠障碍具体类型及严重程度。

示例：阻塞性睡眠呼吸暂停（中度）

【治疗】

一、治疗原则

减重、戒烟、戒酒、慎用镇静安眠药；注意睡眠卫生，规律作息，侧卧睡眠，保持鼻腔通畅。

二、治疗流程或治疗 SOP

1. 氧疗（详见第 12 章）

2. 夜间持续无创正压通气（continuous positive airway pressure，CPAP）

是目前治疗 OSA 最有效的方法。适应证：① AHI ＞ 15 次 / 小时；② AHI 5 ～ 14 次 / 小时，伴随明显的白天症状及其他严重心脑血管疾病、糖尿病等合并症或并发症。

压力滴定：可去除患者各睡眠期及各种体位睡眠时出现的睡眠暂停及打鼾，并尽可能消除上呼吸道气流受限的最低压力水平，确定长期家庭无创通气的最适治疗压力。

3. 外科手术

如腭垂腭咽成形术：主要适用于有重度解剖学狭窄的患者。

4. 其他

口腔矫正器：用于轻度阻塞性疾患或不能耐受 CPAP 的患者。

【出院指导】

治疗初期需进行密切随访并纳入长期管理，一般要求在治疗的第 1 周、第 1 个月和第 3 个月时进行严密随访，了解患者治疗过程中有何不适，评估疗效、依从性及耐受性。

【推荐阅读】

［1］卡耐，贝利，耶尔 . 临床睡眠疾病［M］. 韩方，吕长生，译 . 北京：人民卫生出版社，2011.
［2］美国睡眠医学会 . 美国睡眠医学会睡眠及其相关事件判读手册：规则、术语和技术规范：第 2.3 版［M］. 高和，殷光中，译 . 北京：人民卫生出版社，2017.
［3］童茂荣 . 多导睡眠图学技术与理论［M］. 北京：人民军医出版社，2004.
［4］Kryger M H，Roth T，William C. Principles and practice of sleep medicine. 5th Edition［M］. Amsterdam：Elsevier，2011.

（乔一娴　撰写　丁艳苓　审阅）

第 12 章

氧　疗

【概述】

氧疗是各种原因引起的低氧血症患者常规和必不可少的治疗，即应用高于空气氧体积分数的气体进行治疗。氧疗的主要目的是纠正低氧血症或可疑的组织缺氧，降低呼吸功，缓解慢性缺氧的临床症状、预防或减轻心肺负荷。然而，氧疗可引起不良反应甚至产生毒性，因此临床上应根据患者病情特点及变化，严格把握其使用剂量，选择合适的氧疗装置，更加合理规范地进行氧疗。

【适应证】

1. PaO_2 降低：成人、儿童及出生 28 天以上的婴儿 PaO_2 < 60 mmHg 或 SaO_2 < 90%；新生儿 PaO_2 < 50 mmHg、SaO_2 < 88% 或毛细血管氧分压< 40 mmHg。

2. 在急性状态下，高度怀疑缺氧。

3. 严重外伤。

4. 急性心肌梗死。

5. 短期治疗（如麻醉恢复期）。

急性状态开始氧疗的指征：①呼吸心搏骤停；②低氧血症；③低血压（收缩压< 100 mmHg）；④心排血量降低及代谢性酸中毒（HCO_3^- < 18 mmol/L）；⑤呼吸窘迫（呼吸频率> 24 次 / 分）。

急性情况下，氧疗的浓度很关键。与高浓度吸氧可能造成的危害相比，供氧不足会引起更高的病死率和永久致残率，因此在大多数紧急情况下（如呼吸心搏骤停、休克、呼吸衰竭、CO 中毒、严重哮喘及肺栓塞），短期内吸入高浓度（60% ～ 100%）氧气是十分必要的。对于合并 CO_2 潴留的呼吸衰竭Ⅱ型患者，氧浓度过高可能加重 CO_2 潴留，因此可从低浓度氧疗（24% ～ 28%）开始。

【并发症】

1. 呼吸抑制。

2. 吸收性肺不张。

3. 氧中毒。

4. 早产儿视网膜病变。

5. 黏膜纤毛活动减弱。

【氧疗的方式】

氧疗的方式可分为低流量给氧装置及高流量给氧装置（表 12-1）。

表 12-1　氧疗设备及其特点

氧疗设备	流量（L/min）	输送氧浓度（%）	特点
低流量给氧装置			
鼻导管	1 2 3 4 5	25 29 33 37 41	优点：简便、快捷、价廉，可满足大部分轻症患者，耐受性好，不影响患者进食和说话 缺点：不能提供精确的高浓度氧，长时间吸氧或＞氧流量 6 L/min 时湿化不足，患者耐受性变差
普通面罩	6 7 8 9 10	35 41 47 53 60	优点：简便经济，湿化及输送氧浓度高于鼻导管，适用于缺氧严重而无 CO_2 潴留的患者 缺点：有幽闭感，影响进食和说话，有误吸风险，氧流量＜ 5 L/min 时会导致 CO_2 重复吸入
储氧面罩（与储氧袋配合使用）	＞ 6 保证面罩内的呼出气体能被冲刷出去	＞ 70 非重复呼吸面罩＞部分重复呼吸面罩	优点：提供高浓度氧，适用于低氧血症患者 缺点：有幽闭感，影响进食和说话，有误吸风险，非重复呼吸面罩。若氧流量不足，会增加吸气负荷
高流量给氧装置			
文丘里面罩	2 ～ 15	24 ～ 50	优点：精确给氧，流量高，相对舒适，基本无 CO_2 重复吸入，适用于伴有 CO_2 潴留的低氧血症患者 缺点：费用较高，湿化效果一般，无法提供高吸氧浓度
HFNC	～ 60	21 ～ 100	优点：精确给氧，加温湿化效果好，患者依从性好，有死腔冲刷效应，能降低呼吸功，产生 3 ～ 5 cmH_2O PEEP，应用范围广泛，效果优于普通氧疗 缺点：需要专门的设备、管路及高压氧气，费用较高

HFNC，经鼻高流量氧疗；PEEP，呼气末正压。

【氧疗的监测及目标】

一、氧疗的监测

1. 动脉血气分析监测

血气分析通常需动脉穿刺采血。常用的穿刺部位包括桡动脉、肱动脉、足背动脉及股动脉。用血量少，准确度高。一般认为在吸空气情况下，PaO_2 ＜ 80 mmHg 即存在低氧血症，PaO_2 ＜ 60 mmHg 即存在呼吸衰竭。年龄＞ 40 岁者可用以下公式估计动脉氧分压：PaO_2（mmHg）＝ 104－（年龄 ×0.27）。

2. 外周氧饱和度监测

指脉氧计是连续监测外周氧饱和度的无创性方法。通常使用红外线，将光传感器置于耳垂或手指尖端，在监测氧合血红蛋白含量的同时可测出脉搏，多用于成人的连续监测。

经皮氧分压监测（transcutaneous pressure of oximetry，$TcPO_2$）在新生儿及婴幼儿中应用相对广泛。由于皮肤性质或微循环的影响，成人 $TcPO_2$ 的变异较大。

二、氧疗的目标

大多数医疗机构的现实情况是开放性氧疗，多数接受机械通气的患者 SpO_2 ＞ 98%，PaO_2 常处于 80 ～ 120 mmHg 水平；当调整 FiO_2 为 30% ～ 40% 后，尽管患者仍处于高氧状态，但 88% 的情况不会进一步降低吸入氧浓度。2020 年发表在 *Chest* 上的一篇回顾性研究纳入了 eICU 及 MIMIC 两大重症电子数据库中氧疗超过 48 h 的 ICU 患者（eICU 数据库 26 723 例患者，MIMIC 数据库 8564 例患者），校正年龄、BMI、性别和序贯器官衰竭评估（sequential organ failure assessment，SOFA）评分后，SpO_2 为 94% ～ 98% 的危重症患者的住院死亡率最低。

对于疾病治疗，应遵循个体化治疗原则，氧疗的目标因人而异。长期处于慢性缺氧状态的患者可以耐受低氧，88% ～ 92% 的氧疗目标不会引起呼吸频率增快、呼吸窘迫、心率加快等症状，而更高的氧合目标会抑制患者的呼吸中枢，导致 CO_2 潴留。但是，对于年轻患者、急性起病（如病毒性肺炎）患者或既往不存在长期低氧状态的患者，相同的 88% ～ 92% 的氧合目标则会导致明显的呼吸困难、心率加快、呼吸窘迫，因此可能需要适当提高氧合目标的低限至 96%。

目前对于危重症患者的氧疗可分为保守性氧疗和开放性氧疗。简单而言，对于有 CO_2 潴留风险的患者，SpO_2 推荐目标为 88% ～ 92%；对于无 CO_2 潴留风险的患者，SpO_2 推荐目标为 92% ～ 96%。不同疾病的氧合目标不同，同种疾病不同患者对缺氧的耐受性也存在个体差异，因此氧疗应个体化实施。

【推荐阅读】

[1] 急诊氧气治疗专家共识组. 急诊氧气治疗专家共识［J］. 中华急诊医学杂志，2018，27（4）：355-360.

[2] 谈定玉，吕菁君，罗杰，等. 急诊成人经鼻高流量氧疗临床应用专家共识［J］. 中国急救医学，2021，41（9）：739-749.

[3] Albert Heuer. Egan's fundamental of respiratory care［M］. 11th Editon. St. Louis：Elsevier Mosby，2017：905-936.

[4] Suzuki S，Eastwood G M，Peck L，et al. Current oxygen management in mechanically ventilated patients：a prospective observational cohort study［J］. J Crit Care，2013，28（5）：647-654.

[5] van den Boom W，Hoy M，Sankaran J，et al. The search for optimal oxygen saturation targets in critically ill patients：observational data from large ICU databases［J］. Chest，2020，157（3）：566-573.

（赵菲播　撰写　伍蕊　审阅）

第 13 章

机械通气

第 1 节　无创呼吸机的使用

【概述】

无创正压通气（noninvasive positive pressure ventilation，NPPV）是指通过口鼻面罩、全脸面罩、鼻罩、鼻枕、头盔等无创性连接方式，将患者与呼吸机相连接，进行正压辅助通气。随着治疗理念的更新及治疗技术的进步，无创通气近年来已成为呼吸衰竭救治的重要手段。

临床上多数采用“试验治疗–观察反应”的策略。对于没有无创通气禁忌证的呼吸衰竭患者，先试用无创通气观察 1 ～ 2 h，根据治疗反应决定是否继续应用无创通气或改为有创通气。无创通气在不同病因所致的呼吸衰竭患者中的疗效差异较大，目前多采用国际通用治疗评价标准（表 13-1）。

表 13-1　无创通气对不同病因所致呼吸衰竭的治疗效果的循证医学证据

证据等级	急性呼吸衰竭的病因
A 级	COPD 急性加重、COPD 急性加重脱机、心源性肺水肿、免疫抑制
B 级	胸外伤、术后呼吸衰竭
C 级	支气管哮喘急性发作、ARDS、重症肺炎、拒绝插管

A 级：经多项随机对照试验证实，具备足够的证据；B 级：经有限的随机对照试验证实；C 级：未经随机对照试验证实，仅为观察性研究证据。
ARDS，急性呼吸窘迫综合征；COPD，慢性阻塞性肺疾病。

关键词：慢性阻塞性肺疾病；心源性肺水肿；呼吸衰竭；NPPV。

【适应证】

1. 基础疾病或急性加重疾病具有可逆性。
2. 需要辅助通气：①症状：中重度呼吸困难和呼吸增快，伴辅助呼吸肌动用或胸腹矛盾运动。②血气分析：pH 值 < 7.35，$PaCO_2 > 45$ mmHg 或 $PaO_2/FiO_2 < 200$ mmHg。
3. 排除无创通气禁忌证的患者。

【禁忌证】

1. 绝对禁忌证（符合 1 项或以上应谨慎尝试无创通气）：①呼吸或心搏骤停；②严重意识损害；③严重且危及生命的非呼吸系统器官衰竭（上消化道大出血、血流动力学不稳定等）；④上呼吸道梗阻；⑤气胸（未引流）；⑥无法配合、无气道保护能力；⑦面部手术、创伤或畸形；⑧近期接受食管吻合术等。

2. 相对禁忌证：①轻度昏迷；②躁动；③严重低氧血症（$PaO_2/FiO_2 < 100$ mmHg）；④自主呼吸微弱等。

【应用时机】

1. COPD 急性加重

对于 COPD 急性加重患者，目前多采用动脉血 pH 值对呼吸衰竭进行分层（表 13-2）。当患者 pH 值≤ 7.35，$PaCO_2 > 45$ mmHg，且呼吸频率超过 20 ～ 24 次 / 分时，应使用无创通气。无创通气是 COPD 急性加重患者首选的呼吸支持手段，无论 pH 值如何，均可试用无创通气。需要注意得是，pH 值越低，越需要对患者进行密切监护，无创通气失败后应及时转为有创通气。

表 13-2　无创通气在 COPD 急性加重患者中的应用意见

呼吸性酸中毒程度	目标	循证推荐意见
轻度呼吸性酸中毒（pH 值≥ 7.35）	预防呼吸性酸中毒的发生	不建议使用无创通气，其与普通氧疗相比患者耐受性差，且无明显获益；更强调目标饱和度氧疗，维持 SpO_2 88% ～ 92%
中度呼吸性酸中毒（pH 值 7.25 ～ 7.35）	防止进一步恶化，预防气管插管	推荐对 pH 值< 7.35 的 COPD 急性加重患者使用无创通气。除非患者急剧恶化，推荐对考虑气管插管的 COPD 急性加重患者使用无创通气
重度呼吸性酸中毒（pH 值< 7.25）	替代有创通气进行通气支持	

2. 心源性肺水肿

诊断心源性肺水肿（表 13-3）后，即可开始无创通气治疗。

表 13-3　心源性肺水肿的诊断标准

诊断标准	临床表现
主要标准（符合以下 4 项）	
急性呼吸窘迫	呼吸窘迫（呼吸频率> 25 次 / 分），辅助呼吸肌运动增强或胸腹矛盾运动
体格检查	肺部爆裂音和（或）哮鸣音，可闻及第三心音
端坐呼吸	
呼吸衰竭	吸空气下 $SpO_2 < 90\%$，血气分析提示 $PaO_2 < 60$ mmHg，$PaCO_2 > 45$ mmHg 或 $PaO_2/FiO_2 < 300$ mmHg
次要标准（符合以下至少 2 项）	
胸部 X 线检查或 CT 可见明确肺充血表现	
肺部超声显示多条 B 线	两侧肺野中两肺区出现≥ 3 条 B 线
肺毛细血管压升高	
血管外肺水增多	
超声心动图提示左心室充盈压升高	E/e > 15 或其他参数提示左心房压升高
BNP 明显升高	BNP > 400 或 NT-proBNP > 900 pg/ml（75 岁以上> 1800 pg/ml）

BNP，脑钠肽；E/e，舒张早期二尖瓣血流峰值速度与舒张早期二尖瓣环峰值速度的比值；NT-proBNP，N- 末端脑钠肽前体。

3. 气管插管拔管后（表 13-4）

表 13-4　无创通气在人工气道拔除过程中的应用意见

情况	循证推荐意见
拔管失败风险高（年龄＞65 岁，有心脏、肺部基础疾病或其他严重并发症）	建议在拔管后使用无创通气，预防呼吸衰竭发生
拔管失败风险低	不建议在拔管后使用无创通气，预防呼吸衰竭发生
拔管后呼吸衰竭	不建议对拔管后出现呼吸衰竭的患者使用无创通气
辅助撤机	推荐对高碳酸血症患者使用无创通气辅助撤机

【常用参数】

1. 常用模式

无创通气的模式主要分为持续气道正压通气（continuous positive airway pressure，CPAP）和自主 / 时间切换（spontaneous/timed，S/T）模式两大类（表 13-5）。

（1）CPAP 模式：常用于自主呼吸能力较好的低氧性呼吸衰竭患者（如心源性肺水肿）。该模式下，呼吸机会抬高呼吸的压力基线，在患者吸呼气过程中提供恒定的正压，可达到增加功能残气量、减小左心前后负荷、改善氧合的效果。本质上是单独提供了一个 PEEP。

（2）S/T 模式（又称双水平正压通气）：应用最广泛，常用于自主呼吸能力较弱、需要保证通气的呼吸衰竭Ⅱ型患者（如 COPD 急性加重）。该模式下，可为患者提供一个较高水平的吸气相气道正压（inspiratory positive airway pressure，IPAP）和一个较低水平的呼气相气道正压（expiratory positive airway pressure，EPAP），通过高压与低压之间的压力差（IPAP-EPAP）产生压力支持，帮助患者克服气道阻力和肺弹性阻力，增加肺泡通气量，达到降低呼吸功耗、改善通气的效果。

S/T 模式本质上是 PEEP＋压力支持通气（pressure-support ventilation，PSV）/ 压力控制通气（pressure-controlled ventilation，PCV），其中 S 为自主呼吸，相当于 PSV；T 为时间切换通气，相当于 PCV。当患者实际呼吸频率大于设置的频率时，呼吸机按照 PSV 送气，送气压力为 IPAP，呼气压力为 EPAP，此时吸气时间由患者控制，设置的呼吸频率和吸气时间均不起作用。当患者实际呼吸频率小于设置的频率时，呼吸机按照 PCV 送气，送气压力为 IPAP，呼气压力为 EPAP，此时吸气时间和呼吸频率由呼吸机控制。

表 13-5　CPAP 与 S/T 模式对比

模式	特点	优点	缺点
CPAP	CPAP 可提高压力基线，增加功能残气量、减少左心前后负荷、改善氧合	改善氧合，耐受性和舒适性较好	吸气相无额外通气辅助
S/T	EPAP 可提高压力基线，增加功能残气量、减小左心前后负荷、改善氧合 IPAP 与 EPAP 的差值可提供额外通气辅助，降低呼吸做功	改善通气和氧合，降低呼吸功耗	气压伤的风险相对较高

2. 常用参数

无创通气需要患者的积极配合才能更好地保证通气效果，在参数设置时应更多地关注患者的舒适度及配合程度。对于完全清醒的患者，在参数设置时应多询问患者的主观感受，充分沟通解释，调整至最佳的个体化参数（表 13-6）。

（1）IPAP：为通气过程中气道内的最高压力。根据患者的通气情况进行调整，一般最高不超过 25 cmH_2O。

（2）EPAP：为通气过程中的基线压力，存在于整个呼吸周期（CPAP ≈ EPAP ≈ PEEP）。根据患者人机同步性和氧合情况进行调整，一般最高不超过 12 ～ 14 cmH_2O。

（3）呼吸频率：为后备频率，仅当患者实际呼吸频率低于设置频率时才会启动，保证实际呼吸频率不低于后备频率。常规设置为 12 ～ 14 次 / 分。

（4）吸入氧浓度（fraction of inspired oxygen，FiO_2）：采用目标饱和度氧疗，呼吸衰竭Ⅰ型者的 SpO_2 目标为 92% ～ 96%，Ⅱ型呼吸衰竭者的 SpO_2 目标为 88% ～ 92%。

（5）吸气时间（inspiratory time，Ti）：仅在控制通气时起作用，常规设置为 0.8 ～ 1.2 s。

表 13-6 无创通气常用参数调整意义

参数名称	调整	预期结果
IPAP-EPAP	上调	增加潮气量：增加通气，降低 $PaCO_2$
	下调	减少潮气量：减少通气，升高 $PaCO_2$
EPAP/CPAP	上调	增加 FRC，增加 PaO_2，减少潮气量，对抗内源性 PEEP
	下调	减少 FRC，减少 PaO_2，增加潮气量
吸入氧浓度	上调	增加 PaO_2
	下调	降低 PaO_2
呼吸频率	上调	最终设置频率＞患者实际呼吸频率时，增加每分钟通气量，降低 $PaCO_2$
	下调	最终设置频率＞患者实际呼吸频率时，降低每分钟通气量，增加 $PaCO_2$
	上调	最终设置频率＜患者实际呼吸频率时，无变化
	下调	最终设置频率＜患者实际呼吸频率时，无变化

FRC，功能残气量；PEEP，呼气末正压通气。

呼吸衰竭Ⅰ型的初始参数设置及调整见表 13-7。呼吸衰竭Ⅱ型患者无创通气的目标是将患者的 $PaCO_2$ 纠正至本次急性加重之前的状态（即纠正 pH 值至正常），而并非是将 $PaCO_2$ 纠正至正常水平，初始参数设置及调整见表 13-8。

表 13-7 呼吸衰竭Ⅰ型无创通气参数初始设置及调整

模式	初始参数设置	参数调整
S/T	IPAP 8 ～ 10 cmH_2O EPAP 4 ～ 6 cmH_2O 呼吸频率 12 ～ 14 次 / 分	严重低氧情况下，FiO_2 初始设置为 100%。随后逐步降低 FiO_2 至可维持目标氧合（92% ～ 96%）的最低氧浓度 30 min 内逐步上调 EPAP 和（或）或 IPAP（每次 2 cmH_2O），直至患者耐受最大值，达到呼吸困难缓解、呼吸频率下降，维持目标潮气量 ≥ 6 ml/kg
CPAP	CPAP 5 ～ 8 cmH_2O	FiO_2 调整同 S/T 模式 30 min 内逐步上调 CPAP（每次 2 cmH_2O），直至患者耐受最大值（一般不超过 12 ～ 14 cmH_2O，滴定不满意可进行食管压监测等辅助滴定最佳 CPAP）

表 13-8　呼吸衰竭Ⅱ型无创通气参数初始设置及调整

模式	初始参数设置	参数调整
S/T	IPAP 8 ～ 10 cmH_2O EPAP4 ～ 6 cmH_2O 呼吸频率 12 ～ 14 次 / 分	滴定 EPAP，对抗内源性 PEEP：同步上调 EPAP 及 IPAP（每次上调 2 cmH_2O），直至达到良好的人机同步性（基本每次吸气均能同步触发呼吸机送气，EPAP 一般不超过 12 ～ 14 cmH_2O） 滴定 IPAP，改善通气：固定 EPAP，IPAP 每次上调 2 cmH_2O，直至患者耐受最大值，达到呼吸困难缓解、呼吸频率下降，维持目标潮气量≥ 6 ml/kg，随后根据动脉血气分析进行调整，IPAP 一般不超过 25 cmH_2O 滴定 FiO_2：维持目标 SpO_2 为 88% ～ 92% 的最低氧浓度

【监测】

无创通气失败与预后不良密切相关，在无创通气开始后，应对患者进行密切监测，及时调节参数，发现不良反应和问题时尽早识别高危因素，避免插管延迟。在 NPPV 治疗 1 ～ 2 h 后应对临床病情及血气分析再次进行评估，后续的监测频率取决于病情变化情况。无创通气上机后的监测和评估有助于尽早识别对无创通气治疗无反应的患者，减少插管延迟，监测内容及评估工具见表 13-9。

表 13-9　无创通气监测内容及评估工具

监测	评估工具
临床监测	
呼吸困难	视觉模拟评分
无创通气依从性	视觉模拟评分
呼吸窘迫	辅助呼吸肌运动、胸腹矛盾运动
咳嗽有效性	临床判断、咳嗽峰流速
精神状态	RASS 评分
意识状态	GCS
生理学监测	
呼吸频率	临床评估、监护仪
血气分析	血气分析
心血管系统	心电图、血压、心率
血容量	液体平衡
呼吸机相关监测	
漏气	临床评估、呼吸机估算
面罩舒适性	临床评估、视觉模拟评分
皮肤压伤	临床评估
呼吸形式	临床评估、呼吸机波形
人机同步性	临床评估、呼吸机波形

GCS，格拉斯哥昏迷评分；RASS，Ricmond 躁动-镇静量表。

【治疗效果判定】

提示无创通气有效的相关指标包括：呼吸频率下降、辅助呼吸肌运动减轻、胸腹矛盾运动消失、心率改善、血气分析 PaO_2 和氧合指数改善（$PaCO_2$ 下降，pH 值改善）等。

无创通气失败的相关预测因素包括：①休克、代谢性酸中毒、多脏器功能衰竭；②年龄＞ 40 岁；③无创通气 1 h 后 PaO_2/FiO_2 ≤ 147 ～ 175 mmHg；④简明急性生理学评分Ⅱ（simplified acute physiology score Ⅱ，SAPS Ⅱ）≥ 34 ～ 35 分；⑤ SOFA 评分≥ 7 分；⑥潮气量＞ 9 ～ 9.5 ml/kg、每分钟通气量＞ 11 L/min；⑦ $PaCO_2$ 升高；⑧呼吸频率＞ 30 次 / 分；⑨需要血管活性药物；⑩需要肾脏替代治疗。

此外，可采用 HACOR 评分［包括心率（H）、酸中毒（A）、意识（C）、氧合（O）和呼吸频率（R）］辅助判断无创通气失败的风险，及时识别无创通气失败风险较高的患者，避免气管插管延迟所致的预后恶化。

对于 COPD 急性加重的患者，无创通气 1 ～ 2 h，HACOR 评分≤ 5 分，无创通气失败率为 5.8%；HACOR 评分＞ 5 分，无创通气失败率为 50.2%，此时早期插管可降低患者的住院死亡率（表 13-10）。

对于呼吸衰竭Ⅰ型患者，无创通气 1 ～ 2 h，HACOR 评分为 7 分、10.5 分和 14 分所对应的无创通气失败率分别为 25%、50% 和 75%（表 13-11）。根据评分将患者划分为：低危（≤ 7 分）、中危（7.5 ～ 10.5 分）、高危（11 ～ 14 分）和极高危（＞ 14 分），从而更精确地指导临床评估无创通气疗效。

表 13-10　HACOR 评分预测 COPD 急性加重无创通气失败

项目	分类	得分
心率（次 / 分）	＜ 100	0
	100 ～ 119	1
	120 ～ 139	2
	≥ 140	3
pH 值	≥ 7.35	0
	7.30 ～ 7.34	2
	7.25 ～ 7.29	3
	7.20 ～ 7.24	5
	＜ 7.20	8
GCS（分）	15	0
	14	2
	13	4
	12	6
	≤ 11	11
PaO_2/FiO_2（mmHg）	≥ 1500	1
	101 ～ 149	2
	≤ 100	
呼吸频率（次 / 分）	＜ 30	0
	30 ～ 34	1
	35 ～ 39	2
	≥ 40	3

表 13-11　HACOR 评分预测Ⅰ型呼吸衰竭患者无创通气失败

项目	分类	得分
心率（次 / 分）	≤ 120	0
	≥ 121	1
pH 值	≥ 7.35	0
	7.30 ～ 7.34	2
	7.25 ～ 7.29	3
	＜ 7.25	4
GCS（分）	15	0
	13 ～ 14	2
	11 ～ 12	5
	≤ 10	10
PaO_2/FiO_2（mmHg）	≥ 201	0
	176 ～ 200	2
	151 ～ 175	3
	126 ～ 150	4
	101 ～ 125	5
	≤ 100	6
呼吸频率（次 / 分）	＜ 30	0
	31 ～ 35	1
	36 ～ 40	2
	41 ～ 45	3
	≥ 46	4
基础疾病	肺炎导致呼吸衰竭	2.5
	心力衰竭导致呼吸衰竭	－4
	合并肺源性 ARDS	3
	合并免疫抑制	1.5
	合并脓毒症休克	2.5
	疾病严重程度	0.5×SOFA 评分

【撤离】

当患者原发病缓解，临床症状改善后，需及时撤离无创通气，减少不必要的呼吸支持。

1. 呼吸衰竭Ⅰ型患者

原发病纠正后可直接更换为常规氧疗或 HFNC，并每隔 1 ～ 2 h 评估患者临床状况。当达到以下标准时，停止撤机，接回无创呼吸机：①呼吸频率≥ 30 次 / 分，持续时间＞ 5 min；②氧流量超过 5 L/min 时，SpO_2 ≤ 90%，持续时间＞ 5 min；③ pH 值≤ 7.3；④ $PaCO_2$ 升高≥ 10 mmHg；⑤心率≥ 120 次 / 分或≤ 50 次 / 分；⑥收缩压≥ 180 mmHg 或≤ 90 mmHg；⑦意识水平下降、发汗、呼吸肌疲劳的其他症状、呼吸困难。如未达到上述标准，即可停止使用无创通气。

2. COPD 急性加重患者

呼吸肌力量较差，一般采用程序性撤机方法，逐渐减少无创呼吸机上机时间，直至患者能够在吸氧的情况下自主呼吸。每日复查停用无创通气后的血气分析，pH 值代偿则减少无创通气时间，未代偿则维持前一天的无创通气时间，并积极寻找和处理撤机失败的原因（表 13-12）。

表 13-12　无创通气程序化撤离流程表

项目	第 1 天	第 2 天	第 3 天	第 4 天	第 5 天	第 6 天
无创通气时间（h）	24	20	16	12	8（夜间）	0
动脉血气分析时机	无创通气过程中	晨起暂停无创通气 1 h 后	晨起暂停无创通气 2 h 后	晨起暂停无创通气 3 h 后	晨起暂停无创通气 4 h 后	晨起暂停无创通气 8 ～ 12 h 后
动脉血气分析目的	评估无创通气参数	评估患者自主呼吸通气功能				

第 2 节　有创呼吸机的使用

【概述】

有创机械通气（invasive mechanical ventilation，IMV）是指需要建立人工气道（经口或经鼻气管插管、气管切开、喉罩等），运用器械（主要是呼吸机）使患者恢复有效通气并改善氧合的正压机械通气方式。在临床医学中，有创机械通气是不可缺少的生命支持手段，可以为原发病的治疗提供缓冲时间，极大地提高了对呼吸衰竭的治疗水平。

关键词：呼吸衰竭；ARDS；COPD；肺复张方法（recruitment maneuver，RM）。

【适应证】

有创机械通气可完全或部分替代自主呼吸功能，改善肺泡通气和氧合功能，增加肺容积，减少呼吸功耗，其临床价值在于为治疗导致呼吸衰竭的原发病争取时间，但对原发病本身并无直接治疗作用。有创机械通气可改善以下病理生理状态：①以通气泵衰竭为主的疾病：COPD、支气管哮喘、重症肌无力、吉兰-巴雷综合征、胸廓畸形、胸部外伤或胸部手术后等导致的呼吸泵衰竭，以及颅内炎症、外伤、肿瘤、脑血管意外、药物中毒等导致的中枢性呼吸衰竭。②以换气功能障碍为主的疾病：ARDS、肺炎、间质性肺疾病、肺栓塞等。③需强化气道管理的情况：保持气道通畅、防止窒息、使用有呼吸抑制作用的药物时。

一般来说，符合下述条件时应实施机械通气：①呼吸形式严重异常，如呼吸频率＞ 35 ～ 40 次 / 分或＜ 6 ～ 8 次 / 分，呼吸节律异常或自主呼吸微弱或消失；②血气分析提示严重通气和（或）氧合障碍，$PaO_2 < 50$ mmHg，尤其是充分氧疗后仍为 $PaO_2 < 50$ mmHg；③ $PaCO_2$ 进行性升高，pH 值动态下降。

【禁忌证】

下列情况应用机械通气可能会导致病情加重，使用时应慎重：①气胸及纵隔气肿未经引流者；②肺大疱和肺囊肿；③低血容量性休克未补充血容量者；④严重肺出血；⑤气管食管瘘。

需注意，上述情况均属于机械通气的相对禁忌证。在出现致命性通气障碍和氧合障碍时，机械通气无绝对禁忌证，应积极处理原发病（如尽快行胸腔闭式引流、积极补充血容量等），同时不失时机地应用机械通气，避免患者因严重 CO_2 潴留和低氧血症而死亡。

【临床常用模式与参数设置】

一、模式

1. 辅助 / 控制通气（assist-control ventilation，A/C）模式（表 13-13）

应用最广泛，可部分或完全替代患者的自主呼吸，患者可改变呼吸频率，但通气完全由预设参数控制。长期使用可因膈肌失用性萎缩导致呼吸机相关膈肌功能不全。常见设置如下。

（1）压力控制 A/C（P-A/C）。需设置吸气压力（inspiratory pressure，Pi）和 Ti。Pi 设定为 8 ～ 20 cmH_2O，目标是保证患者潮气量（tidal volume，Vt）达到目标值；Ti 常规设置为 0.8 ～ 1.2 s，目标为保证实际吸气时间（I）：呼气时间（E）< 1：（1.5 ～ 2.5）（即呼气时间为吸气时间的 1.5 ～ 2.5 倍以上）。

（2）容量控制 A/C（V-A/C）。需设定吸气流速，通过设置吸气流速调整送气时间，目标保证实际 I：E < 1：（1.5 ～ 2.5）和 Vt。流速设置：①方波：不常用，设置范围为 30 ～ 60 L/min，一般用于呼吸力学测量。②递减波：常用，设置范围为 40 ～ 100 L/min，有利于满足初始高流速需求。Vt 根据目标进行调整。

（3）压力调节容量控制 A/C（PRVC-A/C）。需设置 Vt 和 Ti。Vt 根据目标设置；Ti 常规设置为 0.8 ～ 1.2 s，目标保证实际 I：E < 1：（1.5 ～ 2.5）。

表 13-13　A/C 模式常见送气方式对比

送气方式	特点	适用人群
P-A/C	以气道内压力为目标，Vt 不可控（实际 Vt 取决于气道阻力、肺顺应性及吸气压力）	自主呼吸较强的患者，舒适性更好
V-A/C	以 Vt 为目标，气道压力不可控（实际气道压力取决于气道阻力、肺顺应性及患者吸气努力）	需保证 MV 的自主呼吸较弱、无呼吸窘迫的患者
PRVC-A/C	压力和容量双重控制通气，呼吸机自动调整送气压力以维持目标 Vt	广泛适用，但呼吸驱动过强的患者可能出现通气辅助不足，造成呼吸形式恶化

2. 同步间歇指令通气（synchronized intermittent mandatory ventilation，SIMV）+ PSV 模式

目前较少使用，设置时指令通气设置同 A/C，压力支持同 PSV，使用该模式时建议采用压力控制同步间歇指令通气（P-SIMV）。

3. PSV 模式

为完全自主通气模式，所有呼吸均由患者触发，常用于撤机过程，可锻炼呼吸肌力量，PS 设置目标至少达到 Vt > 5 ml/kg 且呼吸频率< 25 ～ 30 次 / 分，PS 设置范围通常为 8 ～ 20 cmH_2O。

二、参数

1. FiO_2

（1）初始设置为 100%，每 2 min 下调 10%，直至 SpO_2 ＜ 100%。

（2）采用目标饱和度氧疗，呼吸衰竭Ⅰ型的 SpO_2 目标为 92% ～ 96%，呼吸衰竭Ⅱ型的 SpO_2 目标为 88% ～ 92%。

2. PEEP

（1）若患者无气胸及哮喘，应常规设置为 3 ～ 5 cmH_2O，以维持和复张肺泡、增加功能残气量，改善肺内通气血流比例失调及肺内分流。

（2）不同疾病的设置差异极大：① COPD 患者可设置为内源性 PEEP 的 80% 或根据人机同步性调整，一般设置为 6 ～ 8 cmH_2O。② ARDS 患者可设置为 10 ～ 15 cmH_2O 甚至更高，PEEP 对于 ARDS 患者具有非常重要的生理学效应，适当水平的 PEEP 能复张萎陷的肺泡并维持其扩张状态，增加功能残气量，减少肺内分流，改善通气血流比，增加肺顺应性和肺通气均一性，减少塌陷肺泡的周期性开放和陷闭，减轻肺剪切伤的发生风险。但是，过高的 PEEP 也可能导致肺泡过度膨胀、气压伤、循环抑制等严重并发症的发生。

ARDS 患者肺部病变的异质性强，重力依赖区肺泡大量塌陷，肺容积和肺顺应性明显下降，通气血流比例失调，肺内分流明显增加，最终引起顽固性低氧血症。因此，在实施肺保护性通气策略的同时，采用肺开放策略也非常必要，充分复张塌陷肺泡是纠正低氧血症和保证呼气末正压效应的前提。肺开放策略的核心在于通过各种方法促进塌陷肺泡的复张（“打开肺泡”），并使用合适的 PEEP 维持肺泡张开的状态（“维持肺泡开放”）。

（3）RM：塌陷肺泡的复张具有压力依赖性和时间依赖性，即需要足够大的压力维持足够长的时间才能够使肺泡复张。RM 是指通过短暂增加肺泡压和跨肺压以复张萎陷肺泡，从而达到显著改善氧合的方法，是 ARDS 患者治疗的重要手段（表 13-14）。目前尚无研究证实何种 RM 方法优于其他方法。

表 13-14 临床实施 RM 的常用方法

实施方法	方法描述
控制性肺膨胀 /CPAP 法	CPAP 模式，设置 CPAP 为 30 ～ 50 cmH_2O，持续 20 ～ 40 s，
压力控制法 /PCV	PCV 模式，调节吸气压 10 ～ 15 cmH_2O、PEEP 25 ～ 30 cmH_2O，使气道峰压达到 40 ～ 45 cmH_2O，维持 2 min
叹气法	每分钟 3 次连续的叹气呼吸，叹气呼吸时调节 Vt 使平台压达到 45 cmH_2O
增强叹气法	逐步增加 PEEP 水平（每次 5 cmH_2O，维持 30 s），同时降低 Vt，直至 PEEP 水平达到 30 cmH_2O，维持 30 s，然后以相同方式降低 PEEP 水平和升高 Vt 直至恢复基础通气
PEEP 递增法	压力模式，保持吸气压与 PEEP 差值不变，每 30 s 递增 PEEP 5 cmH_2O，直到 PEEP 达 35 cmH_2O，维持 30 s，随后吸气压递增而 PEEP 每 30 s 递减 5 cmH_2O，直至肺复张前 PEEP 水平

PEEP 设置前应充分评估肺可复张性，目前临床常通过肺复张前后氧合和呼吸力学变化评估肺可复张性，临床操作较为简单。在床旁将 PEEP 从 5 cmH_2O 增加至 15 cmH_2O，如果符合以下 3 项中的 2 项即可认为肺可复张性高：① PaO_2/FiO_2 升高；②肺顺应性增加；③ $PaCO_2$ 降低。随后可根据 PEEP-FiO_2 表进行调整（表 13-15），可复张性低的患者选用低 PEEP-FiO_2 组合；可复张性高的患者选择高 PEEP-FiO_2 组合，以 PaO_2 维持 55 ～ 80 mmHg 和 SpO_2 维持 88% ～ 95% 为氧合目标，根据患者的氧合状态交替递增调节 FiO_2 和 PEEP。

表 13-15　PEEP-FiO_2 设置高 / 低水平 PEEP 对应表

设置方法	参数调节													
低水平 PEEP														
FiO_2	0.3	0.4	0.4	0.5	0.5	0.6	0.7	0.7	0.7	0.8	0.9	0.9	0.9	1.0
PEEP（cmH_2O）	5	5	8	8	10	10	10	12	14	14	14	16	18	18 ～ 24
高水平 PEEP														
FiO_2	0.3	0.3	0.4	0.4	0.5	0.5	0.5 ～ 0.8	0.8	0.9	1.0				
PEEP（cmH_2O）	12	14	14	16	16	18	20	22	22	22 ～ 24				

注：调节时应根据氧合目标渐进式调节，如在低水平 PEEP 的设置方法中，若患者初始选择 FiO_2 = 0.5，PEEP = 8 cmH_2O，但氧合未达目标，此时依据表格可将 PEEP 调至 10 cmH_2O；若仍未达标，则将 FiO_2 调至 0.6，依此类推。

其他滴定 PEEP 的方法包括食管压法、应力指数法、PEEP 递减法、压力–容积曲线法和影像学法等，临床工作中可根据患者个体情况及对 PEEP 的治疗反应，个体化滴定 PEEP。

3. Vt

（1）根据预测体重（predicted body weight，PBW）进行调整。PBW 的计算公式：男性＝ 50＋0.91×［身高（cm）－152.4］；女性＝ 45.5＋0.91×［身高（cm）－152.4］。

（2）根据患者疾病状态进行 Vt 初始设置：非 ARDS 患者 6 ～ 8 ml/PBW；ARDS 患者 4 ～ 8 ml/PBW。

（3）每次设置或调整完 Vt 均需测量平台压（Pplat），限制 Pplat ＜ 28 ～ 30 cmH_2O，若超过该值，容量控制时每小时降低 50 ml 或 1 ml/kg，直至达标［此为肺保护性通气策略，允许患者有轻度呼吸性酸中毒，pH 值＞ 7.25 为安全范围，即允许性高碳酸血症（permissive hypercapnia，PHC）］。除 Pplat 外，也可通过监测驱动压（driving pressure，DP）对 Vt 进行管理（DP ＝ Pplat－PEEP）。机械通气过程中，DP 越小，肺应力和应变越小，与 Vt 和 Pplat 相比，DP 与患者预后关系更为密切。在 Vt 设置过程中，可通过限制 DP ＜ 15 cmH_2O 来降低肺应力和应变，更好地实施保护性通气策略。

4. 呼吸频率

正常呼吸频率为 12 ～ 20 次 / 分，一般设置为 12 ～ 14 次 / 分，以避免掩盖患者自主呼吸。呼吸性酸中毒时可适当上调呼吸频率，以增加肺泡通气量。

5. 触发灵敏度

（1）流量触发：首选，设置为 1 ～ 3 L/min。

（2）压力触发：－1 ～－3 cmH_2O。

【临床常见情况处理】

1. 呼吸窘迫

（1）断开患者与呼吸机，纯氧手动通气（简易呼吸器），维持患者氧合。

（2）快速查体，排除气胸、气道梗阻、气管插管脱出。

（3）检查气道峰压（Ppeak）和 Pplat：①根据运动方程（Ppeak ＝流速 × 气道阻力＋Vt/ 肺顺应性＋PEEP），Ppeak 主要用来克服气道阻力和弹性阻力，分别与气道阻力和肺顺应性有关（图 13-1）。② V-A/C 时，吸气屏气可测得 Pplat，屏气时流速为 0，因此 Pplat 仅与 Vt、顺应性及 PEEP 有关（Pplat ＝ Vt/ 肺顺应性＋PEEP），可反映肺泡受力情况。③由于 Ppeak－Pplat ＝流速 × 气道阻力，两者差值仅与流速和气道阻力有关，在容量控制、方波送气时，流速不变，此时差值仅与气道阻力有关（图 13-2）。④可通过 Ppeak 和 Pplat 的变化情况来判断报警原因（图 13-3）。

2. 氧合下降

（1）氧合下降可能与肺泡低通气、弥散功能下降、肺内解剖及功能性分流增高有关，可通过提高

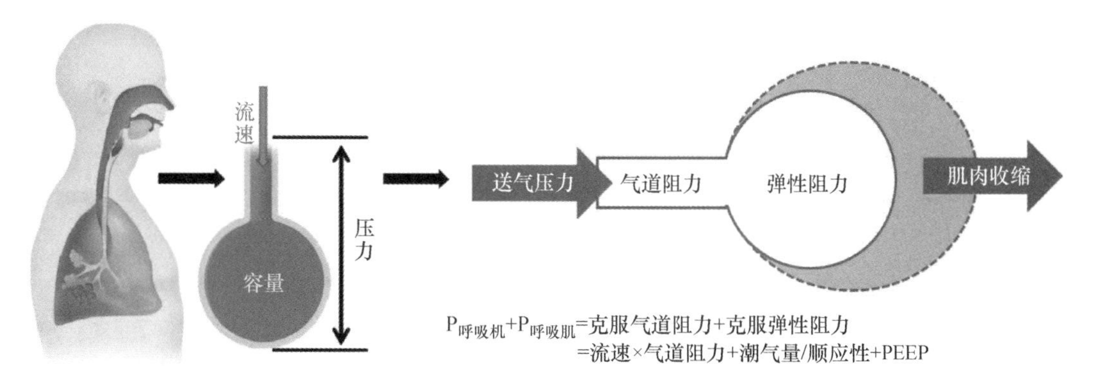

图 13-1　运动方程示意图

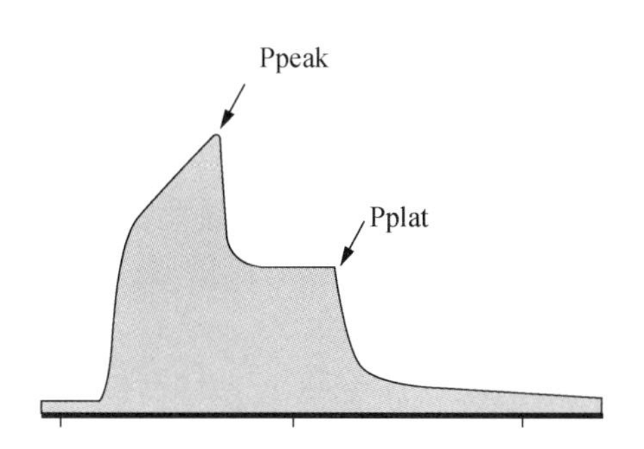

图 13-2　压力-时间曲线上的 Ppeak 与 Pplat

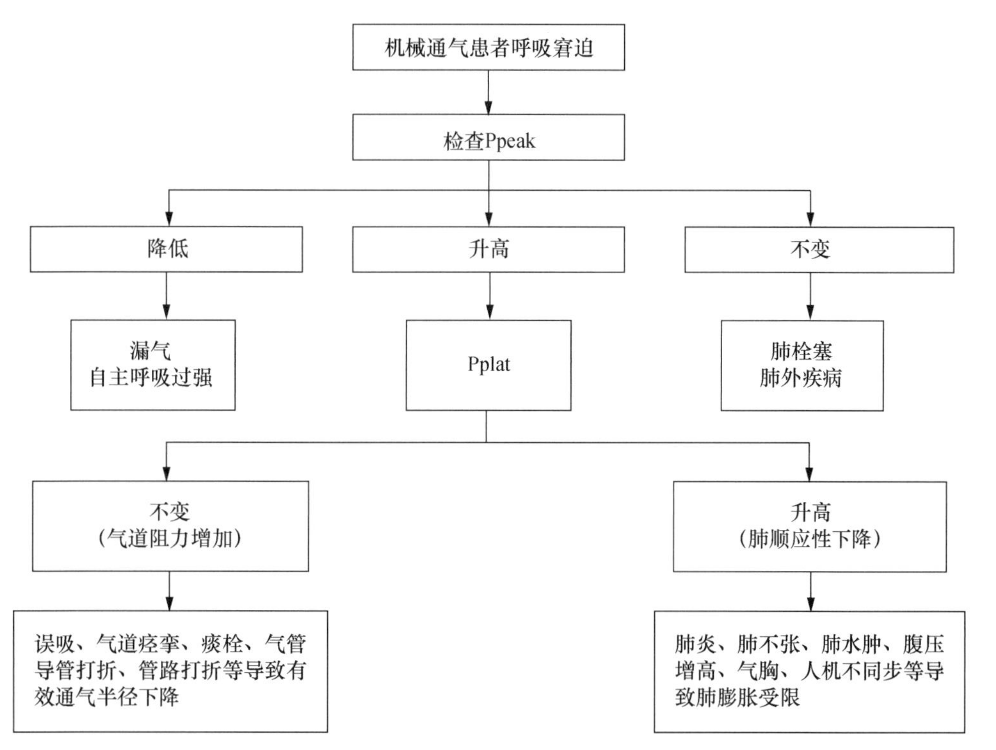

图 13-3　报警原因的判断流程图

FiO_2 和平均气道压（增加 PEEP、延长 Ti、增加 Vt 或 Pi）来改善。

（2）参考调节方法：当 FiO_2 ＜ 60% 时，每 2 min 增加 5% ～ 10%，至氧合达标，直到 FiO_2 ＝ 60%；当 FiO_2 ＝ 60% 仍未达标时，每 5 min 增加 PEEP 2 cmH_2O，至氧合达标或 PEEP 至 10 ～ 12 cmH_2O；当 FiO_2 ＞ 60%，且 PEEP ＞ 12 cmH_2O 时，每 2 min 增加 FiO_2 5% ～ 10%，直至氧合达标或根据前述 PEEP-FiO_2 表进行调整。

3. 动脉血二氧化碳分压升高

（1）动脉血二氧化碳分压升高可能与 CO_2 生成量增高、每分钟通气量下降及死腔通气增加有关，可通过降低 CO_2 生成、增高肺泡通气量来改善。

（2）可选择镇静、肌松、降温来降低氧耗和 CO_2 生成量；增加 Vt 或 Pi、增加呼吸频率，改善肺泡通气量；吸痰、应用支气管扩张剂、调整 PEEP，降低死腔量。

4. 人机不同步

（1）当呼吸机的送气气流与患者吸呼气动作同时发生、维持、终止且强度匹配，两者配合良好，即为人机同步。当患者的通气需求与呼吸机提供的通气辅助不匹配时，即为人机不同步，其发生率为 10% ～ 85%。

（2）人机不同步可发生于呼吸机送气的各个阶段，包括触发阶段、送气阶段及吸呼气切换阶段。常见类型包括：①延迟触发：患者吸气触发呼吸机送气所需的时间延长（ > 100 ms）。②无效触发：患者的吸气努力无法触发呼吸机送气。③误触发：在没有患者吸气努力的情况下呼吸机送气。④流速不同步：呼吸机送气流速与患者吸气流速不匹配。⑤双触发：单次吸气努力触发两次呼吸机送气（两次送气间伴或不伴 1 次很短的呼气）。⑥反向触发：呼吸机送气触发患者吸气动作。⑦切换过早：患者仍在努力吸气时送气终止（即患者吸气时间＞呼吸机送气时间）。⑧切换延迟：患者吸气结束、开始呼气时呼吸机仍在送气（即患者吸气时间＜呼吸机送气时间）。

（3）人机不同步的发生率高，因此在机械通气期间，应综合运用呼吸机波形分析、食管压及膈肌电活动监测等方法，准确识别、判定和处理人机不同步，以减少人机不同步的发生，改善重症机械通气患者的预后。

【推荐阅读】

[1] 梁宗安，夏金根 . 呼吸治疗教程 [M] . 2 版 . 北京：人民卫生出版社，2023.

[2] 中华医学会呼吸病学分会呼吸生理与重症监护学组，《中华结核和呼吸杂志》编辑委员会 . 无创正压通气临床应用专家共识 [J] . 中华结核和呼吸杂志，2009，32（2）：86-98.

[3] 中华医学会呼吸病学分会呼吸危重症医学学组 . 急性呼吸窘迫综合征患者机械通气指南（试行）[J] . 中华医学杂志，2016，96（006）：5.

[4] 中华医学会重症医学分会 . 机械通气临床应用指南（2006）[J] . 中国危重病急救医学，2007，19（2）：8.

[5] Duan J，Chen L，Liu X，et al. An updated HACOR score for predicting the failure of noninvasive ventilation：a multicenter prospective observational study [J] . Crit Care，2022；26（1）：196.

[6] Duan J，Wang S，Liu P，et al. Early prediction of noninvasive ventilation failure in COPD patients：derivation，internal validation，and external validation of a simple risk score [J] . Ann Intensive Care，2019，9（1）：108.

[7] Fan E，Del Sorbo L，Goligher E C，et al. An Official American Thoracic Society/European Society of Intensive Care Medicine/Society of Critical Care Medicine Clinical Practice Guideline：mechanical ventilation in adult patients with acute respiratory distress syndrome [J] . Am J Respir Crit Care Med，2017，195（9）：1253-1263.

[8] Flynn B C，Miranda H G，Mittel A M，et al. Stepwise ventilator waveform assessment to diagnose pulmonary pathophysiology [J] . Anesthesiology，2022，137（1）：85-92.

[9] Grasselli G，Calfee C S，Camporota L，et al. ESICM guidelines on acute respiratory distress syndrome：definition，phenotyping and respiratory support strategies [J] . Intensive Care Med，2023，49（7）：727-759.

[10] Hess D R. Noninvasive ventilation for acute respiratory failure [J] . Respir Care，2013，58（6）：950-972.

[11] Rochwerg B，Brochard L，Elliott M W，et al. Official ERS/ATS clinical practice guidelines：noninvasive ventilation for acute respiratory failure [J] . Eur Respir J，2017，50（2）：1602426.

（王蒙　撰写　沈宁　审阅）

第 14 章

血气分析

【概述】

血气分析是对血液中的 pH 值、$PaCO_2$ 和 PaO_2 等相关指标进行测定，是临床评估机体酸碱状态及呼吸功能的重要检查。

【目的】

1. 判断患者通气 / 换气功能和氧合状态。
2. 了解机体的酸碱平衡和代谢情况。
3. 判断呼吸机的治疗效果。
4. 为制订诊疗计划提供依据。

【适应证】

1. 各种疾病导致的呼吸功能障碍及酸碱失衡。
2. 急、慢性呼吸衰竭及进行机械通气。

【血气分析的作用】

1. 衡量呼吸衰竭的客观指标

根据血气分析结果可将呼吸衰竭分为呼吸衰竭 Ⅰ 型和呼吸衰竭 Ⅱ 型。在海平面平静呼吸空气条件下：①呼吸衰竭 Ⅰ 型：$PaO_2 < 60$ mmHg，$PaCO_2$ 正常或下降；②呼吸衰竭 Ⅱ 型：$PaO_2 < 60$ mmHg，$PaCO_2 > 50$ mmHg。

2. 判断酸碱失衡

包括单纯性酸碱失衡，包括呼吸性酸中毒、呼吸性碱中毒、代谢性酸中毒、代谢性碱中毒和混合型酸碱失衡。

（1）单纯性酸碱失衡：①呼吸性酸中毒：$PaCO_2$ 原发性升高，HCO_3^- 代偿性升高。②呼吸性碱中毒：$PaCO_2$ 原发性降低，HCO_3^- 代偿性降低。③代谢性酸中毒：HCO_3^- 原发性降低，$PaCO_2$ 代偿性降低。④代谢性碱中毒：HCO_3^- 原发性升高，$PaCO_2$ 代偿性升高。

（2）混合型酸碱失衡（mixed acid-base disturbances，MABD）类型：①呼吸性酸中毒合并代谢性酸中毒。②呼吸性酸中毒合并代谢性碱中毒。③呼吸性碱中毒合并代谢性酸中毒。④呼吸性碱中毒合并代谢性碱中毒。

（3）新的 MABD 类型：①混合性代谢性酸中毒［高阴离子间隙（anion gap，AG）型代谢性酸中毒＋高氯离子（Cl^-）型代谢性酸中毒］。②代谢性碱中毒合并代谢性酸中毒：包括代谢性碱中毒合并高 AG 型代谢性酸中毒、代谢性碱中毒合并高 Cl^- 型代谢性酸中毒。③三重酸碱失衡（TABD）：包括呼吸性酸中毒型三重酸碱失衡、呼吸性碱中毒型三重酸碱失衡。

【常用指标及意义】

1. pH 值

正常值 7.35 ～ 7.45。pH 值＞ 7.45 为碱血症，pH 值＜ 7.35 为酸血症。

2. PaO_2

正常范围 80 ～ 100 mmHg。PaO_2 正常值随着年龄增加而下降，预计 PaO_2（mmHg）＝ 100－0.33×年龄（岁）±5。

3. $PaCO_2$

正常范围 35 ～ 45 mmHg（一般取值 40 mmHg）。$PaCO_2$ 是判断呼吸性酸碱平衡紊乱的唯一指标，$PaCO_2$ ＞ 45 mmHg 是呼吸性酸中毒或代谢性碱中毒代偿，＜ 35 mmHg 是呼吸性碱中毒或代谢性酸中毒代偿。

4. SaO_2

正常值 95% ～ 98%。SaO_2 可间接反映组织缺氧程度。

5. 标准碳酸氢盐（standard bicarbonate，SB）

即在标准条件下测得的血浆 HCO_3^- 浓度，单纯反映代谢因素，不受呼吸因素影响。正常值：22 ～ 27 mmol/L。SB ＞ 27 mmol/L 提示代谢性碱中毒或呼吸性酸中毒代偿，SB ＜ 22 mmol/L 提示代谢性酸中毒或呼吸性碱中毒代偿。

6. 实际碳酸氢盐（actual bicarbonate，AB）

即在实际的血液温度和血氧饱和度条件下测得的血浆 HCO_3^- 浓度，受呼吸和代谢因素影响。AB ＞ SB 表明有 CO_2 潴留，见于呼吸性酸中毒或代偿后的代谢性碱中毒。AB ＜ SB 表明有过度通气，见于呼吸性碱中毒或代偿后的代谢性酸中毒。

7. 二氧化碳结合力（carbon dioxide combining power，CO_2CP）

指血浆中呈化学结合状态的 CO_2 的量，反映血浆 HCO_3^- 浓度。正常值：23 ～ 31 mmol/L，CO_2CP 增高见于代谢性碱中毒或代偿后的呼吸性酸中毒，CO_2CP 降低见于代谢性酸中毒或代偿后的呼吸性碱中毒。

8. 缓冲碱（buffer base，BB）

指血液中具有缓冲作用的所有负离子的总和，反应代谢变化，不受呼吸因素的影响。正常值：45 ～ 55 mmol/L，代谢性酸中毒时 BB 下降；代谢性碱中毒时 BB 增高。

9. 碱剩余（base excess，BE）

反映总的 BB 变化，只反映代谢变化，不受呼吸因素影响。正常值：－2.3 ～＋2.3 mmol/L，代谢性酸中毒时下降；代谢性碱中毒时增高。

10. AG

指血浆中未测定阴离子总数与未测定阳离子总数之差。$AG \approx Na^+ - (Cl^- + HCO_3^-)$。正常范围：8 ～ 16 mmol/L。AG 值有助于鉴别代谢性酸中毒的类型和诊断混合型酸碱平衡紊乱：① AG 增高血氯正常型代谢性酸中毒：如乳酸性酸中毒、酮症酸中毒等，体内固定酸含量增加，导致消耗碳酸氢盐，但血氯水平保持正常；② AG 正常血氯增高型代谢性酸中毒：因体内 HCO_3^- 丢失过多使酸相对增多；③ AG 值降低多见于低蛋白血症、高钾血症、高钙血症、高镁血症。

11. 潜在 HCO_3^-

排除合并高 AG 型代谢性酸中毒对 HCO_3^- 掩盖之后的 HCO_3^-；如果 AG 增高，必须计算潜在 HCO_3^-。潜在 $HCO_3^- = Na^+ - Cl^- - 12$。单纯高 AG 型代谢性酸中毒的潜在 HCO_3^- 为 22 ～ 26 mmol/L，潜在 HCO_3^- ＜ 22 mmol/L，则合并 AG 正常型代谢性酸中毒，潜在 HCO_3^- ＞ 26 mmol/L，则合并代谢性碱中毒。

【血气分析六步法】

第 1 步：评估血气分析数值的内在一致性。$[H^+] = 24 \times PaCO_2/[HCO_3^-]$。若数值不一致，说明该血气分析结果有误，需重新检查（表 14-1）。

第 2 步：根据 pH 值判读是酸血症还是碱血症。pH 值＞ 7.45 为碱血症；pH 值＜ 7.35 为酸血症。

第 3 步：判断原发性酸碱平衡紊乱的类型。pH 值与 $PaCO_2$ 同向为代谢性，反向为呼吸性。

第 4 步：判断针对原发异常是否产生了适当的代偿（表 14-2）。

第 5 步：计算 AG（若存在代谢性酸中毒），了解是否有高 AG 型代谢性酸中毒。

第 6 步：若 AG 增高，则计算潜在 HCO_3^-（AG 正常时不需要计算）。若潜在 HCO_3^- ＞ 27 mmol/L，说明合并代谢性碱中毒；若潜在 HCO_3^- ＜ 22 mmol/L，说明合并 AG 正常型代谢性酸中毒。

表 14-1 血气分析中 pH 值和［H^+］对应值

pH 值	估测［H^+］（mmol/L）
7.25	56
7.30	50
7.35	45
7.40	40
7.45	35
7.50	32

表 14-2 原发性酸碱平衡紊乱的代偿反应

酸碱平衡异常	预期代偿反应	校正因子	代偿极限
代谢性酸中毒	［$PaCO_2$］＝ 1.5×［HCO_3^-］＋8	±2	10 mmHg
急性呼吸性酸中毒	［HCO_3^-］＝ 24＋0.1×（$\Delta PaCO_2$）	±1.5	30 mmol/L
慢性呼吸性酸中毒	［HCO_3^-］＝ 24＋0.35×（$\Delta PaCO_2$）	±5.58	42 ～ 45 mmol/L
代谢性碱中毒	［$PaCO_2$］＝ 40＋0.9×（ΔHCO_3^-）	±5	55 mmHg
急性呼吸性碱中毒	［HCO_3^-］＝ 24－0.2×（$\Delta PaCO_2$）	±2.5	18 mmol/L
慢性呼吸性碱中毒	［HCO_3^-］＝ 24－0.5×（$\Delta PaCO_2$）	±2.5	12 ～ 15 mmol/L

注：若所测值在公式范围内，则为生理性代偿，若在范围外，则合并其他类型的酸碱平衡紊乱。

【推荐阅读】

［1］王辰．内科学［M］．2 版．北京：北京大学医学出版社，2024.

［2］American Thoracic Society. Arterial blood gases guidelines［EB/OL］. https://www.thoracic.org/.

（盖晓燕 撰写 孙丽娜 审阅）

第 15 章

肺功能检查判读

【概述】

肺功能检查是通过测定呼吸容量、流速、压力等和分析呼吸气体成分，判断肺的通气和换气功能，从而了解呼吸系统功能状态的检查。

【适应证】

1. 呼吸困难的鉴别诊断，用于诊断慢性阻塞性肺疾病（COPD）、哮喘、上呼吸道阻塞等疾病。

2. 评价肺受损程度。

3. 评估治疗效果。

4. 评估手术风险。

【检查内容】

1. 肺通气功能检查

（1）阻塞性通气功能障碍：常见于呼吸道阻塞导致的气流受限（通路异常），如 COPD 等。

（2）限制性通气功能障碍：可见于肺通气的驱动力下降（泵功能下降）及肺胸廓顺应性下降等。

2. 肺容积相关指标

（1）潮气容积（Vt）：指平静呼吸时，一次吸入和呼出的气量。

（2）补呼气量（expiratory reserve volume，ERV）：是指平静呼气末再尽最大力量呼气所呼出的气量。

（3）补吸气量（inspiratory reserve volume，IRV）：是指平静吸气末再尽最大力量吸气所吸入的气量。

（4）深吸气量（inspiratory capacity，IC）：是指平静呼气末尽最大力量吸气所吸入的最大气量。

（5）肺活量（vital capacity，VC）：是指尽力吸气后缓慢而又完全呼出的最大气量。

（6）功能残气量（functional residual capacity，FRC）：是指平静呼气末肺内所含气量。

（7）残气量（residual volume，RV）：是指最大呼气末肺内所含气量。

（8）肺总量（total lung capacity，TLC）：是指最大限度吸气后肺内所含气量，即 VC＋RV。

3. 肺通气量相关指标

（1）静息每分钟通气量（minute ventilation at rest，VE）。

（2）最大通气量（maximal voluntary ventilation，MVV）：指在 1 min 内以最大呼吸幅度和最快呼吸频率呼吸所得的通气量。正常情况下，$MVV \approx FEV_1 \times 40$。MVV 的临床意义包括：①大气道阻塞、呼吸肌无力时，MVV 下降。②作为通气储备能力指标：通气储量（%）＝（MVV－VE）/MVV×100%（若发现孤立的、显著的 MVV 下降，应高度怀疑大气道阻塞）。

4. 用力肺活量

（1）用力肺活量（forced vital capacity，FVC）：指深吸气后，尽力尽快呼出的气量。

（2）第 1 秒用力呼气容积（forced expiratory volume in one second，FEV_1）：指最大吸气至肺总量后，开始呼气第 1 秒内的呼出气量。

（3）一秒率（FEV_1/FVC）：是测定有无气流阻塞的重要指标。

（4）用力呼气流速（forced expiratory flow，FEF）：最大呼气流速（peak expiratory flow，PEF）是指从肺总量用最大力量、最大速度呼气所产生的最大瞬间呼气流量，主要用于哮喘的动态随访。FEF_{25} 是指呼出 25% 的 FVC 后的流速，FEF_{50} 是指呼出 50% 的 FVC 后的流速，FEF_{75} 是指呼出 75% 的 FVC 后的流速。最大呼气中期流量（maximal mid-expiratory flow，MMEF）是指 FVC 达到 25% 到 75% 之间的平均呼气流速（又称 $FEF_{25\sim75}$）。MMEF 反映小气道功能状态。

5. 肺通气功能检测

（1）静态肺容量：VC、TLC、RV。

（2）动态肺容量：FVC、FEV_1、FEV_1/FVC、MMEF。

（3）支气管反应性：①支气管激发试验：采用组胺、乙酰甲胆碱等不同的激发物诱发支气管收缩。主要用于判断气道高反应性，是诊断支气管哮喘的高敏感性低特异性指标。FEV_1 下降 20% 可诊断为支气管激发试验阳性。②支气管舒张试验（气道可逆试验）：通过测定患者吸入支气管扩张剂前后 FEV_1 的变化来判断气道阻塞的可逆性。临床上用于诊断支气管哮喘、COPD 等。吸入短效支气管扩张剂后，患者 FEV_1 较用药前增加 ≥ 12% 且绝对值增加 ≥ 200 ml 可诊断为支气管舒张试验阳性。③ PEF 变异率：支气管哮喘患者通气功能随时间出现节律性变化，用于辅助诊断疾病及评估病情严重程度。

6. 肺换气检查

（1）引起肺换气功能异常的常见疾病：①肺炎、肺水肿等，可引起肺泡通气降低；②肺栓塞等，可引起肺循环血量减少；③肺间质病变，可引起弥散功能降低。

（2）肺弥散功能测定：一口气法测定 CO 弥散量（diffusion capacity of carbon monoxide of lung，D_LCO）。正常值：80% ～ 120% 预测值。D_LCO 降低常见于肺纤维化、石棉肺、肺气肿等；D_LCO 增加可见于红细胞增多症、肺出血等。

【肺功能检查报告解读步骤】

1. 肺功能质量评价

流量-容积曲线、容积-时间曲线须达到可接受标准及重复性标准。

（1）可接受性标准：①呼气起始标准：呼气起始无犹豫，流量-容积曲线曲线的呼气相升支陡直上升，呼气尖峰迅速出现；外推容积（V back extrapolation，VEXT）＜ 5%FVC 或＜ 150 ml（取较大值）。②呼气过程标准：呼气曲线平滑；无咳嗽、无中断；达到起始标准；达到结束标准。③呼气结束标准：受试者无法继续呼出气；呼气平台＞ 1 s；呼气时间≥ 0.6 s，10 岁以下≥ 3 s。

（2）重复性标准：至少 3 次测试；图形基本重叠；FVC 差异＜ 0.15 L；FEV_1 ＜ 0.15 L；若 FVC ＜ 1.0 L，差异＜ 0.1 L。

（3）重复性检查质量等级判断标准：① A 级：可靠的测试结果（3 次可接受及 2 次可重复的测试，最佳的两次 FEV_1 和 FVC 差值在 150 ml 之内）。② B 级：可靠的测试结果（3 次可接受及 2 次可重复的测试，最佳的两次 FEV_1 和 FVC 差值在 200 ml 之内）。③ C 级：至少 2 次可接受的测试，最佳的两次 FEV_1 和 FVC 差值在 250 ml 之内。④ D 级：不可靠的测试结果（至少 2 次可接受的测试，但不可重复或只有 1 次可接受的测试）⑤ F 级：不可靠的测试结果，没有可接受的测试。

2. 判断检查结果是否正常（表 15-1）

表 15-1　肺功能的主要指标

指标	正常低限（LLN）	正常高限（ULN）
FEV_1、FVC、PEF	80% 预计值	
FEF_{50}、FEF_{75}、$FEF_{25\sim75}$	65% 预计值	
FEV_1/VC、FEV_1/FVC	70%（92% 预计值）	
TLC、RV、FRC、D_LCO	80% 预计值	120% 预计值

3. 判断肺通气功能障碍的类型（表 15-2）

表 15-2　肺通气功能障碍类型的判断

类型	VC	FEV_1	FEV_1/FVC	RV	TLC
阻塞性通气功能障碍	−/↓	↓	↓	↑	↑
限制性通气功能障碍	↓	↓/−	−/↑	↓/−	↓
混合性通气功能障碍	↓	↓↓	↓	不定	不定

4. 判断肺功能损伤程度（表 15-3）

表 15-3　肺功能损伤程度的判断

严重程度	FEV_1 占正常预计值的百分比（%）
轻度	＞70
中度	60～69
中重度	50～59
重度	35～49
极重度	＜35

【推荐阅读】

［1］斯坎隆，海厄特．实用肺功能检查手册：第 5 版［M］．孙永昌，陈亚红，译．北京：科学出版社，2022.
［2］中华医学会呼吸病学会肺功能学组．便携式肺功能仪原理、质控及临床应用的中国专家共识［J］．中华结核和呼吸杂志，2022，45（10）：22-31.

（盖晓燕　撰写　孙丽娜　审阅）

第 16 章

支气管镜检查

【概述】

可弯曲支气管镜（包括纤维支气管镜和电子支气管镜，以下统称为支气管镜）检查是指将带有镜头的内窥镜在可视情况下通过鼻腔或口腔置入下呼吸道，用以观察气管和支气管等部位的病变，并进行活检采样、病原学或细胞学等检查，是呼吸系统疾病诊断和治疗的重要手段。

【适应证】

1. 疑诊气管、支气管、肺部肿瘤或肿瘤性病变需要确定病理分型，或确定浸润范围及分期。

2. 不明原因咯血且持续时间较长。

3. 不能明确诊断、进展迅速、抗菌药物效果欠佳、病变持续存在或吸收缓慢、临床诊断为下呼吸道感染或伴有免疫功能受损。

4. 器官或骨髓移植后新发肺部病变，或疑诊移植物抗宿主病、移植肺免疫排斥。

5. 临床上难以解释、病情进展或治疗效果欠佳的咳嗽，怀疑气管支气管肿瘤、异物或其他病变。

6. 原因不明的突发喘鸣、喘息，尤其是固定部位闻及鼾音或哮鸣音，需排除大气道狭窄或梗阻。

7. 原因不明的弥漫性肺实质疾病，如间质性肺炎、结节病、肺泡蛋白沉积症等。

8. 任何原因引起的单侧肺、肺叶或肺段不张。

9. 外伤后可疑气道损伤。

10. 临床症状及影像学表现怀疑各种气管瘘、支气管瘘，如气管食管瘘、支气管胸膜瘘等。

11. 原因不明的纵隔淋巴结肿大、纵隔肿物等。

【禁忌证】

1. 急性心肌梗死后 4 周内不建议行支气管镜检查；若急性心肌梗死后 4 ～ 6 周内需行支气管镜检查，建议请心内科医生会诊，充分评估其发生心脏病的风险。

2. 活动性大咯血时行支气管镜检查的风险较高，若必须进行，应做好建立人工气道及急救的准备，以应对出血加重可能导致的窒息。

3. 血小板计数＜ 20×10^9/L 时不推荐行支气管镜检查。血小板计数＜ 60×10^9/L 时不推荐行支气管镜下黏膜活检或经支气管肺活检。

4. 妊娠期间不推荐行支气管镜检查。若病情需要，除非紧急情况，则尽量推迟至分娩或妊娠第 28 周以后进行，并提前与妇产科医生充分沟通，评估风险。

5. 恶性心律失常、不稳定型心绞痛、严重心肺功能不全、高血压危象、严重肺动脉高压、颅内高压、急性脑血管事件、主动脉夹层、主动脉瘤、严重精神疾病及全身极度衰竭等，患者出现并发症的风险通常较高，若必须行支气管镜检查，需权衡利弊，做好抢救准备。

【知情同意】

术前应向患者及家属说明支气管镜检查的意义，如协助明确诊断和（或）指导治疗等。同时，应说明本次检查可能发生的风险，并获得患者及家属书面签署的知情同意书。相关风险主要包括以下几个方面：

1. 麻醉并发症。
2. 声门、气道、支气管损伤。
3. 剧烈呛咳、反流误吸。
4. 喉及气管痉挛、呼吸衰竭等。
5. 其他呼吸系统并发症：肺不张、肺部感染、胸腔积液、气胸、出血、感染等。
6. 心脏并发症：心律失常、心肌梗死、心力衰竭、心搏骤停。
7. 脑并发症：脑血管意外、癫痫等。
8. 操作失败。
9. 其他不可预知的情况。

【术前准备】

1. 支气管镜检查前应根据病情进行胸部 X 线检查或胸部 CT，推荐行胸部 CT，以便更精准地确定病变部位，有助于决定采样部位及方式。

2. 若无胃肠动力异常或梗阻，采用局部麻醉时应在支气管镜检查术前 4 h 开始禁食，术前 2 h 开始禁水；采用全身麻醉时应在支气管镜检查术前 8 h 开始禁食，术前 2 h 开始禁水。

3. 对于拟行支气管镜检查的患者，建议检测凝血酶原时间、部分凝血活酶时间、血小板计数，以除外严重凝血功能异常。

4. 筛查血液传播性疾病，防止医源性感染。

5. 对于有心脏病病史及其危险因素的患者，检查前应行心电图检查。

6. 对于拟行经支气管活检的患者，推荐提前 5 ～ 7 天停用氯吡格雷，提前 3 ～ 5 天停用替格瑞洛，小剂量阿司匹林可继续使用。对于需提前停用氯吡格雷或替格瑞洛的患者，若植入冠状动脉药物涂层支架未满 12 个月或植入冠状动脉裸金属支架未满 1 个月，则应与心内科医生共同权衡使用抗血小板药物的利弊；若抗血小板药物治疗方案为氯吡格雷或替格瑞洛联合小剂量阿司匹林，则改为单用小剂量阿司匹林，并于操作第 2 天晨起恢复氯吡格雷或替格瑞洛的使用。

7. 对于拟行经支气管活检的患者，推荐提前 5 天停用华法林。若术后无明显活动性出血，可在支气管镜检查后 12 ～ 24 h 恢复使用，即操作当天夜间或第 2 天晨起恢复使用。对于需提前停用华法林的患者，可评估停药期间血栓形成风险。若为低风险，则停药期间无需替换为低分子量肝素；否则，应替换为低分子量肝素抗凝，并于支气管镜操作前 24 h 停药。恢复华法林使用后仍应同时使用低分子量肝素直至国际标准化比值（international normalized ratio，INR）达到治疗范围。

8. 对于拟行经支气管活检的患者，达比加群酯及利伐沙班需提前 24 h 停药，不需用低分子量肝素替换。

9. 对于疑诊 COPD 的患者，推荐进行肺功能检查，若通气功能重度减退（FEV_1 占预计值的百分比 ＜ 40%），建议进行动脉血气分析。

10. COPD 及支气管哮喘患者在支气管镜检查术前应预防性使用支气管扩张剂。

11. 器械与药物：操作前仔细检查气管镜各部件及吸引器等结构功能是否完好，包括消毒手套、2% 利多卡因、注射器、纱布、载玻片、取样物品（如活检钳、细胞刷、穿刺针）等。

【常用检查方法】

1. 经支气管镜支气管刷检

支气管镜检查至有病变的肺段支气管开口后，经支气管镜活检孔插入防污染样本毛刷（protected

specimen brush，PSB），将 PSB 伸出支气管镜末端，再推出内套管及毛刷，采集标本；依次退回毛刷和内套管，再将整个毛刷从支气管镜中拔出。毛刷可直接涂片或定量培养，用于病原学检查或细胞学检查。

2. 经支气管镜支气管肺泡灌洗（bronohoalveolar lavage，BAL）

弥漫性间质性肺疾病常选用右肺中叶或左肺舌叶支气管，局限性病变应在相应支气管肺段进行操作，将支气管镜前端嵌入 3 ～ 4 级支气管，保持密封和稳定。用 50 ml 注射器直接连接在活检孔缓慢注入 37℃灭菌生理盐水 40 ml 后，立即手工回抽，依次注入及回抽 3 次，共计 120 ml 生理盐水（局灶性病变疑诊感染或肿瘤拟行病原学或细胞学检查时，注入生理盐水的次数和总量可适当减少），操作结束后吸去管腔内残余液体。

3. 经支气管镜支气管黏膜活检

对于镜下可见的支气管腔内病变，应在病变部位使用活检钳钳夹组织，注意尽量避开血管。如无特殊情况，5 块活检标本即可满足病理免疫组织化学染色及基因检测需要，保证诊断率。对于镜下所见支气管黏膜呈浸润性病变或高度怀疑肿瘤时，可联合进行活检、刷检和支气管冲洗，且应在其他操作后进行冲洗，以提高阳性率。

4. 经支气管镜肺活检（transbronchial lung biopsy，TBLB）

对于弥漫性肺部病变，将支气管镜插入目标支气管分支后，通过活检孔道将活检钳送到预定的肺外周病变处，在无 X 线或 X 线透视下取肺组织活检；对于肺外周局限性病变，应用电磁导航、虚拟导航、径向支气管内超声等技术提高诊断阳性率。经支气管冷冻肺活检（transbronchial cryobiopsy，TBCB）可提供更大、质量更高的组织样本，进一步提高诊断阳性率，但 TBCB 可能增加气胸及严重出血的风险，推荐在全身麻醉下通过硬质支气管镜或气管插管进行。

5. 超声引导下经支气管针吸活检（endobronchial ultrasound-guided transbronchial needle aspiration，EBUS-TBNA）

对于支气管腔外病变或纵隔肺门淋巴结病变，可行 EBUS-TBNA，操作时可进行快速现场评价，以减少穿刺针数并评估样本中肿瘤细胞的数量和质量，该操作通常在全身麻醉下进行。

【术后处理】

1. 局部麻醉结束 2 h 后或全身麻醉结束 6 h 后方可进食、饮水，以避免因咽喉仍处于麻醉状态而导致误吸。

2. 全身麻醉术后监测生命体征 6 h，观察有无咯血、胸痛、呼吸困难。

3. 行肺活检者术后行胸部 X 线检查，以除外气胸；当气胸量小于单侧肺总量的 30% 时，可以密切观察患者症状，给予吸氧、休息等保守治疗措施；当气胸量大于单侧肺总量的 30% 时，需行胸腔闭式引流。

【推荐阅读】

[1] 中华医学会呼吸病学分会介入呼吸病学学组 . 成人诊断性可弯曲支气管镜检查术应用指南（2019 年版）[J]. 中华结核和呼吸杂志，2019，42（8）：573-589.

（杜毅鹏　撰写　孙丽娜　审阅）

第 17 章

胸腔穿刺术

【概述】

胸腔穿刺术（thoracentesis）是用穿刺针经皮穿刺胸膜腔，继而经穿刺针或小口径套管抽取胸腔积液或气体的技术。胸腔穿刺是临床医师需要掌握的基本操作之一，也是胸膜腔疾病主要的诊疗方法。

【适应证】

1. 诊断性胸腔穿刺。

2. 治疗性胸腔穿刺：穿刺抽液减轻其对肺的压迫症状；抽吸脓液治疗脓胸；胸腔内注射药物。

【禁忌证】

1. 有出血倾向、应用抗凝药物、出血时间延长或凝血功能障碍、血小板计数＜ 50×10^9/L。

2. 体质衰弱、病情危重、难以耐受。

3. 局部皮肤感染。

【术前准备】

1. B 超检查定位。

2. 体格检查核实定位点。

【操作步骤】

1. 患者多取坐位。病情严重不能保持坐位者，可取半卧位，患侧前臂应上举至枕部。

2. 戴无菌手套，常规消毒、铺巾。

3. 检查胸腔穿刺针的通畅性及密闭性。

4. 2% 利多卡因局部浸润麻醉，穿刺点选择定位处的下一肋骨上缘，抽取胸腔积气时一般选择患侧锁骨中线第二肋间隙。自皮肤至壁胸膜逐层浸润麻醉。过程中注意回抽观察无回血再推药，防止麻醉药注入血管。

5. 麻醉满意后，术者持胸腔穿刺针进行穿刺，有突破感后，打开止血钳抽取胸腔积液。抽液过程中注意保持抽液管路的密闭性。

6. 抽液结束后，拔出穿刺针，无菌纱布局部压迫止血后，胶布固定。嘱患者平卧静躺，3 天内伤口不沾水。

7. 收拾穿刺用品，医疗废弃物合理处置。

【注意事项】

1. 术中密切观察患者情况，如有头晕、面色苍白、心悸、出汗、胸闷等胸膜反应，立即停止抽液，嘱患者平卧休息，测量生命体征，进行吸氧等对症处理，如有血压下降，应及时补液，行心电监护，必要时皮下注射 0.1% 肾上腺素 0.3 ～ 0.5 ml。

2. 抽液不能过多、过快，首次抽液量不应超过 600 ml，以后每次不应超过 1000 ml。

3. 留取胸腔积液标本送检时，注意使用相应抗凝管。

【推荐阅读】

[1] 姜保国，陈红 . 中国医学生临床操作指南 [M] . 3 版 . 北京：人民卫生出版社，2020.

[2] 马明信，贾继东 . 物理诊断学 [M] . 4 版 . 北京：北京大学医学出版社，2019.

（张静　撰写　伍蕊　审阅）

第一篇缩略词表

英文缩写	中文全称
AB	实际碳酸氢盐
ABPA	变应性支气管肺曲菌病
A/C	辅助 / 控制通气
ACE	血管紧张素转化酶
ACTH	促肾上腺皮质激素
ADA	腺苷脱氨酶
AEP	急性嗜酸性粒细胞性肺炎
AG	阴离子间隙
AHI	呼吸暂停低通气指数
AHR	气道高反应性
AIP	急性间质性肺炎
AJCC	美国癌症联合委员会
ANA	抗核抗体
ANCA	抗中性粒细胞胞质抗体
ARDS	急性呼吸窘迫综合征
ASO	抗链球菌溶血素 O
BAL	支气管肺泡灌洗
BALF	支气管肺泡灌洗液
BB	缓冲碱
BE	碱剩余
BMI	体重指数
BSI	支气管扩张严重程度指数
CAP	社区获得性肺炎
CAT	慢性阻塞性肺疾病患者自我评估测试
CCP	环瓜氨酸肽
CEA	癌胚抗原
CEP	慢性嗜酸性粒细胞性肺炎
CFTR	囊性纤维化跨膜转导调节因子
CO_2CP	二氧化碳结合力
COP	隐源性机化性肺炎
COPD	慢性阻塞性肺疾病
CPAP	持续气道正压通气
CRE	耐碳青霉烯肠杆菌科细菌
CRP	C 反应蛋白
CSA	中枢型睡眠呼吸暂停
CT	计算机断层扫描
CTPA	CT 肺动脉造影
CYFRA21-1	细胞角质蛋白 19 片段抗原 21-1
DIP	脱屑性间质性肺炎
D_LCO	CO 弥散量
DNase	脱氧核糖核酸酶

DP	驱动压
DPI	干粉吸入剂
EBUS-TBNA	超声引导下经支气管针吸活检
ECMO	体外膜氧合
EGPA	嗜酸性粒细胞肉芽肿性多血管炎
EOS	嗜酸性粒细胞
EPAP	呼气相气道正压
ERV	补呼气量
ES	广泛期
ESBL	超广谱 β - 内酰胺酶
ESR	红细胞沉降率
ESS	艾普沃斯嗜睡量表
FeNO	呼出气一氧化氮
FEV_1	第一秒用力呼气量
FiO_2	吸入氧浓度
FRC	功能残气量
FVC	用力肺活量
GBM	肾小球基底膜
GCS	格拉斯哥昏迷评分
GOLD	慢性阻塞性肺疾病全球创议
HA	低通气
HAP	医院获得性肺炎
HFA	氢氟烷烃抛射剂
HFNC	经鼻高流量氧疗
HIV	人类免疫缺陷病毒
HP	过敏性肺炎
HRCT	高分辨率 CT
IC	深吸气量
ICS	吸入糖皮质激素
ICU	重症监护病房
ILD	间质性肺疾病
iLIP	特发性淋巴细胞性间质性肺炎
INR	国际标准化比值
IPAP	吸气相气道正压
IPF	特发性肺纤维化
iPPFE	特发性胸膜肺实质弹力纤维增生症
IRV	补吸气量
LABA	长效 β_2 受体激动剂
LAMA	长效胆碱能受体拮抗剂
LDH	乳酸脱氢酶
LIP	淋巴细胞性间质性肺炎
LS	局限期
LTRA	白三烯受体拮抗剂
MDR	非多重耐药
MDT	多学科协作诊疗
MIC	最小抑菌浓度
MMEF	最大呼气中期流量
mMRC	改良英国医学研究委员会
mNGS	宏基因组二代测序
MRSA	耐甲氧西林金黄色葡萄球菌
MSA	混合型睡眠呼吸暂停
MV	机械通气
MVV	最大通气量
NPPV	无创正压通气
NSCLC	非小细胞肺癌

NSIP	非特异性间质性肺炎
NT-proBNP	N- 末端脑钠肽前体
OSA	阻塞型睡眠呼吸暂停
$PaCO_2$	动脉血二氧化碳分压
PaO_2	动脉血氧分压
PAP	肺泡蛋白沉积症
PCR	聚合酶链反应
PCT	降钙素原
PCV	压力控制通气
PDE-4	磷酸二酯酶 4
PDR	全耐药
PEEP	呼气末正压
PEF	呼气流量峰值
PET/CT	正电子发射计算机体层显像
PHC	允许性高碳酸血症
Pi	吸气压力
PLAM	肺淋巴管平滑肌瘤病
PLCH	肺朗格汉斯细胞组织细胞增生症
pMDI	定量气雾吸入剂
PSB	防污染样本毛刷
PSG	多导睡眠监测
PSV	压力支持通气
RASS	Ricmond 躁动-镇静量表
RB-ILD	呼吸性细支气管炎伴间质性肺疾病
RF	类风湿因子
RM	肺复张方法
rt-PA	重组组织型纤溶酶原激活剂
RV	残气量
SA	睡眠呼吸暂停
SABA	短效 β_2 受体激动剂
SAMA	短效胆碱能受体拮抗剂
SaO_2	动脉血氧饱和度
SAPS Ⅱ	简明急性生理学评分Ⅱ
SB	标准碳酸氢盐
SCLC	小细胞肺癌
SIMV	同步间歇指令通气
SOFA	序贯器官衰竭评估
SOP	标准操作规范
SpO_2	经皮动脉血氧饱和度
S/T	自主 / 时间切换
T	体温
TBCB	经支气管冷冻肺活检
TBLB	经支气管镜肺活检
$TcPO_2$	经皮氧分压监测
Ti	吸气时间
TLC	肺总量
TNF-α	肿瘤坏死因子 α
tNGS	病原体靶向二代测序
UIP	普通型间质性肺炎
VAP	呼吸机相关性肺炎
VC	肺活量
VE	静息每分钟通气量
Vt	潮气量
XDR	广泛耐药

第二篇

心血管系统疾病

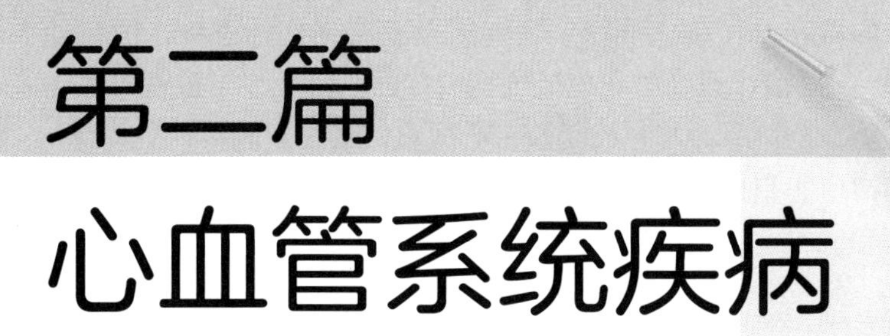

第 18 章

冠状动脉性心脏病

第 1 节　急性 ST 段抬高型心肌梗死

【疾病概述】

急性 ST 段抬高型心肌梗死（ST-segment elevation myocardial infarction，STEMI）是冠心病的严重类型，也是致死致残的主要原因。各种原因导致的冠状动脉急性闭塞是其主要发病机制。患者通常表现为急性缺血性胸痛，也可出现不典型症状，甚至无症状。心电图表现为具有定位意义的 ST 段抬高，伴有心肌损伤标志物水平升高，并动态变化。STEMI 的诊断基于临床症状、心电图及心肌损伤标志物，冠状动脉造影能够明确罪犯血管并指导血运重建策略。主要治疗原则为在规范抗栓治疗的基础上尽早进行再灌注治疗，从而恢复冠状动脉血流，并积极控制冠心病危险因素，尽早给予改善心肌重构药物以改善预后。

关键词：胸痛；ST 段抬高；心肌损伤标志物；罪犯血管；再灌注治疗；抗栓治疗。

【诊断与鉴别诊断】

一、接诊

1. 问诊要点

胸痛的问诊要点：胸痛部位、性质、程度、放射痛、伴随症状、持续时间、诱发因素和缓解方式。典型的 STEMI 缺血性胸痛为胸骨后或心前区剧烈的压榨性疼痛，通常持续超过 10 ～ 20 min，可向左上臂、下颌、颈部、肩背部放射，常伴有乏力、大汗、呼吸困难和濒死感，含服硝酸甘油不能完全缓解。应注意不典型症状及无痛性心肌梗死（多见于女性、高龄、糖尿病患者）。

问诊冠心病的危险因素及既往史有助于诊断及鉴别诊断，问诊要点：冠心病、高血压、糖尿病、高脂血症、外周动脉疾病、脑血管疾病（缺血性卒中、脑出血）、慢性肾脏病病史，以及吸烟、早发冠心病家族史（直系亲属男性≤ 55 岁、女性≤ 65 岁）。

应重点询问增加出血风险的疾病病史，有助于指导抗栓治疗和再灌注治疗策略。

2. 全身体格检查要点

密切注意患者的生命体征和一般状态，充分评估有无血流动力学不稳定的表现。颈静脉怒张、与体位变化相关的肺内湿啰音、奔马律提示存在心功能不全，可采用 Killip 分级法评估心功能。出现心脏杂音应警惕机械并发症。此外，还应重点关注双上肢血压、肺动脉瓣区第二心音（P_2）和主动脉瓣区第二心音（A_2）的关系、下肢不对称性水肿等具有鉴别诊断意义的阳性体征。

二、开检查医嘱

1. 心电图

首次医疗接触 10 min 内完成首份心电图，推荐记录 18 导联心电图，尤其是下壁心肌梗死应格外关注

V_{3R} ～ V_{5R}、V_7 ～ V_9 导联。若心电图表现不典型，应在 15 ～ 30 min 后复查。STEMI 的典型心电图表现为 2 个或 2 个以上相邻导联 ST 段弓背向上抬高伴有对应导联 ST 段压低，起病早期表现为异常高大且两支对称的超急性期 T 波，存在心肌坏死时出现病理性 Q 波。除以上典型心电图表现外，新发左束支传导阻滞、Wellens 综合征、de Winter 综合征、左主干病变的心电图改变等应被视为 STEMI 的等同心电图改变（表 18-1 及书后附图 18-1 和附图 18-2）。

以下情况下心电图诊断可能存在困难，需结合临床情况进行评估：①左束支传导阻滞；②右束支传导阻滞；③心室起搏。

表 18-1　STEMI 的等同心电图改变

临床情况	心电图表现	临床意义
新发左束支传导阻滞	既往无左束支传导阻滞，起病后出现左束支传导阻滞	急性前壁心肌梗死可能
Wellens 综合征	胸痛发作时心电图正常，胸痛缓解后 V_2 ～ V_5 导联呈对称性倒置或双向	前降支近段高度狭窄或闭塞
de Winter 综合征	前壁导联 ST 段上斜型压低伴高耸对称的 T 波	前降支近段高度狭窄或闭塞
左主干病变	aVR、V_1 导联抬高伴广泛导联 ST 段压低	严重的左主干或三支病变
超急性期 T 波	2 个或 2 个以上相邻导联异常高大且双支对称	处于超急性期的 STEMI
孤立的前壁导联 ST 段压低	12 导联心电图 V_1 ～ V_4 导联 ST 段压低	18 导联心电图可能存在 V_7 ～ V_9 导联 ST 段抬高，提示后壁心肌梗死

2. 心肌损伤标志物

主要包括肌钙蛋白（cardiac troponin，cTn）、肌酸激酶（creatine kinase，CK）、肌酸激酶同工酶（CK-MB）、肌红蛋白（myoglobin，Myo）。不同心肌损伤标志物升高具有不同的动态变化规律（表 18-2），且均有一定的窗口期，因此阴性结果不能排除 STEMI。

表 18-2　心肌损伤标志物的动态变化规律

名称	升高时间	达峰时间	持续时间
cTnT	3 ～ 6 h	10 ～ 24 h	10 ～ 14 天
cTnI	3 ～ 6 h	14 ～ 20 h	7 ～ 10 天
CK-MB	3 ～ 6 h	16 ～ 20 h	3 ～ 4 天
Myo	0.5 ～ 2 h	6 ～ 12 h	18 ～ 30 h

CK-MB，肌酸激酶同工酶；cTnI，肌钙蛋白 I；cTnT，肌钙蛋白 T；Myo，肌红蛋白。

心功能指标：脑钠肽（brain natriuretic peptide，BNP）或 N- 末端脑钠肽前体（N terminal pro B type natriuretic peptide，NT-proBNP），提示不同程度的心肌受损，也可反映不同程度的心功能损伤。

3. 影像学检查

STEMI 的超声心动图可见新发的与心电图表现相对应的室壁节段性运动异常，可评估心功能，明确是否存在机械并发症，漂浮的主动脉内膜片、肺动脉高压等典型表现有助于急性胸痛患者的鉴别诊断。

三、诊断流程或分类标准

存在心肌缺血症状、典型心电图改变即可诊断 STEMI。需注意，心肌损伤标志物结果和影像学表现并非 STEMI 临床诊断所必需，不应因等待心肌损伤标志物和影像学结果而延误诊断和再灌注治疗。

四、鉴别诊断

1. 主动脉夹层

撕裂样胸痛一开始即达高峰，常放射至背部、腹部、腰部，双上肢血压和脉搏可有明显差别，患者偶有意识模糊和偏瘫等神经系统受损症状，若未累及冠状动脉则无心肌损伤标志物升高，超声心动图、主动脉 CT 血管成像（computed tomography angiography，CTA）有助于诊断。

2. 肺栓塞

好发于高龄、长期卧床、下肢静脉曲张或近期进行过手术的患者。可发生胸痛、咯血、呼吸困难、晕厥和休克，有右心负荷增加的表现（如 P_2 亢进、颈静脉充盈、肝大、下肢水肿）。心电图可出现 $S_1Q_{Ⅲ}T_{Ⅲ}$表现，常有顽固性低氧血症，CT 肺动脉造影（computed tomographic pulmonary angiography，CTPA）可帮助诊断。STEMI 和急性肺栓塞时 D- 二聚体均升高，鉴别诊断价值不大。

3. 急性心包炎

心包炎的疼痛与发热同时出现，于呼吸和咳嗽时加重，早期即有心包摩擦音。全身症状的严重程度一般较急性心肌梗死轻。心电图除 aVR 导联外，其余导联均有 ST 段弓背向下抬高，T 波倒置，无异常 Q 波出现。

4. 急腹症

急性胰腺炎、胆囊炎等均有上腹部疼痛，可能伴有休克，仔细询问病史和体格检查结合心电图及心肌损伤标志物可鉴别。

五、病情评估 / 病情严重程度分级

STEMI 患者的风险分层是一个连续的过程。有以下临床情况应视为高危 STEMI：①高龄，尤其是女性。②有严重的基础疾病。③有重要器官出血病史。④大面积心肌梗死：广泛前壁心肌梗死、下壁合并右心室或后壁侧壁心肌梗死。⑤合并严重并发症：恶性心律失常、急性心力衰竭、心源性休克、机械并发症。⑥院外心搏骤停。

多种量表可用于量化 STEMI 患者的风险分层，包括缺血风险评估 GRACE 评分和 TIMI 评分、出血风险评估 CRUSADE 评分。

六、并发症

STEMI 患者急性期的并发症发生风险较高，包括心力衰竭，心律失常，机械并发症（心脏破裂、室壁瘤、室间隔穿孔、腱索断裂、乳头肌功能不全）。不同部位 STEMI 的并发症不同，如广泛前壁心肌梗死易出现心力衰竭、心源性休克、室间隔穿孔和室性心律失常，下壁心肌梗死易出现缓慢性心律失常、腱索断裂、乳头肌功能不全，合并右心室梗死时常出现顽固性低血压。

七、诊断正确书写模板

冠状动脉性心脏病

　　急性（部位，如广泛前壁）心肌梗死

　　心界不大 / 扩大

　　心律齐 / 心律失常类型

　　心功能 Killip 分级（Ⅰ级）

【治疗】

一、治疗原则

早期、快速并完全地开通梗死相关血管是改善 STEMI 预后的关键，应在整个救治流程中尽量缩短心

肌缺血总时间。尽快恢复心肌的血流灌注以挽救濒死的心肌。同时保护和维持心脏功能，及时处理严重心律失常、泵衰竭和各种并发症，预防猝死。

二、治疗流程或治疗 SOP

1. 生命支持

休息、心电监护，必要时吸氧。

2. 再灌注治疗

急诊再灌注治疗的适应证：①发病 12 h 内的 STEMI 患者；②院外心搏骤停复苏成功的 STEMI 患者；③发病超过 12 h 但有临床或心电图进行性缺血证据、血流动力学不稳定或致命性心律失常。

再灌注治疗方式包括溶栓、急诊经皮冠状动脉介入治疗（percutaneous coronary intervention，PCI）和急诊冠状动脉旁路移植术（coronary artery bypass grafting，CABG），应根据患者情况、医疗条件综合考虑进行选择。急诊 PCI 是目前最常用的再灌注治疗方式，首次医疗接触-球囊扩张（door to balloon time，DtoB）时间应小于 90 min。

3. 抗栓治疗

（1）抗血小板药物：

1）口服抗血小板药物：包括阿司匹林、P2Y12 受体拮抗剂（氯吡格雷、替格瑞洛、普拉格雷）。对于起病前抗血小板药物疗程不足的患者，应给予负荷剂量抗血小板药物。此外，吲哚布芬也在冠心病抗栓治疗中积累了一定循证医学证据，对于消化道出血风险较高的患者，在充分权衡缺血和出血风险的情况下，吲哚布芬可替代阿司匹林进行抗血小板治疗。无论是否进行 PCI，STEMI 患者均应进行阿司匹林联合 P2Y12 受体拮抗剂的双联抗血小板治疗（dual antiplatelet therapy，DAPT），疗程为 12 个月，此后长期使用阿司匹林单药抗血小板治疗。对于无禁忌证的 STEMI 患者，P2Y12 受体拮抗剂首选替格瑞洛。高出血风险患者可适当缩短 DAPT 疗程或进行降阶梯治疗。

2）静脉抗血小板药物：GPⅡb/Ⅲa 受体拮抗剂（替罗非班）主要用于出现无复流或高血栓负荷患者围术期的强化抗栓治疗。

（2）抗凝药物：包括低分子量肝素、普通肝素。成功进行急诊 PCI 且无其他抗凝指征的患者不推荐常规进行抗凝治疗。

4. 抗心绞痛药物

急性期最常用硝酸酯类药物。对于血压、心率稳定的患者，也可考虑 β 受体阻滞剂或钙通道阻滞剂，胸痛剧烈者可考虑静脉使用阿片类药物。

5. 并发症治疗

急性心肌梗死患者可出现乳头肌功能不全或断裂、心脏破裂、室壁瘤、血栓栓塞、心肌梗死后综合征等并发症。发生机械并发症后，患者血流动力学多迅速恶化，药物治疗效果有限，应尽早进行主动脉内球囊反搏（intra-aortic balloon pump，IABP）或体外膜氧合（extracorporeal membrane oxygenation，ECMO）循环辅助支持，必要时行外科手术干预；对于威胁生命的恶性心律失常，需及时进行电复律或电除颤。临床上应密切监测患者的血流动力学变化，体格检查时注意有无新出现的心脏杂音，必要时复查超声心动图，及时识别和处理心肌梗死急性期并发症。

6. 控制冠心病的危险因素

（1）生活方式改善：低盐低脂饮食、戒烟、限酒、减重。

（2）降脂：根据风险分层设定降脂目标，STEMI 患者均至少为高危，低密度脂蛋白胆固醇（low density lipoprotein cholesterol，LDL-C）目标值应低于 1.4 mmol/L，风险分层为超高危的患者，LDL-C 目标值应进一步降至 1 mmol/L 以下。应根据 LDL-C 基线值和目标值合理选择降脂药物，包括他汀类药物、胆固醇吸收抑制剂（依折麦布）、前蛋白转化酶枯草溶菌素 9（proprotein convertase subtilisin/kexin type 9，PCSK9）抑制剂。

（3）降压：高血压病患者应积极降压，65 岁以下患者降压目标值为 120 ～ 130/70 ～ 80 mmHg，65 周岁以上患者根据个体情况合理选择降压目标值。

（4）降糖：糖尿病患者应积极降糖，合理确定糖化血红蛋白（glycosylated hemoglobin，HbA1c）目标值，降糖药物优选能够改善心血管疾病预后的钠-葡萄糖耦联转运体 2 抑制剂（sodium-glucose linked transporter 2 inhibitor，SGLT-2i）和胰高血糖素样肽 -1 受体激动剂（glucagon-like peptide-1 receptor agonist，GLP1-RA）。

7. 改善心肌重构治疗

可选择血管紧张素受体-脑啡肽酶抑制剂（angiotensin receptor-neprilysin inhibitor，ARNI）类药物、血管紧张素转化酶抑制剂（angiotensin converting enzyme inhibitor，ACEI）/ 血管紧张素Ⅱ受体阻滞剂（angiotensin Ⅱ receptor blocker，ARB）类药物、β 受体阻滞剂、醛固酮受体拮抗剂（如螺内酯）等。

三、重要治疗医嘱（表 18-3）

表 18-3　STEMI 的重要治疗药物

药物类别	用法用量	注意事项
抗血小板药物	**阿司匹林**：负荷量 300 mg，维持剂量 75 ～ 100 mg/d **P2Y12 受体拮抗剂**： ● 氯吡格雷：负荷量 300 ～ 600 mg，维持剂量 75 mg/d ● 替格瑞洛：负荷量 180 mg，维持剂量 90 mg，bid	常见不良反应为消化道反应、出血、过敏 常见不良反应为出血，氯吡格雷存在抵抗现象，可通过血小板聚集率、基因型检测等评估，替格瑞洛存在呼吸困难、心动过缓等副作用
抗凝药物	低分子量肝素 100 U/12 h，根据年龄和肌酐清除率减量	常见不良反应为出血，少数患者存在诱发肝素诱导的血小板减少症的风险
降脂药物	详见第 21 章“高脂血症”	
改善心肌重构的药物	ARNI、ACEI、ARB、β 受体阻滞剂、醛固酮受体拮抗剂，用法用量参见第 20 章“高血压”	
抗心绞痛药物	参见本章第 3 节	

bid，2 次 / 日。

【预后】

STEMI 患者的预后与梗死范围、侧支循环产生情况及治疗是否及时有关。死亡多发生在第 1 周内，尤其是在数小时内发生严重心律失常、休克或心力衰竭者，病死率较高。存活出院患者心力衰竭、再发心血管事件的风险均显著升高。

【出院指导】

改善生活方式，规律服药，定期随访，控制危险因素达标，适当康复运动，做好冠心病二级预防。

第 2 节　急性非 ST 段抬高型急性冠脉综合征

【疾病概述】

急性非 ST 段抬高型急性冠脉综合征（non-ST-segment elevation acute coronary syndrome，NSTE-ACS）根据 cTn 测定结果分为非 ST 段抬高型心肌梗死（non-ST-segment elevation myocardial infarction，NSTEMI）

和不稳定型心绞痛（unstable angina pectoris，UAP）。两者的发病机制均为冠状动脉严重狭窄和（或）易损斑块破裂或糜烂所致的急性血栓形成，引起冠状动脉血流减低和心肌缺血。两者的临床表现相似，但严重程度不同，其区别在于缺血是否严重到导致心肌损伤。NSTE-ACS 的诊断与 STEMI 类似，均基于临床症状、心电图及心肌损伤标志物，但因其心电图表现缺乏特异性，需要进行更充分的鉴别诊断。主要治疗原则是充分评估病情，根据风险分层决定是否进行急诊再灌注治疗，其他治疗与 STEMI 基本一致。

关键词：胸痛；非 ST 段抬高；心肌损伤标志物；风险分层；再灌注治疗；抗栓治疗。

【诊断与鉴别诊断】

一、接诊

1. 问诊要点

NSTE-ACS 的临床特点问诊：长时间（> 20 min）静息心绞痛、新发心绞痛、劳力恶化性心绞痛、心肌梗死后 1 个月内发作的心绞痛。胸痛、冠心病的危险因素及既往史问诊要点与 STEMI 基本一致。

症状不典型（如上腹痛、消化不良症状、呼吸困难）和无症状的 NSTE-ACS 患者较 STEMI 更为多见，常见于老年人、女性、糖尿病、慢性肾脏病、痴呆患者，因此在问诊时应高度重视。

2. 全身体格检查要点

体格检查要点与 STEMI 患者基本一致。相比于 STEMI 患者，NSTE-ACS 患者平均年龄更大、合并症更多，因此更应重视一般情况评估和系统的体格检查。此外，体格检查时应注意与非心源性胸痛相关疾病的表现相鉴别。

二、开检查医嘱

1. 心电图

首次医疗接触 10 min 内完成首份心电图，推荐记录 18 导联心电图。特征性心电图表现包括 ST 段下移、一过性 ST 段抬高和 T 波改变。由于 NSTE-ACS 通常缺乏特异性心电图表现，部分患者心电图甚至完全正常，因此动态监测心电图变化十分重要。

2. 心肌损伤标志物

同 STEMI。

3. 无创性影像学检查

超声心动图评估要点与 STEMI 基本一致。风险分层为低危的患者可考虑进行冠状动脉 CTA 以排除急性冠脉综合征（acute coronary syndrome，ACS）。

三、诊断流程或分类标准

当存在心肌缺血症状、心电图无明显 ST 段抬高、排除其他原因所致胸痛时，可临床拟诊 NSTE-ACS，冠状动脉造影、冠状动脉 CTA 等影像学检查有助于进一步明确诊断。根据心肌损伤标志物是否升高可进一步分为 NSTEMI 和 UAP。

四、鉴别诊断

NSTE-ACS 不典型症状更多见，部分患者缺乏特征性心电图表现，因此鉴别诊断应更为全面、细致。除主动脉夹层、肺栓塞、急性心包炎、急腹症、气胸等疾病外，还应根据具体症状做针对性鉴别诊断，如以呼吸困难为主要症状者还需鉴别慢性阻塞性肺疾病、哮喘等。

五、病情评估 / 病情严重程度分级

NSTE-ACS 强调通过风险分层指导进一步有创性检查和再灌注治疗时机，分为极高危、高危和非高危。

极高危特征包括：①血流动力学不稳定或心源性休克；②药物治疗无效的反复发作或持续性心绞痛；③持续性缺血导致急性心力衰竭；④致命性心律失常或起病后出现心搏骤停；⑤机械并发症；⑥反复出现提示心肌缺血的心电图动态改变。

高危特征包括：①根据心电图表现确诊为 NSTEMI；② GRACE 评分＞ 140 分；③一过性心电图 ST 段抬高；④ ST 段、T 波动态改变。不具备上述特征的为非高危患者。

缺血风险评分包括 GRACE 评分和 TIMI 评分，出血风险评估使用 CRUSADE 评分。TIMI 评分实用简单，但其识别精度不如 GRACE 评分。

六、并发症

NSTEMI 患者急性期并发症与 STEMI 基本类似，包括心力衰竭，心律失常，机械并发症（心脏破裂、室壁瘤、室间隔穿孔、腱索断裂、乳头肌功能不全）。

七、诊断正确书写模板

冠状动脉性心脏病
　　急性非 ST 段抬高型心肌梗死 / 不稳定型心绞痛
　　心界不大 / 扩大
　　心律齐 / 心律失常类型
　　心功能 Killip 分级（Ⅰ级）

【治疗】

一、治疗原则

充分评估病情，根据风险分层决定是否进行急诊再灌注治疗，其他治疗与 STEMI 基本一致。

二、治疗流程或治疗 SOP

一般治疗、冠心病危险因素控制、抗栓治疗、抗心绞痛药物、改善心肌重构治疗与 STEMI 基本一致。

再灌注治疗：对于极高危患者，应在 2 h 内进行冠状动脉造影评估和血运重建治疗；对于高危患者，应在 24 h 内进行冠状动脉造影评估，指导进一步血运重建治疗；非高危患者可根据病情选择评估策略，可首先进行无创性影像学评估（冠状动脉 CTA）或无创性功能学评估（心电图平板运动试验、心肌核素扫描等），有阳性结果者再进行冠状动脉造影评估。NSTE-ACS 再灌注治疗方式包括 PCI 和 CABG，不适合进行溶栓治疗。NSTE-ACS 多支病变患者的比例较高，应充分结合病程和症状特点、心电图表现、冠状动脉造影结果确定罪犯血管。

三、重要治疗医嘱

同 STEMI。

【预后】

NSTEMI 的预后与患者临床背景、梗死范围、冠状动脉病变复杂程度、侧支循环产生的情况及治疗是否及时有关。NSTEMI 患者 30 天死亡率较 STEMI 低，但长期死亡率高于 STEMI。UAP 患者预后相对较好。

【出院指导】

同 STEMI。

第 3 节　稳定性冠心病

【疾病概述】

稳定性冠心病（stable coronary artery disease，SCAD）包括 3 种情况，即稳定性劳力型心绞痛、缺血性心肌病和 ACS 后稳定的病程阶段。近年来也有指南提出慢性冠脉综合征的定义，其是在 SCAD 的基础上加入变异型心绞痛和无症状冠状动脉狭窄。SCAD 的发病基础是固定性冠状动脉狭窄，可引起典型劳力型心绞痛，也可导致心力衰竭、心律失常，部分患者无明显临床症状。SCAD 的诊断依赖于病史、临床症状、能够提示冠状动脉狭窄的影像学检查或提示心肌缺血的功能学检查。主要治疗原则包括积极控制冠心病的危险因素，充分进行冠心病二级治疗，对药物治疗无效或效果不满意、病变位置关键或缺血面积大的患者有选择地进行血运重建治疗。

关键词：稳定性劳力型心绞痛；缺血性心肌病；抗心绞痛治疗。

【诊断与鉴别诊断】

一、接诊

1. 问诊要点

稳定性劳力型心绞痛以体力活动或情绪激动相关的胸痛（表 18-4）及类似不适为主要表现，持续时间＜ 30 min，大多数持续 3 ～ 5 min，休息或含服硝酸甘油可缓解。1 个月内胸痛的诱因、频率、持续时间、缓解方式无明显变化。除胸痛症状外，应详细询问患者的临床背景，包括性别、年龄、冠心病危险因素、合并症等。

表 18-4　胸痛的临床分类

临床分类	临床特征
典型心绞痛	同时符合以下 3 项特征： 胸骨后不适感，其性质和持续时间具有明显特征 劳累或情绪应激可诱发 休息和（或）硝酸酯类药物治疗后数分钟内缓解
非典型心绞痛	符合上述 2 项特征
非心绞痛性质的胸痛	仅符合上述 1 项特征或都不符合

2. 全身体格检查要点

心绞痛通常无特异性体征，体格检查时应注意有无贫血体征、瓣膜杂音，以鉴别贫血、心脏瓣膜疾病、梗阻性肥厚型心肌病引起的胸痛。

二、开检查医嘱

1. 心电图

心绞痛症状发作时的特征性心电图表现包括 ST 段下移、T 波改变，症状缓解后上述心电图表现恢复正常，因此心绞痛患者应注意分别记录症状发作及缓解时的心电图。此外，病理性 Q 波、前壁导联 R 波递增不良有助于判断是否存在陈旧性心肌梗死。

2. 心肌损伤标志物

CK、CK-MB、cTn 等有助于排除急性心肌梗死，BNP 或 NT-proBNP 可评估心功能状态。

3. 其他检查

检测血小板、血红蛋白和粪便潜血等评估出血风险；肾功能检测评估造影剂肾病的风险；血脂、HbA1c 评估糖脂代谢；肝功能检测、肌酶评估他汀类药物的耐受性。

4. 超声心动图

评估心功能状态，鉴别是否存在结构性心脏病所致的胸痛，如主动脉瓣狭窄、梗阻性肥厚型心肌病。

5. 无创性检查

冠状动脉影像学检查：冠状动脉 CTA 具有较高的阴性预测值，对中低验前概率（prior probability，PTP）患者的诊断价值较高，若未见狭窄病变，一般不推荐进行有创性检查。

负荷心电图试验：简便易行，但静息心电图存在 ST-T 改变或服用洋地黄、β 受体阻滞剂等药物会干扰结果判断。

负荷影像学检查：负荷超声心动图、核素心肌显像及负荷试验能够评估是否存在心肌缺血，可通过运动或药物诱发负荷状态，其中核素心肌显像及负荷试验的特异性和敏感性均较高。

6. 有创性检查

冠状动脉造影：冠心病诊断的金标准，可全面评估冠状动脉病变的分布情况，指导治疗策略选择。

有创性冠状动脉功能学评估：冠状动脉血流储备分数（fractional flow reserve，FFR）有助于明确冠状动脉狭窄是否诱发心肌缺血，是指导 SCAD 血运重建治疗的金标准（见书后附图 18-3 至附图 18-5）。

三、诊断流程或分类标准

全面了解病情后，根据胸痛性质、性别、年龄，综合推断 SCAD 的 PTP，即患 SCAD 的临床可能性（表 18-5）。结合 PTP 和左心室射血分数（left ventricular ejection fraction，LVEF）可合理规划 SCAD 的诊断流程，胸痛典型且 LVEF ＜ 50% 者建议直接行冠状动脉造影。对于 LVEF ＞ 50% 者可有以下情况：① PTP ＜ 15%（低概率）：基本除外心绞痛。② PTP 15% ～ 65%（中低概率）：建议进行运动负荷心电图、负荷影像学检查和冠状动脉 CTA，优选后两者。③ PTP 65% ～ 85%（中高概率），建议行负荷影像学检查确诊 SCAD。④ PTP ＞ 85%（高概率）：可确诊 SCAD，对症状明显或冠状动脉病变解剖呈高风险者，应进一步行有创性检查。

表 18-5　稳定性胸痛症状患者的临床 PTP

年龄（岁）	典型心绞痛 PTP（%）		非典型心绞痛 PTP（%）		非心绞痛性质的胸痛 PTP（%）	
	男性	女性	男性	女性	男性	女性
30 ～ 39	59	28	29	10	18	5
40 ～ 49	69	37	38	14	25	8
50 ～ 59	77	47	49	20	34	12
60 ～ 69	84	58	59	28	44	17
70 ～ 79	89	68	69	37	54	24
＞ 80	93	76	78	47	65	32

四、鉴别诊断

稳定性劳力型心绞痛需鉴别其他以劳力性胸痛为主要表现的疾病。

1. 主动脉瓣狭窄

多见于老年人，以劳力性胸痛为主要表现，可伴晕厥或呼吸困难。查体主动脉瓣听诊区可闻及明显收缩期喷射性杂音，向颈部传导。多数患者心电图可见左心室高电压表现。超声心动图可见瓣膜钙化、二叶瓣畸形、瓣膜开放受限、跨瓣压差增大等表现。

2. 梗阻性肥厚型心肌病

患者多有家族史，除劳力性胸痛外，还可出现心悸、黑矇、晕厥等心律失常表现。查体胸骨左缘第 3 ～ 4 肋间可闻及收缩期喷射性杂音，Valsalva 动作等减少回心血量的因素可导致杂音增强。心电图可见左心室高电压、病理性 Q 波、ST-T 改变等。超声心动图可见左心室不对称性肥厚和流出道梗阻表现，心脏 MRI 的诊断准确性更高。

五、病情评估 / 病情严重程度分级

加拿大心血管病学会（Canadian Cardiovascular Society，CCS）将 SCAD 心绞痛分为 4 级。①Ⅰ级：一般体力活动（如步行、登楼）不受限，但在强、快或持续用力时发生心绞痛。②Ⅱ级：一般体力活动轻度受限，快步、饭后、寒冷、精神应激时发作心绞痛，一般平地步行 200 m 以上或登楼 1 层以上受限。③Ⅲ级：一般体力活动明显受限，一般平地步行 200 m 以内或登楼 1 层可诱发心绞痛。④Ⅳ级：轻微活动或休息时即可引发心绞痛。

根据心血管死亡风险，SCAD 可分为低危（＜ 1.0%/ 年）、中危（1.0% ～ 2.9%/ 年）和高危（≥ 3%/ 年），检查方法及预后高风险定义见表 18-6。无创性检查正常的患者通常为低危。

表 18-6　判断心血管死亡风险的检查方法及预后高风险

检查方法	预后高风险定义
负荷心电图	Duke 运动平板评分评估心血管死亡风险＞ 3%/ 年
SPECT 或 PET	缺血心肌面积＞ 10%
负荷超声心动图	16 个节段中有≥ 3 个节段负荷后出现运动异常
冠状动脉 CTA 或冠状动脉造影	左主干病变，前降支近段病变，合并近段狭窄的三支病变
有创性冠状动脉功能学检查	FFR ≤ 0.80，iFR ＜ 0.89

CTA，CT 血管成像；FFR，血流储备分数；iFR，瞬时无波形比值；PET，正电子发射体层成像；SPECT，单光子发射计算机断层成像。

六、诊断正确书写模板

冠状动脉性心脏病

　　稳定性劳力型心绞痛 / 缺血性心肌病（CCS 分级）

　　心界不大 / 扩大

　　心律齐 / 心律失常类型

　　心功能 NYHA 分级（Ⅰ级）

【治疗】

一、治疗原则

根据临床症状、PTP 及无创性检查对预后的评估进行诊疗决策。

二、治疗流程或治疗 SOP

1. 药物治疗

（1）抗心绞痛药物：①一线药物：β 受体阻滞剂（降低心率，抑制心肌收缩力，降低心肌耗氧）、硝酸酯类药物（扩张冠状动脉增加其供血，扩张外周静脉减少回心血量，扩张外周动脉降低心脏后负荷）

和钙通道阻滞剂（扩张冠状动脉，具有较强的抗痉挛效果，二氢吡啶类具有扩张外周动脉的作用，非二氢吡啶类具有降低心率和抑制心肌收缩力的作用）。②二线药物：曲美他嗪（改善心肌细胞在缺氧状态下的能量代谢）、尼可地尔（通过活化冠状动脉平滑肌鸟苷酸环化酶导致鸟苷酸产生量增加，引起冠状动脉扩张）、依伐布雷定（抑制窦房结 I_f 通道，减慢窦性心率，从而减少心肌耗氧）。

（2）抗血小板药物：无 ACS 病史、ACS 病史超过 1 年、PCI 术后 1 年以上的患者建议使用阿司匹林（75 ～ 100 mg/d）长期治疗，SCAD 患者接受 PCI 后建议进行 DAPT 3 ～ 6 个月，根据出血风险和缺血风险评估适当调整。

（3）冠心病危险因素管理参考 STEMI。

（4）改善心肌重构：LVEF ＜ 40% 或有心肌梗死病史者建议使用 β 受体阻滞剂、ARNI/ACEI/ARB 类药物。

2. 血运重建治疗

SCAD 血运重建的目的可分为改善症状和改善预后两类。

（1）改善症状：药物治疗反应欠佳，冠状动脉狭窄＞ 90%，冠状动脉狭窄＞ 70% 且有缺血证据或 FFR ≤ 0.8。

（2）改善预后：①左主干狭窄＞ 50%；②前降支近段狭窄＞ 70%；③二支或三支冠状动脉狭窄＞ 90%、冠状动脉狭窄＞ 70% 且有缺血证据或 FFR ≤ 0.8，且 LVEF ＜ 40%；④大面积心肌缺血（缺血面积＞ 10%）；⑤单支通畅冠状动脉狭窄＞ 50%。

SCAD 血运重建的方式主要为 PCI 和 CABG，应根据患者的一般情况、合并症（糖尿病、慢性肾脏病等）、冠状动脉病变部位和解剖复杂程度（SYNTAX 评分）、患者意愿和心脏中心医疗服务能力综合判断。

三、重要治疗医嘱（表 18-7）

表 18-7　SCAD 的重要治疗药物

药物类别	用法用量	注意事项
一线抗心绞痛药物	**硝酸酯类药物**： ● 静脉制剂：硝酸甘油、硝酸异山梨酯 0.6 μg/min 起始静脉泵入，根据症状和血压调整剂量 ● 口服制剂：硝酸甘油 0.5 mg 或硝酸异山梨酯 5 mg 舌下含服快速缓解症状；单硝酸异山梨酯 20 mg，bid，或单硝酸异山梨酯 30 ～ 60 mg/d 口服预防心绞痛发作	常见不良反应为低血压、头痛、面部潮红，静脉持续给药存在耐药性
	β 受体阻滞剂：酒石酸美托洛尔、琥珀酸美托洛尔、比索洛尔、阿替洛尔、阿罗洛尔、卡维地洛等，需根据血压、心率情况调整剂量	常见不良反应为心动过缓、低血压、加重慢性阻塞性肺疾病或哮喘等
	钙通道阻滞剂： ● 二氢吡啶类：硝苯地平片、硝苯地平缓释片、硝苯地平控释片、氨氯地平、非洛地平 ● 非二氢吡啶类：维拉帕米及其缓释制剂、地尔硫䓬及其缓释制剂 需根据血压、心率情况调整剂量	常见不良反应为低血压、心力衰竭加重，二氢吡啶类可反射性加快心率，非二氢吡啶类可导致心动过缓
二线抗心绞痛药物	**曲美他嗪**：20 mg，tid；肌酐清除率为 30 ～ 60 ml/min 的患者减量至 20 mg，bid	肌酐清除率＜ 30 ml/min 者禁用 常见不良反应为头晕、头痛
	尼可地尔：5 mg，tid	常见不良反应为头痛、恶心、呕吐
	依伐布雷定：起始剂量为 2.5 mg，bid；最大剂量为 7.5 mg，bid	适用于控制窦性心律下的心率，常见不良反应为心动过缓和一度房室传导阻滞

bid，2 次 / 日；tid，3 次 / 日。

【预后】

SCAD 的预后主要取决于冠状动脉病变的部位和解剖复杂程度，根据冠状动脉影像和功能学检查结果可进行风险分层，指导预后评估。

【出院指导】

同 STEMI。

【推荐阅读】

[1] 齐普斯，利比，博诺，等 . Braunwald 心脏病学：第 11 版［M］. 陈灏珠，译 . 北京：人民卫生出版社，2022.

[2] 王吉耀，葛均波，邹和建 . 实用内科学［M］. 16 版 . 北京：人民卫生出版社，2022.

[3] 中华医学会心血管病学分会 . 慢性冠脉综合征无创性影像诊断中国专家共识［J］. 中华心血管病杂志，2023，51（8）：809-824.

[4] Byrne R A，Rossello X，Coughlan J J，et al. 2023 ESC Guidelines for the management of acute coronary syndromes［J］. Eur Heart J，2023，44（38）：3720-3826.

[5] Virani S S，Newby L K，Arnold S V，et al. 2023AHA/ACC/ACCP/ASPC/NLA/PCNA guideline for the management of patients with chronic coronary disease：a report of the American Heart Association/American College of Cardiology Joint Committee on clinical practice guidelines［J］. Circulation，2023，148（9）：e9-e119.

（张瑞涛　撰写　韩江莉　审阅）

第 19 章

心力衰竭

心力衰竭（heart failure，HF）是各种心脏结构或功能性疾病导致心室充盈和（或）射血功能受损，心排血量不能满足机体组织代谢需要，以肺循环和（或）体循环淤血，器官、组织血液灌注不足为临床表现的一组综合征，主要表现为呼吸困难、体力活动受限和体液潴留。根据患者心力衰竭发生的时间和速度分为急性心力衰竭（acute heart failure，AHF）和慢性心力衰竭（chronic heart failure，CHF）。多数 AHF 患者经住院治疗后症状可得到部分缓解，而进入 CHF 阶段；CHF 患者常因各种诱因急性加重而需住院治疗。

第 1 节　急性心力衰竭

【疾病概述】

急性心力衰竭（AHF）是急性发作的心肌收缩力明显降低和（或）心脏负荷加重，造成急性心排血量骤降、肺循环压力骤升、周围循环阻力增加，出现急性肺淤血、肺水肿且可伴有组织器官灌注不足和心源性休克的临床综合征，可表现为新发 AHF 或 CHF 急性失代偿。胸部 X 线检查可显示肺水肿，伴有 BNP 或 NT-proBNP 水平升高，超声心动图可明确心脏结构和功能改变。如不及时诊治，AHF 患者的死亡率高。

关键词：AHF；急性肺淤血；肺水肿；心源性休克。

【诊断与鉴别诊断】

一、接诊

1. 问诊要点

AHF 患者常突发严重呼吸困难，强迫坐位，面色灰白、发绀、大汗、烦躁，可伴有咳粉红色泡沫痰，极重者可因脑缺氧而出现意识模糊。因此，患者通常无法配合问诊，可询问家属患者既往是否存在基础心脏病，发病前有无胸闷、胸痛等不适。

2. 全身体格检查要点

密切监测生命体征，听诊时可出现双肺满布湿啰音和哮鸣音，心率增快，心尖部第一心音（S_1）减弱，舒张早期第三心音（S_3）奔马律，肺动脉瓣听诊区第二心音 P_2 亢进。注意外周低灌注表现，如皮肤湿冷、苍白和发绀。

二、开检查医嘱

心电图、血压、氧饱和度监测。床旁心电图、胸部 X 线检查、超声心动图检查。血气分析、血生化、NT-proBNP 及 D- 二聚体检查。

三、诊断流程或分类标准

根据典型的症状和体征可快速诊断，疑诊患者可进行 BNP/NT-proBNP 检查，阴性者几乎可排除 AHF

的诊断。根据超声心动图 LVEF 值可分为射血分数降低的心力衰竭（heart failure with reduced ejection fraction，HFrEF）（LVEF ≤ 40%）、射血分数轻度降低的心力衰竭（heart failure with mildly reduced ejection fraction，HFmrEF）（LVEF 41% ～ 49%）和射血分数保留的心力衰竭（heart failure with preserved ejection fraction，HFpEF）（LVEF ≥ 50%）。

四、鉴别诊断

1. 呼吸困难相关疾病的鉴别

（1）支气管哮喘：哮喘急性发作，胸部有紧缩感、咳嗽、喘鸣，听诊肺部哮鸣音、呼气相延长，患者多有既往发作病史或过敏史。

（2）COPD 急性加重：患者有长期慢性咳嗽、咳痰伴喘息，出现咳嗽加重、喘鸣伴有痰的性状和量的改变，听诊肺部哮鸣音，查体可见桶状胸、发绀，患者既往常有慢性支气管炎或肺气肿病史。

（3）肺栓塞：可发生胸痛、咯血、呼吸困难、晕厥和休克，有右心负荷增加的表现，如肺动脉瓣听诊区第二心音亢进、颈静脉充盈、肝大、下肢水肿等。心电图可出现 $S_{I}Q_{III}T_{III}$表现，常有顽固性低氧血症，CTPA 可帮助诊断。

2. 心力衰竭病因的鉴别

需鉴别心肌病变（冠心病、原发性或继发性心肌病等），心脏负荷异常（心脏瓣膜疾病、高血压等），心律失常（快速性或缓慢性）等病因导致的心力衰竭。

3. 心力衰竭诱因的鉴别

需鉴别感染、容量负荷过重、心律失常、贫血、治疗依从性差导致停药等诱发心力衰竭的诱因。

五、病情评估 / 病情严重程度分级

临床评估应尽快明确患者的容量状态、循环灌注状态、AHF 的诱因及合并症情况。

六、并发症

心肾综合征、代谢性酸中毒、休克等。

七、诊断正确书写模板

急性心力衰竭或慢性心力衰竭急性加重

　　基础心脏病

【治疗】

一、治疗原则

改善症状，稳定血流动力学状态，维护重要脏器功能，治疗病因，去除诱因，减少复发，改善预后。

二、治疗流程或治疗 SOP

调整体位，吸氧（经鼻高流量氧疗或无创呼吸机辅助通气），镇静（吗啡 3 ～ 5 mg 静脉注射），利尿治疗（呋塞米 20 ～ 40 mg 或托拉塞米 10 ～ 20 mg 静脉推注，若 2 h 后尿量不满意可予双倍剂量），必要时可予心力衰竭超滤治疗或血液滤过脱水；扩血管治疗（收缩压 110 mmHg 以上者可予硝普钠、硝酸酯或重组人利钠肽扩血管治疗）；强心治疗（HFrEF 患者可予正性肌力药物，包括洋地黄、多巴胺、多巴酚丁胺、磷酸二酯酶抑制剂、左西孟旦等）。血压低者可予血管收缩剂升压治疗，必要时可予主动脉球囊反搏辅助等支持治疗（图 19-1）。

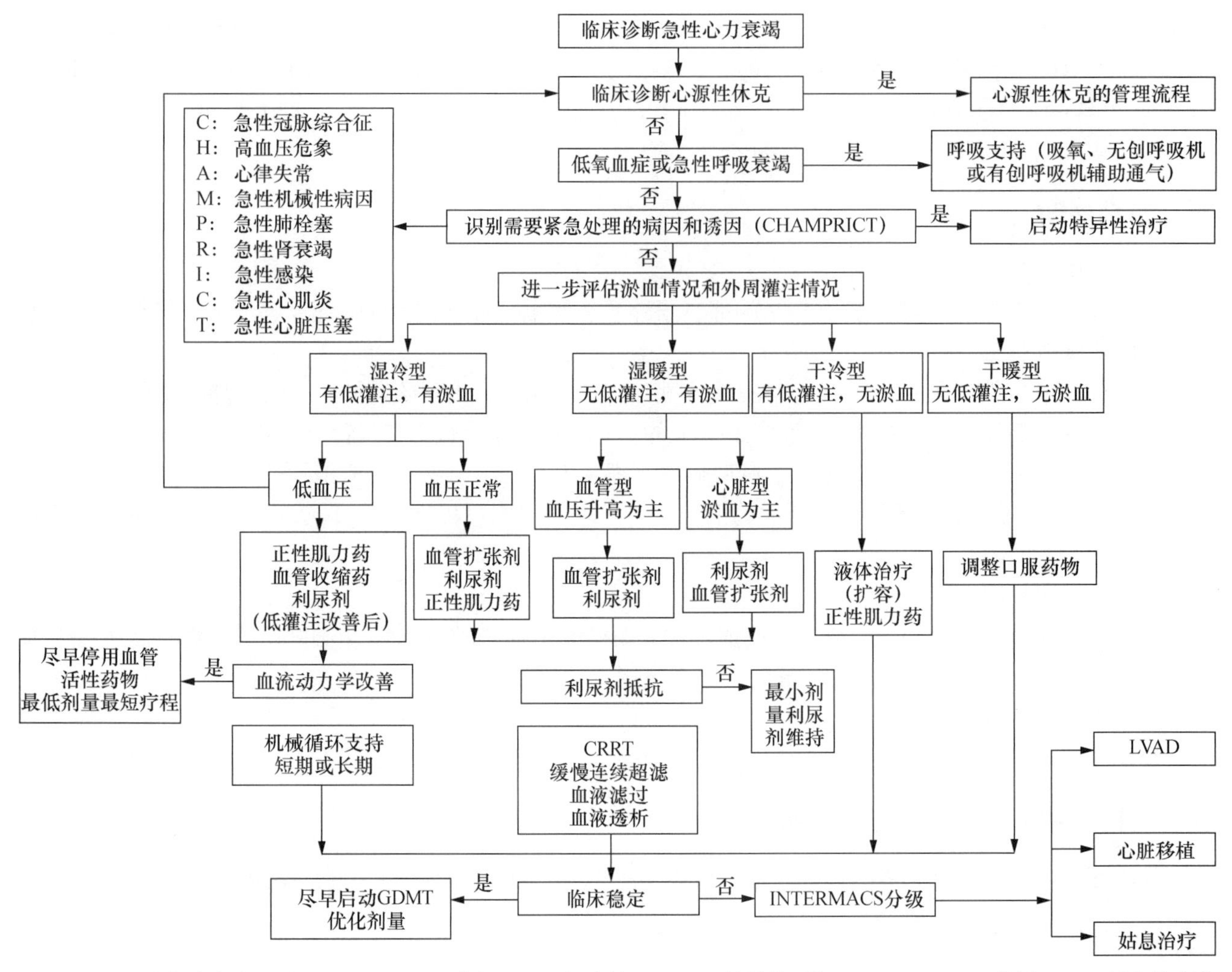

图 19-1　AHF 的治疗流程图。INTERMACS 分级 2～4 级为植入 LVAD 的最佳时机，INTERMACS 分级 5～6 级合并高危因素的患者可根据具体情况评估 LVAD 治疗。CRRT，连续肾脏替代治疗；GDMT，指南指导的药物治疗；INTERMACS，机械辅助循环支持跨机构注册登记系统；LVAD，左心室辅助装置

三、重要治疗医嘱（表 19-1）

表 19-1　AHF 的重要治疗药物

药物	用法用量	注意事项
利尿剂		
呋塞米	20～40 mg，静脉注射，或为长期口服袢利尿剂的 2 倍剂量，根据尿量调整剂量，每日可静脉推注 2～3 次	注意血钾，避免低钾血症，监测患者淤血或低灌注症状，注意尿量、体重和肾功能
托拉塞米	10～20 mg，静脉注射，或为长期口服袢利尿剂的 2 倍剂量，根据尿量调整剂量，每日可静脉推注 2～3 次	同上
扩血管药物		
硝酸甘油	初始剂量 5～10 μg/min，每 5～10 min 增加 5～10 μg/min，最大剂量 200 μg/min	收缩压＜90 mmHg 或症状性低血压者禁用，左心室肥厚或主动脉瓣狭窄者慎用
硝酸异山梨酯	初始剂量 5～10 μg/min，每 5～10 min 增加 5～10 μg/min，最大剂量 200 μg/min	同上
硝普钠	初始剂量 5～10 μg/min，每 5～10 min 增加 5～10 μg/min，最大剂量 400 μg/min	收缩压＜90 mmHg 或症状性低血压者禁用，左心室肥厚或主动脉瓣狭窄者慎用。维持应用

（续表）

药物	用法用量	注意事项
		时需警惕氰化物中毒，一般不应使用超过 72 h，停药应逐渐减量，避免反跳现象
重组人利钠肽	负荷量 1.5～2 μg/kg 静脉缓推或不用负荷量，之后 0.0075～0.01 μg/（kg·min）维持	根据血压调整剂量
正性肌力药物		
多巴胺	＜3 μg/（kg·min）可激动多巴胺受体，扩张肾动脉；＞5 μg/（kg·min）可激动心脏 β 受体、外周血管 α 受体；＞10 μg/（kg·min）可使外周血管收缩；	以小剂量起始，根据病情逐渐调节，剂量为 3～5 μg/（kg·min）可发挥正性肌力作用；剂量＞5 μg/（kg·min）时可增加脏器缺血的风险；注意心律失常风险
多巴酚丁胺	2～20 μg/（kg·min）维持治疗	持续用药时间一般不超过 3 天
米力农	负荷量 25～75 μg/kg 静脉注射（＞10 min），继以 0.375～0.75 μg/（kg·min）静脉点滴维持	用药时间一般为 3～5 天，有增加室性心律失常的风险，用药时注意监测
左西孟旦	负荷量 6～12 μg/kg，静脉注射（＞10 min），继以 0.05～0.2 μg/（kg·min）静脉点滴，维持 24 h	低血压时不推荐负荷剂量；有增加室性心律失常和心房颤动的风险，用药时注意监测
毛花苷 C	0.2～0.4 mg，静脉冲入，间隔 4～6 h 可重复给药 1 次，每日可重复 2～3 次	急性心肌梗死患者 24 h 内禁用；预激综合征伴心房颤动或心房扑动以及肥厚型梗阻性心肌病患者禁用

【预后】

AHF 是心脏病最危险的阶段，其预后与原发心脏病的严重程度、急性发作的频次及救治的及时性等有关，若经过及时有效的救治，大多数可好转，甚至治愈，预期寿命得到明显延长。少部分抢救不及时者可因心律失常、心源性休克等死亡。HF 患者早期发现、早期干预，对于改善心衰患者的预后非常重要。

【出院指导】

低盐饮食，规律用药，定期复诊。监测体重、心率、血压，控制危险因素达标，避免低钾血症。

第 2 节　慢性心力衰竭

【疾病概述】

慢性心力衰竭（CHF）是一个缓慢的发展过程，涉及心脏结构和（或）功能异常，导致心室充盈（舒张功能）和（或）射血能力（收缩功能）受损。这种状况会随时间逐渐恶化，并影响心脏维持足够的血液循环来满足身体的需要。

关键词：呼吸困难；肺循环淤血；体循环淤血；HFrEF；HFmrEF；HFpEF。

【诊断与鉴别诊断】

一、接诊

1. 问诊要点

呼吸困难的病程、诱因，呼吸困难的程度、缓解方式；有无伴随咳嗽、咳痰、咯血；有无乏力、疲劳、运动耐量减低；有无尿量减少、水肿、腹胀、食欲减退、恶心、呕吐等；有无胸痛、心悸、发热等；

既往诊治经过，用药种类和剂量，用药后的病情变化等。

2. 全身体格检查要点

生命体征（体温、脉搏、呼吸和血压）。按照从上而下的顺序进行重点体格检查，有无球结膜水肿，有无睑结膜苍白，有无口唇发绀，有无颈静脉充盈、怒张；有无心界扩大、心音变化和心脏杂音；有无干湿啰音；有无蛙状腹、腹壁静脉曲张，听诊肠鸣音有无增强或减弱，腹部有无压痛，有无肝大，肝大患者检查肝颈静脉回流征，有无双下肢水肿。

二、开检查医嘱

1. 常规检验

血常规、尿常规、粪便常规、肝功能、肾功能、心肌酶、电解质、葡萄糖、血脂、凝血功能、糖化血红蛋白、甲状腺功能。

2. 专科相关检验

BNP 或 NT-proBNP、肌钙蛋白、血气分析、铁蛋白、血清铁三项。

3. 常规检查

胸部 X 线检查、心电图、超声心动图、动态心电图、腹部超声。

4. 专科相关检查

根据病因诊断、鉴别诊断及病情程度判断需要选择冠状动脉造影（必要时）、右心导管、心脏 MRI、心脏放射性核素显像及心肌活检等检查。

5. 特殊检查

若为全身系统性疾病累及心脏，应进行相关疾病检查，如自身免疫指标、骨髓瘤检查、遗传学检查等。

三、诊断流程或分类标准

CHF 的主要诊断依据为有基础心脏病的证据及循环淤血的表现。症状、体征是早期发现 HF 的关键，不同程度的呼吸困难、肺部啰音、颈静脉充盈或怒张、肝大、水肿、心脏奔马律、瓣膜区杂音等是诊断 HF 的重要依据。CHF 的分类和诊断标准见表 19-2，诊断流程见图 19-2。

表 19-2　CHF 的分类和诊断标准

分类	诊断标准
HFrEF	症状和（或）体征 LVEF ≤ 40%
HFmrEF	症状和（或）体征 LVEF 41% ～ 49% 利钠肽升高，并符合以下至少 1 项：①左心室肥厚和（或）左心房扩大；②心脏舒张功能异常
HFpEF	症状和（或）体征 LVEF ≥ 50% 利钠肽升高，并符合以下至少 1 项：①左心室肥厚和（或）左心房扩大；②心脏舒张功能异常

HFrEF，射血分数降低的心力衰竭；HFmrEF，射血分数轻度降低的心力衰竭；HFpEF，射血分数保留的心力衰竭；LVEF，左心室射血分数。利钠肽升高是指 BNP ≥ 35 pg/ml 或 NT-proBNP ≥ 125 pg/ml。

四、鉴别诊断

1. 支气管哮喘

严重左心衰竭患者常出现心源性哮喘，应与支气管哮喘相鉴别。前者多见于器质性心脏病患者，发作时必须坐起，重症者肺部有干湿啰音，甚至咳粉红色泡沫痰；后者多见于青少年，多有过敏史，发作

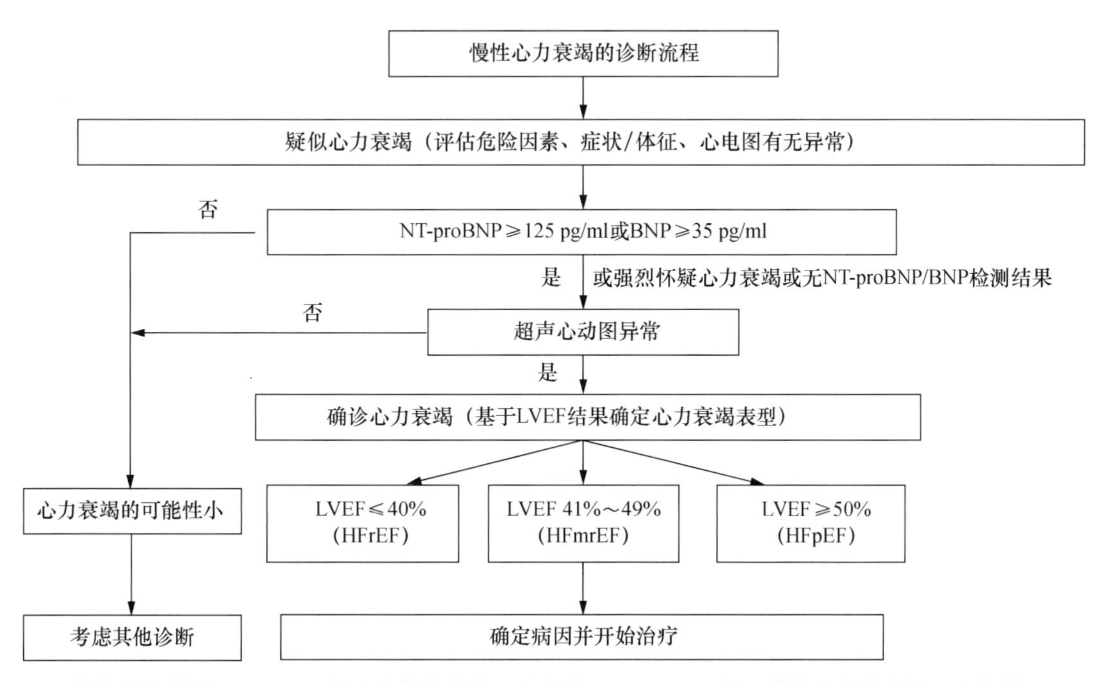

图 19-2 CHF 的诊断流程图。HFrEF，射血分数降低的心力衰竭；HFmrEF，射血分数轻度降低的心力衰竭；HFpEF，射血分数保留的心力衰竭；LVEF，左心室射血分数

时双肺可闻及典型哮鸣音，咳出白色黏痰后呼吸困难常可缓解。血浆 BNP 水平对鉴别心源性哮喘和支气管哮喘具有较大的参考价值。

2. 心包积液和缩窄性心包炎

由于腔静脉回流受阻，心包积液和缩窄性心包炎患者也可出现颈静脉怒张、肝大、下肢水肿等表现，应根据病史、心脏及周围血管征进行鉴别，超声心动图、心脏 MRI 检查可确诊。

3. 肝硬化腹腔积液伴下肢水肿

应与慢性右心衰竭相鉴别，除基础心脏病体征有助于鉴别外，非心源性肝硬化不会出现颈静脉怒张等上腔静脉回流受阻的体征。

五、病情评估 / 病情严重程度分级

1. HF 分期

HF 分期可全面评估病情进展阶段，有助于针对不同阶段进行相应的治疗。通过治疗只能延缓而不可能逆转病情进展。

A 期：前心力衰竭阶段，患者存在 HF 的高危因素，但尚无心脏结构或功能异常，也无 HF 的症状和（或）体征。包括高血压、冠心病、糖尿病和肥胖、代谢综合征等最终可累及心脏的疾病及应用心脏毒性药物史、酗酒史、风湿热病史或心肌病家族史等。

B 期：前临床心力衰竭阶段，患者无 HF 的症状和（或）体征，但已出现心脏结构改变，如左心室肥厚、无症状的瓣膜性心脏病、既往心肌梗死史等。

C 期：临床心力衰竭阶段，患者已有心脏结构改变，既往或目前有 HF 的症状和（或）体征。

D 期：难治性终末期心力衰竭阶段，患者经严格优化的内科治疗后休息时仍有症状，常伴心源性恶病质，需反复长期住院。

2. HF 心功能分级

（1）美国纽约心脏病学会（New York Heart Association，NYHA）心功能分级：HF 的严重程度通常采用 NYHA 心功能分级。其优点是简便易行，缺点是仅根据患者的主观感受和（或）医生的主观评价，短时间内变化的可能性较大，患者的个体差异也较大。①Ⅰ级：日常活动量不受限制，一般活动不引起乏力、呼吸困难等 HF 症状。②Ⅱ级：体力活动轻度受限，休息时无自觉症状，一般活动下可出现 HF 症

状。③Ⅲ级：体力活动明显受限，低于一般活动时即引起 HF 症状。④Ⅳ级：不能从事任何体力活动，休息状态下也存在 HF 症状，活动后加重。

（2）6 min 步行试验：要求患者在平直走廊里尽快行走，测定 6 min 步行距离。通过评定 CHF 患者的运动耐力评价 HF 的严重程度和疗效，简单易行、安全方便。根据 US Carvedilol 研究设定的标准，＜ 150 m、150 ～ 450 m 和＞ 450 m 分别为重度 HF、中度 HF 和轻度 HF。

六、诊断正确书写模板

慢性心力衰竭

　　病因诊断：如扩张型心肌病或缺血性心肌病

　　解剖诊断：如心脏扩大、二尖瓣反流（重度）

　　心律诊断：如心律失常-心房颤动、室性早搏

　　心功能诊断：如 NYHA 心功能分级Ⅲ级

合并症诊断：如高血压 3 级，极高危

【治疗】

一、治疗原则

1. 治疗原则

采取综合治疗措施，包括对各种病因的治疗和管理，调节 HF 的代偿机制，阻止或延缓心室重塑的进展。

2. 治疗目标

防止和延缓 HF 的发生发展；缓解临床症状，提高生活质量；改善长期预后，降低病死率和住院率。

二、治疗流程或治疗 SOP（图 19-3）

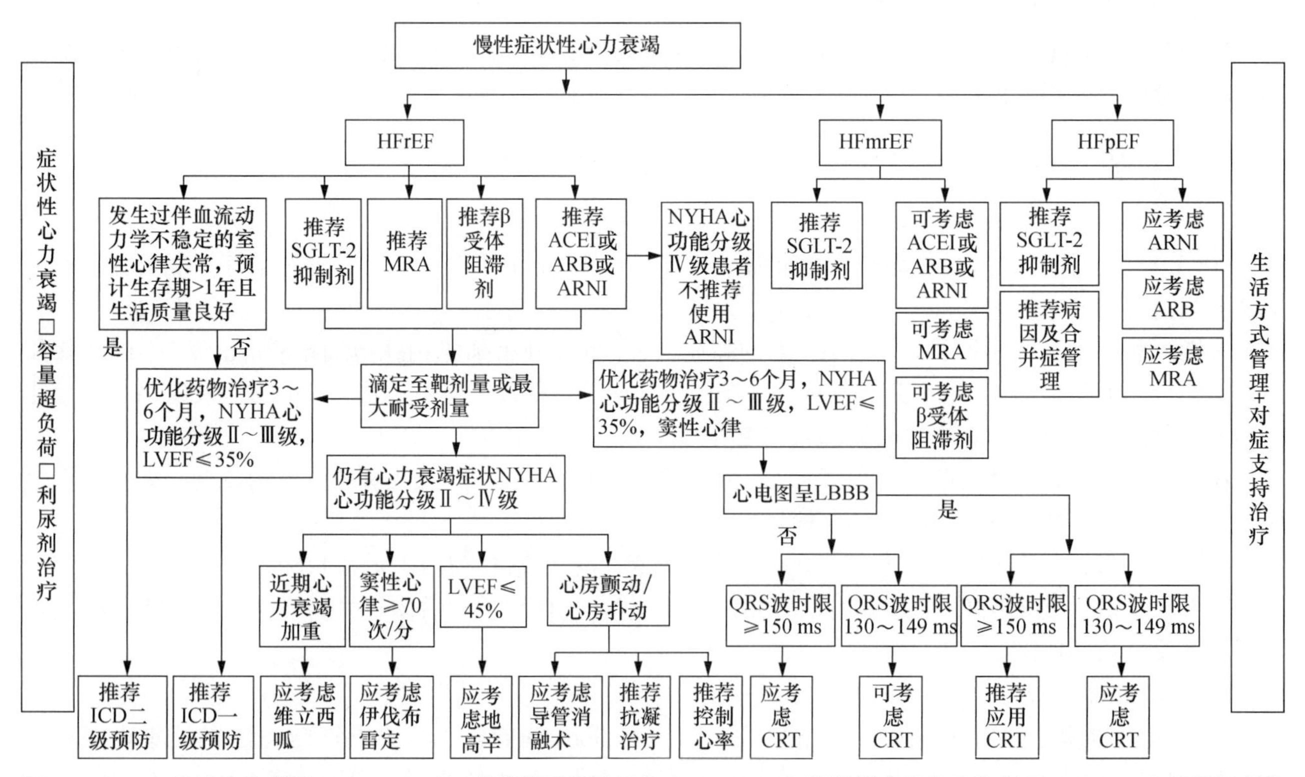

图 19-3　CHF 的治疗流程图。SGLT-2，钠-葡萄糖耦联转运体 2；ACEI，血管紧张素转化酶抑制剂；ARB，血管紧张素Ⅱ受体阻滞剂；ARNI，血管紧张素受体-脑啡肽酶抑制剂；MRA，醛固酮受体拮抗剂；ICD，植入式心脏复律除颤器；CRT，心脏再同步化治疗；LBBB，左束支传导阻滞

三、重要治疗医嘱（表 19-3 至表 19-5）

表 19-3　HFrEF 的药物治疗

药物种类或名称	指南推荐意见	常用药物及用法用量
利尿剂	存在液体潴留证据的有症状（NYHA 心功能分级Ⅱ～Ⅳ级）的 HFrEF 患者，推荐应用利尿剂治疗，消除液体潴留，改善 HF 症状，防止 HF 恶化	呋塞米：20 ～ 40 mg，qd 或 bid 托拉塞米 10 mg，qd 或 bid 布美他尼：0.5 ～ 1 mg，qd 或 bid 氢氯噻嗪：25 mg，qd 或 bid 托伐普坦：7.5 ～ 15 mg，qd
ACEI	对于既往或目前有症状（NYHA 心功能分级Ⅱ～Ⅳ级）的 HFrEF 患者，如果不能应用 ARNI，推荐应用 ACEI，降低 HF 的住院和死亡风险	依那普利：起始剂量 2.5 mg，bid；目标剂量 10 mg，bid 福辛普利：起始剂量 5 mg，qd；目标剂量 20 ～ 30 mg，qd 培哚普利：起始剂量 2 mg，qd；目标剂量 4 ～ 8 mg，qd 雷米普利：起始剂量 1.25 mg，qd；目标剂量 5 mg，bid 贝那普利：起始剂量 2.5 mg，qd；目标剂量 10 ～ 20 mg，qd
ARNI	NYHA 心功能分级Ⅱ级或Ⅲ级的 HFrEF 患者，推荐应用 ARNI，以降低 HF 的住院和死亡风险；NYHA 心功能分级Ⅱ级或Ⅲ级的 HFrEF 患者，如果能够耐受 ACEI 或 ARB，推荐换用 ARNI，进一步降低 HF 的住院和死亡风险	沙库巴曲缬沙坦：起始剂量 25 ～ 100 mg，bid；目标剂量 200 mg，bid
ARB	对于既往或目前有症状（NYHA 心功能分级Ⅱ～Ⅳ级）的 HFrEF 患者，如果 ACEI 不耐受或不能应用 ARNI，推荐应用 ARB，以降低 HF 的住院和死亡风险	坎地沙坦：起始剂量 4 mg，qd；目标剂量 32 mg，qd 缬沙坦：起始剂量 40 mg，qd；目标剂量 160 mg，bid 氯沙坦：起始剂量 25 ～ 50 mg，qd；目标剂量 150 mg，qd
β 受体阻滞剂	对于既往或目前有症状（NYHA 心功能分级Ⅱ～Ⅳ级）的 HFrEF 患者，只要无禁忌证，推荐应用有循证医学证据的 β 受体阻滞剂（比索洛尔、美托洛尔或卡维地洛），以降低 HF 的住院和死亡风险	琥珀酸美托洛尔：起始剂量 11.875 ～ 23.75 mg，qd；目标剂量 190 mg，qd 酒石酸美托洛尔：起始剂量 6.25 mg，bid；目标剂量 50 ～ 100 mg，bid 卡维地洛：起始剂量 3.125 mg，bid；目标剂量 25 mg，bid 比索洛尔：起始剂量 1.25 mg，qd；目标剂量 10 mg，qd
醛固酮受体拮抗剂	对于既往或目前有症状（NYHA 心功能分级Ⅱ～Ⅳ级）的 HFrEF 患者，只要无禁忌证，推荐应用醛固酮受体拮抗剂，以降低 HF 的住院和死亡风险	螺内酯：起始剂量 10 ～ 20 mg，qd；目标剂量 20 ～ 40 mg，qd 依普利酮：起始剂量 25 mg，qd；目标剂量 50 mg，qd
SGLT-2 抑制剂	HFrEF 患者，无论是否存在糖尿病，推荐应用有循证医学证据的 SGLT-2 抑制剂（达格列净或恩格列净），以降低 HF 的住院和心血管死亡风险	达格列净：起始剂量和目标剂量均为 10 mg，qd，收缩压＜ 100 mmHg 时起始剂量可为 2.5 ～ 5 mg 恩格列净：起始剂量和目标剂量均为 10 mg，qd，收缩压＜ 100 mmHg 时起始剂量可为 2.5 ～ 5 mg
唯立西呱	对于有症状（NYHA 心功能分级Ⅱ～Ⅳ级）、近期发生过 HF 加重事件且 LVEF ＜ 45% 的 HF 患者，推荐在标准治疗发基础上尽早加用维立西呱，以降低心血管死亡和 HF 的住院风险	起始剂量为 2.5 ～ 5 mg，qd，根据患者血压和耐受情况，每 2 周剂量加倍；目标剂量 10 mg，qd

（续表）

药物种类或名称	指南推荐意见	常用药物及用法用量
伊伐布雷定	对于已应用目标剂量或最大耐受剂量β受体阻滞剂等GDMT后NYHA心功能分级Ⅱ～Ⅳ级、LVEF≤35%、窦性心律且心率≥70次/分的患者，应考虑应用伊伐布雷定，以降低HF住院和心血管死亡风险；对于不能耐受或禁用β受体阻滞剂、应用GDMT后NYHA心功能分级Ⅱ～Ⅳ级、LVEF≤35%、窦性心律且心率≥70次/分的患者，应考虑应用伊伐布雷定，降低HF的住院和心血管死亡风险	起始剂量2.5～5 mg，bid，根据静息心率调整，每次剂量增加2.5 mg；最大剂量7.5 mg，bid
地高辛	对于应用GDMT后仍有症状（NYHA心功能分级Ⅱ～Ⅳ级）的HFrEF患者，应考虑应用地高辛，以降低HF的住院风险，尤其是合并心房颤动伴快速心室率（>100次/分）的患者	0.125～0.25 mg/d，老年、肾功能受损、低体重患者可0.125 mg，qod，应监测地高辛血药浓度

ACEI，血管紧张素转化酶抑制剂；ARB，血管紧张素Ⅱ受体阻滞剂；ARNI，血管紧张素受体-脑啡肽酶抑制剂；bid，2次/日；GDMT，指南指导的药物治疗；HFrEF，射血分数降低的心力衰竭；LVEF，左心室射血分数；qd，1次/日；qod，隔日1次；NYHA，纽约心脏协会；SCLT-2，钠-葡萄糖耦联转运体2。

表19-4　HFmrEF的药物治疗（常用药物及用法用量见表19-3）

药物种类	指南推荐意见
SGLT-2抑制剂	对于有症状（NYHA心功能分级Ⅰ～Ⅳ级）的HFmrEF患者，无论是否存在糖尿病，推荐应用SGLT-2抑制剂（达格列净或恩格列净），以降低HF住院或心血管死亡风险
利尿剂	存在液体潴留证据的有症状（NYHA心功能分级Ⅱ～Ⅳ级）的HFmrEF患者，推荐应用利尿剂治疗，消除液体潴留，改善HF症状，防止HF恶化
ACEI或ARB或ARNI	对于有症状（NYHA心功能分级Ⅱ～Ⅳ级）的HFmrEF患者，可考虑应用ACEI或ARB或ARNI，以降低心血管死亡和HF的住院风险
β受体阻滞剂	对于有症状（NYHA心功能分级Ⅰ～Ⅳ级）的HFmrEF患者，尤其是窦性心律者，可考虑应用有循证医学证据的β受体阻滞剂（比索洛尔、美托洛尔或卡维地洛），以降低心血管死亡和HF的住院风险
醛固酮受体拮抗剂	对于有症状（NYHA心功能分级Ⅱ～Ⅳ级）的HFmrEF患者，可考虑应用醛固酮受体拮抗剂，以降低心血管死亡和HF的住院风险

ACEI，血管紧张素转化酶抑制剂；ARB，血管紧张素Ⅱ受体阻滞剂；ARNI，血管紧张素受体-脑啡肽酶抑制剂；HFmrEF，射血分数轻度降低的心力衰竭；NYHA，纽约心脏协会；SGLT-2，钠-葡萄糖耦联转运体2。

表19-5　HFpEF的药物治疗（常用药物及用法用量见表19-3）

药物种类或名称	指南推荐意见
SGLT-2抑制剂	所有HFpEF患者推荐应用SGLT-2抑制剂（恩格列净或达格列净）治疗，以降低HF住院或心血管死亡风险
利尿剂	对于存在液体潴留证据的有症状（NYHA心功能分级Ⅱ～Ⅳ级）的HFpEF患者，推荐应用利尿剂治疗，消除液体潴留，改善HF症状，防止HF恶化
ARNI	在病因治疗的基础上，有症状（NYHA心功能分级Ⅱ～Ⅳ级）的HFpEF女性患者（无论LVEF水平）或LVEF<55%～60%的男性患者，应考虑应用ARNI，以降低HF的住院风险
ARB	可考虑应用ARB治疗，以降低HF的住院风险
司美格鲁肽	HFpEF合并肥胖、NYHA心功能分级Ⅰ～Ⅳ级的患者，可考虑应用司美格鲁肽，以减轻体重，改善症状，提高活动耐量

ACEI，血管紧张素转化酶抑制剂；ARB，血管紧张素Ⅱ受体阻滞剂；ARNI，血管紧张素受体-脑啡肽酶抑制剂；HFpEF，射血分数保留的心力衰竭；NYHA，纽约心脏协会；SGLT-2，钠-葡萄糖耦联转运体2。

【预后】

CHF 是一种慢性进展性疾病，随病程延长而逐渐恶化，是心血管疾病的终末期表现和最主要的死因。尽管已有有效的治疗方法，HF 患者出院后 0 ～ 3 个月内仍有 10% ～ 30% 的死亡或再入院风险，4 ～ 5 年死亡率达 50%，严重 HF 患者的 1 年死亡率高达 50%，而年龄校正后的 HF 死亡率亦呈上升趋势。随着新药物和新技术被不断开发，HF 的预后也在不断改善。

【出院指导】

坚定治疗的信心，保持积极乐观的生活态度，积极参与日常活动。坚持按时用药，不自行调整药物剂量，规律复诊。避免各种诱因，积极预防和治疗感染，监测体重、心率、血压，控制危险因素达标，避免低钾血症。

【推荐阅读】

[1] 国家心血管病中心，国家心血管病专家委员会心力衰竭专业委员会，中国医师协会心力衰竭专业委员会，等. 国家心力衰竭指南 2023（精简版）[J]. 中国循环杂志，2023，38（12）：1207-1238.
[2] 中国医疗保健国际交流促进会急诊医学分会，中华医学会急诊医学分会，中国医师协会急诊医师分会，等. 急性心力衰竭中国急诊管理指南（2022）[J]. 中国急救医学，2022，42（8）：648-665.
[3] 中华医学会心血管病学分会，中国医师协会心血管内科医师分会，中国医师协会心力衰竭专业委员会，等. 中国心力衰竭诊断和治疗指南 2024 [J]. 中华心血管病杂志，2024，52（3）：235-275.
[4] ESC Scientific Document Group. 2021 ESC Guidelines for the diagnosis and treatment of acute and chronic heart failure [J]. Eur Heart J，2021，42（36）：3599-3726.
[5] Heidenreich P A，Bozkurt B，Aguilar D，et al. 2022 AHA/ACC/HFSA guideline for the management of heart failure：a report of the American College of Cardiology/American Heart Association Joint Committee on clinical practice guidelines [J]. Circulation，2022，145（18）：e895-e1032.

（李丹 撰写 孙丽杰 审阅）

第 20 章

高血压

第 1 节　高血压急症 / 亚急症

【疾病概述】

高血压急症是指原发性或继发性高血压患者在某些诱因作用下，血压突然或显著升高（一般超过 180/110 mmHg），同时伴有进行性心、脑、肾等重要靶器官功能不全的表现。高血压亚急症是指血压显著升高但不伴有急性靶器官功能损害。高血压急症 / 亚急症患者急性期的病死率达 6.9%。临床应迅速判断、早期处理，将患者血压尽早降至相对安全的范围内，以预防和减少靶器官受损。

关键词：高血压；靶器官损害。

【诊断与鉴别诊断】

一、接诊

1. 问诊要点

高血压病史、药物治疗和血压控制情况；有无使血压急性升高的诱因；有无潜在靶器官损害的症状，如头晕、头痛、肢体活动不利、言语不清、视物模糊，胸痛、胸闷、呼吸困难等。若为育龄期女性，应询问是否处于妊娠期。

2. 全身体格检查要点

意识状态，测量四肢血压、脉搏，有无颈静脉怒张、肺部湿啰音、心界扩大，心律和心率有无变化，有无心脏及外周血管杂音，四肢肌力是否正常，有无下肢水肿。

二、开检查医嘱

血常规、尿常规、血生化（肝肾功能、电解质、血糖、心肌酶）、BNP/NT-proBNP、D- 二聚体、心电图、胸部 X 线检查、超声心动图、眼底检查，必要时头颅 CT 或 MRI、主动脉 CTA 等。

三、诊断流程或分类标准

临床上，若收缩压（systolic blood pressure，SBP）≥ 220 mmHg 和（或）舒张压（diastolic blood pressure，DBP）≥ 140 mmHg，无论有无靶器官损害，均视为高血压急症。

四、鉴别诊断

高血压急症 / 亚急症的鉴别诊断主要为靶器官损害的鉴别。

1. 急性脑卒中

脑梗死（意识障碍、偏身感觉 / 运动障碍），脑出血（头痛、呕吐），蛛网膜下腔出血（剧烈头痛、恶心、呕吐等）。

2. 急性心力衰竭

呼吸困难、发绀，肺部湿啰音，心率增快，心界扩大。

3. 急性冠脉综合征

胸痛、放射痛、烦躁、大汗，有心电图和（或）心肌损伤标志物改变。

4. 急性主动脉夹层

撕裂样疼痛，有受累血管的相关表现（周围脉搏消失、腹痛、少尿、无尿等）。

5. 高血压脑病

急性剧烈疼痛、恶心、呕吐、意识障碍，常伴进展性视网膜病变。

6. 急性肾损伤

少尿 / 无尿、蛋白尿、血尿、水肿、血肌酐水平进行性升高。

五、诊断正确书写模板

高血压急症 / 亚急症

　　靶器官损害情况

高血压 3 级，极高危

【治疗】

一、治疗原则

迅速恰当地将血压控制在目标范围内，防止或减轻心、脑、肾等重要脏器的损害。

二、治疗流程或治疗 SOP（图 20-1）

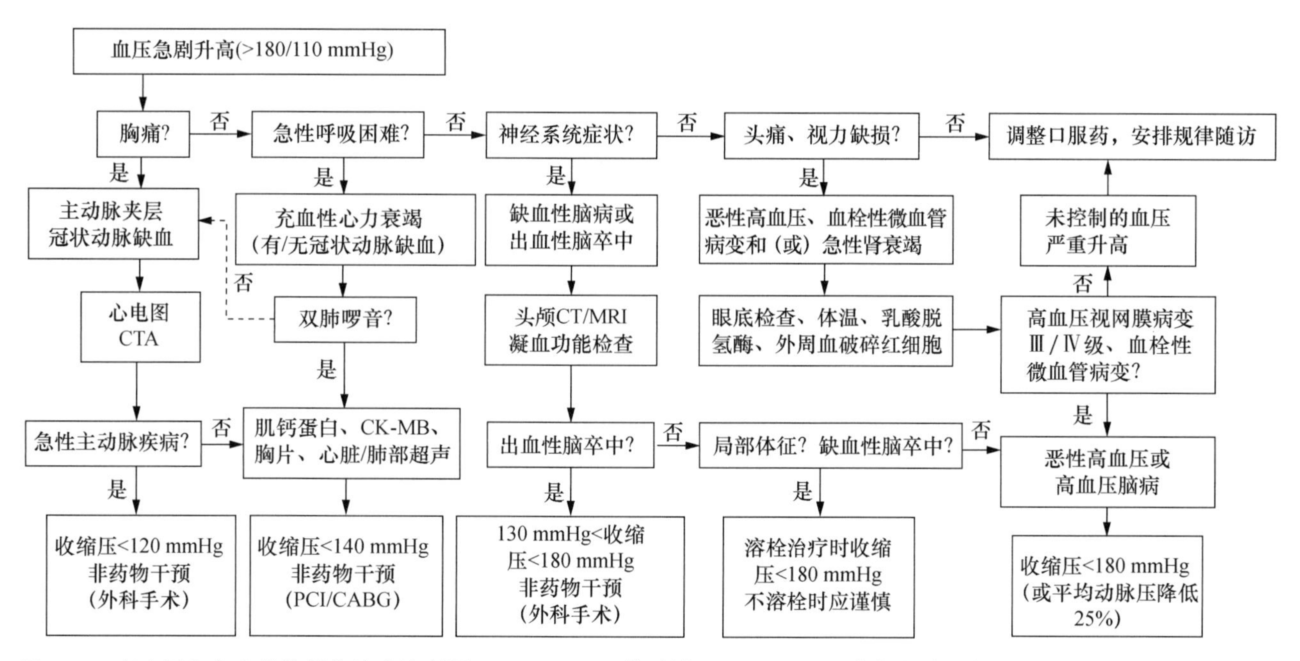

图 20-1　高血压急症患者的规范诊疗流程图。CTA，CT 血管造影；CK-MB，肌酸激酶同工酶；PCI，经皮冠状动脉介入治疗；CABG，冠状动脉旁路移植术；MRI，磁共振成像

三、重要治疗医嘱（表 20-1 和表 20-2）

表 20-1　高血压急症不同临床类型的降压原则与药物选择

疾病	降压速度及降压目标	推荐药物选择	
		一线推荐	其他选择
急性冠脉综合征	即刻；血压维持在 130/80 mmHg 以下，舒张压＞ 60 mmHg	硝酸甘油、β 受体阻滞剂	地尔硫䓬、乌拉地尔
主动脉夹层	即刻；收缩压＜ 120 mmHg	艾司洛尔、尼卡地平、硝普钠	拉贝洛尔、美托洛尔
急性心力衰竭	即刻；收缩压＜ 140 mmHg	硝普钠、硝酸甘油联合利尿剂、ACEI/ARB	乌拉地尔
缺血性脑卒中			
溶栓	即刻；第 1 h MAP 降低 15%，目标血压＜ 180/100 mmHg	拉贝洛尔、尼卡地平	硝普钠
不溶栓	当收缩压＞ 220 mmHg、舒张压＞ 120 mmHg 时，第 1 h MAP 降低 15%，收缩压不宜＜ 160 mmHg		
脑出血	即刻；收缩压 130 ～ 180 mmHg	拉贝洛尔、尼卡地平	乌拉地尔、甘露醇等
蛛网膜下腔出血	即刻；较基础血压高约 20%	尼卡地平、尼莫地平	拉贝洛尔、硝普钠
高血压脑病	第 1 h MAP 降低 20% ～ 25%，血压（160 ～ 180）/（100 ～ 110）mmHg	拉贝洛尔、尼卡地平	硝普钠、甘露醇等
恶性高血压	数小时内；MAP 降低 20% ～ 25%	拉贝洛尔、尼卡地平	硝普钠、乌拉地尔
嗜铬细胞瘤危象	术前 24 h 血压＜ 160/90 mmHg	酚妥拉明、硝普钠、乌拉地尔	
子痫及重度子痫前期	即刻；血压＜ 160/100 mmHg	拉贝洛尔、尼卡地平、硫酸镁	

MAP，平均动脉压；ACEI，血管紧张素转化酶抑制剂；ARB，血管紧张素Ⅱ受体阻滞剂。

表 20-2　部分静脉降压药物的使用方法及注意事项

药物	剂量	起效时间	持续时间	不良反应	禁忌证
硝普钠	0.25 ～ 10 μg/（kg・min）	即刻	2 ～ 10 min	低血压、心动过速、头痛、肌肉痉挛，连续使用超过 48 ～ 72 h 需测定血浆氰化物（应≤ 3 mmol/L）或硫氰酸盐（应≤100 mg/L），以防止氰化物中毒	代偿性高血压（如动静脉分流、主动脉缩窄）患者禁用；高血压脑病、脑出血、蛛网膜下腔出血患者慎用
硝酸甘油	静脉注射 5 ～ 100 μg/min	2 ～ 5 min	5 ～ 10 min	头痛、呕吐	对硝酸盐过敏、严重贫血、颅内高压、闭角型青光眼
尼卡地平	持续静脉注射，起始剂量 5 mg/h，剂量范围为 5 ～ 15 mg/h，每 15 ～ 30 min 增加 2.5 mg/h，直至达到目标血压，达标后可降至 3 mg/h	即刻	30 ～ 40 min	头痛、反射性心动过速	怀疑有止血不完全的颅内出血（出血可能加重）、脑卒中急性期颅内压升高、急性心功能不全伴重度主动脉狭窄或二尖瓣狭窄、梗阻性肥厚型心肌病、低血压、心源性休克

（续表）

药物	剂量	起效时间	持续时间	不良反应	禁忌证
艾司洛尔	静脉注射 250 ～ 500 μg/kg，随后静脉滴注 50 ～ 300 μg/（kg·min）	1 ～ 2 min	10 ～ 20 min	低血压、恶心	支气管哮喘、严重阻塞性肺病、窦性心动过缓、二度或三度房室传导阻滞、心源性休克
拉贝洛尔	静脉注射 20 ～ 80 mg，随后静脉滴注 0.5 ～ 2 mg/min	5 ～ 10 min	3 ～ 6 h	恶心、呕吐、头部麻木感、支气管痉挛、心脏传导阻滞、体位性低血压	支气管哮喘、心源性休克、二度或三度房室传导阻滞、窦性心动过缓、急性心力衰竭、重度心力衰竭
酚妥拉明	静脉注射 2.5 ～ 5.0 mg（诊断嗜铬细胞瘤及治疗其导致的高血压，包括手术切除时出现的高血压）	1 ～ 2 min	10 ～ 30 min	心动过速、头痛、潮红	严重动脉硬化及肾功能不全、低血压、冠心病、心肌梗死、肾炎或胃溃疡、酚妥拉明过敏
乌拉地尔	静脉注射 10 ～ 50 mg，维持剂量为 6 ～ 24 mg/h，静脉泵入	5 min	2 ～ 8 h	低血压、头晕、恶心、疲劳	乌拉地尔过敏、主动脉峡部狭窄或动静脉分流（肾透析时的分流除外）、哺乳期女性禁用
地尔硫䓬	静脉注射 5 ～ 10 mg，泵入 5 ～ 15 μg/（kg·min）	5 min	30 min	心动过缓、房室传导阻滞、低血压、心力衰竭、外周水肿、头痛、便秘、肝毒性	病态窦房结综合征、二度或三度房室传导阻滞（以上两种情况放置心脏起搏器时除外）、严重充血性心力衰竭、严重心肌病、妊娠期女性、地尔硫䓬过敏
肼屈嗪	静脉注射 10 ～ 20 mg 肌内注射 10 ～ 40 mg	10 ～ 20 min 20 ～ 30 min	1 ～ 4 h 4 ～ 6 h	心动过速、潮红、头痛、呕吐、心绞痛加重	主动脉瘤、脑卒中、严重肾功能不全

【预后】

及时、正确地处理高血压急症十分重要，可在短时间内缓解病情，预防进行性或不可逆性靶器官损害，降低死亡率。

【出院指导】

低盐饮食，规律口服降压药，定期监测血压，控制血压达标，监测靶器官损害情况，根据血压及时调整降压药。

第 2 节　原发性高血压

【疾病概述】

原发性高血压（essential hypertension，EH）是一种以血压升高为主要临床表现而病因尚未明确的独立疾病（占所有高血压患者的 90% ～ 95% 以上）。我国目前仍将收缩压和（或）舒张压≥ 140/90 mmHg 作为诊断标准。EH 的发病与遗传、年龄、超重 / 肥胖、高盐摄入、吸烟、过量饮酒、缺乏运动、长期精神紧张等多因素有关。高血压可导致血管、脑、心脏、肾、视网膜等靶器官损害，并增加心血管疾病发病和死亡的风险，因此高血压的早期监测、及时诊断及理想控制对改善患者的预后至关重要。

关键词：血压；靶器官损害；降压药物。

【诊断与鉴别诊断】

一、接诊

1. 问诊要点

（1）起病特点及病程：发现血压升高的时间及血压水平，有无引起血压升高的诱因，是否伴随头晕、头痛等不适，及其缓解方式。平素血压水平及监测频率，既往诊治经过及药物治疗方案，疗效及不良反应。

（2）症状及既往史：主要是靶器官受累情况，如有无头晕、头胀、头痛等神经系统常见症状；有无心悸、气短、胸闷、胸痛等心脏病相关症状，有无夜尿增多、尿中泡沫增加、尿量变化等肾病相关症状等。既往有无脑梗死、脑出血、冠心病、心力衰竭、心房颤动、周围血管疾病、糖尿病、肾病等病史。是否长期应用可升高血压的药物。

（3）有无继发性高血压相关症状（详见本章第 3 节“继发性高血压”）。

（4）生活方式：饮食习惯，包括盐、酒及脂肪的摄入量，吸烟状况、体力活动量、体重变化、睡眠习惯等。

（5）家族史：有无高血压、脑卒中、糖尿病、血脂异常、冠心病或肾病的家族史，包括一级亲属发生心脑血管病事件时的年龄。

2. 全身体格检查要点

监测双上肢肱动脉血压，必要时监测四肢血压，测量脉搏；测量身高、体重，计算身体质量指数，测量腰围、臀围；观察有无库欣面容、神经纤维瘤性皮肤斑、甲状腺功能亢进性突眼征、下肢水肿；听诊颈动脉、胸主动脉、腹部动脉和股动脉有无杂音。双肺呼吸音，有无啰音；有无心界扩大，有无心尖搏动增强 / 减弱，有无主动脉瓣第二心音亢进，有无心脏杂音。检查四肢动脉搏动和神经系统体征。

二、开检查医嘱

1. 常规检验

血常规、尿常规、粪便常规、肝功能、肾功能、心肌酶、电解质（尤其是血钾）、葡萄糖、血脂、凝血功能、尿酸、尿白蛋白 / 肌酐。

2. 常规检查

心电图、胸部 X 线检查、超声心动图、动态血压监测。

3. 靶器官损害筛查

根据患者病程、血压升高程度及临床症状可选择性完善相应靶器官筛查，包括眼底、头颅 MRI、头颅磁共振血管成像（magnetic resonance angiography，MRA）、颈动脉超声、肢体动脉超声、脉搏波传导速度（pulse wave velocity，PWV）及踝肱指数（ankle brachial index，ABI）、泌尿系统超声等。

4. 怀疑继发性高血压患者的可选检查

血浆肾素活性或肾素浓度、血醛固酮、血和尿皮质醇、血清游离甲氧基肾上腺素及甲氧基去甲肾上腺素、血或尿儿茶酚胺、肾动脉超声、肾和肾上腺超声、CT 等。

三、诊断流程或分类标准

在临床和人群防治工作中，主要采用诊室血压测量和诊室外血压测量，后者包括动态血压监测（ambulatory blood pressure monitoring，ABPM）和家庭血压监测（home blood pressure monitoring，HBPM）。成人在未使用降压药物的情况下，非同日 3 次测量诊室收缩压（SBP）≥ 140 mmHg 和（或）舒张压

（DBP）≥ 90 mmHg（表 20-3）可诊断高血压；患者既往有高血压史，目前正在使用降压药物，即使血压 < 140/90 mmHg，仍应诊断为高血压。其他血压测量方法的诊断标准见表 20-3。

表 20-3 不同血压测量方法对应的高血压诊断标准

血压测量方法	诊断标准
诊室血压测量	**≥ 140/90 mmHg**
ABPM	24 小时平均 SBP/DBP ≥ 130/80 mmHg 白天平均 SBP/DBP ≥ 135/85 mmHg 夜间平均 SBP/DBP ≥ 120/70 mmHg
HBPM	≥ 135/85 mmHg

ABPM，动态血压监测；DBP，舒张压；HBPM，家庭血压监测；SBP，收缩压。

根据血压升高的水平，可将高血压分为 1 级、2 级和 3 级。根据血压水平、心血管危险因素、靶器官损害、临床并发症和糖尿病进行心血管风险分层，分为低危、中危、高危和很高危 4 个层次（表 20-4 和表 20-5）。

表 20-4 血压升高患者的心血管风险分层

其他心血管危险因素和病史	血压水平（mmHg）			
	正常高值 SBP 130 ～ 139 和（或）DBP 85 ～ 89	**高血压 1 级 SBP 140 ～ 159 和（或）DBP 90 ～ 99**	**高血压 2 级 SBP 160 ～ 179 和（或）DBP 100 ～ 109**	**高血压 3 级 SBP ≥ 180 和（或）DBP ≥ 110**
无		低危	中危	高危
1 ～ 2 个其他危险因素	低危	中危	中 / 高危	很高危
≥ 3 个危险因素，靶器官损害或 CKD 3 期，无并发症的糖尿病	中 / 高危	高危	高危	很高危
临床并发症或 CKD ≥ 4 期，有并发症的糖尿病	高 / 很高危	很高危	很高危	很高危

CKD，慢性肾脏病；DBP，舒张压；SBP，收缩压。

表 20-5 影响高血压患者心血管预后的重要因素

心血管危险因素	靶器官损害	伴发临床疾病
• 高血压（1 ～ 3 级） • 男性 > 55 岁；女性 > 65 岁 • 吸烟或被动吸烟 • 糖耐量受损（2 h 血糖 7.8 ～ 11.0 mmol/L）和（或）空腹血糖异常（6.1 ～ 6.9 mmol/L） • 血脂异常：TC ≥ 5.2 mmol/L（200 mg/dl）或 LDL-C ≥ 3.4 mmol/L（130 mg/dl）或 HDL-C < 1.0 mmol/L（40 mg/dl） • 早发心血管病家族史（一级亲属发病年龄 < 50 岁） • 腹型肥胖（腰围：男性 ≥ 90 cm，女性 ≥ 85 cm）或肥胖（BMI > 28 kg/m^2） • 高同型半胱氨酸血症（≥ 15 μmol/L）	• 左心室肥厚 心电图：Sokolow-Lyon 电压 > 3.8 mV 或 Cornell 乘积 > 244（mV · ms） 超声心动图 LVMI：男性 ≥ 115 g/m^2，女性 ≥ 95 g/m^2 • 颈动脉超声 IMT ≥ 0.9 mm 或动脉粥样硬化斑块 • 颈-股动脉脉搏波速度 ≥ 12 m/s • 踝 / 臂血压指数 < 0.9 • eGFR 降低［30 ～ 59 ml/（min · 1.73 m^2）］或血肌酐轻度升高［男性 115 ～ 133 μmol/L（1.3 ～ 1.5 mg/dl），女性 107 ～ 124 μmol/L（1.2 ～	• 脑血管病 脑出血 缺血性脑卒中 短暂性脑缺血发作 • 心脏病 心肌梗死史 心绞痛 冠状动脉血运重建 心房颤动 • 肾病 糖尿病肾病 肾功能受损：① eGFR < 30 ml/（min · 1.73 m^2）；②血肌酐升高

（续表）

心血管危险因素	靶器官损害	伴发临床疾病
	1.4 mg/dl）] ● 微量白蛋白尿：30 ～ 300 mg/24 h 或白蛋白 / 肌酐比≥ 30 mg/g（3.5 mg/mmol） 慢性心力衰竭	[男性≥ 133 μmol/L（1.5 mg/dl），女性＞ 124 μmol/L（1.4 mg/dl）]；③蛋白尿（≥ 300 mg/24 h） ● 周围血管疾病 ● 视网膜病变 出血或渗出 视乳头水肿 ● 糖尿病 新诊断：①空腹血糖≥ 7.0 mmol/L（126 mg/dl）；②餐后血糖≥ 11.1 mmol/L（200 mg/dl） 已治疗但未控制：HbA1c ≥ 6.5%

BMI，体重指数；eGFR，估算的肾小球滤过率；IMT，颈动脉内膜中层厚度；TC，总胆固醇；LDL-C，低密度脂蛋白胆固醇；HbA1c，糖化血红蛋白；HDL-C，高密度脂蛋白胆固醇；LVMI，左心室质量指数。

四、鉴别诊断

对突发明显高血压（尤其是年轻人），伴有心悸、多汗、乏力或其他原发性高血压不常见的症状，上下肢血压明显不一致，或腹部、腰部有血管杂音的患者，应考虑继发性高血压的可能，需行进一步检查以鉴别（详见本章第 3 节“继发性高血压”）。

五、诊断正确书写模板

高血压 分级 风险分层（如高血压 3 级 很高危）

　　靶器官受损

【治疗】

一、治疗原则

降压治疗的获益主要来源于血压降低本身，高血压治疗的根本目标是降低发生心、脑、肾及血管并发症和死亡的总风险。

在改善生活方式的基础上，应根据高血压患者的总体风险水平决定给予降压药物，同时干预可纠正的危险因素、靶器官损害和合并的临床疾病。

对于大多数高血压患者（除高血压急症和亚急症外），应根据病情，在 4 周内或 12 周内将血压逐渐降至目标水平。

二、治疗流程或治疗 SOP

生活方式干预对降低血压和心血管风险的作用明确，所有患者均应采用，主要措施包括：①减少钠盐摄入，每人每日食盐摄入量逐步降至＜ 6 g；②增加钾摄入；③合理膳食，平衡膳食；④控制体重，使 BMI ＜ 24 kg/m^2，男性腰围＜ 90 cm，女性腰围＜ 85 cm；⑤不吸烟，彻底戒烟，避免被动吸烟，不饮酒或限制饮酒；⑥增加中等强度运动，每周 4 ～ 7 次，每次持续 30 ～ 60 min；⑦减轻精神压力，保持心理平衡。

在改善生活方式的基础上，血压仍≥ 140/90 mmHg 和（或）高于目标血压的患者应启动药物治疗。应用降压药物的基本原则包括：①常用的五大类降压药物均可作为初始治疗用药，建议根据特殊人群的类型、合并症选择药物进行个体化治疗；②应根据血压水平和心血管风险选择初始单药或联合治疗。一般患者采用常规剂量；③老年人初始治疗时通常采用较小的有效治疗剂量，根据需要可逐渐增加至足量；④优先使用长效降压药物，以有效控制 24 h 血压，更有效地预防心脑血管并发症发生；⑤对血压 ≥ 160/100 mmHg、高于目标血压 20/10 mmHg 的高危患者或单药治疗未达标的高血压患者，应进行联合降压治疗，包括自由联合或单片复方制剂；⑥对于血压 ≥ 140/90 mmHg 的患者，也可起始小剂量联合治疗。

三、重要治疗医嘱（表 20-6 和表 20-7）

表 20-6　常用的各种降压药物

降压药物	剂量（mg/d）（起始～足量）	用药频率（次 / 日）	适用人群	主要不良反应
二氢吡啶类 CCB			老年高血压、单纯收缩期高血压、稳定型心绞痛、冠状动脉或颈动脉粥样硬化及周围血管病患者	踝部水肿、头痛、潮红
硝苯地平	10 ～ 30	2 ～ 3		
硝苯地平缓释片	10 ～ 80	2		
硝苯地平控释片	30 ～ 60	1		
氨氯地平	2.5 ～ 10	1		
左旋氨氯地平	2.5 ～ 5	1		
非洛地平	2.5 ～ 10	2		
非洛地平缓释片	2.5 ～ 10	1		
尼卡地平	40 ～ 80	1		
尼群地平	20 ～ 60	2 ～ 3		
贝尼地平	4 ～ 8	1		
非二氢吡啶类 CCB			合并冠状动脉痉挛的患者，可作为筛查高血压继发病因的过渡用药	房室传导阻滞、心功能抑制
维拉帕米	80 ～ 480	2 ～ 3		
维拉帕米缓释片	120 ～ 480	1 ～ 2		
地尔硫䓬胶囊	90 ～ 360	1 ～ 2		
噻嗪类利尿剂			老年高血压、单纯收缩期高血压或伴心力衰竭患者，也是难治性高血压的基础药物	血钾降低、血钠降低、血尿酸升高
氢氯噻嗪	6.25 ～ 25	2 ～ 3		
吲哒帕胺	0.625 ～ 2.5	1 ～ 2		
吲哒帕胺缓释片	1.5	1 ～ 2		
袢利尿剂			老年高血压、单纯收缩期高血压或伴心力衰竭患者，也是难治性高血压的基础药物	血钾降低
呋塞米	20 ～ 80	1 ～ 2		
托拉塞米	5 ～ 10	1		
醛固酮受体拮抗剂			伴心力衰竭，控制难治性高血压	血钾升高，男性乳房发育
螺内酯	20 ～ 60	1 ～ 3		
β 受体阻滞剂			快速性心律失常、冠心病、慢性心力衰竭、交感神经活性增高及高动力状态	支气管痉挛、心功能抑制
比索洛尔	2.5 ～ 10	1		
美托洛尔平片	50 ～ 100	2		
美托洛尔缓释片	47.5 ～ 190	1		
阿替洛尔	12.5 ～ 50	1 ～ 2		
普萘洛尔	20 ～ 90	2 ～ 3		

（续表）

降压药物	剂量（mg/d）（起始～足量）	用药频率（次/日）	适用人群	主要不良反应
α 受体和 β 受体阻滞剂				体位性低血压、支气管痉挛
拉贝洛尔	200～600	2		
卡维地洛	12.5～50	2		
阿罗洛尔	10～20	1～2		
ACEI			伴慢性心力衰竭、心肌梗死后心功能不全、预防心房颤动、糖尿病肾病、非糖尿病肾病、代谢综合征、蛋白尿或微量白蛋白尿患者	咳嗽、血钾升高、血管神经性水肿
卡托普利	25～300	2～3		
依那普利	2.5～40	2		
贝那普利	5～40	1～2		
雷米普利	1.25～20	1		
福辛普利	10～40	1		
培哚普利	4～8	1		
ARB			伴左心室肥厚、心力衰竭、糖尿病肾病、冠心病、代谢综合征、微量白蛋白尿或蛋白尿患者，以及不能耐受 ACEI 的患者，并可预防心房颤动	血钾升高、血管神经性水肿（罕见）
氯沙坦	25～100	1		
缬沙坦	80～160	1		
厄贝沙坦	150～300	1		
替米沙坦	20～80	1		
坎地沙坦	4～32	1		
奥美沙坦	20～40	1		
阿利沙坦酯	240	1		
α 受体阻滞剂			高血压伴前列腺增生患者，也用于难治性高血压患者	体位性低血压
多沙唑嗪	1～16	1		
哌唑嗪	1～10	2～3		
特拉唑嗪	1～20	1～2		
中枢作用药物				
利血平	0.05～0.25	1		鼻充血、溃疡
可乐定	0.1～0.8	2～3		低血压、口干、嗜睡
可乐定贴片	0.25	1次/周		皮肤过敏
甲基多巴	250～1000	2～3		肝功能损害、免疫失调
直接血管扩张药				
米诺地尔	5～100	1		多毛症
肼屈嗪	25～100	2		狼疮综合征
肾素抑制剂				
阿利吉仑	150～300	1		腹泻、血钾升高

ACEI，血管紧张素转化酶抑制剂；ARB，血管紧张素Ⅱ受体阻滞；CCB，钙通道阻滞剂。

表 20-7　常用单片复方制剂降压药物

降压药物剂型	剂量（片 / 日）	用药频率（次 / 日）	主要不良反应
沙库巴曲 / 缬沙坦			偶见血管神经性水肿、血钾异常
沙库巴曲 49 mg/ 缬沙坦 51 mg	1 ～ 2	1 ～ 2	
氯沙坦钾 / 氢氯噻嗪			偶见血管神经性水肿、血钾异常
氯沙坦钾 50 mg/ 氢氯噻嗪 12.5 mg	1	1	
氯沙坦钾 100 mg/ 氢氯噻嗪 12.5 mg	1	1	
氯沙坦钾 100 mg/ 氢氯噻嗪 25 mg	1	1	
缬沙坦 / 氢氯噻嗪			偶见血管神经性水肿、血钾异常
缬沙坦 80 mg/ 氢氯噻嗪 12.5 mg	1 ～ 2	1	
厄贝沙坦 / 氢氯噻嗪			偶见血管神经性水肿、血钾异常
厄贝沙坦 150 mg/ 氢氯噻嗪 12.5 mg	1	1	
替米沙坦 / 氢氯噻嗪			偶见血管神经性水肿、血钾异常
替米沙坦 40 mg/ 氢氯噻嗪 12.5 mg	1	1	
替米沙坦 80 mg/ 氢氯噻嗪 12.5 mg	1	1	
奥美沙坦 / 氢氯噻嗪			偶见血管神经性水肿、血钾异常
奥美沙坦 20 mg/ 氢氯噻嗪 12.5 mg	1	1	
卡托普利 / 氢氯噻嗪			咳嗽、偶见血管神经性水肿、血钾异常
卡托普利 10 mg/ 氢氯噻嗪 6 mg	1 ～ 2	1	
赖诺普利 / 氢氯噻嗪			咳嗽、偶见血管神经性水肿、血钾异常
赖诺普利 10 mg/ 氢氯噻嗪 12.5 mg	1	1	
复方依那普利			咳嗽、偶见血管神经性水肿、血钾异常
依那普利 5 mg/ 氢氯噻嗪 12.5 mg	1	1	
贝那普利 / 氢氯噻嗪			咳嗽、偶见血管神经性水肿、血钾异常
贝那普利 10 mg/ 氢氯噻嗪 12.5 mg	1	1	
培哚普利 / 吲达帕胺			咳嗽、偶见血管神经性水肿、血钾异常
培哚普利 4 mg/ 吲达帕胺 1.25 mg	1	1	
培哚普利 / 氨氯地平			头晕、头痛、咳嗽
精氨酸培哚普利 10 mg/ 苯磺酸氨氯地平 5 mg	1	1	
氨氯地平 / 缬沙坦			头痛、踝部水肿、偶见血管神经性水肿
氨氯地平 5 mg/ 缬沙坦 80 mg	1	1	
氨氯地平 / 替米沙坦			头痛、踝部水肿、偶见血管神经性水肿
氨氯地平 5 mg/ 替米沙坦 80 mg	1	1	
氨氯地平 / 贝那普利			头痛、踝部水肿、偶见血管神经性水肿
氨氯地平 5 mg/ 贝那普利 10 mg	1	1	
氨氯地平 2.5 mg/ 贝那普利 10 mg	1	1	
复方阿米洛利			血钾异常、尿酸升高
阿米洛利 2.5 mg/ 氢氯噻嗪 25 mg	1	1	

（续表）

降压药物剂型	剂量（片 / 日）	用药频率（次 / 日）	主要不良反应
尼群地平 / 阿替洛尔			头痛、踝部水肿、支气管痉挛、心动过缓
尼群地平 10 mg/ 阿替洛尔 20 mg	1	1 ～ 2	
尼群地平 5 mg/ 阿替洛尔 10 mg	1 ～ 2	1 ～ 2	
复方利血平片			消化性溃疡、困倦
利血平 0.032 mg/ 氢氯噻嗪 3.1 mg/ 双肼屈嗪 4.2 mg/ 异丙嗪 2.1 mg	1 ～ 3	2 ～ 3	
复方利血平氨苯蝶啶			消化性溃疡、头痛
利血平 0.1 mg/ 氨苯蝶啶 12.5 mg/ 氢氯噻嗪 12.5 mg/ 双肼屈嗪 12.5 mg	1 ～ 2	1	
珍菊降压片			低血压、血钾异常
可乐定 0.03 mg/ 氢氯噻嗪 5 mg	1 ～ 3	2 ～ 3	
依那普利 / 叶酸			咳嗽、恶心、偶见血管神经性水肿、头痛、踝部水肿、肌肉疼痛
依那普利 10 mg/ 叶酸 0.8 mg	1 ～ 2	1 ～ 2	
氨氯地平 / 阿托伐他汀			转氨酶升高
氨氯地平 5 mg/ 阿托伐他汀 10 mg	1	1	
坎地沙坦酯 / 氢氯噻嗪			上呼吸道感染、背痛、血钾异常
坎地沙坦酯 16 mg/ 氢氯噻嗪 12.5 mg	1	1	

【出院指导】

保持积极乐观的生活态度和健康的生活方式，鼓励患者进行有氧运动。坚持监测血压，按时用药，根据血压情况适当增减降压药物，必要时门诊就诊。避免各种引起血压波动的诱因。

第 3 节　继发性高血压

【疾病概述】

继发性高血压患者存在明确病因，高血压仅为临床表现之一，继发性高血压在所有高血压患者中占 5% ～ 10%。继发性高血压的病因包括肾病、肾上腺疾病、血管病变、阻塞性睡眠呼吸暂停低通气综合征（obstructive sleep apnea hypopnea syndrome，OSAHS）、颅内疾病及使用导致血压升高的药物等。除高血压本身造成的危害外，继发性高血压伴随的电解质紊乱、内分泌失衡、低氧血症等可导致独立于血压的心血管损害，危害程度较原发性高血压更大。因此，对继发性高血压的筛查、鉴别和治疗是高血压管理的重要内容。

关键词：继发性高血压；肾实质性高血压；肾上腺疾病；肾血管狭窄；OSAHS；主动脉狭窄。

【诊断与鉴别诊断】

一、接诊

1. 问诊要点

（1）既往史：询问肾病、泌尿道感染和血尿史、肾病家族史（多囊肾）、甲状腺疾病史等。

（2）症状：有无发作性出汗、头痛及焦虑（嗜铬细胞瘤）、肌无力和抽搐发作（原发性醛固酮增多症）、夜间打鼾、白天嗜睡（睡眠呼吸暂停综合征）等。

（3）血压波动的特点：血压波动时始终维持较高水平或呈阵发性波动，血压波动是否与活动、情绪激动、昼夜具有相关性，血压波动时有无心悸、出汗、头痛等伴随症状。

（4）降压治疗效果：降压药物联合治疗效果，或治疗过程中血压的控制情况。

（5）家族史（有无与高血压相关的特殊遗传病史）及近期用药史。

2. 全身体格检查要点

（1）病因相关体征：有无皮质醇增多症的体征（如满月脸、水牛背、皮肤紫纹），是否可扪及增大的肾（多囊肾），腹部血管区域有无杂音（肾血管性高血压），有无心前区或胸部杂音（主动脉缩窄或主动脉疾病），有无双上肢血压降低及股动脉搏动减弱，有无下肢动脉血压降低（主动脉缩窄或主动脉疾病），有无神经纤维瘤性皮肤斑（嗜铬细胞瘤）等。

（2）靶器官损害相关体征：有无颈动脉杂音、运动或感觉缺失、眼底异常、心尖搏动异常；有无心律失常、肺部啰音、重力性水肿和周围血管疾病的体征。

二、开检查医嘱

1. 常规检验

血常规、尿常规、粪便常规、肝功能、肾功能、心肌酶、电解质（尤其是血钾）、葡萄糖、血脂、凝血功能、尿酸。

2. 常规检查

心电图、胸部 X 线检查、超声心动图、动态血压监测。

3. 靶器官损害筛查

根据患者病程、血压升高程度及临床症状可有选择性地完善相应靶器官筛查，包括头颅 MRI、头颅 MRA、颈动脉超声、肢体动脉超声、脉搏波分析、泌尿系统超声等。

4. 根据病因选做的检验检查

甲状腺功能、甲状旁腺激素、血浆肾素、血管紧张素、醛固酮、皮质醇节律、儿茶酚胺、主动脉 CTA、四肢动脉超声、肾动脉超声、肾上腺超声或薄层 CT 或核素检查，睡眠呼吸监测等。

三、诊断流程或分类标准

下列高血压患者应考虑继发性高血压的可能：①常规病史、体格检查和实验室检查提示有引起高血压的系统性疾病存在；②＜ 20 岁或＞ 50 岁开始出现高血压；③高血压起病突然，或程度严重且进展急剧，或高血压患者原来控制良好的血压突然恶化，且难以找到其他原因；④顽固性或难治性高血压（即患者已使用包括利尿剂在内的≥ 3 种适当剂量的降压药物且服药依从性良好，但血压仍不能达到靶目标）；⑤靶器官损害严重，与高血压不相称。

四、鉴别诊断

1. 肾实质性高血压

该类患者既往多有肾实质疾病，以慢性肾小球肾炎最常见；蛋白尿、血尿发生早、程度重，肾功能受损明显，高血压发生在后或与其同时出现，血压较高，且难以控制，更易合并心脑血管并发症。可通过蛋白尿、血尿、肾功能异常、肾小球滤过率降低、肾脏大小和形态异常进行诊断，必要时行肾穿刺活检。

2. 肾血管性高血压

系由于单侧或双侧肾动脉主支管腔狭窄，导致肾血流灌注降低，而引起高血压。对于突然发生或加重、难治的高血压，需警惕肾动脉狭窄。绝大多数（90%）狭窄病变由动脉粥样硬化所致，多见于合并动脉粥样硬化性疾病的老年患者。在年轻人中，大动脉炎和纤维肌性发育不良是肾动脉狭窄的重要原因。

该类患者的特征性表现包括：腹部血管杂音、自发性低血钾和非对称性肾萎缩、服用ACEI或ARB后血肌酐明显升高或伴有血压明显下降。可通过肾动脉超声、MRI或CT血管造影，必要时行肾动脉血管造影等检查明确。

3. 嗜铬细胞瘤

患者多表现为阵发性血压升高或持续性高血压基础上阵发加重，可伴有头痛、出汗、心悸和苍白等症状，超过50%患者在阵发性血压增高的间歇期可出现体位性低血压。该病的诊断应首先检测血/尿儿茶酚胺及代谢物（甲氧基肾上腺素、甲氧基去甲肾上腺素、香草扁桃酸）以获得定性诊断。

4. 皮质醇增多症（库欣综合征）

库欣综合征的筛查包括：①具有与年龄不相符的特征（如高血压、骨质疏松）。②出现库欣综合征的典型体形（向心性肥胖、满月脸、水牛背等）。③存在与肾上腺腺瘤共存的肾上腺意外瘤；24 h尿游离皮质醇浓度、血清皮质醇昼夜节律检测、1 mg过夜地塞米松抑制试验和经典小剂量地塞米松抑制试验可协助库欣综合征的定性诊断。

5. 原发性醛固酮增多症

患者可表现为难治性高血压伴自发性低血钾，可伴随肌无力、周期性麻痹、烦渴、多尿等症状，血浆醛固酮/肾素比值（aldosterone to renin ratio，ARR）是主要的筛查方法，ARR增大应通过醛固酮抑制试验进一步证实或排除，方法包括：氟氢可的松抑制试验、生理盐水静脉输注试验、口服氯化钠负荷试验及卡托普利抑制试验。双侧肾静脉采血可协助判断有无优势分泌，是分型诊断的金标准。

6. 主动脉狭窄

先天性主动脉缩窄或多发性大动脉炎可引起降主动脉狭窄，狭窄部位近端的主动脉和分支血管血压显著升高，而远端灌注不足。患者多存在双上肢血压不对称或反常的上下肢血压差（上肢血压－下肢血压＞20 mmHg）、下肢动脉搏动弱或消失，查体时可在胸骨旁、肩胛间区、腋下或腹部闻及血管杂音，可通过血管超声或CTA，必要时主动脉造影进一步明确。

7. 睡眠呼吸暂停低通气综合征（OSAHS）

该类患者多肥胖，表现为白天困倦、嗜睡，夜间打鼾、呼吸暂停，夜间反复发生心绞痛、心律失常或心力衰竭表现，动态血压监测可表现为夜间血压升高，血压节律呈“非杓型”或“反杓型”，晨起高血压。多导睡眠呼吸监测是诊断的主要工具。

五、诊断正确书写模板

高血压 分级 风险分层（如高血压3级　很高危）

　　病因诊断（嗜铬细胞瘤）

【治疗】

继发性高血压的治疗，主要是针对其原发病的治疗。对于原发病不能行根治手术或术后血压仍高者，除采用其他针对病因的治疗外，可按治疗原发性高血压的方法进行降压治疗。

1. 肾血管性高血压

降压药物作为初始治疗十分重要。目前比较公认的血运重建指征：①重度高血压、恶性高血压、顽固性高血压，且患者仅有单侧肾缩小，不能耐受降压药物治疗；②单功能肾或双侧肾动脉狭窄合并肾功能不全；③反复发作急性心力衰竭、难治性心力衰竭或难治性心绞痛。由于动脉粥样硬化病变进展的风险较高，仍需要强化生活方式改变、小剂量阿司匹林、他汀类药物和多种降压药治疗。ACEI/ARB可能使单功能肾或双侧肾动脉狭窄患者肾功能恶化，仅适用于单侧肾动脉狭窄者，且使用时需密切监测肾功能。

2. 嗜铬细胞瘤

手术切除肿瘤。

3. 原发性醛固酮增多症

根据病因选择治疗。分泌醛固酮的肾上腺皮质癌应尽早手术切除；醛固酮瘤及单侧肾上腺增生首选手术切除（腹腔镜下），或予醛固酮拮抗剂治疗。特发性醛固酮增多症可给予醛固酮拮抗剂。

4. 主动脉缩窄

若在手术修复或置入支架后血压仍高，患者可能需要继续服用降压药物。

5. OSAHS

肥胖者减轻体重，使用口腔矫治器，气道正压通气装置。

【推荐阅读】

[1] 何新华，杨艳敏，郭树彬，等．中国高血压急症诊治规范［J］．中国急救医学，2020，9：795-803.

[2] 孙英贤，赵连友，田刚，等．高血压急症的问题中国专家共识［J］．中华高血压杂志，2022，3：207-218.

[3] 王吉耀，葛均波，邹和建．实用内科学［M］．16 版．北京：人民卫生出版社，2022.

[4] 中国高血压防治指南修订委员会．中国高血压防治指南（2024 年修订版）［J］．中华高血压杂志，2024，32（7）：603-700.

[5] 中国高血压联盟《高血压患者高质量血压管理中国专家建议》委员会．高血压患者高质量血压管理中国专家建议［J］．中华高血压杂志，2024，32：1-8.

[6] McEvoy J W，McCarthy C P，Bruno R M，et al. 2024 ESC Guidelines for the management of elevated blood pressure and hypertension［J］. Eur Heart J，2024，45（38）：3912-4018.

（李丹　徐玲　撰写　李卫虹　审阅）

第 21 章

高脂血症

【疾病概述】

高脂血症（hyperlipidemia，HLP）通常是指血清中胆固醇和（或）甘油三酯水平升高，又称血脂异常。HLP 是动脉粥样硬化性心血管疾病（atherosclerotic cardiovascular disease，ASCVD）的致病性危险因素，人群血脂合适水平随 ASCVD 风险分层级别不同而异。更宽泛地讲，血脂未达到对应 ASCVD 风险分层血脂合适水平的个体均为血脂异常者。我国 ASCVD 疾病负担不断增加，但高脂血症患者的知晓率、治疗率及治疗达标率仍普遍偏低。在生活方式调整的基础上，联合药物及非药物治疗手段，使高脂血症患者血脂控制达标，将有助于改善 HLP 患者的临床结局，推进 ASCVD 的早防早治。

关键词：HLP；降脂治疗。

【诊断与鉴别诊断】

一、接诊

1. 问诊要点

（1）HLP 诊疗情况：首次发现 HLP 的时间、发现方式（如体检或因其他疾病就诊完善检查的过程中发现）、血脂检测具体结果、既往诊治经过（用药种类及剂量、是否规律服药、治疗效果、有无药物相关不良反应）。

（2）HLP 靶血管损害的相关症状：有无劳力性胸闷 / 胸痛、发作性头晕 / 黑矇、偏身感觉异常 / 肢体活动障碍、间歇性跛行等。

（3）用于病因判断的相关症状：畏寒、反应迟钝、体型异常改变、皮肤紫纹、水肿、尿中泡沫增多等。

（4）家族史：父母及一级亲属的血脂情况，有无早发 ASCVD 家族史。

2. 全身体格检查要点

有无脂性角膜弓及腱黄素瘤。双侧桡动脉、足背动脉搏动是否对称。如有循环系统、神经系统受累，应关注相应系统查体表现。

二、开检查医嘱

1. 常规检验

血常规、尿常规、粪便常规、肝功能、肾功能、心肌酶、电解质、葡萄糖、血脂［至少需包含总胆固醇（total cholesterol，TC）、低密度脂蛋白胆固醇（low density lipoprotein-cholesterol，LDL-C）、高密度脂蛋白胆固醇（high density lipoprotein-cholesterol，HDL-C）、甘油三酯、脂蛋白 a 及载脂蛋白 B 等检测项目］、凝血功能、HbA1c、甲状腺功能七项。

2. 常规检查

胸部 X 线检查、眼底照相、心电图、超声心动图。

3. 靶器官及靶血管受累评估

头颅 MRI、头颅 MRA/ 头颈 CTA、冠状动脉 CTA/ 心肺运动试验、颈动脉＋椎动脉超声、双上肢动脉超声（含锁骨下动脉）、双下肢动脉超声、腹腔超声（含肝、脾）。

三、诊断流程或分类标准

临床中，依据血脂检测的结果，HLP/ 血脂异常的诊断较容易。从临床实用角度出发，HLP 可进行简单的临床分类（表 21-1）。

表 21-1　HLP 的临床分类

分型	TC	TG	HDL-C
高 TC 血症	增高	–	–
高 TG 血症	–	增高	–
混合型 HLP	增高	增高	–
低 HDL-C 血症	–	–	降低

TC，总胆固醇；TG，甘油三酯；HDL-C，高密度脂蛋白胆固醇。

从病因角度，HLP 可分为原发性 HLP 和继发性 HLP。确诊原发性 HLP 前需除外继发性 HLP。继发性 HLP 通常是指由导致血清脂质和脂蛋白代谢改变的潜在系统性疾病、代谢状态改变、不健康饮食及药物引起的血脂异常，可能产生与原发性 HLP 类似的临床后果。可引起继发性 HLP 的疾病主要包括：糖尿病、肾病综合征、甲状腺功能减退、肝病、皮质醇增多症等。在接诊 HLP 患者时应注意排查。

四、诊断正确书写模板

高脂血症

　　高总胆固醇血症

【治疗】

一、治疗原则

治疗原则：早期干预，以生活方式调整为基础，个体化治疗、达标治疗。

治疗目标：预防动脉粥样硬化，降低心脑血管事件风险和死亡率。

二、治疗流程或治疗 SOP

1. ASCVD 风险评估

HLP 患者按是否已患有 ASCVD 疾病分为一级预防人群和二级预防人群。

（1）二级预防人群：指已经罹患 ASCVD 的人群，常见的 ASCVD 包括缺血性心脏病、缺血性卒中及外周动脉疾病。①超高危险人群：发生过≥ 2 次严重 ASCVD 事件或发生过 1 次严重 ASCVD 事件且合并≥ 2 个高危因素。严重 ASCVD 事件是指近 1 年内 ACS 病史；1 年以上心肌梗死病史；缺血性脑卒中史；有症状的周围血管病变或既往接受过血运重建 / 截肢。高危因素包括 LDL-C ≤ 1.8 mmol/L，再次发生严重的 ASCVD 事件；早发冠心病（男性＜ 55 岁，女性＜ 65 岁）；家族性高胆固醇血症或基线 LDL-C ≥ 4.9 mmol/L；既往 CABG 或 PCI 史；糖尿病；高血压；慢性肾脏病（chronic kidney disease，CKD）3 ～ 4 期；吸烟。②极高危人群：不符合超高危标准的其他 ASCVD 患者。

（2）一级预防人群：筛选 ASCVD 风险高危患者（图 21-1）。对于年龄＜ 55 岁且 10 年 ASCVD 风险评估为中危者，进行余生风险评估，具有以下 2 个及以上危险因素者，定义为 ASCVD 高危人群：①收缩符合下列任意条件者，直接列为高危人群，无须进行后续评估：
1）LDL-C≥4.9 mmol/L或TC≥7.2 mmol/L
2）年龄≥40岁的糖尿病患者
3）CKD 3～4期

不符合者，进行10年ASCVD风险评估

危险因素：
1）低HDL-C
2）男性≥45岁，女性≥55岁
3）吸烟

危险因素（个）		血清胆固醇水平分层（mmol/L）		
		3.1≤TC<4.1 或1.8≤LDL-C<2.6	4.1≤TC<5.2 或2.6≤LDL-C<3.4	5.1≤TC<7.2 或3.4≤LDL-C<4.9
无高血压	0～1	低危（<5%）	低危（<5%）	低危（<5%）
	2	低危（<5%）	低危（<5%）	中危（5%～9%）
	3	低危（<5%）	中危（5%～9%）	中危（5%～9%）
有高血压	0	低危（<5%）	低危（<5%）	低危（<5%）
	1	低危（<5%）	中危（5%～9%）	中危（5%～9%）
	2	中危（5%～9%）	高危（≥10%）	高危（≥10%）
	3	高危（≥10%）	高危（≥10%）	高危（≥10%）

图 21-1　ASCVD 风险高危患者的筛选

压≥ 160 mmHg 或舒张压≥ 100 mmHg；②非 HDL-C ≥ 5.2 mmol/L；③ HDL-C ＜ 1.0 mmol/L；④ BMI ≥ 28 kg/m^2；⑤吸烟。

2. 判断患者血脂水平是否处于合适区间

对于血脂异常者，LDL-C 是血脂干预的首要靶点，应结合 ASCVD 风险判断患者 LDL-C 是否控制达标（表 21-2）。

表 21-2　血脂异常患者的 LDL-C 建议目标区间

风险等级	LDL-C 建议目标区间
低危	＜ 3.4 mmol/L
中高危	＜ 2.6 mmol/L
极高危	＜ 1.8 mmol/L 且较基线降低＞ 50%
超高危	＜ 1.4 mmol/L 且较基线降低＞ 50%

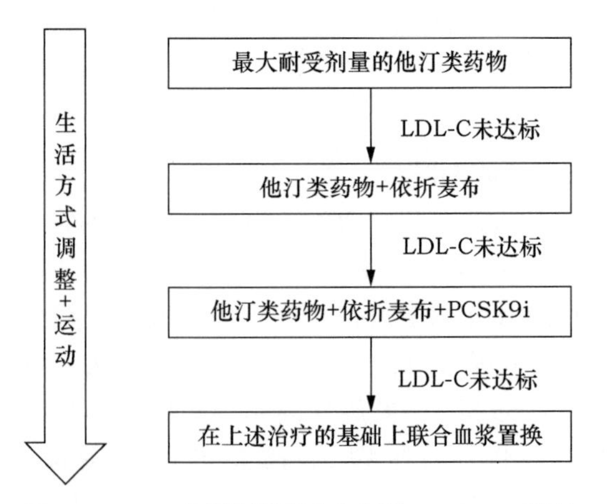

图 21-2　HLP 患者的降脂治疗方案。LDL-C，低密度脂蛋白胆固醇；PCSK9i，前蛋白转化酶枯草溶菌素 9 抑制剂

3. 降脂治疗决策

对于血脂未处于合适区间的患者，应结合患者意愿及具体情况启动降脂治疗。降脂治疗首要靶点仍为 LDL-C，在生活方式调整联合运动的基础上，进行“升阶梯”降脂治疗。需要注意的是，药物治疗只是手段，降脂治疗的目的是最终使患者 LDL-C 控制达标。

对于已接受中等强度他汀类药物治疗的患者，若甘油三酯（triglyceride，TG）仍＞ 2.3 mmol/L，可考虑联合应用降 TG 药物治疗（图 21-2）。

三、重要治疗医嘱（表 21-3）

表 21-3　重要治疗用药

药物		注意事项
降 TC 药物及降 LDL-C 药物	**他汀类药物**：抑制内源性 TC 合成，反馈性刺激肝细胞表面 LDL 受体数量及活性增加	定期监测肝功能及肌酶情况相对安全，肝功损害及肌酶升高多可于停药后恢复
	常用药：瑞舒伐他汀（5 ～ 20 mg/d）、阿托伐他汀（10 ～ 80 mg/d）、普伐他汀（10 ～ 40 mg/d）、氟伐他汀（20 ～ 40 mg/d）、辛伐他汀（10 ～ 40 mg/d）	
	胆固醇吸收抑制剂：抑制小肠胆固醇和植物甾醇的吸收，可与他汀类药物联用或用于他汀类药物不耐受者	常见不良反应为消化道症状，可随餐服药，以减轻相关症状
	常用药：依折麦布（10 mg，qd）	
	PCSK9 抑制剂：新型强效降脂药物，阻断 PCSK9 蛋白对肝细胞 LDL 受体循环的干扰，增加肝细胞表面 LDL 受体的数量，包括单克隆抗体及 siRNA 药物	安全性相对较高 常见不良反应为注射反应及流感样症状，过敏罕见
	常用药：依洛尤单抗（140 mg，q2w；420 mg，皮下注射，q4w）、阿利西尤单抗（75 mg，q2w；225 mg，皮下注射，q4w）、英克司兰（300 mg，皮下注射，q6m）	
	胆汁酸螯合剂：阻止肠道对胆酸及 TC 的吸收，促进其从粪便排出，促进 TC 降解	常见不良反应包括消化道症状、脂肪痢、高氯酸血症、脂溶性维生素吸收不良等
	常用药：考来维仑（1875 mg，bid；3750 mg，qd）	
降 TG 药物	**贝特类**：加速血中富含 TG 的乳糜微粒及 LDL 的降解	监测消化道反应
	常用药：非诺贝特（200 mg，qd）	
	烟酸类：抑制脂肪组织的降解，干扰脂质合成 **常用药**：阿昔莫司（250 mg，bid；250 mg，tid）	不良反应包括血管扩张、腹泻、头晕、乏力、恶心、呕吐、血糖升高
	ω-3 脂肪酸海洋鱼油制剂：有效成分为 EPA 和 DHA，2 ～ 4 g/d	EPA＋DHA 含量＞ 85% 时方有调脂作用
	普罗布考：掺入脂蛋白颗粒中，影响脂蛋白代谢，常用剂量为 500 mg，bid	监测胃肠道反应、肝肾功及 QT 间期

bid，2 次 / 日；DHA，二十二碳六烯酸；EPA，二十碳五烯酸；LDL，低密度脂蛋白；PCSK9，前蛋白转化酶枯草溶菌素 9；q2w，每 2 周 1 次；q4w，每 4 周 1 次；q6m，每 6 个月 1 次；qd，1 次 / 日；siRNA，干扰小 RNA；TC，总胆固醇；TG，甘油三酯；tid，3 次 / 日。

【预后】

大多数 HLP 患者通过治疗使血脂控制达标后可获得良好预后。长期血脂控制不达标者可因继发严重心脑血管事件或靶器官损害而预后不良。

【出院指导】

低盐低脂饮食，规律体育锻炼。规律服药，按时复诊。出现靶器官损害相关症状时及时就诊。

【推荐阅读】

[1] 斯托弗，伦杰，帕特森，等 . 奈特心脏病学：第 3 版［M］. 高炜，郭丽君，译 . 北京：北京大学医学出版社，2022：115-120.

［2］中国血脂管理指南修订联合专家委员会．中国血脂管理指南（2023年）［J］．中国循环杂志，2023，38（3）：237-271.
［3］Mach F，Baigent C，Catapano A L，et al. 2019 ESC/EAS Guidelines for the management of dyslipidaemias：lipid modification to reduce cardiovascular risk［J］. Eur Heart J，2020，41（1）：111-188.

（杨林承　撰写　孙丽杰　审阅）

第 22 章

心律失常

【疾病概述】

心律失常（arrhythmia）是指因心脏起搏和（或）传导功能紊乱而发生的心脏节律、频率或激动顺序异常，主要表现为心动过速、心动过缓、心律不齐和停搏。心室停搏或颤动是心搏骤停的主要表现形式，是心脏性猝死的重要原因。本章介绍以心房颤动、室性期前收缩（室性早搏）、阵发性室上性心动过速、房室传导阻滞及病态窦房结综合征为代表的常见心律失常的诊疗思路。

关键词：心律失常；心房颤动；室性早搏；阵发性室上性心动过速；房室传导阻滞；病态窦房结综合征。

【诊断与鉴别诊断】

一、接诊

1. 问诊要点

（1）心律失常发作的特点：发作方式、频率、持续时间、终止方式，以及伴随症状（胸闷、胸痛、呼吸困难等）。

（2）重要脏器灌注不足的表现：头晕、黑矇、意识丧失。

（3）心律失常的潜在病因 / 诱因：有无心肌缺血表现、甲状腺功能异常表现，可疑药物应用、诱发电解质紊乱的因素，既往有无器质性心脏病等。

2. 全身体格检查要点

常规进行血压测量。在系统检查的基础上，对心脏进行重点查体，注意心律及心率的变化，心音强度，有无心脏杂音及附加音，心率与脉率的关系。

二、开检查医嘱

1. 常规检验

血常规、尿常规、粪便常规、肝功能、肾功能、心肌酶、电解质、葡萄糖、血脂、凝血功能、HbA1c、甲状腺功能七项。

2. 常规检查

胸部 X 线检查、心电图、超声心动图、动态心电图（Holter）。

3. 特殊检查

拟接受射频消融治疗的心房颤动患者，术前需完善肺静脉 CTA 及经食管超声心动图检查。

三、诊断流程或分类标准

心电图是诊断 / 排除心律失常的最重要手段。常见心律失常的心电图特点如下。

1. 心房颤动

窦性 P 波消失，代之以快速且不规则的 f 波（频率 350 ～ 600 次 / 分）；R-R 间期绝对不等。

2. 室性早搏

提前出现的宽大畸形的 QRS 波伴继发 ST-T 改变；QRS 波前无 P 波；代偿间歇完全。

3. 阵发性室上性心动过速

R-R 间期规则，心室率 150 ～ 250 次 / 分；QRS 波形态多正常；QRS 波后可出现逆行 P′波。

4. 房室传导阻滞

①一度房室传导阻滞：PR 间期＞ 0.20 s，每个 P 波后都有一个下传的 QRS 波。②二度Ⅰ型房室传导阻滞：PR 间期进行性延长，直至 P 波受阻不能下传。③二度Ⅱ型房室传导阻滞：PR 间期固定（时限正常或延长），QRS 波间歇性脱漏。④三度房室传导阻滞：P 波与 QRS 波各自独立、互不相关，心房率快于心室率。

5. 病态窦房结综合征

可表现为不恰当的窦性心动过缓、窦性停搏和窦房传导阻滞，部分患者可合并房性心动过速、心房扑动或心房颤动，上述快速性心律失常终止时可记录到较长的窦性停搏，继之严重的窦性心动过缓（慢-快综合征）。

四、鉴别诊断

1. 心房颤动

应进行心房颤动病因分析，如心肌病、心脏瓣膜疾病（特指风湿性心脏瓣膜疾病）、甲状腺功能亢进症、孤立性 / 特发性心房颤动等。

2. 室性期前收缩（室性早搏）

进行病因分析，如冠心病、心肌病、特发性室性早搏等。

3. 阵发性室上性心动过速

结合症状特点及心电图进行窄 QRS 波心动过速的鉴别，需鉴别心房颤动、心房扑动、房性心动过速等。

4. 病态窦房结综合征（缓慢性心律失常）

病因鉴别包括：①急性可逆病因：急性心肌缺血、药物因素（如应用Ⅱ类、Ⅲ类抗心律失常药物或洋地黄类 / 地高辛）、电解质紊乱（高钾血症）、甲状腺功能减退、急性心肌炎。②慢性不可逆病因：系统性疾病累及心脏传导系统、心肌病、心脏传导系统退行性变等。

五、病情评估 / 病情严重程度分级

根据血流动力学情况进行初步风险分层，常见的血流动力学不稳定症状包括头晕、黑矇、意识丧失、心绞痛、低血压、心力衰竭、心源性休克等。

六、并发症

七、诊断正确书写模版

心律失常

　　阵发性心房颤动 / 室性早搏 / 阵发性室上性心动过速

【治疗】

一、治疗原则

积极查找病因和诱因，治疗原发病、消除诱发因素；给予必要的心理疏导，消除思想顾虑和悲观情绪；平稳心律、减轻临床症状。

二、治疗流程或治疗 SOP

1. 快速性心律失常的诊疗流程

（1）心房颤动（图 22-1）。

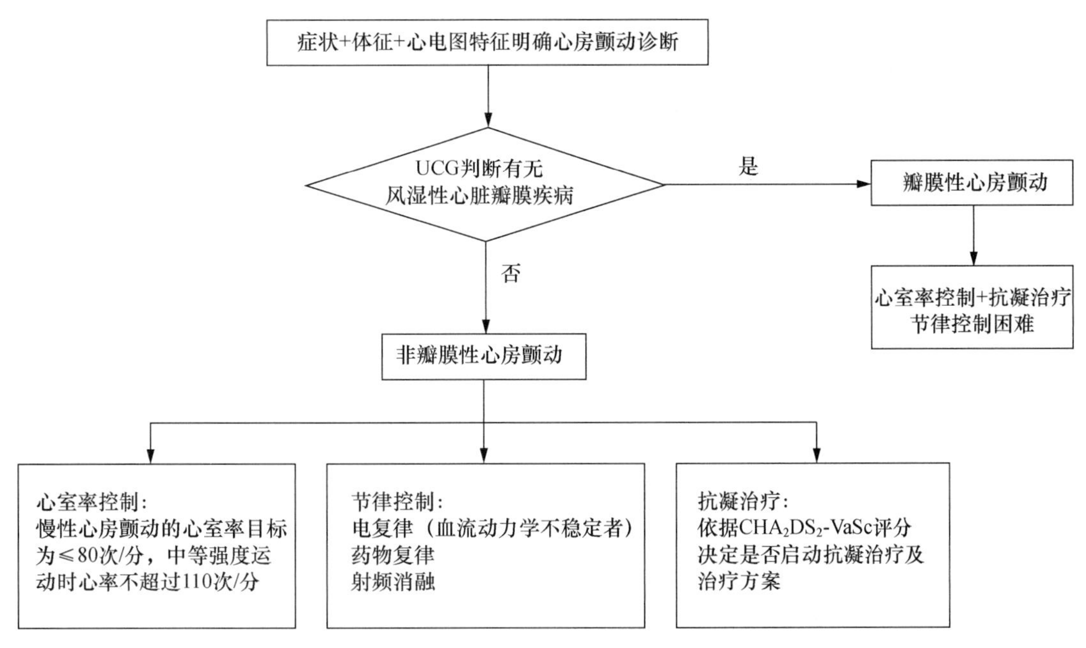

图 22-1　心房颤动的诊疗流程图。UCG，超声心动图

（2）室性早搏（图 22-2）。

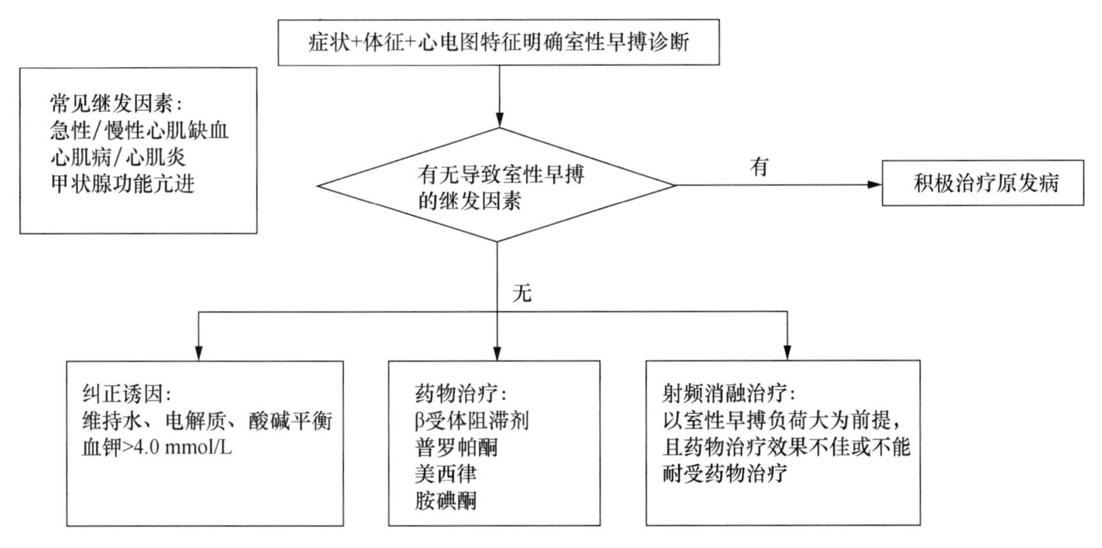

图 22-2　室性早搏的诊疗流程图

（3）阵发性室上性心动过速（图 22-3）。

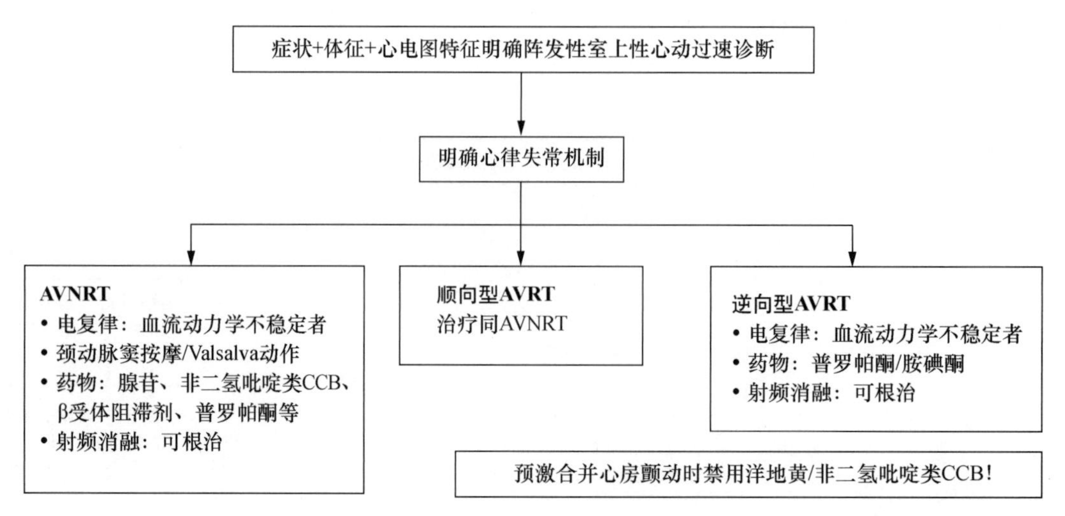

图 22-3　阵发性室上性心动过速的诊疗流程图。AVRT，房室折返性心动过速；AVNRT，房室结折返性心动过速；CCB，钙通道阻滞剂

2. 缓慢性心律失常（图 22-4）

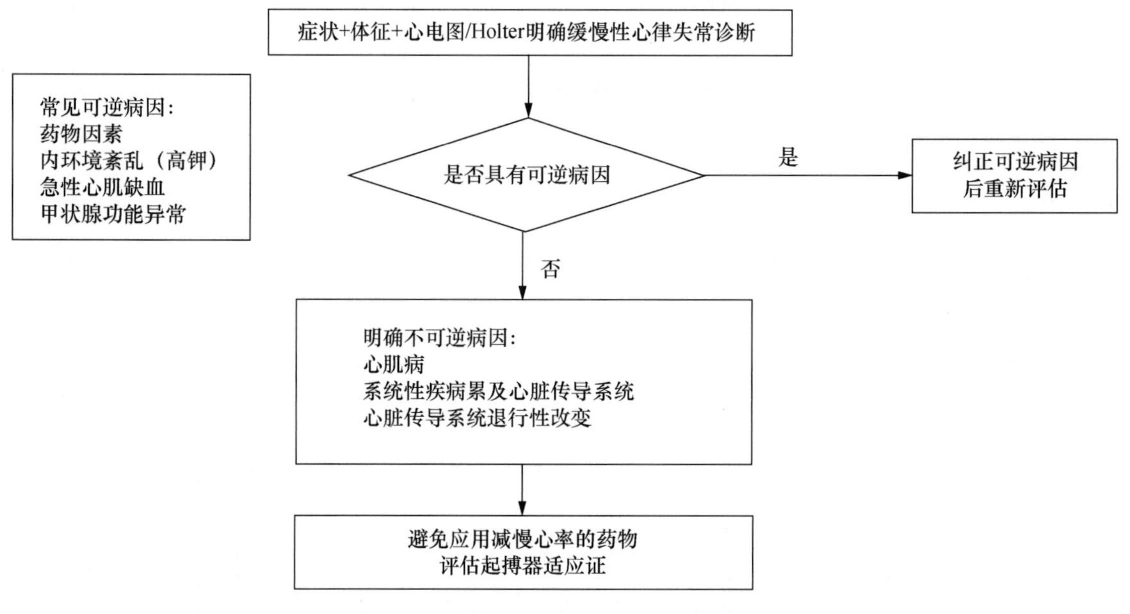

图 22-4　缓慢性心律失常的诊疗流程图

三、重要治疗医嘱（表 22-1）

表 22-1　心律失常的治疗用药

药物类别	药物		注意事项
抗快速性心律失常药物	Ⅰ类	Ⅰa 类：包括奎尼丁、丙吡胺及普鲁卡因，可用于治疗室性及室上性心律失常	长期应用Ⅰa 类和Ⅰc 类药物有致心律失常作用，且不能提高生存率
		Ⅰb 类：包括利多卡因、美西律及苯妥英钠，对室性心律失常，尤其是缺血相关的室性心律失常疗效显著	

（续表）

药物类别	药物		注意事项
		Ⅰc 类：包括普罗帕酮等，对室性及室上性心律失常有良好的治疗效果	
	Ⅱ类	β 受体阻滞剂。选择性 β_1 受体阻滞剂包括美托洛尔、阿罗洛尔及艾司洛尔；非选择性 β 受体阻滞剂包括普萘洛尔	针对室上性及室性心律失常有治疗作用，可提高室性心律失常患者的生存率
		常用药物：酒石酸美托洛尔 25 mg，bid；琥珀酸美托洛尔缓释片 47.5 mg，qd；富马酸比索洛尔 5 mg，qd	哮喘患者慎用，注意气道耐受情况 注意心率及血压耐受情况
	Ⅲ类	包括胺碘酮、决奈达隆、索他洛尔及伊布利特	对室性及室上性心律失常均有治疗效果
		常用药物：胺碘酮 0.2 g，qd；胺碘酮 0.2 g，qod	胺碘酮应用期间需注意肝功能损害、甲状腺功能损害及肺间质纤维化等不良反应
	Ⅳ类	**常用药物：**维拉帕米 40 ～ 80 mg，tid；地尔硫䓬 30 mg，tid	对窦房结功能及房室传导功能有明显抑制作用，主要治疗室上性心律失常 对左心室特发性室性心动过速有治疗作用
抗缓慢性心律失常药物	包括胆碱受体阻滞剂（代表药物阿托品、山莨菪碱）及 β 受体激动剂（代表药物肾上腺素、异丙肾上腺素、麻黄碱等）		多为抢救用药，难以长时间维持患者正常心律及心率
其他药物	• 腺苷经快速静脉推注可产生短暂且强烈的拟迷走神经效应，抑制房室传导功能，可快速有效终止室上性心动过速。**药物用法：**终止室上性心动过速时原液弹丸式注射 6 mg → 12 mg，若无效，间隔 1 ～ 2 min 再次给药，若出现高度房室传导阻滞则不能增加剂量 • 洋地黄类药物可抑制房室结功能，适用于伴有心功能不全的室上性心动过速的治疗。**药物用法：**去乙酰毛花苷注射液 0.2 ～ 0.4 mg，静脉冲入		• 对腺苷过敏者慎用，有哮喘或慢性阻塞性肺疾病患者慎用 • 应用洋地黄类药物时注意监测 QTc 间期、电解质情况（尤其是低钾血症，其会增加药物中毒风险）；轻度肾功能不全患者应监测地高辛血药浓度，严重肾功能不全者禁用，避免洋地黄类药物中毒

bid，2 次 / 日；qd，1 次 / 日；qod，隔日 1 次；tid，3 次 / 日。

【预后】

1. 心房颤动

对于器质性心脏病患者，持续性心房颤动是预后不良的独立危险因素。对于心脏结构和功能正常者，心房颤动引起的血栓栓塞是主要的致残和致死原因。

2. 阵发性室上性心动过速

仅有室上性心动过速发作或接受射频消融治疗者通常预后良好。少数房室旁路传导能力强、既往有心房颤动或心房扑动发作的患者，有猝死的潜在风险。

3. 室性早搏

无器质性心脏病的频发室性早搏（心律失常负荷＞ 10%）可引起心脏扩大及心功能异常，控制室性早搏后心脏结构及功能多可恢复。器质性心脏病伴有心功能不全者，室性早搏是心脏性猝死的危险因素。

4. 病态窦房结综合征

无症状发作的患者可临床追踪观察，接受心脏起搏治疗的患者远期预后良好。

5. 房室传导阻滞

一度及二度Ⅰ型房室传导阻滞患者通常预后良好。二度Ⅱ型及三度房室传导阻滞患者的预后较差，需积极植入永久性起搏器治疗。

【出院指导】

低盐低脂饮食，规律体育锻炼。规律服药，维持水电解质平衡，按时复诊。心悸频发或合并出现头晕、黑矇等不适及时门诊 / 急诊就诊。

射频消融后注意伤口情况，保持大便通畅，1 个月内避免下肢用力。植入起搏器后注意伤口情况，按时换药，术侧上肢 1 个月内避免大幅度活动。

【推荐阅读】

[1] 斯托弗，伦杰，帕特森，等 . 奈特心脏病学：第 3 版［M］. 高炜，郭丽君，译 . 北京：北京大学医学出版社，2022. 259-306.

[2] 中华医学会心血管病学分会，中国生物医学功能学会心律分会 . 心房颤动诊断和治疗中国指南（2023 年）［J］. 中华心血管病杂志，2023，51（6）：572-618.

[3] 中华医学会心血管病学分会，中国生物医学功能学会心律分会 . 抗心律失常药物临床应用中国专家共识［J］. 中华心血管病杂志，2023，51（3）：256-269.

（杨林承　撰写　孙丽杰　审阅）

第 23 章

心脏瓣膜疾病

【疾病概述】

心脏瓣膜疾病（valvular heart disease，VHD）是由先天性发育异常或其他原因（如风湿热、黏液变性、退行性变、缺血、感染、结缔组织病、创伤）引起心脏瓣膜及其附属结构发生解剖结构或功能异常，造成单个或多个瓣膜急性或慢性狭窄和（或）关闭不全而出现的临床综合征。瓣膜开放使血流向前流动，瓣膜关闭则可防止血液反流，从而保证心脏内血流的单向流动。瓣膜狭窄会使心腔压力负荷增加，而瓣膜关闭不全可使心腔容量负荷增加。这些血流动力学改变可导致心房或心室结构改变及功能失常，最终出现心力衰竭、心律失常等临床表现。病变可累及一个瓣膜，也可累及多个瓣膜，后者被称为多瓣膜病或联合瓣膜病。

VHD 的常见病因包括炎症、黏液样变性、先天性畸形、缺血性坏死、创伤等，其中风湿病导致的瓣膜损害被称为风湿性 VHD。随着生活及医疗条件的改善，我国风湿性 VHD 的比例相对减小，老年退行性 VHD 的发病率呈升高趋势。此外，黏液样变性所致的 VHD 日益增多。不同病因易累及的瓣膜不同，风湿性心脏病最常累及二尖瓣，其次为主动脉瓣，而退行性 VHD 以主动脉瓣病变最为常见，其次是二尖瓣病变（表 23-1）。

表 23-1　VHD 的主要病因

二尖瓣狭窄	二尖瓣关闭不全		主动脉瓣狭窄	主动脉瓣关闭不全	三尖瓣关闭不全
	急性	慢性			
• 风湿性心脏病	• 心内膜炎 • 乳头肌功能障碍 • 乳头肌或腱索断裂	• 原发性 二尖瓣脱垂 风湿性心脏病 心内膜炎 • 继发性 左心室扩张 瓣环扩大（心房颤动）	• 主动脉瓣畸形 • 退行性改变 • 风湿性心脏病	• 原发性 主动脉瓣畸形 心内膜炎 风湿性心脏病 • 继发性 主动脉根部扩张	• 原发性 风湿性心脏病 心内膜炎 医源性（如起搏器导线） 先天性 • 继发性 肺动脉高压导致右心室扩大 瓣环扩大（心房颤动） 右心室容量负荷过重

关键词：二尖瓣；主动脉瓣；风湿性心脏瓣膜疾病、退行性心脏瓣膜疾病。

【诊断与鉴别诊断】

一、接诊

1. 问诊要点

（1）二尖瓣狭窄：有无呼吸困难、咳嗽、咯血或痰中带血、血栓栓塞等症状。严重者可有左心房显著扩大，压迫左喉返神经引起声音嘶哑，压迫食管引起吞咽困难。右心室衰竭时可出现食欲减退、腹胀、恶心等消化道淤血症状，部分患者有胸痛表现。

（2）二尖瓣关闭不全：急性者可有突发呼吸困难、咳粉红色泡沫痰等急性左心衰竭表现，严重者可出现心源性休克。慢性者症状取决于二尖瓣反流的严重程度及关闭不全的进展速度等因素，程度较轻者可无症状，程度较重者可表现为乏力、活动耐力下降、劳力性呼吸困难、夜间阵发性呼吸困难及端坐呼吸等。发展至晚期则出现右心衰竭的表现，包括腹胀、食欲减退、肝淤血肿大、下肢水肿、胸腔积液及腹腔积液等。

（3）主动脉瓣狭窄：早期可无症状，狭窄严重时才出现临床症状。心绞痛、晕厥和心力衰竭是典型主动脉瓣狭窄的常见三联征。

（4）主动脉瓣关闭不全：慢性主动脉瓣关闭不全患者可在较长时间内无症状，随反流量增大而出现与心搏量增大有关的症状，如心悸、心前区不适、头颈部强烈动脉搏动感等。严重者可有劳力性呼吸困难、夜间阵发性呼吸困难和端坐呼吸等心力衰竭症状，还可出现胸痛、头晕甚至晕厥。急性主动脉瓣关闭不全可出现突发呼吸困难、咳粉红色泡沫痰等急性左心衰竭表现，重者可出现心源性休克。

2. 全身体格检查要点

（1）二尖瓣狭窄：严重二尖瓣狭窄患者可呈“二尖瓣面容”，即双颊绀红。右心室扩大时剑突下可触及收缩期抬举样搏动。右心衰竭时可出现颈静脉怒张、肝颈静脉回流征阳性、肝大、双下肢水肿等。二尖瓣狭窄的特征性杂音为心尖区舒张中晚期低调的隆隆样杂音，呈递增型，局限，左侧卧位明显，运动或用力呼气可使其增强，常伴舒张期震颤。发生心房颤动时，杂音可不典型。严重肺动脉高压时，由于肺动脉及其瓣环的扩张导致相对性肺动脉瓣关闭不全，因而在胸骨左缘第2肋间可闻及递减型高调叹气样舒张早期杂音（Graham-Steel杂音）。右心室扩大时，由于相对性三尖瓣关闭不全，可于胸骨左缘第4～5肋间闻及全收缩期吹风样杂音。

（2）二尖瓣关闭不全：急性二尖瓣关闭不全可触及心尖部抬举样搏动，肺动脉瓣区第二心音分裂，心尖区出现第四心音；心尖区收缩期杂音是二尖瓣关闭不全的主要体征，可在心尖区闻及＞3/6级的收缩期粗糙的吹风样杂音；出现急性肺水肿时，双肺可闻及干、湿啰音。慢性二尖瓣关闭不全患者可见心界向左下扩大，右心衰竭时可见颈静脉怒张、肝颈静脉回流征阳性、肝大及双下肢水肿等；心脏查体可闻及第二心音分裂，二尖瓣关闭不全的典型杂音为心尖区全收缩期吹风样杂音，杂音强度≥3/6级，可伴有收缩期震颤。

（3）主动脉瓣狭窄：心界正常或轻度向左扩大，心尖区可触及收缩期抬举样搏动。收缩压降低、脉压减小、脉搏细弱。典型心脏杂音为＞3/6级的粗糙而响亮的喷射性杂音，呈递增-递减型，向颈部传导，在胸骨右缘第1～2肋间听诊最清楚。

（4）主动脉瓣关闭不全：患者可有面色苍白，头随心搏摆动。心尖搏动向左下移位，心界向左下扩大。心底部、胸骨柄切迹、颈动脉可触及收缩期震颤。第一心音减弱，主动脉瓣听诊区可闻及舒张期高调递减型叹气样杂音，于舒张早期出现，坐位、前倾位呼气末明显，向心尖区传导。反流明显者常可在心尖区闻及柔和低调的隆隆样舒张期杂音（Austin-Flint杂音）。其他体征包括点头征、水冲脉、股动脉枪击音、毛细血管搏动征、股动脉可闻及双期杂音等周围血管征。

二、开检查医嘱

1. 常规检验

血常规、肝功能、肾功能、心肌酶、电解质、葡萄糖、血脂、凝血功能、NT-proBNP、cTn、C反应蛋白（C-reactive protein，CRP）、抗链球菌溶血素O（antistreptolysin O，ASO）、红细胞沉降率（erythrocyte sedimentation rate，ESR）。

2. 常规检查

心电图、胸部X线检查、超声心动图。

三、诊断流程或分类标准（表 23-2 至表 23-5）

表 23-2　二尖瓣狭窄的诊断及严重程度

狭窄程度	瓣口面积（cm^2）	平均压力阶差（mmHg）	肺动脉压（mmHg）
轻度	＞ 2.5	＜ 5	＜ 30
中度	1.6 ～ 2.5	5 ～ 10	30 ～ 50
重度	≤ 1.5	＞ 10	＞ 50

表 23-3　二尖瓣关闭不全的诊断及严重程度

关闭不全程度	缩流颈宽度（mm）	有效反流口面积（cm^2）	每搏反流量（ml）	反流分数（%）
轻度	＜ 3	＜ 0.2	＜ 30	＜ 30
中度	3 ～ 6	0.2 ～ 0.39	30 ～ 59	30 ～ 49
重度	≥ 7	≥ 0.4	≥ 60	≥ 50

表 23-4　主动脉瓣狭窄的诊断及严重程度

狭窄程度	瓣口面积（cm^2）	主动脉瓣上峰值血流速度（m/s）	平均压力阶差（mmHg）
轻度	＞ 1.5	＜ 3	＜ 25
中度	1.0 ～ 1.5	3 ～ 4	25 ～ 40
重度	＜ 1.0	＞ 4	＞ 40

表 23-5　主动脉瓣关闭不全的诊断及严重程度

反流程度	缩流颈宽度（mm）	反流束宽度 / 左心室流出道内径	每搏反流量（ml）	反流分数（%）
轻度	＜ 3	＜ 25%	＜ 30	＜ 30
中度	3 ～ 6	25% ～ 65%	30 ～ 59	30 ～ 49
重度	≥ 7	＞ 65%	≥ 60	≥ 50

四、并发症

1. 二尖瓣狭窄的并发症

（1）心房颤动：二尖瓣狭窄最常见的心律失常，也是相对早期的常见并发症，可能是患者就诊的首发症状，可导致心力衰竭加重。

（2）急性肺水肿：重度二尖瓣狭窄的严重并发症。患者表现为突然出现的重度呼吸困难和发绀，不能平卧，咳粉红色泡沫痰，双肺满布干湿啰音，常由剧烈体力活动、情绪激动、感染或心律失常等诱发，如不及时救治可能致死。

（3）血栓栓塞：20% 的二尖瓣狭窄患者可发生体循环栓塞，以脑栓塞最常见，亦可发生四肢、脾、肾和肠系膜等动脉栓塞，血栓栓塞的栓子多来自扩大的左心房伴心房颤动者。

（4）右心衰竭：为二尖瓣狭窄晚期的常见并发症。右心衰竭时肺淤血减轻，呼吸困难可有所减轻，但心排血量减少。临床表现为右心衰竭的症状和体征。

（5）感染性心内膜炎：较少见。

（6）肺部感染：由肺静脉压增高及肺淤血所致，易合并肺部感染，感染后常诱发或加重心力衰竭。

2. 主动脉瓣狭窄的并发症

（1）心律失常：10% 的主动脉瓣狭窄患者可发生心房颤动。主动脉瓣钙化累及传导系统可致房室传导阻滞。左心室肥厚、心内膜下心肌缺血或冠状动脉栓塞可致室性心律失常。

（2）心脏性猝死：多发生于既往有症状者，无症状者发生猝死少见。

（3）心力衰竭：发生左心衰竭后自然病程会缩短，若不行手术治疗，50% 的患者于 2 年内死亡。

（4）感染性心内膜炎；少见。

（5）体循环栓塞：少见，多见于钙化性主动脉瓣狭窄者。

（6）胃肠道出血：部分胃肠道血管发育不良的患者可合并胃肠道出血。

五、诊断正确书写模板

风湿性心脏瓣膜疾病

　　二尖瓣狭窄（重度）

　　心脏扩大

　　心律失常——持续性心房颤动

　　心功能分级Ⅳ级（NYHA 分级）

【治疗】

一、治疗原则

对于无症状的 VHD 患者，一般无需特殊治疗，应定期随访。对于严重的瓣膜病变，若符合手术指征，应进行瓣膜置换术，也可通过介入方式进行有效治疗。

二、治疗流程或治疗 SOP

1. 内科治疗

二尖瓣狭窄：轻度二尖瓣狭窄无症状者，无需特殊治疗。对于窦性心律患者，若呼吸困难发生在心率加快时，可使用负性心率药物，如 β 受体阻滞剂或非二氢吡啶类钙通道阻滞剂。窦性心律的二尖瓣狭窄患者不宜使用地高辛。二尖瓣狭窄合并心房颤动时极易发生血栓栓塞，若无禁忌证，无论是阵发性或持续性心房颤动，均应长期口服华法林抗凝，INR 达到 2.0 ～ 3.0 预防血栓形成及栓塞事件，尤其是脑卒中。新型口服抗凝剂不应用于显著的二尖瓣狭窄合并心房颤动的患者。急性心房颤动伴快心室率应立即控制心室率，可先静脉注射洋地黄类药物，若效果不满意，可静脉注射艾司洛尔。血流动力学不稳定时应立即电复律。

二尖瓣反流：急性二尖瓣反流内科治疗的目的是减少反流量，降低肺静脉压，增加心排出量。动脉扩张剂可减小体循环血流阻力，提高主动脉输出流量，同时减少二尖瓣反流量和左心房压力。已发生低血压者不宜使用，可行主动脉内球囊反搏。慢性二尖瓣关闭不全无症状期无须治疗，但应定期随访，随访内容包括临床症状、超声检查左心室大小和左心室射血分数等。预防风湿热及感染性心内膜炎的发生。存在心力衰竭的患者，参照心力衰竭的治疗原则。合并心房颤动者应长期抗凝治疗，非风湿性心脏病患者可应用新型口服抗凝药。

主动脉瓣狭窄：主要治疗是预防感染性心内膜炎。无症状者无须治疗，应定期随访。轻度狭窄者每 2 年复查 1 次，无须限制体力活动；中重度狭窄者应避免剧烈体力活动，每 6 ～ 12 个月复查 1 次。一旦出现症状，即需手术治疗。心力衰竭患者在等待手术过程中，可慎用利尿剂以缓解肺淤血。若出现心房颤动，应尽早转复，否则可能导致急性左心衰竭。

主动脉瓣关闭不全：慢性无症状且左心室功能正常者无需内科治疗，应随访。轻中度主动脉瓣关闭不全患者每 1 ～ 2 年随访 1 次；重度者每半年随访 1 次。随访内容包括临床症状、超声检查左心室大小和左心室射血分数。预防感染性心内膜炎，预防风湿活动，左心室功能减低的患者应限制重体力活动。急性主动脉瓣关闭不全应及早外科治疗。

2. 主动脉瓣狭窄的介入治疗

经导管主动脉瓣置换术（transcatheter aortic valve replacement，TAVR）又称经导管主动脉瓣置入术（transcatheter aortic valve implantation，TAVI），是指将组装完备的人工主动脉瓣经导管置入病变的主动脉瓣处，在功能上完成主动脉瓣的置换，目前已成为老年主动脉瓣狭窄患者的一线治疗手段。其手术指征主要包括：①超声心动图符合重度主动脉瓣狭窄标准。②患者有症状：如气促、胸痛、晕厥，NYHA 心功能分级Ⅱ级以上，且该症状明确由主动脉瓣狭窄所致。③解剖学上适合 TAVR：包括瓣膜钙化程度、主动脉瓣环内径、主动脉窦内径及高度、冠状动脉开口高度、入径血管内径等。④纠治主动脉瓣狭窄后的预期寿命超过 12 个月。⑤三叶式主动脉瓣。⑥外科手术极高危（无年龄要求），或中高危且年龄≥ 70 岁。

TAVR 的绝对适应证：同时符合以上所有条件者。

TAVR 的相对适应证：①满足上述绝对适应证的①～⑤，外科手术低危且年龄≥ 70 岁。②满足上述的①～④和⑥的二叶式主动脉瓣，或满足上述①～④的二叶式主动脉瓣，同时外科手术低危且年龄≥ 70 岁，可在有经验的中心或团队协助下进行 TAVR。③满足上述①～④且年龄为 60 ～ 70 岁的患者，由心脏团队根据外科手术风险及患者意愿判断为适合行 TAVR。

3. 二尖瓣关闭不全的介入治疗

经导管二尖瓣缘对缘修复术（transcatheter edge-to-edge repair，TEER）即借鉴外科缘对缘二尖瓣修复术，经股静脉或心尖部途径，采用二尖瓣夹合装置夹住二尖瓣反流区的前、后瓣叶并使之接合，从而减少二尖瓣反流的介入治疗技术，具有创伤小、恢复快的特点。

TEER 的适应证包括以下几点。

（1）原发性二尖瓣关闭不全患者需同时满足：①二尖瓣反流量中重度及以上；②有临床症状，或无临床症状但左心室射血分数≤ 60% 或左心室收缩末期内径≥ 40 mm；③外科手术高危或无法行外科手术，且术前需经心脏团队充分评估；④预期寿命＞ 1 年；⑤解剖结构适合行 TEER。

（2）继发性二尖瓣关闭不全患者需同时满足：①中重度及以上二尖瓣反流；②经优化药物治疗或心脏再同步化治疗等器械辅助治疗仍有心力衰竭症状（NYHA 心功能分级Ⅲ/Ⅳ级）；③超声心动图测得左心室射血分数为 20% ～ 50%，左心室收缩末期内径≤ 70 mm；④肺动脉收缩压≤ 70 mmHg；⑤预期寿命＞ 1 年；⑥解剖结构适合行 TEER。

TEER 的禁忌证：①不能耐受抗凝或抗血小板药物；②存在二尖瓣活动性心内膜炎；③合并二尖瓣狭窄；④夹合区域存在严重钙化或明显增厚等解剖结构不适合行 TEER；⑤存在心腔内血栓。

4. 二尖瓣狭窄的介入治疗

经皮二尖瓣球囊扩张术（percutaneous balloon mitral valvuloplasty，PMBC）：对于中重度二尖瓣狭窄、呼吸困难进行性加重或有肺动脉高压者，需通过手术或介入的方法解除二尖瓣狭窄。对于瓣膜无钙化且活动度较好、二尖瓣反流小于中度且无左心耳血栓的二尖瓣狭窄患者，可选择 PMBC。如果瓣膜形态不适合做 PMBC，或既往 PMBC 失败者，建议进行外科人工瓣膜置换术。

【预后】

VHD 的预后与是否接受手术治疗、术后管理、疾病类型、严重程度及患者年龄等因素密切相关。通过及时有效的治疗和术后管理可显著提高患者的生存率和生活质量。

【出院指导】

未接受手术的患者应定期复查超声心动图评估手术指征，已行介入或外科手术的患者应定期复查，规律服用抗血栓药物及监测凝血功能指标。

【推荐阅读】

[1] 中国医师协会心血管内科医师分会结构性心脏病专业委员会．经导管主动脉瓣置换术中国专家共识（2020 更新版）[J]．中国介入心脏病学杂志，2020，28（6）：301-309.

[2] 中华医学会心血管病学分会．经导管二尖瓣缘对缘修复术的中国专家共识 [J]．中华心血管病杂志，2022，50（9）：853-863.

[3] Otto C M，Nishimura R A，Bonow R O，et al. 2020 ACC/AHA guideline for the management of patients with valvular heart disease：a report of the American College of Cardiology/American Heart Association joint committee on clinical practice guidelines [J]. Circulation，2021，143（5）：e35-e71.

[4] Pandian N G，Kim J K，Arias-Godinez J A，et al. Recommendations for the use of echocardiography in the evaluation of rheumatic heart disease：a report from the American Society of Echocardiography [J]. J Am Soc Echocardiogr，2023，36（1）：3-28.

（刘丹　撰写　陈少敏　审阅）

第 24 章

心肌病

【疾病概述】

心肌病是一组异质性心肌疾病，是由不同病因引起的心肌病变，导致心脏机械和（或）心电功能障碍，常表现为心室肥厚或扩张，最终可导致心脏性死亡或进行性加重的心力衰竭。心肌病可局限于心脏本身，即原发性心肌病；也可以是系统性疾病的心脏表现，即继发性心肌病。由其他心血管疾病继发的心肌病理性改变不属于心肌病范畴，如冠心病、高血压、心脏瓣膜疾病、先天性心脏病等所致的心肌病变，但上述疾病可与心肌病共存。根据形态学和功能学特征，心肌病主要包括以下 5 种临床表型。

1. 肥厚型心肌病（hypertrophic cardiomyopathy，HCM）

是由编码肌小节相关蛋白基因致病性变异导致或病因不明的以心肌肥厚为特征的心肌病，左心室壁常受累，需排除其他心血管疾病或全身性、代谢性疾病引起的心室壁增厚。往往起病隐匿，早期可无症状。

2. 扩张型心肌病（dilated cardiomyopathy，DCM）

是一类以左心室或双心室扩大伴收缩功能障碍为特征的心肌病。病因多样，约 50% 的患者病因不详，部分患者有家族遗传性。

3. 限制型心肌病（restrictive cardiomyopath，RCM）

是一类以心室壁僵硬度增加、舒张功能减退、充盈受限而产生临床右心衰竭症状为特征的心肌病。患者心房明显扩张，但早期左心室不扩张，收缩功能可保留，室壁不增厚或仅轻度增厚。随着病情进展，可出现心脏扩大、左心室收缩功能受损加重。

4. 致心律失常型右心室心肌病（arrhythmogenic right ventricular cardiomyopathy，ARVC）

是一种由于右心室心肌被纤维脂肪组织替代导致以右心室扩张和（或）功能障碍、心电图异常和室性心动过速为特征的家族性疾病。主要临床表现为室性心律失常、心脏性猝死和心力衰竭。

5. 非扩张型左心室心肌病（non-dilated left ventricular cardiomyopathy，NDLVC）

是 2023 年由欧洲心脏病学会提出的最新分型，纳入了上述 4 类常见心肌病未涵盖的心肌病类型，主要指存在非缺血性左心室瘢痕或被脂肪组织替代（无论是否有广泛或局部室壁运动异常），或仅有广泛左心室运动减弱而无瘢痕形成的心肌病。NDLVC 包括：无左心室扩张的 DCM、致心律失常型左心室心肌病、主要累及左心室的 ARVC、致心律失常性 DCM 等。

除以上 5 类原发性心肌病表型外，心肌病还包括遗传性心肌病，如右心室发育不良心肌病、左心室致密化不全、糖原贮积症、先天性传导阻滞、线粒体肌病、离子通道病，以及获得性心肌病，如感染性心肌病、心动过速性心肌病、心脏气球样变、围生期心肌病等。

关键词：HCM；DCM；RCM；ARVC；NDLVC。

【诊断与鉴别诊断】

一、接诊

1. 问诊要点

DCM：对于发病早期或不典型患者，问诊要点主要包括呼吸困难症状和活动耐量。随着病情加重，需询问有无典型心力衰竭症状，包括劳力性呼吸困难、夜间阵发性呼吸困难和端坐呼吸等左心功能异常症状，以及食欲下降、腹胀及下肢水肿等右心功能异常的症状。有无合并心律失常的表现，如心悸、头晕、黑矇，甚至猝死。有无持续顽固性低血压（终末期患者）。

HCM：有无劳力性呼吸困难和乏力。有无胸痛、呼吸困难、晕厥（HCM 合并流出道梗阻）。胸痛的问诊，如胸痛部位、性质、程度、放射痛、伴随症状、持续时间、诱发和缓解方式。有无心悸症状（与心功能减退或心律失常有关）。有无运动或过度劳累后出现晕厥甚至猝死（与室性快速心律失常有关）。

应询问家族史及个人史，如患者家族中有无确诊的遗传性心肌病或心脏性猝死患者，必要时应梳理家系图；有无病毒等病原体感染史或感染症状，有无酒精、毒品、化疗药物及其他心脏毒性药物接触史，有无维生素或微量元素缺乏等相关地方史，有无常见导致心肌受累的系统性疾病病史及其相关症状，如过敏、甲状腺疾病、自身免疫病、嗜铬细胞瘤、骨髓瘤、结节病、神经肌肉病等。

2. 全身体格检查要点

HCM 患者可见心脏轻度增大，可闻及第四心音。流出道梗阻患者可于胸骨左缘第 3 ～ 4 肋间闻及较粗糙的喷射性收缩期杂音。心尖部常可闻及收缩期杂音，这是因为二尖瓣前叶移向室间隔导致二尖瓣关闭不全。增加心肌收缩力或减小心脏后负荷的措施（如含服硝酸甘油、应用正性肌力药、Valsalva 动作或站立位）均可使杂音增强；减弱心肌收缩力或增加心脏后负荷的因素（如使用 β 受体阻滞剂、蹲位）均可使杂音减弱。

DCM 的主要体征为心界扩大，听诊心音减弱，常可闻及第三心音或第四心音，心率快时呈奔马律，有时可于心尖部闻及收缩期杂音。肺部听诊可闻及湿啰音，可以仅局限于双肺底；心力衰竭加重和出现急性左心衰竭时，湿啰音可遍布双肺或伴哮鸣音。颈静脉怒张、肝大及外周水肿等液体潴留体征也较为常见。长期肝淤血可导致肝硬化、胆汁淤积和黄疸。心力衰竭控制不佳的患者常出现皮肤湿冷。

二、开检查医嘱

1. 常规检验

血常规、肝功能、肾功能、心肌酶、电解质、葡萄糖、血脂、凝血功能、NT-proBNP、cTn、甲状腺功能等。

2. 常规检查

心电图、胸部 X 线检查、超声心动图、Holter、心肺运动试验。

3. 特殊检查

心脏 MRI、心肌核素显像、冠状动脉造影、心内膜心肌活检、血 / 尿游离轻链、免疫球蛋白固定电泳、基因检测等。目前证据充分的明确致病基因主要为编码肌小节蛋白的基因，包括 *MYH7*、*MYBPC3*、*TNNT2*、*TNNI3*、*MYL2*、*MYL3*、*TPM1* 和 *ACTC1* 等。

三、诊断流程或分类标准

1. HCM 的临床诊断标准

①任意心脏影像学检查发现 1 个或多个左心室节段舒张末期最大心室壁厚度≥ 15 mm。②对于家族性 HCM 中除先证者外的家庭成员或基因检测阳性（携带 HCM 致病基因变异）的个体，舒张末期最大心室壁厚度≥ 13 mm 也可诊断 HCM。

根据超声心动图检查时测定的左心室流出道与主动脉峰值压力阶差（left ventricular outflow tract gradient，LVOTG），可将 HCM 患者分为梗阻性、非梗阻性及隐匿梗阻性 3 种类型。①梗阻性 HCM：安静时 LVOTG ≥ 30 mmHg。②隐匿梗阻性 HCM：安静时 LVOTG 正常，负荷运动时 LVOTG ≥ 30 mmHg。③非梗阻性 HCM：安静和负荷时 LVOTG ＜ 30 mmHg。

2. DCM 的临床诊断标准

①左心室舒张末期内径（left ventricular end-diastolic dimension，LVEDD）女性＞ 5.0 cm，男性＞ 5.5 cm（或大于年龄和体表面积预测值的 117%，即预测值的 2 倍标准差＋5%）。② LVEF ＜ 45%（Simpson 法），左心室短轴缩短率（left ventricular fraction shortening，LVFS）＜ 25%。③发病时除外高血压、心脏瓣膜疾病、先天性心脏病或缺血性心脏病。

四、鉴别诊断

1. 冠心病

患者常有高龄、男性 / 绝经后女性、高血压、糖尿病、高脂血症、吸烟、早发冠心病家族史等冠心病危险因素，常表现为缺血性胸痛，可伴有心电图 ST-T 改变，严重者可有心肌酶、心肌损伤标志物升高，通过冠状动脉造影或冠状动脉 CTA 等影像学检查可除外。

2. 心脏瓣膜疾病

可导致心肌肥厚或心脏扩大，典型患者查体可闻及相关心脏杂音，不典型者通过超声心动图可鉴别。

3. 高血压

早期可导致心肌向心性肥厚，晚期可导致心脏扩大，患者多有长期高血压病史，心肌肥厚多为对称性，心电图可见左心室高电压。

4. 先天性心脏病

发病年龄通常较小，多依赖超声心动图诊断。

5. 常见继发性心肌病

（1）酒精性心肌病：符合 DCM 的临床诊断标准，长期大量饮酒（世界卫生组织标准：女性＞ 40 g/d，男性＞ 80 g/d，饮酒＞ 5 年），既往无其他心脏病病史，早期发现并戒酒 6 个月后 DCM 的临床症状可得到缓解。

（2）围生期心肌病：符合 DCM 的临床诊断标准，多发生于妊娠期的最后 1 个月或产后 5 个月内。

（3）心动过速性心肌病：符合 DCM 的临床诊断标准，具有持续性心动过速（发作时间≥每日总时间的 12% ～ 15%），包括窦房折返性心动过速、房性心动过速、持续性交界性心动过速、心房扑动、心房颤动和持续性室性心动过速等，通常心室率＞ 160 次 / 分，少数患者为 110 ～ 120 次 / 分，其与个体差异有关。

（4）运动员心肌病：长期规律锻炼可使心脏发生适应性改变，表现为左心室轻度对称性肥厚（通常≤ 15 mm），但左心室舒张功能正常，心肺运动功能良好，无心肌病家族史，基因检测阴性。停止锻炼 3 个月后心肌肥厚可缓解或消退。

（5）心脏淀粉样变：常表现为 RCM 或 HCM 的特点，主要分为轻链型和转甲状腺素蛋白型，由于淀粉样物质在心肌细胞外基质沉积，导致心室壁假性肥厚，通常为对称性心室壁增厚，可有心脏外淀粉样变性表现。心电图表现为低电压或正常电压，超声心动图可见室间隔和室壁均匀增厚，颗粒状回声增强。血 / 尿游离轻链、免疫固定电泳、焦磷酸盐放射性核素骨扫描及转甲状腺素蛋白基因检测可辅助诊断和分型。受累器官和（或）心内膜活检病理学检查是心脏淀粉样变诊断和分型的金标准。

五、诊断正确书写模板

慢性心力衰竭急性加重

　　扩张型心肌病

　　心脏扩大

　　心律失常—阵发性心房颤动

　　心功能Ⅱ级（NYHA 心功能分级）

【治疗】

一、治疗原则

心肌病的治疗旨在阻止基础病因介导的心肌损害，阻断造成心力衰竭加重的神经体液机制。目标是缓解临床症状，延缓疾病进展，减少并发症，预防猝死，提高生活质量和延长生存时间。心肌病的治疗需要个体化。

二、治疗流程或治疗 SOP

1. 药物治疗

对于已出现心力衰竭的患者，药物治疗以抗心力衰竭治疗为主，参考心力衰竭相关章节。对于 HCM 合并流出道梗阻的患者，β 受体阻滞剂可减轻左心室流出道梗阻，是梗阻性 HCM 的一线治疗用药。非二轻吡啶类钙通道阻滞剂对减轻左心室流出道梗阻具有一定治疗效果，用于不能耐受 β 受体阻滞剂者。对于静息时或刺激后左心室流出道梗阻的 HCM 患者，应避免使用硝酸酯类等动静脉扩张剂。

2. 非药物治疗

（1）心脏再同步化治疗（cardiac resynchronization therapy，CRT）：DCM 心力衰竭患者心电图显示 QRS 波时限延长（＞ 150 ms）提示存在心室收缩不同步，可导致心力衰竭的病死率升高。对于存在左右心室显著不同步的心力衰竭患者，CRT 可恢复正常的左右心室及心室内的同步激动，减轻二尖瓣反流，增加心排血量，改善心功能。CRT 适用于窦性心律且 QRS 波时限≥ 150 ms 伴左束支传导阻滞，以及经标准和优化药物治疗后仍持续有症状且 LVEF ≤ 35% 的患者。

（2）植入型心律转复除颤器（implantable cardioverter defibrillator，ICD）：对经过≥ 3 个月的优化药物治疗后仍有心力衰竭症状、LVEF ≤ 35%、预计生存期＞ 1 年且状态良好的 DCM 患者，推荐将 ICD 治疗作为一级预防。对既往发生室性心律失常伴血流动力学不稳定、预期生存期＞ 1 年且状态良好的 DCM 患者，推荐将 ICD 治疗作为二级预防，以降低 DCM 的猝死及全因死亡风险。HCM 患者植入 ICD 预防心脏性猝死的指征包括：①具有心室颤动、持续性室性心动过速或心搏骤停个人史；②早发心脏性猝死家族史，包括室性快速心律失常的 ICD 治疗史；③不明原因的晕厥；④动态心电图证实非持续性室性心动过速；⑤左心室壁最大厚度≥ 30 mm。也可应用 HCM 预测模型对患者进行个体化风险评估，5 年心脏性猝死风险≥ 6% 者，建议植入 ICD；风险＜ 4% 者，不建议植入 ICD；风险为 4% ～ 6% 者，根据具体情况而定。

（3）室间隔心肌消融术和室间隔心肌切除术：对于具有血流动力学适应证和形态学适应证的 HCM 患者，可行经皮室间隔心肌消融术。外科室间隔心肌切除术包括经典 Morrow 手术和目前临床应用较多的改良扩大 Morrow 手术。大量队列研究证实，HCM 患者接受外科手术治疗后，远期生存率接近于普通人群。

（4）左心室辅助装置和心脏移植：部分 DCM 患者采用最佳治疗方案后仍会发展至心力衰竭晚期，患者出现难治性心力衰竭（常规内科治疗或介入治疗无效）时，心脏移植是目前明确的外科治疗方法，在等待心脏移植期间可考虑使用左心室辅助装置进行短期过渡治疗。随着左心室辅助装置的不断研发与更新，左心室辅助装置已由短期过渡向更长时间的替代治疗甚至永久替代治疗发展。

三、重要治疗医嘱

抗心力衰竭药物的用法用量参考心力衰竭等相关章节。

【预后】

心肌病的预后取决于多种因素，包括心肌病类型、患者年龄、病情严重程度及是否接受有效治疗。

对于 DCM 和 RCM 等预后较差的心肌病类型，早期诊断和积极治疗至关重要。对于终末期心脏病患者，心脏移植可能是有效的治疗选择，能够显著改善患者的生存率。

【出院指导】

积极参与日常活动，坚持按时用药，规律复诊。定期行超声心动图、Holter、心脏 MRI 等检查评估心肌病进展。

【推荐阅读】

[1] 国家心血管病中心心肌病专科联盟，中国医疗保健国际交流促进会心血管病精准医学分会“中国成人肥厚型心肌病诊断与治疗指南 2023”专家组，宋雷，等．中国成人肥厚型心肌病诊断与治疗指南 2023［J］．中国循环杂志，2023，38（1）：1-33.

[2] 中华医学会心血管病学分会，中国心肌炎心肌病协作组．中国扩张型心肌病诊断和治疗指南［J］．临床心血管病杂志，2018，34（5）：421-434.

[3] Arbelo E，Protonotarios A，Gimeno J R，et al. 2023 ESC Guidelines for the management of cardiomyopathies［J］. Eur Heart J，2023，44（37）：3503-3626.

（刘丹　撰写　陈少敏　审阅）

第 25 章

心肌炎

【疾病概述】

心肌炎（myocarditis）是涉及一种或多种心肌组成部分的炎症过程，诱发炎症过程的病因包括感染、药物、中毒、超敏反应和物理损伤。心肌炎也可作为全身系统性疾病累及心脏的一种表现。最常见的病因是病毒感染，如柯萨奇 B 组病毒（占 30% ～ 50%）。细菌、真菌、螺旋体、立克次体、原虫、蠕虫等感染也可引起心肌炎，但相对少见。非感染性因素包括药物、毒物、放射、结缔组织病、血管炎、巨细胞心肌炎、嗜酸性粒细胞性心肌炎、结节病等。心肌炎临床表现多样，可从无症状至出现恶性心律失常、急性心力衰竭、心源性休克，甚至死亡。心肌炎的诊断主要为临床诊断，根据病史、症状、体征、心电图、心肌损伤标志物、超声心动图等协助判断。心内膜心肌活检是心肌炎确诊的“金标准”，心肌炎的治疗主要是对症辅助支持处理，包括积极治疗休克、心力衰竭及心律失常等综合治疗。

关键词：暴发性心肌炎；病毒感染；心内膜心肌活检；恶性心律失常；急性心力衰竭；心源性休克。

【诊断与鉴别诊断】

一、接诊

1. 问诊要点

胸痛的部位、程度、性质、伴随症状、持续时间、加重或缓解方式。有无心悸、头晕、黑矇、晕厥等心律失常症状。有无呼吸困难、乏力等症状。

前驱感染病史，流行病学接触史，感染的时间、临床症状，关注发热的时间、最高体温、可能相关的病原体。既往是否接触过或使用过可疑毒物、药物。既往诊治经过，用药种类和剂量，用药持续时间，用药后的病情变化。

有无高血压、糖尿病、高脂血症、吸烟、早发冠心病家族史等危险因素。

2. 全身体格检查要点

心脏查体注意心尖搏动的位置、心界大小、心脏杂音及附加音。注意患者神志及面容，检查颈动脉搏动、颈静脉充盈情况，关注肺部呼吸音及肺内啰音情况。关注双下肢、骶尾部有无严重水肿。有无低氧血症等相关表现，如呼吸急促、口唇发绀等。

二、开检查医嘱

1. 常规检验

血常规、尿常规、粪便常规、肝功能、肾功能、心肌酶、电解质、葡萄糖、血脂、凝血、cTn、NT-proBNP、凝血功能、D- 二聚体、甲状腺功能。

2. 急性期炎症反应标志物

ESR、CRP、降钙素原、细胞因子检查。

3. 病原学检查

外周血清病毒抗体、聚合酶链反应（polymerase chain reaction，PCR）等方式检测柯萨奇 B 组病毒、人类细小病毒 B19、人类疱疹病毒 6 型（human herpes virus 6，HHV-6）、艾柯（Echo）病毒、脊髓灰质炎病毒、腺病毒、流感病毒、风疹病毒、单纯疱疹病毒、脑炎病毒、肝炎病毒、EB 病毒、巨细胞病毒、人类免疫缺陷病毒等。

4. 其他病因化验

抗核抗体、抗可溶性抗原（extractable nuclear antigen，ENA）抗体谱、抗中性粒细胞胞质抗体等。若病因不明，可考虑心内膜心肌活检。

5. 常规检查

心电图、超声心动图、胸部 X 线检查、血气分析。

6. 疾病严重程度评估

动态监测动态心电图、心肌酶、cTn、NT-proBNP、超声心动图。Holter、心脏磁共振（cardiac magnetic resonance，CMR）检查、心肌核素显像。

三、诊断流程或分类标准

1. 诊断标准

目前国际上尚无统一的心肌炎诊断标准，多采用结合临床表现、实验室检查和其他相关辅助检查确诊。临床表现包括：①急性胸痛。②数天至 3 个月新发生的心力衰竭或心力衰竭症状。③心悸，无明显诱因的心律失常、晕厥或心脏性猝死。④不能解释的心源性休克。辅助检查结果包括：①心电图改变：ST-T 改变、房室传导阻滞、异常 Q 波、室上性心动过速等。②心肌损伤标志物：cTn 水平升高；③影像学检查（超声心动图或 CMR）示心脏结构和功能异常。④ CMR 证实心肌炎的组织学特征：T2 加权像（T2 weighted image，T2WI）示心肌水肿和（或）心肌延迟强化扫描呈强化信号。

疑似心肌炎的诊断标准：有≥ 1 个临床表现和≥ 1 项辅助检查异常；若无临床症状，则需符合≥ 2 项辅助检查异常；同时应排除其他疾病。临床疑似心肌炎的患者建议入院进一步观察及检查，行心内膜心肌组织活检确定诊断。

2. 分型

1991 年 Lieberman 根据心肌活检的组织学改变与临床表现，将心肌炎分为急性暴发性心肌炎、急性心肌炎、慢性活动性心肌炎和慢性持续性心肌炎。

（1）急性心肌炎：出现心力衰竭症状＜ 3 个月。

（2）急性暴发性心肌炎：急性心肌炎患者新发严重心力衰竭，需要静脉使用正性肌力药或机械循环支持。

（3）慢性活动性心肌炎：出现心力衰竭症状≥ 3 个月，频繁的临床和组织学复发，心室收缩功能障碍伴慢性炎症性改变，心内膜心肌活检显示有轻中度纤维化。

（4）慢性持续性心肌炎：出现心力衰竭症状≥ 3 个月，持续性组织浸润，常伴有心肌细胞坏死灶，存在持续性胸痛或心悸，但无心室收缩功能障碍。

3. 诊断流程（图 25-1）

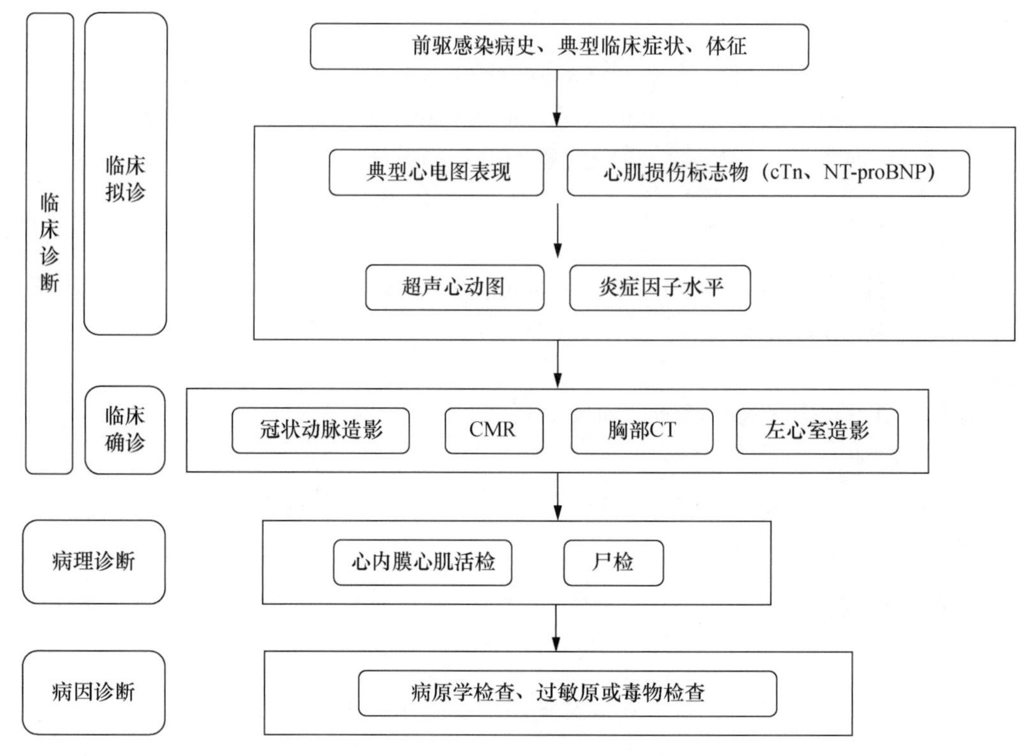

图 25-1　心肌炎的诊断流程图

四、鉴别诊断

1. 急性心肌梗死

患者常有动脉粥样硬化的危险因素，胸痛持续时间＞ 30 min，程度重，伴大汗，心电图存在 ST-T 段动态演变，心肌酶、cTn 水平升高，超声心动图提示室壁节段性运动异常，冠状动脉造影可确诊。

2. 肺栓塞

患者多有骨折、长期卧床等血液高凝状态的危险因素，常有突发呼吸困难伴胸痛，甚至发绀、休克；右心室前负荷急剧增加，查体可有肺动脉瓣第二听诊区心音亢进、颈静脉怒张、肝大等。D- 二聚体水平升高。心电图提示肺性 P 波、电轴右偏、$S_{I}Q_{III}T_{III}$改变。胸部 X 线检查提示肺梗死阴影。肺动脉 CTA 或放射性核素肺灌注显像有充盈缺损表现，提示肺动脉血栓栓塞。

3. 甲状腺功能亢进导致的心脏损害

患者有心悸、呼吸困难，伴有甲状腺毒症等高代谢症状。查体可及甲状腺肿大。甲状腺功能实验室检查可提示甲状腺功能亢进。超声心动图提示心脏扩大，心电图可有心动过速表现。

五、诊断正确书写模板

急性病毒性心肌炎

柯萨奇 B 组病毒感染

心脏扩大

心律齐 / 心律失常类型

心功能Ⅰ级（NYHA 心功能分级）

【治疗】

一、治疗原则

给予针对左心功能不全的支持治疗。若心内膜心肌活检明确诊断病毒性心肌炎，心肌心内膜持续有病毒相关基因、抗原检出，建议特异性抗病毒治疗。

二、治疗流程或治疗 SOP

1. 针对心力衰竭的治疗

根据血压、心率、肾功能等情况选择 β 受体阻滞剂、利尿剂、ACEI/ARB、醛固酮受体拮抗剂、SGLT-2i 等。对于心功能迅速恶化，充分药物治疗效果仍不佳者，尽早选用机械循环辅助支持，如 ECMO，为患者康复或心脏移植提供支持。

2. 针对心律失常的治疗

无症状且血流动力学稳定的心律失常可观察，以积极治疗心肌炎为主。有症状或持续性室性心律失常，应积极治疗，必要时使用胺碘酮。严重房室传导阻滞可选用糖皮质激素、异丙肾上腺素提高心室率，并植入临时起搏器；若发生阿-斯综合征，需植入临时起搏器，待度过急性期再次评估心律失常情况。

3. 应用免疫调节剂

静脉注射免疫球蛋白具有直接清除病毒、中和抗体、减轻心肌的炎症反应、抑制病毒感染后免疫损伤等作用。对于重症合并心源性休克、致死性心律失常（三度房室传导阻滞、室性心动过速）或心肌活检证实为慢性自身免疫性心肌炎性的患者，应足量、早期应用糖皮质激素，短疗程治疗。对于轻症病例，不宜使用糖皮质激素。

4. 抗病毒治疗

大多数心肌炎患者诊断时距前期感染已有数周，可根据病毒载量情况酌情应用抗病毒治疗。

5. 支持治疗

密切监测心律失常、心功能情况。予磷酸肌酸钠、1,6- 二磷酸果糖、辅酶 Q10、维生素 C 等保护心肌细胞。

三、重要治疗医嘱

1. 甲泼尼龙：0.9% 氯化钠注射液 250 ml＋200 ～ 500 mg（或 3 ～ 8 mg/kg）甲泼尼龙，静脉滴注，连续 3 ～ 5 天后依病情逐步减量。出院前改为口服泼尼松 20 ～ 40 mg/d，维持 1 ～ 3 个月。

2. 丙种球蛋白：10 ～ 20 g/d，静脉滴注，使用 3 ～ 5 天后减至 5 ～ 10 g 持续应用 3 ～ 5 天，总量约 2 g/kg。

3. 营养心肌等药物治疗：①曲美他嗪：20 mg，口服，3 次 / 日。②维生素 C：2 g，口服，3 次 / 日。③果糖二磷酸钠口服溶液：10 ml，口服，3 次 / 日。④ 0.9% 氯化钠注射液 500 ml/250 ml 或 5% 葡萄糖注射液 500 ml/250 ml＋三磷酸腺苷二钠注射液 20 mg，静脉输注，每 8 h 1 次。

【预后】

心肌炎患者的预后取决于心肌损伤的严重程度。LVEF 正常的急性心肌炎患者预后较好，多可自愈且无后遗症。血流动力学正常的暴发性病毒性心肌炎患者的长期预后佳。早期应用免疫治疗和（或）早期机械循环支持的暴发性心肌炎患者，远期预后相对较好。

【出院指导】

限制体力活动至少 6 个月，尤其是急性心肌炎及暴发性心肌炎急性期时应卧床休息。心肌炎患者需要进行长期随访，随访内容包括临床评估、心电图及超声心动图检查，必要时可进行心脏磁共振检查。

【推荐阅读】

[1] 葛均波，徐永健，王辰. 内科学[M]. 10版. 北京：人民卫生出版社，2024.

[2] 中华医学会心血管病学分会，中华心血管病杂志编辑委员会. 中国成人暴发性心肌炎诊断和治疗指南[J]. 中华心血管病杂志，2024，52（1）：10-33.

[3] Cooper L T，Baughman K L，Feldman A M，et al. The role of endomyocardial biopsy in the management of cardiovascular disease：a scientific statement from the American Heart Association，the American College of Cardiology，and the European Society of Cardiology[J]. Circulation，2007，116（19）：2216.

（周乐群　撰写　陈少敏　审阅）

第 26 章

心包疾病

【疾病概述】

心包是包裹心脏和出入心脏的大血管根部的纤维浆膜囊，可以固定心脏位置，减少心脏与周围组织的摩擦，发挥调节心脏循环的作用。心包疾病是使心包发生生理或病理改变而引起临床症状的一系列疾病，包括急性心包炎、慢性心包炎、心包积液、心脏压塞、心包损伤、心包肿瘤等。

关键词：急性心包炎；心包积液；心脏压塞；心包穿刺；缩窄性心包炎。

【诊断与鉴别诊断】

一、接诊

1. 问诊要点

急性心包炎患者注意询问胸痛的部位（位于心前区，可放射到颈部、左肩、左臂及左肩胛骨，也可达上腹部）、程度、性质（可呈锐痛，也可呈压榨样痛，位于胸骨后）、伴随症状、持续时间、加重或缓解方式（如胸痛是否与体位、呼吸或咳嗽等相关）。

心包积液患者注意询问有无呼吸困难、腹胀、纳差、水肿、尿量减少等症状。有无多发关节肌肉疼痛、皮疹、光过敏、口干、眼干、雷诺现象等自身免疫病症状。

缩窄性心包炎患者注意询问有无低热、乏力、盗汗、食欲减退、体重减轻等结核或恶性肿瘤消耗症状，有无心悸、头晕、乏力等心输出量下降症状，有无腹胀、食欲减退、肝区疼痛、水肿、呼吸困难等容量负荷过重表现。

有无高血压、糖尿病、高脂血症、吸烟、早发冠心病家族史等危险因素。

前驱感染病史，流行病学接触史，感染的时间、临床症状，可能相关的病原体。曾接触过或使用过可疑毒物、药物。既往诊治经过，用药种类和剂量，用药持续时间，用药后的病情变化。

2. 全身体格检查要点

注意血压及心率情况，关注有无低血压、心率增快，有无奇脉，以及有无低氧血症的其他表现（如呼吸急促、口唇发绀等）。

急性心包炎：重点关注是否存在心包摩擦音，其呈抓刮样粗糙音，多位于心前区，以胸骨左缘第 3 ～ 4 肋间最为明显，坐位时身体前倾或呼气末时更易闻及。心包摩擦音可持续数小时至数周，当积液增多将脏层心包及壁层心包分开时，摩擦音即消失，但如有部分心包粘连则仍可闻及。

心包积液：心脏叩诊浊音界向两侧增大，皆为绝对浊音区；心尖搏动弱，位于心浊音界左缘的内侧或不能扪及；心音低而遥远；大量积液时可在左肩胛骨下出现浊音及左肺受压迫所引起的支气管呼吸音，即心包积液征（Ewart 征）；少数心包粘连患者在胸骨左缘第 3 ～ 4 肋间可闻及心包叩击音。大量渗液可使收缩压降低，而舒张压变化不大，故脉压变小。根据积液时心脏压塞的程度，脉搏可正常、减弱或出现奇脉。大量渗液可累及静脉回流，出现颈静脉怒张、肝大、腹腔积液及下肢水肿等。

缩窄性心包炎：心浊音界正常或稍增大。颈静脉怒张、肝颈静脉回流征阳性，吸气时怒张更明显

（Kusmaul 征），可闻及心包叩击音。常有心动过速、第二心音分裂等；少部分患者可出现奇脉。肝大、腹腔积液及下肢水肿、脉压变小；肝淤血严重患者还可出现黄疸、蜘蛛痣和肝掌等表现。

二、开检查医嘱

1. 常规检验

血常规、尿常规、粪便常规、肝功能、肾功能、心肌酶、电解质、葡萄糖、血脂、凝血功能、cTn、NT-proBNP、D- 二聚体、甲状腺功能。

2. 急性期炎症反应物

ESR、CRP、降钙素原、细胞因子检查。

3. 病因鉴别化验

病毒相关化验；淋巴细胞 γ 干扰素监测（T-SPOT）等结核病原学化验；抗核抗体、抗 ENA 抗体谱、抗中性粒细胞胞质抗体等自身免疫病抗体；肿瘤标志物。

4. 影像学检查

心电图、超声心动图、胸部 X 线检查、心脏 CT 检查、CMR。

5. 特殊检查

必要时进行心包穿刺，以及心包积液常规、生化、肿瘤标志物及脱落肿瘤细胞检查。若存在舒张性心力衰竭，可行右心导管检查。若诊断不清，必要时进行心包膜或心内膜心肌活检。

三、诊断流程或分类标准

1. 急性心包炎

患者出现胸痛、呼吸困难、心动过速、体静脉淤血征或心界扩大、心包摩擦音，结合前驱感染病史，应高度怀疑急性心包炎。结合 X 线检查、心电图及超声心动图检查，即可明确诊断。心包膜或心内膜心肌活检是主要诊断依据。

2. 心包积液

患者有呼吸困难的症状，查体可发现颈静脉怒张、奇脉、心浊音界扩大、心音遥远等典型体征，超声心动图见心包积液可确诊。心包积液病因诊断可根据临床表现、实验室检查、心包穿刺液检查及合并症而确定。

3. 心脏压塞

患者存在心包积液，突发急性循环衰竭，动脉压下降、脉压变小甚至休克。超声心动图表现包括：①右心室显著受压，右心室流出道变窄；②右心室前壁可出现舒张期塌陷，右心房壁可出现收缩期塌陷征象。③吸气时右心室内径增大，左心室内径减小，室间隔左移等。

4. 缩窄性心包炎

患者常有结核感染、恶性肿瘤、胸部放疗、心胸外科手术史，可出现呼吸困难，颈静脉压升高、脉压减小。部分患者可在胸骨左缘第 3 ～ 4 肋间闻及心包叩击音。超声心动图可见心包增厚、粘连，室间隔舒张期抖动。心脏 CT 检查及 CMR 可见心包增厚、粘连表现。

四、鉴别诊断

1. 急性心包炎鉴别诊断

（1）主动脉夹层：患者前胸出现撕裂样剧烈锐痛，常放射至背部、季肋部、腹部及腰部，常有高血压控制不佳等危险因素。查体可在颈动脉、锁骨下动脉起始部闻及血管杂音，双上肢血压、脉搏不对称。胸部 X 线片可见纵隔增宽，超声心动图和 CMR 可见主动脉根部内膜片飘动、双重管腔影。完善全主动脉 CT 可协助鉴别。

（2）急性心肌梗死：鉴别要点详见第 18 章。

（3）肺栓塞：鉴别要点详见第 7 章。

2. 缩窄性心包炎鉴别诊断

（1）限制型心肌病：患者常有乏力、呼吸困难和运动耐力下降，严重者出现水肿、端坐呼吸、肝大、少尿、腹腔积液及消化道淤血的症状。查体可见血压偏低、脉压差减小、颈静脉怒张。超声心动图可见心室腔和收缩功能正常或接近正常、舒张功能障碍。右心导管检查可见心室压力曲线呈舒张早期快速下陷，中晚期升高，呈平台状。心内膜心肌活检可协助鉴别。

（2）肺栓塞：鉴别要点详见第 7 章。

（3）心脏压塞：患者突发急性循环衰竭，动脉压下降、脉压变小甚至休克，奇脉，超声心动图可见心包积液：①右心室显著受压，右心室流出道变窄；②右心室前壁可出现舒张期塌陷，右心房壁可出现收缩期塌陷征象。③吸气时右心室内径增大，左心室内径减少，室间隔左移等。

五、诊断正确书写模板

急性心包炎

心包积液（大量）

　心脏压塞

缩窄性心包炎

【治疗】

一、治疗原则

病因治疗，抗心力衰竭治疗，对症支持治疗。

二、治疗流程或治疗 SOP

1. 急性心包炎的治疗

疼痛明显时予非甾体抗炎药（nonsteroidal anti-inflammatory drugs，NSAIDs），如阿司匹林、布洛芬、吲哚美辛或秋水仙碱，若严重疼痛可予吗啡治疗。若药物治疗效果不佳，可予糖皮质激素抗炎治疗。

推荐所有急性特发性或病毒性心包炎患者使用抗炎治疗（NSAIDs 或糖皮质激素）＋秋水仙碱。秋水仙碱通常对全身炎症性疾病和心脏损伤后综合征引起的心包炎有效。初发急性心包炎患者的秋水仙碱总疗程应为 3 个月。

若引起心脏压塞，需行心包穿刺引流。

风湿性心包炎应加强抗风湿治疗。结核性心包炎应尽早开始抗结核治疗，并给予足够的剂量和较长的疗程，至结核活动停止后约 1 年停药。若继续产生渗液或有心包缩窄的表现，应及时行心包切除术，以防止发展为缩窄性心包炎。化脓性心包炎应选用足量的有效抗生素，并反复进行心包穿刺抽脓和心包腔内注入抗生素，若疗效不显著，应及早考虑心包切开引流，引流发现心包增厚时可行广泛心包切除术。

顽固性复发性心包炎病程超过 2 年、心包积液反复穿刺引流无法缓解、激素无法控制或伴严重胸痛的患者，可考虑外科心包切除术治疗。

2. 缩窄性心包炎治疗

包括心包穿刺抽液，改善血流动力学状态。对于心包穿刺仍有持续性心包缩窄表现者，需行外科手术治疗。病因治疗，如治疗肿瘤、结核等。

三、重要治疗医嘱

1. 阿司匹林：2 ～ 4 g，口服，每 8 h 1 次。

2. 布洛芬：400 ～ 600 mg，口服，3 次 / 日。

3. 吲哚美辛：25 ～ 50 mg，口服，3 次 / 日。

4. 秋水仙碱：通常负荷量为首日 0.5 ～ 1 mg（或 0.6 ～ 1.2 mg），2 次 / 日。体重≥ 70 kg 者每日维持剂量为 0.5 ～ 0.6 mg，2 次 / 日；体重＜ 70 kg 者为 0.5 ～ 0.6 mg，1 次 / 日。

5. 泼尼松：40 ～ 80 mg，口服，每 8 h 1 次。

【预后】

病毒性心包炎、非特异性心包炎、心肌梗死后或心包切开术后综合征通常呈自限性，远期预后较好。心包炎并发于急性心肌梗死、恶性肿瘤、系统性红斑狼疮、尿毒症等则预后不佳。化脓性心包炎和结核性心包炎经积极抗感染治疗或手术治疗后预后较好。部分患者会遗留心肌损害或发展为缩窄性心包炎。

缩窄性心包炎患者的死亡原因多为体循环严重淤血及心搏出量减少，严重者可出现肝衰竭甚至多脏器功能衰竭。

【出院指导】

出院带药，按具体病因疗程服药。需要定期随访，随访内容包括临床评估、心电图及超声心动图检查。

【推荐阅读】

[1] 葛均波，徐永健，王辰 . 内科学［M］. 10 版 . 北京：人民卫生出版社，2024.

[2] Adler Y，Charron P，Imazio M，et al. 2015 ESC Guidelines for the diagnosis and management of pericardial diseases：The Task Force for the Diagnosis and Management of Pericardial Diseases of the European Society of Cardiology（ESC）Endorsed by：The European Association for Cardio-Thoracic Surgery（EACTS）［J］. Eur Heart J，2015，36（42）：2921.

（周乐群　撰写　陈少敏　审阅）

第 27 章

感染性心内膜炎

【疾病概述】

感染性心内膜炎（infective endocarditis，IE）是心脏内膜表面的微生物感染，通常由于细菌、真菌或其他微生物（如病毒、立克次体等）循血液途径直接感染心脏瓣膜、心室壁内膜或邻近大动脉内膜，伴赘生物形成。IE 的临床表现缺乏特异性，超声心动图和血培养是诊断 IE 的基石。IE 的院内死亡率为 15% ～ 30%，其中 2% ～ 6% 的患者在治疗后可能复发，需警惕再次出现发热、寒战或其他感染征象。

人工瓣膜心内膜炎（prosthetic valve endocarditis，PVE）是累及人工心脏瓣膜及周围组织的病原微生物感染性疾病，是 IE 最严重的形式，发生于 1% ～ 6% 的人工瓣膜患者。该人群罹患 IE 的风险是普通人群的 50 倍，院内死亡率达 20% ～ 40%。瓣膜置换术后 1 年内发生 IE 被定义为早期 PVE，其主要致病菌包括葡萄球菌、革兰氏阴性杆菌、真菌。瓣膜置换术 1 年后发生 IE 被定义为晚期 PVE，其常见致病菌包括葡萄球菌、链球菌和肠球菌。经导管 PVE 最常见的致病菌为肠球菌，其次为葡萄球菌。PVE 常导致人工瓣膜破裂、瓣周漏、瓣环周围组织和心肌脓肿，最常累及主动脉瓣。

关键词：IE；PVE；经胸超声心动图（transthoracic echocardiography，TTE）；经食管超声心动图（transesophageal echocardiography，TEE）。

【诊断与鉴别诊断】

一、接诊

1. 问诊要点（变异度大！）

有无发热（热峰及热型）、咳嗽、咳痰、腹泻、尿频、尿痛；有无乏力、肌肉关节痛、食欲减退；有无心悸、胸痛、呼吸困难，有无头晕、头痛、四肢麻木及无力，有无腹痛，有无血尿、尿量异常。既往诊治经过，用药种类和剂量，用药持续时间，用药后的病情变化及不良反应等。

2. 全身体格检查要点

（1）头面部：Roth 斑（视网膜卵圆形出血斑），瘀斑（结膜、颊黏膜、上颚）。

（2）心脏：有无心脏杂音（尤其是杂音变化）、体循环 / 肺循环淤血表现。

（3）腹部：有无触痛、脾大。

（4）骨骼肌肉：有无脊柱及关节压痛。

（5）四肢：有无 Janeway 损害（感染性栓塞导致手掌 / 足底无痛性出血斑）、Osler 结节（免疫复合物沉积导致指 / 趾皮下痛性结节）、甲床线状出血、瘀点。

（6）神经系统：有无神志改变及神经系统定位体征。

二、开检查医嘱

1. 常规检验

血常规，尿常规，粪便常规，肝功能，肾功能，心脏标志物（CK-MB、cTn、NT-proBNP），电解质，葡萄糖，血脂，凝血功能，术前免疫八项。

2. 细菌学检查

血培养［应用抗生素前，不同部位抽取至少 3 套（需氧菌＋厌氧菌＋结核杆菌 / 真菌），间隔≥ 1 h］和尿培养。

3. 免疫学检查

ESR、CRP、类风湿因子（rheumatoid factor，RF）、血清补体。

4. 心电图

入院时和院内定期监测。

5. 超声心动图

TTE 可检出 50% ～ 75% 的赘生物。必要时可选择 TEE，如 TTE 阴性但临床高度可疑、TTE 显示不清、可疑侵袭性感染或病情进展。

6. 迁徙性病灶评估

若存在迁徙性病灶的临床证据，可完善相关检查；评估检查手段需结合具体病情决定。

三、诊断流程或分类标准

IE 可根据 Duke 诊断标准（2015 修订版）诊断（表 27-1）。但是，在血培养阴性、感染累及人工瓣膜或起搏器导线、右心 IE 等情况下，Duke 诊断标准的敏感性下降，此时主要依靠临床诊断。

表 27-1　Duke 诊断标准（2015 修订版）

诊断标准	具体内容
主要标准	1. 血培养阳性（符合以下至少 1 项标准） （1）两次不同时间的血培养检出同一类型的 IE 致病微生物（如草绿色链球菌、链球菌、金黄色葡萄球菌、社区获得性肠球菌） （2）多次血培养检出同一 IE 致病微生物：① 2 次至少间隔 12 h 的血培养阳性；② 3 次血培养均阳性，或≥ 4 次的多数血培养阳性（第一次与最后一次抽血时间间隔≥ 1 h） （3）Q 热病原体 1 次血培养阳性或其 IgG 滴度抗体＞ 1：800 2. 影像学阳性证据（符合以下至少 1 项标准） （1）超声心动图异常表现：①赘生物；②脓肿、假性动脉瘤、心脏内瘘；③瓣膜穿孔或动脉瘤；④新发生的人工瓣膜部分破裂 （2）通过 ^{18}F-FDG PET/CT（仅在假体植入＞ 3 个月时）或放射性标记的白细胞 SPECT/CT 检测出人工瓣膜植入部位周围组织异常活性 （3）经心脏 CT 确定的瓣周病灶
次要标准	1. 易患因素：心脏本身存在易患因素或静脉药物成瘾者 2. 发热：体温＞ 38℃ 3. 血管征象（包括仅通过影像学发现的）：主要动脉栓塞、感染性肺梗死、细菌性动脉瘤、颅内出血、结膜出血及 Janeway 损害 4. 免疫相关征象：肾小球肾炎、Osler 结节、Roth 斑及类风湿因子阳性 5. 致病微生物感染证据：不符合主要标准的血培养阳性，或与 IE 一致的活动性致病微生物感染的血清学证据

确诊：满足 2 项主要标准，或 1 项主要标准＋3 项次要标准，或 5 项次要标准。

疑诊：满足 1 项主要标准＋1 项次要标准，或 3 项次要标准。

四、鉴别诊断

IE 的临床表现涉及全身多脏器，既多样化又缺乏特异性，需与之鉴别的疾病较多，病原体的鉴别可指导细菌学结果回报前的经验性治疗。急性 IE 多为正常瓣膜的强侵袭性感染（如金黄色葡萄球菌、乙型溶血性链球菌、肺炎链球菌）；亚急性 IE 常为异常瓣膜的弱侵袭性感染（如草绿色链球菌、肠球菌属），需与急性风湿热、系统性红斑狼疮、左心房黏液瘤、淋巴瘤腹腔内感染、结核病等鉴别。

五、并发症

IE 的主要并发症包括细菌性动脉瘤和迁移性脓肿。心脏并发症包括心力衰竭（最常见，由瓣膜关闭不全所致，主动脉瓣受损者最常发生）、心肌脓肿、急性心肌梗死、化脓性心包炎、心肌炎等。神经系统并发症包括脑栓塞、脑出血、脑脓肿、中毒性脑病及化脓性脑膜炎等，其中无症状的神经系统事件更常见。大多数患者并发肾损害，如肾动脉栓塞和肾梗死、肾小球肾炎等。

六、诊断正确书写模板

感染性心内膜炎（急性 / 亚急性）
　　病原体名称

【治疗】

一、治疗原则

病情较重且不稳定者应在完成血培养后即开始经验性抗生素治疗，原则为早期杀菌剂、联合（2 种具有协同作用的抗生素）、足量、静脉、长疗程（通常为 4 ～ 6 周，人工瓣膜 IE 至少 6 ～ 8 周）。

二、治疗流程或治疗 SOP

1. 经验性抗生素治疗（表 27-2）

表 27-2　经验性抗生素治疗

瓣膜类型	抗生素应用
自体瓣膜	
轻症	青霉素 / 头孢曲松 + 庆大霉素
严重脓毒症	万古霉素 / 达托霉素 + 庆大霉素
严重脓毒症 + 革兰氏阴性杆菌感染的危险因素	万古霉素 + 庆大霉素 + 利福平
人工瓣膜	
等待血培养结果或血培养阴性	万古霉素 + 庆大霉素 + 利福平

2. 已知致病微生物的治疗

如葡萄球菌心内膜炎、链球菌心内膜炎、肠球菌心内膜炎、需氧革兰氏阴性杆菌心内膜炎，可依据药物敏感试验结果，参考欧洲心脏病学会（European Society of Cardiology，ESC）/ 美国心脏协会（American Heart Association，AHA）IE 指南进行治疗。由于我国人群庆大霉素耐药率高且其肾毒性大，可尝试其他氨基糖苷类药物。

3. 手术治疗

原则上，对存在心力衰竭并发症、感染难以控制及预防栓塞事件的患者，应及时考虑手术治疗。PVE 手术遵循自体瓣膜 IE 的一般原则。

自体瓣膜 IE 的手术适应证包括：①紧急手术（＜ 24 h）：难治性肺水肿、心源性休克。②限期手术（＜ 7 天）：持续难治性心力衰竭或 TTE 提示血流动力学异常；感染难以控制（脓肿、假性动脉瘤、瘘、不断增大的赘生物、规范治疗时仍持续发热 / 血培养阳性）；真菌 / 多种耐药菌感染；赘生物＞ 10 mm 合并栓塞事件或严重瓣膜狭窄 / 反流；赘生物＞ 15 mm。

【预后】

患者的自身情况、是否存在心源性 / 非心源性并发症、感染的病原体及超声心动图表现是影响预后的主要因素。死亡原因主要包括心力衰竭、肾衰竭、栓塞、细菌性动脉瘤破裂或严重感染。除耐药的革兰氏阴性杆菌和真菌所致的 IE 患者外，大多数患者可获得细菌学治愈。

【出院指导】

坚定治疗的信心，保持积极乐观的生活态度，鼓励患者参与日常活动。坚持按时用药，不自行调整药物剂量，规律复诊。积极预防和治疗感染，加强康复锻炼。

【推荐阅读】

[1] 葛均波，徐永健，王辰，等 . 内科学［M］. 10 版 . 北京：人民卫生出版社，2024.

[2] 中华医学会心血管病学分会，中华心血管病杂志编辑委员会 . 成人感染性心内膜炎预防、诊断和治疗专家共识［J］. 中华心血管病杂志，2014，42（10）：806-816.

[3] Habib G，Lancellotti P，Antunes M J，et al. 2015 ESC Guidelines for the management of infective endocarditis（ESC）［J］. Eur Heart J，2015，36（44）：3075-3128.

[4] Otto C M，Nishimura R A，Bonow R O，et al. 2020 ACC/AHA guideline for the management of patients with valvular heart disease：executive summary：a report of the American College of Cardiology/American Heart Association Joint Committee on clinical practice guidelines［J］. Circulation，2021，143（5）：e35-e71.

（张承铎 撰写 任川 审阅）

第 28 章

主动脉夹层

【疾病概述】

主动脉夹层（aortic dissection，AD）是指主动脉内膜撕裂后腔内的血液通过内膜破口进入动脉壁中层形成夹层血肿，并沿血管长轴方向扩展，形成动脉真腔、假腔病理改变的严重主动脉疾病。该病急性起病，患者多表现为突发剧烈疼痛伴血压显著升高，夹层累及心脏可出现胸痛、呼吸困难等急性心肌梗死、心力衰竭、心脏压塞等表现，累及其他部位血管可引起相应脏器或肢体缺血症状。主要辅助检查手段包括全主动脉 CTA 和数字减影血管造影（digital subtraction angiography，DSA）。若不及时诊治，AD 患者 48 h 死亡率高达 50%。

关键词：AD；剧烈疼痛；全主动脉 CTA。

【诊断与鉴别诊断】

一、接诊

1. 问诊要点

有无撕裂样疼痛且剧烈难以忍受，疼痛是否放射至肩背部，需问诊疼痛的部位、诱因、性质、伴随症状、持续时间和缓解方式；有无神经系统缺血症状（头晕、晕厥、脑卒中等）、四肢缺血症状（肢体发凉、发绀）和内脏缺血表现（腰痛、血尿、少尿、腹痛等），以及低血压、低灌注等休克表现。

2. 全身体格检查要点

四肢血压 / 脉搏、心音、心脏杂音、腹部体征、肢体皮温、皮肤颜色。

二、开检查医嘱

血常规、血生化、凝血功能、D- 二聚体、血气分析、主动脉 CTA、TTE、床旁胸部 X 线检查。

三、诊断流程或分类标准（图 28-1）

根据夹层起源和主动脉受累部位，Stanford 分型将 AD 分为 A、B 两型。无论夹层起源于哪一部位，只要累及升主动脉者即为 A 型，相当于 De Bakey Ⅰ型和Ⅱ型，夹层起源于胸降主动脉且未累及升主动脉者即为 B 型，相当于 De Bakey Ⅲ型。

四、鉴别诊断

由于 AD 的首要症状为急性胸痛，故鉴别诊断主要考虑急性心肌梗死和急性肺栓塞。此外，AD 可产生多系统血管压迫，导致组织缺血或夹层破入某些器官，需与相应疾病鉴别。

五、病情评估 / 病情严重程度分级

国际主动脉夹层注册研究基于疑诊 AD 的高风险因素、胸痛特征和体征提出了 AD 风险（临床可能

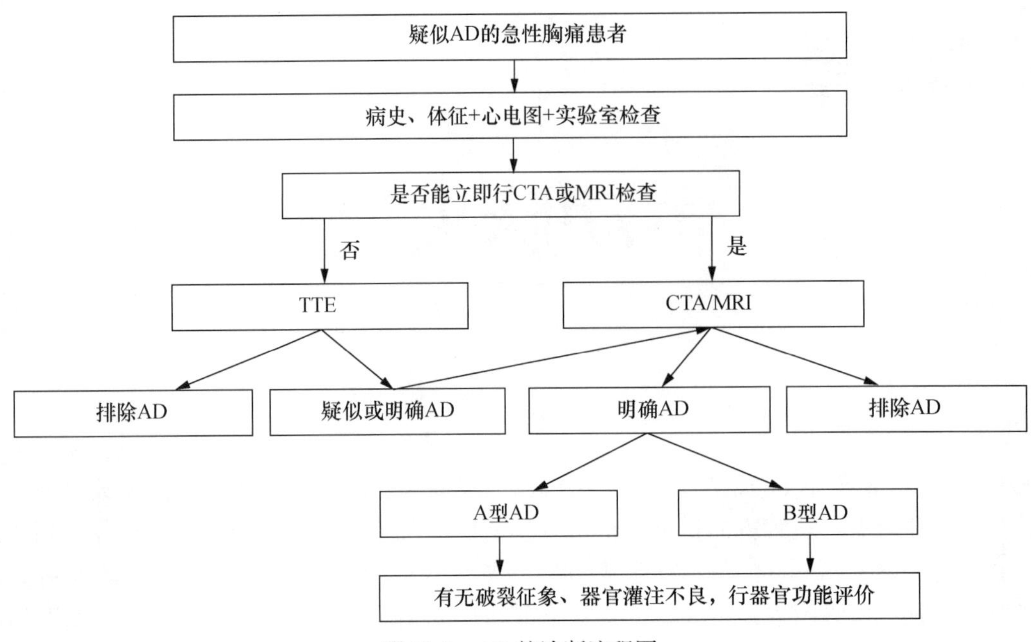

图 28-1　AD 的诊断流程图

性）评分。根据患者符合的风险类别（高风险因素、高风险疼痛特征及高风险体征）数量计 0 ～ 3 分（0 分为低度临床可能，1 分为中度临床可能，≥ 2 分为高度临床可能），评分≥ 1 分诊断 AD 的敏感性高达 96%（表 28-1）。该风险评分可结合 D- 二聚体用于可疑 AD 患者的初步筛查：对于低度临床可能患者，D- 二聚体阴性可排除 AD；对于中度临床可能患者，D- 二聚体阳性应考虑进一步检查；对于高度临床可能患者，D- 二聚体检查无额外意义，不建议常规检查，建议行影像学检查。

表 28-1　AD 的风险评分

风险类别	具体项目
高风险因素	马方综合征
	主动脉疾病家族史
	已知的主动脉瓣疾病
	近期接受主动脉介入治疗或外科操作
	已知的胸主动脉瘤
高风险疼痛特征	突发胸背或腹部疼痛
	剧烈疼痛
	撕裂样或刀割样锐痛
高风险体征	动脉搏动消失或无脉
	四肢收缩压差异明显
	局灶性神经功能缺损
	新发主动脉瓣关闭不全杂音
	低血压或休克

六、并发症

主动脉瓣关闭不全、急性心肌梗死、心包积液、心力衰竭、晕厥、意识障碍、偏瘫、血尿、急性肾衰竭、急腹症、肠坏死、腹膜炎、消化道出血、下肢动脉缺血。

七、诊断正确书写模板

主动脉夹层

Stanford A/B 型

【治疗】

一、治疗原则

AD 为危重急症，一旦确诊，应立即开始内科治疗，患者绝对卧床休息，强效镇静、镇痛，控制血压。对患有 Stanford A 型（DeBakey Ⅰ型和Ⅱ型）夹层的患者，为防止夹层恶化和破裂，应尽早外科手术治疗。对于 Stanford B 型（DeBakey Ⅲ型）患者，如病情稳定，不伴有并发症，可选择内科综合治疗。

二、治疗流程或治疗 SOP（图 28-2）

严密监测血流动力学指标，包括血压、心率、心律及出入液体平衡。

降压首选静脉应用硝普钠，可将收缩压迅速降至 100 ～ 120 mmHg 或更低，并防止夹层延伸。在降压的同时可应用 β 受体阻滞剂（静脉应用艾司洛尔）进一步降低心率（＜ 60 次 / 分），防止夹层进一步扩展，对于不能耐受 β 受体阻滞剂的患者，可使用非二氢吡啶类钙通道阻滞剂（地尔硫䓬、维拉帕米等）代替。在内科治疗的基础上，尽早手术治疗。

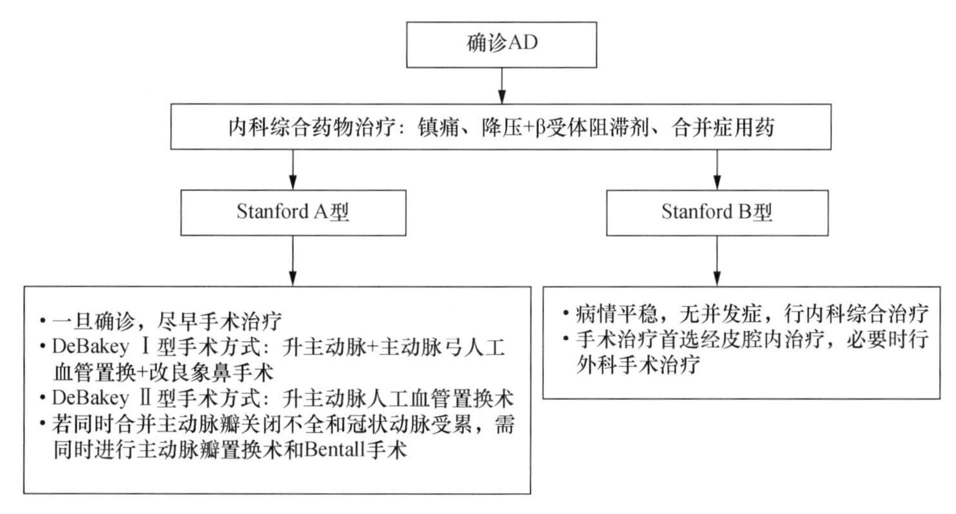

图 28-2　AD 的治疗流程图

三、重要治疗医嘱（表 28-2）

表 28-2　AD 的治疗用药

常用药物	用法用量	注意事项
镇痛药物		
吗啡	2 ～ 5 mg，静脉注射，每 2 ～ 4 h 1 次；10 ～ 30 mg，口服，每 4 h 1 次	有恶心、呕吐等不良反应，肾功能不全者应减小剂量
哌替啶	肌注：25 ～ 100 mg，每日最大剂量不超过 600 mg	肝肾功能不全的老年人药物代谢速度减低，有发生癫痫的风险

（续表）

常用药物	用法用量	注意事项
控制血压和心率药物		
硝普钠	0.9% 氯化钠注射液 50 ml＋硝普钠 50 mg，静脉泵入，起始剂量为 10 μg/min（0.6 ml/h），根据治疗反应以 5 ～ 10 μg/min 的速度逐渐递增，最大剂量为 400 μg/min	维持应用时需警惕氰化物中毒，代偿性高血压（如动静脉分流或主动脉缩窄）时禁用
乌拉地尔	缓慢静脉推注 10 ～ 50 mg，若用药 5 min 后降压效果欠佳，可重复用药。0.9% 氯化钠注射液 30 ml＋乌拉地尔 100 mg，静脉泵入。初始速度为 0.6 ml/h（20 μg/min），根据血压逐渐上调泵入速度，最大剂量可达 400 μg/min（12 ml/h）	对本品中成分过敏、主动脉峡部狭窄或动静脉分流的患者（肾透析时分流除外）及哺乳期女性禁用
艾司洛尔	负荷剂量 0.5 mg/kg，静脉推注；0.9% 氯化钠注射液 40 ml＋艾司洛尔 1000 mg，静脉泵入，维持剂量 0.05 ～ 0.2 mg/（kg · min），最大剂量 0.3 mg/（kg · min）	支气管哮喘、慢性阻塞性肺疾病、二度和三度房室传导阻滞、心源性休克、难治性心功能不全者禁用
维拉帕米	起始剂量 5～10 mg，缓慢静脉推注 2 min 以上，若效果欠佳，15 ～ 30 min 后再给予 5 ～ 10 mg；5 ～ 10 mg/h，静脉滴注；每日最大剂量不超过 50 ～ 100 mg	严重低血压、心源性休克、二度和三度房室传导阻滞、重度充血性心力衰竭、心房扑动或心房颤动合并房室旁道患者禁用
地尔硫䓬	5 ～ 15 μg/（kg · min），静脉泵入	严重低血压、心源性休克、二度和三度房室传导阻滞、重度充血性心力衰竭、严重心肌病者禁用

【预后】

若不及时治疗，AD 患者 1 周内死亡率高达 60% ～ 70%，De Bakey Ⅲ型较Ⅰ、Ⅱ型的预后好。

【出院指导】

严格控制血压，规律用药，目标为血压 120/80 mmHg，心率 60 ～ 80 次 / 分。定期复查，首选主动脉 CTA，以评估假腔血栓化、主动脉直径、假腔血流方向和支架位置。指南推荐术后 3、6、12 个月及后续每 1 年影像学随访，对于持续稳定＞ 5 年的患者，可放宽至 2 ～ 3 年随访 1 次。

【推荐阅读】

[1] 中华医学会心血管病学分会大血管学组，中华心血管病杂志编辑委员会 . 急性主动脉夹层合并冠心病的诊断与治疗策略中国专家共识（2021）[J]. 中华心血管病杂志，2021，49（11）：1074-1081.

[2] 中华医学会外科学会分会血管外科学组，符伟国，陈忠，等 . Stanford B 型主动脉夹层诊断和治疗中国专家共识（2022 版）[J]. 中国血管外科杂志（电子版），2022，14（2）：119-128.

[3] Malaisrie S C，Szeto W Y，Halas M，et al. 2021 The American Association for Thoracic Surgery（AATS）expert consensus document：surgical treatment of acute type A aortic dissection [J]. J Thorac Cardiovasc Surg，2021，162（3）：735-758.e2.

（李丹　撰写　任川　审阅）

第 29 章

心脏性猝死

【疾病概述】

心脏性猝死（sudden cardiac death，SCD）是指急性症状发作后 1 h 内发生的以意识丧失为特征、由心脏原因引起的自然死亡。心搏骤停通常是 SCD 的直接原因。心搏骤停是指心脏射血功能突然终止，造成全身血液循环中断、呼吸停止和意识丧失。导致心搏骤停的最常见的病理生理学机制是快速性室性心律失常（心室颤动和室性心动过速），其次为缓慢性心律失常或心脏停搏，无脉性电活动较少见。心搏骤停发生后，由于脑血流突然中断，约 10 s 后患者即可出现意识丧失，在 4 ～ 6 min 黄金时段及时救治的存活率较高，否则将发生生物学死亡，罕见自发逆转者。

关键词：SCD；心搏骤停；心肺复苏。

【诊断与鉴别诊断】

一、接诊

1. 识别心搏骤停

患者突发意识丧失，可能伴有局部或全身性抽搐，首先需判断患者的反应。确定无反应后，应快速呼叫同事或上级医师，携带抢救车、监护仪、除颤仪到达床旁。

2. 全身体格检查要点

快速检查有无呼吸或异常呼吸（呼吸停止或濒死叹气样呼吸），同时判断有无脉博（触摸颈动脉搏动应在 5 ～ 10 s 内完成）。确立心搏骤停诊断后，应立即开始心肺复苏（cardiopulmonary resuscitation，CPR）。

二、诊断流程或分类标准（图 29-1）

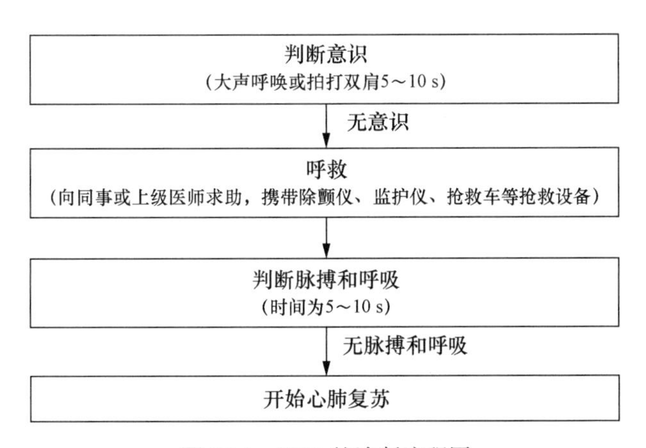

图 29-1 SCD 的诊断流程图

三、并发症

心搏骤停后进行心肺复苏常见的并发症包括胸骨骨折、肋骨骨折、血胸、气胸、血气胸、肺损伤、心脏破裂、复苏后缺血缺氧性脑病、肝肾衰竭等多脏器功能衰竭等。

四、诊断正确书写模板

心搏骤停

心肺复苏术后

【治疗】

一、治疗原则

SCD 的治疗原则包括迅速识别、紧急干预、长期管理和预防。

二、治疗流程或治疗 SOP

1. 成人心搏骤停的 CPR 流程（图 29-2）

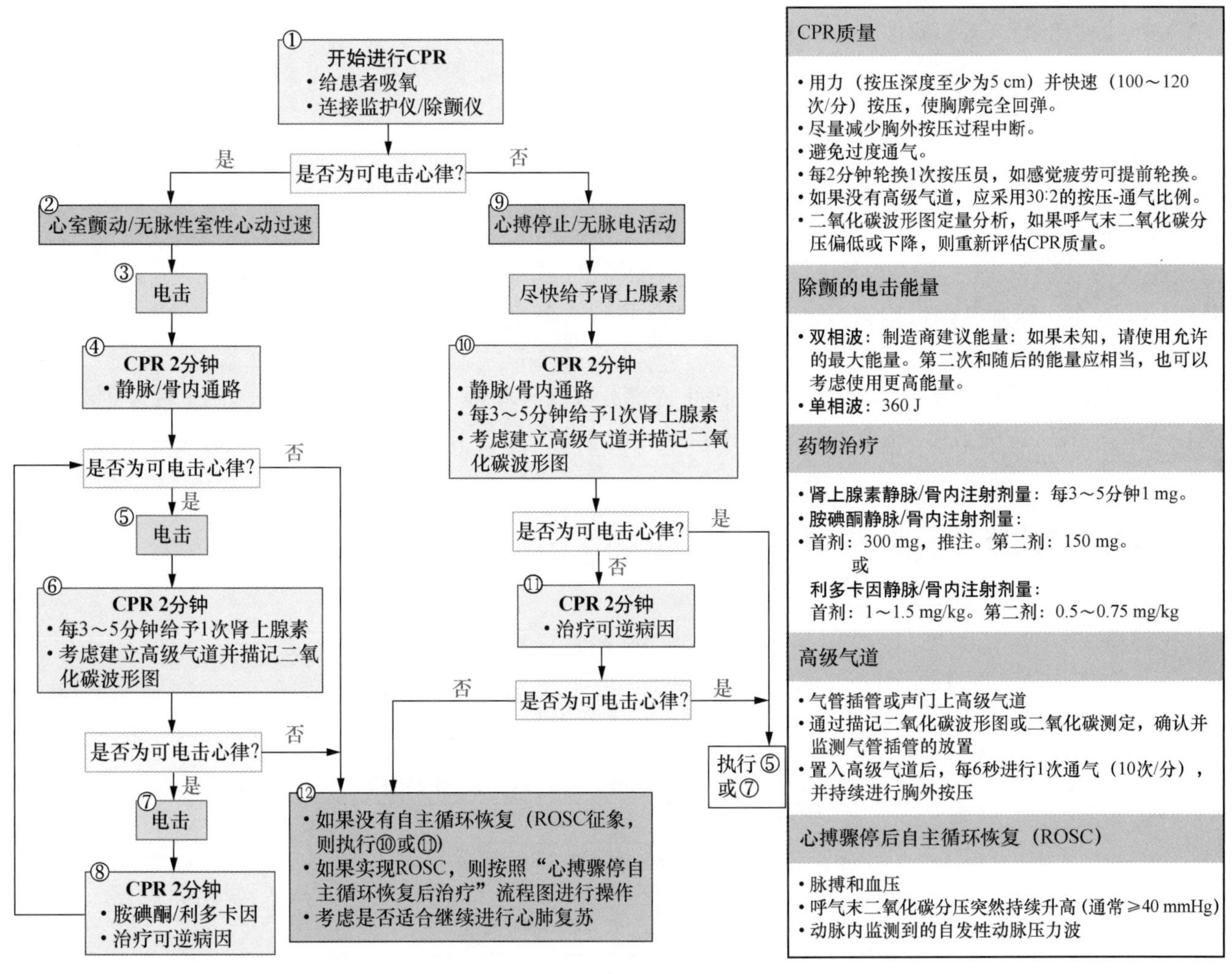

图 29-2　成人心搏骤停的 CPR 流程图

2. 鉴别和纠正可逆因素

在 CPR 过程中应注意鉴别和纠正可逆因素（表 29-1）。

表 29-1 心搏骤停的可逆因素

5H	5T
低血容量（**H**ypovolemia）	冠脉血栓 / 肺栓塞（**T**hrombosis）
低氧（**H**ypoxia）	心脏压塞（Cardiac **T**amponade）
酸中毒（**H**ydrogen）	张力性气胸（**T**ension pneumothorax）
高钾 / 低钾血症（**H**yper/hypokalemia）	创伤（**T**rauma）
低体温（**H**ypothermia）	中毒（**T**oxins）

3. 复苏后处理

（1）尽早转入心脏重症监护室进行复苏后综合治疗。

（2）病因治疗，若疑诊急性 ST 段抬高型心肌梗死，应立即行冠状动脉造影。

（3）治疗性低体温（32 ～ 36℃，至少 24 h）有利于脑功能恢复。

【预后】

对于心搏骤停复苏成功的患者，及时评估左心室功能非常重要。与左心室功能正常的患者相比，左心室功能减退的患者复发心脏骤停的可能性较大，对抗心律失常药物的反应较差，死亡率较高。

【预防】

预防 SCD 的关键是识别高危人群，除性别、年龄、心率、高血压、糖尿病等一般危险因素外，病史、体格检查、心电图、Holter、心率变异性等可提供有价值的信息，有助于评估患者发生心搏骤停的风险。同时，住院患者应警惕提示将要发生心搏骤停的临床情况，如收缩压＜ 90 mmHg、心率＜ 50 次 / 分、低氧血症、不明原因的烦躁等，并及时干预，减少心搏骤停的发生。

【推荐阅读】

[1] Olasveengen T M，Mancini M E，Perkins G D，et al. Adult basic life support：2020 international consensus on cardiopulmonary resuscitation and emergency cardiovascular care science with treatment recommendations [J]. Circulation，2020，142（16 suppl 1）：S41-S91.

（李丹 撰写 任川 审阅）

第 30 章

肺动脉高压

【疾病概述】

肺动脉高压（pulmonary hypertension，PH）是由多种已知或未知原因引起的肺动脉压力异常升高的一种病理生理状态。病因及分类见表 30-1。PH 的血流动力学诊断标准：在海平面、静息状态下，右心导管测量的平均肺动脉压（mean pulmonary artery pressure，MPAP）≥ 25 mmHg。超声心动图评估肺动脉收缩压＞ 50 mmHg，结合临床可诊断 PH。特发性肺动脉高压（idiopathic pulmonary hypertension，IPAH）属于排除性诊断，需在除外引起 PH 的各种病因后方可做出诊断。

表 30-1　肺动脉高压的病因分类

分类	亚类
1. 动脉性肺动脉高压（PAH）	1.1 特发性肺动脉高压（IPAH） 1.2 遗传性肺动脉高压（HPAH） 1.3 药物和毒物相关的 PH 1.4 疾病相关的 PH 1.4.1 结缔组织病 1.4.2 HIV 感染 1.4.3 门静脉高压 1.4.4 先天性心脏病 1.4.5 血吸虫病 1.5 对钙通道阻滞剂长期有效的 PH 1.6 具有明显肺静脉 / 肺毛细血管受累（肺静脉闭塞病 / 肺毛细血管瘤病） 1.7 新生儿持续性肺动脉高压（PPHN）
2. 左心疾病所致的 PH	2.1 射血分数保留的心力衰竭 2.2 射血分数降低的心力衰竭 2.3 瓣膜性心脏病 2.4 导致毛细血管后性 PH 的先天性 / 获得性心血管病
3. 肺部疾病或低氧所致的 PH	3.1 阻塞性肺病 3.2 限制性肺病 3.3 其他阻塞性和限制性并存的肺病 3.4 非肺部疾病导致的低氧血症 3.5 肺发育障碍性疾病
4. 慢性血栓栓塞性 PH 和（或）其他肺动脉阻塞性病变所致的 PH	4.1 慢性血栓栓塞性肺动脉高压（CTEPH） 4.2 其他肺动脉阻塞性疾病：肺动脉肉瘤或血管肉瘤等恶性肿瘤、肺血管炎、先天性肺动脉狭窄、寄生虫病（包虫病）
5. 未明和（或）多因素所致的 PH	5.1 血液系统疾病（如慢性溶血性贫血、骨髓增殖性疾病） 5.2 系统性和代谢性疾病（如结节病、戈谢病等） 5.3 复杂先天性心脏病 5.4 其他（如纤维性纵隔炎）

HIV，人类免疫缺陷病毒；PH，肺动脉高压。

关键词：PH；MPAP；IPAH；6 分钟步行距离（6 minutes walking distance，6MWD）。

【诊断与鉴别诊断】

一、接诊

1. 问诊要点

有无体力活动下降、夜间不能平卧及呼吸困难，有无长期慢性咳嗽、咳痰，有无胸痛、咯血、黑矇、晕厥，有无发热、皮疹、关节痛、光过敏、雷诺现象，有无食欲减退、恶心、呕吐、外周水肿，既往诊治经过及用药史等。

2. 全身体格检查要点

PH 的体征包括原发病因相关体征和 PH 及继发的右心室负荷增加的相关体征，如 P2 亢进或分裂、胸前区抬举样搏动、Graham Steell 杂音、三尖瓣反流、颈静脉怒张、肝脾大、外周水肿。

二、开检查医嘱

1. 常规检验

血常规，尿常规，粪便常规，肝功能，肾功能，心脏标志物（CK-MB、cTn、NT-proBNP），电解质，葡萄糖，血脂，凝血功能，术前免疫八项。

2. 免疫学检查

抗核抗体（antinuclear antibody，ANA）、ANA 谱、RF、抗 ENA 谱、抗 ds-DNA 抗体等。可导致 PH 的常见结缔组织病包括：系统性红斑狼疮、类风湿关节炎、干燥综合征、硬皮病 /CREST 综合征、多发性肌炎 / 皮肌炎等。同时可考虑进行易栓症相关筛查，包括抗磷脂抗体、狼疮抗凝物、抗 β_2 糖蛋白Ⅰ抗体。

3. 常规检查

PH 患者行血气分析可显示通气 / 血流比例失衡引起低氧血症，肺泡高通气导致 $PaCO_2$ 下降。心电图可表现为右束支传导阻滞（right bundle-branch block，RBBB）、右心增大 / 肥厚、肺性 P 波、电轴右偏。肺功能检查可有轻中度限制性通气障碍和弥散功能减低。多导睡眠监测可用于排除阻塞性睡眠呼吸暂停低通气综合征。6MWD 可用于评估运动耐力及预后。

4. 影像学检查

胸部 X 线检查 / 胸部 CT 可见肺动脉段突出，中心肺动脉扩张和外周分支纤细，形成“残根征”，右心室扩大。肺动脉 CTA 及放射性核素肺通气 / 灌注显像是排除慢性血栓栓塞性肺动脉高压（pulmonary hypertension due to chronic thrombotic and/or embolic disease，CTEPH）的重要手段。超声心动图是筛查 PH 最重要的无创性检查方法，三尖瓣峰值流速＞ 3.4 m/s 或肺动脉收缩压＞ 50 mmHg 可临床诊断 PH。

5. 右心漂浮导管

右心漂浮导管是确诊 PH 的“金标准”，并有助于制定治疗策略，测得数据包括右心房压，右心室压（收缩压、舒张压和平均压），肺动脉压（收缩压、舒张压和平均压），肺动脉楔压（pulmonary artery wedge pressure，PAWP），心输出量，混合静脉血氧饱和度（mixed venous oxygen saturation，SvO_2）和肺血管阻力（pulmonary vascular resistance，PVR）等。急性血管反应试验可筛选出对口服高剂量钙通道阻滞剂有效的 PH 患者，其阳性标准为用药后（腺苷、一氧化氮、依前列醇等）MPAP 下降幅度≥ 10 mmHg，且 MPAP 值≤ 40 mmHg，同时心输出量增加或不变。通常仅 10% 的 IPAH 患者可达到阳性。

三、诊断流程或分类标准（图 30-1）

WHO 功能分级：①Ⅰ级：患者体力活动不受限，日常体力活动不会导致呼吸困难、乏力、胸痛或接近晕厥。②Ⅱ级：患者体力活动轻度受限，休息时无不适，但日常活动会出现呼吸困难、乏力、胸痛或接近晕厥。③Ⅲ级：患者体力活动明显受限，休息时无不适，但低于日常活动会出现呼吸困难、乏力、

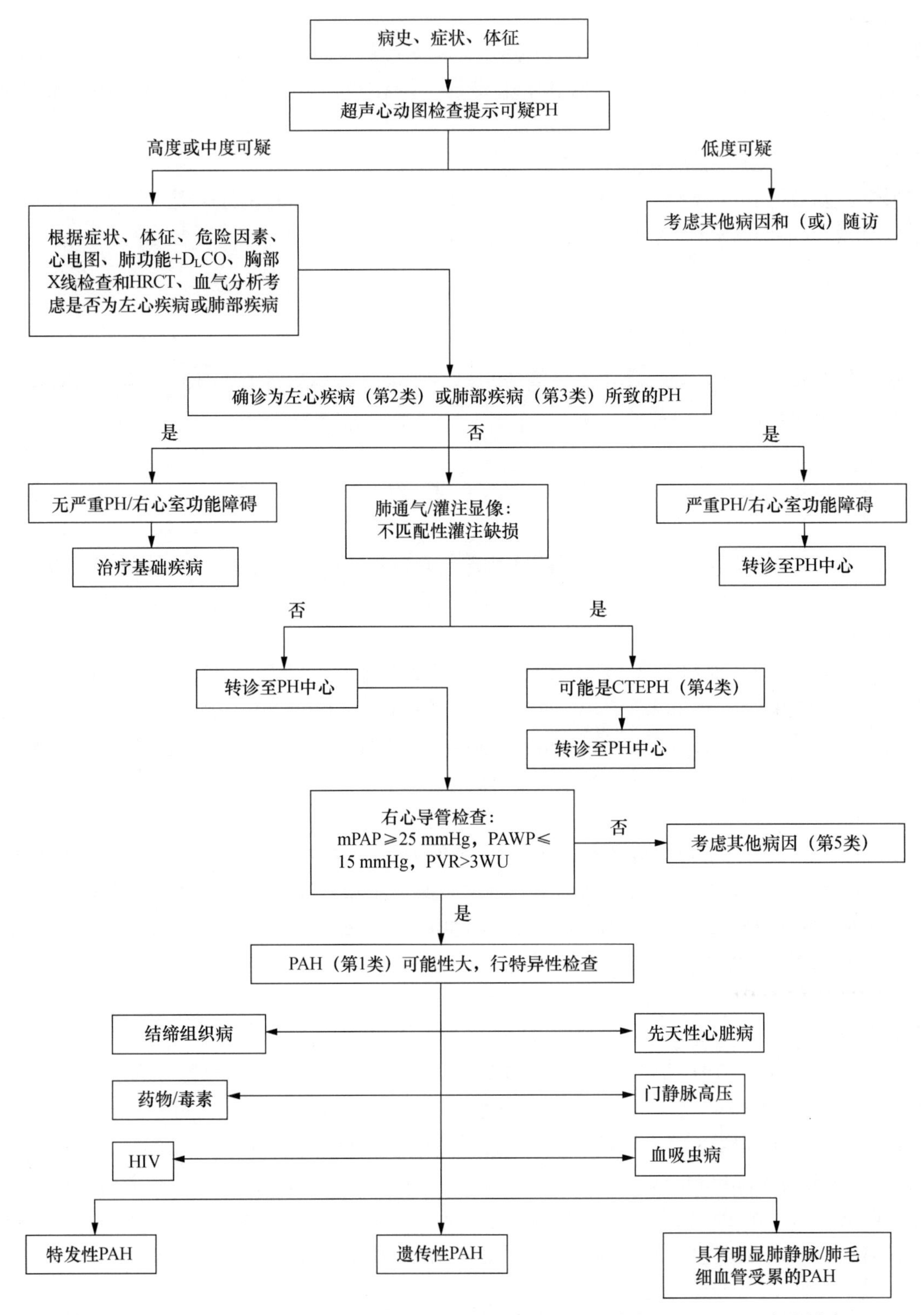

图 30-1 PH 的诊断流程图。D_LCO，肺一氧化碳弥散量；HPAH，遗传性肺动脉高压；HRCT，高分辨率 CT；IPAH，特发性肺动脉高压；MPAP，平均肺动脉压；PAWP，肺动脉楔压；PH，肺动脉高压；PVR，肺血管阻力

胸痛或接近晕厥。④Ⅳ级：患者不能进行任何体力活动，存在右心衰竭征象，休息时可出现呼吸困难和（或）乏力，任何体力活动均可加重症状。

四、鉴别诊断

在明确诊断 PH 后，需进行病因鉴别和疾病风险分层，以指导治疗（表 30-2）。值得注意的是，风险分层适用于 PH 成人患者，尚不清楚是否适合其他类型 PH。

表 30-2　PH 的血流动力学分类

血流动力学分类	分类标准	临床分类
毛细血管前性 PH	MPAP ≥ 25 mmHg 且 PAWP ≤ 15 mmHg	动脉性 PH、肺部疾病和（或）低氧所致的 PH、CTEPH、未明 / 多因素所致的 PH
毛细血管后性 PH		左心疾病所致的 PH；未明和（或）多因素所致的 PH
单纯性 PH	MPAP ≥ 25 mmHg 且 PAWP ＞ 15 mmHg、PVR ≤ 3 WU	
混合性 PH	MPAP ≥ 25 mmHg 且 PAWP ＞ 15 mmHg、PVR ＞ 3 WU	

CTEPH，慢性血栓栓塞性肺动脉高压；MPAP，平均肺动脉压；PAWP，肺动脉楔压；PH，肺动脉高压；PVR，肺血管阻力。

五、病情评估 / 病情严重程度分级（表 30-3）

表 30-3　PAH 的风险分层

预后因素	低危	中危	高危
WHO 功能分级	Ⅰ级、Ⅱ级	Ⅲ级	Ⅳ级
6MWD	＞ 440 m	165 ～ 440 m	＜ 165 m
BNP/NT-proBNP 或 RAP	BNP ＜ 50 ng/L NT-proBNP ＜ 300 ng/L RAP ＜ 8 mmHg	BNP50 ～ 300 ng/L NT-proBNP 300 ～ 1400 ng/L RAP 8 ～ 14 mmHg	BNP ＞ 300 ng/L NT-proBNP ＞ 1400 ng/L RAP ＞ 14 mmHg
CI 或 SvO_2	CI ≥ 2.5 L/（min · m^2）或 SvO_2 ＞ 65%	CI 2.0 ～ 2.4 L/（min · m^2）或 SvO_2 60% ～ 65%	CI ＜ 2.0 L/（min · m^2）或 SvO_2 ＜ 60%

BNP，脑钠肽；NT-proBNP，N- 末端脑钠肽前体；CI，心脏指数；RAP，右心房压力；6MWD，6 分钟步行距离；SvO_2，混合静脉血氧饱和度。

六、诊断正确书写模板

肺动脉高压（风险分层）

病因

【治疗】

一、治疗原则

病因明确后，应首先进行针对性的病因治疗，如治疗原发左心疾病和纠正心力衰竭、治疗原发性肺病并长程氧疗、抗凝治疗 / 手术解除阻塞等。PH 的治疗包括初始支持治疗、基础治疗和特异性治疗。建议 PH 起始采用联合治疗，尽早达标（达到低危状态）。对于中低危的初治 PH 患者，起始治疗可联合涉及不同通路的靶向药物治疗。若为高危 PH 患者，起始治疗应包括静脉前列环素类靶向药物治疗。对于经治 PH 患者，若仍未达到低危状态，需进行序贯联合治疗。

二、治疗流程或治疗 SOP（图 30-2）

1. 初始支持治疗

预防感染、心理支持、康复训练、氧疗（WHO 功能分级Ⅲ～Ⅳ级和 $PaO_2 < 60$ mmHg）、避孕，手术麻醉首选硬膜外麻醉而非全身麻醉。

2. 基础治疗

基础治疗主要包括：①抗凝治疗：生存获益不确定。②利尿：右心功能不全及循环淤血患者可适当应用，避免低血容量。③地高辛及其他心血管药物：需结合患者生命体征及心功能情况。④贫血：PH 患者常伴铁缺乏，静脉补铁可带来临床获益，口服补铁疗效不明确。

3. 特异性治疗

（1）钙通道阻滞剂：急性血管反应试验阳性的患者建议给予足量钙通道阻滞剂，心率偏慢者考虑应用硝苯地平和氨氯地平，心率偏快者建议应用地尔硫䓬。建议起始低剂量，逐渐增加至可耐受的最高剂量。

（2）靶向治疗（主要针对 PAH 患者）：①内皮素受体拮抗剂：波生坦、安立生坦、马昔腾坦。②磷酸二酯酶 5 抑制剂：西地那非和他达拉非。③可溶性鸟苷酸环化酶激动剂：利奥西呱。④前列环素类似物和前列环素受体激动剂：依前列醇、伊洛前列素（表 30-4）。

4. 外科治疗

难治性 PAH 可选择球囊房间隔造口术、肺移植 / 心肺联合移植。

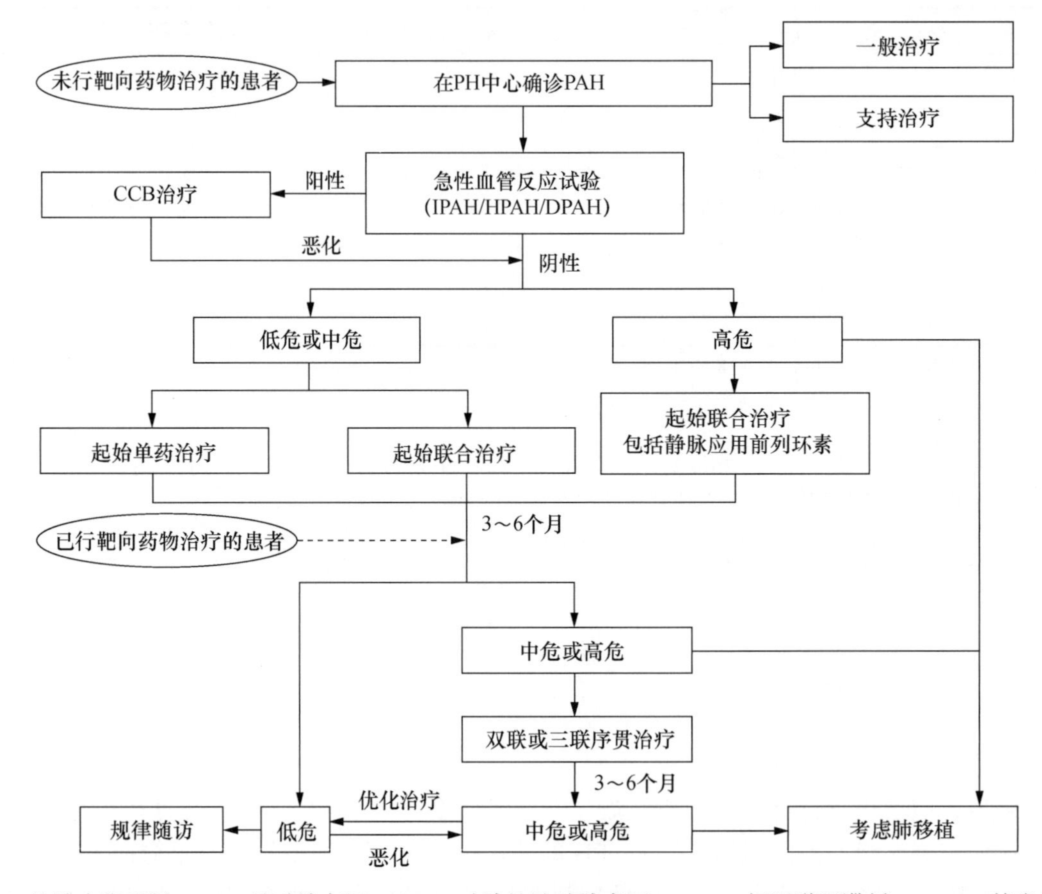

图 30-2 PH 的治疗流程图。PH，肺动脉高压；PAH，动脉性肺动脉高压；CCB，钙通道阻滞剂；IPAH，特发性肺动脉高压；HPAH，遗传学肺动脉高压；DAPH，药物和毒物相关性肺动脉高压

三、重要治疗医嘱

表 30-4 靶向药物的治疗方案

药物	用法用量
前列环素类似物	
依前列醇	起始剂量 2 ～ 4 ng/（kg · min），持续静脉泵入，逐渐加到目标剂量
伊洛前列素	每次 10 ～ 20 μg，吸入，6 ～ 9 次 / 日
曲前列尼尔	起始剂量 1.25 ng/（kg · min），静脉或皮下注射，逐渐加到目标剂量
贝前列素	20 ～ 80 μg，口服，qid
前列环素受体激动剂	
司来帕格	200 μg，bid，逐渐上调至耐受剂量，最大剂量 1600 μg，bid
内皮素受体拮抗剂	
波生坦	62.5 ～ 125 mg，bid
安立生坦	5 ～ 10 mg，qd
马昔腾坦	10 mg，qd
磷酸二酯酶 5 抑制剂	
西地那非	20 mg，tid
他达那非	20 ～ 40 mg，qd
托地那非	5 mg，bid
鸟苷酸环化酶激动剂	
利奥西呱	1 mg，tid，根据血压情况每 2 周上调 1 次剂量，直至 2.5 mg，tid

bid，2 次 / 日；qd，1 次 / 日；qid，4 次 / 日；tid，3 次 / 日。

【预后】

PH 患者的预后与原发病因、风险分层相关。PAH 风险分层量表根据 PAH 患者的 1 年预期死亡率分为低危、中危或高危，低危患者的 1 年预期死亡率＜ 5%，中危为 5% ～ 10%，高危＞ 10%。

【出院指导】

坚定治疗的信心，保持积极乐观的生活态度，鼓励患者参与日常活动。坚持按时用药，不自行调整药物剂量，规律复诊。积极预防和治疗感染，加强康复锻炼。

【推荐阅读】

［1］葛均波，徐永健，王辰 . 内科学［M］. 10 版 . 北京：人民卫生出版社，2024.

［2］中华医学会呼吸病学分会肺栓塞与肺血管病学组，中国医师协会呼吸医师分会肺栓塞与肺血管病工作委员会，全国肺栓塞与肺血管病防治协作组，等 . 中国肺动脉高压诊断与治疗指南（2021 版）［J］. 中华医学杂志，2021，101（1）：11-51.

（张承铎　撰写　任川　审阅）

第 31 章

电复律和电除颤操作

【疾病概述】

当患者发生恶性心律失常等在短时间内可能引起血流动力学障碍，甚至导致猝死的情况时，电复律和电除颤是一种高效且相对安全的治疗措施之一。心脏电复律和电除颤是指在严重快速型心律失常时，利用外加的高能量脉冲电流通过心脏，使全部或大部分心肌细胞在瞬间同时除极，造成心脏短暂的电活动停止，然后由自律性最高的起搏点（通常为窦房结）重新主导心脏节律的治疗过程。电复律具有作用快、疗效好、简便和较安全的特点，已成为救治心室颤动和其他快速型心律失常患者的首选或重要措施。

关键词：心律失常；心脏电复律；电除颤。

【分类】

心脏电复律可分为两类：

1. 同步电复律

以患者自身心电图中的 R 波触发同步信号进行放电，使直流电落在 R 波下降支（即心动周期的绝对不应期），达到转复的目的。适用于室性心动过速、室上性心动过速、心房扑动、心房颤动等 R 波清晰可辨的异位快速心律。

2. 非同步电复律

即电除颤，适用于 QRS 波和 T 波分辨不清或不存在时，不启用同步触发装置，除颤仪可在任何时间放电。因此，在心室颤动（心室扑动或无脉性室性心动过速）时的电复律被称为电除颤，而针对其他快速型心律失常的电复律通常被称为直流同步电复律。

【除颤器的工作原理】

除颤器是一种高压直流放电器，由蓄电部分、放电部分、能量显示器和心电监护仪 4 个部分组成。通常由 220 V 交流电供电，经过整流滤波后获得低压直流电（12 ～ 15 V），也可用反复充电的电池供电。电极板为一对板状电极，可在除颤时向人体放电，也可在除颤前后作为记录电极而监测患者的心电图变化（见书后附图 31-1）。体外电极板多为圆形或方形，成人用电极板的直径为 90 mm，儿童所用为 70 mm。

除颤器的工作步骤分为两步：①按下“充电”按钮，在数秒内电压变换器将低压直流电压转换成 4000 V 以上的脉冲高压，通过高压继电器向内置电容快速充电，使电容能量达到设定的能量值（如 360 J）；②根据操作者的指令放电，通过电极板的正极将适当的电流注入患者体内，并通过负极构成回路完成放电。

自动体外除颤器（automated external defibrillator，AED）是一种由计算机编程与控制的、用于体外电除颤的、自动化程度极高的除颤器。AED 具有自动分析心律的功能。粘贴好电极片后，仪器立即对心搏骤停者的心律进行分析，迅速识别和判断可除颤性心律（心室颤动或无脉性室性心动过速），并自动释放电流，使无脉性室性心动过速或心室颤动终止。一旦患者出现可除颤性心律，AED 便可通过语音提示和屏幕显示的方式，建议操作者实施电除颤。AED 体积小、重量轻，便于携带与使用，即使是非专业人员，在经过规范培训后，也可以安全、正确地掌握 AED 的操作方法。

【适应证】

1. 电除颤

（1）心室颤动、心室扑动。

（2）无脉性室性心动过速，伴有血流动力学障碍或心室射血功能完全丧失。

（3）无法进行心电图诊断，但不能排除心室颤动或室性心动过速的心搏骤停。

（4）成人首次应选用 200 J（双相波）、360 J（单相波），若不成功，可重复电击。

2. 电复律

原则上，除了上述心室颤动、心室扑动和无脉性室性心动过速，其他任何形式的心动过速，只要导致了血流动力学障碍，且药物等治疗方式不能快速起效时，均应进行电复律。电复律前需签署知情同意书。

（1）室性心动过速：经药物治疗无效或伴有心绞痛、心肌梗死、心力衰竭、休克、阿-斯综合征等严重临床情况，常用能量为 100 J，可逐步增加。

（2）室上性心动过速：经药物治疗无效且伴有严重血流动力学障碍或预激综合征合并室上性心动过速，常用能量为 50 ～ 100 J，可逐步增加。

【禁忌证】

1. 洋地黄中毒引起的心律失常，洋地黄中毒时心脏对电击的敏感性增加，易导致恶性心律失常的发生，若此时电击可引起不可逆的心搏停止。

2. 室上性心律失常伴有高度或完全性房室传导阻滞，或在未使用减慢房室传导药物的情况下，心室率已很缓慢的持续性心房颤动。

3. 伴有病态窦房结综合征。

4. 近期有动脉栓塞或超声心动图检查发现心房内存在血栓而未接受抗凝治疗。

5. 心房颤动患者存在下列情况不宜进行电复律：①拟近期接受心脏外科手术；②洋地黄过量或电解质紊乱，尤其是低钾血症，应在纠正后进行电复律；③甲状腺功能亢进，应在接受正规治疗后进行电复律；④左心功能严重受损，转复后有发生急性肺水肿的可能；⑤心脏、心房明显增大（心胸比＞ 65%，左心房内径＞ 55 mm），即使成功转复，维持窦性节律的可能性不大；⑥复律后在奎尼丁或胺碘酮的维持下复发，或不能耐受抗心律失常药物维持治疗；⑦伴有活动性风湿病或感染性心内膜炎而未控制；⑧心房颤动为阵发性，既往发作次数少、持续时间短、预期可自动转复。

6. 尖端扭转型室性心动过速或多形性室性心动过速伴低钾血症、QT 间期延长者应慎用电复律。

7. 异位起搏点自律性增加所致的快速型心律失常，如自律性增高的房性心动过速、非阵发性交界性心动过速、加速性室性自主心律，电复律疗效差，即使复律成功也易复发，一般不主张用电复律治疗。

【术前准备及注意事项】

1. 术前准备

（1）备好抢救器械和药品。

（2）患者平卧于硬板床上，开放静脉通道，充分暴露胸壁。

（3）术前常规做心电图，完成心电记录后将导联从心电图机上解除，以免电击损坏心电图机。

2. 术前注意事项

（1）不应为了明确心搏骤停类型而延误电除颤治疗。

（2）电复律或电除颤通常需要住院接受治疗，需进行全面的体格检查和相关检查（包括心电图、血液化验等）。

（3）正在进行抗凝治疗的患者，应测定凝血酶原时间和凝血酶原活动度。

（4）如果患者正在服用洋地黄药物，应在电复律前停用 24 ～ 48 h。

（5）记录 12 导联心电图和心电监测，建立静脉通道。

（6）心房颤动持续 48 h 以上或不能确定心房颤动的时间，转复前应常规进行抗凝治疗。

（7）电复律前抗心律失常药物的应用：目的是利于电复律后窦性心律的维持，亦有少数患者服药后可转复为窦性心律而免于电击。

（8）在电击时，应注意两个电极之间的胸壁不要涂凝胶、乳膏或盐水等导电物质，以免电流沿胸壁表面流动，而未通过心脏。

【操作步骤】

1. 除颤器

（1）接通电源，打开除颤器，将选择按钮置于“非同步”位置。

（2）选择能量水平及充电；单相波除颤器用 360 J，双相波除颤器用 200 J。

（3）首选自粘性电极片，如果使用电极板，需在电极板上涂导电糊或垫盐水纱布。如果患者胸部有水（如从水中救出）或汗，应快速擦干胸部。

（4）将除颤电极片置于患者胸部，一个电极片放在胸骨右缘第 2 ～ 3 肋间（心底部），另一个放在左侧腋前线第 5 ～ 6 肋间（心尖部）。如果使用电极板，需在准备给予电击时用力按住电极板，施加一定的压力。如果患者已植入起搏器，则电极片不应放在起搏器的正上方。确保患者胸前无氧气导管。两个电极板之间至少距离 10 cm。

（5）按下除颤器控制板上的“充电”按钮。

（6）确保所有人员远离床边，按下除颤器上的“电击”按钮或同时按下两个电极板上的放电按钮。

（7）电击后立即进行心肺复苏，约 2 min（5 个循环）后再次检查心律，如果心律仍为心室颤动，则立即进行电除颤。

2. AED

（1）取出 AED，打开开关。

（2）暴露患者胸部。

（3）按照提示，将 AED 的两个电极片分别贴在患者左下胸及右上胸部皮肤上。

（4）仪器语音提示停止按压，分析心律。

（5）一旦明确患者为无脉性室性心动过速 / 心室颤动，AED 建议实施电除颤，要求不触碰患者，按下电击按钮实施电除颤。

（6）除颤后立即进行心肺复苏，约 2 min（5 个循环）后再由 AED 分析患者心律。

3. 电复律

（1）接通电源，将选择按钮置于“同步”位置并测试同步性能，选择 R 波较高的导联进行示波观察。

（2）静脉应用芬太尼、咪达唑仑或丙泊酚等药物镇痛、镇静，以减轻患者的不适感。

（3）两个电极板的处理及放置位置同电除颤。

（4）按下“充电”按钮，根据心律失常的不同类型选择合适的电能。

（5）能量选择：①单相波：心房颤动 100 ～ 200 J；心房扑动 50 ～ 100 J；阵发性室上性心动过速 100 ～ 200 J；室性心动过速 100 ～ 200 J。②双相波减半。

（6）放电方法同电除颤，如不成功，可增加能量，每次电击增加 50 J，电复律一般不超过 3 ～ 4 次。

【并发症】

1. 心律失常

最常见的并发症，多为一过性，无须特殊处理。在电复律后可见房性期前收缩、室性期前收缩、交界性逸搏、窦性心动过缓或窦性停搏等。

2. 心肌损伤

见于高能电复律之后，心电图表现为 ST 段短暂性抬高，心肌酶谱轻度升高。无需特殊处理，数天后可自行恢复。

3. 一过性低血压

少数患者可短暂出现，可能与心肌损伤、血管扩张有关，多无须处理，可自行恢复。

4. 急性肺水肿

多发生于电复律后 1 ～ 3 h 之内，常见于瓣膜性心脏病或左心室功能障碍伴心房颤动的患者。

5. 栓塞

多发生于电复律后 24 ～ 48 h 内，常见于心房颤动持续时间较长、左心房显著增大，尤其是术前未接受抗凝治疗的患者。

6. 皮肤灼伤

几乎所有患者都会有不同程度的皮肤灼伤，一般无须治疗。

【术后护理】

1. 电复律后应立即进行心电监测，并严密观察患者的心率、心律、血压、呼吸和神志状态，监测应持续 24 h。

2. 监测和处理患者电复律或电除颤后并发症，如皮肤灼伤、心肌损伤、循环栓塞、肺水肿及心律失常。

3. 心室颤动患者电复律后应在监护室留院观察，心房颤动、室上性心动过速患者电复律后可在普通病房留院观察 1 ～ 7 天。

4. 休息与饮食：患者清醒后，卧床休息 1 ～ 2 天，清醒 2 h 内避免进食、水，以防止恶心、呕吐，活动量以不引起心悸、胸闷为度；清醒 2 h 后给予高热量、高维生素、易消化饮食，保持排便通畅，避免情绪激动、吸烟、过度劳累、进食刺激性食物等。

5. 严格按照医嘱服药，定期复查，有心悸、胸闷、呼吸困难应立即就诊。在条件允许的情况下，反复发作的室性心动过速、心房颤动、心房扑动、阵发性室上性心动过速等，应尽早安装除颤起搏器或进行经皮导管射频消融治疗。

6. 指导患者规律用药，告知服药注意事项，避免诱发因素，保持心情舒畅，适当增加活动量。

【推荐阅读】

[1] 葛均波，徐永健，王辰 . 内科学［M］. 10 版 . 北京：人民卫生出版社，2024.
[2] 姜保国，陈红 . 中国医学生临床技能操作指南［M］. 3 版 . 北京：人民卫生出版社，2020.

（尚志　撰写　何立芸　审阅）

第 32 章

心包穿刺术

【疾病概述】

在正常情况下，生理性浆液存在于心包腔内，发挥心脏润滑的作用。心包积液（pericardial effusion，PE）是指心包内液体的增多（超过 15 ～ 50 ml）。心脏压塞是指由 PE 直接引起的血流动力学不稳定的临床表现。当 PE 对 1 个或多个心腔施加的压力（即心包内压力）超过心腔内的压力（即心内压力）时，可导致正常心腔充盈严重受限。PE 的发展取决于积液的积累速率和心包顺应性。例如，急性积液时，心包腔没有时间顺应性代偿，即使 PE 仅达 50 ml 也能迅速达到心包拉伸的极限，出现心脏压塞。相比之下，对于慢性积液，心包腔能够随时间而提高顺应性，因此在发生需要引流的心脏压塞前，可以耐受更大的液体量（高达 2 L）。随着心包顺应性接近其极限，即使是积液体积的轻微增大也会导致心包内压力的较明显增加。

心包穿刺术（pericardiocentesis）主要是用穿刺针经心包壁层穿刺至心包腔内，抽取 PE 进行肉眼观察和实验室检查，以判断积液的性质及辅助诊断疾病。对于因大量 PE 而产生心脏压塞的患者，也可通过穿刺排液减压以缓解症状。对于急性心包炎，可通过穿刺排液、冲洗和注射药物进行治疗。

关键词：PE；心脏压塞；心包穿刺术；超声心动图。

【适应证】

1. 急性心包积血、积脓或积液造成心脏压塞。
2. 原因不明的 PE（心包积血）。
3. PE 拟行药物注入治疗。

【禁忌证】

1. 相对禁忌证

（1）创伤性 PE，生命体征不稳定。

（2）具有开胸手术指征。

（3）心包内血液快速再积聚。

（4）心肌破裂。

（5）严重凝血功能异常。

2. 绝对禁忌证

当患者病情不稳定且心包穿刺术可能改善心脏压塞，使患者病情趋于稳定时，不存在绝对禁忌证。

【术前准备】

1. 术前超声心动图检查

判定 PE 量、是否存在心脏压塞，协助确定部位、进针方向、深度，同时测量从穿刺部位至心包的距离，以决定进针的深度。

（1）评估 PE 量：根据心包脏层与心包壁层之间“液性暗区”的距离来评估 PE 量。距离＜ 10 mm 为少量 PE，10 ～ 20 mm 为中量 PE，＞ 20 mm 为大量 PE。

（2）评估心脏压塞：心脏压塞的超声心动图表现包括心包腔内见大量液性暗区，可见“心脏摆动征”；舒张期右心室塌陷；收缩期右心房塌陷；严重时左心室舒张受限，可见舒张晚期左心房塌陷；下腔静脉扩张（宽度＞ 21 mm），下腔静脉随呼吸变化率＜ 50%；二尖瓣瓣口舒张期血流频谱可见吸气相与呼气相 E 峰血流速度差异＞ 25%。

2. 给予心电、血压、氧饱和度监测，准备必要的抢救仪器及药物

3. 向患者及家属说明手术目的及方法

4. 向患者交代注意事项，并签署知情同意书

【操作方法】

患者取坐位或半卧位，以清洁布巾盖住面部，仔细叩诊心浊音界，选好穿刺点。目前多在穿刺术前采用超声心动图定位，决定穿刺点、进针方向和进针的距离。通常采用的穿刺点为剑突与左肋弓缘夹角处或心尖部内侧。

常规消毒局部皮肤，术者及助手均戴无菌手套、铺洞巾。根据选择的穿刺点和穿刺方向，自皮肤至心包壁层以 2% 利多卡因做逐层局部麻醉。

术者持穿刺针穿刺，一般选择剑突下穿刺点，剑突下进针时，应使针体与腹壁呈 30°～ 40°，向上、向后并稍向左刺入心包腔后下部。如果选择在心尖部进针时，根据横膈位置高低，一般在左侧第 5 肋间或第 6 肋间心浊音界内约 2.0 cm 处进针，应使针自下而上，向脊柱方向缓慢刺入。也可在超声引导下确定穿刺点位置及穿刺方向。穿刺过程中感觉到针尖抵抗感突然消失时，提示穿刺针已穿过心包壁层，如针尖感到心脏搏动，此时应退针少许，以免划伤心脏。

术者确认穿刺针进入心包腔后，助手沿穿刺针送入导丝，退出穿刺针，用尖刀稍微切开穿刺点皮肤。沿导丝置入扩张管，捻转前进，扩张穿刺部位皮肤及皮下组织后，退出扩张管。沿导丝置入引流管，退出导丝，根据引流效果，适当调整引流管角度及深度，以保证引流通畅。

固定引流管，接引流袋，缓慢引流，记录引流的液体量，并取部分标本送检。根据病情需要决定引流管保持的时间。拔出引流管后，盖消毒纱布，压迫数分钟，用胶布固定。

【并发症】

1. 心律失常。
2. 血管迷走神经反射导致的血压和（或）心率骤降。
3. 心肌损伤。
4. 冠状动脉损伤。
5. 气胸。
6. 腹膜、肝、膈肌、胃损伤。
7. 胸廓内动脉损伤。
8. 感染。
9. 死亡。

【注意事项】

1. 严格掌握适应证。心包穿刺术具有一定危险性，应由有经验的医师操作或指导，并在心电监护下进行穿刺。

2. 术前必须进行超声心动图检查，确定液深、穿刺部位、穿刺方向和进针距离，选液深最大、距离

体表最近点作为穿刺部位。在超声引导下进行心包腔穿刺抽液更为准确、安全。

3. 术前应向患者做好解释，消除其顾虑，并嘱其在穿刺过程中切勿咳嗽或深呼吸。

4. 麻醉应完善，以免因疼痛引起神经源性休克。

5. 第 1 次抽液量不宜超过 100 ～ 300 ml，重复抽液可逐渐增至 300 ～ 500 ml。应缓慢抽液，若过快、过多抽液，可在短期内使大量血液回心，可能导致肺水肿。

6. 若穿刺抽出鲜血，应立即停止抽吸，并严密观察有无心脏压塞的症状。

7. 取下引流管前应夹闭引流管，以防空气进入。

8. 术中、术后均需密切观察呼吸、血压、脉搏等的变化。

【推荐阅读】

[1] Adler Y，Charron P，Imazio M，et al. 2015 ESC Guidelines for the diagnosis and management of pericardial diseases：the task force for the diagnosis and management of pericardial diseases of the European Society of Cardiology（ESC）endorsed by：the European Association for Cardio-Thoracic Surgery（EACTS）[J]. Eur Heart J，2015，36（42）：2921-2964.

[2] Alerhand S，Adrian R J，Long B，et al. Pericardial tamponade：a comprehensive emergency medicine and echocardiography review [J]. Am J Emerg Med，2022，58：159-174.

[3] Fitch M T，Nicks B A，Pariyadath M，et al. Videos in clinical medicine. Emergency pericardiocentesis [J]. N Engl J Med，2012，366（12）：e17.

[4] Imazio M，Adler Y. Management of pericardial effusion [J]. Eur Heart J，2013，34（16）：1186-1197.

（尚志　撰写　何立芸　审阅）

第 33 章

永久起搏器植入

【疾病概述】

永久起搏器植入是治疗缓慢型心律失常（包括心动过缓、房室传导阻滞及传导异常）患者安全有效的方法，可以显著改善患者的临床症状及预后。近年来，起搏器技术已得到迅猛发展，在传统起搏器的基础上出现了希浦系统起搏、无导线起搏等，起搏器植入的适应证也得到了扩展及调整。因此，应熟练掌握永久起搏器植入的患者选择标准，同时围术期管理对于患者成功植入起搏器及达到最大获益至关重要。各国针对永久起搏器的植入及管理进行了规范化指导，本文中适应证推荐来自《心动过缓和传导异常患者的评估与管理 中国专家共识 2020》，其更适用于我国人群的临床特点。

关键词：起搏器；程控。

【适应证】

1. 窦房结功能障碍（sinus node dysfunction，SND）

（1）明确症状是由 SND 导致，推荐永久起搏治疗。

（2）因罹患某些疾病，必须使用可引起或加重窦性心动过缓并产生临床症状的药物时，推荐永久起搏治疗。

（3）对于快-慢综合征患者，如果症状由心动过缓导致，应接受永久起搏治疗。

2. 房室传导阻滞

（1）非可逆性二度Ⅱ型房室传导阻滞、高度及三度房室传导阻滞，无论有无症状，均推荐永久起搏治疗。

（2）持续性心房颤动合并症状性心动过缓患者，推荐永久起搏治疗。

（3）必须应用药物治疗心律失常或其他疾病所致的症状性房室传导阻滞的患者，推荐永久起搏治疗。

（4）浸润性心肌病（如心脏结节病或淀粉样变）所致的二度Ⅱ型、高度及三度房室传导阻滞，应给予永久起搏治疗。若有需要且预期生存期＞1 年，应植入带有除颤功能的起搏器。

（5）一度或二度Ⅰ型房室传导阻滞合并相关心动过缓症状的患者，应永久起搏治疗。

3. 传导异常

（1）双分支或三分支阻滞伴高度房室传导阻滞或间歇性三度房室传导阻滞患者，推荐永久起搏治疗。

（2）双分支或三分支阻滞伴二度Ⅱ型房室传导阻滞患者，推荐永久起搏治疗。

（3）伴有晕厥的束支阻滞患者，若 HV 间期≥ 70 ms 或在电生理检查中发现房室结下阻滞的证据，推荐永久起搏治疗。

（4）交替性束支阻滞的患者，推荐永久起搏治疗。

（5）排除由其他原因（尤其是室性心动过速）引起晕厥的双分支或三分支阻滞患者，应给予永久起搏治疗。

（6）电生理检查发现 HV 间期≥ 100 ms 的双分支或三分支阻滞患者，无论有无临床症状，应给予永久起搏治疗。

（7）电生理检查时，心房起搏能诱发希氏束以下非生理性阻滞的双分支或三分支阻滞患者，应给予永久起搏治疗。

4. 其他

（1）对于服用 β 受体阻滞剂后出现心动过缓相关性尖端扭转型室性心动过速（torsade de pointes，TdP）的长 QT 间期综合征（long QT syndrome，LQTS）患者，可进行心脏起搏治疗。目前已明确植入 ICD 可降低患者心脏性猝死的风险。

（2）对心脏抑制型或混合型颈动脉窦综合征所致晕厥的患者，推荐植入双腔起搏器。

（3）对于部分静息或激发时左心室流出道压差（left ventricular outflow tract gradient，LVOTG）≥ 50 mmHg、窦性心律且药物治疗无效的患者，若合并介入治疗或外科手术治疗禁忌证，或术后发生心脏传导阻滞风险较高，应考虑植入双腔起搏器。

（4）手术后新发窦房结功能不全或房室传导阻滞导致出现相关临床症状的患者，推荐植入永久起搏器。

（5）对于神经肌肉疾病（包括肌营养不良、Kearns-Sayre 综合征等）导致的二度、三度房室传导阻滞或 HV 间期＞ 70 ms 者，无论有无症状，均推荐永久起搏治疗。若 PR 间期＞ 240 ms，QRS 波时限＞ 120 ms 或伴发任何程度的分支阻滞，无论是否有症状，可考虑永久起搏治疗。

（6）层粘连蛋白 A/C 基因突变患者（包括肢带型肌营养不良和 Emery-Dreifuss 肌营养不良患者），若 PR 间期＞ 240 ms 合并左束支传导阻滞（left bundle-branch block，LBBB），应进行永久起搏治疗。

（7）预期生存期＞ 1 年的 Kearns-Sayre 综合征伴传导障碍的患者，应植入带除颤功能的起搏器。

（8）预期生存期＞ 1 年的 Anderson-Fabry 病，且 QRS 波时限＞ 110 ms 的患者，可考虑植入带除颤功能的永久起搏器。

【术前准备】

1. 术前评估

术前应完善血常规、尿常规、粪便常规、肝肾功能、血糖、电解质及凝血功能、超声心电图及心电图，充分评估有无局部皮肤感染、感染性心内膜炎等手术禁忌证。

2. 术前一般护理准备

术前常规少量饮食，但无需禁食禁水，若入量过少，可能导致静脉充盈欠佳，影响术中静脉穿刺或患者不能耐受手术等情况。

3. 抗生素的使用

囊袋感染是起搏器植入最常见的并发症之一。围术期感染的预防及控制对于预防囊袋感染和手术成功等至关重要。因此，要求严格无菌操作，推荐术前预防性应用头孢呋辛、克林霉素等抗生素，通常术前半小时首次应用。

4. 抗栓药物的使用

植入起搏器的患者常合并冠心病、心房颤动等，多需要服用抗血小板药物及抗凝药物，该类药物的使用会增加出血风险。术前应根据患者病情评估是否停药，以防止出现囊袋血肿形成。

【术后注意事项】

1. 术后一般护理

术后应持续心电监护，术后 24 h 内通常需要绝对卧床，避免起搏器植入侧压迫睡姿，24 h 后若无明显活动性出血可适当床旁活动；避免用力咳嗽，避免进行植入侧上肢用力、牵拉等活动，以防止起搏器电极脱位。术后 6 ～ 8 h 可拆除绷带，伤口换药，换药时严格无菌操作，观察伤口有无出血、渗液。

2. 抗生素的使用

起搏器植入术后推荐短期静脉使用抗生素预防感染，若伤口愈合良好、无发热等感染征象，即可停用抗生素。

3. 抗栓药物的使用

植入起搏器不需要长期抗栓治疗。如果患者存在需要抗血栓治疗的合并症，则根据患者术中出血及伤口愈合情况，可在术后 6 h 恢复抗血栓药物使用。

4. 起搏器程控

患者术后应常规进行起搏器程控，程控内容包括电极的感知、起搏阈值及阻抗，观察患者的心电图、起搏图形等，依据患者的病因、临床症状等调整起搏电压、AV 间期、起搏心率等。起搏器程控有助于医生了解起搏器是否正常工作，判断有无相关手术并发症，优化起搏参数，更好地改善患者症状，提高生活质量。起搏器参数良好提示起搏器植入手术成功，是患者出院前必须完成的检查之一。

【术后并发症】

1. 常见近期并发症

（1）起搏器囊袋血肿或感染：患者应用抗栓药物、凝血障碍等可引起囊袋血肿。囊袋血肿可表现为局部肿胀、压痛，有波动感。若出血较少、张力不大，可延长伤口压迫时间，调整抗栓药物；若出血较多、张力较大，必要时应考虑清除血肿。

手术时间较长、患者血糖控制欠佳、囊袋血肿未得到有效控制等可引起囊袋感染，早期可静脉使用抗生素控制感染，若感染控制不佳或感染累及起搏系统，需手术囊袋清创，甚至取出起搏器，待感染完全控制后在对侧植入新的起搏器。

（2）导线脱位：术后观察患者心电图再次出现缓慢型心律失常、起搏器程控异常时，需考虑导线脱位。起搏器程控可呈起搏阈值升高、感知不良，阻抗异常增大；显著脱位时胸部 X 线可见电极移位、形态变化明显。若明确导线移位，起搏参数不佳，需重新手术调整导线位置。

（3）心肌穿孔：主动电极放置、电极张力过大等可造成心肌穿孔。患者可表现为胸痛，若有心脏压塞，患者可表现为烦躁、血压降低、颈静脉怒张等，可危及生命。早期及时发现和处理心肌穿孔是治疗的关键，需拔除导线，更换植入部位，必要时心包穿刺引流或开胸手术处理。

2. 常见远期并发症

（1）导线断裂：对于植入起搏器时间较长的患者，电极老化、电极在囊袋中位于锁骨下的长期摩擦等原因可导致导线破损及断裂，起搏器程控时呈起搏阈值升高，阻抗异常，胸部 X 线检查可能观察到破损或断裂的导线。

（2）起搏器感染：植入术后较长时间仍有可能因起搏器局部囊袋炎症、起搏系统磨损皮肤继发感染等原因导致起搏器感染，可出现皮肤表面红肿、破溃、渗出，甚至起搏器外露。治疗方式同前。

（3）起搏器综合征：长期起搏器治疗，特别是 VVI 起搏方式的患者，可因房室收缩不同步、左右心室收缩不同步等原因出现血流动力学改变及神经体液反射异常，患者可表现为胸闷、头晕、气短等，可有心脏射血分数下降。可调整起搏参数，将 VVI 改为 DDD 起搏模式或调整起搏心率鼓励自身心律，以减少起搏器综合征。

（4）起搏器相关心动过速：包括起搏器介导的心动过速、起搏器不恰当跟踪或竞争性心律导致的心动过速。前者多由室性早搏诱发，心室除极后逆传 P 波被心房电路感知，触发心室跟踪后起搏心室，再逆传至心房被心房感知，从而反复循环进行的快速心律失常。后者为患者合并房性快速型心律失常，触发心室起搏或心房心室感知障碍导致竞争性心律。可进行起搏器程控，调整参数，以减少或治疗起搏器相关心动过速。

【出院指导】

1. 日常生活注意事项

术后 1 ～ 3 个月内可进行日常家务劳动和轻度运动，避免植入侧上肢大幅度或负重运动。日常生活中可以接触手机、微波炉等常见电器，但需远离高磁场地区。部分患者植入核磁兼容的起搏器，可行

MRI 检查，但检查前后需进行起搏器程控，打开及关闭抗核磁功能。

2. 定期复查

起搏器植入术后的定期复查十分重要，主要包括询问患者症状、观察手术部位情况和起搏器程控。起搏器新植入后 3 个月、半年、1 年各随访 1 次，此后每年复查 1 次。

【推荐阅读】

[1] 华伟. 心脏起搏技术 [M]. 2 版. 北京：人民卫生出版社，2020：115-123.
[2] 中华医学会心电生理和起搏分会，中国医师协会心律学专业委员会. 心动过缓和传导异常患者的评估与管理中国专家共识 2020 [J]. 中华心律失常学杂志，2021，25（3）：185-211.

（井然　撰写　白瑾　审阅）

第 34 章

冠状动脉介入诊疗

【疾病概述】

冠状动脉造影（coronary angiography，CAG）能够清楚地提供冠状动脉解剖结构的信息，是冠心病诊断的“金标准”，而经皮冠状动脉介入治疗（percutaneous coronary intervention，PCI）是 CHD 的重要治疗方法。然而，CAG 及 PCI 术后也可能出现多种并发症，如支架内血栓、支架再狭窄、冠状动脉夹层、闭塞、痉挛、穿孔、心脏压塞、心律失常、心力衰竭、外周动脉损伤、造影剂肾病和造影剂过敏等并发症，患者可能出现胸痛、胸闷、呼吸困难、皮疹、血压下降、意识障碍、肢体肿痛等情况，严重者可能危及生命，需要进行严密监测，以尽早发现和处理并发症。

关键词：冠心病；CAG；PCI；术后注意事项。

1977 年，首例经皮冠状动脉腔内成形术（percutaneous transluminal coronary angioplasty，PTCA）的成功实施拉开了冠心病介入治疗的序幕。然而，由于血管的弹性回缩和 PTCA 可能产生的冠状动脉夹层，单纯 PTCA 发生冠状动脉急性闭塞和再狭窄的发生率较高，急性闭塞多见于术后 24 h 内，发生率为 3% ～ 5%，可导致患者急性心肌梗死，甚至死亡；再狭窄一般发生于术后 6 ～ 9 个月内，发生率为 25% ～ 50%，患者可能再次出现心绞痛症状，多数需再次行血运重建。置入支架大大减少了 PTCA 术中急性血管闭塞的发生，但由于支架置入部位内膜增生和新生动脉粥样硬化斑块，会造成术后支架内再狭窄的发生。早期应用的裸金属支架（bare metal stent，BMS）的术后 6 个月内再狭窄率为 20% ～ 30%；药物洗脱支架（drug eluting stent，DES）在裸支架的金属表面增加了抗增殖药物，使再狭窄率降低至 10% 以下，但 DES 会使血管内皮化延迟，导致支架内血栓发生率升高，因此需要更长时间的双联抗血小板治疗。目前，PCI 不仅包括支架置入，还包括药物涂层球囊（drug coated balloon，DCB）的 PTCA、冠状动脉血栓抽吸术等无置入物的介入治疗，使 PCI 的方式朝着多元化的方向不断发展。

CAG 和 PCI 术后需密切监测患者症状、体征、心电图、心肌损伤标志物、肾功能等的变化，以尽早发现和处理并发症，PCI 术后还应给予包括双联抗血小板治疗、调脂治疗在内的冠心病二级预防治疗。

【冠状动脉介入诊疗的适应证】

一、CAG 的适应证

CAG 是十分安全的手术操作，平均死亡率低于 0.1%。CAG 可用于评价冠状动脉血管的走行、数量和畸形情况；评价冠状动脉病变的有无、严重程度和病变范围；评价冠状动脉的功能性改变，包括冠状动脉痉挛和有无侧支循环；同时可以兼顾左心功能评估。在此基础上，可以根据冠状动脉病变程度和范围进行介入治疗、评价冠状动脉旁路移植术和介入治疗后的效果，并可用于长期随访和预后评价。

1. 以诊断为主要目的适应证

（1）不明原因的胸痛，且无创性检查不能确诊，临床怀疑冠心病。

（2）不明原因的心律失常，如顽固的室性心律失常及传导阻滞，有时需 CAG 除外冠心病。

（3）不明原因的左心功能不全，主要见于扩张型心肌病或缺血性心肌病，CAG 通常用于两者的鉴别。

（4）PCI 或冠状动脉旁路移植术（coronary artery bypass grafting，CABG）术后复发心绞痛。

（5）先天性心脏病和心脏瓣膜疾病术前，年龄＞ 50 岁，易合并冠状动脉畸形或动脉粥样硬化，可在术中同时进行干预。

（6）无症状但可疑的冠心病，多见于高危职业人群，如飞行员、汽车司机、警察、运动员、消防队员等，或医疗保险需要。

2. 以治疗为主要目的适应证

临床冠心病诊断明确，行 CAG 可进一步明确冠状动脉病变的范围和程度，从而选择治疗方案。

（1）稳定型心绞痛或陈旧性心肌梗死，内科治疗效果不佳。

（2）不稳定型心绞痛，首先采取内科积极强化治疗，一旦病情稳定，积极行 CAG；内科药物治疗无效或症状不缓解，通常需行紧急 CAG。对于高危的不稳定型心绞痛患者，若以自发性为主，且伴有明显 ST 段改变及梗死后心绞痛，可直接行 CAG。

（3）急性心肌梗死（acute myocardial infarction，AMI）。

（4）高度怀疑 AMI 而不能确诊，特别是伴有左束支传导阻滞、肺栓塞、主动脉夹层、心包炎者，可直接行 CAG 明确诊断。

（5）无症状性冠心病，对运动试验阳性且伴有危险因素的患者，应行 CAG。

（6）CT 等影像学检查发现或高度怀疑冠状动脉中度以上狭窄或存在不稳定斑块。

（7）原发性心搏骤停复苏成功，左主干病变或前降支近段病变的可能性较大，属高危人群，应早期进行血管病变干预治疗，需要评估冠状动脉。

二、PCI 的适应证

参见第 18 章。

【冠状动脉介入诊疗术后的并发症】

1. 周围血管并发症

股动脉途径穿刺的并发症包括血栓、栓塞、出血、局部血肿、腹膜后血肿、假性动脉瘤、动静脉瘘和动脉夹层等。桡动脉途径穿刺的并发症包括桡动脉痉挛、闭塞、前臂血肿、动脉夹层、局部出血和骨筋膜室综合征等。

（1）穿刺部位出血：临床表现为可见血液自穿刺点流出。

处理：应立即确认穿刺点压迫位置是否准确，压力是否适当，可适当增大压力，必要时重新加压包扎，之后需注意观察是否仍有活动性出血、远端肢体皮温、皮色和动脉搏动，出血停止后应及时降低包扎压力，防止因包扎过紧出现远端肢体缺血。

（2）穿刺部位血肿：临床表现为局部肿胀、疼痛、组织张力增高，数小时至数天后局部皮肤可见瘀斑。

处理：应尽快使用弹力绷带加压包扎，发挥局部压迫止血效果，并给予冰袋冰敷、抬高患肢、动态观察血肿消长，避免发生骨筋膜室综合征。必要时停用低分子量肝素，不建议停用口服抗血小板药物。

（3）骨筋膜室综合征：临床表现为“5P”症状，即疼痛（Pain）、苍白（Pallor）、感觉异常（Paresthesias）、麻痹（Paralysis）和无脉（Pulseless）。若治疗不及时，可导致肌肉坏死及神经功能障碍，造成肢体严重的不可逆性损伤。多见于经桡动脉途径的患者，是较严重的介入治疗出血并发症。

处理：制动，避免活动引起再出血；肢体高于心脏水平，注意观察肢体温度、感觉和运动情况；高渗液脱水（20% 甘露醇静脉滴注）和 50% 硫酸镁局部冷敷；可采用注射器粗针头多点穿刺肿胀皮肤以降低张力；若内科治疗无改善甚至加重，或筋膜室压力＞ 30 mmHg，应考虑尽早行外科手术切开减压治疗。

停用抗凝药物，不建议停用口服抗血小板药物。

（4）动静脉瘘和假性动脉瘤：动静脉瘘是指动脉和静脉之间存在异常通道，使动脉血液经异常通道流入伴行的静脉，可造成瘘的局部血管病变，以及瘘局部、周围循环和全身系统的血流动力学变化，股动脉穿刺时误伤股静脉可能造成动静脉瘘。假性动脉瘤可表现为痛性包块，瘤壁无动脉壁组织，有不断膨大甚至破裂的风险。动静脉瘘和假性动脉瘤均可在穿刺部位闻及血管杂音，拆除穿刺部位包扎敷料后局部闻及血管杂音时应考虑动静脉瘘或假性动脉瘤的可能，确诊需行多普勒超声检查。

处理：经积极局部加压包扎和减少肢体活动，假性动脉瘤多能闭合。不能压迫闭合的假性动脉瘤可行超声引导下瘤体内注射小剂量凝血酶原等治疗。少数需外科切除术和动脉修补术。

（5）腹膜后血肿：股动脉穿刺时，尤其是穿刺位置较高时，可能出现腹膜后血肿，通常会引起严重后果，部分患者尚未发现即导致死亡，病死率为 4%。75% 的腹膜后血肿出现在术后 3 ～ 4 h，患者可表现为低血压、休克、贫血，部分患者可出现腰痛、腹痛、腹股沟痛、大汗、心动过缓或心动过速、下腹部肌紧张、腹股沟血肿，立即行腹部超声或 CT 见腹膜后积液可确诊。

处理：应立即行心电监护、快速补液、抗休克治疗、纠正凝血功能异常，必要时输血治疗，每 4 ～ 6 h 检测 1 次血红蛋白直至病情稳定。若患者进行性失血、血流动力学不稳定、患侧肢体神经功能异常及严重疼痛，应考虑对穿刺点进行手术探查修补和局部减压。大多数 PCI 术后腹膜后血肿的出血学术研究会（Bleeding Academic Research Consortium，BARC）出血分型≥ 3 型（出血高危）。推荐停用抗凝药物，根据出血后再发缺血的风险分层，建议停用或逐步停用口服抗血小板药物。

（6）动脉夹层：介入诊疗使用的鞘管、导管、导丝可能损伤动脉，尤其是动脉过度迂曲硬化时，可能造成途经动脉夹层，如主动脉夹层、冠状动脉夹层、锁骨下动脉夹层等。这种情况大多可在介入术中被发现。患者可无临床症状，也可出现相应部位疼痛或动脉供血区域的缺血表现。

处理：术后应注意监测患者相关动脉供血区域是否有缺血表现，并注意避免血压过高，必要时可适度降低血压，部分患者需行主动脉 CTA，严重时需在夹层部位置入支架。

（7）桡动脉闭塞：无症状桡动脉闭塞的发生率为 6% ～ 10%，部分能自发再通。危险因素包括：桡动脉狭窄、动脉鞘大于桡动脉直径、糖尿病、抗凝不足等。此外，术后压迫时间过长及压迫压力过大也与桡动脉闭塞密切相关，可表现为桡动脉搏动消失，由于掌深弓和掌浅弓的存在，大部分患者无临床表现，但若合并尺动脉闭塞，患者可出现手部缺血。

处理：预防比发生闭塞后的处理更为重要。在保证无出血的情况下给予最小压力和最短时间压迫能够减少桡动脉闭塞的发生。若无临床症状，通常无须额外治疗；若出现手部缺血，可考虑介入治疗。

（8）穿刺部位皮肤损伤：由穿刺部位使用压迫装置压迫时间过长或压力过大导致皮肤缺血所致，表现为局部水疱、血疱、皮肤破溃或紫红，愈合后可遗留皮肤色素脱失型瘢痕。

处理：在无局部出血的情况下给予最小压力和最短压迫时间可减少皮肤损伤的发生，一般桡动脉压迫装置在术后 4 ～ 6 h 即可拆除。若出现未破的小水疱或小血疱，需注意预防破裂感染，待其自行吸收。若水疱或血疱较大，可消毒后抽出疱液，用无菌敷料覆盖。

2. 非穿刺部位出血

由于抗凝治疗和使用抗血小板药物，需注意监测 PCI 术后出血，皮肤小瘀斑、少量牙龈出血或鼻出血不影响抗血小板药物的使用，但一旦出现严重出血则需要紧急处理，否则可能危及生命。

（1）消化道出血：临床表现为血压下降、头晕、乏力、心悸等贫血症状，上消化道出血时患者可表现为呕血、黑便、尿素氮水平升高，下消化道出血时患者可出现鲜血便。

处理：应尽快联合消化内科、介入放射科及普外科等，根据患者的临床症状、实验室检查、风险评分（如 Blatchford 评分）、内镜检查（如 Rockall 评分、Forrest 分级等）等进行风险评估，并根据结果调整抗血栓治疗策略。对于严重出血（如 BARC 出血分型≥ 3 型）患者，应严密监测其生命体征，立即予禁食水、抑制胃酸、补液治疗，必要时输血，立即停用抗血栓药物，并尽早行内镜检查，停药期间需注意观察有无支架内血栓形成。药物和内镜治疗无法止血的患者，可考虑介入栓塞治疗及外科手术治疗等。

（2）颅内出血：是抗血栓治疗的严重并发症，严重者可致残甚至死亡。患者可出现头痛、神志异常、言语障碍、肢体感觉运动障碍，头颅 CT 有助于确诊。

处理：应尽快联合神经内科、神经外科等评估病情，共同制订止血方案及后续的抗栓治疗方案。

（3）其他部位出血：抗血栓治疗可能导致呼吸系统、泌尿系统、生殖系统、皮肤黏膜、口腔牙龈等多部位出血。

处理：应积极和相关科室协作，共同评估病情，依据评估结果调整抗血栓治疗策略、制订合适的药物或手术止血方案及各专科治疗方案等。

（4）心包积血与心脏压塞：PCI 导致的冠状动脉穿孔可导致血液进入心包腔，严重时可导致心脏压塞，绝大多数发生于术后 24 h 内。患者可表现为突然烦躁不安、呼吸困难、面色苍白、皮肤湿冷、意识淡漠，严重者意识丧失。查体可见呼吸急促、面色苍白、心率减慢或增快、动脉压下降、体循环静脉压升高、心音遥远、奇脉、颈静脉怒张，严重者呼吸心跳停止。CAG 可见穿孔局部造影剂外溢，X 线透视可见心影稍增大（或不增大）、搏动减弱或消失，心影内可见与心影隔开的随心搏的环状透亮带（也可见较低的造影剂影像带）。超声心动图可见心包积液、右心房和右心室舒张受限，心腔变小、下腔静脉扩张。

处理：尽快进行心包穿刺引流和 CAG 封堵穿孔的冠状动脉。少量积血时可能仅表现为一过性迷走神经反射样症状，应及时行超声检查明确诊断并动态观察。

（5）药物或器械导致的血小板减少：肝素、血小板糖蛋白Ⅱb/Ⅲa 受体拮抗剂、氯吡格雷、使用主动脉内球囊反搏（IABP）或体外膜氧合（ECMO）、感染等均可能导致血小板减少。

1）肝素诱导的血小板减少症（heparin-induced thrombocytopenia，HIT）：在应用肝素类药物过程中出现的、由抗体介导的肝素副作用。临床表现为血小板减少、伴或不伴血栓形成、急性全身反应，甚至发生 DIC 和休克，出血极少见。典型患者血小板计数降低通常发生在肝素暴露后的 5 ～ 10 天。速发型血小板计数降低的患者通常有既往肝素暴露史，再次暴露后血小板计数在 24 h 内即会降低。迟发型血小板计数降低的患者 HIT 抗体持续高滴度，甚至是在脱离肝素暴露后 3 周。血小板计数下降伴 HIT 抗体阳性为急性 HIT，血小板恢复正常但 HIT 抗体仍阳性者为亚急性 HIT。HIT 抗体阴性可排除 HIT 的诊断。

处理：立即停用肝素及低分子量肝素，并使用替代抗凝治疗，包括比伐卢定、阿加曲班、磺达肝癸钠及新型口服抗凝药。没有并发血栓的孤立 HIT，抗凝至少 1 个月；伴有血栓的 HIT，抗凝至少 3 个月。无需输注血小板，除非血小板计数非常低。

2）血小板糖蛋白Ⅱb/Ⅲa 受体拮抗剂导致的血小板减少：严重血小板减少症（血小板计数＜ 50×10^9/L 的发生率为 0.9% ～ 1.6%，用药后 2 ～ 6 h 即可出现血小板数量明显下降，用药期间需注意监测血小板计数。出血可能是患者唯一的临床表现，部分患者也可出现发热、呼吸困难、血压下降过，甚至严重过敏反应。

处理：停药，必要时停用肝素、阿司匹林、氯吡格雷，严重时可血液净化。停药后数小时血小板数量即显著回升，通常在第 2 天即可基本恢复正常，因此很少需要输注血小板。

3）器械导致的血小板减少：PCI 术中及术后使用的 IABP 和 ECMO 等机械循环辅助设备均可因机械破坏而导致血小板数量进行性下降。

处理：若情况允许，应尽早撤除循环辅助设备。如患者病情不允许，则需要输注血小板，并观察有无出血。

3. 造影剂相关并发症

（1）造影剂过敏：术中及术后数天均可出现。临床表现常包括轻度感觉异常、皮疹、红斑、荨麻疹、瘙痒等。严重者可出现气管痉挛、呼吸困难、血压下降、过敏性休克。

处理：对于有造影剂过敏史的患者，术前可静脉注射激素（如地塞米松 5 ～ 10 mg 或氢化可的松 50 ～ 100 mg），抗组胺制剂（异丙嗪 25 mg，肌内注射）可使再过敏反应的发生率降低 5% ～ 10%，严重过敏发生率降至 1% 以下。对于哮喘或喉头水肿患者，可皮下注射肾上腺素、静脉使用氨茶碱。严重喉头痉挛、水肿者，应紧急气管切开。

（2）造影剂肾病（contrast-induced nephropathy，CIN）：CIN 是指血管内应用造影剂 3 天内发生的无法用其他原因解释的急性肾衰竭，诊断标准为血管内应用造影剂 3 天内血清肌酐较基线升高 25% 或 44.2 μmol/L。CIN 的发生率约为 7%。高危因素包括已患有肾病、糖尿病、高龄、同时应用肾毒性药物、血容量不足、充血性心力衰竭及使用大剂量造影剂或离子型高渗造影剂等。有研究显示，每增加 100 ml 造影剂，CIN 的风险增加 12%。造影剂使用量＞ 155 ml 是 CIN 的重要预测指标。80% 的患者在使用造影剂后 24 h 内开始出现肌酐升高，术后 3 ～ 5 天达峰，2 周恢复，25% 的患者会遗留永久性肾功能损伤。

处理：水化治疗和减少造影剂用量是目前公认的 CIN 预防措施。对于 CIN 高危患者，术前尽可能停用非甾体抗炎药、大剂量袢利尿剂、氨基糖苷类抗生素、二甲双胍等肾毒性药物，并于术前 12 h 开始给予 0.9% 氯化钠［1.0 ～ 1.5 ml/（kg · h）静脉泵入］至术后 12 ～ 24 h 进行水化。对于估算的肾小球滤过率（eGFR）＜ 20 ml/（min · 1.73 m^2）的患者，术后可进行血液透析。

（3）造影剂脑病（contrast-induced encephalopathy，CIE）：CAG 所致 CIE 的发生率为 0.05% ～ 0.11%，PCI 术后其发生率为 0.3% ～ 0.4%。CIE 的临床表现复杂多样，以头痛、意识障碍、癫痫、皮质盲等神经症状为主。CIE 的神经系统症状通常可逆，多发生于接触造影剂后数分钟至数天内，多可在 48 ～ 72 h 内完全缓解。诊断主要依靠神经影像学检查，常见非血管供血区域的大面积脑水肿，CT 可见异常皮质增强、水肿、蛛网膜下腔增强。

处理：根据具体的临床症状和体征对症处理，其中最主要的治疗手段是静脉补液水化；同时可予甘露醇减轻脑水肿；适量使用糖皮质激素，以减轻神经毒性作用；必要时给予抗癫痫药物对症治疗。

4. 支架内血栓形成

支架内血栓形成是指支架置入冠状动脉后，置入部位形成血栓，导致冠状动脉完全或不完全闭塞。置入支架第 1 年的支架内血栓形成发病率为 1%，此后每年为 0.2% ～ 0.4%，5 年死亡率为 5% ～ 45%，复发率为 15% ～ 20%。可根据介入手术后到血栓发生的时间对支架内血栓形成进行分类：①急性支架内血栓形成：发生在术后 24 h 内。②亚急性支架内血栓形成：发生在术后 1 ～ 30 天。③晚期支架内血栓形成：发生在术后 30 天至 1 年。④迟发晚期支架内血栓形成：发生在术后 1 年以上。其中急性支架内血栓形成和亚急性支架内血栓形成合称为早期支架内血栓形成。

临床表现包括猝死、急性心肌梗死、不稳定型心绞痛，患者可出现缺血性胸痛症状，心电图可表现为置入支架的冠状动脉供血区域的 ST 段抬高或压低。

处理：CAG 是临床上评估、诊断支架内血栓形成的最佳标准。主要治疗方法包括紧急行 CAG 并反复球囊扩张或重新支架置入，术后强化抗凝、抗血小板药物治疗。

5. 急性心力衰竭

冠状动脉介入诊疗术中或术后可能出现急性心力衰竭，尤其是已有心功能不全的患者或冠状动脉多支严重病变的患者。血管内短时间注入大量高渗透压的造影剂可使血容量增加，加重心脏前负荷；慢性心功能不全合并肾功能不全患者术前水化治疗也会增加心脏前负荷；术中紧张导致的高血压可加重左心室后负荷；介入治疗术中反复推注造影剂、反复球囊扩张、出现慢血流或无复流、心律失常等均可加重心肌缺血，从而影响心功能。患者可表现为呼吸困难、不能平卧，严重者可出现喘鸣、咳粉红色泡沫痰，查体可闻及双肺湿啰音，也可出现哮鸣音、喘鸣音、奔马律。

处理：抬高床头、心电血压监测、吸氧，尽快使用利尿剂、血管扩张剂，部分患者需使用正性肌力药，必要时使用无创或有创呼吸机、IABP 支持。

6. 血管迷走反射

血管迷走反射是指由神经反射引起的一系列异常，如外周血管扩张、血压下降、心率减慢、一过性脑供血不足等。在心脏介入手术中，血管迷走反射多由疼痛或巨大精神压力所致。常发生于局部麻醉、动脉鞘置入或拔除及手动压迫止血时。

处理：高危患者需避免长时间饥饿、脱水等，焦虑者应注意给予关怀，术前充分麻醉，并选择最佳穿刺点，从而预防疼痛。已发生低血压、心动过缓者给予快速补液、阿托品静脉注射，顽固性心动过缓者考虑临时起搏器。

【冠状动脉介入诊疗术后的注意事项】

1. 术后用药

（1）经 CAG 诊断为冠心病者需加用冠心病二级预防治疗药物。

（2）行 PCI 者需使用双联抗血小板治疗，用法、用量及疗程参见第 18 章。有抗凝适应证者需联合抗凝治疗。注意观察有无出血。

（3）消化道出血高风险患者联用质子泵抑制剂或 H_2 受体拮抗剂。

（4）CIN 高风险者术后继续以 0.9% 氯化钠静脉泵入水化治疗。

2. 术后观察要点

（1）缺血性胸痛症状：患者可因 PCI 术中的边支闭塞、微循环栓塞等围术期心肌损伤而出现缺血性胸痛症状，若术后症状逐渐减轻，一般可密切观察；若症状加重或术后新出现缺血性胸痛症状，应高度警惕急性或亚急性支架内血栓形成的可能。

（2）血压、心率：术后患者突发血压下降的可能原因包括：急性支架内血栓形成、急性心力衰竭、心脏压塞、造影剂过敏、血管迷走反射、腹膜后血肿、消化道出血等，应立即予心电血压监测，积极查找病因，予以相应治疗。

（3）呼吸困难：急性支架内血栓形成、急性心力衰竭、心脏压塞、造影剂过敏、焦虑等均可能导致患者出现呼吸困难，积极查找病因，予以相应治疗。

（4）神志及神经系统症状体征：若出现神志障碍或神经系统症状体征，需考虑 CIE、脑栓塞、脑出血等，需行头颅 CT 或 MRI 明确诊断。

（5）皮疹：需考虑造影剂或其他药物过敏，应立即开放静脉，予抗过敏治疗，如糖皮质激素、葡萄糖酸钙，必要时使用肾上腺素。

（6）穿刺伤口及相应肢体：注意穿刺部位局部有无出血、血肿，远端肢体有无缺血，股动脉穿刺拆除绷带后还需注意局部有无杂音。

（7）心电图及心肌损伤标志物：注意心电图有无新出现的 ST 段抬高或压低，心肌损伤标志物有无升高，并注意观察其动态演变。这些变化可能由 PCI 的围术期心肌损伤导致，但也必须警惕支架内血栓形成的可能。

（8）血常规：注意有无感染，有无血红蛋白及血小板降低。

（9）肾功能：注意复查尿常规及肾功能，警惕 CIN 的发生。

【推荐阅读】

[1] 乔树宾. 心血管介入高级培训教程 [M]. 北京：人民卫生出版社，2011.
[2] 杨跃进，聂绍平，徐笑. 冠状动脉介入培训教材（2023 版）[J]. 北京：国家卫生健康委医院管理研究所，2023.

（尚志　撰写　何立芸　审阅）

第 35 章

动态血压结果解读

【疾病概述】

动态血压监测（ABPM）是一种连续 24 h 监测血压而不影响患者日常活动的技术，可采集 24 h 内多次血压数值。一般间隔 15 ～ 30 min 测定 1 次，取 24 h 血压的平均值，包括 24 h 平均收缩压、平均舒张压、平均动脉压，以及最高值、最低值和分布曲线。ABPM 可获得大量血压数据，反映血压在全天内的实际变化规律。

ABPM 的临床应用主要包括 4 个方面：①诊断高血压，提高高血压诊断的准确性；②评估心脑血管疾病风险，提高风险评估水平；③评估降压治疗效果；④指导高血压个体化治疗，提高降压治疗的质量，实现 24 h 血压平稳达标，充分发挥降压治疗预防心脑血管并发症的作用。

关键词：ABPM；血压昼夜节律；血压变异性。

【基本参数】

用于诊断高血压的 ABPM 参数主要包括：24 h 平均收缩压、平均舒张压、平均动脉压，以及最高值、最低值和分布曲线。

建议选择经过校准的动态血压计，根据患者臂围选用大小合适的袖带。监测时间应尽可能不少于 24 h，日间每 15 ～ 30 min 测量 1 次，夜间每 30 min 测量 1 次。有效读数占应获得读数的 70% 以上，日间至少 20 个有效读数，夜间至少 7 个有效读数。推荐使用标准化的 ABPM 报告。

【诊断阈值】

诊断高血压的 ABPM 标准是 24 h 平均收缩压 / 舒张压 ≥ 130/80 mmHg，或日间 ≥ 135/85 mmHg，或夜间 ≥ 120/70 mmHg。

通过与诊室血压对比，利用 24 h ABPM 结果可诊断尚未接受降压药物治疗的白大衣性高血压、隐蔽性高血压及正在接受降压药物治疗的白大衣性未控制高血压、隐蔽性未控制高血压（见书后附图 35-1）。

【特殊时段血压评估】

1. 清晨高血压

清晨是心脑血管事件的高发时段，心肌梗死、心脏性猝死及卒中等疾病的发病高峰均在觉醒前后 4 ～ 6 h。清晨血压过度升高是该时段心脑血管事件发生率显著升高的主要原因之一。《清晨血压临床管理的中国专家指导建议》将清晨时段动态血压平均水平 ≥ 135/85 mmHg 定义为清晨高血压，无论其他时段血压是否升高。

2. 夜间高血压

与日间血压相比，夜间血压与全因死亡及心脑血管死亡风险的关系更为密切，能独立于日间血压而预测死亡风险。单纯夜间高血压患者表现为夜间血压升高，而日间血压正常。

【血压昼夜节律和短时变异性评估】

1. 血压昼夜节律

血压在生理状态下呈现较为明显的昼夜节律，即睡眠时段血压较日间清醒时段明显下降，清晨时段从睡眠到觉醒的血压呈明显上升趋势。生理情况下，夜间收缩压和舒张压比日间血压下降 10% ～ 20%。临床上常根据夜间血压下降的比值［（日间血压－夜间血压）/ 日间血压 ×100%］来定义杓型（10% ～ 20%）、非杓型（0% ～ 10%）和反杓型（20%）血压节律（见书后附图 35-2）。非杓型和反杓型血压节律与靶器官损害及心脑血管死亡风险增加有关。

2. 血压变异性评估

在 24 h ABPM 的过程中，除了存在昼夜节律外，由于不同时间点的血压测量可能受到外界刺激、运动、睡眠等因素的影响，血压水平会存在不同程度的波动。24 h ABPM 提供的短期血压变异参数包括标准差、变异系数、最大最小值差值、平均实际变异、独立于均值的变异等。总体而言，这些参数的临床价值仍处于研究阶段。目前尚无 24 h 血压变异参数的正常参考值标准。

3. 血压负荷

血压负荷通常是指某一时段内（日间、夜间或 24 h）血压超过正常值的次数占总血压测量次数的比例。为了更准确地反映血管承受的压力负荷程度，临床研究中常利用血压测量时间和血压数值描绘曲线，将血压超过正常值的曲线下面积作为血压负荷。血压负荷是否有独立于血压水平的预测价值仍需要进一步研究证据支持。

【特殊人群的 ABPM】

疑似难治性高血压患者常见白大衣效应，可根据 ABPM 结果来区分真性和假性难治性高血压。合并肥胖、代谢综合征、糖尿病、肾病、阻塞性睡眠呼吸暂停低通气综合征（OSAHS）等的高血压患者，常具有隐蔽性高血压患病风险增加、血压昼夜节律异常、血压波动较大等特征，因此需要进行 ABPM，以准确评估血压及血压变异情况。

OSAHS 患者由于睡眠过程中可能发生间歇性低氧事件，易出现非杓型血压、夜间高血压、血压晨峰升高及血压变异性增大等。糖尿病和代谢综合征患者常表现为血压变异性增大、昼夜节律消失，且隐蔽性高血压、难治性高血压的比例增加。

夜间高血压及隐蔽性高血压在慢性肾脏病（CKD）患者中非常常见。CKD 患者的血压波形会表现为昼夜节律消失和短期血压变异性增大，肾功能恶化程度越严重，血压变异性增加也越明显。继发性高血压（如嗜铬细胞瘤）患者可出现血压阵发性升高及短时血压变异性增大；肾血管性高血压、原发性醛固酮增多症、库欣综合征患者更易表现为夜间高血压及非杓型血压。

老年人常见白大衣性高血压、血压昼夜节律消失。随着年龄增加，收缩压升高明显，舒张压不升高甚至轻度降低，单纯收缩期高血压多见。因自主神经功能减退，老年人常出现血压变异性增大，表现为体位性低血压及餐后低血压、血压晨峰升高。相比于诊室血压，ABPM 可以更准确地预测儿童期高血压，有助于发现隐蔽性高血压和继发性高血压。隐蔽性高血压在肥胖、合并 CKD 或主动脉缩窄修复术后的患儿中更为常见。由于 ABPM 需要患儿配合，因此更适用于 5 岁以上患儿。

24 h ABPM，尤其是妊娠中期发生夜间血压下降不足，有助于识别妊娠期高血压及预测子痫前期风险。孕妇出现白大衣性高血压的比例较高，约为 16%。对在妊娠早期合并左心室肥厚等高血压靶器官损害但诊室血压无明显升高者，应警惕隐蔽性高血压的可能。对于怀疑白大衣性高血压、隐蔽性高血压、妊娠期血压波动较大的孕妇，推荐进行 24 h ABPM。

【推荐阅读】

［1］张少鑫，万建新，邹文博，等 . 原发性高血压患者血压变异性与早期肾损害［J］. 中华高血压杂志，2012，20（6）：

565-569.
[2] 中国高血压联盟《动态血压监测指南》委员会 . 2020 中国动态血压监测指南［J］. 中国循环杂志，2021，36（4）：313-328.
[3] 中华医学会心血管病学分会高血压学组 . 清晨血压临床管理的中国专家指导建议［J］. 中华心血管病杂志，2014，42（9）：721-725.
[4] Yang W Y，Melgarejo J D，Thijs L，et al. Association of office and ambulatory blood pressure with mortality and cardiovascular outcomes［J］. JAMA，2019，322（5）：409-420.

（马媛　撰写　白瑾　审阅）

第 36 章 动态心电图结果解读

【疾病概述】

动态心电图（Holter）由美国物理学家 Norman J. Holter 于 1949 年首创，并于 1961 年投入临床使用。通过 Holter 仪记录患者日常生活状态下连续 24 h 或更长时间的心电活动全过程，并借助计算机进行分析处理，以发现在常规体表心电图检查时不易发现的心律失常和心肌缺血等，为临床诊断、治疗及判断疗效提供重要的客观依据。随着远程 Holter 监测技术的普及与推广，更多急性冠脉综合征、严重心律失常患者能得到及时报告、诊断和救治，其获取的动态心电信息也为临床诊疗、科研提供了重要的依据。

关键词：Holter。

【Holter 报告的内容】

1. 心率及其变化的定量分析。
2. 早搏及其他异位搏动和差异性传导的定量分析。
3. 快速型和缓慢型心律失常及其变化的诊断及定量分析。
4. ST 段异常改变的诊断及定量分析。
5. QT 间期变化的定量分析。
6. 根据临床要求，可增加分析心率变异性时域和（或）频域分析、心脏起搏器功能评价分析。
7. 各导联出现的特异性变化及分析。
8. 诊断结论。

上述分析及诊断报告以文字及图表显示和打印。重要的、典型的心电变化应附上心电图，并说明心电变化与症状的关系，为临床医师提供全面的信息。

【Holter 诊断标准】

Holter 对心律失常、ST 段改变的诊断通常根据心电图的诊断方法及标准进行。由于 Holter 具有长时程连续记录、计算机定量检测分析等特点，对于心律失常、心肌缺血、药物疗效评价、心率变异性分析等可参照以下标准做出诊断和评价。

1. 正常人标准

由于被检者 24 h 内在不同生理活动（如运动、活动、饮食、睡眠）下的体位、自主神经张力不同，因此 24 h Holter 检查结果会有较大变异。

（1）心率：成人 24 h 平均窦性心率为 59 ～ 80 次 / 分，且随年龄增加而减慢，但日间最高心率的降低更明显，老年人最高心率一般不超过 130 次 / 分。女性心率比男性快 5 ～ 10 次 / 分。窦性心动过速在动态心电图上十分常见，年轻人运动时窦性心率可＞ 180 次 / 分。但是，在夜间睡眠中最低窦性心率可为 40 ～ 60 次 / 分，尤其是 03:00 ～ 05:00。如果夜间最低心率＜ 35 次 / 分，应考虑迷走神经张力增高或窦房结功能低下。常规心电图设定的窦性心率正常范围为 60 ～ 100 次 / 分，这不适合动态心电图，但 Holter 下的窦性心率正常值尚缺乏相关数据。

（2）ST 段变化：相比于体表心电图，Holter 更易出现 ST 段改变（上斜型压低），因为 Holter 监测过程中患者常存在体位改变、电极片粘贴不紧等问题，影响 Holter 的记录。正常情况下，左侧卧位时影响 V_3 ～ V_2 导联 ST 段，而右侧卧位时影响 V_3 ～ V_5 导联 ST 段，肢体导联受影响较小。在体表心电图上，ST 段压低的标准通常为 J 点后 ST 段水平和下斜型压低 0.1 mV，且持续 1 min 以上。如果以此标准，Holter 中正常人群 ST 段压低的发生率约为 10%。

2. 诊断中应注意的问题

（1）窦性心动过缓和窦性心动过速

在常规体表心电图中，窦性心动过缓的定义为窦性心率＜ 60 次 / 分，但这一定义在 Holter 中并不适用。正常成人在夜间睡眠或 03:00 ～ 05:00 时心率常为 40 ～ 60 次 / 分，甚至＜ 40 次 / 分。窦性心动过速在体表心电图中的定义为窦性心率 100 ～ 160 次 / 分，但在 Holter 监测中，随着体能活动量增加等因素的变化，正常成人的窦性心率常为 110 ～ 150 次 / 分，运动时年轻人甚至可高于 180 次 / 分，因此 Holter 一般不做窦性心动过缓、窦性心动过速的诊断。但是，当监测中最大心率＜ 80 次 / 分，总平均心率＜ 50 次 / 分或＜ 55 次 / 分时，通常可诊断窦性心动过缓。也有学者提出 24 h 总心搏＞ 140 000 次可诊断窦性心动过速。此外，当患者在静息状态或轻微活动时，窦性心率＞ 100 次 / 分，活动时显著加快，同时心率变异性减低，临床症状与心动过速有相关性，且临床用药效果不佳，在排除右心房房性心动过速和窦房折返性心动过速的情况下，可诊断不适当窦性心动过速。

（2）期前收缩

期前收缩是 Holter 监测中最常见的心律失常，常见房性期前收缩和室性期前收缩。按 24 h 发生的期前收缩次数，将每小时≥ 30 次称为频发期前收缩。孤立的无症状的期前收缩多见于健康人群，但 24 h 期前收缩数量通常＜ 100 次或每小时＜ 5 次，超过此值说明存在心脏电活动异常，是否属病理性需综合临床资料判断。

室性期前收缩的危险性不取决于次数，而是取决于病因、基础心脏病的严重程度、心功能状况、对血流动力学的影响（取决于室性期前收缩的频率、提前度和发生部位），若为器质性心脏病，期前收缩的次数不多也应予以重视。室性期前收缩 Lown 分级≥ 3 级，即成对室性期前收缩、多形性室性期前收缩、短阵室性心动过速（3 个以上、持续时间＜ 30 s）、多形性室性心动过速、持续性室性心动过速（持续时间≥ 30 s）均有病理意义。

3. 室性心律失常药物疗效评价

可采用 ESVEM 标准即患者治疗前后自身对照，达到以下标准可判定治疗有效：①室性期前收缩减少≥ 70%；②成对室性期前收缩减少≥ 80%；③短阵室性心动过速消失≥ 90%，15 次以上的室性心动过速及运动时≥ 5 次的室性心动过速完全消失。抗心律失常药物治疗经动态心电图复查，若室性期前收缩增加数倍以上或出现新的快速心律失常或非持续性室速转为持续性室速，并出现明显的房室传导阻滞及 QT 间期延长等，均应注意药物的致心律失常作用。

4. 病态窦房结综合征

Holter 是评价窦房结功能较可靠的检查方法，能明确窦性心动过缓、窦房传导阻滞、窦性停搏及同时合并快速型心律失常（慢-快综合征），以及心律失常与症状之间的相关性，其诊断标准包括：①持续缓慢的窦性心律，24 h 总心搏数＜ 80 000 次，24 h 平均心率＜ 55 次 / 分，最快心率＜ 90 次 / 分，最慢心率＜ 35 次 / 分。②窦性停搏，甚至短暂的全心停搏。③二度Ⅱ型窦房传导阻滞伴交界性或室性逸搏及逸搏心律。④窦性心动过缓伴短暂或阵发性心房扑动、心房颤动或室上性心动过速，终止时窦房结恢复时间＞ 2 s。⑤常伴有过缓的交界性逸搏心律（提示双结病变）。

5. 心肌缺血

Holter 对心肌缺血的敏感性和特异性均超过 70%，有助于明确诊断不稳定型心绞痛、变异型心绞痛、心肌梗死后心肌缺血，尤其是无痛性心肌缺血的评价标准通常采用美国国立心肺血液研究院提出的“三个一”标准，即 ST 段呈水平型或下斜型压低≥ 1 mm、持续≥ 1.0 min、两次间隔≥ 1.0 min。评估心肌缺血时应密切结合临床资料和患者的自觉症状，注意鉴别体位、呼吸、心动过速、干扰和伪差所致的ST段假阳性改变。

（1）心率对ST段变化的影响及校正：正常心率时，ST段压低点（L点）在J点之后80 ms，如心率增快（＞120次/分），L点应在J点之后5 ms。心率较快时，可用ST［μV（1 mm＝100 μV）］/HR［次/分（bpm）］比值消除心率影响，ST/HR ≥ 1.2 μV/bpm为ST段异常。

（2）心肌缺血负荷测算：可根据心肌缺血及缺血负荷检测对冠心病的心肌缺血做定量分析，评价其疗效。根据总负荷＝ST段异常改变的幅度×发作阵数×持续时间，在描记ST段趋势曲线的基础上，可计算ST段压低的面积（mm×min）。Nademanee等研究发现，心肌总缺血负荷负值＜60（mm×min）/24 h者，70%预后佳；而≥60（mm×min）/24 h者，仅有6%预后佳。

6. 评估ICD和起搏器功能

Holter是评估ICD放电治疗是否恰当的有效辅助检测手段，并能评估药物辅助治疗的效果。当患者出现心悸、黑矇、先兆性晕厥或晕厥等症状时，可通过评价ICD及起搏器的工作状况，以除外肌电抑制和起搏器介导的心动过速（pacemaker mediated tachycardia，PMT）。Holter可检测起搏器的感知、起搏功能有无间歇性异常；观察起搏器的参数设定及特殊功能运行对患者是否适宜；对无症状的起搏电极异常给予提示；可定量分析心房心室感知及起搏所占的百分比，并对无症状患者进行随访。

7. 长间歇

（1）当长P-P间期小于基本窦性心律P-P间期的2倍时，可参考以下3种诊断：①房性期前收缩未下传：长P-P间期中可见期前的房性P′波，有时可融于T波内。②二度Ⅰ型窦房传导阻滞：P-P间期呈文氏缩短又继以延长，长P-P间期小于基本窦性心律最短P-P间期的2倍。③若长P-P间期排除以上两个诊断，基本窦性心律P-P间期慢而不规则，方可诊断窦性心动过缓伴心律不齐（如＞2 s不除外窦性停搏）。

（2）长P-P间期与基本窦性心律P-P间期成整数倍，即可诊断为二度Ⅱ型窦房传导阻滞。

（3）长P-P间期大于基本窦性心律P-P间期2倍以上，且不成整倍数，即可诊断窦性停搏。

（4）长P-P间期＞3 s，可诊断为短暂的全心停搏（因室性逸搏的低限频率是20次/分，＞3 s未出现各类逸搏，即证明四类起搏点均停搏）。

（5）长R-R间期＞3 s，但其间可见规律的窦性心律P波，其后均无下传QRS波，可诊断为心室停搏。

（6）发生在Holter监测中的阵发性室上性心动过速、心房扑动、心房颤动终止时出现长R-R间期，应描述为窦房结恢复时间（若＞3 s，诊断窦性停搏不够严谨，可写为继发性窦性停搏或继发性短暂的全心停搏），因其机制是超速抑制。

（7）起搏器心电图中出现较长的R-R间期时，不应诊断窦性停搏，应评定为过度感知，系感知肌电产生抑制所致的长间歇。

抗心律失常药物治疗经动态心电图复查，若室性期前收缩增加数倍以上或出现新的快速型心律失常或由非持续性室性心动过速转变为持续性室性心动过速，出现明显的房室传导阻滞及QT间期延长等，应注意药物的致心律失常作用。

8. 心率变异性

以24 h Holter连续记录进行心率变异性时域分析，心率变异性降低的诊断标准包括：①心率变异性明显降低：24 h R-R间期标准差（SDNN）＜50 ms，三角指数＜15。②心率变异性轻度降低：SDNN＜100 ms，三角指数＜20。

以500次心搏、5 min短程记录或24 h Holter连续记录进行心率变异性频域分析，心率变异性降低的诊断标准包括：①所有频带均有功率下降；②站立时无低频率成分增加，提示交感神经反应性减弱或压力感受器敏感性降低；③频谱总功率下降，低频/高频比值可不变；但低频下降时，此比值可减小，高频下降时，比值可增大；④低频中心频率左移。

【适应证】

1. 评估可能与心律失常有关的症状的适应证

（1）发生无法解释的晕厥、先兆晕厥或原因不明的头晕（Ⅰ类适应证）。

（2）无法解释的反复心悸（Ⅰ类适应证）。

（3）发生不能用其他原因解释的气短、胸痛或乏力；怀疑一过性心房颤动或心房扑动时发生神经系统事件；出现晕厥、先兆晕厥、头晕或心悸等症状，已鉴别出其原因并非心律失常，但治疗病因后症状仍持续存在（Ⅱb类适应证）。

（4）有晕厥、先兆晕厥、头晕或心悸等症状，通过病史、体格检查或实验室检查已经确定病因（Ⅲ类适应证）。

（5）发生脑血管意外，无心律失常发生的其他证据（Ⅲ类适应证）。

2. 在无心律失常症状患者中检出心律失常以评估远期心脏事件发生风险的适应证

（1）心肌梗死后左心室功能不全（射血分数≤40%）（Ⅱb类适应证）。

（2）充血性心力衰竭（Ⅱb类适应证）。

（3）特发性肥厚型心肌病（Ⅱb类适应证）。

（4）持续心肌挫伤（Ⅲ类适应证）。

（5）高血压伴左心室肥厚（Ⅲ类适应证）。

（6）心肌梗死后左心室功能正常（Ⅲ类适应证）。

（7）非心脏手术患者进行术前心律失常评估（Ⅲ类适应证）。

（8）睡眠呼吸暂停（Ⅲ类适应证）。

（9）瓣膜性心脏病（Ⅲ类适应证）。

3. 无心律失常症状患者测定心率变异性以评估远期心脏事件发生风险的适应证

（1）心肌梗死后左心室功能不全（Ⅱb类适应证）。

（2）充血性心力衰竭（Ⅱb类适应证）。

（3）特发性肥厚型心肌病（Ⅱb类适应证）。

（4）心肌梗死后左心室功能正常（Ⅲ类适应证）。

（5）糖尿病患者评估糖尿病神经病变（Ⅲ类适应证）。

（6）存在可能干扰心率变异性分析的心律失常（如心房颤动）（Ⅲ类适应证）。

【推荐阅读】

[1]《动态心电图报告规范专家共识（2019）》编写专家组．动态心电图报告规范专家共识（2019）[J]．实用心电学杂志，2019，28（6）：381-386.

[2] 郭继鸿．心电图学[M]．北京：人民卫生出版社，2002：1276-1277.

[3] Steinberg J S，Varma N，Cygankiewicz I，et al. 2017 ISHNE-HRS expert consensus statement on ambulatory ECG and external cardiac monitoring/telemetry[J]. Heart Rhythm，2017，14（7）：e55-e96.

[4] Wimmer N J，Scirica B M，Stone P H，et al. The clinical significance of continuous ECG（ambulatory ECG or Holter）monitoring of the ST segment to evaluate ischemia：a review[J]. Prog Cardiovasc Dis，2013，56（2）：195-202.

（马媛　撰写　白瑾　审阅）

第 37 章

射频消融术

【疾病概述】

射频消融是应用频率在 200 ～ 1000 kHz 范围内的电磁波产生的射频电流，经电极与心肌接触后局部组织产热而达到对靶点消融的作用。射频消融术已成为安全、有效治疗快速型心律失常的重要手段。

关键词：射频消融；室上性心动过速；心房颤动；室性心律失常。

【适应证】

1. 室上性心动过速

（1）窦房结折返性心动过速（sinoatrial reentry tachycardia，SART）：药物治疗无效的有症状患者，可以考虑射频消融。

（2）局灶性房性心动过速：反复发作的局灶性房性心动过速，特别是无休止发作或引起心动过速性心肌病的患者。

（3）折返性房性心动过速：抗心律失常药物治疗无效的非腔静脉-三尖瓣峡部依赖的大折返性房性心动过速、局限区域折返房性心动过速患者推荐行导管消融治疗。

（4）房室结折返性心动过速（atrioventricular nodal reentrant tachycardia，AVNRT）：导管消融是一线治疗。

（5）房室折返性心动过速（atrioventricular reentrant tachycardia，AVRT）：反复发作的症状性 AVRT 患者推荐导管消融治疗。

（6）无症状预激患者：可通过电生理检查进行风险分层，特别是从事高危职业患者，高风险旁路推荐进行导管消融，非高风险旁路可考虑导管消融。

（7）交界性心动过速：药物治疗无效或禁忌患者，导管消融可能是合理的。

（8）其他：药物难治的反复发作的症状性多源性房性心动过速患者（伴有左心室功能下降），可考虑房室结消融联合双心室起搏或希氏束起搏。

2. 心房扑动和心房颤动

（1）心房扑动：有症状和反复发作的心房扑动患者，首选导管消融；若无症状，仍可考虑导管消融。

（2）心房颤动：有症状的心房颤动患者；合并心力衰竭的心房颤动患者；心房颤动转复后出现有症状的心脏停搏患者；诊断 1 年内合并心血管危险因素的患者；心房颤动合并中重度功能性二尖瓣或三尖瓣反流的患者。

3. 室性心律失常

（1）频发室早：①症状明显或不明原因的左心室功能障碍的频发室早（24 h ＞ 10 000 次）患者。②症状明显、药物疗效不佳的高负荷流出道频发室早，推荐导管消融。③症状明显、药物治疗效果不佳或拒绝药物治疗或不耐受药物治疗的非流出道频发室早，可行导管消融治疗。

（2）室性心动过速：

1）非持续性室性心动过速（non-sustained ventricular tachycardia，NSVT）：①心脏结构正常：经典

流出道室性心动过速、特发性室性心动过速、多形性室性心动过速可行导管消融。②伴有结构性心脏病：症状明显或不明原因左心室功能障碍的患者，应考虑消融治疗。

2）持续性单形性室性心动过速（sustained monomorphic ventricular tachycardia，SMVT）：①缺血性心肌病：植入型心律转复除颤器（ICD）植入后首次发作；SMVT 引起 ICD 反复电除颤；有症状且反复发作；长期应用抗心律失常药物（antiarrhythmic drug，AAD）仍反复发作。②非缺血性心肌病：无休止性室性心动过速反复发作；经药物优化治疗后仍反复发作。

（3）持续性多形性室性心动过速 / 心室颤动：若反复发作的室性心动过速 / 心室颤动由 1 种或少数几种室性早搏触发，可行射频消融。

（4）其他特殊病因所致室性心律失常：①肥厚型心肌病（HCM）反复发生单形性室性心动过速的患者，如果抗心律失常药物治疗无效或不能耐受，导管消融可能有益。②心力衰竭：无休止性室性心动过速或电风暴导致 ICD 频繁电除颤的患者，推荐紧急行导管消融；心脏再同步化治疗（cardiac resynchronization therapy，CRT）无反应的频发室早患者，若室性早搏影响 CRT 疗效且药物不能控制室性早搏，可行导管消融。③成人先天性心脏病：反复发作 SMVT 或 ICD 反复除颤的患者，导管消融可能有效。④ Brugada 综合征：多形性室性心动过速反复 ICD 除颤的患者，推荐导管消融治疗；伴有症状性室性心律失常且存在自发性 Ⅰ 型 Brugada 心电图改变、但不适合或拒绝 ICD 植入的患者，推荐导管消融治疗。

【术前准备】

1. 一般护理准备

术前常规备皮，心房颤动射频消融术前需禁食禁水，其他类型的射频消融术前可少量饮食。若入量过少，可能导致静脉充盈欠佳，影响术中静脉穿刺或不能耐受手术等情况。

2. 药物治疗

射频消融围术期存在多种导致血栓栓塞的因素，心房扑动和心房颤动患者属于血栓栓塞高危人群，因此射频消融术前应抗凝治疗。但是，常见的室上性心动过速和室性心律失常术前无需抗凝治疗。

常见的室上性心动过速、室性早搏患者术前不应用抗心律失常药物，以免影响术中诱发及标测。

3. 术前评估

（1）术前应常规完善血常规、尿常规、粪便常规、肝肾功能、电解质、甲状腺功能、超声心动图，以评估患者的一般情况，并除外电解质紊乱、甲状腺功能异常等可逆性因素所致的心律失常及手术禁忌证。

（2）心房扑动和心房颤动患者术前应行经食管超声心动图、左心房 CT，以评估左心房三维结构，并除外心房血栓等禁忌证。

【术后注意事项】

1. 一般护理

术后伤口加压包扎，常规 6 ～ 8 h 后可适当床旁活动。依据伤口情况可拆除绷带，伤口换药，换药时严格无菌操作，观察伤口有无出血、渗液。

2. 抗心律失常药物

（1）室上性心动过速：术后再发心律失常的发生率低，术后通常无须服用抗心律失常药物。

（2）心房扑动和心房颤动：根据病情，术后服用胺碘酮等抗心律失常药物。

（3）室性心律失常：无结构性心脏病的室性早搏患者术后通常无须使用抗心律失常药物，合并结构性心脏病的室性心律失常患者可根据病情及原发病用药。

（4）抗凝治疗：根据患者病情、手术时间、术中出血等情况，术后尽快恢复抗凝治疗。AVNRT、AVRT、无结构性心脏病的室性心律失常患者术后无须抗凝。大折返性房性心动过速、典型心房扑动、心房颤动患者术后需常规抗凝。

3. 术后并发症的处理

（1）穿刺相关并发症：①血肿：是最常见的血管并发症，若位置表浅，多通过压迫可治疗；若出现血压下降、血红蛋白显著减少等情况，需警惕腹膜后血肿，一经确诊需外科手术治疗。②动脉穿孔、误入动脉：若仅为穿刺针后导丝穿入，则撤出或撤出后局部压迫多可解决；若为鞘管所致损伤，需手术处理。③动静脉瘘、假性动脉瘤：动静脉瘘可在穿刺部位闻及双期血管杂音；假性动脉瘤可见局部包块，并可闻及收缩期血管杂音，二者均可通过超声明确及定位，较小的动静脉瘘或假性动脉瘤可自行愈合，较大的瘘管或动脉瘤需手术处理。④血气胸：若患者在术中或术后出现胸痛、呼吸困难、血氧饱和度下降等，需警惕血气胸，少量血气胸可给予吸氧等保守治疗，必要时行胸腔闭式引流等外科治疗。

（2）导管及消融相关并发症：

1）完全性房室传导阻滞：是消融相关的严重并发症之一，最常见于房室结双径路消融。追求双径现象消失、消融部位接近希氏束或原有分支阻滞、因消融或机械损伤导致另一束支阻滞，最终可造成完全性房室传导阻滞。可观察 3 天至 1 周，若不能恢复，则需要安装永久起搏器治疗。

2）心脏压塞：是射频消融术相关的最危急的并发症之一。电极导管的放置不当、消融过程中温度过高、内膜与电极粘连或组织内气化发生爆裂等均可引起心脏压塞。患者主要表现为术中或术后胸痛、烦躁不安、呼吸困难甚至意识丧失，以及呼吸急促、血压下降、颈静脉怒张等体征，超声心动图有助于诊断。早期识别及迅速处理是治疗的关键，术后离开导管室之前，应用心腔内超声（intracardiac echocardiography，ICE）或经胸超声心动图评估有无心包积液，一旦出现心脏压塞，需紧急超声或 X 线引导下心包穿刺引流，积极补液及输血，必要时手术治疗。

3）空气栓塞和血栓栓塞：导管和鞘管进入循环系统引起空气栓塞、术中导管触及血栓或手术焦痂、高龄、合并症等因素所致的高凝状态、术中肝素化不充足等可引起血栓栓塞。栓子脱落至不同部位会产生相应症状，若为脑栓塞，可有相应的神经系统症状；若血栓脱落至肺血管导致肺栓塞，可出现呼吸困难、胸痛、晕厥等症状。术中应充分肝素化，在病情允许的情况下尽早活动，若有抗凝治疗指征，应尽快恢复抗凝治疗以预防栓塞。若发生栓塞，需根据严重程度给予观察、低分子量肝素、溶栓介入治疗或手术等相应治疗。

4）冠状动脉损伤：消融时导管误入冠状动脉或过度消融可导致冠状动脉痉挛、损伤甚至导致心肌梗死、患者死亡。若术中患者出现明显胸痛，且停止放电后不缓解，心电图显示 ST-T 改变，需考虑冠状动脉损伤所致的急性冠脉综合征，需行冠状动脉造影和急诊支架置入。

5）迷走神经反射：术中血管穿刺、导管操作、某些部位消融、患者紧张、疼痛等可导致迷走神经反射，表现为心悸、恶心、血压下降及心率减慢等，可给予患者适当安抚、补液、应用阿托品等治疗，但需除外心脏压塞。

【出院指导】

AVRT、AVNRT 患者射频消融术的成功率高，复发率低，术后通常无须特殊治疗和用药。大折返性房性心动过速建议抗凝治疗至少 1 个月，左心房内消融可考虑延长至 2 个月。

心房扑动和心房颤动患者射频消融术后应定期复查，可行心电图、Holter 等评估有无复发，依据病情应用抗心律失常药物治疗 6 周至 3 个月，3 个月后依病情决定是否继续用药；抗凝治疗至少 3 周，原则上依据 CHA_2DS_2-VASc 评分决定是否继续抗凝，而非是否复发。

室性心律失常患者术后应定期复查，可行心电图、Holter 等评估室性早搏负荷及有无复发等情况；心功能障碍的室性早搏或室性心动过速 / 心室颤动患者多合并结构性心脏病，需进行原发病及合并症的长期管理。

【推荐阅读】

[1] 中华医学会心电生理和起搏分会，中国医师协会心律学专业委员会 . 2020 室性心律失常中国专家共识（2016 共识升级版）[J]. 中国心脏起搏与心电生理杂志，2020，34（3）：189-253.

[2] 中华医学会心血管病学分会，中国生物医学工程学会心律分会 . 心房颤动诊断和治疗中国指南 [J]. 中华心血管病杂志，2023，51（6）：572-618.

[3] 中华医学会心电生理和起搏分会，中国医师协会心律学专业委员会 . 室上性心动过速诊断及治疗中国专家共识（2021）[J]. 中华心律失常学杂志，2022，26（3）：202-262.

（井然　撰写　白瑾　审阅）

第二篇缩略词表

英文缩写	中文全称
6MWD	6 分钟步行距离
^{18}F-FDG	^{18}F- 氟代脱氧葡萄糖
AAD	抗心律失常药物
ABPM	动态血压监测
ACEI	血管紧张素转化酶抑制剂
ACS	急性冠脉综合征
AED	自动体外除颤器
AHA	美国心脏协会
AHF	急性心力衰竭
ANA	抗核抗体
ARB	血管紧张素Ⅱ受体阻滞剂
ARNI	血管紧张素受体-脑啡肽酶抑制剂
ARR	血浆醛固酮 / 肾素比值
ARVC	致心律失常型右心室心肌病
ASCVD	动脉粥样硬化性心血管疾病
ASO	抗链球菌溶血素 O
AVRT	房室折返性心动过速
BMI	体重指数
BNP	脑钠肽
CABG	冠状动脉旁路移植术
CCS	加拿大心血管病学会
CHF	慢性心力衰竭
CK	肌酸激酶
CKD	慢性肾脏病
CK-MB	肌酸激酶同工酶
CMR	心脏磁共振
CPR	心肺复苏
CRP	C 反应蛋白
CRRT	连续肾脏替代治疗
CRT	心脏再同步化治疗
CTA	CT 血管成像
CTEPH	慢性血栓栓塞性肺动脉高压
cTn	肌钙蛋白
CTPA	CT 肺动脉造影
DAPT	双联抗血小板治疗
DBP	舒张压
DCG	动态心电图
DCM	扩张型心肌病
DtoB	首次医疗接触-球囊扩张
ECMO	体外膜氧合

EH	原发性高血压
ENA	可溶性抗原
ESC	欧洲心脏病学会
ESR	红细胞沉降率
FFR	血流储备分数
GDMT	指南指导的药物治疗
GLP1-RA	胰高血糖素样肽 -1 受体激动剂
HbA_{1c}	糖化血红蛋白
HBPM	家庭血压监测
HCM	肥厚型心肌病
HFmrEF	射血分数轻度降低的心力衰竭
HFpEF	射血分数保留的心力衰竭
HFrEF	射血分数降低的心力衰竭
HHV-6	人类疱疹病毒 6 型
HLP	高脂血症
Holter	动态心电图
HPAH	遗传性肺动脉高压
ICD	植入型心律转复除颤器
ICE	心腔内超声
IE	感染性心内膜炎
INR	国际标准化比值
INTERMACS	机械辅助循环支持跨机构注册登记系统
IPAH	特发性肺动脉高压
LBBB	左束支传导阻滞
LDL-C	低密度脂蛋白胆固醇
LQTS	长 QT 间期综合征
LVAD	左心室辅助装置
LVEDD	左心室舒张末期内径
LVEF	左心室射血分数
LVFS	左心室短轴缩短率
LVOTG	左心室流出道与主动脉峰值压力阶差
MPAP	平均肺动脉压
MRA	磁共振血管成像
Myo	肌红蛋白
NDLVC	非扩张型左心室心肌病
NSAIDs	非甾体抗炎药
NSTE-ACS	非 ST 段抬高型急性冠脉综合征
NSTEMI	非 ST 段抬高型心肌梗死
NSVT	非持续性室性心动过速
NT-proBNP	N- 末端脑钠肽前体
NYHA	纽约心脏协会
OSAHS	阻塞性睡眠呼吸暂停低通气综合征
PAH	动脉性肺动脉高压
PAWP	肺动脉楔压
PCI	经皮冠状动脉介入治疗
PCR	聚合酶链反应
PCSK9	前蛋白转化酶枯草溶菌素 9
PE	心包积液
PET	正电子发射体层成像
PH	肺动脉高压
PPHN	新生儿持续性肺动脉高压
PTP	验前概率
PVE	人工瓣膜心内膜炎

PVR	肺血管阻力
RBBB	右束支传导阻滞
RCM	限制型心肌病
RF	类风湿因子
SBP	收缩压
SCAD	稳定性冠心病
SCD	心脏性猝死
SGLT-2i	钠-葡萄糖耦联转运体 2 抑制剂
SMVT	持续性单形性室性心动过速
SND	窦房结功能障碍
STEMI	ST 段抬高型心肌梗死
SvO_2	混合静脉血氧饱和度
T2WI	T2 加权像
TAVI	经导管主动脉瓣置入术
TAVR	经导管主动脉瓣置换术
TdP	尖端扭转型室性心动过速
TEE	经食管超声心动图
TEER	经导管二尖瓣缘对缘修复术
TG	甘油三酯
TTE	经胸超声心动图
UAP	不稳定型心绞痛
VHD	心脏瓣膜疾病

第三篇
消化系统疾病

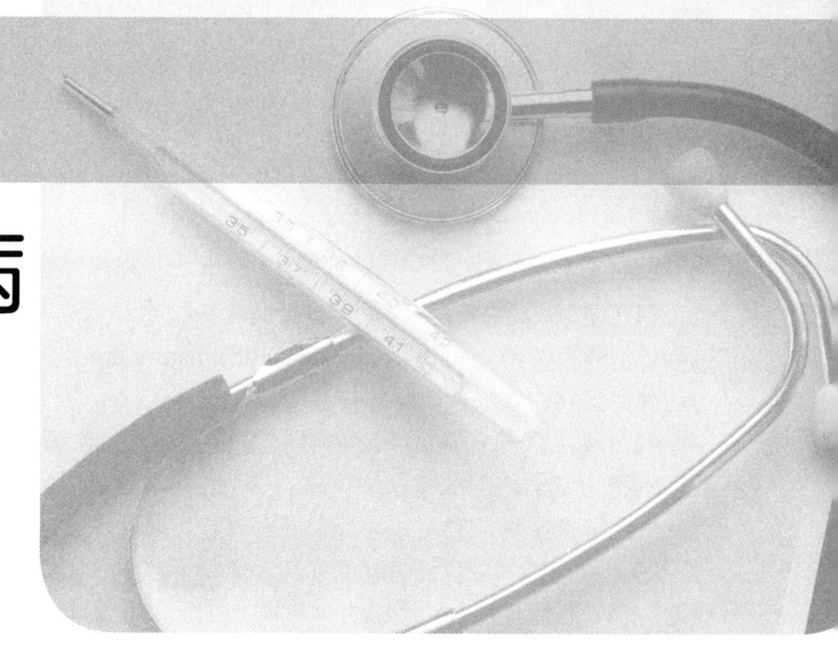

第 38 章

胃食管反流病

【疾病概述】

胃食管反流病（gastroesophageal reflux disease，GERD）是指胃十二指肠内容物反流至食管、口咽或呼吸道引起的不适症状和（或）并发症，包括反流性食管炎（reflux esophagitis，RE）、非糜烂性反流疾病（non-erosive reflux disease，NERD）和 Barrett 食管。典型症状是反流和烧心。随着年龄增大，GERD 的发病率逐渐升高，男性与女性发病率接近，但 RE 及 Barrett 食管的男性发病率高于女性。GERD 的发病率有上升趋势，且有年轻化趋向，严重影响患者的健康和生活质量。

关键词：GERD；RE；NERD；Barrett 食管。

【诊断与鉴别诊断】

一、接诊

1. 问诊要点

（1）危险因素：食物因素，包括高脂肪食物、巧克力、咖啡、酒精、碳酸饮料、薄荷等；药物因素，包括非甾体抗炎药（nonsteroidal anti-inflammatory drugs，NSAIDs）、钙通道阻滞剂、茶碱、多巴胺受体激动剂等；肥胖；妊娠；硬皮病；食管裂孔疝等。

（2）反流症状：胃或食管内容物是否为不费力反流到口咽部，有无恶心、干呕和腹肌收缩等前兆。若反流物为未消化的食物则为反食；若为酸味液体则为反酸；若为胆汁或肠液，则提示十二指肠胃食管反流。反酸、反食、嗳气等是否在餐后明显或加重。

（3）反流物刺激食管引起的症状（典型症状）：有无烧心，即胸骨后区域的烧灼感，可向上延伸至咽喉处，多于餐后 1 h 出现，屈曲、弯腰、妊娠、用力排便、腹压增加是否可诱发或加重。有无胸痛（反流物刺激食管痉挛等可导致胸痛，多发生在胸骨后或剑突下，可放射至背部、胸部、肩部、颈部等）。发生食管黏膜炎症、食管狭窄或食管运动功能障碍时，可出现吞咽困难或吞咽疼痛。

（4）食管外症状（非典型症状）：是否存在无季节性发作性夜间哮喘、咳嗽、咽喉炎、鼻窦炎、睡醒后声嘶、中耳炎、吸入性肺炎等（反流物吸入会引起支气管、喉头痉挛，刺激支气管黏膜导致炎症等）。

2. 全身体格检查要点

无特异性阳性体征。

二、开检查医嘱

1. 常规检验

无特异性检验项目的异常改变。食管黏膜炎症、溃疡导致上消化道出血时，可导致不同程度的贫血。

2. 专科相关检查

（1）内镜检查：为初诊患者的首选检查，可对食管黏膜进行直视检查，是判断食管黏膜损伤及其并发症的有效方法，并可评估疗效及预后。RE 在内镜下可表现为弥漫性黏膜红斑、水肿、脆性增加、糜烂、溃疡、狭窄及 Barrett 上皮。内镜下发现食管糜烂性病灶，结合典型症状确诊 GERD 的特异性高；仅有典型症状而无食管糜烂性病变时，可诊断为 NERD；内镜下发现食管远端有明显的柱状上皮化生，经病理组织学证实后即可诊断 Barrett 食管，可表现为岛状、舌状、环状分布。

（2）24 h 食管 pH 值测定：可确诊酸反流及其程度（频率及时间）和类型，以及症状是否与酸反流相关，适合内镜检查无食管炎但有典型症状或可疑症状、典型症状治疗无效、症状不典型、质子泵抑制剂（proton pump inhibitor，PPI）试验性治疗无效、手术前评估的患者。远端食管 pH 值＜ 4 的时间＞ 4% 和 DeMeester 评分＞ 14.72，即视为病理性酸反流。

（3）24 h 食管阻抗测定：可鉴别反流的类型［液体反流（低阻抗）、气体反流（高阻抗）或混合反流］。该检查对于弱酸反流、非酸反流有独特的敏感性，主要适用于正在应用 PPI 而仍有症状的患者，多同步监测 24 h pH 值和阻抗。

（4）食管测压：评估食管动力情况，用于排除食管动力障碍性疾病（由硬皮病、贲门失弛缓症引起），是内镜治疗及外科术前评估的必要项目。

（5）钡餐造影：气钡双重造影对 RE 的诊断特异性较高，但敏感性较低，可动态观察钡剂反流，发现重度食管炎、食管狭窄和食管裂孔疝等病变，也可用于排除食管恶性疾病。

（6）PPI 试验：对于有烧心、反酸等反流症状而疑诊 GERD 的患者，在排除报警症状后，可口服奥美拉唑 20 mg，2 次 / 日，连用 2 周，若症状消失或基本好转可诊断 GERD。对于非典型症状患者，也可给予 PPI 试验性治疗。

三、诊断流程或分类标准

符合以下任意 1 项可诊断 GERD：①有烧心和反流典型症状，内镜下齿状线上方见食管纵行黏膜破损，排除其他原因导致的食管炎。②内镜下无食管炎，但反流检测阳性。③内镜下无食管炎或未行内镜检查，PPI 试验阳性。

不典型症状（如咽喉炎、哮喘、咳嗽、胸痛）患者，应结合内镜、食管 pH 值监测、PPI 试验性治疗结果综合判断。

根据上消化道内镜所示食管黏膜外观，GERD 可分为：①糜烂性食管炎：内镜下可见食管远端黏膜破损，伴或不伴反酸、烧心等症状。②非糜烂性反流病（又称内镜阴性反流病）：特征为存在令人困扰的 GERD 症状，但内镜下未见食管黏膜损伤。

四、鉴别诊断

1. 冠心病

以胸痛为主要症状的患者应与心绞痛进行鉴别，应行心电图或运动平板试验进一步诊断。食管炎导致的胸痛发作与进食及体位相关，抑酸药可缓解；而心绞痛发作与活动、劳累相关，扩血管药物可缓解。

2. 食管癌、贲门失弛缓症、嗜酸性粒细胞食管炎

有吞咽困难症状的患者应与食管癌、贲门失弛缓、嗜酸性粒细胞食管炎相鉴别。可完善胃镜、病理检测及食管测压等检查协助诊断。

3. 内镜下表现为食管炎的疾病

GERD 还应与内镜下表现为食管炎的疾病相鉴别，如嗜酸性粒细胞食管炎、真菌性食管炎、药物性食管炎、克罗恩病、自身免疫性疾病等。可根据患者病史、用药史、内镜下表现、病理及自身免疫抗体等情况相鉴别。

4. 功能性胸痛

功能性胸痛的定义为胸骨后胸痛或不适，不伴食管症状（如烧心和吞咽困难），且必须排除心源性病因、胃食管反流病、嗜酸细胞性食管炎和食管动力障碍性疾病（如贲门失弛缓症、食管痉挛）。诊断要求近 3 个月内符合上述标准，且症状发作至少 6 个月。

5. 反流高敏感

反流高敏感是指酸暴露正常但症状与反流相关。根据罗马Ⅳ标准，诊断反流高敏感需要近 3 个月满足以下所有标准且从症状出现到诊断至少有 6 个月：有胸骨后症状，包括烧心或胸痛；内镜检查正常，且无证据表明症状是由嗜酸细胞性食管炎导致；无食管动力障碍，包括贲门失弛缓症、弥漫性食管痉挛等。

五、病情评估 / 病情严重程度分级

RE 洛杉矶分级：① A 级：齿状线上方可见≥ 1 个黏膜破损，长度＜ 5 mm。② B 级：齿状线上方可见≥ 1 个黏膜破损，长度≥ 5 mm，且病变没有融合。③ C 级：齿状线上方黏膜破损间有融合，但小于食管管周的 75%。④ D 级：齿状线上方黏膜破损间有融合，且大于食管管周的 75%。

六、并发症

1. 食管狭窄

反复发作的 RE 可产生纤维组织增生，导致食管瘢痕性狭窄，引起吞咽困难、胸骨后哽咽感、呕吐、胸痛等，此为严重食管炎的表现。

2. Barrett 食管

是指在食管黏膜的修复过程中，食管贲门交界处的齿状线上的鳞状上皮被特殊的柱状上皮替代，Barrett 食管（尤其伴有肠化生）是食管腺癌的癌前病变。

3. 出血

食管黏膜糜烂或溃疡可发生上消化道出血，临床可表现为呕血、黑便及不同程度的贫血。

七、诊断正确书写模板

胃食管反流病

　　反流性食管炎（LA 分级）

　　或非糜烂性反流病

　　或 Barrett 食管

【治疗】

一、治疗原则

1. 治疗原则

快速缓解症状，治愈 RE，维持缓解。

2. 治疗目标

减少复发，预防并发症，提高生活质量。

二、治疗流程或治疗 SOP

1. 一般治疗

生活方式改变应作为治疗 GERD 的基本措施。抬高床头 15 ～ 20 cm 可减少卧位及夜间反流；适当控制摄入高脂肪食物、巧克力、茶等；睡前 2 ～ 3 h 不宜进食，白天进餐后不宜立即卧床；戒烟戒酒。

2. 药物治疗

（1）抑酸治疗：PPI 是控制症状和治疗反流性食管炎首选的药物，持续治疗可有效缓解症状并预防复发。初始治疗时，PPI 应早、晚餐前足量应用，疗程 8 周。常用的 PPI 包括奥美拉唑、艾司奥美拉唑、雷贝拉唑、泮托拉唑等。对于 NERD 及内镜检查前 PPI 治疗已使食管炎愈合的患者，反流样症状的

初始治疗通常采用每天 1 次标准剂量 PPI 治疗 8 周，其缓解烧心的效果优于 H_2 受体拮抗剂（H_2 receptor antagonist，H_2RA）。

H_2RA 可抑制组胺刺激壁细胞的泌酸作用，减少胃酸分泌，可缓解症状，但对洛杉矶分级＞ C 级的 RE 的内镜下愈合率低，长期服用会产生药物耐药，常用的 H_2RA 包括雷尼替丁、法莫替丁。

钾离子竞争性酸阻滞剂（potassium-competitive acid inhibitor，P-CAB）通过竞争胃壁细胞腔面上的钾离子来发挥作用，能够对泵迅速产生可逆性抑制，从而抑制胃酸分泌。与 PPI 相比，伏诺拉生具有药动学和药效学优势。该药起效迅速，单次给药后即可中和胃酸。伏诺拉生的血清半衰期比 PPI 长（7.9 h *vs.* 1.5 h），因此可抑制胃酸分泌达 24 h。伏诺拉生的起始剂量通常为 20 mg，1 次 / 日，持续 4 ～ 8 周。

（2）促动力药物：GERD 是一种动力障碍性疾病，PPI 效果不佳时，可考虑联用促动力药物，可有效缓解腹胀、嗳气等症状，如多潘立酮、莫沙必利、依托必利等。

（3）黏膜保护药：硫糖铝可通过黏附于食管黏膜表面来提供物理屏障，抵御反流的胃内容物，对胃酸具有缓冲作用。碳酸铝镁能吸附胆汁，减少其与黏膜的损伤，并可作为物理屏障黏附于黏膜表面。

（4）维持治疗：是控制 GERD 的关键。PPI 维持治疗的效果优于 H_2RA 和促动力药物。药物剂量多为常规量或半量 PPI，1 次 / 日。洛杉矶分级 C ～ D 级 RE 需足量 PPI 维持治疗。按需治疗是间歇治疗的一种，即只在症状出现时服用药物，洛杉矶分级 A 级 RE 和 NERD 患者可按此方法进行维持治疗。

3. 手术治疗

长期服用 PPI 无法停药、存在明显食管裂孔疝者可考虑外科抗反流手术治疗。通常采用各种角度胃底折叠术。

4. 内镜下治疗

GERD 诊断明确、抑酸药物治疗有效、不愿长期服药或出现药物相关不良反应而无法耐受者，可考虑内镜下治疗。目前常用的内镜微创治疗方法包括：射频消融法、贲门套扎术、抗反流黏膜切除术（anti-reflux mucosectomy，ARMS）等。

5. 并发症的治疗

轻度食管狭窄可通过饮食限制及药物治疗改善，重度食管狭窄可通过内镜下扩张治疗，必要时可行支架置入术，部分患者可能需外科手术治疗。对于 Barrett 食管，应进行内镜随访及活检，早期发现异型增生及腺癌。当患者有低度异型增生时，可采用大剂量 PPI 治疗，3 ～ 6 个月后行内镜随访并活检；中重度异型增生或出现结节状增生时，可行内镜黏膜下剥离术（endoscopic submucosal dissection，ESD）射频、激光、氩离子凝固术。

三、重要治疗医嘱（表 38-1）

表 38-1 GERD 的重要治疗用药

药物	治疗 RE 的剂量	用法	注意事项
奥美拉唑	20 mg，bid	口服（餐前）	应避免与氯吡格雷、阿扎那韦合用
莫沙比利	5 mg，tid	口服（餐前）	过敏者禁用
铝碳酸镁	0.5 ～ 1.0 g，tid	口服	严重肾功能不全者禁用，妊娠期前 3 个月慎用，妊娠 3 个月以上应在医生指导下使用

bid，2 次 / 日；tid，3 次 / 日。

【预后】

大多数 GERD 患者呈慢性复发性，需维持治疗或按需治疗。坚持服药的 RE 患者食管糜烂治愈率较高，严重并发症的发病率低，与食管炎相关的死亡率较低。Barrett 食管有发生腺癌的倾向，需定期随访。

【出院指导】

改善生活方式（同前文“一般治疗”），减肥、降低腹压。足疗程药物治疗，长期维持治疗，根据病情按需服药。定期内镜下随访，尤其是合并 Barrett 食管的患者。

【推荐阅读】

[1] 林三仁 . 消化内科学高级教程［M］. 北京：中国医学电子音像出版社，2016.
[2] 中华消化病学分会胃肠动力组 . 胃食管反流病治疗共识意见［J］. 中华消化杂志，2014，34（10）：649-661
[3] Fass R，Vaezi M，Sharma P，et al. Randomised clinical trial：efficacy and safety of on-demand vonoprazan versus placebo for non-erosive reflux disease［J］. Aliment Pharmacol Ther，2023，58（10）：1016-1027.
[4] Hungin A P，Yadlapati R，Anastasiou F，et al. Management advice for patients with reflux-like symptoms：an evidence-based consensus［J］. Eur J Gastroenterol Hepatol，2024，36（1）：13-25.
[5] Kahrilas P J，Anastasiou F，Barrett K，et al. Assessment and treatment of reflux-like symptoms in the community：a multidisciplinary perspective［J］. Br J Gen Pract，2024，74（742）：232-235.
[6] Katz P O，Dunbar K B，Schnoll-Sussman F H，et al. ACG clinical guideline for the diagnosis and management of gastroesophageal reflux disease［J］. Am J Gastroenterol，2022，117（1）：27-56.
[7] Katz P O，Gerson L B，Vela M F. Guidelines for the diagnose and management of gastroesophageal reflux disease［J］. Am J Gastroenterol，2013，108（3）：308-328.
[8] Sigterman K E，van Pinxteren B，Bonis P A，et al. Short-term treatment with proton pump inhibitors，H2-receptor antagonists and prokinetics for gastro-oesophageal reflux disease-like symptoms and endoscopy negative reflux disease［J］. Cochrane Database Syst Rev，2013，2013（5）：CD002095.

（关馨　撰写　薛艳　审阅）

第39章

慢性胃炎

【疾病概述】

慢性胃炎（chronic gastritis）是由多种病因引起的胃黏膜慢性炎症，是我国人群中最常见的消化系统疾病。幽门螺杆菌感染是慢性胃炎的最主要病因，胆汁反流、长期服用阿司匹林或其他NSAIDs、酒精摄入是慢性胃炎相对常见的病因。此外，慢性胃炎还包括自身免疫性胃炎（autoimmune gastritis，AIG），由自身免疫因素所致，在我国较少见。慢性胃炎的分类尚未统一，通常按照悉尼系统分类方法分为慢性萎缩性胃炎和慢性非萎缩性胃炎两大类。慢性萎缩性胃炎属于胃癌的癌前状态，其患病率与胃癌发生率呈正相关。慢性胃炎无特异性临床表现，其诊断主要依据内镜检查。慢性胃炎的治疗主要为根除幽门螺杆菌治疗，辅以对症治疗。

关键词：幽门螺杆菌；萎缩；肠上皮化生。

【诊断与鉴别诊断】

一、接诊

1. 问诊要点

慢性胃炎无特异性临床表现，部分患者可无症状，问诊时可询问患者有无上腹痛、腹胀、餐后饱胀、早饱感等症状，有无乏力、头晕等贫血表现，既往有无幽门螺杆菌感染史、感染后有无根除治疗、根除治疗用药方案及根除治疗效果，有无阿司匹林或其他NSAIDs用药史，有无胃癌家族史等。

2. 全身体格检查要点

慢性胃炎常无特异性体征，查体时需注意患者有无贫血貌，腹部有无压痛、反跳痛及肌紧张。

二、开检查医嘱

1. 常规检验

主要为内镜检查前所需，包括血常规、尿常规、肝功能、肾功能、心肌酶、电解质、葡萄糖、凝血功能、感染免疫四项。

2. 幽门螺杆菌检测

可选用无创检测方法，如尿素呼气试验、幽门螺杆菌粪便抗原检测等。也可选择血清幽门螺杆菌抗体检测，但其不能区分现症感染和既往感染。此外，若患者行内镜检查，可在检查过程中完善快速尿素酶试验或取活检标本行沃森-斯塔里（Warthin-Starry，WS）染色进一步排查幽门螺杆菌感染。

3. 其他血清学检查

血清胃蛋白酶原（pepsinogen，PG）Ⅰ、PG Ⅱ及胃泌素-17检测有助于判断胃癌发生风险。

4. 胃镜检查

胃镜检查是诊断慢性胃炎的主要检查手段，检查时可观察胃黏膜形态，同时取活检标本送病理检查以明确诊断。

三、诊断流程或分类标准

慢性胃炎无特异性临床表现，其诊断主要依据内镜检查。慢性非萎缩性胃炎内镜下可见黏膜红斑、出血点或斑块，黏膜粗糙伴或不伴水肿、充血渗出等表现。慢性萎缩性胃炎内镜下可见黏膜红白相间，以白为主，黏膜皱襞变平甚至消失，部分黏膜血管显露，可伴有黏膜颗粒或结节状等表现。慢性胃炎可同时存在糜烂及胆汁反流等征象。AIG 可因维生素 B_{12} 缺乏而发生恶性贫血，伴神经系统表现。

根据内镜下表现可初步判断萎缩的范围，并通过木村-竹本分型来描述。在该分型中，萎缩范围不超过贲门者为闭合（closed，C）型，萎缩范围超过贲门向大弯侧发展者为开放（open，O）型。C 型和 O 型又分别分为 3 个亚型：C1，萎缩界限局限在胃窦部；C2，萎缩界限超过胃角；C3，萎缩界限超过胃角且接近贲门。O1，萎缩界限刚超过贲门；O2，萎缩界限已遍及整个胃底；O3，萎缩界限延伸至胃体。AIG 的特征性内镜表现是胃底腺区域（胃体和胃底）萎缩。

此外，内镜检查可初步判断幽门螺杆菌感染情况。未感染幽门螺杆菌的胃黏膜光滑，在角切迹及胃体小弯处可观察到黏膜上皮下的集合小静脉规则排列（regular arrangement of collecting venule，RAC），这是无幽门螺杆菌感染的重要证据。幽门螺杆菌感染的胃黏膜在内镜下通常表现为弥漫性发红、黏膜肿胀，部分患者可见胃窦黏膜粗糙不平，呈鸡皮样改变。此外，内镜下还可出现萎缩及皱襞异常等表现。

若患者无活检禁忌证，胃镜检查中应至少分别在胃窦和胃体取活检标本，并在可疑病灶处另取活检标本。有条件的情况下建议根据悉尼系统分类方法至少取 5 块标本，包括胃窦小弯、胃窦大弯、角切迹、胃体小弯下部及胃体大弯中部。活检标本需足够大，取材深度应达黏膜肌层。活检组织送病理检查后常规加做 WS 染色排查幽门螺杆菌感染。

慢性胃炎的病理表现通常为慢性炎症、萎缩、肠上皮化生（intestinal metaplasia，IM）和异型增生（又称上皮内瘤变）。萎缩的病理表现为固有腺体减少，IM 的病理表现为泌酸黏膜和（或）胃窦黏膜的表面上皮、小凹上皮和腺上皮被肠上皮取代。

四、鉴别诊断

1. 早期胃癌

早期胃癌是指局限在黏膜及黏膜下层的胃癌，伴或不伴淋巴结转移。患者一般无特殊症状及体征，多于内镜检查时发现。早期胃癌在白光内镜下可表现为色泽发红或发白，有自发出血、糜烂及浅溃疡，但也有较多病灶色泽正常，难以分辨。在放大内镜下，早期胃癌可表现为黏膜微血管结构及黏膜微表面结构不规则，并与周围病灶有清晰的分界线。

2. 消化性溃疡

患者常表现为规律性周期性上腹痛，与进食相关，合并出血患者还可表现为呕血、黑便，行胃镜检查可见胃或十二指肠溃疡，幽门螺杆菌检测常阳性。应用质子泵抑制剂（PPI）治疗后症状常可好转。

3. 胃食管反流病

患者主要表现为反酸、烧心、胸骨后疼痛等症状，常无明显体征，24 h pH 值及阻抗检测异常，反流性食管炎患者行胃镜检查可见齿状线上方糜烂，口服 PPI 等药物后症状可缓解。

五、病情评估 / 病情严重程度分级

慢性萎缩性胃炎的萎缩和 IM 的分级、分期标准通常采用可操作的萎缩评价系统（operative link for gastritis assessment，OLGA）（表 39-1）及可操作的肠上皮化生评价系统（operative link for gastric intestinal metaplasia assessment，OLGIM）（表 39-2）。OLGA 和 OLGIM 可预测胃癌的发生风险，OLGA 及 OLGIM Ⅲ期及Ⅳ期患者发生胃癌的风险高。异型增生是重要的癌前病变，可分为轻度、中度和重度异型增生；上皮内瘤变可分为低级别上皮内瘤变（low grade intraepithelial neoplasia，LGIN）和高级别上皮内瘤变（high grade intraepithelial neoplasia，HGIN）。

表 39-1　OLGA

胃窦（含胃角）萎缩程度	胃体萎缩程度			
	无	轻度	中度	重度
无	0	Ⅰ	Ⅱ	Ⅱ
轻度	Ⅰ	Ⅰ	Ⅱ	Ⅲ
中度	Ⅱ	Ⅱ	Ⅲ	Ⅳ
重度	Ⅲ	Ⅲ	Ⅳ	Ⅳ

表 39-2　OLGIM

胃窦（含胃角）肠上皮化生程度	胃体肠上皮化生程度			
	无	轻度	中度	重度
无	0	Ⅰ	Ⅱ	Ⅱ
轻度	Ⅰ	Ⅰ	Ⅱ	Ⅲ
中度	Ⅱ	Ⅱ	Ⅲ	Ⅳ
重度	Ⅲ	Ⅲ	Ⅳ	Ⅳ

六、并发症

慢性萎缩性胃炎患者存在进展为早期胃癌的风险。此外，AIG 患者可出现缺铁性贫血、恶性贫血、维生素 B_{12} 缺乏相关周围神经病变等，合并 1 型胃神经内分泌肿瘤及其他自身免疫病（如 1 型糖尿病、自身免疫性甲状腺炎）的风险增加。

七、诊断正确书写模板

慢性萎缩性胃炎 C1 型
　伴肠化生

【治疗】

一、治疗原则

慢性胃炎的治疗应尽可能针对病因，遵循个体化原则。治疗目的是祛除病因、缓解症状、改善胃黏膜炎症反应和预防并发症。

二、治疗流程或治疗 SOP

1. 饮食及生活方式调整

建议患者尽量避免长期大量服用引起胃黏膜损伤的药物（如阿司匹林），应筛查幽门螺杆菌并进行根除治疗，根据病情或症状严重程度选用 PPI、H_2RA 或胃黏膜保护剂。建议避免过多饮用咖啡，避免大量饮酒及长期大量吸烟。

2. 幽门螺杆菌根除治疗

对于幽门螺杆菌阳性的慢性胃炎患者，无论有无症状和并发症，均需进行幽门螺杆菌根除治疗，除非有抗衡因素存在。推荐采用铋剂四联方案（表 39-3）：PPI 或 P-CAB＋铋剂＋两种抗生素，疗程为 14 天。此外，高剂量双联方案（阿莫西林＋PPI）也可用于根除治疗。最新的 Maastricht Ⅵ共识意见也提出 P-CAB＋抗生素的二联疗法，其在有抗生素耐药感染证据的患者中具有优势，为治疗提供了新的选择。

用药结束需停药至少 1 个月后再次检测幽门螺杆菌，通常采用尿素呼气试验。

3. 对症治疗

以上腹痛和上腹部烧灼感等症状为主者，可根据病情或症状严重程度选用胃黏膜保护剂、抗酸剂、PPI、H_2RA。以上腹饱胀、恶心、与进食相关的腹胀、食欲减退等为主要症状者，可考虑使用胃肠促动药和（或）消化酶制剂。伴明显精神心理因素的慢性胃炎患者可用神经递质调节药物。

4. 癌前病变处理

对于重度异型增生或高级别上皮内瘤变，建议行内镜下治疗，并视情况定期随访。

三、重要治疗医嘱（表 39-3 和表 39-4）

表 39-3　铋剂四联方案中推荐的抗生素组合方案

	抗生素 1	抗生素 2
组合 1	阿莫西林 1.0 g，bid	克拉霉素 500 mg，bid
组合 2	阿莫西林 1.0 g，bid	左氧氟沙星 500 mg，qd；或 200 mg，bid
组合 3	四环素 500 mg，tid 或 qid	甲硝唑 400 mg，tid 或 qid
组合 4	阿莫西林 1.0 g，bid	甲硝唑 400 mg，tid 或 qid
组合 5	阿莫西林 1.0 g，bid	四环素 500 mg，tid 或 qid

铋剂四联方案中，标准剂量 PPI 包括：奥美拉唑 20 mg、艾司奥美拉唑 20 mg、雷贝拉唑 10 mg、兰索拉唑 30 mg、泮托拉唑 40 mg、艾普拉唑 5 mg，餐前 0.5 h 口服。不同铋剂的用法略有区别，如枸橼酸铋钾 220 mg，bid，餐前 0.5 h 口服。在含 P-CAB 的四联疗法中，伏诺拉生的剂量为 20 mg，bid。高剂量双联方案中，阿莫西林剂量为 1 g，tid，或 0.75 g，qid，PPI 剂量为双倍标准剂量 bid 或标准剂量 qid，推荐疗程为 14 天。

bid，2 次 / 日；qd，1 次 / 日；qid，4 次 / 日；tid，3 次 / 日。

表 39-4　慢性胃炎治疗的其他重要用药

药物	用法用量	注意事项
H_2 受体拮抗剂	雷尼替丁 150 mg，bid 法莫替丁 20 mg，bid	警惕肝功能异常及过敏
质子泵抑制剂	奥美拉唑 20 mg，qd 或 bid 艾司奥美拉唑 20 mg，qd 或 bid 雷贝拉唑 10 mg，qd 或 bid 兰索拉唑 30 mg，qd 或 bid 泮托拉唑 40 mg，qd 或 bid 艾普拉唑 5 mg，qd 或 bid	警惕肝功能异常。仅雷贝拉唑、泮托拉唑及艾普拉唑可与氯吡格雷联用

bid，2 次 / 日；qd，1 次 / 日。

【预后】

目前评估慢性胃炎患者胃癌发生风险的评价系统包括 ABC 分级（表 39-5）、新型胃癌筛查评分系统（表 39-6）、OLGA 及 OLGIM。

表 39-5　胃癌发生风险分级（ABC 分级）

	幽门螺杆菌抗体（－）	幽门螺杆菌抗体（＋）
PG（－）	A 级	B 级
PG（＋）	D 级	C 级

PG，胃蛋白酶原；PG Ⅰ ≤ 70 ng/ml 或 PG Ⅰ /PG Ⅱ ≤ 3 为 PG 阳性。

表 39-6　新型胃癌筛查评分系统

指标	分类	分值
年龄（岁）	40 ～ 49	0
	50 ～ 59	5
	60 ～ 69	6
	＞ 69	10
性别	女性	0
	男性	4
幽门螺杆菌抗体	阴性	0
	阳性	1
血清 PG Ⅰ /PG Ⅱ	≥ 3.89	0
	＜ 3.89	3
胃泌素 -17（pmol/L）	＜ 1.50	0
	1.50 ～ 5.70	3
	＞ 5.70	5

该系统总分为 0 ～ 23 分，根据分值将目标人群分为 3 个等级：胃癌高危人群（17 ～ 23 分）、胃癌中危人群（12 ～ 16 分）和胃癌低危人群（0 ～ 11 分）。

【出院指导】

建议局限于胃窦或胃体的萎缩性胃炎或 IM、ABC 分级 B 级、新型胃癌筛查评分为低危的患者，每 3 年复查 1 次内镜；对于 ABC 分级 C 级、新型胃癌筛查评分为中危、OLGA 和（或）OLGIM 分期≥Ⅲ期的患者，每 2 年复查 1 次内镜；ABC 分级 D 级、新型胃癌筛查评分为高危的患者，每年复查内镜。对于上皮内瘤变行内镜下治疗的患者，建议术后 3 个月复查内镜，根据内镜结果决定后续随访监测方案。

【推荐阅读】

[1] 中国胃癌筛查与早诊早治指南制定专家组 . 中国胃癌筛查与早诊早治指南（2022，北京）[J]. 中华消化外科杂志，2022，21（7）：827-851.
[2] 中华医学会消化病学分会 . 中国慢性胃炎诊治指南（2022 年，上海）[J]. 中华消化杂志，2023，28（3）：149-180.
[3] 中华医学会消化病学分会幽门螺杆菌学组 . 2022 中国幽门螺杆菌感染治疗指南 [J]. 中华消化杂志，2022，42（11）：745-756.

（赵中凯　撰写　张静　审阅）

第 40 章

消化性溃疡

【疾病概述】

消化性溃疡是指胃肠道黏膜被胃酸和胃蛋白酶消化而发生的溃疡，主要包括胃溃疡和十二指肠溃疡，幽门螺杆菌感染、服用阿司匹林或其他非甾体抗炎药（nonsteroidal anti-inflammatory drugs，NSAIDs）是其主要致病因素。多数患者表现为中上腹反复发作的节律性疼痛，少数患者无症状或以出血、穿孔等并发症作为首发症状。溃疡发作期查体可有中上腹局限性压痛。确诊消化性溃疡的主要辅助检查手段是内镜，可通过内镜下形态评估溃疡分期。内科治疗消化性溃疡的效果较好，主要使用抑酸药物治疗，若存在幽门螺杆菌感染，则应行根除治疗。

关键词：胃溃疡；十二指肠溃疡；幽门螺杆菌；上消化道出血。

【诊断与鉴别诊断】

一、接诊

1. 问诊要点

应重点询问腹痛的部位、类型、诱因、持续时间、缓解方式。典型症状包括：①部位：以中上腹疼痛为主，或在脐上方，可偏左或偏右。②程度和性质：可有钝痛、灼痛、胀痛、锐痛、饥饿样不适。③节律性：溃疡疼痛与饮食之间可有明显的相关性和节律性。十二指肠溃疡患者可为饥饿痛或夜间腹痛，胃溃疡患者可有餐后腹痛。④周期性：上腹疼痛发作数天或数周后，继以较长时间的缓解，以秋末春初更为常见。⑤影响因素：疼痛常因精神刺激、过度疲劳、饮食不慎、药物影响和气候变化等因素诱发或加重，可因休息、进食、服抑酸药、按压疼痛部位、呕吐等而减轻或缓解。

2. 全身检查要点

注意生命体征、意识状态等情况，有无急性面容、贫血貌等。

3. 专科检查要点

溃疡发作期中上腹部可有局限性压痛，反跳痛及肌紧张不明显，肠鸣音正常或活跃；缓解期可无明显体征。

二、开检查医嘱

1. 常规检查

血常规、尿常规、粪便常规、血生化、凝血功能、血型、心肌酶、网织红细胞计数、铁蛋白、铁三项（血清铁、血清总铁结合力、转铁蛋白饱和度）、叶酸、维生素 B_{12}。

2. 内镜检查

内镜下可直视溃疡的形态、部位、分期及出血情况等，可通过内镜黏膜活检 WS 染色或快速尿素酶试验判断幽门螺杆菌感染情况。对于无法接受传统内镜检查的患者，可根据适应证选择磁控胶囊内镜检查或钡餐造影检查。

3. 常规检查

心电图、腹部超声或腹部 CT。

三、诊断流程或分类标准

慢性病程、周期性发作、节律性上腹痛、NSAIDs 服用史等是疑诊的重要依据，内镜检查可以确诊。

四、鉴别诊断

1. 胃癌

胃溃疡需内镜下活检行病理学检查，必要时深凿活检及多点活检。

2. 功能性消化不良

部分功能性消化不良患者的症状与消化性溃疡类似，但其内镜检查正常或呈轻度胃炎。

3. 慢性胆囊炎和胆石症

疼痛与进食油腻有关，常位于右上腹、并放射至背部、对伴发热、黄疸的典型病例易做出鉴别，对不典型患者，则需借助腹部 B 超或内镜下逆行胆管造影检查。

4. 胃泌素瘤

分泌大量胃泌素，引起多发性、不典型部位的难治性溃疡，常合并出血、穿孔，并伴有腹泻和明显消瘦。可行血清胃泌素检测、生长抑素受体显像、超声内镜及穿刺提高诊断肿瘤的敏感性和特异性。

5. 病因鉴别

（1）幽门螺杆菌感染：幽门螺杆菌感染是消化性溃疡的主要病因，十二指肠溃疡患者的感染率超过 90%，胃溃疡患者为 60% ～ 90%。根除幽门螺杆菌有助于消化性溃疡的愈合并可显著降低其复发率。

（2）胃酸、胃蛋白酶分泌过度导致黏膜屏障功能降低和黏膜直接损伤。

（3）药物因素：NSAIDs（如阿司匹林、布洛芬）、糖皮质激素、抗血小板药物（如氯吡格雷、双膦酸盐、西罗莫司等）。

五、病情评估 / 病情严重程度分级

内镜下溃疡可分为 3 期：①活动期（A 期）：溃疡呈圆形或椭圆形，表面覆有厚黄苔或白苔，边缘光滑，充血水肿，呈红晕环绕。②愈合期（H 期）：溃疡变浅缩小，表面覆有薄白苔，周围充血水肿消退后可出现皱襞集中。③瘢痕期（S 期）：底部白苔消失，溃疡被红色上皮覆盖，渐变为白色上皮，集中的皱襞消失（见书后附图 40-1 至附图 40-12）。

当消化性溃疡出血时，内镜下一般采用 Forrest 分级初步评估其再出血风险：① Ⅰa 级：喷射性出血。② Ⅰb 级：活动性渗血。③ Ⅱa 级：溃疡见裸露血管。④ Ⅱb 级：溃疡附着血凝块。⑤ Ⅱc 级：溃疡有黑色基底。⑥ Ⅲ级：溃疡基底洁净。其中，Ⅰ级的再出血风险高达 55%，Ⅱa 级为 43%，Ⅱb 级为 22%，Ⅱc 级和Ⅲ级的再出血风险则分别为 10% 和 5%。

临床常使用 Rockall 评分来评估患者的病死率（表 40-1）。其中，总分≥ 5 分为高危，3 ～ 4 分为中危，0 ～ 2 分为低危。

表 40-1　Rockall 再出血和死亡风险评分系统

	评分			
	0 分	**1 分**	**2 分**	**3 分**
年龄（岁）	＜ 60	60 ～ 79	≥ 80	－
休克状况	无休克	心动过速	低血压	－
合并症	无	－	心力衰竭、缺血性心脏病和其他重要合并症	肝衰竭、肾衰竭和癌肿播散
内镜诊断	无病变或 Mallory-Weiss 综合征	溃疡等其他病变	上消化道恶性疾病	－
内镜下出血征象	无或有黑斑	－	上消化道血液潴留、黏附血凝块、血管显露或喷射性出血	－

六、并发症

1. 上消化道出血

上消化道出血是消化性溃疡最常见的并发症，发生率为 20% ～ 25%，十二指肠溃疡多见于胃溃疡。临床表现取决于出血的部位、速度和出血量。

2. 穿孔

可分为急性穿孔、亚急性穿孔和慢性穿孔。急性穿孔时表现为剧烈腹痛，查体伴压痛、反跳痛及肌紧张。

3. 流出道梗阻

多由十二指肠溃疡和幽门管溃疡所致，可引起胃潴留，临床表现为呕吐。查体可见胃型及上腹部振水音阳性。

4. 癌变

反复发作、病程持续时间长的胃溃疡癌变的风险高，十二指肠溃疡一般不发生癌变，内镜结合活检有助于诊断。

七、诊断正确书写模板

胃 / 十二指肠溃疡　活动期 / 愈合期 / 瘢痕期

【治疗】

一、治疗原则

缓解临床症状，促进溃疡愈合，防止溃疡复发，减少并发症。

二、治疗流程或治疗 SOP

1. 一般治疗

避免过度紧张、劳累，溃疡活动期伴并发症时需卧床休息。消化性溃疡合并出血者禁食禁水，后逐步开放饮食；活动期或愈合期消化性溃疡不合并出血者正常或半流食。戒烟酒，避免摄入咖啡、浓茶等刺激性食物。停服不必要的 NSAIDs。

2. 药物治疗

抑制胃酸分泌首选 PPI，也可使用 H_2RA。P-CAB 类药物作为抑酸强度高于 PPI 的新型抑酸药物也逐步应用于消化性溃疡的治疗。消化性溃疡患者若幽门螺杆菌阳性应行根除治疗（详见第 39 章）。保护胃黏膜可使用铋剂、弱碱抗酸剂等。十二指肠溃疡患者使用 PPI 的疗程通常为 4 周，胃溃疡的 PPI 疗程为 6 ～ 8 周。

3. 内镜治疗

溃疡出血病灶可行内镜下治疗，包括局部注射 1∶10 000 肾上腺素生理盐水、出血点钳夹和热凝固术等，结合持续静脉滴注 PPI 控制溃疡活动性出血。

4. 外科手术

若内镜止血失败，可考虑选择肠系膜动脉导管栓塞术或手术治疗。外科手术适应证：①急性溃疡穿孔；②穿透性溃疡；③大量或反复出血，内科治疗无效；④器质性幽门梗阻；⑤胃溃疡癌变或不能除外癌变；⑥顽固性或难治性溃疡，如幽门管溃疡、球后溃疡。

三、重要治疗医嘱（表 40-2）

表 40-2　消化性溃疡重要治疗方案

治疗方法	用法用量
幽门螺杆菌根除治疗	建议四联方案 14 天治疗，具体方案见第 39 章
抑酸治疗	消化性溃疡合并出血者：0.9% 氯化钠注射液 100 ml＋奥美拉唑 40 mg，静脉滴注，qd 活动期或愈合期消化性溃疡不合并出血者：奥美拉唑 20 mg，口服，bid，十二指肠溃疡常规疗程 4 周，胃溃疡疗程 6 ～ 8 周

bid，2 次 / 日；qd，1 次 / 日。

【预后】

内科治疗消化性溃疡具有良好的疗效，95% 以上的消化性溃疡都可被治愈。

【出院指导】

按时服药，监测幽门螺杆菌根除情况，尽量避免使用 NSAIDs。对于溃疡高风险患者，应换用选择性环氧合酶 -2 抑制剂并联合 PPI 等抑酸剂，以预防溃疡复发。

【推荐阅读】

[1] 隆戈 . 哈里森胃肠及肝病学：第 2 版［M］. 钱家鸣，译 . 北京：科学出版社，2018.
[2] 中华消化杂志编辑委员会 . 消化性溃疡诊断与治疗共识意见（2022 年，上海）［J］. 中华消化杂志，2023，43（3）：176-192.

（张冬雪　陆浩平　撰写　孟灵梅　审阅）

第 41 章

自身免疫性肝病

自身免疫性肝病（autoimmune liver disease，AILD）主要包括自身免疫性肝炎（autoimmune hepatitis，AIH）和原发性胆汁性胆管炎（primary biliary cholangitis，PBC）。二者的共同特点是在肝出现病理性炎症损伤的同时，血清中可发现与肝有关的自身抗体。遗传易感性是 AILD 的主要因素，在此基础上，病毒感染、药物和环境因素可能是促发因素。

第 1 节　自身免疫性肝炎

【疾病概述】

AIH 的临床特点包括血清氨基转移酶水平升高、高 IgG 血症、血清自身抗体阳性，组织学上存在中重度界面性肝炎等。AIH 可根据自身抗体分为两型：抗核抗体（antinuclear antibody，ANA）和（或）抗平滑肌抗体（anti-smooth muscle antibody，ASMA）阳性者为 1 型 AIH，约占 AIH 病例的 90%；抗肝肾微粒体抗体 1 型（anti-liver-kidney microsomal antibody type 1，抗 LKM-1 抗体）和（或）抗肝细胞溶质抗原 1 型抗体（anti-liver cytosol type 1 antibody，抗 LC-1 抗体）阳性者为 2 型 AIH。多数 AIH 起病隐匿，患者无明显症状或仅出现乏力等非特异性症状，少数患者为急性发作。早期诊断和恰当治疗可显著改善 AIH 患者的生存期和生活质量，目前主要采用非特异性免疫抑制标准治疗方案：泼尼松（龙）单药治疗或联合硫唑嘌呤。

关键词：自身免疫性；高 IgG 血症；血清自身抗体；界面性肝炎；免疫抑制治疗。

【诊断与鉴别诊断】

一、接诊

1. 问诊要点

（1）主诉及现病史：询问患者的主要症状，如乏力、食欲减退、黄疸、肝区疼痛或不适感、皮肤瘙痒、体重减轻、皮疹、口腔溃疡、关节肌肉痛、口干、眼干等。

（2）既往史：询问患者用药史（包括中草药及保健品）、饮酒史、合并症（如类风湿关节炎、系统性红斑狼疮等其他自身免疫病）。

（3）家族史：询问患者家族成员中是否有类似肝病或自身免疫病。

2. 全身体格检查要点

（1）皮肤和黏膜：观察是否存在黄疸，有无皮疹、口腔溃疡、淋巴结肿大及压痛、眼炎等。

（2）腹部检查：是否有腹部压痛、腹腔积液、腹部包块或肝脾大等。

（3）关节和肌肉：关节是否肿胀、疼痛或有红斑等皮肤损害。

二、开检查医嘱

1. 肝功能评估

丙氨酸转氨酶（alanine transaminase，ALT）、天冬氨酸转氨酶（aspartate transaminase，AST）、碱性磷酸酶（alkaline phosphatase，ALP）、γ-谷氨酰转移酶（gamma glutamyl transferase，GGT）、胆红素、白蛋白、凝血功能等。

2. 免疫学检查

ANA、ASMA 和抗 LKM-1 抗体、抗 LC-1 抗体、抗可溶性肝抗原抗体（anti-soluble liver antigen antibody，抗 SLA 抗体）、血清免疫球蛋白水平、补体水平等。

3. 肝影像学检查

腹部超声、肝 CT 或 MRI。

4. 肝穿刺活检

肝组织学检查。

三、诊断流程或分类标准

AIH 的诊断主要基于临床表现、实验室检查和肝组织学特征性表现，并排除其他肝病病因。诊断标准参考 2008 年国际自身免疫性肝炎小组（International Autoimmune Hepatitis Group，IAIHG）提出的 AIH 简化诊断积分系统（表 41-1）。

表 41-1　IAIHG 的 AIH 简化诊断积分系统

	标准	分值	备注
ANA 或 ASMA	1∶40	1	相当于我国常用的 ANA 1∶100 的最低滴度
ANA 或 ASMA	1∶80	2	多项同时出现时最高计 2 分
抗 LKM-1 抗体	1∶40	2	
抗 SLA 抗体	阳性	2	
IgG	＞正常值上限	1	
	＞ 1.1 倍正常值上限	2	
肝组织学	符合 AIH	1	界面性肝炎、汇管区和小叶内淋巴-浆细胞浸润、肝细胞玫瑰样花环和穿入现象被认为是特征性肝组织学改变，以上 4 项中具备 3 项为典型表现
	典型 AIH 表现	2	
排除病毒性肝炎	是	2	

注：评分＝6 分为 AIH 可能；评分≥ 7 分即可确诊 AIH。

四、鉴别诊断

1. 丙型肝炎病毒（hepatitis C virus，HCV）感染

嗜肝病毒可诱发自身免疫反应，尤其是 HCV。HCV 感染患者的血清 ANA 可呈低滴度阳性或抗 LKM-1 抗体阳性，IgG 水平轻度升高，HCV-RNA 阳性是确诊 HCV 感染最可靠的指标。HCV 感染患者的肝组织学检查可观察到肝细胞脂肪变性、淋巴滤泡形成及肉芽肿形成。血清氨基转移酶水平升高的患者应进行肝炎病毒筛查。

2. 药物性肝损伤

某些药物（如 NSAIDs、抗生素、抗癫痫药等）可导致肝损伤，患者多有明确用药史，停药后好转，可有血清氨基转移酶水平升高和（或）胆汁淤积表现。肝组织学检查可见汇管区中性粒细胞和嗜酸性粒

细胞浸润、肝细胞呈大泡脂肪变性、肝细胞胆汁淤积，纤维化程度一般较轻（< S2 期）。需详细询问患者是否使用过可能引起肝损害的药物，并排除药物性肝损伤的可能性。

3. 代谢相关脂肪性肝病

多见于超重或肥胖人群。1/3 的患者血清 ANA 呈低滴度阳性，血清氨基转移酶水平轻度升高，可伴有胰岛素抵抗表现。肝组织学检查见肝细胞呈大泡脂肪变性、肝窦纤维化、汇管区炎症较轻等提示脂肪性肝病。

4. 肝豆状核变性（Wilson 病）

多发于儿童，铜经胆汁排泄受损后主要在肝、脑和角膜内蓄积，导致肝和神经系统功能紊乱，角膜色素环（Kayser-Fleischer ring，K-F 环）是其典型眼科表现。Wilson 病患者的血清 ANA 可阳性，血清铜蓝蛋白水平低，24 h 尿铜水平升高。肝组织学检查存在肝细胞脂肪变性、空泡状核形成、汇管区炎症，可伴界面性肝炎，可有大量铜沉着，其组织学及血清免疫学特点可与 AIH 相似。对于激素应答不良、肝功能检查结果异常合并神经系统症状的患者，诊断 AIH 前应除外 Wilson 病。

五、病情评估 / 病情严重程度分级

肝组织学检查可为 AIH 提供确诊依据并评估分级和分期。界面性肝炎是 AIH 的组织学特征之一，根据界面破坏范围和浸润深度，界面性肝炎可分为：①轻度：局灶性或少数门管区破坏。②中度：< 50% 的门管区或纤维间隔破坏。③重度：> 50% 的门管区或纤维间隔破坏。中度以上界面性肝炎支持 AIH 的诊断。界面性肝炎对于 AIH 的诊断具有特征性而非特异性，仍需排除其他慢性肝病，如病毒性肝炎、药物性肝损伤等。

六、并发症

1. 肝硬化

约 1/3 的患者初诊即为肝硬化表现，未经治疗和多次复发的患者更易出现肝硬化。

2. 肝细胞癌

1% ～ 9% 的 AIH 相关肝硬化患者可发生肝细胞癌，年发病率为 1.1% ～ 1.9%，主要危险因素包括肝硬化≥ 10 年、门静脉高压、持续性炎症、反复复发和免疫抑制治疗≥ 3 年。

七、诊断正确书写模板

1 型（2 型）自身免疫性肝炎

【治疗】

一、治疗原则

早期启动单用泼尼松（龙）或联合硫唑嘌呤的免疫抑制治疗，以获得并维持肝组织学缓解，防止进展为肝硬化或肝衰竭。

二、治疗流程或治疗 SOP

1. 治疗指征

建议中度以上炎症活动的 AIH 患者［血清氨基转移酶水平> 3× 正常值上限（upper limit of normal，ULN）、IgG > 1.5×ULN 和（或）中重度界面性肝炎］需接受免疫抑制治疗。急性表现（ALT 或 AST > 10×ULN）或重症 AIH 患者［伴国际标准化比值（international normalized ratio，INR）> 1.5］应及时启动免疫抑制治疗，以免进展至肝衰竭。

2. AIH 的药物治疗（图 41-1）

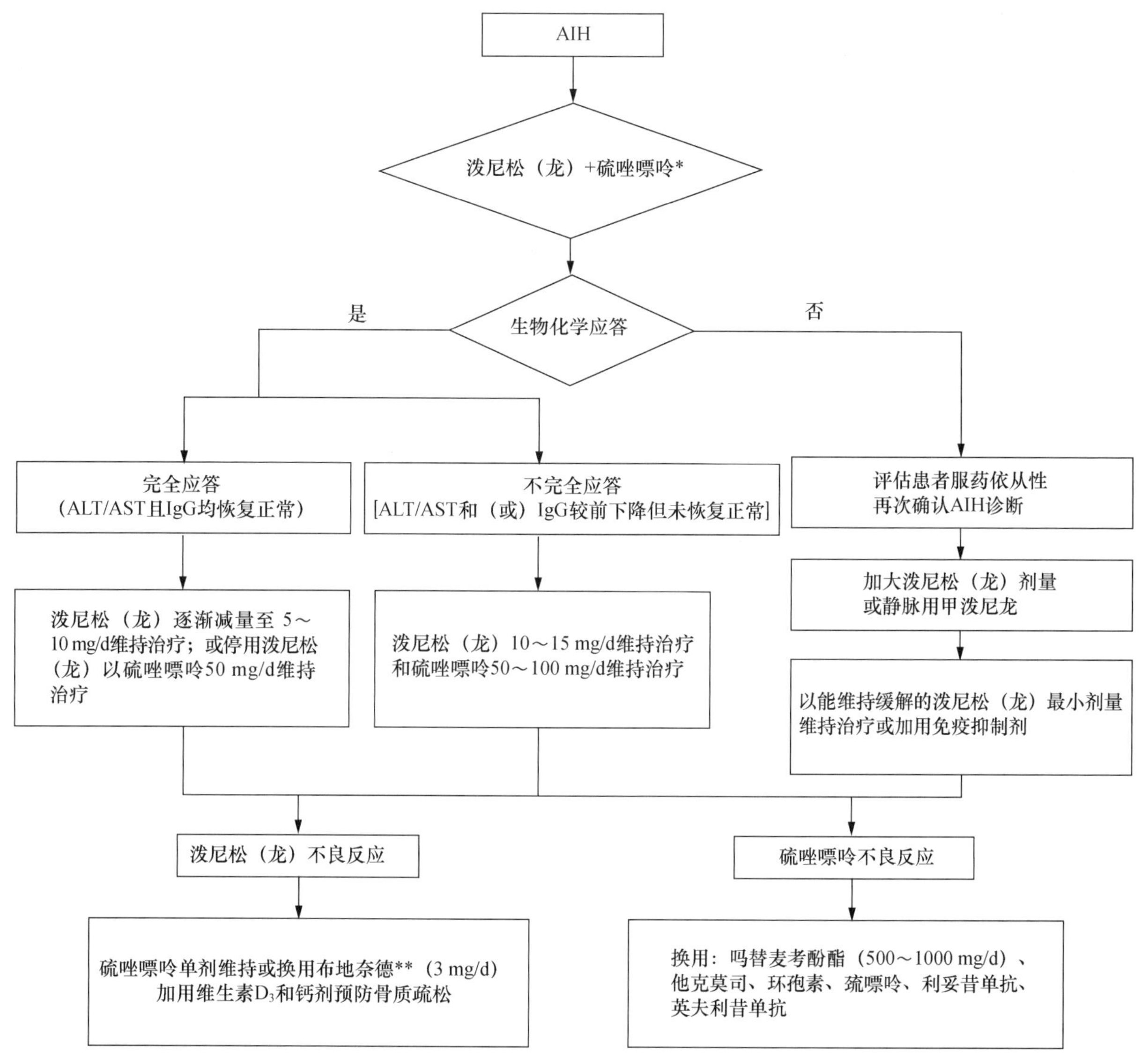

*建议有条件时在使用前检测*TPMT*和*NUDT15*基因型和(或)活性，启动糖皮质激素2周后添加硫唑嘌呤（50～100 mg/d），并注意监测血常规。失代偿期肝硬化患者不建议使用硫唑嘌呤。

**对于经泼尼松（龙）治疗后不良反应严重者，布地奈德可作为替代药物。但布地奈德在肝硬化患者中失去首过效应的优势，有增加门静脉血栓形成的风险。此外，其在急性重症AIH或急性肝衰竭中的治疗作用未知，因此上述情况不建议使用。

图 41-1　AIH 的药物治疗流程图

三、重要治疗医嘱

1. 诱导缓解治疗：泼尼松（龙）0.5 ～ 1 mg/（kg · d），通常以 30 mg/d 起始，口服 1 周后逐步减量，以 20 mg/d 口服 2 周，再减量至 15 mg/d 口服 4 周，低于 15 mg/d 时，以 2.5 mg/d 的幅度减至维持剂量（5 ～ 10 mg/d）。

2. 维持治疗：硫唑嘌呤以 50 mg/d 起始，可视毒性反应及应答情况逐渐增至 1 ～ 2 mg/（kg · d），激素可逐步减停。

【预后】

AIH 患者获得生化缓解后预后较好，生存期接近同龄普通人群。预后不佳的危险因素主要包括诊断时已有肝硬化和治疗后未能获得生化缓解。

【出院指导】

院外密切观察病情，遵医嘱用药，注意药物不良反应，不自行停药或调整剂量，避免使用肝损伤药物，定期监测肝功能。避免过度劳累和精神紧张，保持充足的休息和睡眠。适当运动，但避免剧烈运动。均衡饮食，选择低盐、低脂、高纤维饮食，避免饮酒。

第 2 节　原发性胆汁性胆管炎

【疾病概述】

PBC（既往被称为原发性胆汁性肝硬化）是一种慢性自身免疫性肝内胆汁淤积性疾病。PBC 多见于中老年女性，最常见的临床表现为乏力和皮肤瘙痒。实验室检查特点是 ALP、GGT 水平升高。免疫学特点是抗线粒体抗体（anti-mitochondrial antibody，AMA）阳性、IgM 水平升高。病理学特点是非化脓性破坏性小胆管炎。首选治疗药物是熊脱氧胆酸（ursodeoxycholic acid，UDCA）。

关键词：自身免疫性；AMA；胆汁淤积；胆管炎；UDCA。

【诊断与鉴别诊断】

一、接诊

1. 问诊要点

（1）主诉及现病史：询问患者的主要症状，如乏力、皮肤瘙痒、食欲减退、黄疸、腹泻、肝区疼痛或不适感、体重减轻、关节肌肉痛、口干、眼干等。

（2）既往史：询问患者用药史、肝炎病史、合并症（如类风湿关节炎、系统性红斑狼疮等其他自身免疫病）。

（3）家族史：询问患者家族成员中是否有类似的肝病或自身免疫病。

2. 全身体格检查要点

（1）皮肤和黏膜：检查是否存在黄疸、皮疹、皮肤粗糙、色素沉着、黄色瘤、淋巴结肿大及压痛、眼炎等。

（2）腹部检查：是否有腹部压痛、腹腔积液、腹部包块或肝脾大等。

（3）关节和肌肉：检查是否肿胀或压痛。

二、开检查医嘱

1. 肝功能评估

包括血清氨基转移酶（ALT、AST）、ALP、GGT、胆红素、白蛋白等。

2. 免疫学检查

AMA 尤其是 AMA-M2 亚型、ANA、ASMA、抗 gp210 抗体、抗 sp100 抗体、血清免疫球蛋白、补体等。

3. 肝影像学检查

腹部超声、磁共振胰胆管成像（magnetic resonance cholangiopancreatography，MRCP）。

4. 肝穿刺活检

肝组织学检查。

三、诊断流程或分类标准

PBC 的诊断需依据生化指标、免疫学、影像学及组织学检查进行综合评估。满足以下 3 项标准中的

2 项即可诊断：①存在胆汁淤积的生化证据（主要是 ALP 和 GGT 水平升高），且影像学检查已排除肝外或肝内大胆管梗阻；② AMA/AMA-M2 阳性，或其他 PBC 特异性自身抗体（抗 gp210 抗体、抗 sp100 抗体）阳性；③组织学上有非化脓性破坏性胆管炎和小胆管破坏的证据。

四、鉴别诊断

1. 肝外或肝内大胆管梗阻

结石、炎性狭窄或肿瘤等可引起肝外或肝内大胆管梗阻，通常经超声、CT、MRI 等影像学检查可鉴别。

2. 肝内胆汁淤积

肝内胆汁淤积的病因繁多，需根据病史、体格检查、生化指标、免疫学指标、影像学检查、病理检查及基因检测等手段综合判断。

（1）主要累及肝细胞的疾病：酒精性肝病、药物性肝损伤等。

（2）主要累及胆管的疾病：小胆管型原发性硬化性胆管炎（primary sclerosing cholangitis，PSC）、IgG4 相关性胆管炎、成人特发性胆管减少症、良性再发性或进行性家族性肝内胆汁淤积等。

（3）主要累及血管的疾病：肝窦阻塞综合征、布-加综合征等。

（4）其他：结节病、朗格汉斯细胞组织细胞增生症、肝淀粉样变性等。

五、病情评估 / 病情严重程度分级

根据临床表现及生物化学指标可分为 4 期：①临床前期：AMA 阳性，但生化指标无明显异常。②无症状期：有生化指标异常，但无明显临床症状。③症状期：出现乏力、皮肤瘙痒等症状。④失代偿期：出现消化道出血、腹腔积液、肝性脑病等临床表现。

六、并发症

1. 代谢性骨病

PBC 患者有发生代谢性骨病的风险，包括骨质减少和骨质疏松，两者均为 PBC 患者的特征性骨病，可能反映了残留毒素对成骨细胞的抑制作用。极少数情况下，患者可发生骨软化症，其特征为骨矿化减少、骨痛和骨折。PBC 患者骨折的患病率为 10% ～ 20%，骨折风险是普通人群的 2 倍。

2. 肝硬化

进展为肝硬化的 PBC 患者具有与其他形式肝硬化类似的临床表现，包括非特异性症状（如厌食、体重减轻、肌无力、乏力）或肝失代偿的体征和症状（黄疸、瘙痒、上消化道出血体征、腹腔积液所致腹部膨隆、肝性脑病所致意识模糊）。

3. 肝细胞癌

男性和肝硬化是 PBC 患者发生肝细胞癌的独立危险因素。

七、诊断正确书写模板

原发性胆汁性胆管炎（分期）

【治疗】

一、治疗原则

早期及长期使用 UDCA 治疗。

二、治疗流程或治疗 SOP

1. 一线治疗药物

UDCA 长期治疗需动态评估患者体重并及时调整剂量。UDCA 治疗 6 ～ 12 个月应进行生化应答评估，对 UDCA 生化应答不佳的患者，可启用二线治疗药物。

2. 二线治疗药物

包括奥贝胆酸、贝特类药物、布地奈德。

3. 肝移植

PBC 进展至肝硬化失代偿期（腹腔积液、食管胃静脉曲张出血或肝性脑病）且终末期肝病模型（model for end-stage liver disease，MELD）评分＞ 15 分者，或 Mayo 风险评分＞ 7.8 分者，可考虑行肝移植。此外，严重顽固性瘙痒是肝移植的特殊指征。

三、重要治疗医嘱（表 41-2）

表 41-2　PBC 的重要治疗药物

药物	用法用量	注意事项
UDCA	13 ～ 15 mg/（kg · d），分次或顿服	需动态评估患者体重并及时调整剂量
奥贝胆酸	5 ～ 10 mg/d	目前或既往有肝硬化失代偿事件（腹腔积液、肝性脑病、食管胃静脉曲张出血）、凝血功能异常及持续性血小板减少症者禁用
贝特类药物		肝硬化失代偿期不推荐使用，注意监测肝损伤指标（如胆红素）
苯扎贝特	400 mg/d	
非诺贝特	200 mg/d	
布地奈德	6 ～ 9 mg/d	不推荐用于肝硬化及门静脉高压患者

【预后】

PBC 患者的预后取决于能否早期诊断和对 UDCA 的应答状态。已进入晚期才被诊断和接受治疗者，预后不佳。

【出院指导】

院外密切观察病情，遵医嘱用药，不自行停药或调整剂量，避免肝损伤药物，定期复诊。避免过度劳累和精神紧张，保持充足的休息和睡眠。均衡饮食，选择低脂、高纤维、高蛋白饮食，避免饮酒、辛辣刺激饮食。

【推荐阅读】

[1] 中华医学会肝病学分会 . 原发性胆汁性胆管炎的诊断和治疗指南（2021）[J]. 临床肝胆病杂志，2022，38（1）：35-41.
[2] 中华医学会肝病学分会 . 自身免疫性肝炎诊断和治疗指南（2021）[J]. 临床肝胆病杂志，2022，38（1）：42-49.

（陈晨　撰写　徐志洁　审阅）

第 42 章 肝硬化

【疾病概述】

肝硬化是各种慢性肝病进展至以肝弥漫性纤维化、假小叶形成、肝内外血管增殖为特征的病理阶段，代偿期无明显临床症状，失代偿期以门静脉高压和肝功能严重损伤为特征。患者常因合并腹腔积液、消化道出血、脓毒症、肝性脑病、肝肾综合征和癌变等导致多脏器功能衰竭而死亡。临床依靠生化、影像学检查、内镜及肝穿刺活检等检验检查综合评估肝硬化的病因及并发症。主要治疗包括病因治疗和并发症控制。预后取决于肝硬化的病因和并发症情况，Child-Pugh 分级和终末期肝病模型（MELD）评分有助于判断预后。

关键词：肝硬化；腹腔积液；消化道出血；肝性脑病；肝肾综合征。

【诊断与鉴别诊断】

一、接诊

1. 问诊要点

（1）肝硬化并发症的问诊要点：①消化道出血：出血形式（呕血 / 黑便 / 便血）；出血前诱因 / 病因；出血量；循环不稳定的表现（头晕 / 晕厥 / 少尿 / 意识改变 / 肢端湿冷等）；既往出血史及相关治疗情况。②肝性脑病：发作的常见诱因（出血、不当利尿、感染等）、精神状态情况。③腹腔积液：腹胀、乏力、下肢水肿、体重改变；既往腹腔积液治疗情况。④肝肾综合征：利尿治疗情况、近期出血 / 感染情况、尿量。⑤肝肺综合征：呼吸困难。⑥肝癌 / 肝衰竭：皮肤巩膜黄染、皮肤黏膜出血、意识状态改变、体重变化。

（2）肝硬化病因的问诊要点：①病毒性：乙型肝炎病毒（hepatitis B virus，HBV）/HCV 感染史、甲型肝炎病毒（hepatitis A virus，HAV）/ 戊型肝炎病毒（hepatitis E virus，HEV）感染史（近期进食不洁食物）、巨细胞病毒（cytomegalovirus，CMV）/EB 病毒（Epstein-Barr virus，EBV）等非嗜肝病毒感染；免疫抑制人群（器官移植、应用免疫抑制药物）/ 近期发热。②酒精性：是否酗酒、每日饮酒量、饮酒酒精度数。③药物性：长期服用药物情况（注意询问中药 / 保健品 / 染发 / 文身 / 职业接触相关化学试剂等）。④遗传代谢性：肝豆状核变性应询问神经精神症状、生长发育情况及相关家族史；血色病应询问铁过载相关表现（皮肤色素沉着、糖尿病、垂体 / 性腺 / 甲状腺功能减退相关症状、关节炎等）；家族史。⑤免疫性：肝功能异常病史及相关特异性抗体；已确诊的免疫性相关肝硬化患者应询问激素 / 免疫抑制剂 / UDCA 或二线治疗情况。⑥心源性：心脏病史。⑦寄生虫：血吸虫感染史。⑧脂肪性：身高、体重，是否合并高脂血症、糖尿病、高血压等。

2. 全身体格检查要点

（1）视：神志状态、皮肤巩膜颜色（黄疸 / 贫血貌）、肝掌、蜘蛛痣、杵状指、水肿（腰骶部 / 下肢）、腹部膨隆 / 平坦 / 凹陷、腹壁静脉曲张、脐部隆起 / 凹陷。

（2）听：肠鸣音、腹部血管杂音。

（3）叩：全腹叩诊、肝叩诊、脾叩诊、肝 / 脾叩击痛、移动性浊音。

（4）触：浅表淋巴结触诊、全腹浅触诊 / 深触诊 / 冲击触诊（大量腹腔积液者）、肝触诊、脾触诊、Murphy 征、麦氏点压痛。

二、开检查医嘱

1. 检验

血常规、生化（肝功能Ⅱ＋肾功能Ⅰ＋电解质＋血糖）、尿常规、粪便常规＋粪便潜血、肿瘤标志物［甲胎蛋白（α-fetoprotein，AFP）＋癌胚抗原（carcinoembryonic antigen，CEA）＋糖类抗原 19-9（carbohydrate antigen 19-9，CA19-9）］、血氨、血气分析、乙型肝炎五项、丙型肝炎抗体、腹腔积液检查（常规＋生化＋积液培养＋找肿瘤细胞＋腹腔积液 CEA/CA19-9/AFP＋找细菌 / 真菌 / 结核＋淀粉酶 / 脂肪酶＋胆红素＋病理）、24 h 尿钠 / 随机尿 Na^+/K^+ 比值、自身免疫肝病谱、免疫球蛋白七项及电泳、铜蓝蛋白、铁蛋白等。

2. 无创性检查

腹部增强 CT/ 门静脉 CTA、肝弹性检查、发泡试验（怀疑肝肺综合征时开具）。

3. 有创性检查

胃镜、肠镜（怀疑门静脉高压-直肠静脉丛曲张出血时开具）、肝穿刺［经皮 / 经颈静脉肝穿刺（腹腔积液较多或凝血功能较差者选择）］。

三、诊断流程或分类标准

1. 肝硬化诊断

肝硬化的诊断需综合考虑病因、病史、临床表现、并发症、治疗过程、检验、影像学及组织学等检查。临床可分为代偿期、失代偿期。

（1）代偿期肝硬化的诊断依据（符合下列 4 项之一）：①组织学符合肝硬化诊断。②内镜显示食管胃静脉曲张或消化道异位静脉曲张，除外非肝硬化性门静脉高压。③ B 超、肝硬度值（liver stiffness measurement，LSM）或 CT 等影像学检查提示肝硬化或门静脉高压特征：脾大、门静脉直径≥ 1.3 cm，LSM 测定符合不同病因的肝硬化诊断界值。④无法获取组织学、未行内镜或影像学检查者，以下指标异常提示存在肝硬化（需至少符合下列 4 项中的 2 项）：PLT ＜ 100×10^9/L，且无其他原因可以解释；血清白蛋白＜ 35 g/L，排除营养不良或肾病等原因；INR ＞ 1.3 或凝血酶原时间（prothrombin time，PT）延长（停用溶栓或抗凝药物 7 天以上）；成人 APRI 评分＞ 2。

（2）失代偿期肝硬化的诊断依据：在代偿期肝硬化的基础上，出现门静脉高压并发症和（或）肝功能减退：①具备肝硬化的诊断依据；②出现门静脉高压相关并发症，如腹腔积液、食管胃静脉曲张破裂出血、脓毒症、肝性脑病、肝肾综合征。

2. 肝硬化的病因诊断

（1）病毒性：乙型肝炎、丙型肝炎。

（2）酒精性：长期饮酒史（＞ 5 年，男性酒精量≥ 40 g/d，女性酒精量≥ 20 g/d，或两周内摄入酒精量＞ 80 g/d）。

（3）药物性：长期服用特殊中药、保健品，或长期接触某种化学试剂，除外其他肝硬化病因。

（4）免疫性：自身免疫性肝炎（AIH）或原发性胆汁性胆管炎（PBC）。AIH 肝功能异常表现以肝细胞损伤为主，伴相关特异性抗体阳性，IgG 升高，病理提示界面性肝炎；PBC 以胆汁淤积性肝功能损伤表现为主，AMA-M2/sp100/gp210 抗体阳性，病理提示非化脓性胆管炎。

（5）代谢性（常见）：血色病（铁蓄积表现）、肝豆状核变性（铜蓄积表现）。

（6）其他：心源性肝硬化、非酒精性脂肪性肝硬化等。

3. 肝硬化并发症诊断

（1）消化道出血：①食管胃底静脉曲张破裂出血；②急性胃黏膜病变、消化性溃疡、肿瘤或贲门黏膜撕裂综合征等。

（2）腹腔积液：①依据血清-腹腔积液白蛋白梯度（serum-ascites albumin gradient，SAAG）鉴别门静脉高压性腹腔积液；②依据腹腔积液常规及临床表现鉴别是否合并自发性细菌性腹膜炎；③鉴别肿瘤性腹腔积液。

（3）肝性脑病：由急慢性严重肝功能障碍或门体分流所致，以代谢紊乱为基础的神经精神异常综合征。

（4）肝肾综合征：①肝硬化伴腹腔积液。②符合急性肾损伤的诊断标准。③液体反应性：停用利尿剂，并按 1 g/kg 体质量补充白蛋白扩充血容量治疗 48 h 无应答。④无休克。⑤目前或近期未使用肾毒性药物。⑥无肾结构性损伤征象（通过尿蛋白、尿潜血、泌尿系统超声等评估）。

（5）肝肺综合征：①肝病（通常是肝硬化合并门静脉高压）。②增强经胸超声心动图（contrast enhanced transthoracic echocardiography，CE-TTE）阳性（经手臂静脉注射 10 ml 生理盐水，对右心进行微泡造影，≥ 3 个心动周期后左心可见微泡显影）。③动脉血气分析结果异常：肺泡动脉血氧梯度≥ 15 mmHg（年龄＞ 64 岁，＞ 20 mmHg）。

（6）门静脉血栓：依据慢性肝病病史、影像学及临床表现诊断，需与癌栓鉴别（癌栓通常具有以下表现中的至少 3 种：门静脉扩张、血栓强化、新生血管、邻近血管肿瘤性占位、AFP ＞ 10 ng/L）。

（7）原发性肝癌。肝硬化可并发肝癌，尤其是病毒性肝炎后肝硬化。临床出现肝进行性肿大，病情急剧恶化，AFP ＞ 200 ng/L 时，应高度怀疑并发肝癌。应进一步完善腹部增强 CT、MRI 等。

四、鉴别诊断

当肝硬化以并发症为首发表现时，应注意首发症状的病因鉴别，如肝硬化腹腔积液（参见第 44 章）。

五、病情评估 / 病情严重程度分级

1. Child-Pugh 评分

Child-Pugh 评分可用于评估肝储备功能，判断预后（表 42-1）。

表 42-1　Child-Pugh 评分

临床和生化指标	分数		
	1 分	2 分	3 分
肝性脑病（期）	无	1 ～ 2	3 ～ 4
腹腔积液	无	轻	中重
胆红素（μmol/L）	＜ 34	34 ～ 51	＞ 51
白蛋白（g/L）	＞ 35	28 ～ 35	＜ 28
INR/PT 延长（s）	＜ 1.3/（1 ～ 3）	（1.3 ～ 1.5）/（4 ～ 6）	＞ 1.5/ ＞ 6

Child-Pugh A 级：≤ 6 分；Child-Pugh B 级：7 ～ 9 分；Child-Pugh C 级：≥ 10 分。

2. MELD 评分

MELD 评分＝ 3.78×Ln（总胆红素 mg/dl）＋11.2×Ln（INR）＋9.57×Ln（血肌酐 mg/dl）＋6.43×（病因：胆汁性或酒精性为 0，其他情况为 1）。MELD 评分可用于评估预后。

六、并发症

肝硬化的并发症主要包括消化道出血（静脉曲张 / 非静脉曲张）、腹腔积液（自发性细菌性腹膜炎）、肝性脑病、肝静肾综合征、肝肺综合征、门静脉血栓和肝癌。

七、诊断正确书写模板

示例 1：酒精性肝硬化失代偿期 Child-Pugh 10 分 MELD 16 分
　　门静脉高压
　　　　食管胃底静脉曲张破裂出血
　　　　腹腔积液
　　　　脾大伴脾功能亢进
　　肝肾综合征
　　肝肺综合征
　　原发性肝癌
　　门静脉血栓

示例 2：乙型肝炎肝硬化失代偿期 Child-Pugh 9 分 MELD 15 分
　　门静脉高压
　　　　直肠异位静脉曲张破裂出血
　　　　食管胃底静脉曲张
　　　　门静脉高压性胃病
　　腹腔积液
　　门静脉血栓

【治疗】

一、治疗原则

肝硬化诊断明确后，应尽早开始综合治疗。首先应重视病因治疗，如病毒性肝炎抗病毒治疗、酒精性肝炎戒酒治疗等，必要时给予抗炎抗肝纤维化治疗。同时，积极防治并发症。加强随访，动态评估病情。若药物治疗欠佳，可考虑胃镜、血液净化（人工肝）、介入治疗，符合指征者进行肝移植前准备及评估。

二、治疗流程或治疗 SOP（图 42-1）

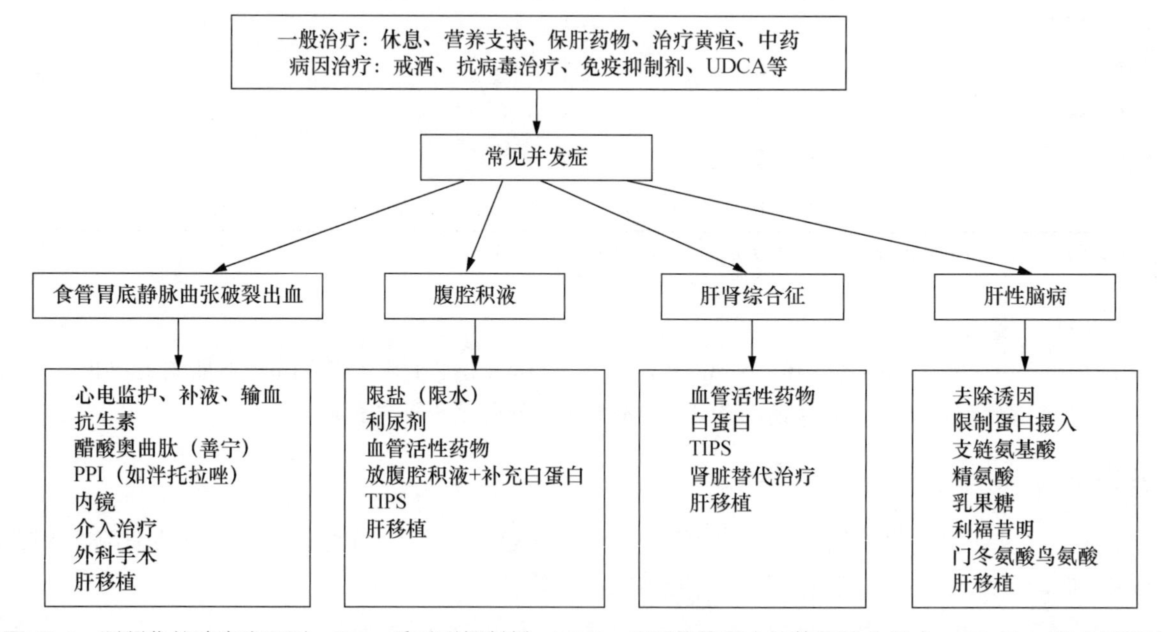

图 42-1　肝硬化的治疗流程图。PPI，质子泵抑制剂；TIPS，经颈静脉肝内门体静脉分流术；UDCA，熊去氧胆酸

三、重要治疗医嘱

1. 泮托拉唑：80 mg＋50 ml 生理盐水，以 5 ml/h 静脉泵入。
2. 醋酸奥曲肽（善宁）：25 ～ 50 μg/h 持续静脉泵入。

【预后】

肝硬化患者的预后取决于病因、肝功能代偿程度及有无并发症。Child-Pugh 分级与预后密切相关，Child-Pugh A 级患者 1 年和 2 年的估计生存率分别为 100% 和 85%，Child-Pugh B 级患者分别为 80% 和 60%，Child-Pugh C 级患者分别为 45% 和 35%。呕血、黄疸、感染、腹腔积液是预后的不利因素。

【出院指导】

心理指导、饮食指导、随诊策略、用药指导。

【推荐阅读】

［1］中华医学会肝病学分会 . 肝硬化腹腔积液及相关并发症的诊疗指南［J］. 实用肝脏病杂志，2018，21（1）：21-31.

［2］中华医学会肝病学分会 . 肝硬化诊治指南［J］. 中华肝脏病杂志，2019，27（11）：846-865.

［3］中华医学会肝病学分会，中华医学会消化病学分会，中华医学会消化内镜学分会 . 肝硬化门静脉高压食管胃静脉曲张出血的防治指南［J］. 中华内科杂志，2023，62（1）：7-22.

［4］Feldman M，Friedman L S，Brandt L J，et al. Sleisenger and Fordtran's gastrointestinal and liver disease［M］. 11th ed. Amsterdam：Elsevier，2021.

［5］Schiff E R，Maddrey W C，Sorrell M F，et al. Schiff's diseases of the liver［M］. 11th ed. New Jersey：Wiley Blackwell，2011.

（何天宇　撰写　张超　审阅）

第 43 章

原发性肝癌

【疾病概述】

原发性肝癌是指发生于肝细胞或肝内胆管细胞的恶性肿瘤，位列我国常见恶性肿瘤的第四位。原发性肝癌主要包括肝细胞癌（hepatocellular carcinoma，HCC）、肝内胆管癌（intrahepatic cholangiocarcinoma，ICC）和混合型肝细胞癌-胆管癌（combined hepatocellular-cholangiocarcinoma，cHCC-CCA），其中 HCC 约占 90%，平时所述的“肝癌”通常是指 HCC，本章以 HCC 为主介绍原发性肝癌。原发性肝癌多见于中年男性，起病隐匿，早期缺乏典型症状，常为体格检查偶然发现。临床症状明显者，病情大多已进入中晚期。诊断需基于临床症状、体征，并结合肿瘤标志物、影像学检查及病理活检。治疗应针对不同分期的肝癌患者选择合理的方法，以使疗效最大化。

关键词：原发性肝癌；HCC；AFP。

【诊断与鉴别诊断】

一、接诊

1. 问诊要点

腹痛的部位（肝区疼痛）、性质、程度、持续时间、可能的诱因及缓解因素。有无尿色加深、皮肤巩膜黄染；有无腹胀、食欲减退、恶心、呕吐、腹泻；有无发热、心悸、乏力、进行性消瘦等。需注意询问患者有无肝癌的危险因素，如 HBV 和（或）HCV 感染、过度饮酒、非酒精性脂肪性肝炎、其他原因引起的肝硬化、肝癌家族史、特殊药物和化学物质接触史（注意职业接触）等。

2. 全身体格检查要点

注意检查患者有无肝病面容、皮肤巩膜黄染、肝掌、蜘蛛痣，有无腹壁静脉曲张、腹部压痛、腹部包块、脾大、移动性浊音阳性、双下肢水肿等。若肝癌累及淋巴结、胸腔等，可产生淋巴结肿大、胸腔积液等相应体征。

3. 专科检查要点

肝区触诊可触及肝体积增大、质硬、表面凹凸不平，常有大小不等的结节，局部可有压痛。

二、开检查医嘱

1. 常规检验

血常规、尿常规、粪便常规和潜血检查、肝功能、肾功能、心肌酶、电解质、葡萄糖、血脂、凝血功能。

2. 嗜肝病毒检测

乙型肝炎五项、丙型肝炎抗体。

3. 肿瘤标志物

AFP、异常凝血酶原、γ-谷氨酰转肽酶同工酶Ⅱ（GGT Ⅱ）、α-岩藻糖苷酶、CEA、CA 19-9。

4. 影像学检查

腹部超声、超声造影、腹部增强 CT（见书后附图 43-1）、肝 MRI、数字减影血管造影（digital subtraction angiography，DSA）、正电子发射计算机体层显像（positron emission tomography and computed tomography，PET/CT）。

5. 穿刺活检

超声或 CT 引导下肝病灶穿刺活检。需要注意的是，病灶具有典型肝癌影像学特征且符合肝癌临床诊断标准的患者，通常不需要以诊断为目的进行肝病灶穿刺活检。

6. 常规检查

胸部 X 线检查、胸部 CT、心电图。

三、诊断流程或分类标准

1. 诊断标准

符合以下标准之一，可诊断肝癌：①肝结节＞ 2 cm，具有 1 种以上典型影像学表现［多参数 MRI、增强 CT、超声造影或肝细胞特异性造影剂钆塞酸二钠（gadolinium-ethoxybenzyl diethylenetriamine pentaacetic acid，Gd-EOB-DTPA）增强 MRI 四项检查中显示动脉期病灶明显强化、门静脉期和（或）延迟期肝内病灶强化低于肝实质］。②肝结节≤ 2 cm，或 AFP ≥ 400 μg/L，具有 2 种以上典型的影像学表现。③穿刺活检阳性。

2. 诊断流程

根据中国《原发性肝癌诊疗指南（2022 年版）》，对于有 HBV 或 HCV 感染，或由任何原因引起肝硬化的患者，应至少每隔 6 个月进行 1 次肝癌筛查，具体流程见图 43-1。若体检偶然发现肝结节或 AFP 水

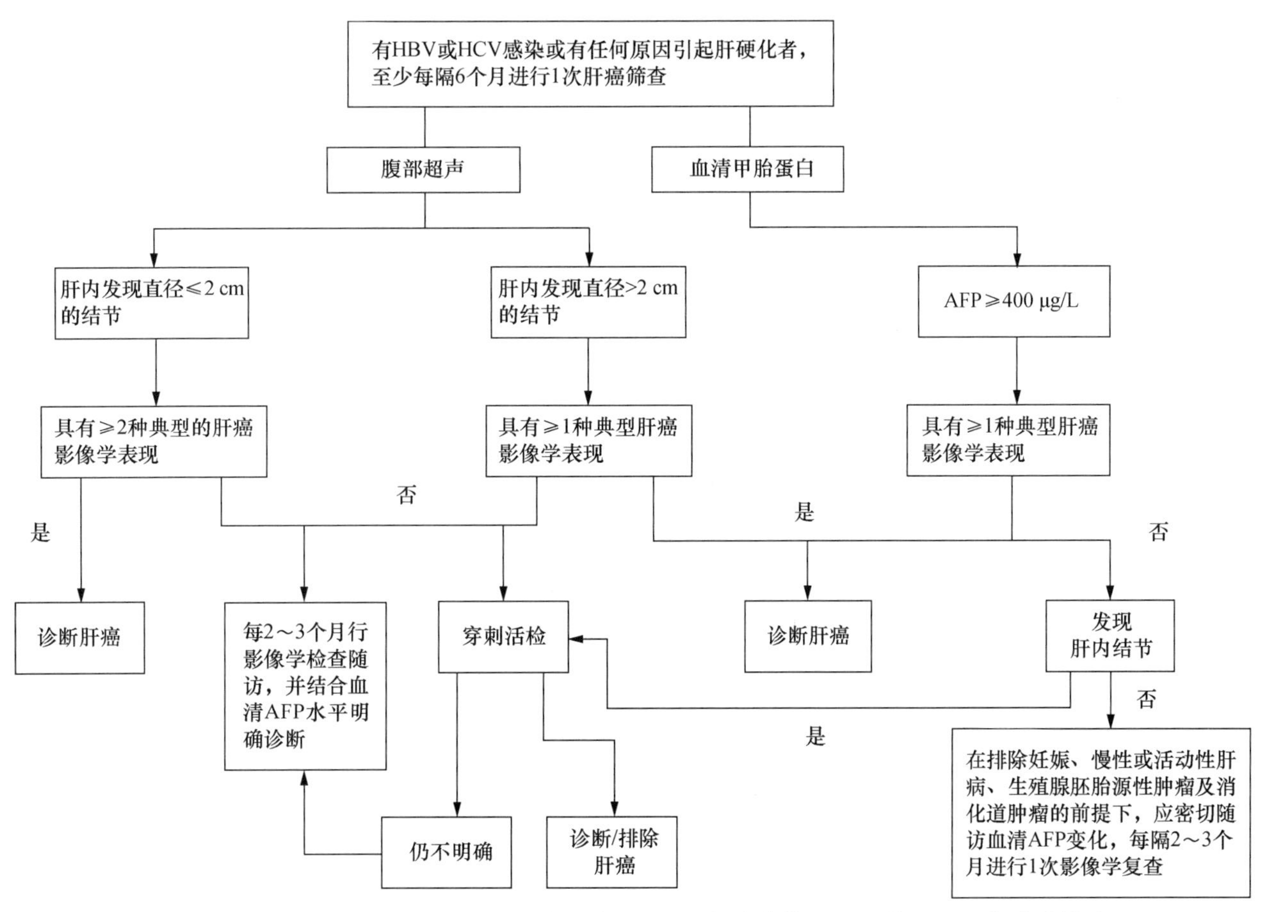

图 43-1 原发性肝癌的临床诊断流程图。典型的肝癌影像学表现是指多参数 MRI、增强 CT、超声造影或 Gd-EOB-DTPA 增强 MRI 四项检查中显示动脉期病灶明显强化、门静脉期和（或）延迟期肝内病灶强化低于肝实质

平升高，也可参照此流程进行临床诊断。

四、鉴别诊断

1. 转移性肝癌

原发于呼吸道、胃肠道、泌尿生殖道、乳腺等的癌灶均可转移至肝，其中消化道肿瘤，尤其是大肠癌的肝转移最为常见，多有原发肿瘤的临床表现或诊治史。转移性肝癌 AFP 通常为阴性，典型转移结节的影像学表现为“牛眼征”或“靶环征”。

2. 肝母细胞瘤

肝母细胞瘤是一种具有多种分化方式的恶性胚胎性肿瘤，90% 在 5 岁以内发病，成人少见，患者 AFP 水平常有升高，CT 显示肝内单个或多发肿物，约 50% 的病例有钙化。

3. 肝血管瘤

多见于女性，一般无肝病背景，病灶生长缓慢，AFP 阴性。典型肝血管瘤通过增强 CT 和延迟扫描可见造影剂从瘤体边缘向中心逐渐填充，呈“快进慢出”。

4. 活动性病毒性肝炎

病毒性肝炎活动时血清 AFP 通常呈短期低水平升高或反复波动，一般不超过 400 μg/L，ALT 和 AFP 多呈同向升高或减低，应定期多次测定血清 AFP 和 ALT，若 AFP 与 ALT 两者曲线分离，AFP 升高而 ALT 下降，或 AFP 持续升高，需警惕肝癌可能。

5. 肝脓肿

患者常有寒战、发热等症状，部分患者可有肝区疼痛、局部压痛。白细胞计数和中性粒细胞比例升高。B 超检查难以区分未液化的肝脓肿和肝癌，必要时可行超声引导下诊断性穿刺帮助鉴别。

6. 肝包虫病

患者常有牧区生活和接触疫犬等生活史，一般无肝硬化背景，叩诊有震颤（即“包虫囊震颤”）是特征性表现。CT 可见肝内单发或多发囊肿，囊内呈低密度影，增强扫描囊内容物无强化现象。

7. 肝硬化

肝硬化时纤维间隔将肝实质分割为大小不等、圆形或类圆形的肝细胞团，即假小叶，在此基础上，肝硬化组织可形成大小不等的硬化结节，有时需要和肝癌结节鉴别，但肝癌结节常伴有血清 AFP 水平升高，且在 Gd-EOB-DTPA 增强 MRI 上有增强后中央结节强化、血供由门静脉供血为主转变为以肝动脉供血为主、DWI 上结节呈高信号或部分呈高信号等表现。

五、病情评估 / 病情严重程度分级

结合中国的具体国情及实践积累，依据患者功能状态（performance status，PS）评分、肝肿瘤及肝功能（Child-Pugh 分级）情况，目前已建立了中国肝癌分期方案（China liver cancer staging，CNLC）（表 43-1）。

表 43-1 CNLC

CNLC 分期	PS 评分（分）	Child-Pugh 分级	肿瘤情况			
			肿瘤数目（个）	肿瘤大小（cm）	影像学血管癌栓	肝外转移
Ⅰa	0～2 分	A/B 级	1	≤ 5	无	无
Ⅰb	0～2 分	A/B 级	1	＞ 5	无	无
			2～3	≤ 3	无	无
Ⅱa	0～2 分	A/B 级	2～3	＞ 3	无	无
Ⅱb	0～2 分	A/B 级	≥ 4	/	无	无

（续表）

CNLC 分期	PS 评分（分）	Child-Pugh 分级	肿瘤情况			
			肿瘤数目（个）	肿瘤大小（cm）	影像学血管癌栓	肝外转移
Ⅲa	0～2 分	A/B 级	/	/	有	无
Ⅲb	0～2 分	A/B 级	/	/	/	有
Ⅳ	3～4 分	C 级	/	/	/	/

注："/" 代表此分期下不讨论该情况

六、诊断正确书写模板

肝 S7 段肝细胞癌 CNCL Ⅰa 期

【治疗】

一、治疗原则

1. 治疗原则

早期治疗、综合治疗、积极治疗。目前仍以手术、介入治疗、放疗、化疗为主，内科治疗作为辅助。肝癌治疗的特点是多学科参与、多种治疗方法并存，特别是对疑难复杂病例的诊治，须重视多学科诊疗模式，避免单科治疗的局限性。

2. 治疗目标

早期肝癌（CNLC Ⅰ、Ⅱa 期）的治疗目标是根治，中晚期肝癌（CNLC Ⅱb、Ⅲ、Ⅳ期）患者的主要治疗目标是延长生存期。

二、治疗流程或治疗 SOP

1. 抗病毒治疗

对于 HBV 或 HCV 相关肝癌，应积极抗病毒治疗。对于 HBV 表面抗原（hepatitis B surface antigen，HBsAg）阳性的肝癌患者，无论 HBV DNA 水平如何，建议立即启动抗病毒治疗，一般首选核苷（酸）类似物治疗，如恩替卡韦、富马酸替诺福韦酯、富马酸丙酚替诺福韦、艾米替诺福韦。对于 HCV 相关肝癌，HCV RNA 阳性患者均建议采用直接抗病毒药物治疗，HCV 常用的直接抗病毒药物包括艾尔巴韦 / 格拉瑞韦、依米他韦、索磷布韦、达诺瑞韦、拉维达韦、可洛派韦、索磷布韦、索磷布韦 / 维帕他韦、来迪派韦 / 索磷布韦等。

2. 内科治疗

（1）保肝治疗：肝癌患者在自然病程或治疗过程中可能会伴随肝功能异常，需及时适当使用保肝药物，如甘草酸二铵、双环醇、水飞蓟素、还原型谷胱甘肽、腺苷蛋氨酸、熊去氧胆酸及多烯磷脂酰胆碱等。

（2）对症支持治疗：包括纠正贫血、低白蛋白血症和凝血功能障碍，加强营养支持，控制腹腔积液、黄疸、肝性脑病、消化道出血及肝肾综合征等并发症。

3. 外科治疗

外科治疗是肝癌患者获得长期生存的重要手段，主要包括肝切除术和肝移植术。通常认为，肝功能 Child-Pugh A 级、吲哚菁绿（indocyanine green，ICG）15 min 滞留率（ICG-R15）< 30% 是实施手术切除的必要条件；剩余肝体积占标准肝体积的 40% 以上（伴有慢性肝病、肝实质损伤或肝硬化者）或 30% 以上（无肝纤维化或肝硬化者），也是实施手术切除的必要条件。肝功能受损者，则需保留更多的剩余肝体积。肝储备功能良好的 CNLC Ⅰa 期、Ⅰb 期和Ⅱa 期肝癌的首选治疗方式是手术切除。对于

CNLC Ⅱb 期肝癌患者，多数情况下不宜首选手术切除，而是以经导管动脉化疗栓塞（transcatheter arterial chemoembolization，TACE）为主的非手术治疗为首选。对于 CNLC Ⅲa 期及以上的肝癌，绝大多数不宜首选手术切除，而以系统抗肿瘤治疗为主的非手术治疗为首选。

肝移植是一种肝癌根治性治疗手段，可将整个病肝切除。肝移植的适应证推荐采用美国加州大学旧金山分校标准：单个肿瘤直径≤ 6.5 cm；肿瘤数目≤ 3 个，其中最大肿瘤直径≤ 4.5 cm，且肿瘤直径总和≤ 8.0 cm；无大血管侵犯。

4. 其他治疗

（1）肝癌消融治疗：是借助影像学技术的引导，对肿瘤病灶靶向定位，局部采用物理或化学方法直接杀灭肿瘤组织的一类治疗手段。

（2）TACE：将导管选择性或超选择性插入肿瘤供血靶动脉后，注入栓塞剂及化疗药物，以切断肿瘤供血动脉并抑制肿瘤生长。

（3）放疗。

（4）系统抗肿瘤治疗：包括分子靶向药物治疗、免疫治疗、化疗等。

三、重要治疗医嘱（表 43-2）

表 43-2　原发性肝癌的重要治疗用药

常用药物	用法用量	注意事项
甘草酸二铵	150 mg，口服，tid	治疗过程中应定期测血压和血清 K^+ 和 Na^+ 浓度，若出现高血压、血钠潴留、低钾血等情况，应适当减量或停药
双环醇	25 ～ 50 mg，口服，tid	
水飞蓟素	140 mg，口服，tid	
还原性谷胱甘肽	1.2 ～ 1.8 g，静脉注射，qd	
丁二磺酸腺苷蛋氨酸	初始治疗：500 ～ 1000 mg，静脉注射，qd 维持治疗：1000 ～ 2000 mg，静脉注射，qd	主要用于存在胆汁淤积的患者
熊去氧胆酸	250 mg，口服，bid 或 tid	禁忌证包括急性胆囊炎和胆管炎、胆道阻塞（胆总管和胆囊管）、经常胆绞痛发作、射线无法穿透的胆结石钙化、胆囊功能受损

bid，2 次 / 日；qd，1 次 / 日；tid，3 次 / 日。

【预后】

早期肝癌患者在积极手术治疗结合其他辅助治疗的情况下，预后较好，但无论接受何种治疗，均有复发转移的风险，故所有患者在治疗后均需要接受密切观察和随访。肝癌复发的危险因素包括：酗酒、肝硬化、血清 HBV DNA 或 HCV RNA 载量高、初始肿瘤直径大、数量多、包膜不完整、有卫星灶等。

【出院指导】

完成内科治疗后，应指导患者继续于普通外科、介入科、肿瘤放疗科、化疗科等专科就诊。对于有肝炎病毒感染等基础肝病的患者，应注意定期监测病毒载量和肝肾功能，肝病专科门诊定期随诊。

【推荐阅读】

[1] 赫捷，陈万青，沈洪兵，等．中国人群肝癌筛查指南（2022，北京）[J]．中国肿瘤，2022（8）：587-631.
[2]《原发性肝癌诊疗指南（2024 年版）》编写专家委员会，周俭．原发性肝癌诊疗指南（2024 年版）[J]．中国临床医学，2024，31（2）：277-334.
[3] 中华医学会肝病学分会，中华医学会感染病学分会．慢性丙型肝炎防治指南（2022 年版）[J]．中华传染病杂志，2023，41（1）：29-46.
[4] 中华医学会肝病学分会，中华医学会感染病学分会．慢性乙型肝炎防治指南（2022 年版）[J]．中华传染病杂志，2023，41（1）：3-28.

（周明新　撰写　李军　审阅）

第 44 章

腹腔积液

【疾病概述】

腹腔积液是由多种病因使体液进入腹腔，速度超过腹膜的吸收能力而引起的腹腔内游离液体积聚的常见综合征。约 75% 由肝硬化所致，其他病因包括肿瘤、心力衰竭、结核等。主要临床表现为腹胀和腹部膨隆，大量腹腔积液患者查体可有移动性浊音、液波震颤阳性，还可有与病因有关的体征（如肝掌、蜘蛛痣、颈静脉怒张）。腹部超声通常可确诊腹腔积液，需行腹腔穿刺以评估病因。腹腔积液根据性质可分为渗出液与漏出液。病因判断基于血清-腹腔积液白蛋白梯度（serum ascites album gradient，SAAG）水平展开。不同病因所致腹腔积液的治疗策略不同，患者预后也不同。

关键词：SAAG；肝硬化。

【诊断与鉴别诊断】

一、接诊

1. 问诊要点

询问腹部膨隆的发生时间和发展速度，有无体重增加、食欲减退、腹胀和呼吸困难。问诊时应注意与病因相关的线索，如黑便、呕血、意识障碍、端坐呼吸、外周水肿、发热、盗汗、食欲减退、消瘦等。

明确病史有助于推测病因，需要询问患者是否有慢性肝炎病史，是否长期大量饮酒。有无心力衰竭、缩窄性心包炎、肾病综合征、肿瘤、结核感染、自身免疫病、低蛋白血症、甲状腺功能减退、胰腺炎等疾病。

2. 全身体格检查要点

腹部视诊可见腹部膨隆，触诊可有液波震颤阳性（提示腹腔积液量＞ 3000 ml），叩诊可有移动性浊音阳性（提示腹腔积液量＞ 1000 ml）。

若腹腔积液由肝硬化导致，查体可见蜘蛛痣、肝掌及腹壁静脉曲张；若腹腔积液由肿瘤导致，查体可见 Sister Mary Joseph 结节（脐部或脐旁结节，质硬，可伴有疼痛、破溃、流脓，见于转移癌）；若腹腔积液由心力衰竭导致，查体可见颈静脉怒张、肝颈静脉回流征阳性、外周水肿；若为肿瘤引起的乳糜性腹腔积液，查体可触及淋巴结肿大、恶病质、腹部肿块及消瘦，结核性腹腔积液腹部触诊有揉面感。

二、开检查医嘱

1. 常规检验

血常规、尿常规、粪便常规、肝肾功能、凝血功能、乙型病毒肝炎表面抗原、丙型肝炎病毒抗体、艾滋病抗体、梅毒血清特异性抗体。

2. 影像学检查

腹部超声通常可明确诊断腹腔积液。

3. 腹腔积液相关化验

应尽早行腹腔穿刺抽取腹腔积液，明确积液性质以利于病因鉴别。包括：穿刺液常规、穿刺液生化、找肿瘤细胞、床旁接种需氧菌和厌氧菌血培养、涂片找抗酸杆菌（acid-fast bacilli，AFB）、腺苷脱氨酶（adenosine deaminase，ADA）等，必要时可完善腹腔积液甘油三酯、淀粉酶、胆红素和消化道肿瘤标志物。SAAG 为同一天血清白蛋白与腹腔积液白蛋白的差值。

4. 病因分类相关检查

依据 SAAG 结果进行分类，必要时进一步完善 CT、内镜、超声心动图、肝静脉彩色多普勒超声、卡介菌素纯蛋白衍生物（pure protein derivative，PPD）试验、淋巴细胞培养＋干扰素测定、甲状腺功能、自身抗体等检测。有条件的医院可开展超声引导下腹膜穿刺，甚至腹腔镜获取病理样本，以明确病因诊断。

三、诊断流程或分类标准（图 44-1）

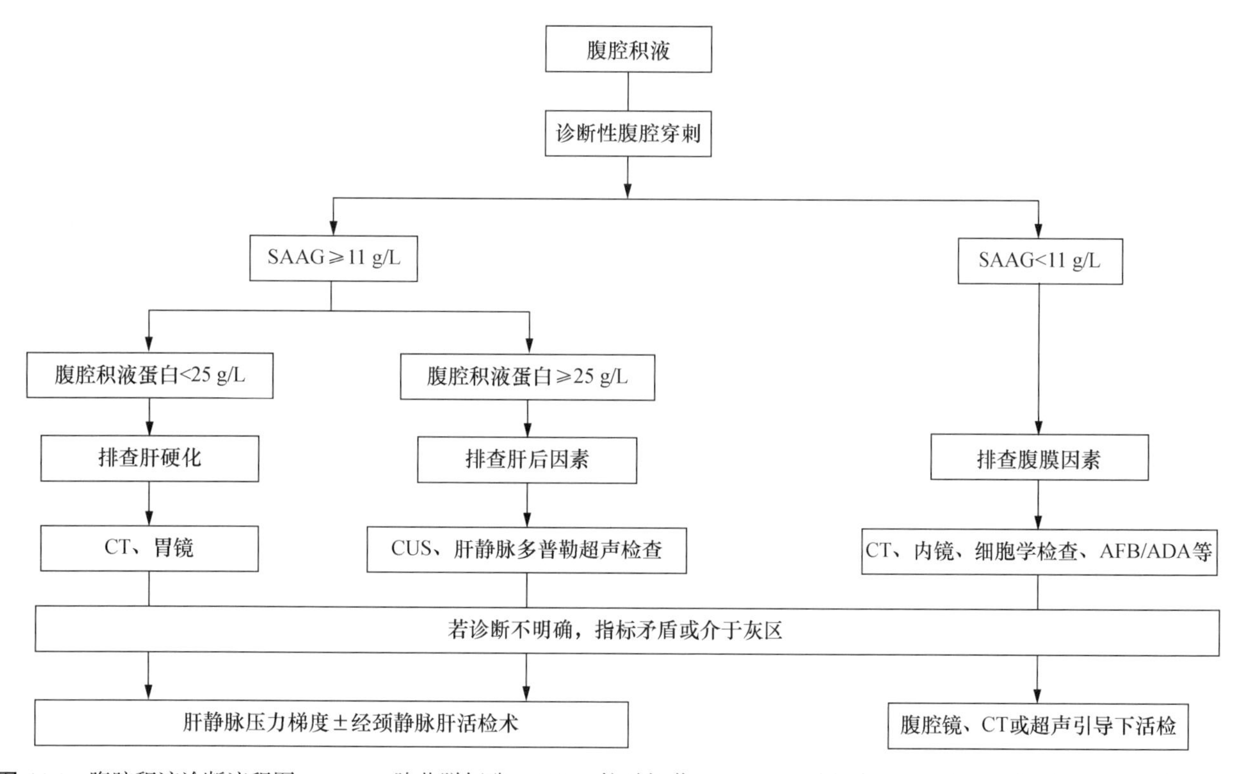

图 44-1　腹腔积液诊断流程图。ADA，腺苷脱氨酶；AFB，抗酸杆菌；CUS，心脏超声；SAAG，血清-腹腔积液白蛋白梯度

四、鉴别诊断

1. 腹型肥胖

腹型肥胖的定义为男性腰围≥ 102 cm、女性腰围≥ 88 cm。多数患者与久坐和热量摄入增加有关。B 超可有脂肪肝。

2. 巨大卵巢囊肿

卵巢囊肿是形成于卵巢表面或内部的含液小囊，大小为 2.5 ～ 5 cm，发生破裂或扭转时可引起腹痛。巨大卵巢囊肿需与腹腔积液鉴别，盆腔超声或 CT 可明确诊断。

3. 机械性肠梗阻

由肠腔内或肠腔外机械性压迫导致，病因包括粘连、疝、恶性肿瘤、感染及炎症性疾病。临床表现包括腹痛、恶心、呕吐、腹胀、停止排气排便。查体可有腹部膨隆，触及疝或异常肿块，叩诊可因肠扩张而出现全腹呈过清音或鼓音，听诊早期可及高调肠鸣音，晚期可减弱或低沉。立位 X 线平片、消化道造影、CT 有助于鉴别诊断。

五、病情评估 / 病情严重程度分级

国际腹腔积液协会提出的腹腔积液分级系统包括：① 1 级：少量腹腔积液，仅可通过超声检查检测到。② 2 级：中等量腹腔积液，表现为腹部呈中度对称性膨隆。③ 3 级：大量或明显腹腔积液，有显著的腹部膨隆。

六、诊断正确书写模板

腹腔积液

　　门静脉高压性或非门静脉高压性腹腔积液

　　　　具体病因（如肝硬化、肿瘤、结核）

【治疗】

一、治疗原则

在积极治疗原发病的基础上，腹腔积液的治疗原则因病因不同而异。腹腔积液最常见的病因是肝硬化。肝硬化所致腹腔积液的治疗目标是在不引起血管内容量不足的前提下最大限度地减少腹腔积液量并减轻外周水肿。结核性腹膜炎导致的腹腔积液应尽早抽净腹腔积液，减少后期腹腔脏器广泛粘连的程度。心源性腹腔积液最重要的是维持出入量平衡，减轻心脏容量负荷。

二、治疗流程或治疗 SOP

初始治疗包括基础肝病处理、戒酒、限钠饮食（＜ 2 g/d）、利尿剂使用，并在病情允许的情况下停用减少肾灌注的药物，如 NSAIDs、β 受体阻滞剂、血管紧张素转化酶抑制剂（angiotensin-converting enzyme inhibitors，ACEI）、血管紧张素Ⅱ受体阻滞剂（angiotensin receptor blocker，ARB）。治疗效果不佳者，可考虑腹腔穿刺放液、经颈静脉肝内门体静脉分流术（transju-gular intrahepatic portosystemic shunt，TIPS）和肝移植。

1. 基础肝病处理

肝炎患者应用抗病毒药物，自身免疫性肝炎患者应用激素和（或）硫唑嘌呤，原发性胆汁性胆管炎患者应用熊去氧胆酸（UDCA）等。

2. 利尿剂使用

初始选择螺内酯（100 mg，1 次 / 日）和呋塞米（40 mg，1 次 / 日），部分少量腹腔积液患者初始剂量可减半。服药 3 ～ 5 天后效果不明显或体重减轻不理想者可分别增加 100 mg 和 40 mg，螺内酯最大剂量为 400 mg，1 次 / 日；呋塞米最大剂量为 160 mg，1 次 / 日。

3. 腹腔穿刺放液

若患者存在张力性腹腔积液或急于腹部减压，可大量腹腔穿刺放液并输注白蛋白（每放出 1 L 腹腔积液补充白蛋白 6 ～ 8 g）。非肝硬化腹腔积液首次放液不超过 1000 ml，之后每次不超过 3000 ml；肝硬化腹腔积液首次不超过 3000 ml。

【预后】

不同病因导致的腹腔积液患者预后情况各异。有腹腔积液的肝硬化患者被认为已进入失代偿期。若患者 Child-Pugh 评分≥ 12 分或 MELD 评分≥ 21 分，其中位生存期≤ 6 个月。结核性腹腔积液经过抽取腹腔积液和积极、规范的抗结核等治疗后可实现治愈，但患者通常遗留不同程度的腹腔脏器粘连。

【出院指导】

肝病相关腹腔积液患者出院后应遵循低盐饮食，戒酒，避免使用损害肝功能的药物，可使用利尿剂增加尿量，建议每日测量体重。若症状严重，治疗后未见好转或频繁复发，可就诊于专科咨询 TIPS 的相关事宜。若有严重肝病，建议就诊于普通外科探讨肝移植的可能性。结核性腹腔积液患者出院后应坚持规范、全程抗结核治疗。心源性、肾源性等其他因素导致的腹腔积液以监测原发病情况为主，应在相关科室随诊。

【推荐阅读】

[1] 林三仁. 消化内科学高级教程［M］. 北京：人民军医出版社，2014：77-79.

[2] 中华医学会肝病学分会. 肝硬化腹水诊疗指南（2023 年版）［J］. 中华肝脏病杂志，2023，31（8）：813-826.

[3] Aithal G P，Palaniyappan N，China L，et al. Guidelines on the management of ascites in cirrhosis［J］. Gut，2021，70（1）：9-29.

（刘鑫　撰写　宋志强　审阅）

第 45 章

肝性脑病

【疾病概述】

肝性脑病（hepatic encephalopathy，HE）是由急、慢性肝功能严重障碍或各种门静脉-体循环分流（简称门体分流）异常所致的以代谢紊乱为基础的神经精神异常综合征。轻者可仅有轻微智力减退，重者会出现意识障碍、行为失常和昏迷。在明确肝病的基础上，HE 的主要辅助检查包括血氨、神经心理学测试、脑电图及头颅影像学检查等。治疗原则为积极消除诱因，治疗基础疾病，改善代谢紊乱，清除毒性物质。

关键词：HE；严重肝功能障碍；神经精神异常；神经心理学测试。

【诊断与鉴别诊断】

一、接诊

1. 问诊要点

（1）肝原发病问诊：①结构异常：有无肝硬化、肝癌，是否接受过门体分流术。②功能异常：有无肝衰竭等。

（2）诱发因素问诊：有无上消化道出血、不当利尿或大量放腹腔积液致电解质紊乱，是否高蛋白饮食、使用镇静安眠药、手术、感染及电解质紊乱等。

2. 全身体格检查要点

肝病面容、黄疸、意识障碍、肝硬化体征、脾大、腹腔积液、扑翼样震颤、反射亢进、肌阵挛等。

二、开检查医嘱

1. 常规检验

血常规、肝肾功能、凝血功能、电解质、血氨等。

2. 神经系统检查

（1）神经心理学测试：传统纸-笔神经心理学测试、斯特鲁普试验（Stroop test）及 EncephalApp 试验、控制抑制试验（inhibitory control test，ICT）等。

（2）神经生理学检查：脑电图、诱发电位检测。

3. 影像学检查

根据病情可选择腹部 CT、头颅 CT、头颅 MRI、功能磁共振成像（functional magnetic resonance imaging，fMRI）。

三、诊断流程或分类标准

依据临床表现和体征，HE 的诊断并不困难，一般不需要做神经心理学及生理学检查。诊断要点包括：①有引起 HE 的基础疾病，如严重肝病和（或）广泛门体侧支循环分流；②有临床可识别的神经精神症状及体征；③排除其他导致神经精神异常的疾病，如代谢性脑病、中毒性脑病、神经系统疾病（如颅内出血、颅内感染及颅内占位）、精神疾病等情况；④有引起 HE 的诱因，如感染、出血、大量放腹腔积液等；⑤血氨升高（慢性 HE 伴门体分流时血氨升高，急性 HE 血氨正常）。

四、鉴别诊断

1. 颅内器质性病变

主要包括蛛网膜下腔、硬膜外或颅内出血、脑梗死、脑肿瘤、颅内感染、癫痫等。患者可有高血压、冠心病、动脉粥样硬化等病史。通常起病急骤，可伴有失语、肢体活动障碍等表现。通过神经系统定位体征或脑膜刺激征等体格检查，结合 CT、腰椎穿刺、动脉造影、脑电图、病毒学检测等可做出相应诊断。

2. 其他代谢性脑病

主要包括酮症酸中毒、低血糖、肾性脑病、低钠血症、肺性脑病等。可通过相应的原发疾病及其血生化特点做出鉴别诊断。酮症酸中毒患者有糖尿病病史，血糖明显升高、酮体阳性，降糖治疗有效。低血糖患者多有禁食或进食不足史，常先出现饥饿、乏力、心悸、出汗等症状，测血糖通常 < 3 mmol/L。肾性脑病患者有慢性肾病史，昏迷呈渐进性，肾功能损害明显，肝功能变化相对较轻，血氨水平常不升高。

3. 韦尼克脑病

多见于严重酒精性肝病患者，由维生素 B_1 缺乏导致，补充维生素 B_1 后患者症状可显著改善。

4. 中毒性脑病

包括酒精性脑病、急性中毒、戒断综合征、重金属（汞、锰等）脑病、精神药物或水杨酸盐药物毒性反应等。通过相应病史和（或）毒理学检测可进行鉴别诊断。

5. 精神障碍

以精神症状（如性格改变、行为异常、失眠）为唯一突出表现的 HE 易被误诊为精神障碍。多数精神障碍患者发病年龄较小，可有家族遗传性或精神刺激史，肝肾功能正常，血氨不升高。

五、病情评估 / 病情严重程度分级（表 45-1）

表 45-1 HE 的病情分级

分级	神经精神症状	神经系统体征
无 HE	正常	神经系统体征正常，神经心理学测试正常
MHE	潜在 HE，没有能觉察的人格或行为变化	神经系统体征正常，但神经心理学测试异常
HE 1 级	存在轻微临床征象，如轻微认知功能障碍、注意力减退、睡眠障碍、欣快或抑郁	扑翼样震颤可引出，神经心理学测试异常
HE 2 级	明显的行为和性格变化；嗜睡或冷漠、轻微的定向力异常、计算能力下降、运动障碍、言语不清	扑翼样震颤易引出，不需要做神经心理学测试
HE 3 级	明显定向力障碍、行为异常、半昏迷至昏迷，有应答	扑翼样震颤通常无法引出，踝阵挛、肌张力增高、腱反射亢进，不需要做神经心理学测试
HE 4 级	昏迷（对言语和外界刺激无反应）	肌张力增高或中枢神经系统阳性体征，不需要做神经心理学测试

HE，肝性脑病；MHE，轻微肝性脑病。

六、诊断正确书写模板

示例 1：乙型肝炎肝硬化失代偿期

门静脉高压

食管胃底静脉曲张破裂出血

　　　　　　肝性脑病
　　示例 2：酒精性肝硬化失代偿期
　　　　　　门静脉高压
　　　　　　　　腹腔积液
　　　　　　自发性细菌性腹膜炎
　　　　　　肝性脑病

【治疗】

一、治疗原则

及时清除诱因，纠正代谢紊乱，尽快将急性神经精神异常恢复至基线状态，进行一级预防和二级预防。一级预防的重点是治疗肝原发疾病及营养干预。二级预防的重点是患者及其家属健康教育、控制血氨升高及调节肠道微生态。

二、治疗流程或治疗 SOP（图 45-1）

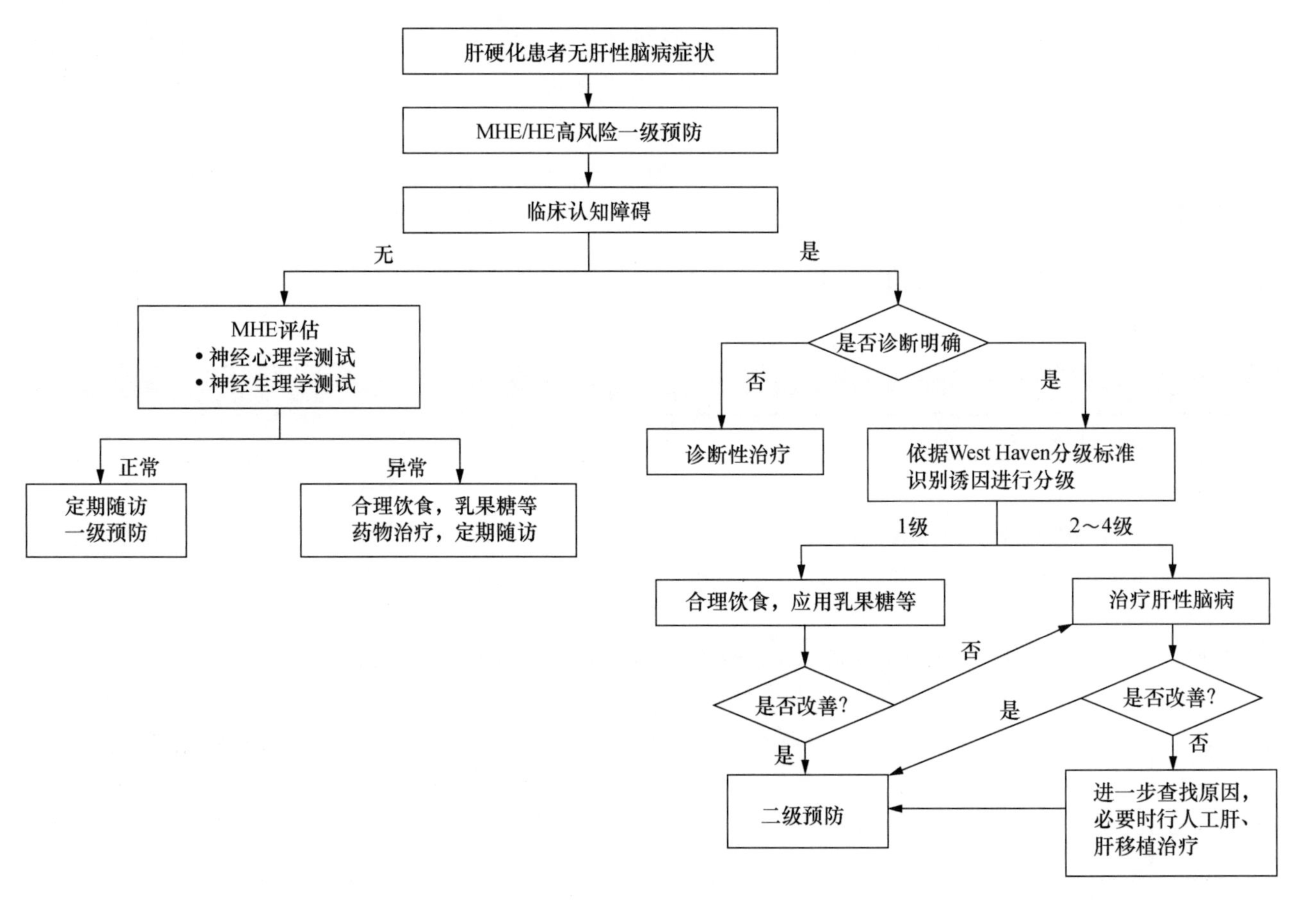

图 45-1　HE 的治疗 SOP。West Haven 分级为传统的 HE 分级，将 HE 分为 0 ～ 4 级

三、重要治疗医嘱

1. 降氨治疗：乳果糖（15 ～ 30 ml，口服，2 ～ 3 次 / 日）、支链氨基酸（250 ml，1 ～ 2 次 / 日，静脉滴注）、门冬氨酸鸟氨酸（10 ～ 40 g/d，静脉滴注）、利福昔明（800 ～ 1200 mg/d，分 3 ～ 4 次口服）、拉克替醇（初始剂量为 0.6 g/kg，分 3 次于餐时服用，以每日排软便 2 次为标准来增减服用剂量）。

2. 调节肠道微生态：微生态制剂如地衣芽孢杆菌活菌胶囊（整肠生；0.5 g，3 次 / 日）、双歧杆菌三联活菌散（培菲康；2 ～ 4 粒，2 次 / 日），其他抗菌药如新霉素、甲硝唑等因副作用及疗效不佳目前较少应用。

【预后】

MHE 患者经积极治疗多能好转。诱因明确且易消除者通常预后较好，存在腹腔积液、黄疸、出血倾向的患者预后不佳，急性肝衰竭所致的 HE 病死率很高。

【出院指导】

注意休息，加强营养支持，避免所有诱发 HE 的因素，及时发现早期症状，及时就医。

【推荐阅读】

[1] 中华医学会肝病学分会 . 肝硬化肝性脑病诊疗指南［J］. 中华肝脏病杂志，2018，26（10）：721-736.
[2] Thabut D，Bouzbib C，Meunier L，et al. Diagnosis and management of hepatic encephalopathy：the French recommendations［J］. Liver Int，2023，43（4）：750-762.
[3] Bajaj J S，Lauridsen M，Tapper E B，et al. Important unresolved questions in the management of hepatic encephalopathy：an ISHEN consensus［J］. Am J Gastroenterol，2020，115（7）：989-1002.
[4] European Association for the Study of the Liver. EASL clinical practice guidelines on the management of hepatic encephalopathy［J］. J Hepatol，2022，77（3）：807-824.
[5] Montagnese S，Russo F P，Amodio P，et al. Hepatic encephalopathy 2018：a clinical practice guideline by the Italian Association for the Study of the Liver（AISF）［J］. Dig Liver Dis，2019，51（2）：190-205.

（姚星羽 撰写 张超 审阅）

第 46 章

黄 疸

【疾病概述】

黄疸是症状也是体征，是指由于血中胆红素浓度升高而沉积于组织中引起巩膜、皮肤、黏膜及其他组织和体液发生黄染的现象。黄疸的诊断一旦确立，关键是进一步明确黄疸的类型和病因，这对于指导治疗及判断预后具有重要的临床意义。

关键词：黄疸；胆红素。

【诊断与鉴别诊断】

一、接诊

1. 问诊要点

有无胆结石病史、既往胆道手术和既往黄疸（提示胆道疾病）。有无发热、黄疸、右上腹痛、肝大和触痛（提示急性肝病）。有无寒战和高热（提示胆管炎或细菌感染），有无低热、乏力和厌食（提示病毒性肝炎）。有无背部放射痛（提示胆道或胰腺疾病）。有无持续 3 ～ 4 周的瘙痒、黄疸（提示梗阻性黄疸）。

有无不洁饮食史、近期输血、静脉滥用药物和不健康性行为病史。有无药物、乙醇或口服避孕药使用史（可通过引起胆汁淤积和肝细胞损害而产生黄疸）。有无黄疸家族史［提示胆红素转运或合成缺陷，或遗传性疾病（如肝豆状核变性、血色病等）］。

2. 全身体格检查要点

生命体征（高热常提示细菌性感染）。有无消瘦、肝掌、男性乳房女性化及蜘蛛痣（提示慢性肝病）。腹部触诊检查有无肝体积缩小、触及结节及脾大（提示肝硬化），有无肝区肿块或淋巴结肿大（提示恶性肿瘤或其他浸润性疾病）；有无腹腔积液（可见于肝硬化、恶性肿瘤和较严重的急性肝炎）；是否可触及肿大胆囊（常为恶性胆道梗阻）。

二、开检查医嘱

1. 实验室检查

胆红素（以直接胆红素升高为主的血清胆红素水平异常升高是诊断要点）、网织红细胞、乳酸脱氢酶（lactate dehydrogenase，LDH）、结合珠蛋白及外周血涂片检查（提供溶血依据）。转氨酶（AST 和 ALT）、凝血酶原时间、碱性磷酸酶、总蛋白及白蛋白（反映肝细胞损害及胆汁淤积）。抗线粒体抗体（阳性多为原发性胆汁性肝硬化）、肝炎血清标志物（阳性多为病毒性肝炎），α_1-抗胰蛋白酶、铁及血浆铜蓝蛋白（判断遗传性肝病），甲胎蛋白（过高多为恶性肿瘤），红细胞沉降率、免疫球蛋白、抗核抗体和平滑肌抗体（判断自身免疫疾病）。低蛋白血症时球蛋白升高支持肝硬化诊断。尿胆原阴性且尿胆红素阳性常见于肝内胆汁淤积、梗阻性黄疸；尿胆原阳性且尿胆红素阴性常见于溶血性黄疸、Gilbert 综合征、原发性旁路性高胆红素血症。

2. 影像学检查

超声是发现胆道梗阻的首选检查方法，准确率为 77% ～ 94%。超声检查不能明确时，可进行 CT 检查，从而较好地判断占位情况和胰腺及其周围情况。磁共振胆胰管成像（magnetic resonance cholangiopancreatography，MRCP）有助于诊断胆道疾病。经内镜逆行胆胰管成像（endoscopic retrograde cholangiopancreatography，ERCP）和经皮穿刺肝胆道成像（percutaneous transhepatic cholangiography，PTC）检查适用于胆管扩张和胆管梗阻者。超声内镜检查有助于发现十二指肠乳头癌、胆管癌或胰腺癌所致的黄疸，经超声内镜细针穿刺活检更有助于确定胰腺疾病性质。

3. 病理检查

肝穿刺活检常用于持续性黄疸怀疑有肝内胆汁淤积或需明确诊断的其他弥漫性肝病患者。肝穿刺活检对于诊断先天性非溶血性黄疸及其具体类型有重要帮助。

三、诊断流程或分类标准

黄疸不是一种独立的疾病。多由肝胆系统疾病引起，但肝胆以外的原因同样重要。当血液中胆红素浓度升高（＞ 34.1 μmol/L 或＞ 2 mg/dl）引起巩膜、皮肤、黏膜及其他组织和体液发生黄染时即可诊断黄疸（显性黄疸）。若血中胆红素浓度升高而临床上尚未出现肉眼可见的黄疸时，称为隐性或亚临床黄疸。

根据病因及发病机制，可将黄疸分为 4 种类型：①溶血性黄疸；②肝细胞性黄疸；③胆汁淤积性黄疸；④先天性非溶血性黄疸。

根据胆红素的性质，可将黄疸分为以结合胆红素水平升高为主的黄疸和以非结合胆红素水平升高为主的黄疸（表 46-1）。

表 46-1　黄疸的分类及相关代表疾病

分类		代表疾病
以结合胆红素水平升高为主的黄疸		Dubin-Johson 综合征、Rotor 综合征
以结合胆红素水平升高为主的黄疸	肝细胞损伤	病毒性肝炎（嗜肝病毒和非嗜肝病毒）、自身免疫性肝炎、遗传代谢性（如肝豆状核变性）、药物、酒精、化学毒物
以结合胆红素水平升高为主的黄疸	肝内胆汁淤积	脓毒血症、药物、良性复发性肝内胆汁淤积、进行性家族性肝内胆汁淤积、Alagille 综合征、原发性胆汁性肝硬化、结节病、妊娠肝内胆汁淤积症
以结合胆红素水平升高为主的黄疸	肝外胆汁淤积	炎症、原发性硬化性胆管炎、胆道结石、肿瘤、先天性异常（先天性胆道闭锁、卡罗利病）、门静脉高压性胆管病
以非结合胆红素水平升高为主的黄疸		溶血、Gilbert 综合征、Grigier-Najjar 综合征、新生儿生理性黄疸

四、鉴别诊断

病史采集和体格检查可提供关于黄疸病因的重要线索。诊断黄疸时首先应与假性黄疸鉴别。后者见于过量进食含胡萝卜素的食物或服用某些药物（如新霉素、米帕林）而引起皮肤发黄，但巩膜正常。老年人球结膜有微黄色脂肪蓄积，巩膜黄染不均匀，此时皮肤不黄染。假性黄疸者血清胆红素浓度均正常。

【治疗】

黄疸的治疗重点在于明确病因后针对原发疾病的治疗。梗阻性黄疸的治疗旨在解除梗阻。当黄疸明确病因之后的关键是针对潜在疾病的治疗（如戒酒、停止使用违禁药物、乙型肝炎或丙型肝炎进行抗病毒治疗、自身免疫性肝炎使用免疫抑制剂）。

【出院指导】

定期监测胆红素变化，积极诊疗原发疾病，避免影响胆红素代谢的因素。

【推荐阅读】

［1］林果为，王吉耀，葛均波．实用内科学［M］．15版．北京：人民卫生出版社，2017.

［2］Pavlovic Markovic A，Stojkovic Lalosevic M，Mijac D D，et al. Jaundice as a diagnostic and therapeutic problem：a general practitioner's approach［J］. Dig Dis，2022，40（3）：362-369.

（刘文正　撰写　李柯　审阅）

第47章

急性胰腺炎

【疾病概述】

急性胰腺炎（acute pancreatitis，AP）是一种由多种病因导致胰酶在胰腺内被激活后引起胰腺组织自身消化、水肿、出血甚至坏死的炎症反应。临床以急性上腹痛、发热和血清胰酶水平升高等为特点。病变程度轻重不等，轻症急性胰腺炎（mild acute pancreatitis，MAP）常呈自限性，部分可由局部累及全身器官系统而发展为重症急性胰腺炎（severe acute pancreatitis，SAP）。主要通过检测血清淀粉酶及脂肪酶、胰腺超声或 CT 等协助诊断。治疗原则为早期液体复苏、胃肠减压、抑制胰酶分泌，若存在胆道梗阻，需尽快解除梗阻，必要时给予抗生素。

关键词：AP；腹痛；胰酶升高；液体复苏。

【诊断与鉴别诊断】

一、接诊

1. 问诊要点

询问腹痛六要素：①诱因：是否常与饱餐、酗酒、油腻饮食有关。②性质：是否为突发性腹痛，呈钝痛、锐痛或刀割样，持久而剧烈。③位置：以中上腹、左上腹为主。④程度：通常难以忍受，持续 24 ～ 48 h 以上不缓解。⑤加重及缓解因素：弯腰抱膝或前倾位是否有所缓解。⑥放射痛：是否向腰背部放射，呈束带样。

询问伴随症状：是否伴有恶心、呕吐、腹胀、黄疸、发热、神志改变，询问排便、排气情况。询问尿量，同时评估是否存在口干、口渴、乏力、头晕、黑矇、晕厥等低血容量表现，以及烦躁不安、皮肤苍白、湿冷等休克表现。是否伴随咳嗽、胸闷、呼吸困难、水肿等。

2. 全身体格检查要点

全身查体：生命体征、体温、神志，有无皮肤及巩膜黄染，检查浅表淋巴结，心肺查体，有无下肢水肿等。

腹部查体：按照视–听–叩–触的顺序。①视诊：腹部平坦或膨隆，合并胰腺囊肿或脓肿时，可见局限性隆起。重症患者可见 Grey-Turner 征、Cullen 征。②听诊：肠鸣音通常减弱甚至消失。③叩诊：有肠胀气时，叩诊呈鼓音，有腹腔积液时叩诊呈浊音，可有移动性浊音。④触诊：上腹部压痛多见，重症患者可有全腹压痛、反跳痛和肌紧张。

二、开检查医嘱

1. 常规检验

血常规、尿常规、粪便常规＋潜血试验、肝功能、肾功能、血钙、白蛋白、电解质、葡萄糖、血脂、血清淀粉酶及脂肪酶、C 反应蛋白、凝血功能、D- 二聚体、动脉血气分析，酌情查血培养、降钙素原等感染指标。

2. 检查

腹部X线平片、腹部超声、腹部CT，腹部增强CT是判断胰腺炎严重程度的重要依据之一。轻型及重型胰腺炎的CT表现见书后附图47-1至附图47-4。必要时需完善MRCP、ERCP和超声内镜（endoscopic ultrasound，EUS）等。

三、诊断流程或分类标准

任何存在急性上腹痛或血清/尿淀粉酶升高的患者，在除外其他急腹症的情况下，均应考虑AP可能。符合以下3项标准中的2项可诊断AP：①典型腹痛症状：急性发作的上腹痛，程度剧烈，呈持续性，伴有上腹部压痛甚至腹膜刺激征。②血清淀粉酶和（或）脂肪酶至少高于正常上限3倍。③腹部影像学检查符合AP的影像学改变。

应积极寻找病因，AP的常见病因包括：①胆源性：是我国最常见的病因，如胆管结石、炎症、寄生虫、水肿、痉挛等。诊断急性胆源性胰腺炎（acute billiary pancreatitis，ABP）需同时满足以下3个标准：发病72 h内任何时间点的ALT/AST/总胆红素水平超过正常值；有导致胆总管下端发生梗阻或可能发生梗阻的影像学表现之一（胆道微小结石或泥沙样结石、胆总管囊肿、十二指肠憩室等）；排除其他病因。②酒精性：诊断依赖饮酒史。③高脂血症：即高甘油三酯血症性AP，起病时血清甘油三酯≥11.3 mmol/L，或在5.65～11.3 mmol/L之间且血清为乳糜状，并需排除其他原因。④药物：磺胺类、硫唑嘌呤、糖皮质激素、噻嗪类利尿剂、雌激素等。⑤代谢异常：如甲状旁腺功能亢进、高钙血症。⑥医源性：ERCP是最常见的医源性病因，其他可见于十二指肠、胆管和胰腺手术等。⑦解剖结构异常：环状胰腺、分裂胰腺。⑧胰管梗阻：蛔虫、结石、水肿、肿瘤或痉挛等原因致胰管阻塞。⑨乳头及邻近病变：Oddi括约肌功能不良、十二指肠憩室或梗阻、壶腹部肿瘤、肠系膜上动脉综合征、输入袢综合征等。⑩感染：新型冠状病毒、流行性腮腺炎、巨细胞病毒、柯萨奇病毒、埃可病毒、人类免疫缺陷病毒、蛔虫、支原体等。⑪其他：血管炎性、自身免疫性、妊娠、创伤、α_1-抗胰蛋白酶缺乏症等。

四、鉴别诊断

AP作为常见的急腹症之一，需与急性胆囊炎、急性阑尾炎、消化性溃疡穿孔、急性肠梗阻、急性心肌梗死等疾病鉴别（详见第56章）。

五、病情评估/病情严重程度分级

根据2012年亚特兰大分类，AP可分MAP、中重症急性胰腺炎（moderately and severe acute pancreatitis，MSAP）和SAP。MAP即无器官衰竭，无局部或全身并发症；MSAP即器官衰竭在48 h内恢复和（或）存在局部或全身并发症；SAP即存在持续性器官衰竭（＞48 h）。

器官功能衰竭的诊断标准依据改良Marshall评分系统（表47-1），器官功能衰竭的定义为Marshall评分≥2分。

表47-1　改良Marshall评分系统

器官系统	评分				
	0分	1分	2分	3分	4分
呼吸系统（PaO_2/FiO_2）	＞400	301～400	201～300	101～200	＜101
循环系统［收缩压（mmHg）］	≥90	＜90，补液可纠正	＜90，补液不可纠正	＜90，pH＜7.3	＜90，pH＜7.2
肾［血肌酐（μmol/L）］	≤134	134～169	170～310	311～439	＞439

目前推荐使用急性胰腺炎严重程度床边指数（bedside index for severity in acute pancreatitis，BISAP）

评分来评估 AP 严重程度，共包括 5 个方面：血尿素氮（blood urea nitrogen，BUN）、Glasgow 意识评分、全身炎症反应综合征（systemic inflammatory response syndrome，SIRS）、年龄和胸腔积液。BUN > 25 mg/dl、意识障碍（Glasgow 评分 < 15）、存在 SIRS、年龄 > 60 岁和存在胸腔积液各计 1 分，总分≥ 3 分为 MAP。既往也采用 Ranson 评分、APACHE Ⅱ评分等动态评估 AP 的严重程度及预后。

可根据改良的 CT 严重程度指数（modified computed tomography severity index，MCTSI）评估病情严重程度（表 47-2），其中 0 ～ 2 分为轻度，4 ～ 6 分为中度，8 ～ 10 分为重度。

表 47-2　MCTSI 评分

	影像学特征	评分
胰腺炎症反应	正常胰腺	0 分
	胰腺肿大	2 分
	胰周炎症	2 分
	单发或多发积液区	4 分
胰腺实质坏死	无胰腺坏死	0 分
	坏死范围≤ 30%	2 分
	坏死范围 > 30%	4 分
胰外并发症	无	0 分
	胸腔积液 / 腹腔积液，血管、实质器官或胃肠道受累等	2 分

六、并发症

1. 局部并发症

急性胰周液体积聚（acute peripancreatic fluid collections，APFC）、急性坏死物积聚（acute necrotic collections，ANC）、胰腺假性囊肿、包裹性坏死（walled-off necrosis，WON）。

2. 全身并发症

SIRS、多器官功能衰竭（multiple organs failure，MOF）、胰性脑病、消化道出血、凝血功能障碍、感染、高血糖、低钙血症、腹腔内高压（intra-abdominal hypertension，IAH）、腹腔间隔室综合征（abdominal compartment syndrome，ACS）等。

七、诊断正确书写模板

急性重症胰腺炎 胆源性

　　急性胰周液体积聚

　　呼吸衰竭Ⅰ型

　　不完全性肠梗阻

　　低钙血症

急性胆管炎

胆总管结石

【治疗】

一、治疗原则

MAP 以内科治疗为主，予监护、短期禁食、补液、抑制胰腺分泌、抑制胰酶活性和镇痛等治疗。SAP 的治疗原则是在内科治疗的基础上，控制炎症反应，加强脏器支持和并发症治疗，必要时采用多学科干预措施。

二、治疗流程或治疗 SOP

1. 液体复苏

AP 早期处理的核心措施是采用液体复苏预防血容量不足或器官灌注不足。对于 AP 早期休克或伴有脱水的患者，建议入院 24 h 内液体治疗速度为 5 ～ 10 ml/（kg · h），推荐等渗晶体液（如生理盐水或乳酸林格液）。

2. 抑制胰腺分泌

禁食及胃肠减压、H_2 受体拮抗剂或质子泵抑制剂（如泮托拉唑）抑制胃酸分泌，生长抑素（如奥曲肽）及类似物抑制胰液外分泌。

3. 抑制胰酶活性

加贝酯、乌司他丁等。

4. 营养支持

病情缓解后，提倡早期由肠外营养恢复至肠内营养，可通过鼻-胃管或空肠营养管进行肠内营养，鼓励经口进食。

5. 防治肠道衰竭

早期肠内营养、导泻（硫酸镁、乳果糖、生大黄等）和益生菌制剂。

6. 抗感染

胆源性 AP 可选用喹诺酮类或头孢菌素抗感染，联合甲硝唑覆盖厌氧菌，效果欠佳或严重感染时可予碳青霉烯类药物。其他病因的 MAP 不推荐静脉使用抗生素预防感染。

7. 镇痛

可给予哌替啶，不推荐使用吗啡或胆碱能受体拮抗剂（如阿托品）。

8. 降脂治疗

常用非诺贝特或他汀类降脂药物，严重高脂血症可采用血浆置换降低血清甘油三酯水平。

9. 内镜治疗

胆源性 SAP 合并胆管炎患者推荐在入院 24 h 内行急诊 ERCP 和胆道引流术，持续性胆道梗阻患者的 ERCP 时机可放宽至 72 h 内。胆源性 AP 合并胆囊结石患者，恢复后建议尽早行胆囊切除术。

10. 手术治疗

早期 AP 应避免外科手术治疗。若出现严重并发症，如胰腺假性动脉瘤、胰瘘腹腔脏器穿孔等，经内镜积极治疗无效者需考虑手术治疗。

三、重要治疗医嘱

1. 禁食禁水，持续。
2. 胃肠减压，持续。
3. 硫酸镁：2.5 ～ 7.5 g，口服，1 ～ 3 次 / 日，根据大便次数调整用量。
4. 泮托拉唑：0.9% 氯化钠注射液 100 ml＋泮托拉唑 40 mg，静脉输注，1 ～ 2 次 / 日。
5. 奥曲肽：0.9% 氯化钠注射液 47 ml＋醋酸奥曲肽注射液 0.3 mg，静脉泵入（4.2 ml/h），1 次 /12 h。
6. 加贝酯：5% 葡萄糖注射液 500 ml＋加贝酯 300 mg，静脉输注，1 次 / 日，治疗前 3 天。
7. 乌司他丁：5% 葡萄糖注射液 500 ml＋乌司他丁 10 万单位，静脉输注，1 ～ 3 次 / 日。

【预后】

MAP 患者预后良好，通常 5 ～ 7 天可康复，无后遗症。SAP 患者预后差，病死率可达 10% ～ 20%，可遗留不同程度的胰腺功能不全。若未去除病因，部分患者可演变为复发性 AP 或慢性胰腺炎。

【出院指导】

1. 饮食恢复：患者腹痛症状基本缓解、肠道恢复排气后可开始进食。先从温水开始，若无不适，可进无脂低蛋白流食，如菜汤、果汁、藕粉、米汤、面汤等。若腹痛等症状无加重且血液检查正常，可过渡至无脂半流食，如米粥、面条等，应少食多餐。此后恢复正常饮食，尽量选择低脂低蛋白饮食，以蒸、煮为主，避免暴饮暴食、禁烟酒、浓咖啡及油炸食品。

2. 活动和休息：避免劳累，循序渐进增加活动量，保证充足的睡眠，出院后 1 个月内不举重物和过度劳累，后根据自身身体恢复情况酌情从事轻体力工作。

3. 空肠营养管维护：确保管路固定良好，学会胶条固定管路的方法，避免睡觉时无意识拔管；管饲营养液过程中每 2～3 h 用温水冲洗管路，避免管路堵塞，防止打折；滴注营养液速度不宜过快，以 1～2 滴 / 秒为宜，循序渐进。

4. 后续治疗与观察随访：起病 4 周后应复查腹部影像学检查评估有无远期并发症，酌情制定下一步治疗方案。病情缓解 3 个月后应监测并评估胰腺内外分泌功能。

【推荐阅读】

[1] 中华医学会，中华医学会杂志社，中华医学会消化病学分会，等 . 急性胰腺炎基层诊疗指南（实践版・2019）[J]. 中华全科医师杂志，2019，18（9）：827-831.

[2] 中华医学会外科学分会胰腺外科学组 . 中国急性胰腺炎诊治指南（2021）[J]. 中华外科杂志，2021，59（7）：578-587.

[3] Tenner S, Vege S S, Sheth S G, et al. American College of Gastroenterology Guidelines：management of acute pancreatitis [J]. Am J Gastroenterol，2024，119（3）：419-437.

[4] Trikudanathan G，Yazici C，Evans Phillips A，et al. Diagnosis and management of acute pancreatitis [J]. Gastroenterology，2024，167（4）：673-688.

（李瑶　胡南　撰写　王琨　审阅）

第 48 章

慢性胰腺炎

【疾病概述】

慢性胰腺炎（chronic pancreatitis，CP）是一种由遗传、环境等因素引起的胰腺组织和功能进行性改变的慢性炎症性疾病，其病理特征为胰腺腺泡萎缩、破坏和间质纤维化。临床上以反复发作的上腹部疼痛，胰腺内分泌和外分泌功能不全为主要表现，影像学可表现为胰腺实质钙化、胰管狭窄、胰管不规则扩张、胰管结石、假性囊肿等。主要治疗原则为去除病因、控制症状、治疗并发症、保护或替代胰腺内外分泌功能与提高生活质量。CP 为慢性进展性疾病，部分持续进展者可发展为胰腺癌，预后不佳。

关键词：CP；腹痛；脂肪泻；糖尿病；胰腺钙化；胰酶替代治疗。

【诊断与鉴别诊断】

一、接诊

1. 问诊要点

CP 的临床表现轻重不等，可无症状或轻度消化不良。典型症状为腹痛、消化不良（胰腺外分泌不足）、脂肪泻、血糖异常（胰腺内分泌不足）等，可有胰腺炎急性发作症状。可根据 CP 的临床表现进行询问。

（1）有无腹痛：呈间歇性或慢性，多位于上腹部，可放射至腰背部。仰卧位时加剧，屈膝位或俯卧位时缓解；饮酒、进食油腻食物可诱发。腹痛可随疾病进展日趋频繁，持续时间增加。后期可能随胰腺内、外分泌功能下降而减轻甚至消失。

（2）有无胰腺外分泌不足的表现：轻中度患者仅有食欲减退、腹胀等消化不良症状。脂肪酶排量降低至正常水平的 10% 以下时可出现脂肪泻，即排出恶臭且有油脂的粪便。患者可因害怕疼痛而减少进食，导致体重减轻。可有多种维生素（特别是脂溶性维生素）缺乏的表现。

（3）有无胰腺内分泌不足的表现：糖尿病或糖耐量异常。

（4）有无皮肤黏膜及巩膜黄染、小便色深、大便色浅，可由胰头显著纤维化或巨大假性囊肿压迫胆总管下段所致。

2. 全身体格检查要点

皮肤黏膜、巩膜黄染。上腹部压痛，急性发作时可出现腹膜刺激征。合并巨大假性囊肿时可触及包块。可能存在体型消瘦或其他并发症相关体征。

二、开检查医嘱

1. 常规检验

血常规、肝功能、尿常规、粪便常规＋潜血试验、粪便苏丹Ⅲ染色、肾功能、电解质、淀粉酶、脂肪酶、葡萄糖、胰岛素、C 肽、糖化血红蛋白、凝血功能、免疫球蛋白七项、免疫球蛋白 G 亚型（IgG4 升高可见于 1 型自身免疫性胰腺炎）、CA19-9。

2. 影像学检查

腹部超声 / 胰腺 CT/ 胰腺 MRI（观察胰腺实质）、MRCP，必要时可进一步行 ERCP（观察胰胆管）、EUS（可引导胰腺穿刺活检）/ 胰管内超声（intraductal ultrasound，IDUS）/ 胰管镜，需要与胰腺癌鉴别时可行 PET/CT。

三、诊断流程或分类标准

CP 的诊断标准包括：①典型临床表现，如反复发作上腹痛或急性胰腺炎等。②典型影像学改变，如胰腺钙化、胰管结石、胰管狭窄或扩张等。③典型病理学改变。④胰腺外分泌功能不全表现。其中，符合②或③确诊，符合①＋④可拟诊。

四、鉴别诊断

1. 胰腺癌

胰腺癌患者也可出现腹痛、消瘦、黄疸、腹部包块、糖尿病等表现，可能伴 CA19-9、CA12-5、CA24-2、CA50 等肿瘤标志物水平升高，CT、MRI 和 PET/CT 等影像学检查可表现为胰腺实质密度不均匀肿物，呈侵袭性生长，胰头癌常伴上游胰管和（或）胆管扩张（双管征）。胰腺癌与表现为胰腺肿块的 CP 有时较难鉴别，可采用 EUS 或 CT 导引下细针穿刺胰腺活检，若发现癌细胞可确诊，但阴性不能排除诊断。

2. 消化性溃疡

十二指肠球部后壁穿透性溃疡可与胰腺粘连，也可表现为顽固性腹痛。根据病史和胃镜检查可鉴别。

3. 急性复发性胰腺炎

反复发作的急性胰腺炎发作期与 CP 发作急性症状时表现相似，重症者胰腺组织坏死，也可出现糖尿病，但急性复发性胰腺炎无 CP 的典型影像学表现。

4. 胆道疾病

胆总管结石等胆道疾病常与 CP 同时存在，腹部超声、腹部 CT、MRCP 和 ERCP 等检查可协助诊断。

五、并发症

CP 可并发胰腺假性囊肿、胆管梗阻、十二指肠梗阻、胰源性门静脉高压、上消化道出血、胰源性胸腔积液和腹腔积液、胰瘘、胰腺癌等。

六、诊断正确书写模板

慢性胰腺炎

  酒精性

  胰腺假性囊肿

【治疗】

一、治疗原则

去除病因，控制症状，保护或替代胰腺内外分泌功能，治疗并发症，提高生活质量。急性发作期的治疗原则同急性胰腺炎。

二、治疗流程或治疗 SOP

1. 一般治疗

戒烟，避免过量高脂饮食。

2. 内科治疗

（1）去除病因：戒酒，积极治疗胆道疾病，治疗高脂血症、高钙血症等代谢性疾病，停用可能引起胰腺炎的药物。

（2）胰腺外分泌功能不全的治疗：主要应用外源性胰酶制剂替代治疗，并辅以饮食治疗。胰酶制剂推荐使用肠溶型、含高活性脂肪酶及超微微粒型，建议随餐服用。

（3）胰腺内分泌功能不全的治疗：主要治疗糖尿病，注意预防低血糖。

（4）营养支持：营养不良患者给予充足的热量、高蛋白低脂饮食，补充脂溶性维生素及水溶性维生素（维生素 B_2 和叶酸）等。有条件者可予要素饮食或全肠外营养。

（5）镇痛：镇痛药的使用应从低剂量 NSAIDs 开始，效果不佳时可循序渐进选择弱阿片类、强阿片类镇痛药，避免长时间大剂量用药，禁用吗啡。腹腔神经丛阻滞和内脏神经切除术。

（6）内镜治疗：主要包括内镜十二指肠乳头括约肌切开术（endoscopic sphincterotomy，EST）、内镜鼻胆管和内镜鼻胰管引流术（endoscopic nasopancreatic drainage，ENPD）、胰管 / 胆管支架置入术、内镜取石术、胰腺假性囊肿引流术等。对于内镜取出困难的胰管结石（＞ 5 mm），可行体外冲击波碎石术（extracorporeal shock wave lithotripsy，ESWL）。

3. 外科治疗

目的是解除胰管梗阻，缓解疼痛，保证胰液和胆汁流出通畅。可分为急诊手术和择期手术。

三、重要治疗医嘱

1. 低脂饮食，持续。
2. 测血糖（血糖异常患者）：4 次 / 日。
3. 胰酶肠溶胶囊：300 ～ 900 mg，餐前半小时整粒吞服，3 次 / 日。
4. 急性发作时医嘱参照急性胰腺炎。

【预后】

CP 为慢性复发性疾病，通常症状呈进行性加重，预后不良。诊断 CP 后 20 ～ 25 年死亡率约为 50%，15% ～ 20% 的患者死于糖尿病、营养不良、继发感染等并发症，2% ～ 3% 的患者可发展为胰腺癌。

【出院指导】

戒烟戒酒，饮食宣教（保证营养、少食多餐、低脂饮食、进食易消化食物、补充脂溶性维生素），监测血糖，预防感染，坚持治疗，定期随访。

【推荐阅读】

[1] 中国医师协会胰腺病专业委员会慢性胰腺炎专委会 . 慢性胰腺炎诊治指南（2018，广州）[J]. 中华胰腺病杂志，2018，18（5）：289-296.

[2] Gardner T B，Adler D G，Forsmark C E，et al. ACG clinical guideline：chronic pancreatitis [J]. Am J Gastroenterol，2020，115（3）：322-339.

[3] Shimizu K，Ito T，Irisawa A，et al. Evidence-based clinical practice guidelines for chronic pancreatitis 2021 [J]. J Gastroenterol，2022，57（10）：709-724.

（胡南　撰写　王琨　审阅）

第 49 章

急性胆道感染

【疾病概述】

急性胆道感染是消化系统常见的危急重症，包括急性胆管炎和急性胆囊炎，多与胆石症共同存在，互为因果。急性胆管炎主要表现为腹痛、寒战高热和黄疸（Charcot 三联征），当胆管梗阻和感染继续加重时，可合并休克和意识障碍，即 Reynolds 五联征。部分患者黄疸不明显时即可出现血压下降、脉搏加快、意识障碍（淡漠、嗜睡、昏迷、谵妄、烦躁不安）等，如不及时干预可在短时间内出现感染中毒性休克甚至死亡。查体可有皮肤、巩膜黄染，右上腹或剑突下压痛，肝区叩击痛，病情危重者可有腹膜炎表现（压痛、反跳痛、肌紧张）。急性胆囊炎主要表现为发热及右上腹痛，查体可有胆囊触痛或 Murphy 征阳性，合并穿孔时可有腹膜炎体征，需外科会诊指导后续治疗。本章仅讨论急性胆管炎。主要辅助检查包括血常规、肝功能、腹部超声、CT 或 MRCP，治疗原则为禁食水、抗感染、胃肠减压（必要时）、解除胆道梗阻、解痉（必要时）。若治疗及时，良性病因者一般预后良好。

关键词：Charcot 三联征；Reynolds 五联征；急性胆管炎。

【诊断与鉴别诊断】

一、接诊

1. 问诊要点

腹痛的六要素：诱因、部位、持续时间、缓解方式、伴随症状、放射痛。

既往史：有无胆囊结石或胆管结石病史；手术史；溶血史；高血压或糖尿病史；用药史。

2. 全身体格检查要点

生命体征及神智情况，是否有黄疸（皮肤、巩膜）。腹部查体有无右上腹或剑突下压痛，有无肝区叩痛和腹膜炎体征。

二、开检查医嘱

1. 常规化验

血常规（可见白细胞计数增多、核左移、降钙素原升高），肝功能（可见转氨酶及胆红素水平明显升高，以直接胆红素为主；碱性磷酸酶及 GGT 明显升高），凝血功能（重症感染时凝血功能可出现异常）。

2. 影像学检查

超声、CT、MRCP（可见胆管增宽，管腔内有结石影）。

三、诊断流程或分类标准（表 49-1）

表 49-1　急性胆管炎的诊断标准

诊断标准	内容
A. 全身炎症	1. 发热（体温＞ 38℃）和（或）寒战 2. 实验室检查：白细胞计数＜ 4×10^9/L 或＞ 10×10^9/L，C 反应蛋白≥ 1 g/L
B. 胆汁淤积	1. 黄疸（总胆红素≥ 34.2 μmol/L） 2. 实验室检查：碱性磷酸酶（U/L）＞ 1.5× 正常值上限，γ- 谷氨酰转肽酶（U/L）＞ 1.5× 正常值上限，AST（U/L）＞ 1.5× 正常值上限，ALT（U/L）＞ 1.5× 正常值上限
C. 影像学检查	1. 胆道扩张 2. 影像学发现病因（狭窄、结石、肿瘤、支架等）
怀疑诊断：A 1 项＋B 或 C 1 项	
确切诊断：A、B、C 各 1 项	

四、鉴别诊断

1. 急性胆囊炎

患者可有发热、黄疸及右上腹痛，查体胆囊触痛或 Murphy 征阳性，实验室检查可见白细胞计数增多，核左移，转氨酶及胆红素水平升高，但影像学检查可见胆囊增大，胆囊壁厚，胆管无增宽及管腔内占位表现。

2. 胆源性胰腺炎

表现为上腹部刀割样疼痛，向腰背部放射。实验室检查可见血清淀粉酶及脂肪酶升高（＞正常值上限的 3 倍），影像学检查可见不同程度的胰腺炎性改变。

3. 胃溃疡及十二指肠溃疡

患者可有剑突下疼痛，多与进食或饥饿相关。血常规及肝功能多无明显异常，影像学检查胆管无增宽，胃镜检查可见溃疡，抑制胃酸治疗有效。

4. 消化道穿孔

患者多有消化性溃疡、腹泻或便血等病史，突发剧烈腹痛、腹膜刺激征，查体肝浊音界消失。腹部 X 线平片可见膈下游离气体，腹部 CT 可见腹腔内积气。

5. 腹主动脉夹层

患者多有高血压病史，突发上腹剧痛，发作即达顶峰，肝功能多无异常，腹部血管超声及 CT 检查可明确。

6. 急性心肌梗死及心绞痛

患者可有剑突下疼痛，白细胞计数可增多，ALT 及胆红素通常无明显变化，AST 及心肌酶学可有典型变化，心电图可见特征性改变，超声心动图可出现室壁运动异常，冠状动脉造影可明确诊断，硝酸甘油对心绞痛治疗有效。

五、病情评估 / 病情严重程度分级

急性胆管炎可分为轻度、中度和重度。

合并以下≥ 1 个器官功能不全表现时可诊断重度急性胆管炎：①低血压需要多巴胺≥ 5 μg/（kg · min）或使用去甲肾上腺素；②意识障碍；③氧合指数＜ 300 mmHg；④少尿，血肌酐＞ 176.8 μmol/L；⑤国际标准化比值（INR）＞ 1.5；⑥血小板＜ 100×10^9/L。

符合以下至少 2 项可诊断中度急性胆管炎：①体温≥ 39℃；②白细胞＞ 12×10^9/L 或＜ 4×10^9/L；③总胆红素≥ 85.5 μmol/L；④低蛋白血症，＜ 0.7× 正常值下限；⑤年龄＞ 75 岁。

轻度急性胆管炎：符合急性胆管炎的诊断标准，且不符合中度或重度诊断标准者。

六、并发症

若治疗不及时，急性化脓性胆管炎可引起休克及意识障碍（Reynolds 五联征）。

【治疗】

一、治疗原则

急性胆管炎的治疗包括抗菌药物、支持治疗、胆道引流和病因治疗。中重度急性胆管炎可在短时间内引起全身炎症反应，导致感染性休克，故一经诊断，必须尽早胆道引流。首选经内镜逆行胆胰管成像（ERCP），包括 ENPD 或内镜胆管支架引流术（endoscopic retrograde biliary drainage，ERBD），病情稳定后择期行内镜或手术治疗。

二、治疗流程或治疗 SOP（图 49-1）

在禁食水、补液等全身支持治疗的基础上，尽早使用抗生素，轻中度急性胆管炎建议在 6 h 内，重度急性胆管炎在 1 h 内使用。抗生素可经验性选择哌拉西林 / 他唑巴坦、头孢哌酮 / 舒巴坦或者碳青霉烯类（亚胺培南），避免使用耐药率较高的喹诺酮类。对于怀疑急性胆管炎的患者，建议行血培养，行胆道引流者需进行胆汁培养，依据药物敏感试验结果选择抗生素。

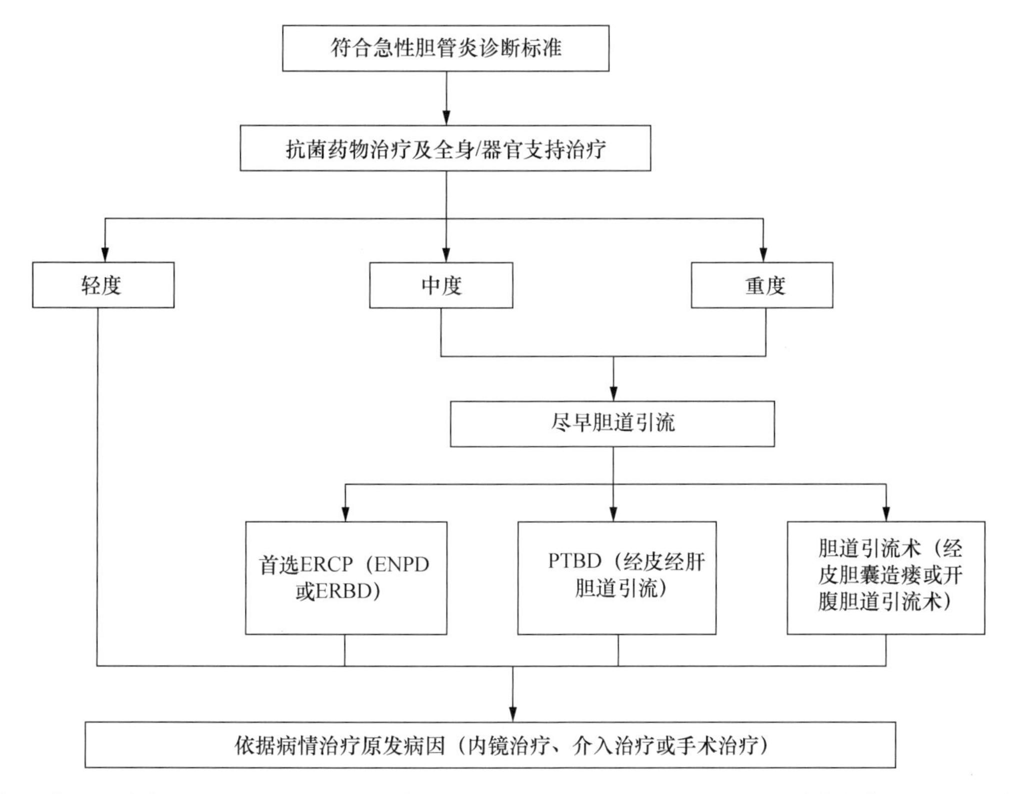

图 49-1　急性胆管炎的治疗流程图。ENPD，内镜鼻胰管引流术；ERCP，经内镜逆行胆胰管成像；ERBD，内镜胆管支架引流术，PTBD，经皮经肝胆道引流

【预后】

病因不同者预后差异较大。经及时诊断和治疗后，多数患者预后良好。高龄及基础情况差者预后不佳。

【出院指导】

定期完善胆道影像学检查及肝功能、血常规化验。有胆囊结石者，出院后应于外科就诊，择期切除胆囊。

【推荐阅读】

[1] 董汉华，武齐齐，陈孝平 . 急性胆道感染东京指南（2018 版）更新解读 [J] . 临床外科杂志，2019，27（1）：5-9.

[2] 刘架形，黄耀，戴东 . 急性胆管炎诊治研究现状 [J] . 当代医学，2019，25（10）：179-181.

[3] 中华医学会外科学分会胆道外科学组 . 急性胆道系统感染的诊断和治疗指南（2021 版）[J] . 中华外科杂志，2021，59（6）：422-429.

[4] An Z，Braseth A L，Sahar N. Acute cholangitis：causes，diagnosis，and management [J] . Gastroenterol Clin North Am，2021，50（2）：403-414.

[5] Kiriyama S，Kozaka K，Takada T，et al. Tokyo Guidelines 2018：diagnostic criteria and severity grading of acute cholangitis（with videos）[J] . J Hepatobiliary Pancreat Sci，2018，25（1）：17-30.

[6] Lavillegrand J R，Mercier-Des-Rochettes E，Baron E，et al. Acute cholangitis in intensive care units：clinical，biological，microbiological spectrum and risk factors for mortality：a multicenter study [J] . Crit Care，2021，25（1）：49.

（郑炜　撰写　王迎春　审阅）

第 50 章

炎症性肠病

【疾病概述】

炎症性肠病（inflammatory bowel disease，IBD）是一类病因未明的非特异性肠道炎症性疾病，包括溃疡性结肠炎（ulcerative colitis，UC）和克罗恩病（Crohn disease，CD）。UC 的炎症病变主要累及黏膜及黏膜下层，自直肠向近段结肠发展，可累及全结肠和末端回肠（倒灌性回肠炎），呈连续性、弥漫性分布，临床表现为腹泻伴黏液脓血便、腹部绞痛、里急后重等。CD 为节段性、透壁性炎症性疾病，可累及从口腔到肛周区域的整个消化道，临床表现为腹痛、腹泻或排便习惯改变、肛周病变等。IBD 可引起肠外表现，如口腔溃疡、关节痛、发热、乏力、体重下降等，诊断缺乏金标准，需依据临床表现、实验室检查、影像学特征、内镜及组织病理学综合诊断，治疗应根据疾病的病变范围、严重程度等制定个体化治疗方案。IBD 患者病情复杂，并发症多，易复发，需要长期随访监测。

关键词：IBD；UC；CD；肠道溃疡；个体化治疗；长期随访。

【诊断与鉴别诊断】

一、接诊

1. 问诊要点

病程特点（隐匿起病、慢性病程、疾病发展过程），腹痛（腹痛部位、性质、诱因、放射痛、缓解方式、伴随症状等）、腹泻（大便性状、次数、是否有里急后重），便血性状及便血量，是否存在周围循环不足表现（头晕、乏力、心悸等），全身症状（肠外表现）：有无发热（热型）、口腔溃疡、皮疹、关节痛、肛周不适等。既往疾病史，结核感染史、手术史及用药史等。

2. 全身体格检查要点

生命体征、神志及精神状态、营养状态、贫血貌、口腔溃疡、皮疹、关节活动度及压痛。

3. 专科检查要点

腹部凹陷或膨隆、腹部压痛及反跳痛、腹部包块；肛门指诊应注意各个象限触诊及有无肛周皮赘、瘘管、脓肿等。

二、开检查医嘱

1. 常规检验

血常规、尿常规、粪便常规及隐血试验、血生化、红细胞沉降率（或校正红细胞沉降率）、C 反应蛋白、降钙素原、肿瘤标志物。

2. 免疫学或病原学检查

抗中性粒细胞胞质抗体（antineutrophil cytoplasmic antibody，ANCA）、炎症性肠病七项［抗核抗体（ANA）、抗双链 DNA 抗体、抗线粒体抗体（antimitochondrial antibody，AMA）、抗 SSA 抗体、抗 SSB 抗体］、胃肠疾病抗体谱、结核菌素纯蛋白衍化物（purified protein derivative，PPD）试验、结核 γ 干扰

素释放试验。血液和粪便 CMV、EBV 抗体及 DNA 检查，粪便培养，粪便找细菌、找结核分枝杆菌、找真菌、找阿米巴及其他寄生虫，粪便钙卫蛋白。

3. 检查

腹部超声或增强 CT 或 CT 小肠成像（computed tomography enterography，CTE）、胃镜、结肠镜检查、小肠镜检查并取活检做病理组织学检查，小肠造影、肛管超声或 MRI、胸部 CT 平扫等。结肠镜是诊断 UC 及结肠型 CD 的重要方法（见术后附图 50-1 和附图 50-2）。

三、诊断流程或分类标准

1. UC

诊断应包括临床类型（初发型 / 复发性 / 慢性复发型）、病变范围（直肠型 / 左半结肠型 / 广泛结肠型）、活动情况（根据有无典型临床症状分为活动期 / 缓解期）、严重程度［参考改良 Truelove 和 Witts 疾病严重程度分型（表 50-1）或 Mayo 评分（表 50-2）］、肠外表现及并发症。

表 50-1 改良 Truelove 和 Witts 疾病严重程度分型

严重程度	排便次数（次 / 天）	便血	脉搏（次 / 分）	体温（℃）	血红蛋白	红细胞沉降率（mm/h）
轻度	＜4	轻或无	正常	正常	正常	＜20
重度	≥6	重	＞90	＞37.8	＜75% 正常值	＞30

注：中度为介于轻度和重度之间者。

表 50-2 评估 UC 活动性的改良 Mayo 评分系统

项目	0 分	1 分	2 分	3 分
排便次数[a]	正常	比正常增加 1 ～ 2 次 / 天	比正常增加 3 ～ 4 次 / 天	比正常增加 5 次 / 天或以上
便血[b]	未见出血	少于半数时间出现便中混血	大部分时间为便中混血	一直存在出血
内镜发现	正常或无活动性病变	轻度病变（红斑、血管纹理减少、轻度易脆）	中度病变（明显红斑、血管纹理缺乏、易脆、糜烂）	重度病变（自发性出血、溃疡形成）
医师总体评价[c]	正常	轻度病情	中度病情	重度病情

注：[a] 每位受试者作为自身对照，从而评价排便次数的异常程度；[b] 每日出血评分代表一天中最严重的出血情况；[c] 医师总体评价包括 3 项标准，即受试者对于腹部不适的回顾、总体幸福感和其他表现，如体格检查发现和受试者表现状态；总评分≤ 2 分且无单个分项评分＞ 1 分为临床缓解，3 ～ 5 分为轻度活动，6 ～ 10 分为中度活动，11 ～ 12 分为重度活动；有效定义为评分相对于基线值的降幅≥ 30% 以及≥ 3 分，而且便血的分项评分降幅≥ 1 分或该分项评分为 0 或 1 分。

2. CD

诊断参考世界卫生组织诊断标准（表 50-3）、蒙特利尔分型、活动情况（活动期 / 缓解期）、严重程度［参考 Best 克罗恩病活动指数（Crohn disease activity index，CDAI）评分或简化 CDAI 评分（表 50-4）］。

表 50-3 世界卫生组织诊断标准

项目	临床表现	影像学检查	内镜检查	活检	手术标本
①非连续性或节段性病变	－	＋	＋	－	＋
②卵石样外观或纵行溃疡	－	＋	＋	－	＋
③全壁性炎症反应改变	＋	＋	－	＋	＋
④非干酪性肉芽肿	－	－	－	＋	＋
⑤裂沟、瘘管	＋	＋	－	－	＋
⑥肛周病变	＋	－	－	－	－

注：具有①②③者为疑诊，再加上④⑤⑥三者之一可确诊；具备第④项者，加上①②③三者之二亦可确诊。
“＋”“－”表示本项诊断标准能否通过该项检查获得。

表 50-4　简化 CDAI 计算方法

项目	0 分	1 分	2 分	3 分	4 分
一般情况	良好	稍差	差	不良	极差
腹痛	无	轻	中	重	-
腹部包块	无	可疑	确定	伴触痛	-
腹泻	稀便每日 1 次计 1 分				
伴随疾病	每种症状计 1 分				

注：≤ 4 分为缓解期；5 ～ 8 分为中度活动期；≥ 9 分为重度活动期。伴随疾病包括：①关节痛 / 关节炎；②虹膜炎 / 葡萄膜（色素膜）炎；③结节红斑 / 坏疽性脓皮病 / 口疮性溃疡；④肛裂 / 肛瘘 / 脓肿；⑤其他瘘管；⑥过去 1 周内体温＞ 38℃。

四、鉴别诊断

1. 肠结核

可有午后低热、盗汗、消瘦等结核毒血症状，患者有结核感染史或与结核患者接触史。PPD 试验及 γ 干扰素释放试验阳性。病变主要累及回盲部，影像学可见回盲部固定、挛缩。内镜下表现多样，可有横形或环形溃疡或大小不等的多发溃疡，苔污秽、鼠咬征。病理活检可见干酪样坏死性肉芽肿，抗酸染色及结核分枝杆菌聚合酶链反应（polymerase chain reaction，PCR）阳性有助于诊断。与 CD 鉴别困难时，可试验性抗结核治疗 2 ～ 3 个月后复查肠镜以协助判断。

2. 肠道淋巴瘤

常见发病部位为小肠、回盲部和结直肠。临床表现为腹痛、便血、肠梗阻、发热、消瘦等。内镜下表现多样，可呈多发溃疡或结节隆起病变，活检或外科手术病理免疫组织化学染色可确诊。

3. 肠白塞病

表现为腹痛、腹泻、便血及发热、皮肤病变、口腔溃疡、生殖器溃疡、关节炎等，可出现针刺试验阳性、血 HLA-B51 阳性。好发于回盲部，肠镜典型表现为深凿、印币样溃疡，单发或多发（＜ 5 个）且互不融合，活检病理可见血管炎。

4. 感染性肠炎

包括各种细菌（大肠杆菌、痢疾杆菌、沙门氏菌、艰难梭菌等）感染、阿米巴肠炎、真菌性肠炎、病毒性肠炎（CMV、EBV）等。急性起病，表现为腹痛、腹泻、便血、发热等。内镜下可见回结肠炎症改变，粪便检查发现相关病原体可诊断。同时需要警惕 IBD 合并感染的可能。

5. UC 和 CD 的鉴别（表 50-5）

表 50-5　UC 和 CD 的鉴别要点

项目	UC	CD
症状	脓血便多见	有腹泻，但脓血便少见
病变分布	病变连续	呈节段性
直肠受累	绝大多数受累	少见
肠腔狭窄	少见、中心性	多见、偏心性
内镜表现	溃疡浅，黏膜弥漫充血水肿、颗粒状，脆性增加	纵行溃疡、卵石样外观，病变间黏膜外观正常（非弥漫性）
活组织检查特征	固有膜全层弥漫性炎症反应、隐窝脓肿、隐窝结构明显异常、杯状细胞减少	裂隙状溃疡、非干酪样坏死性肉芽肿、黏膜下层淋巴细胞聚集

五、病情评估 / 病情严重程度分级

UC 参考改良 Truelove 和 Witts 分型或 Mayo 评分，CD 参考 Best CDAI 评分或简化 CDAI 评分。

六、并发症

IBD 的肠外表现可累及全身各系统，包括外周关节炎、脊柱关节炎、口腔溃疡、结节性红斑、坏疽性脓皮病、虹膜炎、巩膜炎、葡萄膜炎、脂肪肝、原发性硬化性胆管炎、胆石症、血栓栓塞事件等。UC 的主要并发症包括中毒性巨结肠、肠穿孔、消化道大出血、上皮内瘤变及癌变；CD 的主要并发症包括消化道出血、肠梗阻、消化道穿孔、腹腔脓肿、内外瘘、肛周脓肿、肛瘘等。

七、诊断正确书写模板

1. 溃疡性结肠炎
　　慢性复发型
　　左半结肠型
　　活动期
　　中度
2. 克罗恩病
　　回结肠型
　　狭窄型＋肛瘘
　　活动期
　　轻度

【治疗】

一、治疗原则

1. 治疗原则

一般治疗包括营养支持（肠内营养、补液、纠正电解质紊乱、补充维生素及微量元素）、肠道休息（重度活动可予肠外营养）、合并感染予抗感染治疗；药物治疗；手术治疗。对于疑难危重患者，建议多学科协作（multi-disciplinary treatment，MDT）明确诊断并制订治疗方案。

2. 治疗目标

诱导并维持临床缓解、黏膜愈合、组织愈合，防治并发症，改善患者生活质量，最终加强对患者的长期管理。

二、治疗流程或治疗 SOP

1. UC 活动期

轻中度首选氨基水杨酸制剂，5- 氨基水杨酸（5-aminosalicylic acid，5-ASA），如美沙拉嗪，直肠病变可联合栓剂，乙状结肠病变可用灌肠剂。中重度可选用糖皮质激素诱导缓解、硫嘌呤类药物维持治疗，或使用生物制剂（如英夫利昔单抗、维得利珠单抗）、环孢素 A 等诱导缓解；内科治疗无效或出现严重并发症时可选择全结肠切除术。

2. CD 活动期

轻度可尝试氨基水杨酸制剂；中重度可应用激素、免疫抑制剂（沙利度胺、甲氨蝶呤），生物制剂等诱导缓解；严重并发症者考虑手术治疗。

3. 缓解期

可选用氨基水杨酸制剂、硫嘌呤类、甲氨蝶呤或生物制剂等维持治疗。

三、重要治疗医嘱

1. 全身激素：泼尼松 0.75 ～ 1.0 mg/（kg · d）（甲泼尼龙 40 ～ 60 mg/d 或氢化可的松 300 ～ 400 mg/d），口服或静脉输注，症状缓解后缓慢减量，每周减 5 mg，至 20 mg/d 时每周减 2.5 mg 至停用，注意同时补钙、护胃、检测血糖及血压等。

2. 美沙拉嗪：3 ～ 4 g/d，顿服或分次口服；直肠病变可联合应用栓剂，乙状结肠病变可联合应用灌肠剂（每晚 1 次或 2 次 / 日）。

3. 硫唑嘌呤：1.0 ～ 1.5 mg/（kg · d），口服。应用前建议完善硫唑嘌呤基因检测。

4. 英夫利昔单抗：5 mg/kg，静脉滴注，地塞米松预防过敏反应，按照第 0、2、6 周诱导临床缓解后，监测血常规、肝肾功能，此后每隔 8 周进行 1 次维持治疗。若临床效果差，可换用其他生物制剂治疗。

【预后】

IBD 有终身复发可能，需要长期维持及随访。

【出院指导】

注意休息，避免劳累和感染。注意补充营养，合理膳食，少渣饮食，避免食用辛辣刺激及生冷食物。规律门诊随诊，按时按量用药，规律复查腹部影像学及内镜检查。适度锻炼，消除对疾病不必要的恐惧。

【推荐阅读】

[1] 隆戈，福奇 . 哈里森胃肠及肝病学：第 2 版 [M]. 钱家鸣，译 . 北京：科学出版社，2018.

[2] 吴开春，梁洁，冉志华，等 . 炎症性肠病诊断与治疗的共识意见（2018 年 · 北京）[J]. 中国实用内科杂志，2018，38（9）：18.

[3] 中华医学会消化病学分会炎症性肠病学组，中国炎症性肠病诊疗质量控制评估中心 . 中国溃疡性结肠炎诊治指南（2023 年 · 西安）[J]. 中华炎性肠病杂志（中英文），2024，8（1）：33-58.

[4] 中华医学会消化病学分会炎症性肠病学组，中国炎症性肠病诊疗质量控制评估中心 . 中国克罗恩病诊治指南（2023 年 · 广州）[J]. 中华炎性肠病杂志（中英文），2024，8（1）：2-32.

（陆浩平　撰写　陆京京　审阅）

第 51 章

功能性胃肠病

【疾病概述】

功能性胃肠病（functional gastrointestinal disorders，FGIDs）的概念随着对疾病模式的认识和科学研究的进展而不断更新，罗马Ⅳ标准将 FGIDs 定义为肠-脑互动异常性疾病（disorders of gut-brain interaction，DGBI），其症状的产生涉及胃肠动力紊乱、内脏高敏感、胃肠道黏膜和免疫功能的改变、肠道菌群紊乱及中枢神经系统对胃肠传入信号的处理功能异常等，常合并焦虑、抑郁等精神心理症状。根据解剖位置，成人 FGIDs 可分为 6 大类共 21 种疾病，其中功能性消化不良（functional dyspepsia，FD）、肠易激综合征（irritable bowel syndrome，IBS）、功能性便秘（functional constipation，FC）较常见。FGIDs 的诊断需依据临床症状，必要时进行辅助检查，以除外器质性疾病。目前的临床诊断及分类依据罗马Ⅳ标准。FGIDs 的治疗以对症处理为主，遵循多模式、个性化治疗原则。

关键词：肠-脑互动异常；FD；IBS；FC；个性化治疗。

【诊断与鉴别诊断】

一、接诊

1. 问诊要点

（1）消化道症状：有无腹痛、腹胀、早饱、嗳气、反酸、烧心、胃灼热感、恶心、呕吐、腹泻、便秘、黑便、便血，大便性状、频率，症状持续时间，诱发及缓解因素（进食、精神因素、特定类型饮食、排便、排气）。

（2）精神症状：焦虑、抑郁，躯体化症状（如头痛、肌肉疼痛等）。

（3）全身症状：发热、乏力、消瘦、黄疸、贫血。

（4）消化道肿瘤家族史、职业史。

2. 全身体格检查要点

营养状态、精神状态。皮肤、巩膜有无黄染。有无腹部压痛、腹部包块。直肠指检有无痉挛、痛感。

二、开检查医嘱

1. 常规检验

血常规、尿常规、粪便常规＋潜血、粪便钙卫蛋白、肝功能、肾功能、心肌酶、电解质、葡萄糖、血脂、凝血功能、甲状腺功能、消化系统肿瘤标志物（CA12-5、CA19-9、CEA、AFP）。

2. 内镜检查

胃镜、结肠镜检查，并结合活检病理组织学。

3. 影像学检查

腹部超声 /CT/MRI、消化道钡剂造影（上消化道造影、小肠造影、结肠造影、排粪造影）。

4. 功能学检查

24 h 食管 pH- 阻抗监测，消化道压力测定（食管、Oddi 括约肌、直肠肛管），胃电图，直肠肌电图，胃排空检查（饮水试验、超声波法、核素标记法），胃肠传输试验。

5. 其他检查

粪便病原学检查，心电图，氢–甲烷呼气试验等。

三、诊断流程或分类标准

依据成人 FGIDs 罗马Ⅳ诊断标准，常见 FGIDs 的诊断标准见表 51-1。

表 51-1　常见 FGIDs 诊断标准

疾病	诊断标准
FD	诊断前症状出现至少 6 个月，近 3 个月符合以下诊断标准： ● 餐后不适综合征（PDS）必须包括以下 1 项或 2 项诊断标准，且至少每周 3 天：①餐后饱胀不适（以致影响日常活动）；②早饱不适感（以致不能完成平常餐量的进食） 常规检查（包括胃镜检查）未发现可解释上述症状的器质性、系统性或代谢性疾病的证据 ● 上腹痛综合征（EPS）必须包括以下 1 项或 2 项诊断标准，且至少每周 1 天：①中上腹痛（以致影响日常活动）；②中上腹烧灼不适（以致影响日常活动） 常规检查（包括胃镜检查）未发现可解释上述症状的器质性、系统性或代谢性疾病的证据
IBS	诊断前症状出现至少 6 个月，近 3 个月反复发作腹痛，平均发作至少每周 1 日，伴有以下至少 2 项：①与排便相关；②伴有排便频率的改变；③伴有粪便性状（外观）的改变 IBS 亚型（基于粪便性状和每周至少有 1 次排便不正常的天数占比）： ● IBS 便秘型（IBS-C）：＞ 1/4（25%）的排便为 Bristol 粪便性状 1 型或 2 型，且＜ 1/4（25%）的排便为 Bristol 粪便性状 6 型或 7 型 ● IBS 腹泻型（IBS-D）：＞ 1/4（25%）的排便为 Bristol 粪便性状 6 型或 7 型，且＜ 1/4（25%）的排便为 Bristol 粪便性状 1 型或 2 型 ● IBS 混合型（IBS-M）：＞ 1/4（25%）的排便为 Bristol 粪便性状 1 型或 2 型，且＞ 1/4（25%）的排便为 Bristol 粪便性状 6 型或 7 型 ● IBS 不定型（IBS-U）：患者符合 IBS 的诊断标准，但其排便习惯无法准确归入以上 3 型中的任何一型
FC	诊断前症状出现至少 6 个月，近 3 个月符合以下诊断标准： 1. 必须包括下列至少 2 项：① 1/4（25%）以上的排便感到费力；② 1/4（25%）以上的排便为干球粪或硬粪（Bristol 粪便性状 1 ～ 2 型）；③ 1/4（25%）以上的排便有不尽感；④ 1/4（25%）以上的排便有肛门直肠梗阻 / 堵塞感；⑤ 1/4（25%）以上的排便需要手法辅助（如用手指协助排便、盆底支持）；⑥每周自发排便（SBM）＜ 3 次 2. 不用泻剂时很少出现稀粪 3. 不符合 IBS 的诊断标准

四、鉴别诊断

FGIDs 具有较大的疾病异质性，主要需要与消化道器质性疾病（如炎症、溃疡、肿瘤）鉴别，同时需除外可表现为消化道症状的系统性疾病，如肝硬化、慢性肾功能不全、糖尿病、甲状腺功能亢进、系统性红斑狼疮、神经肌肉性疾病、精神疾病等。

五、诊断正确书写模板

功能性消化不良 餐后不适综合征 / 上腹痛综合征

肠易激综合征 腹泻型 / 便秘型 / 混合型 / 不定型

【治疗】

一、治疗原则

1. 治疗原则

多模式综合治疗，个性化治疗。

2. 治疗目标

改善症状、提高生活质量。

二、治疗流程或治疗 SOP

1. 饮食调节：① FD：少食多餐，避免高脂饮食，避免摄入咖啡、酒精。② IBS：低 FODMAP（发酵性寡糖、双糖、单糖和多元醇）饮食。③ FC：增加高纤维膳食，多饮水。

2. 适度运动，保证睡眠。

3. 心理行为治疗：主要包括认知行为疗法（cognitive-behavioral therapy，CBT）、心理动力学心理治疗和催眠疗法。

4. 针对临床症状的药物治疗，具体见表 51-2。

三、重要治疗医嘱（表 51-2）

表 51-2　FGIDs 的常用治疗用药

药物类别	作用机制	代表药物	治疗疾病
调节胃肠动力功能药物	5- 羟色胺类药物	$5\text{-}HT_4$ 受体激动剂：普芦卡必利（2 mg，qd）、莫沙必利（5 mg，tid）	PDS、IBS-C
		$5\text{-}HT_3$ 受体拮抗剂：雷莫司琼（0.3 mg，qd）、阿洛司琼（1 mg，qd）	功能性腹泻和 IBS-D
		$5\text{-}HT_{1A}$ 受体激动剂：丁螺环酮（起始 5 mg，bid）	PDS
	多巴胺受体拮抗剂	多潘立酮（10 mg，tid）、甲氧氯普胺（5 mg，tid）	PDS
	乙酰胆碱酯酶抑制剂	替喹溴铵（5 mg，tid）、丁溴东莨菪碱（10 mg，tid）、溴美喷酯（25 mg，qid）	IBS
调节黏膜和免疫功能药物	鸟苷酸环化酶 C 激动剂	利那洛肽［1 粒（含 290 μg 利那洛肽），qd］	慢性便秘 IBS-C
	选择性氯离子通道激动剂	鲁比前列酮（24 μg，bid）	慢性便秘 IBS-C
	抑酸剂	质子泵抑制剂：艾司奥美拉唑（20 mg，qd）、雷贝拉唑（10 mg，qd）、奥美拉唑（20 mg，qd）、兰索拉唑（30 mg，qd）、泮托拉唑（20 mg，qd）、艾普拉唑（5 mg，qd） H_2 受体拮抗剂：法莫替丁（20 mg，bid）、尼扎替丁（150 mg，bid）、雷尼替丁（150 mg，bid）	EPS
微生态调节剂	益生菌	双歧杆菌三联活菌散（2～4 粒，bid）、地衣芽孢杆菌活菌胶囊（0.5 g，tid）、枯草杆菌二联活菌肠溶胶囊（1～2 粒，bid 或 tid）	FD、IBS、FC
	非吸收性抗菌素	利福昔明（0.4 g，tid）、小檗碱（0.3 g，tid）	IBS-D
神经递质调节剂	TCA	阿米替林（起始 25 mg，bid）	合并抑郁、焦虑的 FGIDs
	SSRI	氟西汀（起始 20 mg，qd）、西酞普兰（起始 20 mg，qd）	
	SNRI	度洛西汀（起始 20 mg，bid）	

bid，2 次 / 日；qd，1 次 / 日；qid，4 次 / 日；tid，3 次 / 日；TCA，三环类抗抑郁药；SSRI，选择性 5- 羟色胺再摄取抑制剂；SNRI，5- 羟色胺与去甲肾上腺素再摄取抑制剂。

【预后】

FGIDs 多为慢性病程，预后良好。多数患者的症状会长期存在或反复发作，需要反复用药控制症状。

【出院指导】

保持积极乐观的心态，建立合理饮食和良好的生活习惯，适当运动。积极与医生沟通，配合治疗，遵医嘱合理用药，避免滥用药物。

【推荐阅读】

［1］Drossman D A，Hasler W L. Rome Ⅳ：functional gastrointestinal disorders/disorders of gut-brain interaction［M］. 4th ed. Virginia：Degnon Associates Inc，2016.

［2］Ford A C，Sperber A D，Corsetti M，et al. Irritable bowel syndrome［J］. Lancet，2020，396（10263）：1675-1688.

［3］Lacy B E，Pimentel M，Brenner D M，et al. ACG clinical guideline：management of irritable bowel syndrome［J］. Am J Gastroenterol，2021，116（1）：17-44.

（张晋东　撰写　段丽萍　审阅）

第 52 章

胃肠道息肉

【疾病概述】

胃肠道息肉是一种常见的消化系统疾病，患者常无明显的临床症状和体征，体积较大的息肉可导致便血、肠梗阻等症状。息肉的检出和诊断主要依赖消化内镜检查和活检病理检查。对于胃息肉，可根据息肉性质决定行内镜下切除或内镜监测随访；对于肠息肉，建议行内镜下切除治疗。胃肠道息肉的预后基本良好。

关键词：胃息肉；肠息肉；内镜；活检；切除。

【诊断与鉴别诊断】

一、接诊

1. 问诊要点

（1）与恶性肿瘤相鉴别：有无消瘦、吞咽困难、频繁呕吐、呕血、便血、腹痛、停止排便排气等症状。

（2）与息肉病相鉴别：有无皮肤黏膜表现（如皮疹、色素沉着）、甲发异常等表现。

（3）既往发现息肉的内镜检查结果：息肉部位、数量、大小、形态分型、放大内镜微结构描述（如果有）、活检病理结果。

2. 全身体格检查要点

（1）腹部查体：肠鸣音是否活跃，是否可触及腹部包块，有无腹部压痛、反跳痛及肌紧张。

（2）浅表淋巴结查体：是否可触及肿大淋巴结。

二、开检查医嘱

1. 常规检验

血常规、粪便常规＋潜血、肿瘤标志物、尿常规、凝血功能、生化指标、感染指标。

2. 常规检查

腹部和盆腔超声或腹部增强 CT（必要时）。

三、诊断流程或分类标准（图 52-1）

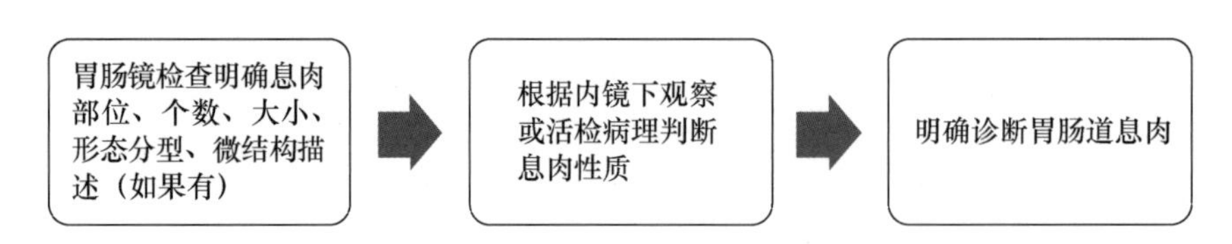

图 52-1 胃肠道息肉的诊断流程图

四、鉴别诊断

经内镜发现胃肠息肉可直接进行诊断，息肉的鉴别诊断主要是针对息肉性质的鉴别。

1. 胃息肉的鉴别

（1）根据息肉病理结果鉴别：可分为胃底腺息肉、增生性息肉、炎性息肉、错构瘤性息肉、异位性息肉和腺瘤性息肉。其中，腺瘤性息肉为癌前病变，其他为非癌前病变，上述息肉在临床上一般无阳性症状和体征。

（2）与息肉病相鉴别：①家族性腺瘤性息肉病（familial adenomatous polyposis，FAP）：与 *APC* 基因突变相关，多于青年期发病，息肉多见于结直肠，胃内息肉主要分布于胃底，组织学上多为腺瘤性息肉，癌变风险高。②黑斑息肉综合征（Peutz-Jeghers syndrome，PJS）：与抑癌基因 *STK11* 突变相关，可伴皮肤黏膜色素沉着，以口唇黏膜及四肢末端皮肤为著，息肉可弥漫累及全消化道，多有蒂，病理类型主要为错构瘤性息肉。③ Canada-Cronkhite 综合征（Canada-Cronkhite syndrome，CCS）：又称息肉-色素沉着-甲营养不良-脱发综合征，胃息肉主要表现为胃内密集多发的山田Ⅰ/Ⅱ型无蒂息肉，少数可恶变。④幼年性息肉病（juvenile polyposis，JPS）：多见于儿童，可合并多种先天性畸形，息肉可见于全消化道，以结直肠受累多见，胃内亦可受累，多有蒂，表面糜烂或浅溃疡，患者常合并低蛋白血症。⑤ Cowden 综合征：为全身多脏器的化生性病变和错构瘤性病变，部分为常染色体显性遗传，与 *PTEN* 基因突变相关，临床可表现为错构瘤性息肉、皮肤丘疹、口腔、牙龈黏膜乳头状增生、面部毛发鞘瘤、乳腺纤维囊性增生、多结节性甲状腺肿等，息肉可分布于全消化道。

2. 肠息肉的鉴别

（1）根据息肉病理结果鉴别：可分为增生性息肉、炎性息肉、错构瘤性息肉和腺瘤性息肉。其中，腺瘤性息肉为癌前病变，根据是否呈现锯齿样结构及绒毛成分占比又分为锯齿状腺瘤、管状腺瘤、绒毛状腺瘤和管状绒毛状腺瘤。上述息肉在临床上基本无阳性症状和体征，仅少数体积较大的息肉可引起便血、肠梗阻症状。

（2）与息肉病相鉴别：包括 FAP、PJS、CCS、JPS、Cowden 综合征、Gardner 综合征和 Turcot 综合征。前 5 种息肉病的鉴别要点见上文。① Gardner 综合征：肠外表现明显，如骨瘤、软组织肿瘤、硬纤维瘤、肠系膜纤维瘤病、先天性色素上皮肥厚等，消化道息肉数量通常＜100 个，病理为腺瘤性息肉，癌变风险高。② Turcot 综合征：分为Ⅰ型和Ⅱ型，其中Ⅱ型与 *APC* 基因突变相关，可合并中枢神经系统肿瘤，息肉病理为腺瘤性息肉，癌变早。

五、病情评估 / 病情严重程度分级

1. 评估息肉治疗策略

对于胃息肉，可根据息肉性质决定行内镜下切除或内镜监测随访，对于肠息肉则建议行内镜下切除治疗。

2. 评估息肉伴癌变

腹部增强 CT 评估是否存在淋巴结转移，行超声内镜、放大内镜评估息肉层次来源、浸润深度、微结构。若 CT 提示存在淋巴结转移，或超声内镜、放大内镜提示病变存在浸润至黏膜下层深层的征象，则无法行内镜下治疗而应积极评估外科手术指征。

3. 评估内镜术式

基于息肉大小和形态决定行内镜黏膜切除术（endoscopic mucosal resection，EMR）或内镜黏膜下剥离术（endoscopic submucosal dissection，ESD）。通常病变＞2 cm 可选择 ESD 治疗，≤ 2 cm 则选择 EMR 治疗。

六、并发症

很少见，部分体积较大的息肉可能出现消化道出血、梗阻等并发症。

七、诊断正确书写模板

胃/肠（明确节段）（是否多发）息肉

示例：胃多发息肉、横结肠息肉、直肠息肉

【治疗】

一、治疗原则

对因治疗（内镜下切除）和并发症治疗，处理围术期电解质紊乱、感染、穿孔、消化道出血等。

二、治疗流程或治疗 SOP（详见图 58-1）

三、重要治疗医嘱

1. 抗生素：可选择头孢呋辛（1.5 g，静脉滴注，2 次/日）、左氧氟沙星（0.5 g，口服，1 次/日）、甲硝唑（0.4 g，口服，2 次/日）。胃息肉治疗后无需使用抗生素；结肠息肉根据肠道清洁情况、息肉数量及大小等选择使用抗生素，通常疗程为 1 天。

2. 肠道准备：可选择口服复方氯化钠口服液、聚乙二醇电解质散剂（舒泰清）或复方匹可硫酸钠。

3. PPI：可选择泮托拉唑（40 mg，静脉滴注，1 次或 2 次/日）、艾司奥美拉唑（20 mg，静脉滴注，1 次或 2 次/日）。

【预后】

胃肠息肉基本预后良好。

【出院指导】

关注内镜治疗后是否出现发热、腹痛、恶心、呕吐、便血等表现，警惕内镜治疗相关并发症，若出现便血应及时急诊就诊。出院后 5～7 天过渡至正常饮食，避免辛辣饮食，保持大便通畅，1 周内避免剧烈活动。关注息肉病理结果，门诊复诊，根据病理结果经门诊医师指导内镜复查时机。

【推荐阅读】

[1] 李鹏，冀明，张澍田．无痛消化内镜操作共识［J］．中国实用内科杂志，2010，30（7）：605-607.

[2] 张荣，林辉．2015 年内镜下结肠直肠息肉切除术相关指南与共识解读［J］．世界临床药学，2015，36（12）：814-819.

[3] Patel R，Hyer W. Practical management of polyposis syndromes［J］. Frontline Gastroenterol，2019，10（4）：379-387.

（温越　撰写　索宝军　审阅）

第53章

早期食管癌

【疾病概述】

早期食管癌（early esophageal cancer，ESC）是指病变局限于黏膜层内的食管恶性肿瘤，无论有无淋巴结转移。表浅型食管癌（superficial esophageal cancer，SEC）是指病变侵犯深度不超过黏膜下层的食管癌。早期食管癌主要包括鳞癌和腺癌，其中，鳞癌约占90%，食管腺癌绝大部分来源于Barrett食管。其癌变进程与胃癌相似。本章将对早期食管鳞癌进行介绍。早期食管癌缺乏典型的临床症状，多数食管癌患者因进行性吞咽困难或发生转移性症状而就诊，诊断时已为中晚期。内镜结合组织病理学检查是诊断食管癌的最佳方法，推荐将白光内镜（white light endoscopy，WLE）联合卢戈液染色（即碘染色）或窄带成像技术作为早期食管癌筛查的首选方法，有条件者可联合放大内镜检查。早期食管癌可通过内镜下治疗达到根治效果，5年生存率可达90%。

关键词：早期食管癌；窄带成像技术；卢戈液染色；内镜下治疗。

【诊断与鉴别诊断】

一、接诊

1. 问诊要点

（1）询问有无危险因素（用于明确食管癌筛查的高危人群）：①食管癌高发地区出生或长期居住史。②一级亲属有食管癌病史。③有食管癌前疾病或癌前病变的病史。④头颈部肿瘤病史。⑤其他食管癌高危因素：热烫饮食、饮酒、吸烟、进食过快、室内空气污染或牙齿缺失等。

（2）询问有无非特异性临床症状：早期食管癌可无症状或存在非特异性临床症状，包括胸骨后不适、烧灼感或针刺样疼痛，食物通过缓慢或有滞留感，症状严重程度和持续时间存在明显差异。

（3）询问有无进展期食管癌的临床症状：进行性吞咽困难是进展期食管癌的典型临床症状。此外，还可出现吞咽痛和梗阻导致的食物反流。肿瘤侵及气管或支气管可导致食管-气管瘘、肺炎或纵隔脓肿，发生其他脏器转移可出现相应的临床症状，如肝转移导致的黄疸。

2. 全身体格检查要点

早期食管癌无阳性体征。进展期食管癌可出现消瘦、贫血相关体征（如结膜苍白等）及淋巴结肿大，其他脏器转移可出现相应体征，如肝大伴结节。晚期食管癌可出现恶病质。

二、开检查医嘱

1. 常规检验

早期食管癌无特异性检验指标的异常改变。进展期食管癌可能出现粪潜血阳性、贫血和低白蛋白血症，发生肝转移时可导致肝功能异常。

2. 常规检查

（1）内镜：内镜是诊断早期食管癌的首选方法，可以直接发现和观察病变，并结合组织病理学检查明确诊断。早期食管癌的黏膜改变通常不明显，可表现为黏膜发红、轻度隆起或凹陷，有时存在 WLE 难以观察到明显异常的病变（见书后附图 53-1A），卢戈液染色有助于提高早期食管癌的检出率，正常鳞状细胞因含有糖原而被碘染成棕褐色，早期食管癌黏膜则不着色（见书后附图 53-1B）。进展期食管癌在内镜下表现明显，诊断较容易，根据病变形态分为髓质型、蕈伞型、溃疡型和缩窄型。

（2）电子染色内镜（electronic chromoendoscopy，ECE）：通过电子信号获取图像并加以分析和处理，增强病变对比度，提供更具特异性和更易识别的病变形态。根据不同原理，ECE 技术主要包括联动成像技术（linked color imaging，LCI）、蓝激光成像技术（blue laser imaging，BLI）、智能分光比色技术（flexile spectral imaging color enhancement，FICE）、窄带成像技术（narrow-band imaging，NBI）和高清智能电子染色技术（i-SCAN）等。针对早期食管癌，NBI 的临床证据最充分，被推荐作为早期食管癌筛查的首选方法。在 NBI 模式下，早期食管癌病变呈边界清晰的茶褐色区域（见书后附图 53-1C），与 WLE 相比，NBI 模式下的病变区域与周围正常黏膜的色泽对比更明显，更易被识别。需要注意的是，采用 NBI 判断茶褐色区域时可能低估病变范围，因此，病变范围诊断需要使用卢戈液染色。

（3）放大内镜（magnifying endoscopy，ME）：早期食管癌的 ME 诊断依据是上皮乳头内毛细血管袢（intrapapillary capilary loop，IPCL）的形态学改变。正常食管黏膜表浅血管由分支状血管构成，位于黏膜肌层以上，紧贴黏膜肌层，IPCL 垂直起源于分支状血管网，ME 下正常食管黏膜的 IPCL 表现为逗点状。

日本食管协会（Japan Esophageal Society，JES）制定了早期食管癌的 JES 分型，将 IPCL 根据形态学改变分为 A 型和 B 型，结合无血管区（avascular area，AVA），用以评估病变的性质和浸润深度（表 53-1 和书后附图 53-1D）。

表 53-1　早期食管癌的 JES 分型

分型	形态特征	临床意义	浸润深度
IPCL			
A 型	正常血管形态或轻微改变	正常鳞状上皮或炎性改变	
B 型		鳞状细胞癌	
B1 型	血管扩张、迂曲，管径和形态不同		黏膜上皮层或黏膜固有层
B2 型	血管扩张、迂曲，管径和形态不同，呈不规则树枝状，伴有血管袢消失		黏膜肌层或黏膜下浅层（SM1）
B3 型	高度扩张的不规则血管，管径＞ 60 μm，约为 B2 型血管的 3 倍以上		黏膜下中层（SM2）或更深
AVA（根据直径划分）		鳞状细胞癌	
小 AVA	≤ 0.5 mm		黏膜上皮层或黏膜固有层
中 AVA	＞ 0.5 mm ～＜ 3 mm		黏膜肌层或黏膜下浅层（SM1）
大 AVA	≥ 3 mm		黏膜深层（SM2）或更深

IPCL，上皮乳头内毛细血管袢；AVA，无血管区
SM1、SM2 和 SM3 分别表示癌组织浸润黏膜下层的上 1/3、中 1/3 和下 1/3，其中，SM1 为黏膜下浅层，SM2 和 SM3 为黏膜下深层，病变最深处距离黏膜肌层 200 μm 为黏膜下浅层和黏膜下深层的分界值。

（4）超声内镜（endoscopic ultrasound，EUS）：早期食管癌的 EUS 诊断通常包括两个目的：①判断病变的侵犯深度；②扫查有无纵隔转移淋巴结。

EUS 对病变浸润深度的判断标准：①黏膜内癌：早期食管癌的超声内镜表现包括黏膜层和（或）黏膜肌层增厚，黏膜下层清晰、连续、完整且形态规整。②黏膜下癌：黏膜肌层和黏膜下层层次紊乱、分界消失，黏膜下层增厚、中断，可见黏膜下层内低回声影。

受超声波穿透性的限制，EUS 对淋巴结转移的评估具有局限性，需要结合 CT 等检查。

3. 影像学检查

（1）上消化道造影：多用于无法接受内镜检查的患者，诊断早期食管癌的准确性和特异性较低，进展期食管癌的相关征象包括：①黏膜皱襞增粗、迂曲或中断。②食管边缘毛刺状。③微小的充盈缺损或龛影。④局限性管壁狭窄、僵硬或钡剂滞留。

（2）CT：可清晰显示食管与邻近纵隔器官的关系，但难以诊断早期食管癌。对于进展期食管癌，可评估病变的大小、范围、邻近脏器受累及远处转移等。

三、诊断流程或分类标准

早期食管癌缺乏特异性症状，食管黏膜组织病理学是诊断的金标准。我国指南推荐 40 岁作为食管癌筛查的起始年龄，至 75 岁或预期寿命＜ 5 年时终止。对于符合筛查年龄的人群，合并任何 1 项危险因素（见“问诊要点”中的“危险因素”）者即为筛查目标人群。筛查流程见图 53-1。

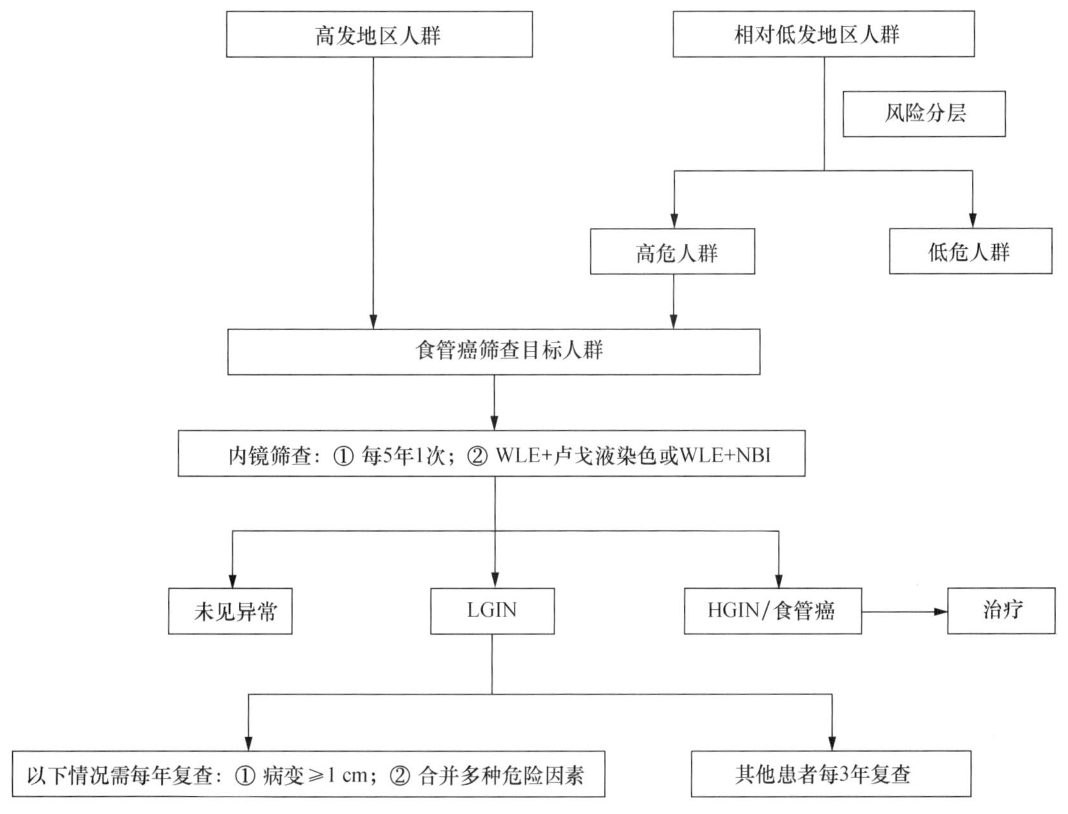

图 53-1 早期食管癌筛查流程图。HGIN，高级别上皮内瘤变；LGIN，低级别上皮内瘤变；NBI，窄带成像技术；WLE，白光内镜

四、鉴别诊断

1. 胃食管反流病

胃十二指肠内容物反流入食管引起慢性症状和（或）组织损伤，表现为反酸、烧心、胸痛或吞咽困难等症状。胃镜检查可见黏膜炎症、糜烂或溃疡，组织病理学无肿瘤证据。

2. 贲门失弛缓症

贲门失弛缓症是原因不明的以下食管括约肌松弛障碍和食管体部无蠕动为主要特征的原发性食管动力紊乱性疾病，表现为吞咽困难、胸骨后不适或胸痛。上消化道造影最重要的诊断特征是远端食管光滑、变细，呈“鸟嘴状”，狭窄部边缘对称、光滑，食管壁柔软无僵硬感。内镜可见食管下段狭窄并伴有上段管腔扩张。食管测压有助于明确诊断。

3. 食管良性狭窄

通常由腐蚀性或反流性食管炎导致，也可因长期留置胃管或食管手术导致。狭窄处可见黏膜消失、管壁僵硬，与正常黏膜边缘整齐，内镜可明确诊断。

4. 其他

包括纵隔肿瘤、纵隔淋巴结炎、食管裂孔疝、主动脉瘤压迫食管、食管平滑肌瘤或癔球症等。

五、病情评估 / 病情严重程度分级

食管癌的病理学改变主要包括细胞形态、大小和结构的异常，如细胞的正常极性消失和核分裂象等（见书后附图 53-1F）。早期食管癌的病变局限于黏膜层内，分为 M1（局限于黏膜上皮层内）、M2（突破黏膜上皮层，但未累及黏膜肌层）和 M3（侵犯黏膜肌层，但未侵犯黏膜下层），内镜区分较困难，NBI 或 EUS 有助于病变深度的诊断，需要内镜下治疗后标本或外科手术标本明确。

食管癌通过 TNM 系统进行临床分期（表 53-2），第 8 版国际抗癌联盟（Union for International Cancer Control，UICC）/ 美国癌症联合委员会（American Joint Committee on Cancer，AJCC）TNM 分期系统包括：

1. 肿瘤侵犯深度（T）：T_x 原发肿瘤无法评价；T_0 无原发肿瘤证据；T_{is} 高级别上皮内瘤变（high grade intraepithelial neoplasia，HGIN）/ 异型增生；T_1 侵犯黏膜固有层、黏膜肌层或黏膜下层，T_{1a} 侵犯黏膜固有层或黏膜肌层，T_{1b} 侵犯黏膜下层；T_2 侵犯固有肌层；T_3 侵犯食管外膜；T_4 侵犯邻近脏器，T_{4a} 侵犯胸膜、心包、奇静脉、膈肌或腹膜，T_{4b} 侵犯其他邻近脏器，如主动脉、椎体或气道。

2. 区域淋巴结转移（N）：N_x 区域淋巴结转移无法评价；N_0 无区域淋巴结转移；N_1 1 ～ 2 个区域淋巴结转移；N_2 3 ～ 6 个区域淋巴结转移；N_3 ≥ 7 个区域淋巴结转移。

3. 远处转移（M）：M_0 无远处转移；M_1 有远处转移。

表 53-2　基于 TNM 系统的食管癌临床分期

分期	肿瘤侵犯深度（T）	淋巴结转移（N）	远处转移（M）
0 期	T_{is}	N_0	M_0
Ⅰ期	T_1	$N_{0\sim1}$	M_0
Ⅱ期	T_2	$N_{0\sim1}$	M_0
	T_3	N_0	M_0
Ⅲ期	T_3	N_1	M_0
	$T_{1\sim3}$	N_2	M_0
Ⅳ期			
ⅣA 期	T_4	$N_{0\sim2}$	M_0
	任何 T 分期	N_3	M_0
ⅣB 期	任何 T 分期	任何 N 分期	M_1

六、并发症

早期食管癌无并发症，进展期食管癌的并发症主要包括上消化道出血和梗阻。上消化道出血可表现为黑便或呕血，提示肿瘤破溃或食管-主动脉瘘形成，可酌情考虑内镜、介入或外科治疗，通常预后不佳。上消化道梗阻可导致进食困难或无法进食，可考虑空肠营养管、食管支架、经皮胃造瘘术或空肠造口置管缓解梗阻或营养支持。

七、诊断正确书写模板

早期食管癌，$T_{is\text{-}1a}N_{0\text{-}x}M_0$

【治疗】

一、治疗原则

采取多学科参与和评估的综合治疗，包括内镜下治疗、手术、放疗和化疗。

二、治疗流程或治疗 SOP

1. 早期食管癌及癌前病变

主要采用内镜下治疗，内镜黏膜下剥离术（endoscopic submucosal dissection，ESD）是首选的治疗方式，其他内镜下治疗方法包括内镜下黏膜切除术（endoscopic mucosal resection，EMR）、多环套扎内镜黏膜切除术（multiband mucosectomy，MBM）和内镜射频消融术（endoscopic radiofrequency ablation，ERFA）等。

内镜下治疗的适应证主要为部分 T_{is}-$_{1}N_0M_0$ 期食管癌，即 HGIN、癌局限于黏膜上皮层（M1）、黏膜固有层（M2）、黏膜肌层（M3）或黏膜下浅层（SM1）且不伴有脉管浸润和区域淋巴结转移者。此外，由于内镜下黏膜活检只能获取少量组织进行病理学诊断，可能低估病变的严重程度，对于存在更高级别病变特征的低级别上皮内瘤变（low grade intraepithelial neoplasia，LGIN），如放大内镜观察到 B 型 IPCL 或 AVA、卢戈液染色后粉色征阳性（见书后附图 53-1E）等，同样需考虑内镜下治疗。治疗适应证及流程见图 53-2。

早期食管癌内镜下切除后，需要根据病理结果进行评估，确定随访或追加治疗（图 53-3）。

早期食管癌内镜下切除的主要并发症包括出血、穿孔和狭窄。出血通常经内镜下止血即可得到有效

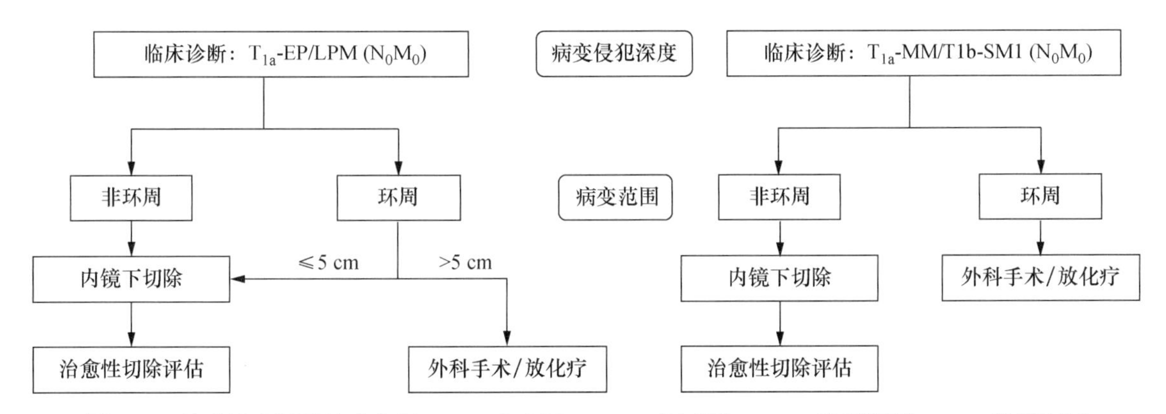

图 53-2　治疗适应证及治疗方案。EP，上皮层；LPM，固有层；MM，黏膜肌层；SM，黏膜下层

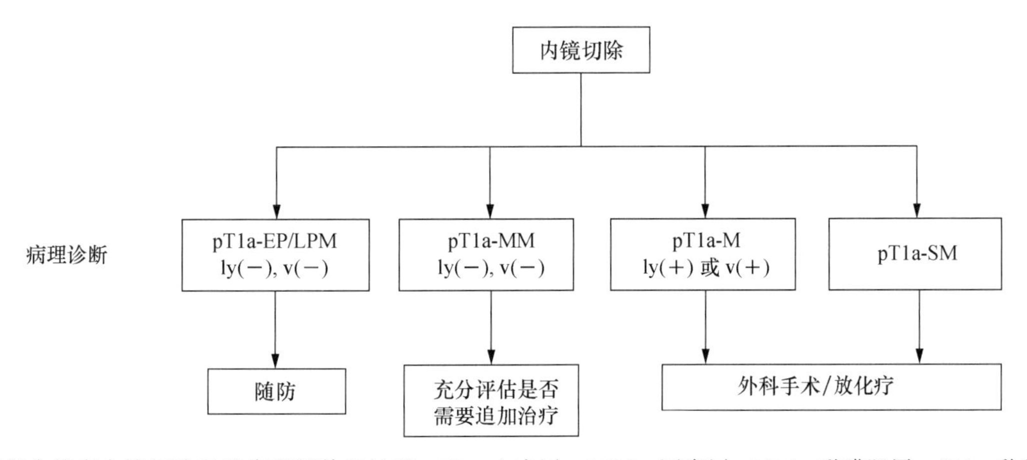

图 53-3　早期食管癌内镜切除后的病理评估和处理。EP，上皮层；LPM，固有层；MM，黏膜肌层；SM，黏膜下层；ly，淋巴管；v，静脉

治疗。对于内镜治疗过程中的穿孔，可通过使用组织夹夹闭进行处理，无法充分夹闭或夹闭后病情仍进行性加重者，需考虑手术治疗；对于内镜治疗后出现的穿孔，需要根据病情选择保守治疗或手术治疗。内镜下切除大面积病变后可能出现食管狭窄的远期并发症，治疗方式包括内镜下狭窄处切开、球囊扩张或外科手术等。

2. 进展期食管癌

可切除的进展期食管癌首选手术治疗，手术适应证包括Ⅰ期、Ⅱ期、Ⅲ期和部分ⅣA期（$T_{4a}N_{0\sim3}M_0$）食管癌，部分ⅣA期（$T_{4b}N_{0\sim3}M_0$）和ⅣB期食管癌则以根治性放化疗、单纯化疗（肿瘤侵犯椎体、气管、主动脉、心脏等重要脏器时）和姑息治疗为主。

放疗对食管鳞癌有效，主要用于手术难度较大的食管上段癌或难以手术切除的食管癌，术前放疗能缩小肿瘤，提高切除率，术后放疗对治疗手术未能切除的残余病灶或淋巴结的有益。食管癌的化疗敏感性较差，单纯化疗的效果较差，可联合放疗提高治疗效果，延长生存期，但需要注意不良反应。

【预后】

早期食管癌及时根治的预后良好，5年生存率可达90%。淋巴结侵犯对预后存在显著影响，N_0患者的5年生存率超过70%，N_1患者接近40%，且与T分期无关。进展期食管癌的预后不良，T_1或T_2且无淋巴结转移的患者的5年生存率可超过40%，而T_3和T_4患者的5年生存率则低于15%。

【出院指导】

根据病情严重程度及治疗方案制定监测方案，规律完成随访，随访内容包括血液化验、影像学检查和内镜检查等。定期进行营养风险评估，持续存在营养不良者需要营养支持，首选膳食联合口服营养制剂。戒烟戒酒，规律饮食及休息，避免烫食、油炸、烟熏或腌渍类食物。

【推荐阅读】

［1］国家消化内镜专业质控中心，国家消化系疾病临床医学研究中心（上海），国家消化道早癌防治中心联盟，等．中国早期食管癌及癌前病变筛查专家共识意见（2019年，新乡）［J］．中华消化内镜杂志，2019，36（11）：793-801.

［2］国家消化系统疾病临床医学研究中心（上海），中华医学会消化内镜学分会，中国医师协会内镜医师分会消化内镜专业委员会，等．中国食管鳞癌癌前状态及癌前病变诊治策略专家共识［J］．中华消化内镜杂志，2020，12（37）：853-867.

［3］金振东，李兆申．消化超声内镜学［M］．北京：科学出版社，2017.

［4］林三仁．消化内科学高级教程［M］．北京：中国医学电子音像出版社，2016.

［5］斋藤豊，炭山和毅．图像增强内镜的诊断逻辑［M］．蔡毅东，赵蔚青，张勇，译．郑州：河南科学技术出版社，2020.

［6］中华人民共和国国家卫生健康委员会医政医管局．食管癌诊疗指南（2022年版）［J］．中华消化外科杂志，2022，21（10）：1247-1268.

［7］Ishihara R，Arima M，Iizuka T，et al. Endoscopic submucosal dissection/endoscopic mucosal resection guidelines for esophageal cancer［J］. Dig Endosc，2020，32（4）：452-493.

（牛占岳　撰写　王晔　审阅）

第 54 章

早期胃癌

【疾病概述】

早期胃癌是指癌组织仅局限于胃黏膜层或黏膜下层，无论其有无淋巴结转移。早期胃癌患者通常无特异性临床症状和体征，主要辅助检查手段是胃镜。早期胃癌的治疗方法包括内镜下切除和外科手术，二者疗效相当，5 年生存率可超过 90%。内镜下切除具有创伤小、并发症少、恢复快、费用低等优点。多项指南均推荐将内镜下切除作为早期胃癌的首选治疗方式。进展期胃癌是指浸润深度超过黏膜下层，最早出现的症状为上腹痛，主要检查手段包括 X 线钡餐和胃镜检查，主要治疗方法包括手术治疗、化疗、放疗，浸润至浆膜或浆膜外的胃癌术后 5 年生存率＜ 20%。

关键词：胃黏膜层；胃黏膜下层；内镜下切除；早期胃癌。

【诊断与鉴别诊断】

一、接诊

1. 问诊要点

询问有无上腹痛、腹胀、消化不良等消化道症状；有无幽门螺杆菌感染或根除治疗史；有无抗血小板药物或抗凝药物服用史；胃癌及消化道肿瘤家族史。

2. 全身体格检查要点

早期胃癌可无任何体征，查体应关注有无上腹压痛、上腹包块、左侧锁骨上淋巴结肿大等体征。

二、开检查医嘱

1. 常规检验

血常规、生化、凝血功能、感染四项、血型及配血、CEA。

2. 检查

腹部增强 CT、超声内镜、放大胃镜。60 岁以上患者加做超声心动图、肺功能检查、双侧颈动脉超声。

三、诊断流程或分类标准（图 54-1）

1. Lauren 分类

在组织学上，基于 Lauren 分类，胃癌被分为肠型（高分化、中分化、低分化）和弥漫型（未分化，伴或不伴印戒细胞）两种亚型。

2. 日本胃癌处理规约分类

根据第 15 版日本胃癌处理规约，将胃癌分为分化型和未分化型（见书后附图 54-1 和附图 54-2）。分化型癌包括高分化腺癌、中分化腺癌、乳头状腺癌；未分化型癌包括低分化腺癌、印

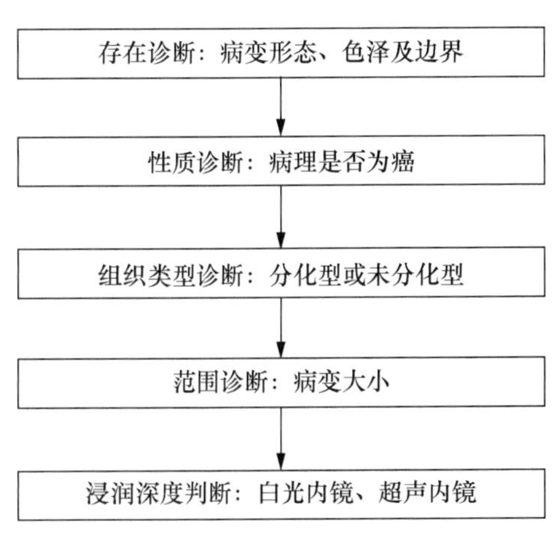

图 54-1 早期胃癌的诊断流程图

戒细胞癌、黏液腺癌。

3. 早期胃癌浸润深度分类

早期胃癌根据其浸润的层次可分为黏膜内癌（M-carcinoma，MC）和黏膜下癌（SM-carcinoma，SMC）。MC 又可分为 M1［上皮内癌和（或）黏膜内癌仅浸润固有膜表层］、M2（癌组织浸润固有膜中层）和 M3（癌组织浸润固有膜深层或黏膜肌层），SMC 又可分为 SM1（癌组织浸润黏膜下层上 1/3）、SM2（癌组织浸润黏膜下层中 1/3）和 SM3（癌组织浸润黏膜下层下 1/3）。

四、鉴别诊断

1. 胃腺瘤

指发生于胃黏膜上皮细胞且多由增生的胃黏液腺组成的良性肿瘤，中老年多见，多无明显症状，好发于胃窦或胃体中下部的肠上皮化生区域，需要与隆起型早期胃癌鉴别，内镜下多呈广基隆起样，也可为有蒂、平坦甚至凹陷型。

2. 胃溃疡

多见于中老年人，疼痛部位多位于上腹，节律性疼痛是其特征之一，多在餐后 1 h 内出现疼痛，1 ～ 2 h 后逐渐缓解，反复发作。内镜下溃疡通常形态规则，附着清洁苔，边缘规整。

3. 进展期胃癌

若癌组织已浸润胃壁肌层、浆膜层或浆膜外，无论癌灶大小或有无转移均为进展期胃癌。患者可出现腹痛、食欲减退、体重下降、乏力等表现。内镜下恶性溃疡形态不规则，底部凹凸不平，附着污秽苔，边缘不规整。

4. 胃原发淋巴瘤

多见于青壮年，临床表现除上腹饱胀、疼痛、恶心等非特异消化道症状外，还可出现贫血、乏力、消瘦。胃镜下组织活检有助于诊断。内镜下表现为弥漫性浸润，黏膜皱襞粗大，表面有糜烂，质韧，也可表现为单发或多发结节型，表面有溃疡形成。

五、病情评估 / 病情严重程度分级

腹部增强 CT 评估患者有无淋巴结转移；超声内镜评估病变浸润深度；放大内镜评估早期胃癌的分化程度。

六、并发症

主要为 ESD 的并发症：①出血：包括急性术中出血或迟发性出血，建议首选内镜下治疗，无效可考虑外科或介入栓塞治疗。②穿孔：内镜下多可成功处理，失败后可考虑外科手术。③狭窄：相对少见，主要发生于贲门和幽门区，可行内镜下球囊扩张和激素治疗。④感染：胃肠道感染、肺部感染等。

七、诊断正确书写模板

早期胃癌

【治疗】

一、治疗原则

1. 治疗原则

首选内镜下治疗，有明确淋巴结转移者建议外科手术治疗。进展期胃癌需要根据分期选择外科手术或放化疗。

2. 治疗目标

治愈性切除，改善患者预后，提高患者生存率。

二、治疗流程或治疗 SOP（图 54-2）

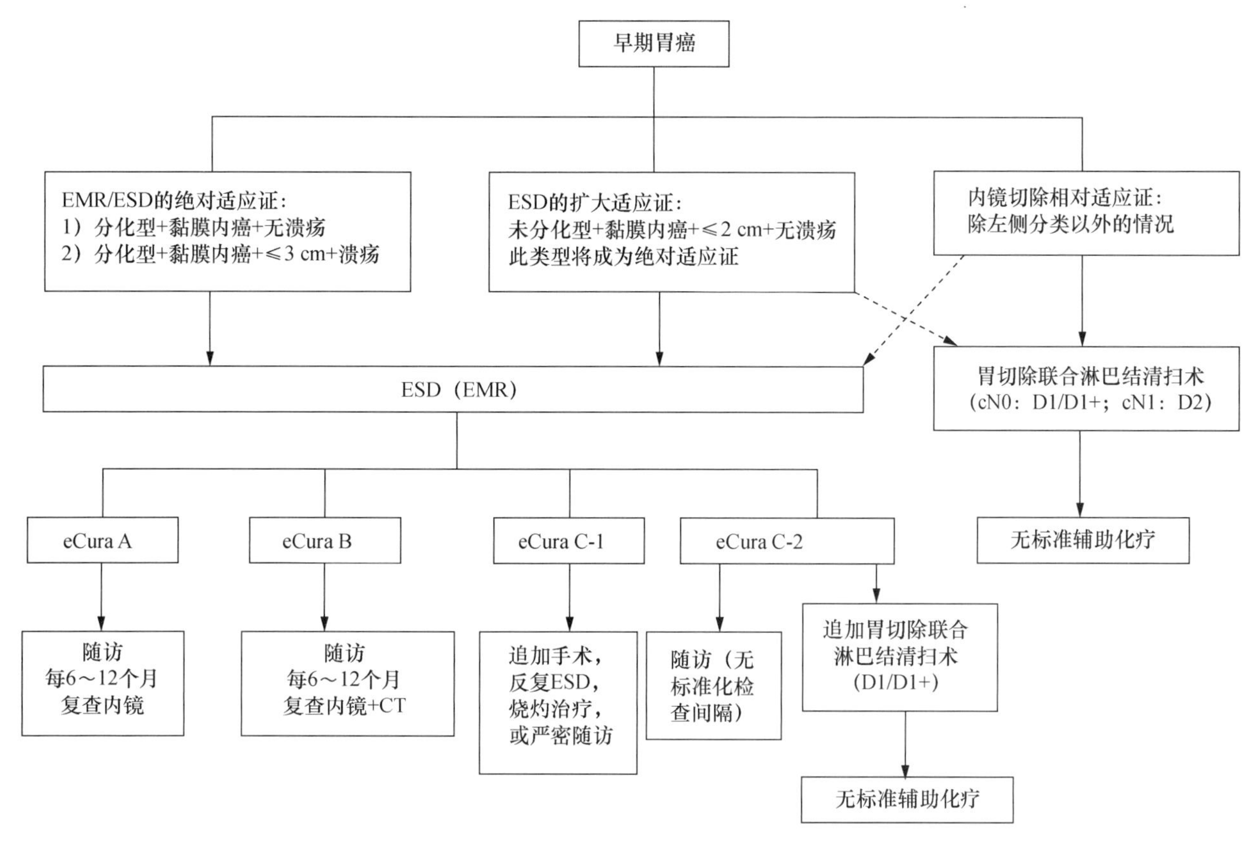

图 54-2　早期胃癌的治疗流程图。EMR，内镜黏膜切除术；ESD，内镜黏膜下剥离术。eCura 评分：eCura A，治愈性切除；eCura B，扩大治愈性切除；eCura C-1，分片切除或水平切缘阳性；eCura C-2，除上述外的其他情况；cN0，无淋巴结转移；cN1，有淋巴结转移；D1，第 1 站淋巴结全部清除；D1＋，清除第 1 站淋巴结及部分第 2 站淋巴结；D2，完全清除第 2 站淋巴结

胃癌内镜下治疗后应用 PPI 6 ～ 8 周，创面大者可加用黏膜保护剂，外科治疗后有淋巴结转移的患者需要进一步化疗（表 54-1）。

三、重要治疗医嘱

表 54-1　胃癌常用药物（根据病理类型及分期制定方案）

	药物	注意事项
PPI	奥美拉唑 20 mg，qd	重度肝功能损害时每日不超过 20 mg
	艾司奥美拉唑 20 mg，qd	重度肝功能损害时每日不超过 20 mg
	雷贝拉唑 10 mg，qd	重度肝功能损害时避免使用
	泮托拉唑 40 mg，qd	严重肝病每日不超过 20 mg
	兰索拉唑 30 mg，qd	重度肝功能损害时每日不超过 15 mg
黏膜保护剂	硫糖铝混悬液 5 ～ 10 ml，tid	可能有便秘或腹泻现象，肝肾功能不全者慎用
	铝碳酸镁咀嚼片，1 ～ 2 片，tid	偶见便秘，严重肾功能不全及低磷血症者禁用
	替普瑞酮，1 粒，tid	监测肝功能，警惕肝功能异常
胃癌常用化疗药物	氟尿嘧啶 300 ～ 500 mg/m^2，静脉滴注，3 ～ 5 天	皮肤瘙痒多见，可使用抗组胺类药物
	奥沙利铂 85 mg/m^2，每 2 周重复 1 次，共 12 周期	注意外周神经毒性
	顺铂 50 ～ 100 mg/m^2，每 3 ～ 4 周 1 次	关注肾毒性，注意“水化”治疗
	紫杉醇 80 mg/m^2，每周 1 次	注意过敏反应，骨髓抑制
	替吉奥 40 ～ 60 mg，bid，28 天为 1 个疗程	有色素沉着、骨髓抑制，不能掰开服用

bid，2 次 / 日；qd，1 次 / 日；tid，3 次 / 日。

【预后】

早期胃癌患者的 5 年生存率＞ 90%。

【出院指导】

嘱患者出院后规律服用 PPI，门诊随诊病理结果，评估治愈效果。若合并幽门螺杆菌，应及时根除治疗。规律内镜下随诊，警惕异时癌的发生。随访策略详见图 54-2。

【推荐阅读】

[1] 八木一芳，味冈洋一. 放大胃镜诊断图谱：第 2 版 [M]. 吴永友，李锐，译. 沈阳：辽宁科学技术出版社，2017.

[2] 北京市科委重大项目《早期胃癌治疗规范研究》专家组. 早期胃癌内镜下规范化切除的专家共识意见（2018，北京）[J]. 中华消化内镜杂志，2019，36（6）：381-392.

[3] 中华医学会肿瘤学分会早诊早治学组. 胃癌早诊早治中国专家共识（2023 版）[J]. 中华消化外科杂志,2024,23（01）：23-36.

[4] Hatta W，Gotoda T，Koike T，et al. History and future perspectives in Japanese guidelines for endoscopic resection of early gastric cancer [J]. Dig Endosc，2020，32（2）：180-190.

（组明　撰写　丁士刚　审阅）

第 55 章

早期结直肠癌

【疾病概述】

结直肠癌是起源于结直肠黏膜上皮的恶性肿瘤，其中早期结直肠癌（early colorectal cancer，ECRC）是指浸润深度局限于黏膜及黏膜下层，无论大小及有无淋巴结转移（$T_1N_xM_0$）。结直肠癌前病变包括腺瘤性息肉、锯齿状病变、息肉病、炎症相关异型增生等。大多数 ECRC 患者无临床症状，少数患者可有腹部不适、大便性状及排便习惯改变、粪潜血阳性等表现，查体无明显阳性体征。结肠镜检查并活检进行病理组织学检查是诊断的金标准。治疗主要包括内镜下切除和外科手术。ECRC 患者预后良好，5 年生存率高于 90%。

关键词：ECRC；放大内镜；色素内镜；EMR；ESD。

【诊断与鉴别诊断】

一、接诊

1. 问诊要点

重点询问下消化道症状，如腹痛、腹胀等腹部不适症状。有无大便性状改变（变细、便血、黏液便等）及排便习惯改变。有无腹部肿块、肠梗阻相关症状。有无全身症状，如贫血、消瘦、乏力、低热等。有无结直肠癌相关危险因素，如高脂饮食、缺乏膳食纤维、缺乏体力活动、肥胖、吸烟和饮酒史，是否有糖尿病、炎症性肠病、结直肠息肉史、胆囊切除术史、结直肠癌家族史等。

2. 全身体格检查要点

绝大多数患者无明显阳性体征，应重点观察营养状态，有无贫血貌、锁骨上淋巴结及腹股沟淋巴结肿大。

3. 专科检查要点

注意腹部有无胃肠型、蠕动波；腹部压痛及部位，是否可触及腹部包块，是否有移动性浊音、肠鸣音异常。肛门指诊排查肛周及直肠远段病变。

二、开检查医嘱

1. 常规检验

血常规、粪便常规＋潜血、凝血功能、生化（肝肾功能、血糖）、感染四项、肿瘤标志物（CEA、CA19-9）等。

2. 专科相关检查

电子结肠镜检查并活检进行病理组织学诊断。必要时行放大内镜检查［参考腺管开口和微血管类型或日本窄带光成像专家组（Japan NBI Expert Team，JNET）分型等确定病灶是否癌变及浸润深度，判断是否适合内镜下治疗］、超声肠镜（观察病变浸润深度）（见书后附图 55-1）。

3. 常规检查

心电图、腹部超声，必要时行腹部（含盆腔）增强 CT（发现肿瘤、明确分期及排除有无淋巴结转移）。

三、诊断流程或分类标准

肿瘤浸润局限于黏膜层为黏膜内癌（M 癌），浸润至黏膜下层但未侵犯固有肌层为黏膜下癌（SM 癌），浸润至黏膜下层上 1/3、中 1/3、下 1/3 分别为 SM1 癌、SM2 癌、SM3 癌。

根据巴黎分型，ECRC 内镜下分型可分为 0-Ⅰ型（隆起型）、0-Ⅱ型（平坦型）和 0-Ⅲ型（凹陷型）。其中，0-Ⅰ型分为 0-Ⅰp 型（有蒂型）、0-Ⅰsp 型（亚蒂型）和 0-Ⅰs 型（无蒂型）；0-Ⅱ型分为 0-Ⅱa 型（浅表隆起型）、0-Ⅱb 型（完全平坦型）和 0-Ⅱc 型（浅表凹陷型）。

结肠镜检查（包括病理活检）是诊断结直肠癌（包括早期结直肠癌）的金标准。诊断上，首先依靠白光内镜检查发现病变，通过内镜下大体分型，并结合色素内镜、内镜电子染色技术及放大内镜检查对病变进行观察和评估，对于怀疑 M 癌或 SM 癌者可进一步通过超声内镜及 CT 评估病变浸润深度及有无转移。

四、鉴别诊断

1. 进展期结直肠癌

进展期结直肠癌是指癌细胞突破黏膜下层侵及固有肌层甚至浆膜层，伴或不伴周围组织器官浸润及淋巴结和远处脏器转移。患者可有排便习惯改变、便血、体重下降等肿瘤报警症状，部分患者可有肠梗阻表现。查体可触及腹部包块，粪潜血可呈阳性。进展期结直肠癌形态上一般分为肿块型、浸润型和溃疡型。内镜下，肿块型可呈半球形或球形，质地软；浸润型可引起肠腔狭窄，质地较硬；溃疡型最常见，易出血。腹部 CT 可见肠道占位性病变、腹腔淋巴结肿大等表现，结肠镜检查及病理是诊断的重要依据。

2. 结直肠息肉

结直肠息肉为结直肠黏膜隆起病变，大多数无临床症状。病理类型包括腺瘤（管状腺瘤、绒毛状腺瘤、混合腺瘤），锯齿状病变（无蒂锯齿状病变、传统锯齿状腺瘤），错构瘤等，有癌变风险，可选择内镜下治疗切除病变，行病理学检查明确诊断。

3. 结直肠黏膜下肿瘤（submucosal tumor，SMT）

来源于黏膜下层或肌层的结直肠隆起病变，根据起源的细胞类型命名，包括神经内分泌瘤、脂肪瘤、平滑肌瘤、神经纤维瘤、间质瘤、淋巴管瘤等，黏膜表面完整，色泽与黏膜一致。超声肠镜检查可确定病灶大小、来源，初步判断病灶的性质，病理组织学及免疫组织化学染色可以明确诊断。直肠最常见的 SMT 为神经内分泌肿瘤，结肠最常见的 SMT 为脂肪瘤。

五、病情评估 / 病情严重程度分级

通过结肠镜＋活检病理组织学确定诊断，通过放大内镜及色素内镜、超声内镜、腹部增强 CT 等影像学检查对肿瘤浸润深度、范围及有无淋巴结侵犯进行临床分期，从而选择合理的治疗方式。

六、并发症

消化道出血、肠梗阻。

七、诊断正确书写模板

早期结肠癌 / 早期直肠癌

【治疗】

一、治疗原则

1. 治疗原则

首选内镜治疗，M 癌是内镜下切除的绝对适应证，向黏膜下层轻度浸润的 SM1 癌（＜ 1000 μm）是内镜下切除的相对适应证。对于内镜下不能切除的病变或存在内镜治疗禁忌证或黏膜下深层癌（SM2、SM3）选择外科手术切除。

2. 治疗目标

完整并完全切除病变，预防并发症，降低复发风险。

二、治疗流程或治疗 SOP

对于内镜切除范围大、操作时间长、肠道准备差、穿孔风险高的 ESD 患者，可在术前给予预防性抗菌治疗，可选择二代或三代头孢菌素（表 55-1）。

内镜治疗方式包括圈套器切除术、内镜黏膜切除术（EMR）、内镜下分片黏膜切除术（endoscopic piecemeal mucosal resection，EPMR）、内镜黏膜下剥离术（ESD）等。根据 ECRC 病变的位置、大小、形态及可能的性质综合判断选择内镜治疗方式。直径≤ 5 mm 的微小病变可选择圈套器切除术；直径为 6 ～ 9 mm 的病变可选择圈套器切除术或 EMR；直径≥ 10 mm 的隆起型病变可选择圈套器切除术，直径≥ 10 mm 的平坦型病变及部分 Ⅰs 型病变可选择 EMR；最大直径＞ 20 mm 的广基病变适合进行 ESD，因难度大无法实施 ESD 时，也可考虑行 EPMR（图 55-1）。

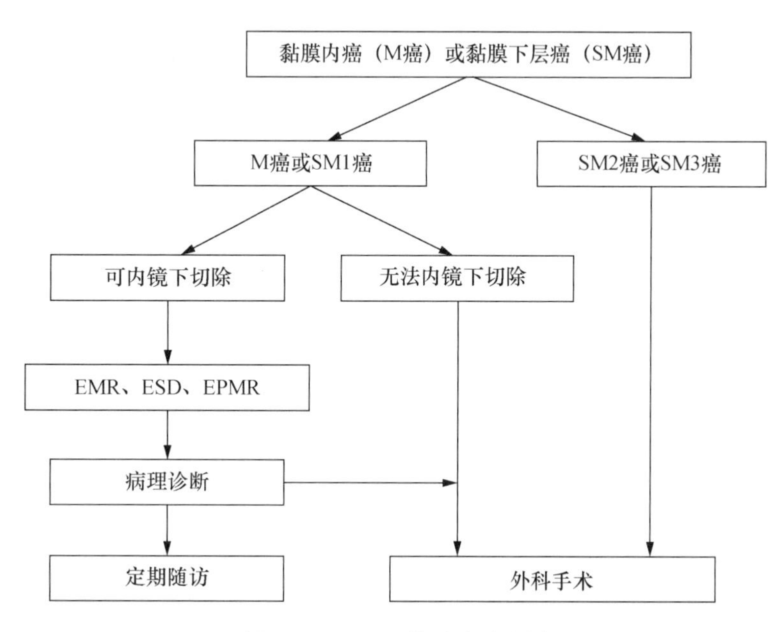

图 55-1　ECRC 的治疗流程图

对于可行内镜下切除的病变，术后需要根据病理诊断报告选择后续的治疗策略。M 癌患者经内镜完整切除后可达治愈标准。对于 SM 癌患者，经内镜切除后需根据病理结果评估下一步诊疗（图 55-2）。

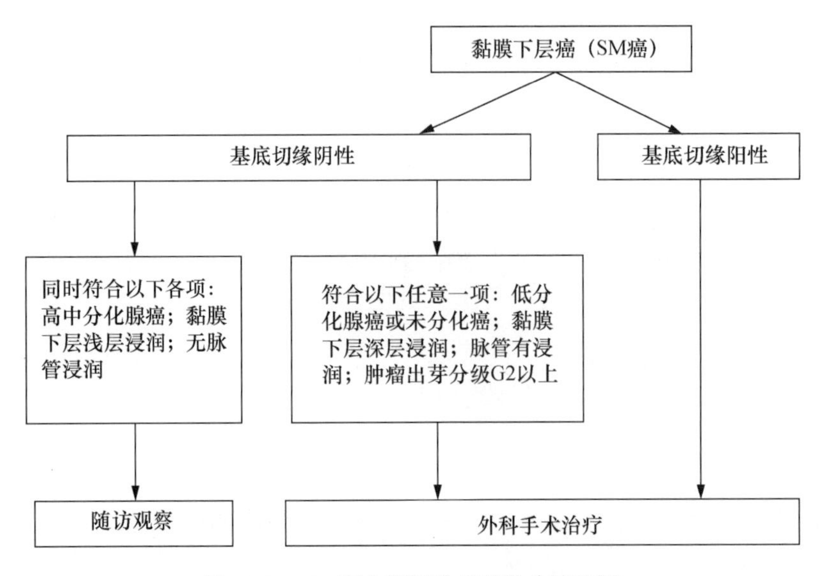

图 55-2　SM 癌内镜切除后的诊疗流程图

三、重要治疗医嘱

表 55-1　早期结直肠癌术前预防性抗菌药物

药物及用法用量	注意事项
头孢呋辛：0.5 g，bid，术前应用 1 天	注意观察过敏反应
头孢曲松：2.0 g，静脉注射，qd，术前应用 1 天	注意观察过敏反应

bid，2 次 / 日；qd，1 次 / 日。

【预后】

早期结直肠癌术后 5 年生存率可达约 90%。

【出院指导】

接受内镜下切除术的患者出院后半流食进食 1 周，此后逐步过渡到软食及正常饮食。出院 1 周内注意休息，少活动，避免运动，1 个月内避免剧烈运动。出院 3 ～ 6 个月复查结肠镜检查（应根据病理性质、病变大小及数量等因素综合决定随访的间隔），此后定期复查肿瘤标志物、结肠镜及腹部 CT 检查。忌烟酒；肥胖患者积极减重，糖尿病患者积极控制血糖，控制脂肪和糖摄入，增加膳食纤维摄入，适当运动；有 1 个一级亲属＜ 60 岁被诊断结肠癌或进展期腺瘤，或 2 个一级亲属患结肠癌或进展期腺瘤，推荐筛查方案为从 40 岁开始或从比家族中最早确诊结肠癌的年龄提前 10 年开始，每 5 年进行 1 次结肠镜检查。

【推荐阅读】

[1] 中华医学会消化病学分会 . 中国结直肠肿瘤综合预防共识意见［J］. 胃肠病学，2021，26（5）：279-311.
[2] 中华医学会消化内镜学分会结直肠学组 . 中国结直肠癌及癌前病变内镜诊治共识（2023，广州）［J］. 中华消化内镜杂志，2023，40（7）：505-520.
[3] 中华医学会肿瘤学分会早诊早治学组 . 中国结直肠癌早诊早治专家共识［J］. 中华医学杂志，2020，100（22）：1691-1698.

（刘琦　撰写　陆京京　审阅）

第 56 章

急性腹痛

【疾病概述】

急性腹痛是急诊患者的主要症状之一，部分疾病因起病隐匿或病情复杂而易被漏诊或误诊，导致病情进展迅速，甚至可能危及生命，因此早期识别病因可以改善患者预后。急性腹痛可由多种病因引起，并非局限于消化系统，且需谨慎评估可能隐藏的危急情况。

关键词：急性腹痛；急腹症；肠梗阻；消化道穿孔。

【诊断与鉴别诊断】

一、接诊及开检查医嘱

患者出现急性腹痛时，首先应快速评估是否存在报警症状，然后依次进行问诊、查体及辅助检查行初步评估（图 56-1）。

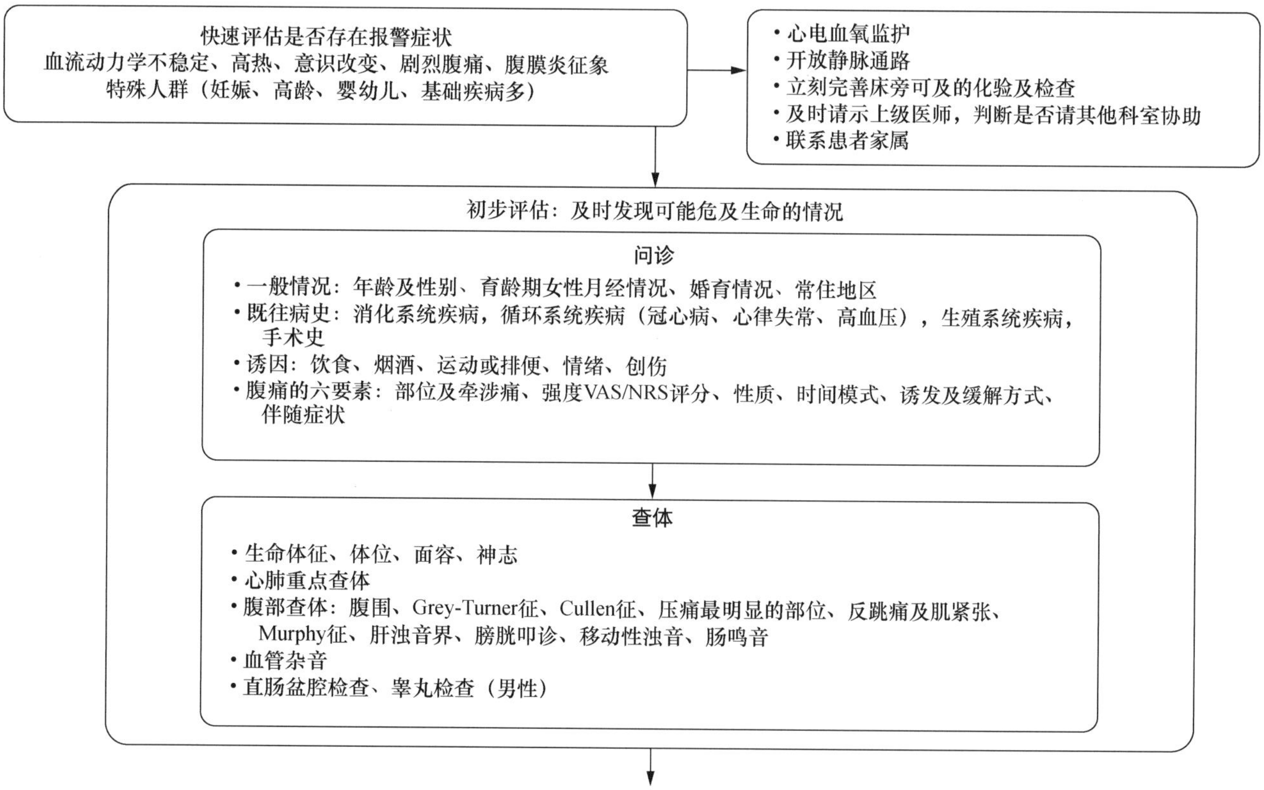

快速评估是否存在报警症状
血流动力学不稳定、高热、意识改变、剧烈腹痛、腹膜炎征象
特殊人群（妊娠、高龄、婴幼儿、基础疾病多）

- 心电血氧监护
- 开放静脉通路
- 立刻完善床旁可及的化验及检查
- 及时请示上级医师，判断是否请其他科室协助
- 联系患者家属

初步评估：及时发现可能危及生命的情况

问诊
- 一般情况：年龄及性别、育龄期女性月经情况、婚育情况、常住地区
- 既往病史：消化系统疾病，循环系统疾病（冠心病、心律失常、高血压），生殖系统疾病，手术史
- 诱因：饮食、烟酒、运动或排便、情绪、创伤
- 腹痛的六要素：部位及牵涉痛、强度VAS/NRS评分、性质、时间模式、诱发及缓解方式、伴随症状

查体
- 生命体征、体位、面容、神志
- 心肺重点查体
- 腹部查体：腹围、Grey-Turner征、Cullen征、压痛最明显的部位、反跳痛及肌紧张、Murphy征、肝浊音界、膀胱叩诊、移动性浊音、肠鸣音
- 血管杂音
- 直肠盆腔检查、睾丸检查（男性）

图 56-1 急性腹痛的评估及检查流程图

辅助检查

常规项目

血常规、尿常规、粪便常规、肝功能、肾功能、心电图，尽快完善腹部影像学检查

消化系统
- 急性胆囊炎/胆管炎：总胆红素/直接胆红素、CRP、PCT、凝血功能、腹部超声、腹部CT、MRCP
- 急性胰腺炎：血/尿淀粉酶及脂肪酶、血钙、CRP、PCT、血气分析、腹部CT
- 急性阑尾炎：腹部超声、腹部CT
- 急性肠梗阻：电解质、腹部X线平片、腹部CT
- 消化道穿孔：CRP、PCT、腹部X线平片、腹部CT（怀疑腹膜后穿孔需腹部CT），必要时行超声引导下穿刺
- 肠系膜动脉栓塞：凝血功能、心电图、血管CTA、血管造影
- 外伤后腹痛：外伤史+腹部CT，必要时诊断性腹腔穿刺
- 中毒性巨结肠：IBD病史、电解质、CRP、腹部X线平片、腹部CT
- 自发性细菌性腹膜炎：肝硬化病史+降钙素原、腹部CT、诊断性腹腔穿刺

循环系统
- 急性冠脉综合征：心电图、心肌酶、BNP，必要时联系专科
- 主动脉夹层：心电图、心肌酶、凝血功能、血管CTA/血管造影

泌尿系统
- 泌尿系结石：肾功能、PCT、泌尿系统超声、泌尿系统X线平片、泌尿系统CT
- 急性尿潴留：导尿试验、泌尿系统超声

内分泌系统
- 糖尿病酮症酸中毒：血糖、尿常规、血气分析
- 嗜铬细胞瘤：血/尿MN、血尿CA、尿VMA、腹部CT

生殖系统
- 育龄期女性不除外妊娠：血尿妊娠试验
- 卵巢囊肿蒂扭转：妇科超声、必要时联系专科

呼吸系统
- 肺栓塞：临床评估+D-二聚体疑诊，完善CTPA、超声心动图（无CTPA条件时），确诊后完善超声心动图、心肌酶、BNP，以进行分层
- 脓胸：PCT、CRP、胸部CT、必要时诊断性胸腔穿刺

图 56-1（续） VAS，视觉模拟法；NRS，数字分级评分法；CRP，C 反应蛋白；PCT，降钙素原；MRCP，磁共振胰胆管成像；CTA，CT 血管造影；IBD，炎症性肠病；MN，甲氧基肾上腺素；CA，儿茶酚胺；VMA，香草扁桃酸；CTPA，CT 肺血管造影；BNP，脑钠肽

二、诊断流程或分类标准

1. 判断急性腹痛的紧急程度

应时刻谨记排除急性心肌梗死、主动脉夹层、肺栓塞、酮症酸中毒等危急情况（表 56-1）。

表 56-1　根据紧急程度分类的常见急性腹痛病因

系统	危急	紧急	非紧急
消化系统	食管破裂、肠梗阻、急性肠系膜缺血综合征、绞窄性疝、脏器穿孔 / 破裂、中毒性巨结肠、急性出血性坏死性肠炎、化脓性胆管炎、重症胰腺炎	肠蛔虫症、炎症性肠病、肠结核、阑尾炎、憩室炎、嵌顿疝、痢疾、腹膜炎、急性肠系膜淋巴结炎、胆囊炎、胆管炎、急性肝炎、肝脓肿、轻症胰腺炎、脾梗死	便秘、胃食管反流病、肠易激综合征、腹壁疾病
循环系统	腹主动脉瘤 / 夹层、急性冠脉综合征	心功能不全	
呼吸系统	肺栓塞	肺炎、肺脓肿、脓胸	
泌尿生殖系统	异位妊娠破裂	先兆流产、卵巢囊肿、睾丸扭转、盆腔炎、输尿管结石、尿潴留	子宫内膜异位症、痛经
其他	糖尿病酮症酸中毒、内分泌危象	糖尿病酮症、中毒、过敏性紫癜	

2. 急性腹痛三原则

当急性腹痛的病因暂时难以确定时，需遵循定性（危急 / 紧急 / 非紧急）、定位（腹部 *vs.* 腹外；腹壁 *vs.* 腹腔内脏器；实质脏器 *vs.* 空腔脏器；血管病变）和定因三原则，此时进行全面的辅助检查是必要的（表 56-2）。

表 56-2　急性腹痛的常见原因鉴别

原因	起病方式	部位及性质	放射痛	剧烈程度
阑尾炎	逐渐	早期脐周弥漫性疼痛，晚期右下腹局限性疼痛，呈单纯性疼痛	无	++
胆囊炎	快速	中上腹、右上腹、右肩胛骨区；疼痛局限，收缩样痛	肩胛区	++
胰腺炎	快速	中上腹、背部；疼痛局限，钻样痛	背部	++～+++
憩室炎	逐渐	左下腹；局限性疼痛，单纯性疼痛	无	++～+++
消化性溃疡穿孔	突发	上腹部；早期局限烧灼痛、晚期弥漫性疼痛	无	+++
小肠梗阻	逐渐	脐周；弥漫性疼痛，胀痛、压榨样痛	无	++
肠系膜缺血或梗死	突发	脐周；弥漫性疼痛，闷痛	无	+++
腹主动脉瘤破裂	突发	腹背部、侧腹部；弥漫性疼痛，撕裂样痛	背部、侧腹	+++
胃肠炎	逐渐	脐周；弥漫，痉挛样痛	无	+～++
盆腔炎性疾病	逐渐	下腹、盆腔；局限性疼痛，单纯性疼痛	大腿中上部	++
异位妊娠破裂	突发	下腹、盆腔；局限性疼痛	无	++

【治疗】

应时刻警惕危急症、重症，及时诊断病因，并请相关科室协助诊治。监测患者生命体征及症状改变。治疗原发病。除外危急症后可予对症处理。

1. 镇痛：急性腹痛的镇痛治疗应遵循病情评估-解痉镇痛-再评估的原则。依据《中国成人急性腹痛解痉镇痛药物规范化使用专家共识（2021）》，解痉镇痛药的使用指征及用药方式包括（表 56-3 和表 56-4）：①非创伤性急性腹痛初步病情评估后排除需要紧急处理的心血管源性腹痛；②不明原因的腹痛患者，动态观察病情以及完善相关检查；③数字分级评分法（numerical rating scale，NRS）≥ 3 分的患者；④确诊炎症性、梗阻性或功能性腹痛的患者。

2. 保持呼吸道通畅，按需吸氧。

3. 建立静脉通道、必要时静脉补液，维持水电解质平衡。

表 56-3　不同类型急性腹痛推荐的解痉镇痛药

腹痛类型	常见疾病	推荐药物
炎症性腹痛	阑尾炎、胆囊炎、腹膜炎、胰腺炎、胃肠炎、憩室炎、胆管炎	匹维溴铵、枸橼酸阿尔维林、盐酸美贝维林、马来酸曲美布汀、盐酸消旋山莨菪碱注射液、硫酸阿托品注射液、丁溴东莨菪碱注射液和间苯三酚注射液等 * 急性胰腺炎不推荐使用抗胆碱药物
梗阻性腹痛	胃黏膜脱垂、肠梗阻、阑尾梗阻、胆总管结石梗阻、胆道蛔虫症、胃肠扭转、肠套叠、急性胆囊扭转	丁溴东莨菪碱注射液和间苯三酚注射液等

（续表）

腹痛类型	常见疾病	推荐药物
穿孔性腹痛	消化道穿孔、胆囊穿孔、阑尾穿孔	丁溴东莨菪碱注射液和间苯三酚注射液等
出血性腹痛	肿瘤及腹主动脉瘤破裂出血	*** 不推荐使用解痉镇痛药**
血管性腹痛	主动脉夹层、动脉栓塞、静脉血栓形成	**确诊前**可给予丁溴东莨菪碱注射液和间苯三酚注射液等
功能性腹痛	急性胃扩张、胃痉挛	匹维溴铵、枸橼酸阿尔维林、盐酸美贝维林、马来酸曲美布汀、丁溴东莨菪碱注射液和间苯三酚注射液等

表 56-4　常用解痉镇痛药物

药物类别	药物	规格	推荐用法与用量	禁忌证
胃肠道高选择性钙通道阻滞剂	匹维溴铵片	50 mg	50 mg，bid	孕妇禁用
直接平滑肌松解剂	枸橼酸阿尔维林软胶囊	60 mg	60 ～ 120 mg，tid；老年患者每日 1 ～ 3 次	对本品过敏、前列腺肿瘤及麻痹性肠梗阻患者禁用
	盐酸美贝维林片	135 mg	135 mg，tid（餐前 20 min）	对本品过敏及麻痹性肠梗阻患者禁用
	间苯三酚注射液	40 mg	肌内注射或静脉注射：每次 40 ～ 80 mg，40 ～ 120 mg/d 静脉滴注：稀释于 5% 或 10% 葡萄糖注射液，最高剂量 200 mg/d	对本品过敏者禁用
抗胆碱药	盐酸消旋山莨菪碱注射液	5 mg	肌内注射：5 ～ 10 mg，qd 或 bid 静脉注射：10 mg，必要时每 10 ～ 30 min 重复给药	颅内压增高、脑出血急性期、青光眼、幽门梗阻、肠梗阻及前列腺肥大者禁用；反流性食管炎、重症溃疡性结肠炎患者慎用
	硫酸阿托品注射液	0.5 mg、1 mg 或 5 mg	每次 0.3 ～ 0.5 mg，0.5 ～ 3 mg/d 皮下、肌内或静脉注射，极量 1 次 2 mg	青光眼、前列腺肥大或高热患者禁用
	丁溴东莨菪碱注射液	20 mg	肌内注射、静脉注射或溶于 5% 葡萄糖注射液、氯化钠注射液静脉滴注。每次 20 ～ 40 mg，或 1 次 20 mg，间隔 20 ～ 30 min 重复给药 1 次	严重心脏病、器质性幽门狭窄或麻痹性肠梗阻者禁用；高血压、尿潴留、青光眼、前列腺肥大者慎用
外周阿片受体拮抗剂	马来酸曲美布汀片	100 mg	100 ～ 200 mg，tid；根据年龄、症状调整剂量	对本品过敏者禁用，孕妇和哺乳期女性慎用

bid，2 次 / 日；qd，1 次 / 日；tid，3 次 / 日。

【推荐阅读】

[1] 王吉耀，葛均波，邹和建 . 实用内科学［M］. 16 版 . 北京：人民卫生出版社，2022：1307-1309.
[2] 陈旻湖，张澍田 . 消化内科学高级教程［M］. 3 版 . 北京：中华医学电子音像出版社，2019：28-39.
[3] 施文，沈恺妮 . 协和内科住院医师手册［M］. 3 版 . 北京：中国协和医科大学出版社，2021：56-58.

[4] 中国成人急性腹痛解痉镇痛药物规范化使用专家共识编写组 . 中国成人急性腹痛解痉镇痛药物规范化使用专家共识［J］. 中华急诊医学杂志，2021，30（7）：794-795.
[5] 中国医师学会外科学会分会 . 恶性肿瘤相关急腹症多学科管理中国专家共识［J］. 中华胃肠外科杂志，2020，23（5）：421-437.
[6] Loscalzo J，Kasper D L，Longo D L，et al. Harrison's principles of internal medicine［M］. 21th ed. New York：McGraw Hill，2022.

（高嘉琪　撰写　田雪丽　审阅）

第 57 章

消化道出血

【疾病概述】

消化道出血是消化系统的常见症状。以十二指肠悬韧带（Treitz 韧带）为界，根据出血部位，可将消化道出血分为上消化道出血和下消化道出血，后者又分为小肠出血和结直肠出血。消化道出血的临床表现取决于出血病变的性质、部位、失血量和速度，以及患者的年龄、心肾功能等全身情况。轻者可无症状，临床表现包括呕血（鲜红色或咖啡色）、黑便或血便，伴有贫血及血容量减少，甚至休克，严重者可危及生命。除完善常规检查外，尚需借助胃肠镜、胶囊内镜、双气囊小肠镜、X 线钡剂造影、腹部 CT、放射性核素显像、选择性血管造影甚至剖腹探查等手段明确诊断。治疗上应积极抗休克，迅速补充血容量，严密监测患者的生命体征，及时应用药物、内镜等方法止血，必要时应用选择性血管栓塞、开腹手术（或联合术中内镜）等。80% 的上消化道出血可自行停止，急性大量出血的死亡率约 10%，下消化道出血的死亡率一般不超过 5%。

关键词：呕血；黑便；血便；药物；胃肠镜。

【诊断与鉴别诊断】

一、接诊

1. 问诊要点

呕血、黑便及血便的性状、量、次数和持续时间。是否伴随头晕、心悸、乏力、冷汗、黑矇或晕厥、四肢湿冷、血压下降等周围循环衰竭征象。是否摄入动物血、铁剂或铋剂、炭粉、中草药等。就诊经过、检查结果及用药效果。既往是否应用 NSAIDs、抗血小板药及抗凝药物，有无慢性肝炎、肝硬化、肿瘤、其他消化系统疾病病史和手术史。

2. 全身体格检查要点

生命体征和精神状态。识别口、鼻、咽喉部出血。观察皮肤色泽和温度，心、肺、腹部查体，直肠指诊。

二、开检查医嘱

1. 常规检验

血常规、尿常规、粪便常规＋粪潜血，肝功能、肾功能、电解质、凝血功能、心肌酶、感染免疫四项（乙型肝炎表面抗原、丙型肝炎抗体、HIV 和梅毒筛查）、网织红细胞、血型、肿瘤标志物。

2. 常规检查

心电图、腹部超声。

3. 影像学检查

腹部增强 CT、胃镜、结肠镜、X 线钡剂造影、胶囊内镜、双气囊小肠镜、选择性血管造影、放射性核素显像。

三、诊断流程或分类标准

1. 明确消化道出血，判断出血部位

患者出现呕血或黑便症状，伴或不伴头晕、心悸、面色苍白、心率增快、血压降低等周围循环衰竭征象时，急性上消化道出血诊断基本可成立。出血量较大、肠蠕动过快的部分患者也可出现血便。少数患者仅有周围循环衰竭征象，而无显性出血，此类患者应避免漏诊。

结直肠出血的典型临床表现为突发便血，即暗红色或鲜红色血液通过直肠排出，出血量较大时可伴有头晕、黑矇、面色苍白、心率增快、血压下降等周围循环衰竭征象。在少数情况下，右半结肠出血的患者可表现为黑便。此外，诊断急性结直肠出血时需除外痔疮、肛裂等肛门疾病引起的出血。

2. 分析具体的出血病因

（1）上消化道出血的病因：①常见：消化性溃疡、食管胃底静脉曲张、胃癌、食管癌、急性胃黏膜病变、贲门黏膜撕裂。②少见：食管炎、黏膜下恒径动脉破裂出血（Dieulafoy 病）、胃间质瘤、吻合口溃疡、胆道出血、胰腺癌或胰腺炎合并脓肿破溃出血。

（2）小肠出血的病因：Meckel 憩室，肠道血管畸形，克罗恩病，肿瘤（小肠间质瘤、淋巴瘤、腺癌、神经内分泌肿瘤），缺血性肠病，肠系膜动脉栓塞，放射性肠炎，钩虫感染，主动脉肠瘘等。

（3）结直肠出血的病因：痔、肛裂是常见原因，还包括结肠癌、肠道息肉、缺血性肠炎、克罗恩病、溃疡性结肠炎、感染性肠炎、外科或内镜治疗术后、肠道憩室、血管病变、放射性肠炎、直肠静脉曲张、孤立性直肠溃疡、物理或化学损伤等。

3. 评估出血程度

（1）成人每日出血量＞ 5 ml 时，粪便潜血试验阳性；每日出血量＞ 50 ml 时，可出现黑便。胃内积血量＞ 250 ml 时，可引起呕血；单次出血量≤ 400 ml 时，一般无全身症状；出血量＞ 500 ml 且失血较快时，患者可有头晕、乏力、心动过速和血压过低等表现；24 h 内出血＞ 1000 ml 可出现休克表现。血红蛋白每下降 1 g/dl，对应的出血量约 400 ml。

（2）当患者消化道出血未及时排出时，可通过观察循环状态判断出血程度。如患者由平卧位改为坐卧位时，血压下降幅度＞ 15 ～ 20 mmHg，心率增快＞ 10 次 / 分，即提示早期循环容量不足。当收缩压＜ 90 mmHg 或基础收缩压下降＞ 30 mmHg，心率＞ 120 次 / 分，伴有面色苍白、四肢湿冷、烦躁不安或神志不清等时，提示休克。

4. 判断是否存在活动性出血

（1）判断出血是否停止：肠道内积血需约 3 天才能排尽，因此不能以黑便作为判定指标。

（2）下列情况考虑活动性出血：①反复呕血或黑便（血便）次数增多，粪便稀薄，肠鸣音活跃；②经充分输血及补液后周围循环无明显改善，或好转后又恶化，中心静脉压仍有波动；③血红蛋白、红细胞计数和血细胞比容继续下降，网织红细胞持续增多；④充分补液和尿量足够的情况下，血尿素氮水平持续或再次升高；⑤胃管抽取物中有较多新鲜血液。

四、诊断正确书写模板

上 / 下消化道出血　失血性贫血

【治疗】

一、治疗原则

卧床休息，保持呼吸道通畅，开通静脉，液体复苏，应用药物、内镜等手段止血，必要时介入血管外科或普外科干预。

二、治疗流程或治疗 SOP

1. 上消化道出血的诊治流程（图 57-1）

（1）非静脉曲张性出血：临床常用抑酸剂包括质子泵抑制剂（PPI）和 H_2 受体拮抗剂（H_2RA），前者起效快并可显著降低再出血的发生率，抑酸效果显著优于后者。常用的 PPI 针剂包括艾司奥美拉唑、奥美拉唑、泮托拉唑、雷贝拉唑、兰索拉唑、艾普拉唑等，高剂量 PPI 可减少再出血率和病死率；常用的 H_2RA 针剂包括雷尼替丁和法莫替丁等。

（2）静脉曲张破裂出血：可选择生长抑素、生长抑素类似物奥曲肽或特利加压素，疗程一般为 2 ～ 5 天。

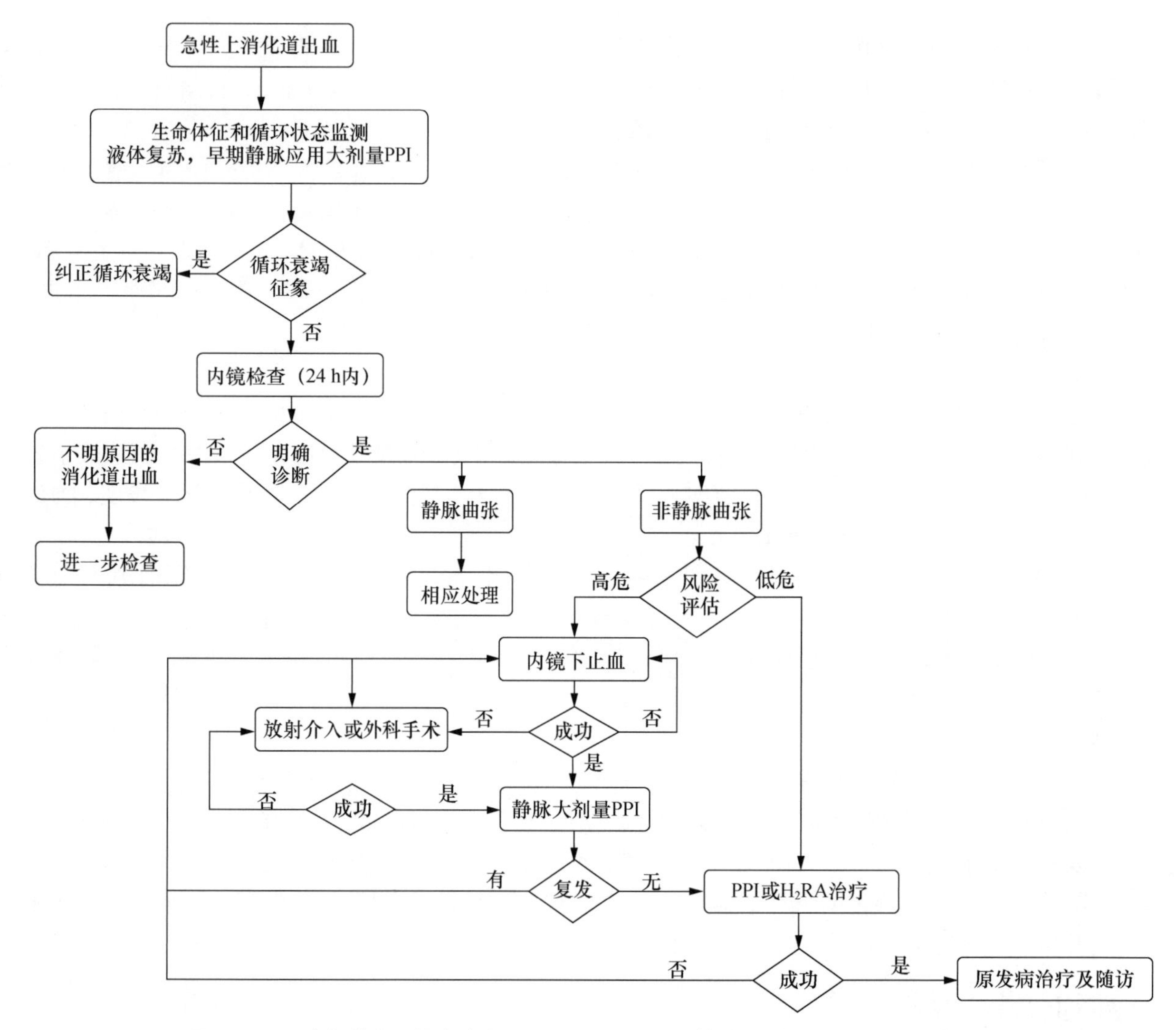

图 57-1　上消化道出血的诊治流程图。H_2RA，H_2 受体拮抗剂；PPI，质子泵抑制剂

2. 结直肠出血的诊治流程（图 57-2）

3. 小肠出血的诊治流程（图 57-3）

三、重要治疗医嘱

1. PPI：首剂 80 mg 静脉注射＋8 mg/h 连续静脉输注 72 h（上消化道出血时使用）。

2. 生长抑素：首剂 250 μg 静脉注射＋250 μg/h 持续静脉输注。

3. 奥曲肽：50 ～ 100 μg 静脉注射＋25 ～ 50 μg/h 静脉输注。

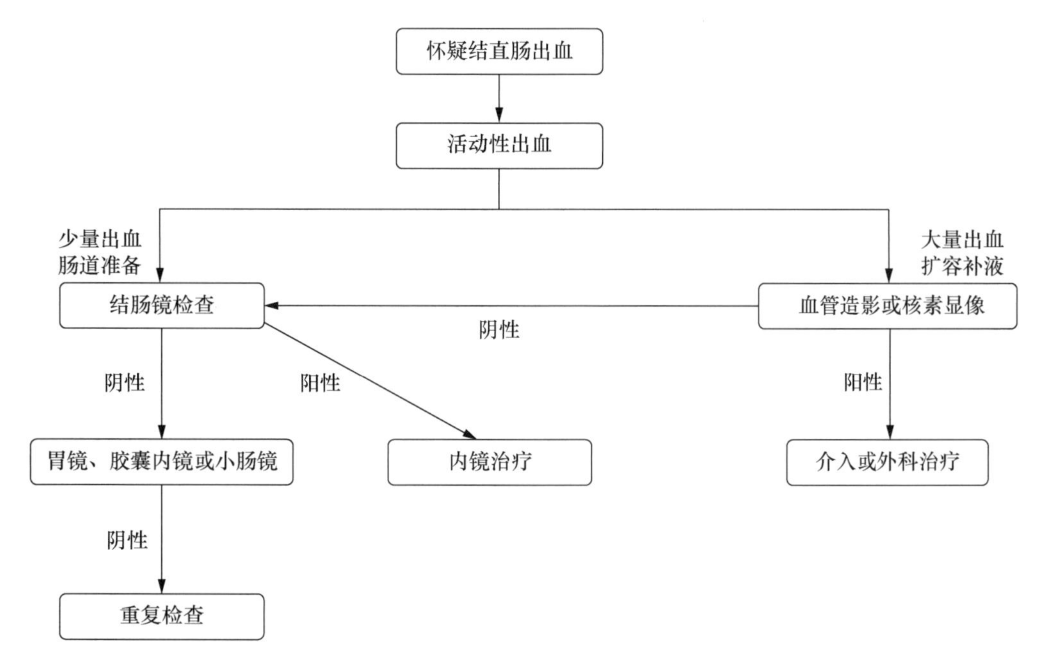

图 57-2　结直肠出血的诊治流程图

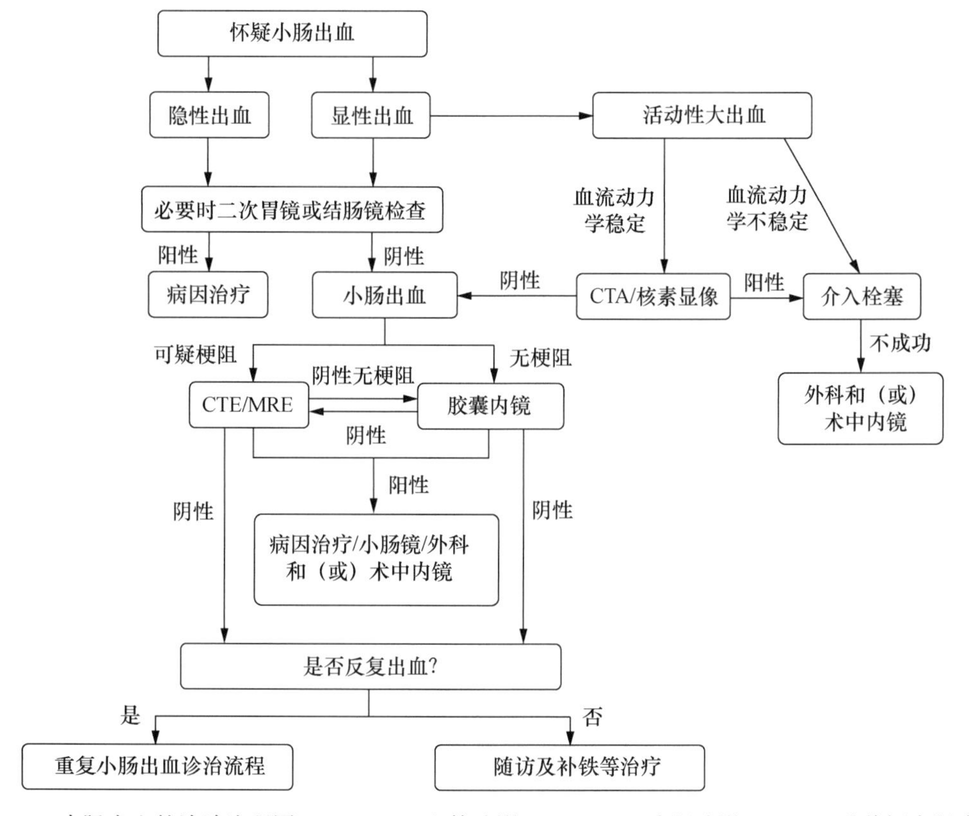

图 57-3　小肠出血的诊治流程图。CTA，CT 血管造影；CTE，CT 小肠造影；MRE，磁共振小肠成像

4. 特利加压素：起始剂量为 1 mg/4 h 缓慢静脉注射，首剂可加倍，出血停止后可改为 1 mg/12 h 缓慢静脉注射。

【预后】

具有以下情况的消化道出血患者死亡率较高：①年龄＞ 65 岁；②合并心、肺、肝、肾功能不全、脑血管意外等严重疾病；③本次出血量大或短期内反复出血等；④食管胃底静脉曲张破裂出血伴肝衰竭；

⑤消化性溃疡（Forrest Ⅰa 级）。

【出院指导】

提高健康意识，养成良好的生活工作习惯；卧床休息，注意心率、血压及神志变化，监测是否再次出现黑便、血便等；遵医嘱服药，出院后约 2 周门诊复查；规律治疗原发病，如肝硬化、炎症性肠病等。

【推荐阅读】

[1] 李鹏，王拥军，吕富靖，等. 下消化道出血诊治指南（2020）[J]. 中国医刊，2020，55（10）：1068-1076.

[2] 中国医师协会急诊医师分会，中华医学会急诊医学分会，全军急救医学专业委员会，等. 急性上消化道出血急诊诊治流程专家共识[J]. 中国急救医学，2021，41（1）：1-10.

[3]《中华内科杂志》编辑委员会，《中华医学杂志》编辑委员会，《中华消化杂志》编辑委员会，等. 急性非静脉曲张性上消化道出血诊治指南（2018 年，杭州）[J]. 中华内科杂志，2019，58（3）：173-180.

[4] Laine L，Barkun A N，Saltzman J R，et al. ACG clinical guideline：upper gastrointestinal and ulcer bleeding [J]. Am J Gastroenterol，2021，116（5）：899-917.

[5] Sengupta N，Feuerstein J D，Jairath V，et al. Management of patients with acute lower gastrointestinal bleeding：an updated ACG guideline [J]. Am J Gastroenterol，2023，118（2）：208-231.

（刘作静　撰写　孟灵梅　审阅）

第58章

消化内镜诊疗流程

【概述】

内镜是消化科诊疗过程中的重要技术，多种疾病的筛查与诊治都依赖于消化内镜检查及病理活检，如消化道出血、炎症性肠病、息肉、早期癌症，以及由结石、肿瘤等原因引起的胆胰管梗阻。内镜治疗前需评估患者情况，并做相应的术前准备，遵循术中及术后的相应流程与处理标准（图58-1）。

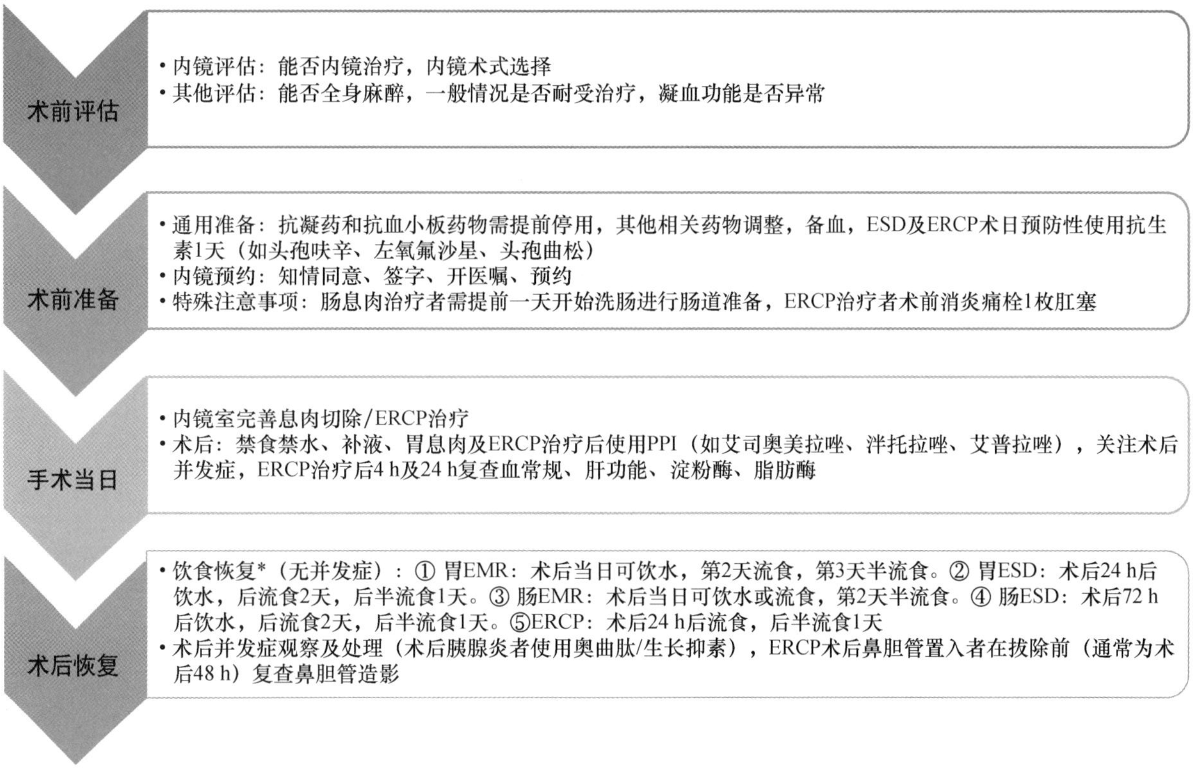

术前评估

- 内镜评估：能否内镜治疗，内镜术式选择
- 其他评估：能否全身麻醉，一般情况是否耐受治疗，凝血功能是否异常

术前准备

- 通用准备：抗凝药和抗血小板药物需提前停用，其他相关药物调整，备血，ESD及ERCP术日预防性使用抗生素1天（如头孢呋辛、左氧氟沙星、头孢曲松）
- 内镜预约：知情同意、签字、开医嘱、预约
- 特殊注意事项：肠息肉治疗者需提前一天开始洗肠进行肠道准备，ERCP治疗者术前消炎痛栓1枚肛塞

手术当日

- 内镜室完善息肉切除/ERCP治疗
- 术后：禁食禁水、补液、胃息肉及ERCP治疗后使用PPI（如艾司奥美拉唑、泮托拉唑、艾普拉唑），关注术后并发症，ERCP治疗后4 h及24 h复查血常规、肝功能、淀粉酶、脂肪酶

术后恢复

- 饮食恢复*（无并发症）：① 胃EMR：术后当日可饮水，第2天流食，第3天半流食。② 胃ESD：术后24 h后饮水，后流食2天，后半流食1天。③ 肠EMR：术后当日可饮水或流食，第2天半流食。④ 肠ESD：术后72 h后饮水，后流食2天，后半流食1天。⑤ERCP：术后24 h后流食，后半流食1天
- 术后并发症观察及处理（术后胰腺炎者使用奥曲肽/生长抑素），ERCP术后鼻胆管置入者在拔除前（通常为术后48 h）复查鼻胆管造影

图58-1 内镜诊疗前后流程图。ERCP，经内镜逆行胆胰管成像；EMR，内镜黏膜切除术；ESD，内镜黏膜下剥离术。*饮食恢复为相对笼统的流程概述，并非绝对，在临床实际中，除术式外，还会根据息肉大小、创面大小及创面封闭情况进行个体化的饮食过渡方案

【推荐阅读】

[1] 李鹏，冀明，张澍田. 无痛消化内镜操作共识[J]. 中国实用内科杂志，2010，30（7）：605-607.

[2] 李鹏，王拥军，王文海. 中国ERCP指南（2018版）[J]. 中国医刊，2018，53（11）：1180，1185-1215.

[3] 山田忠孝. 胃肠病学手册：第3版[M]. 王伟岸，译. 北京：人民卫生出版社，2016：180-194.

[4] 张荣，林辉. 2015年内镜下结肠直肠息肉切除术相关指南与共识解读[J]. 世界临床药学，2015，36（12）：814-819.

（温越 撰写 索宝军 审阅）

第三篇缩略词表

英文缩写	中文全称
5-ASA	5- 氨基水杨酸
ACEI	血管紧张素转化酶抑制剂
ACS	腹腔间室综合征
ADA	腺苷脱氨酶
AFB	抗酸杆菌
AFP	甲胎蛋白
AIG	自身免疫性胃炎
AIH	自身免疫性肝炎
AILD	自身免疫性肝病
AJCC	美国癌症联合委员会
ALP	碱性磷酸酶
ALT	丙氨酸转氨酶
AMA	抗线粒体抗体
ANA	抗核抗体
ANC	急性坏死物积聚
ANCA	抗中性粒细胞胞质抗体
AP	急性胰腺炎
APFC	急性胰周液体积聚
ARB	血管紧张素Ⅱ受体阻滞剂
ASMA	抗平滑肌抗体
AST	天冬氨酸转氨酶
AVA	无血管区
BISAP	急性胰腺炎严重程度床边指数
BLI	蓝激光成像技术
BUN	血尿素氮
CA19-9	糖类抗原 19-9
CBT	认知行为疗法
CCS	Canada-Cronkhite 综合征
CD	克罗恩病
CDAI	贝斯特克罗恩病活动指数
CEA	癌胚抗原
cHCC-CCA	混合型肝细胞癌–胆管癌
CMV	巨细胞病毒
CNLC	中国肝癌分期方案
CP	慢性胰腺炎
CTE	CT 小肠成像
DGBI	肠–脑互动异常性疾病
DSA	数字减影血管造影
EBV	EB 病毒
ECE	电子染色内镜

ECRC	早期结直肠癌
EMR	内镜下黏膜切除术
EPMR	内镜下分片黏膜切除术
EPS	上腹痛综合征
ENPD	内镜鼻胰管引流术
ERCP	经内镜逆行胆胰管成像
ERFA	内镜射频消融术
ESD	内镜黏膜下剥离术
EST	内镜十二指肠乳头括约肌切开术
ESWL	体外冲击波碎石术
EUS	超声内镜
FAP	家族性腺瘤性息肉病
FC	功能性便秘
FD	功能性消化不良
FGIDs	功能性胃肠病
FICE	智能分光比色技术
fMRI	功能磁共振成像
FODMAP	发酵性寡糖、双糖、单糖和多元醇
Gd-EOB-DTPA	钆塞酸二钠
GERD	胃食管反流病
GGT	γ-谷氨酰转移酶
H_2RA	H_2受体拮抗剂
HAV	甲型肝炎病毒
HBsAg	HBV 表面抗原
HBV	乙型肝炎病毒
HCC	肝细胞癌
HCV	丙型肝炎病毒
HE	肝性脑病
HEV	戊型肝炎病毒
HGIN	高级别上皮内瘤变
IAH	腹腔内高压
IBD	炎症性肠病
IBS	肠易激综合征
ICC	肝内胆管癌
ICG	吲哚菁绿
ICT	控制抑制试验
IDUS	胰管内超声
IM	肠上皮化生
INR	国际标准化比值
IPCL	上皮乳头内毛细血管袢
i-SCAN	高清智能电子染色技术
JES	日本食管协会
JNET	日本窄带光成像专家组
JPS	幼年性息肉病
K-F 环	角膜色素环
抗 LC-1 抗体	抗肝细胞溶质抗原 -1 型抗体
抗 LKM-1 抗体	抗肝肾微粒体 -1 型抗体
抗 SLA 抗体	抗可溶性肝胶原抗体
LCI	联动成像技术
LDH	乳酸脱氢酶
LGIN	低级别上皮内瘤变
MAP	轻症急性胰腺炎
MBM	多环套扎内镜黏膜切除术

MCTSI	改良的 CT 严重程度指数
ME	放大内镜
MELD	终末期肝病模型
MOF	多器官功能衰竭
MRCP	磁共振胰胆管成像
MSAP	中重症急性胰腺炎
NBI	窄带成像技术
NERD	非糜烂性反流疾病
NRS	数字分级评分法
NSAIDs	非甾体抗炎药
OLGA	可操作的萎缩评价系统
OLGIM	可操作的肠上皮化生评价系统
PBC	原发性胆汁性胆管炎
PCR	聚合酶链反应
PDS	餐后不适综合征
PET/CT	正电子发射计算机体层显像
PG	胃蛋白酶原
PJS	黑斑息肉综合征
PPD	纯蛋白衍生物
PPI	质子泵抑制剂
PS 评分	功能状态评分
PSC	原发性硬化性胆管炎
PT	凝血酶原时间
PTC	经皮穿刺肝胆道成像
RAC	集合小静脉规则排列
RE	反流性食管炎
SAAG	血清-腹腔积液白蛋白梯度
SAP	重症急性胰腺炎
SIRS	全身炎症反应综合征
SMT	黏膜下肿瘤
TACE	经导管动脉化疗栓塞
TIPS	经颈静脉肝内门体静脉分流术
UC	溃疡性结肠炎
UDCA	熊去氧胆酸
UICC	国际抗癌联盟
ULN	正常值上限
WLE	白光内镜
WON	包裹性坏死

第四篇 风湿免疫疾病

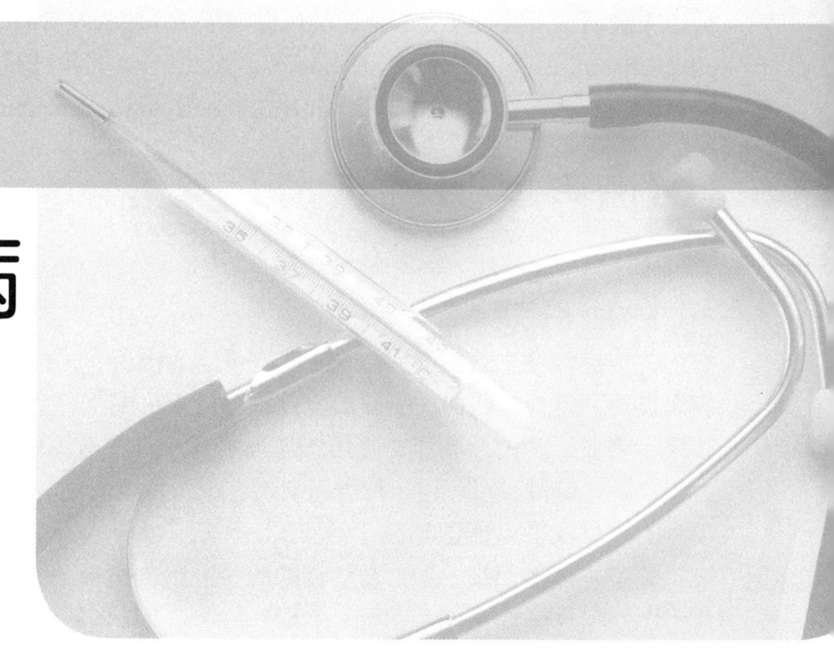

第 59 章

类风湿关节炎

【疾病概述】

类风湿关节炎（rheumatoid arthritis，RA）是一种以慢性、进行性、侵袭性关节炎为主要表现的全身性自身免疫病，可伴有贫血、间质性肺病、皮下结节及血管炎等关节外表现，呈慢性病程，反复迁延。RA 的诊断需基于临床症状、体征，并结合自身抗体、急性时相反应物及受累关节的影像学检查等进行综合判断。主要治疗原则是早期、个体化和达标治疗，未经正规治疗者最终可导致关节畸形。

关键词：对称性多关节炎；类风湿因子（rheumatoid factor，RF）；抗瓜氨酸化蛋白/多肽抗体（anti-citrullinated protein/peptide antibodies，ACPA）；非甾体抗炎药（nonsteroidal anti-inflammatory drugs，NSAIDs）；改善病情抗风湿药（disease-modifying antirheumatic drugs，DMARD）。

【诊断与鉴别诊断】

一、接诊

1. 问诊要点

关节症状发生的部位和持续时间、可能的诱因、疼痛的程度、缓解因素、有无晨僵及晨僵持续时间；有无发热、乏力、肌肉酸痛、消瘦；有无口干、眼干；有无口腔溃疡、脱发、皮疹、光过敏；有无咳嗽、咳痰、咯血、胸闷、胸痛、心悸、呼吸困难；有无泡沫尿、血尿、尿量异常；有无头晕、四肢麻木及无力等；既往诊治经过、用药种类和剂量、用药持续时间、用药后的病情变化及不良反应等。

2. 全身体格检查要点

关节查体按照视、触、动、量的顺序进行，检查关节肿胀（见书后附图 59-1A）、压痛、畸形（见书后附图 59-1B ～ C）及活动度；有无皮下结节（见书后附图 59-1D）；有无皮疹、口腔溃疡；唾液池情况，有无龋齿、腮腺肿大。若有心脏、肺部、神经系统受累，应关注相应系统查体表现。

二、开检查医嘱

1. 常规检验

血常规、尿常规、粪便常规、肝功能、肾功能、心肌酶、电解质、葡萄糖、血脂、凝血功能。

2. 急性时相反应物

红细胞沉降率（erythrocyte sedimentation rate，ESR）、C 反应蛋白（C-reactive protein，CRP）。

3. 免疫学检查

RF、ACPA［包括抗环瓜氨酸肽抗体（anti-citrullinated peptide antibody，抗 CCP 抗体）、抗角蛋白抗体、抗核周因子抗体和抗突变型波形蛋白抗体］、免疫球蛋白、补体、抗核抗体（antinuclear antibody，ANA）、ANA 谱、抗 ds-DNA 抗体。

4. 受累部位影像学检查

关节超声或磁共振成像（magic resonance imaging，MRI）、关节 X 线检查。

5. 常规检查

胸部 X 线检查、心电图、腹部超声。

根据患者的关节受累及关节外表现，需完善颈椎过伸过屈开口位 X 线平片、寰枢椎 CT、胸部 CT、超声心动图、肌电图等检查进一步评估。

三、诊断流程或分类标准

常用的分类标准包括 1987 年美国风湿病学会（American College of Rheumatology，ACR）提出的分类标准（表 59-1）和 2010 年 ACR/ 欧洲抗风湿病联盟（European League against Rheumatism，EULAR）提出的分类标准（表 59-2）。此外，国内学者还提出了早期 RA（early rheumatoid arthritis，ERA）分类标准（表 59-3），该标准对早期 RA 具有较高的敏感性和特异性，且应用简便。

表 59-1　1987 年 ACR 分类标准
1. 晨僵，持续至少 1 h
2. 以下 14 个关节区中至少 3 个关节区的关节炎：关节肿痛涉及双侧近端指间关节、掌指关节、腕关节、肘关节、跖趾关节、踝关节、膝关节
3. 手关节炎。关节肿胀累及近端指间关节，或掌指关节，或腕关节
4. 对称性关节炎。同时出现左、右两侧的对称性关节炎（近端指间关节、掌指关节及跖趾关节不要求完全对称）
5. 皮下结节
6. RF 阳性（所用方法在正常人中的检出率＜ 5%）
7. 手和腕关节 X 线检查显示骨侵蚀或骨质疏松

上述 1 ～ 4 项必须持续超过 6 周。符合至少 4 项者可分类为 RA。

表 59-2　2010 年 ACR/EULAR 分类标准和评分系统

受累关节情况	受累关节数	得分（0 ～ 5 分）
中大关节	1	0
	2 ～ 10	1
小关节	1 ～ 3	2
	4 ～ 10	3
至少 1 个为小关节	＞ 10	5
血清学		**得分（0 ～ 3 分）**
RF 或抗 CCP 抗体均阴性		0
RF 和（或）抗 CCP 抗体低滴度阳性		2
RF 和（或）抗 CCP 抗体高滴度阳性（＞正常上限 3 倍）		3
滑膜炎持续时间		**得分（0 ～ 1 分）**
＜ 6 周		0
＞ 6 周		1
急性时相反应物		**得分（0 ～ 1 分）**
ESR 或 CRP 均正常		0
ESR 或 CRP 增高		1

注：总得分 6 分以上可分类为 RA。

表 59-3　早期 RA（ERA）分类标准

表 59-3　早期 RA（ERA）分类标准
1. 晨僵时间≥ 30 min
2. 多关节炎（14 个关节区中至少 3 个以上部位关节炎）
3. 手关节炎（腕关节或掌指关节或近端指间关节至少 1 处关节炎）
4. 抗 CCP 抗体阳性
5. RF 阳性

注：以上 5 条满足 3 条或 3 条以上并排除其他关节炎可分类为 RA。

四、鉴别诊断

1. 骨关节炎

骨关节炎多见于中老年人，起病缓慢，膝、髋、脊柱等负重关节及手关节易受累，活动时疼痛加重，晨僵时间短，查体可见赫伯登结节（Heberden 结节）、布夏尔结节（Bouchard 结节）及膝关节骨摩擦感。实验室检查 RA 相关自身抗体阴性，X 线检查可见关节边缘骨质增生，而无破坏性改变。

2. 银屑病关节炎

银屑病关节炎以手指、足趾远端指间关节受累更为常见，还可出现腰背痛、腊肠指 / 趾、典型银屑病的皮损或指甲病变等。RA 相关的自身抗体阴性。手足关节典型 X 线表现为“笔帽征”样改变。

3. 系统性红斑狼疮

系统性红斑狼疮常见于青年女性，部分患者以关节炎为首发症状，多为非持续性非侵蚀性关节炎，常伴有发热、皮疹、口腔溃疡、光过敏、血液、肾等多系统受累表现，ANA 阳性，并出现抗 dsDNA 抗体、抗 Sm 抗体等系统性红斑狼疮的特异性抗体。

4. 反应性关节炎

反应性关节炎起病急骤，发病前常有肠道或泌尿道感染史，以非对称性外周大关节受累为主（尤其是下肢关节），伴有眼炎、尿道炎、龟头炎、溢脓性皮肤角化病及发热等关节外表现。与 HLA-B27 有一定相关性，RA 相关自身抗体阴性。

五、病情评估 / 病情严重程度分级

28 关节疾病活动评分（disease activity score in 28 joints，DAS28）：根据 28 个关节（双手掌指关节、双手拇指指间关节、第 2 ～ 5 近端指间关节、双侧腕关节、双侧肘关节、双侧肩关节、双侧膝关节）肿胀关节数、压痛关节数、关节疼痛评分及 ESR/CRP 来计算的复合指标。病情缓解 DAS28 ≤ 2.6；低疾病活动度 2.6 ＜ DAS28 ≤ 3.2；中等疾病活动度 3.2 ＜ DAS28 ≤ 5.1；高疾病活动度 DAS28 ＞ 5.1。

六、诊断正确书写模板

类风湿关节炎

　继发性干燥综合征

　间质性肺病

【治疗】

一、治疗原则

治疗原则：早期治疗、个体化治疗、达标治疗。

治疗目标：达到临床缓解或至少为低疾病活动度。

二、治疗流程或治疗 SOP（图 59-1）

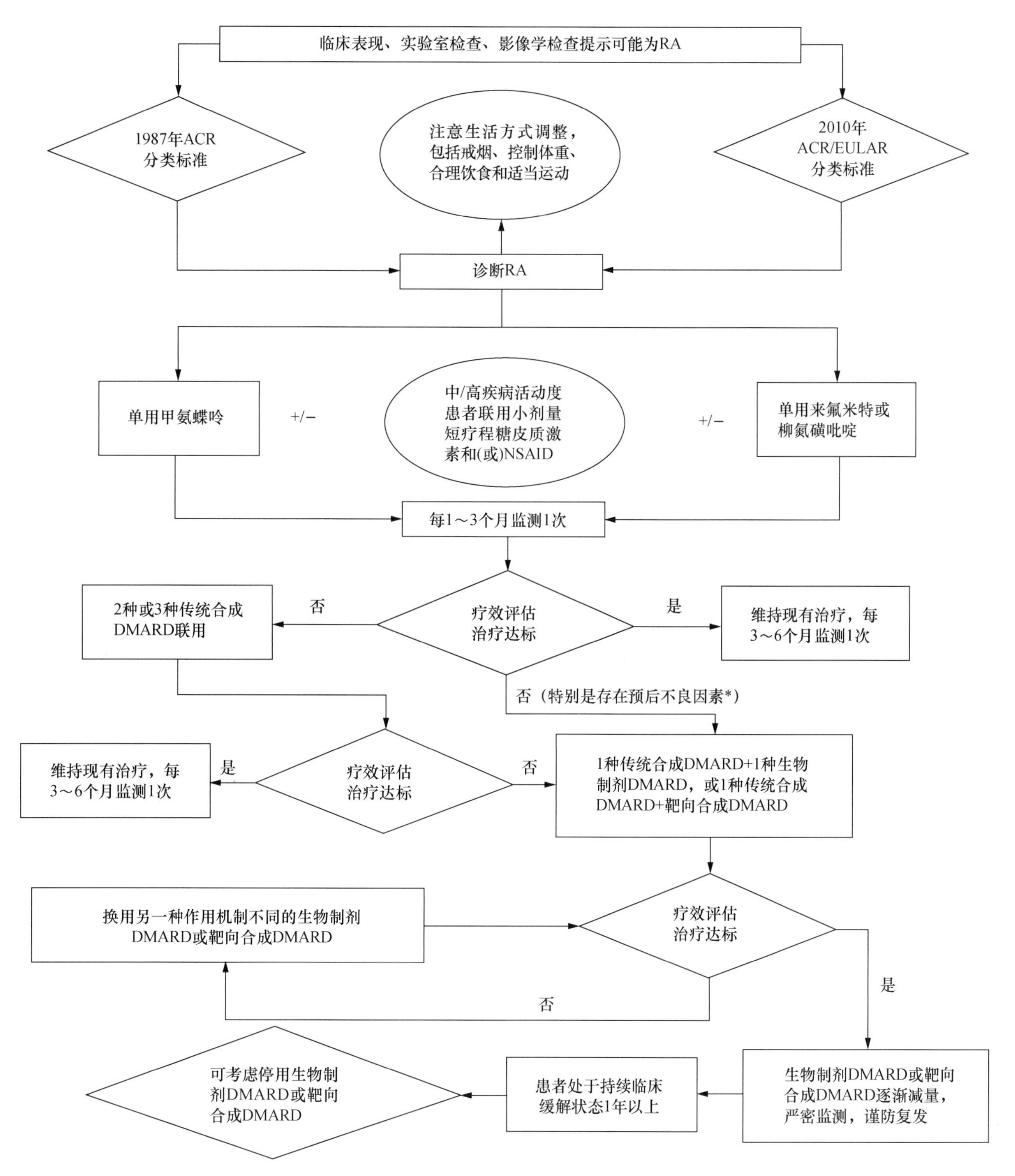

图 59-1　RA 的治疗流程图　* 预后不良因素：RF/ACPA 高滴度阳性；疾病活动度高；急性时相反应物水平升高；多关节肿胀；早期关节破坏；≥ 2 种传统合成 DMARD 治疗失败

三、重要治疗医嘱（表 59-4）

<table>
<tr><th colspan="4">表 59-4　治疗药物</th></tr>
<tr><th></th><th colspan="2">药物</th><th>注意事项</th></tr>
<tr><td>NSAIDs</td><td colspan="2">非选择性 COX-2 抑制剂：布洛芬（0.3 g，bid）、洛索洛芬钠（60 mg，tid）、双氯芬酸（75 mg，bid）、尼美舒利（0.1 g，bid）
选择性 COX-2 抑制剂：塞来昔布（200 mg，bid）、依托考昔（60 mg，qd）</td><td>监测血常规、肝肾功能
警惕消化性溃疡、心血管疾病风险</td></tr>
<tr><td colspan="3">糖皮质激素（血管炎治疗、桥接治疗、局部治疗等）</td><td>监测血压、血糖、骨质疏松</td></tr>
<tr><td rowspan="5">传统合成 DMARD（csDMARD）</td><td colspan="2">甲氨蝶呤（每周 7.5 ～ 20 mg）；24 h 后叶酸（每周 5 ～ 10 mg）</td><td>监测血常规、肝功能、胃肠道反应</td></tr>
<tr><td colspan="2">来氟米特（10 ～ 20 mg，qd）</td><td>监测血常规、肝功能、血压、脱发</td></tr>
<tr><td colspan="2">柳氮磺吡啶（2 ～ 3 g/d）</td><td>监测血常规、肝肾功能，注意磺胺过敏史</td></tr>
<tr><td colspan="2">羟氯喹（0.2 g，bid）</td><td>视网膜病变</td></tr>
<tr><td colspan="2">艾拉莫德（25 mg，bid）</td><td>监测血常规、肝肾功能、胃肠道反应</td></tr>
<tr><td rowspan="4">生物制剂 DMARD（bDMARD）</td><td>肿瘤坏死因子 α（TNF-α）抑制剂</td><td>依那西普（每周 50 mg）
阿达木单抗（40 mg，每 2 周 1 次）
英夫利昔单抗（3 mg/kg；第 0、2、6 周，后续每 8 周 1 次）
戈利木单抗（50 mg，每 4 周 1 次）
培塞利珠单抗（400 mg，第 0、2、4 周；后续 200 mg 每 2 周 1 次维持）</td><td>筛查肝炎、结核；感染风险</td></tr>
<tr><td colspan="2">白介素 -6 受体（IL-6R）抑制剂：托珠单抗（8 mg/kg，每月 1 次）</td><td>筛查肝炎、结核；感染；血脂异常</td></tr>
<tr><td colspan="2">阿巴西普（根据体重给药；第 0、2、4 周，后续每 4 周 1 次）</td><td>筛查肝炎、结核；感染风险</td></tr>
<tr><td colspan="2">抗 CD20 单克隆抗体：利妥昔单抗（0.5 ～ 1 g，每 2 周 1 次）</td><td>筛查肝炎、结核；感染；过敏反应</td></tr>
<tr><td>靶向合成 DMARD（tsDMARD）</td><td>Janus 激酶（JAK）抑制剂</td><td>托法替布（5 mg，bid）
巴瑞替尼（2 ～ 4 mg，qd）
乌帕替尼（15 mg，qd）</td><td>筛查肝炎、结核、感染风险
警惕血栓风险</td></tr>
</table>

bid，2 次 / 日；qd，1 次 / 日；tid，3 次 / 日。

【预后】

大多数 RA 患者病程迁延，积极正确的治疗可使绝大部分 RA 患者病情缓解。预后不良因素包括 RF/ACPA 高滴度阳性；疾病活动度高；急性时相反应物水平升高；多关节肿胀；早期关节破坏；≥ 2 种传统合成 DMARD 治疗失败。

【出院指导】

坚定治疗的信心，保持积极乐观的生活态度，鼓励患者参与日常活动。坚持按时用药，不自行调整药物剂量，规律复诊。避免各种诱因，积极预防和治疗感染，加强关节功能锻炼。

【推荐阅读】

[1] 费尔斯坦，巴德，加布里埃尔，等. 凯利风湿病学：第 10 版 [M]. 栗占国，译. 北京：北京大学医学出版社，2020：1219-1326.

[2] 中华医学会风湿病学分会. 2018 中国类风湿关节炎诊疗指南 [J]. 中华内科杂志，2018，57（4）：242-251.

[3] Smolen J S，Landewé R B M，Bergstra S A，et al. EULAR recommendations for the management of rheumatoid arthritis with synthetic and biological disease-modifying antirheumatic drugs：2022 update [J]. Ann Rheum Dis，2023，82（1）：3-18.

（翟佳羽　撰写　赵金霞　审阅）

第 60 章

脊柱关节炎

【疾病概述】

脊柱关节炎（spondyloarthritis，SpA）是以脊柱、外周关节及关节周围组织疾病为主的慢性、系统性、炎症性疾病，是以强直性脊柱炎（ankylosing spondylitis，AS）为代表的一组疾病。国际脊柱关节炎评估协会（Assessment of Spondyloarthritis International Society，ASAS）将该组疾病分为中轴型 SpA 和外周型 SpA。SpA 具有家族聚集倾向，与人类白细胞抗原 B27（human leucocyte antigen-B27，HLA-B27）相关，主要表现为骶髂关节炎、下肢非对称性寡关节炎、附着点炎，常有关节外表现（如眼炎、银屑病样皮疹或指 / 趾甲病变、炎性肠病）。SpA 的诊断需基于临床症状、体征及受累关节（尤其是骶髂关节）的影像学检查等进行综合判断。主要治疗原则是早期、个体化和达标治疗，未经正规治疗者最终可导致关节畸形。

关键词： 骶髂关节；关节炎；附着点炎。

【诊断与鉴别诊断】

一、接诊

1. 问诊要点

脊柱、关节症状发生的部位和持续时间、可能的诱因、疼痛的程度、缓解因素、有无晨僵及晨僵持续时间；是否隐匿起病；有无夜间痛；有无结膜炎 / 虹膜炎 / 虹膜睫状体炎、肠炎、银屑病；有无口腔溃疡；有无前驱感染；有无泌尿生殖道炎症。既往诊治经过、用药种类和剂量、用药持续时间、用药后的病情变化及不良反应。

2. 全身体格检查要点

观察患者的步态和姿态（见书后附图 60-1）。排查外周关节受累，表现为外周大关节（特别是髋、膝、踝等关节）非对称性肿痛、部分银屑病关节炎亚型患者亦可出现小关节受累，特别是远端指间关节受累（见书后附图 60-2A）。关节查体按照视、触、动、量的顺序进行。检查有无银屑病（见书后附图 60-2B 和附图 60-2C）；有无指 / 趾炎，亦称腊肠指 / 趾（见书后附图 60-2C）有无附着点炎，尤以跟腱炎更常见（见书后附图 60-2D）。若有眼睛、心脏、肾、消化道受累患者，应关注相应器官查体表现。

3. 专科检查要点

（1）骶髂关节检查：①直接按压骶髂关节可引起疼痛。② 4 字试验 /Patrick 试验：患者取仰卧位，一侧下肢伸直，另一侧下肢屈曲置于直腿膝关节上，两腿呈“4”字，一手压直腿的髂嵴处，一手握屈腿膝关节并使其上抬、下压，最大限度外展、外旋髋关节。若骶髂部出现疼痛，则提示屈腿侧存在骶髂关节病变。

（2）脊柱和胸廓检查：①颈椎旋转：患者端坐在椅子上，下颌处于水平位，双手置于膝上。检查者站立于患者头部位置后方，将量角仪水平置于患者头顶，所指方向与鼻一致。患者肩部不动，尽可能向一侧水平转动头部，量角仪随患者头部一起转动，分别测量两侧的旋转角度（见书后附图 60-3A～B）。②Schober 试验 / 改良 Schober 试验：患者直立，将后正中线髂后上棘水平标记为 0，向上 10 cm 处标记为 1（标记 0 至 1 之间距离为 10 cm），向下 5 cm 处标记为 2（标记 1 至 2 之间距离为 15 cm），嘱患者双膝直立弯腰，Schober 试验测量标记 1 至 2 的距离差。改良 Schober 试验则测量标记 0 至 1 的距离差。增加＜ 4 cm 提示腰椎活动度减低。③指－地距：患者直立，弯腰伸臂，测量中指尖端与地面之间的距离。④枕－墙距：患者靠墙直立，双足跟、臀部、背部贴墙，收下颌，双眼平视前方，测量枕骨结节与墙壁之间的水平距离，正常应为 0；＞ 0 cm 为阳性。⑤耳壁距：患者站立位，背对墙壁，肩、臀、足跟贴墙，收下颌，双眼平视前方，双手放于身体两侧，测量双侧耳屏至墙壁的距离（见书后附图 60-3C）。⑥胸廓活动度：患者直立，双手抱头，用软尺测量第 4 肋间隙水平（女性为乳房下缘）深吸气与深呼气时的胸围差，＜ 2.5 cm 为异常。⑦腰椎侧弯：患者站立位，背对墙壁，肩、臀、足跟贴墙，收下颌，双眼平视前方，双手伸直放在身体两侧，测量并记录右手中指尖部到地面的距离；然后要求患者尽量向右侧弯，再次测量中指尖部至地面的距离，两次测量的差值即为右侧腰椎侧弯距离。左侧按同样的方法进行测量。

（3）踝间距：患者取仰卧位，双下肢尽可能分开、伸直、足趾向上，或者患者取直立位，尽可能将双下肢分开，测量双侧内踝之间的距离。

二、开检查医嘱

1. 常规检验

血常规、尿常规、粪便常规、肝功能、肾功能、心肌酶、电解质、葡萄糖、血脂、凝血功能。

2. 急性时相反应物

ESR、CRP。

3. 免疫学检查

RF、免疫球蛋白、HLA-B27。

4. 影像学检查

骶髂关节 X 线检查、MRI 或 CT，全脊柱 X 线检查，受累部位关节超声和（或）X 线检查或 MRI。

5. 常规检查

胸部 X 线检查、心电图、腹部超声、骨密度。

根据患者全身表现酌情完善胸部 CT、超声心动图等检查进一步评估。拟应用生物制剂的患者需完善乙型肝炎病毒及丙型肝炎病毒检测、T-SPOT.TB 检查。

三、诊断流程或分类标准

常用的分类标准包括 1984 年 ACR 修订的强直性脊柱炎纽约分类标准（表 60-1）、2009 年和 2011 年 ASAS 和 EULAR 发布的中轴型 SpA 分类标准（表 60-2）和外周型 SpA 分类标准（表 60-3）。

表 60-1　1984 年 ACR 修订的强直性脊柱炎纽约分类标准

A. 诊断
1. 临床标准
a. 腰痛，晨僵 3 个月以上，活动后改善，休息无改善
b. 腰椎额状面和矢状面活动受限
c. 胸廓活动度低于相应年龄、性别的正常人
2. 放射学标准
双侧骶髂关节炎≥ 2 级或单侧骶髂关节炎≥ 3 级

（续表）

B. 分级
1. 明确强直性脊柱炎：符合放射学标准和 1 项以上临床标准
2. 可疑强直性脊柱炎
a. 符合 3 项临床标准
b. 符合放射学标准而不具备任何临床标准（应除外其他原因所致的骶髂关节炎）

骶髂关节炎 X 线分级：① 0 级：正常。② 1 级：可疑或轻微骶髂关节炎。③ 2 级：轻度骶髂关节炎，可见局限性侵蚀、硬化，关节边缘模糊，但关节间隙无变化。④ 3 级：中度或进展性骶髂关节炎，伴有以下 1 项或 1 项以上改变：骨质破坏、硬化、关节间隙狭窄或增宽或部分强直。⑤ 4 级：严重异常，骶髂关节硬化、融合、强直。

表 60-2　ASAS 中轴型 SpA 分类标准

发病年龄＜45 岁，腰背痛≥3 个月，且符合以下 1 种标准：影像学提示骶髂关节炎且伴有≥1 项 SpA 临床特征；HLA-B27 阳性且伴有≥2 项 SpA 临床特征
（1）SpA 临床特征：①炎性腰背痛。②关节炎。③跟腱炎。④葡萄膜炎。⑤指（趾）炎。⑥银屑病。⑦炎性肠病。⑧对 NSAIDs 治疗反应好。⑨ SpA 家族史。⑩ HLA-B27 阳性。⑪ CRP 升高
（2）骶髂关节炎的影像学表现：① MRI：骶髂关节有活动性炎性病变，有明确的骨髓水肿或骨炎，高度提示与 SpA 相关的骶髂关节炎。② X 线检查：双侧 2～4 级或单侧 3～4 级骶髂关节炎（依据修订的纽约分类标准）

2009 年 ASAS 炎性背痛标准：发病年龄＜40 岁；隐匿发病；运动后改善；休息后不能改善；夜间痛（起床后改善）。以上 5 项中满足 4 项可诊断为炎性背痛（敏感性 79.6%，特异性 72.4%）。

表 60-3　ASAS 外周型 SpA 分类标准

关节炎或跟腱炎或指（趾）炎者＋≥1 项 SpA 临床特征或≥2 项其他的 SpA 临床特征
SpA 临床特征：葡萄膜炎；银屑病；克罗恩病 / 溃疡性结肠炎；既往感染史；HLA-B27 阳性；影像学检查显示骶髂关节炎
其他的 SpA 临床特征：关节炎；肌腱端炎；指（趾）炎；炎性腰背痛（任何时间）；SpA 家族史

四、鉴别诊断

1. 致密性骨炎

髂骨致密性骨炎最常见于青年女性，出现局限于髂骨面的骨硬化，X 线检查可见主要累及骶髂关节中下 2/3 区域，呈特征性三角形分布的高密度区，无骨侵蚀表现，可与 AS 相鉴别。

2. 弥漫性特发性骨肥厚

弥漫性特发性骨肥厚最常见于老年人，以前纵韧带和肌腱、韧带骨附着处的骨肥厚为特征，以胸椎最常见。该病是以脊柱及脊柱外韧带广泛增生、骨化为主要特征的骨关节退行性病变，尤其以下胸椎前外侧面韧带连续性骨化为特点。X 线检查可见特征性椎体前纵韧带及后纵韧带钙化，与 HLA-B27 无显著相关性。无关节突关节的骨性强直和骶髂关节侵蚀、硬化或融合，可与 AS 相鉴别。

3. 腰椎间盘突出症

腰椎间盘突出症的典型表现为机械性腰背痛，一般在活动时加重，休息时减轻，无晨僵表现，不伴有胸廓活动度和脊柱侧弯活动受限。实验室检查炎症指标正常、X 线检查无骶髂关节炎表现可用于鉴别。

4. 感染性骶髂关节炎

感染性骶髂关节炎除表现为腰背痛外，多伴有发热，常为单侧骶髂关节受累，MRI 可见骶髂关节外局部肌肉、脂肪组织炎症表现，部分患者可有局部脓肿形成，抗感染治疗有效。部分患者需进行局部穿刺活检方可鉴别。

5. 骨关节炎

骨关节炎多见于中老年人，起病缓慢，膝、髋、脊柱等负重关节及手关节易受累，活动时疼痛加重，晨僵时间短，查体可见 Heberden 结节、Bouchard 结节及膝关节骨摩擦感。实验室检查 HLA-B27 阴性，炎症指标多正常，X 线检查示关节边缘骨质增生，而无破坏性改变。

6. 脊柱关节亚型

（1）银屑病关节炎：以指（趾）远端指间关节受累更为常见，还可出现腰背痛、腊肠指 / 趾、典型银屑病的皮损或指甲病变等，RA 相关的自身抗体阴性，手足关节典型 X 线表现为“笔帽征”样改变。

（2）反应性关节炎：起病急骤，发病前常有肠道或泌尿道感染史，以非对称性外周大关节受累为主（尤其是下肢关节），伴有眼炎、尿道炎、龟头炎、溢脓性皮肤角化病及发热等关节外表现，与 HLA-B27 有一定相关性，RA 相关自身抗体阴性。

（3）炎性肠病性关节炎：即存在克罗恩病（Crohn disease，CD）或溃疡性结肠炎（ulcerative colitis，UC），伴有周围关节炎和脊柱病变。部分患者伴有眼部受累，如巩膜炎、虹膜炎，也可出现口腔溃疡、坏疽性脓皮病和结节性红斑等皮肤黏膜表现。患者还可存在发热、乏力、贫血、消瘦等全身症状。

五、病情评估 / 病情严重程度分级

SpA 的疾病活动度评估指标包括腰背痛视觉模拟评分法（visual analogue scale，VAS）评分、炎症指标等。临床常用的活动度评分包括巴氏强直性脊柱炎疾病活动指数（Bath ankylosing spondylitis disease activity index，BASDAI）及强直性脊柱炎疾病活动评分（ankylosing spondylitis disease activity score，ASDAS），其中 ASDAS 评分根据不同急性炎症指标又分为 ASDAS-CRP 和 ASDAS-ESR。BASDAI 评分 ≥ 4 分，ASDAS 评分 ≥ 2.1 分为高疾病活动度，< 1.3 分为病情平稳。

1. BASDAI

共包含以下 6 个问题，所有问题均由患者针对过去 1 周内的疾病情况回答：

Q1：疲劳 / 乏力：您感受到的疲乏 / 困倦的总体程度？（0 ～ 10 分，0 分为不疲乏，10 分为极度疲乏）。

Q2：总体腰背痛程度：您感受到的颈痛、背痛或髋关节疼痛的总体严重程度？（0 ～ 10 分，0 分为无腰背痛，10 分为极度疼痛）。

Q3：外周关节的疼痛肿胀程度：除颈部、背部和髋关节外，您所感受到的其他关节疼痛或肿胀的总体严重程度？（0 ～ 10 分，0 分为无外周关节疼痛肿胀，10 分为非常严重）。

Q4：附着点炎：您感受到的身体某些部位在外力按压后的疼痛严重程度？（0 ～ 10 分，0 分为无，10 分为非常严重）。

Q5：晨僵不适的严重程度：您起床后晨僵的严重程度如何？（0 ～ 10 分，0 分为无晨僵，10 分为非常严重）。

Q6：晨僵持续时间：起床后晨僵持续多长时间？（0 ～ 10 分，0 分为无，10 分为 2 h 以上）。

2. ASDAS-CRP

ASDAS-CRP ＝ 0.121× 腰背痛＋0.058× 晨僵持续时间＋0.110× 患者总体评价＋0.073× 外周关节疼痛 / 肿胀＋0.579×（CRP＋1）的自然对数

3. ASDAS-ESR

ASDAS-ESR ＝ 0.079× 腰背痛＋0.069× 晨僵持续时间＋0.113× 患者总体评价＋0.086× 外周关节疼痛 / 肿胀＋0.293×ESR 的平方根。

六、诊断正确书写模板

脊柱关节炎
骨质疏松

【治疗】

一、治疗原则

治疗原则：早期治疗、个体化治疗、达标治疗。
治疗目标：达到临床缓解或至少低疾病活动度。

二、治疗流程或治疗 SOP（图 60-1）

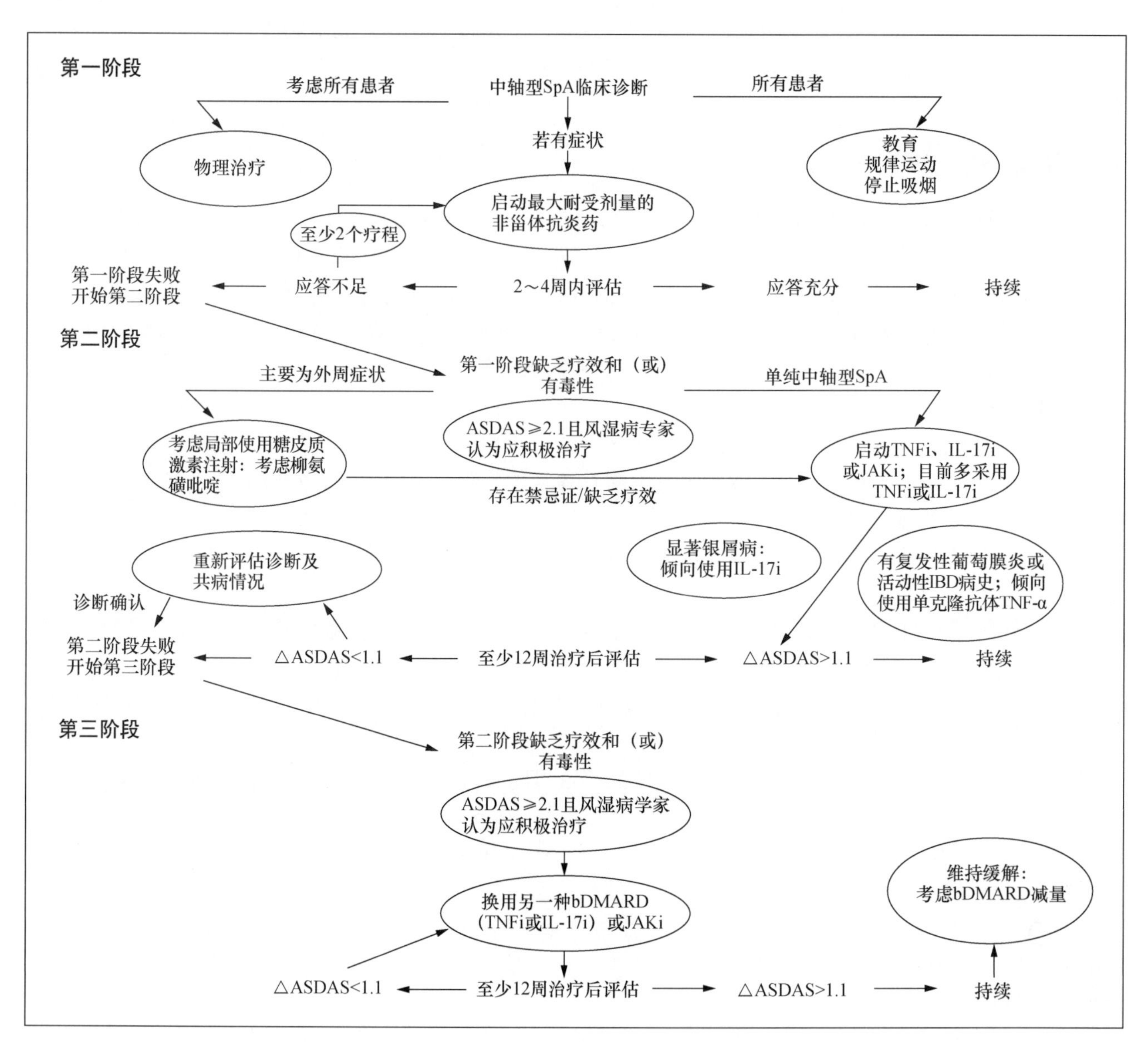

图 60-1　SpA 的治疗流程图

三、重要治疗医嘱（表 60-4）

表 60-4　治疗药物

药物及用法用量			注意事项
NSAIDs	非选择性 COX-2 抑制剂：布洛芬（0.3 g，bid）、洛索洛芬钠（60 mg，tid）、双氯芬酸（75 mg，qd 或 bid）、尼美舒利（0.05～0.1 g，bid）		监测血常规、肝肾功能
	选择性 COX-2 抑制剂：塞来昔布（200 mg，qd 或 bid）、依托考昔（60 mg，qd）		警惕消化性溃疡、心血管疾病风险
糖皮质激素（血管炎、桥接治疗、局部治疗等）			监测血压、血糖、骨质疏松
csDMARD	甲氨蝶呤（每周 7.5～20 mg）；24 h 后叶酸（每周 5～10 mg）		监测血常规、肝功能、胃肠道反应
	柳氮磺吡啶（2～3 g/d）		监测血常规、肝肾功能，注意磺胺过敏史
bDMARD	TNF-α 抑制剂	依那西普（每周 50 mg） 阿达木单抗（40 mg，每 2 周 1 次） 英夫利昔单抗 3 mg/kg（第 0、2、6 周，后续每 6～8 周 1 次） 戈利木单抗（50 mg，每 4 周 1 次） 培塞利珠单抗（400 mg；第 0、2、4 周；后续 200 mg，每 2 周 1 次维持）	筛查肝炎、结核，注意感染风险
	IL-17A 拮抗剂	司库奇尤单抗（150 mg 或 300 mg，每周 1 次 ×5 次，后续每 4 周 1 次）	筛查肝炎、结核，注意感染风险
tsDMARD	JAK 抑制剂	托法替布（5 mg，bid） 巴瑞替尼（2～4 mg，qd） 乌帕替尼（15 mg，qd）	筛查肝炎、结核、感染风险 警惕血栓风险

bid，2 次 / 日；qd，1 次 / 日；tid，3 次 / 日。

【预后】

大多数 SpA 患者病程迁延，积极正确的治疗可使绝大部分 SpA 患者病情缓解。预后不良因素包括高疾病活动度、高急性时相反应物水平、早期出现骨赘、延迟诊断等。

【出院指导】

坚定治疗的信心，保持积极乐观的生活态度，鼓励患者参与日常活动。坚持按时用药，不自行调整药物剂量，规律复诊。避免各种诱因，积极预防和治疗感染，坚持康复锻炼。

【推荐阅读】

[1] 费尔斯坦，巴德，加布里埃尔，等 . 凯利风湿病学：第 10 版［M］. 栗占国，译 . 北京：北京大学医学出版社，2020：1362-1454.

[2] 黄烽，朱剑，王玉华，等 . 强直性脊柱炎诊疗规范［J］. 中华内科杂志，2022，61（8）：893-900.

[3] Ramiro S，Nikiphorou E，Sepriano A，et al. ASAS-EULAR recommendations for the management of axial spondyloarthritis：2022 update［J］. Ann Rheum Dis，2023，82（1）：19-34.

（刘蕊　撰写　张警丰　审阅）

第61章

骨关节炎

【疾病概述】

骨关节炎（osteoarthritis，OA）是一种以关节软骨损害为主，并累及整个关节组织的最常见的慢性退行性骨关节疾病，最多见于负重部位，如膝关节、髋关节。根据关节活动时疼痛、短暂晨僵及关节功能障碍等症状，骨摩擦感、关节压痛、骨性肥大等体征及X线表现，排除其他炎性关节炎即可诊断。主要治疗目的是缓解疼痛，延缓疾病进展，矫正畸形，改善或恢复关节功能，提高患者生活质量。

关键词：骨关节炎；退行性骨关节病；关节畸形。

【诊断与鉴别诊断】

一、接诊

1. 问诊要点

关节症状发生的部位和持续时间、可能的诱因、疼痛程度、缓解因素、有无晨僵及晨僵持续时间；既往诊治经过、用药种类和剂量、用药持续时间、用药后的病情变化及不良反应。

2. 全身体格检查要点

关节查体按照视、触、动、量的顺序进行，检查关节肿胀、压痛、畸形及活动度。

二、开检查医嘱

1. 常规检验

血常规、尿常规、肝功能、肾功能、心肌酶、电解质、葡萄糖、血脂、凝血功能。

2. 急性时相反应物

ESR、CRP。

3. 免疫学检查

RF、抗CCP抗体、抗角蛋白抗体、抗核周因子抗体、抗突变型波形蛋白抗体、免疫球蛋白、补体、抗核抗体、抗核抗体谱。

4. 受累部位影像学检查

关节X线检查，必要时可行CT、MRI及超声等检查进一步明确退行性改变的部位及程度，进行鉴别诊断。

5. 常规检查

胸部X线检查、心电图。

三、诊断流程或分类标准

OA的诊断一般依据关节活动时疼痛、短暂晨僵及关节功能障碍等症状，骨摩擦感、关节压痛、骨性肥大等体征（见书后附图61-1）及X线检查，并排除其他炎性关节炎，在有典型临床表现的高危年龄者中（年龄＞ 40 岁），甚至无须 X 线检查和（或）实验室检查亦可诊断。1986—1995 年 ACR 制定了膝、髋、手 OA 的分类标准，对 OA 的诊断具有较高的敏感性和特异性。

1. 1990 年 ACR 制定的手 OA 分类标准

临床标准：具有手疼痛、酸痛和晨僵，并具备下述 4 项中至少 3 项可诊断手 OA：① 10 个指定的关节（是指双侧第 2、3 指远端指间关节和近端指间关节及第 1 腕掌关节）中骨性肥大≥ 2 个；②远端指间关节骨性肥大≥ 2 个；③掌指关节肿胀＜ 3 个；④ 10 个指定的指关节中关节畸形≥ 1 个。

2. 1986 年 ACR 制定的膝 OA 分类标准

（1）临床标准：具有膝痛并具备下述 6 项中至少 3 项可诊断膝 OA：①年龄≥ 50 岁；②晨僵＜ 30 min；③骨摩擦感；④骨压痛；⑤骨性肥大；⑥膝触之不热。

（2）临床表现联合放射学标准：具有膝痛和 X 线检查显示骨赘，并具备下述 3 项中至少 1 项可诊断膝 OA：①年龄≥ 40 岁；②晨僵＜ 30 min；③骨摩擦感。

（3）临床表现联合实验室指标：具有膝痛并具备下述 9 项中至少 5 项可诊断膝 OA：①年龄≥ 50 岁；②晨僵＜ 30 min；③骨摩擦感；④骨压痛；⑤骨性肥大；⑥膝触之不热；⑦ ESR ＜ 40 mm/h；⑧ RF ＜ 1∶40；⑨ OA 的滑膜液表现为透明、黏稠或白细胞计数＜ 2000/mm^3。

3. 1991 年 ACR 制定的髋 OA 分类标准

临床表现联合放射学标准：具有髋痛并具备下述 3 项中至少 2 项可诊断髋 OA：① ESR ≤ 20 mm/h；② X 线检查示股骨头和（或）髋臼骨赘；③ X 线检查示髋关节间隙狭窄［上部、轴向和（或）内侧］。

四、鉴别诊断

1. 类风湿关节炎

发病年龄多为 30 ～ 50 岁，多见于双手小关节，亦可累及髋、膝等大关节，特点为对称性多关节同时受累，晨僵通常超过 30 min，且患者多伴有关节外表现。实验室检查可出现 ESR 和血清 CRP 升高，RF、抗 CCP 抗体阳性等改变。

2. 银屑病关节炎

以指（趾）远端指间关节受累更常见，还可出现腰背痛、腊肠指 / 趾、典型银屑病的皮损或指甲病变等，手足关节典型 X 线表现为“笔帽征”样改变。

3. 强直性脊柱炎

好发于青年男性，以腰部和臀部疼痛为主要症状，常伴有夜间疼痛加重，腰背部晨僵可持续 30 min 以上，活动后缓解，X 线检查可见骶髂关节炎，疾病晚期可出现脊柱竹节样改变。

4. 痛风性关节炎

多见于第 1 跖趾关节和膝关节，通常表现为非对称性、急性发作的关节红肿热痛，部分患者受累关节可见典型痛风石，关节超声、CT 等可发现关节内尿酸钠晶体沉积和（或）痛风性骨侵蚀，实验室检查可发现高尿酸血症。

五、病情评估 / 病情严重程度分级（图 61-1）

1. 病变部位及程度评估：需了解罹患 OA 的具体关节，并评估受累关节的疼痛和功能状况。
2. 合并症评估：特别是肥胖、营养不良、糖尿病等疾病。
3. 环境心理评估：包括患者的社交状态、心理预期、是否存在睡眠不良、抑郁或焦虑等情况。
4. 风险评估：特别是拟对患者进行药物镇痛治疗时，需要了解患者的心血管风险和胃肠道风险。
5. 患者具体情况、主观意愿及预期评估。

六、诊断正确书写模板

膝骨关节炎 / 手骨关节炎 / 髋骨关节炎。

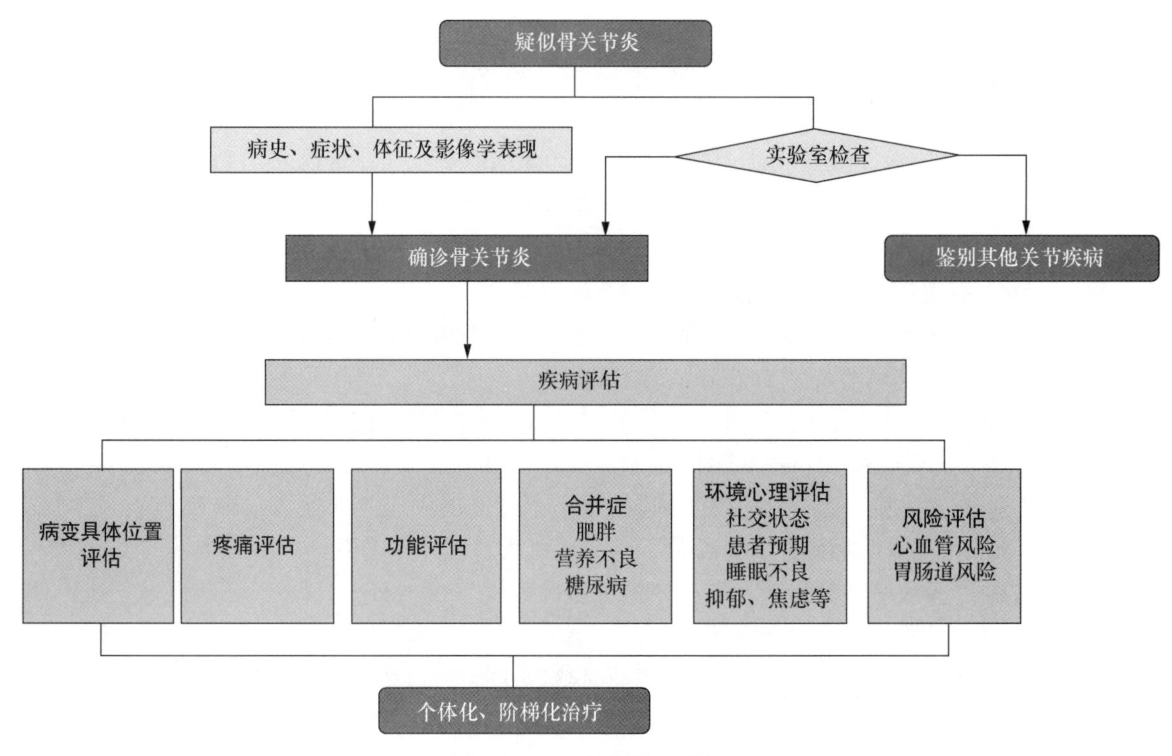

图 61-1　OA 的评估流程图

【治疗】

一、治疗原则

治疗原则：阶梯化治疗和个体化治疗。

治疗目标：缓解关节疼痛，改善关节功能，预防或减缓关节结构的变化，提高患者的生活质量。

二、治疗流程或治疗 SOP（图 61-2）

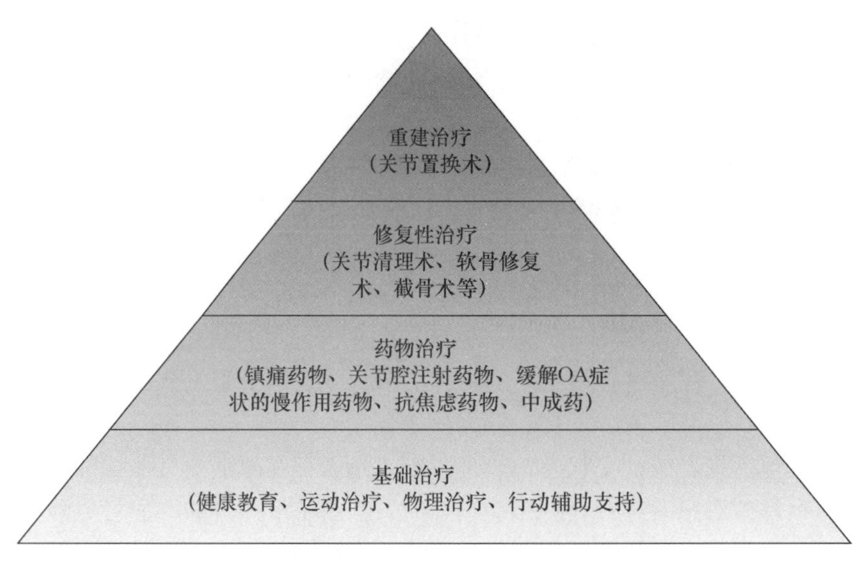

图 61-2　OA 阶梯化治疗示意图

三、重要治疗医嘱（表 61-1）

表 61-1　治疗药物

	药物及用法用量	注意事项
NSAIDs	非选择性 COX-2 抑制剂：布洛芬（0.3 g，bid）、洛索洛芬钠（60 mg，tid）、双氯芬酸（75 mg，bid）、尼美舒利（0.1 g，bid） 选择性 COX-2 抑制剂：塞来昔布（200 mg，bid）、依托考昔（60 mg，bid）	监测血常规、肝肾功能 警惕消化性溃疡、心血管疾病风险
糖皮质激素（局部治疗）		监测血压、血糖、骨质疏松
改善骨关节炎药物（DMORD）	硫酸氨基葡萄糖（500 mg，tid） 双醋瑞因（50 mg，bid）	监测血常规、肝功能、胃肠道反应 监测胃肠道反应、尿液变黄

bid，2 次 / 日；tid，3 次 / 日。

【预后】

大多数 OA 病情进展缓慢，预后良好。在美国，OA 是导致 50 岁以上男性工作能力丧失的第二大病因（仅次于缺血性心脏病），亦是中年以上人群丧失劳动能力、生活不能自理的主要原因。我国目前尚无大规模的流行病学调查数据。

【出院指导】

坚定治疗的信心，保持积极乐观的生活态度，鼓励患者参与日常活动。每周定期锻炼 2 ～ 3 次，逐渐养成规律运动的习惯。进行体重管理，加强关节功能锻炼。

【推荐阅读】

[1] 费尔斯坦，巴德，加布里埃尔，等 . 凯利风湿病学：第 10 版［M］. 栗占国，译 . 北京：北京大学医学出版社，2020：1843-1880.

[2] 赵彦萍，林志国，林书典，等 . 骨关节炎诊疗规范［J］. 中华内科杂志，2022，61（10）：1136-1143.

[3] 中华医学会骨科学分会关节外科学组，中国医师协会骨科医师分会骨关节炎学组，国家老年疾病临床医学研究中心（湘雅医院），等 . 中国骨关节炎诊疗指南（2021 年版）［J］. 中华骨科杂志，2021，41（18）：1291-1314.

[4] National Institute for Health and Care Excellence（NICE）. Osteoarthritis in over 16s：diagnosis and management［M］. London：National Institute for Health and Care Excellence（NICE），2022.

（徐丹　撰写　翟佳羽　审阅）

第 62 章

系统性红斑狼疮

【疾病概述】

系统性红斑狼疮（systemic lupus erythematosus，SLE）是一种系统性自身免疫病，以全身多系统多脏器受累、反复复发与缓解、体内存在大量自身抗体为主要临床特点。未经及时治疗会对受累脏器造成不可逆损害，危及生命。SLE 的诊断基于特征性症状、体征和实验室检查并结合具体临床情况。SLE 的治疗原则为早期、个体化治疗，治疗目标为达到临床缓解或最低疾病活动度，预防疾病复发。

关键词：多系统受累；自身抗体；糖皮质激素；羟氯喹；免疫抑制剂。

【诊断与鉴别诊断】

一、接诊

1. 问诊要点

（1）全身症状：发热、乏力、体重下降等。

（2）皮肤黏膜受累：颊部红斑、脱发、光过敏、黏膜溃疡等。

（3）骨骼肌肉受累：临床表现为关节炎 / 关节痛、非血管性坏死（avascular necrosis，AVN）、肌炎。需问诊有无关节肿痛、肌肉痛、肌无力等。

（4）肾受累：有无血尿、尿中泡沫增多、尿量减少。

（5）肺和胸膜受累：临床表现为胸膜炎、狼疮肺炎、慢性间质性肺疾病、弥漫性肺泡出血综合征、肺动脉高压、肺萎缩综合征。需问诊有无咳嗽、咯血、胸膜炎性胸痛、活动后呼吸困难等。

（6）心血管受累：临床表现为心包炎、心肌炎、心脏瓣膜异常、冠状动脉疾病。需问诊有无心前区疼痛、背部放射痛、胸闷、夜间阵发性呼吸困难、心悸、晕厥等。

（7）神经精神系统受累：可出现中枢神经系统及外周神经系统受累。需问诊有无意识混乱、头痛、精神错乱、情绪失调、抽搐等。

（8）消化道受累：可表现为腹膜炎、胰腺炎、肠系膜血管炎、假性肠梗阻等。需问诊有无腹痛、腹胀、恶心、呕吐、停止排气排便、便血等。

（9）眼部受累：表现为干燥性角膜结膜炎、视网膜病变、巩膜外层炎 / 巩膜炎。需问诊有无眼干、眼痛、视物模糊、视力下降等。

（10）血液系统受累：可出现全血细胞减少。需询问有无发热、神经系统症状、肾受累症状、紫癜、出血等。

2. 全身体格检查要点

观察有无特征性皮疹，如蝶形红斑（见书后附图 62-1A）、盘状红斑、冻疮样皮疹（见书后附图 62-1B）、甲周红斑（见书后附图 62-1C）、雷诺现象，观察有无口腔溃疡、脱发，有无眼睑肿胀、结膜苍白，有无淋巴结肿大，有无胸膜摩擦音、心包摩擦音，移动性浊音是否阳性，下肢有无水肿，有无关节压痛、肿胀，有无肌痛、肌力下降。

二、开检查医嘱

1. 常规检验

血常规、尿常规、肝肾功能、心肌酶、电解质、葡萄糖、血脂、凝血功能。

2. 免疫学检查

ANA、抗双链 DNA 抗体（anti-double stranded DNA antibody，抗 dsDNA 抗体）、抗核抗体谱、免疫球蛋白、补体、抗心磷脂抗体、抗 β_2GP Ⅰ抗体（anti-β_2 glycoprotein Ⅰ antibody，aβ_2GP Ⅰ）、狼疮抗凝物、抗人球蛋白试验（Coombs 试验）。

3. 急性时相反应物

ESR、CRP。

4. 肾病变

尿液蛋白 / 肌酐测定、24 h 尿蛋白定量、尿红细胞位相。

5. 常规检查

胸部 X 线检查 / 胸部 CT、心电图、超声心动图、腹部超声。

6. 特殊检查

肾穿刺（24 h 尿蛋白定量＞ 0.5 g/24 h）

三、诊断流程或分类标准

常用的分类标准包括 2012 年系统性红斑狼疮国际合作组（Systemic Lupus International Collaborating Clinics，SLICC）（表 62-1）或 2019 年 EULAR/ACR 制定的 SLE 分类标准（图 62-1）。

表 62-1 2012 年 SLICC 修订的 SLE 分类标准

项目	表现
临床标准	
1. 急性皮肤型狼疮	蝶形红斑、大疱性狼疮、中毒性表皮坏死松解症型 SLE、狼疮性丘疹样皮疹、光过敏或亚急性皮肤狼疮
2. 慢性皮肤型狼疮	经典型盘状红斑、增殖性疣状狼疮、狼疮脂膜炎、黏膜狼疮、肿胀性红斑狼疮、冻疮样狼疮、盘状狼疮 / 扁平苔藓重叠
3. 口腔溃疡	上颚、颊、舌或鼻溃疡（除外白塞病、感染、炎性肠病、反应性关节炎和酸性食物刺激等）
4. 非瘢痕性脱发	头发弥漫性稀疏、变细、变脆（除外斑秃、药物性脱发、缺铁、脂溢性脱发等）
5. 滑膜炎	累及 2 个或 2 个以上关节；肿胀 / 积液或压痛且伴有至少 30 min 晨僵
6. 浆膜炎	持续 1 天以上典型胸膜炎或胸腔积液或胸膜摩擦音；持续 1 天以上典型心包炎疼痛或心包积液或心包摩擦音或心电图证实的心包炎，除外其他疾病
7. 肾病变	24 h 尿蛋白≥ 0.5 g 或红细胞管型
8. 神经系统病变	癫痫、精神障碍、多发性单神经炎（除外原发性血管炎），或脊髓炎、周围神经及颅神经病变（除外原发性血管炎、感染、糖尿病），或急性精神混乱状态（除外中毒、代谢性疾病、尿毒症、药物所致）
9. 溶血性贫血	
10. 白细胞减少	白细胞减少（＜ 4000/mm^3）或淋巴细胞减少（＜ 1000/mm^3），除外其他疾病
11. 血小板减少	血小板减少（＜ 100 000/mm^3），除外其他疾病
免疫学标准	
1. ANA 阳性	
2. 抗 dsDNA 阳性	
3. 抗 Sm 抗体阳性	

（续表）

项目	表现
4. 抗磷脂抗体阳性	抗心磷脂抗体、狼疮抗凝物、aβ2-GP Ⅰ、快速血浆反应素试验假阳性
5. 补体降低	C3 或 C4 或 CH50 降低
6. Coombs 试验阳性	在不存在溶血性贫血的情况下
满足分类标准中的 4 条，其中包括至少 1 条临床标准和 1 条免疫学标准，或有活检证实的狼疮肾炎，伴有 ANA 阳性或抗 dsDNA 阳性，可诊断 SLE	

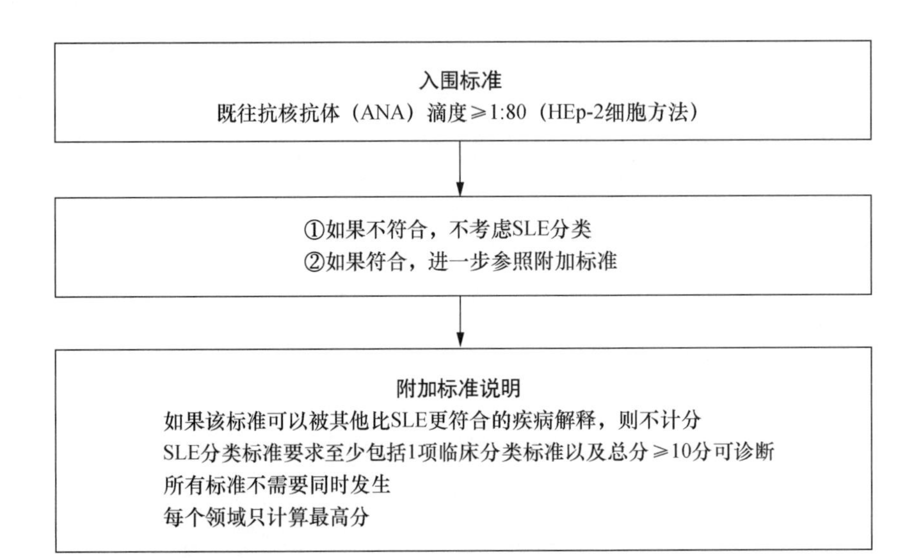

领域	定义	权重
临床标准		
全身状态	发热＞38.3℃	2 分
血液学	白细胞减少症＜4000/mm^3	3 分
	血小板减少症＜100 000/mm^3	4 分
	溶血性贫血	4 分
神经精神症状	谵妄	2 分
	精神错乱	3 分
	癫痫	5 分
皮肤黏膜病变	非瘢痕性脱发	2 分
	口腔溃疡	2 分
	亚急性皮肤狼疮或盘状狼疮	4 分
	急性皮肤狼疮	6 分
浆膜炎	胸膜或心包积液	5 分
	急性心包炎	6 分
肌肉骨骼	关节受累，至少 2 个或 2 个以上关节肿胀压痛或伴有＞30 min 晨僵	6 分
肾	尿蛋白＞0.5 g/24 h	4 分
	肾病理符合 WHO Ⅱ型或Ⅴ型狼疮肾炎	8 分
	肾病理符合 WHO Ⅲ型或Ⅳ型狼疮肾炎	10 分
免疫学分类标准		
抗磷脂抗体	中高滴度抗心磷脂抗体或 aβ_2GP Ⅰ抗体阳性或狼疮抗凝物阳性	2 分
补体	补体 C3 或补体 C4 下降	3 分
	补体 C3 和补体 C4 下降	4 分
SLE 特异性抗体	抗 dsDNA 或抗 Sm 抗体阳性	6 分

图 62-1　2019 年 EULAR/ACR SLE 分类标准

四、鉴别诊断

SLE 患者有多器官受累，缺乏特异性症状和（或）体征，很多系统性疾病的表现与 SLE 类似。因此，在诊断 SLE 之前需要系统检查，以排除感染、恶性肿瘤及其他自身免疫病。

五、病情评估 / 病情严重程度分级

疾病活动度采用 SLE 疾病活动度指数 2000（SLE Disease Activity Index，SLEDAI-2K）（表 62-2），评估患者过去 10 天内的疾病活动情况，总计 105 分。0 ～ 4 分：基本无活动；5 ～ 9 分：轻度活动；10 ～ 14 分：中度活动；≥ 15 分：重度活动。

表 62-2　SLEDAI-2K

描述	定义	评分
癫痫发作	最近开始发作，排除由代谢、感染、药物所致	8
精神症状	由于对现实感知的严重障碍导致正常功能的改变，包括幻觉、思维不连贯、思维松弛、思维内容贫乏、思维逻辑性显著下降，以及行为奇异、无条理性、呆板，排除尿毒症、药物的影响	8
器质性脑病	智力改变伴定向力、记忆力或其他智力功能损害，并同时具备以下至少 2 项：感觉紊乱、不连贯的松散语言、失眠或白天瞌睡、精神活动增多或减少。排除由代谢、感染、药物所致	8
视觉受损	SLE 视网膜病变，排除由高血压、感染、药物所致	8
颅神经异常	累及颅神经的新发感觉神经及运动神经病变	8
狼疮性头痛	严重持续性头痛，麻醉性镇痛药无效	8
脑血管意外	新出现的脑血管意外，排除动脉硬化	8
血管炎	溃疡、坏疽、有触痛的手指小结节、甲周碎片状梗死、出血，或经活检、血管造影证实	8
关节炎	2 个以上关节痛和炎性体征（压痛、肿胀、渗出）	4
肌炎	近端肌痛或无力，伴肌酸激酶、醛缩酶升高，存在肌电图改变或经活检证实	4
管型尿	颗粒管型或细胞管型	4
血尿	尿红细胞＞ 5 个 / 高倍镜视野（high power lens，HP），排除结石、感染和其他原因	4
蛋白尿	＞ 0.5 g/24 h	4
脓尿	尿白细胞＞ 5 个 /HP，排除感染	4
脱发	异常斑片状或弥散性脱发	2
皮疹	炎症性皮疹	2
黏膜溃疡	口腔或鼻黏膜溃疡	2
胸膜炎	炎性胸痛伴胸膜摩擦音、渗出或胸膜肥厚	2
心包炎	心包炎性胸痛伴以下至少 1 项：心包摩擦音、渗出或经心电图 / 超声证实	2
低补体血症	CH50、C3 或 C4 低于正常值下限	2
DNA 水平升高	放射免疫分析法检测 DNA 结合高于正常值	2
发热	＞ 38℃，排除感染因素	1
血小板计数	＜ 100×10^9/L，排除药物因素	1
白细胞计数	＜ 3×10^9/L，排除药物因素	1

六、诊断正确书写模板

系统性红斑狼疮
　　神经精神狼疮
　　狼疮肾炎（lupus nephritis，LN）Ⅳ型
　　全血细胞减少
　　多浆膜腔积液
　　　　胸腔积液
　　　　心包积液
　　肠系膜血管炎

【治疗】

一、治疗原则

治疗原则：早期、个体化、多系统治疗。

治疗目标：短期目标为改善临床症状、控制疾病活动度。长期目标为预防复发，减少药物不良反应，控制疾病所致的器官损害，提高患者的生活质量。

二、治疗流程或治疗 SOP（表 62-3 和图 62-2）

表 62-3　SLE 的治疗药物

药物	用药原则	注意事项
羟氯喹	无禁忌证的 SLE 患者，推荐长期使用羟氯喹作为基础治疗	眼部风险评估：高风险 SLE 患者建议每年进行 1 次眼科检查；低风险 SLE 患者建议服药第 5 年起每年进行 1 次眼科检查
糖皮质激素	• 轻度 SLE：羟氯喹或非甾体抗炎药效果不佳时，可考虑使用小剂量激素（≤ 10 mg/d 泼尼松或等效剂量的其他激素） • 中度 SLE：0.5 ～ 1 mg/（kg · d）泼尼松或等效剂量的其他激素 • 重度 SLE：≥ 1 mg/（kg · d）泼尼松或等效剂量的其他激素 • 狼疮危象：激素冲击治疗	根据疾病活动度、器官受累类型和严重程度制定个体化激素治疗方案应采用控制疾病所需的最低剂量；根据疾病活动度调整激素的用量，病情长期稳定的患者可考虑逐渐减停激素
免疫抑制剂	• 激素联用羟氯喹后效果不佳 • 无法将激素的剂量调整至相对安全剂量 • 脏器受累 • 狼疮危象	根据器官受累类型、临床表现、生育要求、药物安全性和成本等因素，选择恰当的免疫抑制剂；识别感染风险因素，避免长期使用导致感染
生物制剂	激素和（或）免疫抑制剂治疗后效果不佳、不耐受或复发	根据药物安全性和成本等因素，选择恰当的生物制剂；识别感染风险因素，避免长期使用导致感染
其他措施	• 血浆置换、免疫吸附：重度或难治性 SLE • 免疫球蛋白：合并感染或难治性 SLE • 雷公藤：无生育要求的 SLE 患者	根据疾病严重程度、感染情况、生育要求等情况采用辅助治疗；目前疗效证据不充分

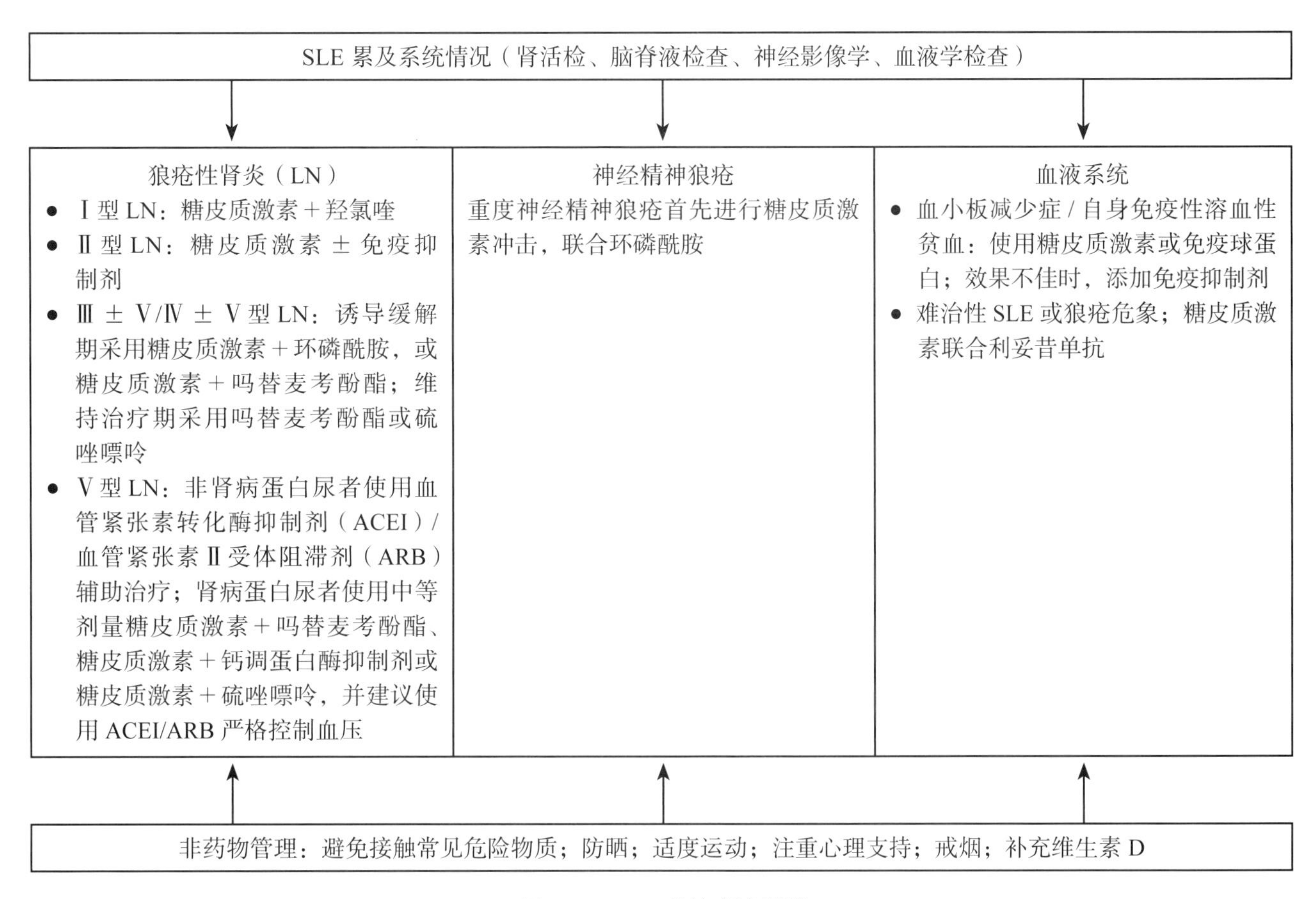

图 62-3　SLE 的治疗流程图

三、重要治疗医嘱（表 62-4）

表 62-4　治疗药物

药物及用法用量		注意事项
糖皮质激素		监测血压、血糖、骨质疏松
硫酸羟氯喹		黄斑病变
csDMARD	甲氨蝶呤（每周 7.5 ～ 20 mg）；24 h 后叶酸（每周 5 ～ 10 mg）	监测血常规、肝功能，胃肠道反应
	来氟米特（10 ～ 20 mg，qd）	监测血常规、肝功能、血压、脱发
免疫抑制剂	环磷酰胺：2 mg/（kg · d），口服 0.5 ～ 1 g/m^2，静脉注射，每月 1 次	监测血常规、肝功能、胃肠道反应、膀胱出血
	吗替麦考酚酯：诱导缓解 2 ～ 3 g/d 维持治疗 1 ～ 1.5 g/d	监测血常规、肝功能
	环孢素 3 ～ 5 mg/（kg · d），分两次口服	监测血常规、肝肾功能、血压
	他克莫司 1 ～ 4 mg/d，分两次口服	监测血常规、肝肾功能、血压、血糖
	硫唑嘌呤 1.5 ～ 2 mg/（kg · d），口服	监测血常规、肝功能、胃肠道反应
生物制剂	利妥昔单抗：375 mg/m^2，每周 1 次，共 4 次 1 g，两周 1 次，共 2 次	筛查肝炎、结核、感染；警惕过敏反应
	贝利木单抗：10 mg/kg，前 3 次每 2 周给药 1 次，此后每 4 周给药 1 次	筛查肝炎、结核、感染；警惕过敏反应

qd，1 次 / 日。

【预后】

近年来，随着新药的不断涌现，达标治疗理念逐步实现，SLE 患者的病情得到控制，预后明显改善。急性期患者死亡的主要原因是多脏器严重损害和感染，以及发生严重的神经精神狼疮和急进型狼疮性肾炎等。SLE 的远期死亡原因包括慢性肾功能不全和药物不良反应，以及发生严重合并症（如冠心病）。

【出院指导】

坚定治疗的信心，保持积极乐观的生活态度，注意防晒。坚持按时用药，不自行停药，规律复诊。避免各种诱因，积极预防和治疗感染。

【推荐阅读】

[1] 费尔斯坦，巴德，加布里埃尔，等 . 凯利风湿病学：第 10 版［M］. 栗占国，译 . 北京：北京大学医学出版社，2020：1455-1519.

[2] 中华医学会风湿病学分会 . 2020 年中国系统性红斑狼疮诊疗指南［J］. 中华内科杂志，2020，59（3）：172-185.

[3] Fanouriakis A，Kostopoulou M，Alunno A，et al. 2019 update of the EULAR recommendations for the management of systemic lupus erythematosus［J］. Ann Rheum Dis，2019，78（6）：736-745.

（金银姬 撰写 翟佳羽 审阅）

第 63 章

干燥综合征

【疾病概述】

干燥综合征（sjögren syndrome，SS）是一种慢性炎症性自身免疫病，其特点为泪腺和唾液腺功能下降及其导致的眼干和口干，还可出现累及多个脏器和系统的其他表现。SS 患者淋巴瘤的发生率约为普通人群的 20 ～ 44 倍。SS 的诊断需依据血中抗 SSA 抗体（anti-Sjögren syndrome A antibody）和（或）抗 SSB（anti-Sjögren syndrome B antibody）抗体及典型的外分泌腺灶性淋巴细胞浸润。SS 的治疗主要包括替代治疗和对症治疗，出现内脏损伤时应积极进行免疫抑制治疗。

关键词：口干；眼干；猖獗龋齿；抗 SSA 抗体；抗 SSB 抗体。

【诊断与鉴别诊断】

一、接诊

1. 问诊要点

有无口干及其严重程度，进食固体食物是否需要流质送下，有无多发龋齿、牙齿逐渐变脆继而小片脱落。有无反复唾液腺肿大；有无眼睛干涩、异物感、泪少及因其他外分泌腺体分泌减少而出现的相应症状。有无皮疹、关节肿痛、肌痛、肌无力、四肢麻木；有无周期性麻痹、夜尿增多等肾小管酸中毒表现；有无咳嗽、咳痰、咯血、胸闷、胸痛、心悸、呼吸困难；既往诊治经过，用药种类和剂量，用药持续时间，用药后的病情变化及不良反应。

2. 全身体格检查要点

检查口腔是否干燥，有无舌面干、裂（见书后附图 63-1），舌乳头萎缩；有无唾液池变浅；有无猖獗龋齿；有无口腔溃疡或继发感染。检查唾液腺肿大、结节和压痛。有无皮疹，典型表现为下肢紫癜样皮疹，若有肺部、消化系统、神经系统受累患者，关注相应器官查体表现。

二、开检查医嘱

1. 常规检验

血常规、尿常规、粪便常规、肝功能、肾功能、心肌酶、电解质、葡萄糖、血脂、凝血功能。

2. 急性时相反应物

ESR、CRP。

3. 免疫学检查

ANA、抗 SSA 抗体、抗 SSB 抗体、抗核糖核蛋白抗体、抗着丝点抗体、抗心磷脂抗体、抗 α - 胞衬蛋白抗体、抗毒蕈碱受体 3 抗体、RF、免疫球蛋白、补体。

4. 受累部位检查

（1）口腔：唾液流率、腮腺造影或核素显像、唇腺活检。

（2）眼部：泪液流率（即 Schirmer 实验）、泪膜破碎时间（tear film breakup time，TBUT）、角膜结膜染色。

5. 常规检查

胸部X线检查、心电图、超声心动图、腹部超声。

三、诊断流程或分类标准

常用的分类标准包括2002年原发性干燥综合征（pSS）国际分类标准（表63-1）和2012年ACR分类标准（表63-2）。

表63-1　2002年pSS国际分类标准

Ⅰ	口腔症状：3项中有1项或1项以上 1. 每日感到口干，持续3个月以上 2. 成年后腮腺反复或持续肿大 3. 吞咽干性食物时需用水帮助
Ⅱ	眼部症状：3项中有1项或1项以上 1. 每日感到不能忍受的眼干，持续3个月以上 2. 有反复的砂子进眼或砂磨的感觉 3. 每日需用人工泪液3次或3次以上
Ⅲ	眼部体征：下述检查有1项或1项以上阳性 1. Schirmer Ⅰ试验（+）（≤5 mm/5 min） 2. 角膜染色（+）[≥4分（van Bijsterveld计分法）]
Ⅳ	组织学检查：下唇腺病理示淋巴细胞灶≥1个（4 mm^2组织内至少有50个淋巴细胞聚集于唇腺间质者为1个淋巴细胞灶）
Ⅴ	唾液腺受损：下述检查有1项或1项以上阳性 1. 唾液流率（+）（≤1.5 ml/15 min） 2. 腮腺造影（+） 3. 唾液腺同位素检查（+）
Ⅵ	自身抗体：抗SSA抗体和（或）抗SSB抗体（+）（双扩散法）

注：原发性SS和继发性SS的具体分类：①原发性SS：无任何潜在疾病的情况下，符合4条或4条以上，但必须含有条目Ⅳ（组织学检查）和（或）条目Ⅵ（自身抗体）；符合条目Ⅲ、Ⅳ、Ⅴ、Ⅵ 4条中任意3条。②继发性SS：有潜在疾病（如结缔组织病），同时符合条目Ⅰ和Ⅱ中任意1条以及条目Ⅲ、Ⅳ、Ⅴ中任意2条。
必须排除以下情况：颈部、头部、面部放疗史，丙型肝炎病毒感染，艾滋病，淋巴瘤，结节病，移植物抗宿主病，应用抗乙酰胆碱药（如阿托品、莨菪碱、溴丙胺太林、颠茄）。

表63-2　2012年ACR分类标准

1. 血清抗SSA抗体（+）和（或）抗SSB抗体（+），或RF（+）伴ANA≥1∶320
2. 眼表染色评分（ocular staining score，OSS）≥3分
3. 唇腺病理活检示淋巴细胞灶≥1个/4 mm^2（4 mm^2组织内至少有50个淋巴细胞聚集为1个淋巴细胞灶）

注：以上3项中满足2项或2项以上，且除外颈部及头面部放疗史、丙型肝炎病毒感染、艾滋病、结节病、淀粉样变性、移植物抗宿主病、IgG4相关疾病，即可诊断SS。

四、鉴别诊断

1. SLE

常见于青年女性，部分患者以关节炎为首发症状，多为非持续性非侵蚀性关节炎，常伴有发热、皮疹、口腔溃疡、光过敏、血液系统、肾等多系统受累表现，ANA阳性，并出现抗dsDNA抗体、抗Sm抗体等SLE特异性抗体。

2. 结节病

患者可出现唾液腺、泪腺肿大，高丙种球蛋白血症，骨、关节、肌肉痛及肺部浸润，需与SS鉴别。

结节病无抗 SSA 抗体、抗 SSB 抗体阳性，具有血清血管紧张素转化酶升高、高钙血症等特点，多数无需治疗可好转，组织活检提示非干酪样肉芽肿，可与 SS 相鉴别。

3. 淋巴瘤

可在唾液腺中自发发生，可出现干燥症状，但淋巴瘤少有眼干、抗 SSA 抗体和抗 SSB 抗体阳性，组织活检有助于进一步鉴别诊断。

五、病情评估 / 病情严重程度分级

EULAR 确定了评判 SS 活动度的 12 个相关系统，构建了 ESSDAI（EULAR sjögren syndrome disease activity index）以评价疾病活动状态。

六、并发症

主要是各器官系统受累控制不佳导致的并发症：①角膜溃疡及感染：SS 患者泪液分泌减少，容易出现角膜溃疡及感染；②猖獗龋齿：SS 患者唾液减少，导致龋齿发生率升高；③营养不良：SS 患者可合并消化道受累，如吞咽困难、胰腺炎等，导致营养不良；④电解质紊乱：SS 患者可合并肾小管酸中毒，导致钙、磷、钾等电解质紊乱。

七、诊断正确书写模板

干燥综合征

　间质性肺病

【治疗】

一、治疗原则

预防因长期口、眼干燥造成的局部损伤，密切随诊观察病情变化，预防系统损害。

二、治疗流程或治疗 SOP

1. 一般治疗：①人工泪液、人工唾液。②刺激唾液和泪腺功能：毛果芸香碱、西维美林。③羟氯喹：改善口干、眼干、关节症状。④ NSAIDs：减轻关节肌肉疼痛。

2. 激素及免疫抑制剂：腺体外表现应给予糖皮质激素及免疫抑制剂。

3. 生物制剂：抗 CD20 单抗。

4. 血浆置换：高球蛋白血症、近期出现或加重的肾小管酸中毒可行血浆置换。

三、重要治疗医嘱（表 63-3）

表 63-3　治疗药物

	药物及用法用量	注意事项
NSAIDs	非选择性 COX-2 抑制剂：布洛芬（0.3 g，bid）、洛索洛芬钠（60 mg，tid）、双氯芬酸（75 mg，bid）、尼美舒利（0.1 g，bid） 倾向性 COX-2 抑制剂：美洛昔康（15 mg，qd）、吡罗昔康（20 mg，qd） 选择性 COX-2 抑制剂：塞来昔布（200 mg，bid）、依托考昔（60 mg，qd）	监测血常规、肝肾功能 警惕消化性溃疡、心血管风险
糖皮质激素		监测血压、血糖、骨质疏松症

（续表）

	药物及用法用量	注意事项
免疫调节剂	羟氯喹（0.2 g，bid）	视网膜病变
免疫抑制剂	甲氨蝶呤（每周 7.5 ～ 20 mg）；24 h 后叶酸（每周 10 mg）	监测血常规、肝功能，胃肠道反应
	来氟米特（10 ～ 20 mg，qd）	监测血常规、肝功能、血压、脱发
	艾拉莫德（25 mg，bid）	监测血常规、肝肾功能，胃肠道反应
	环磷酰胺（0.5 ～ 1 g/m^2，静脉注射，每月 1 次）	监测血常规、肝功能、胃肠道反应、膀胱出血
	吗替麦考酚酯（诱导缓解 2 ～ 3 g/d，维持治疗 1 ～ 1.5 g/d）	监测血常规、肝功能
	硫唑嘌呤［1 ～ 2 mg/（kg· d）］	监测血常规、肝功能、胃肠道反应
	环孢素［2.5 ～ 5 mg/（kg· d），分两次口服］	监测血常规、肝肾功能、血压
生物制剂	抗 CD20 单抗（利妥昔单抗 0.5 ～ 1 g，每 2 周 1 次）	筛查肝炎、结核；感染；过敏反应

bid，2 次 / 日；qd，1 次 / 日；tid，3 次 / 日。

【预后】

病变仅限于唾液腺、泪腺、皮肤黏膜等外分泌腺的患者预后良好。有内脏受累者，恰当治疗后大部分可控制病情。内脏损害伴进行性肺纤维化、中枢神经病变、肾功能不全、淋巴瘤者预后差。

【出院指导】

坚定治疗的信心，保持积极乐观的生活态度，鼓励患者参与日常活动。按时用药，不自行调整药物剂量，规律复诊。避免各种诱因，积极预防和治疗感染。

【推荐阅读】

［1］费尔斯坦，巴德，加布里埃尔，等. 凯利风湿病学：第 11 版［M］. 栗占国，译. 北京：北京大学医学出版社，2022：1449-1473.

［2］张文，陈竹，厉小梅，等. 原发性干燥综合征诊疗规范［J］. 中华内科杂志，2023，62（9）：1059-1067.

（李婷　撰写　柴静　审阅）

第 64 章

特发性炎性肌病

【疾病概述】

特发性炎性肌病（idiopathic inflammatory myopathy，IIM）是一组以慢性肌无力、肌肉疲劳及骨骼肌单核细胞浸润为特点的异质性系统性自身免疫病，主要包括皮肌炎（dermatomyositis，DM）、多发性肌炎（polymyositis，PM）、抗合成酶综合征、免疫介导的坏死性肌病、包涵体肌炎和重叠性肌炎等亚型，DM和PM最为常见。IIM多伴有血清肌酶升高及肌电图异常，组织病理学表现为不同程度的肌肉组织炎症浸润及肌纤维变性与再生。部分患者存在抗蛋白合成相关分子的自身抗体，可以辅助临床诊断和预后判断。糖皮质激素及细胞毒类药物是最常用的治疗药物。

关键词：对称性近端肌无力；肌炎特异性抗体；糖皮质激素；细胞毒类药物。

【诊断与鉴别诊断】

一、接诊

1. 问诊要点

肌肉症状发生的部位和持续时间、可能的诱因、肌无力或疼痛程度、缓解因素；皮肤症状发生的部位和持续时间、可能的诱因、缓解因素；有无发热、乏力、消瘦；有无咳嗽、咳痰、咯血、胸闷、胸痛、心悸、呼吸困难；有无关节肿痛、雷诺现象；有无吞咽困难、反酸、便秘、腹泻、腹痛；有无口干、眼干、口腔溃疡、脱发、皮疹、光过敏；有无头晕、四肢麻木及无力等；既往诊治经过，用药种类和剂量，用药持续时间，用药后的病情变化及不良反应。

2. 全身体格检查要点

检查有无典型皮疹（V领征、技工手、Gottron征、甲周红斑、枪套征等；见书后附图64-1），皮疹是否伴有溃疡；有无口腔溃疡；有无肌肉萎缩、肌力减退；唾液池情况，有无龋齿、腮腺肿大；关注神经系统查体，有无病理征、腱反射亢进。若有心脏、肺、关节受累患者，关注相应器官查体表现。

二、开检查医嘱

1. 常规检验

血尿常规、肝功能、肾功能、肌酶、电解质、葡萄糖、血脂、凝血功能、心肌损伤标志物。

2. 急性时相反应物

ESR、CRP、铁蛋白。

3. 免疫学检查

肌炎抗体谱、免疫球蛋白、补体、ANA、抗ds-DNA抗体、抗核抗体谱。

4. 恶性肿瘤筛查

相应症状或体征及影像学检查，必要时行正电子发射计算机体层显像（positron emission tomography and computed tomography，PET/CT）。

5. 肌肉病变评估

MRI、肌电图等。

6. 组织学检查

皮肤活检、肌肉活检。

7. 常规检查

胸部 X 线检查、心电图、腹部超声。

根据器官受累情况完善胸部 CT、超声心动图、肺功能、食管动力学检查等。

三、诊断流程或分类标准

目前最新的成人 IIM 分类标准由 EULAR 和 ACR 于 2017 年提出（表 64-1 和表 64-2）。最常用的 PM/DM 诊断标准为 1975 年 Bohan 和 Peter 提出的标准（表 64-3）。

表 64-1　2017 年 EULAR/ACR 关于成人 IIM 的分类标准

项目	细则	评分	
		无肌活检	有肌活检
年龄	首次出现疾病相关症状的年龄≥ 18 岁、＜ 40 岁	1.3	1.5
	首次出现疾病相关症状的年龄≥ 40 岁	2.1	2.2
肌无力	上肢近端客观存在对称性肌无力，常进行性加重	0.7	0.7
	下肢近端客观存在对称性肌无力，常进行性加重	0.8	0.5
	颈屈肌相比颈伸肌肌力较弱	1.9	1.6
	小腿近端肌肉比远端肌肉的肌力弱	0.9	1.2
皮肤表现	向阳疹	3.1	3.2
	Gottron 丘疹	2.1	2.7
	Gottron 征	3.3	3.7
其他临床表现	吞咽困难或食管运动功能障碍	0.7	0.6
实验室检查	抗 Jo-1（抗氨酰基转运 RNA 合成酶）抗体阳性	3.9	3.8
	血清 CK 或 LDH 或 AST 或 ALT 升高	1.3	1.4
肌活检	单核细胞浸润肌内膜，包绕但未侵犯肌纤维		1.7
	肌束膜和（或）血管周围有单核细胞浸润		1.2
	束周萎缩		1.9
	镶边空泡		3.1

ALT，丙氨酸转氨酶；AST，天冬氨酸转氨酶；CK，肌酸激酶；LDH，乳酸脱氢酶

表 64-2　2017 年 EULAR/ACR 关于成人 IIM 的分类标准判读

分值（无肌活检）	分值（有肌活检）	特发性 IM 可能性	判定结果
＜ 5.3	＜ 6.5	＜ 50%	排除特发性 IM
≥ 5.3 且＜ 5.5	≥ 6.5 且＜ 6.7	≥ 50 且＜ 55%	可疑特发性 IM
≥ 5.5	≥ 6.7	≥ 55% 且＜ 90%	高度可疑特发性 IM
≥ 7.5	≥ 8.7	≥ 90%	确诊特发性 IM

表 64-3 1975 年 Bohan/Peter PM/DM 诊断标准

项目	内容
诊断条目	
1. 肌无力表现	四肢近端肌肉和颈前屈肌对称性肌无力，持续数周至数月，伴或不伴吞咽困难和呼吸肌受累
2. 肌肉活检异常	肌肉纤维坏死、吞噬、再生、嗜碱性变性，核变大，核仁明显，肌束膜萎缩，纤维大小不一，伴炎性渗出
3. 血清肌酶升高	如 CK、醛缩酶、ALT、AST 和 LDH
4. 肌电图示肌源性损害	时限短、低波幅多相运动电位；纤颤电位，正锐波；插入性激惹和异常的高频放电
5. 皮肤表现	眼眶紫红斑伴眶周水肿；手背红斑、鳞屑，尤其 MCP、PIP；膝、肘、踝、面、颈、上半身皮肤受累
判定标准	
可疑 DM	第 5 条＋另外 4 条中任意 1 条
拟诊 DM	第 5 条＋另外 4 条中任意 2 条
确诊 DM	第 5 条＋另外 4 条中任意 3 条
可疑 PM	前 4 条中任意 2 条
拟诊 PM	前 4 条中任意 3 条
确诊 DM	前 4 条
排除标准	中枢神经或周围神经系统疾病、肌营养不良、感染性肌病、药物性肌病、代谢性肌病、内分泌性肌病、重症肌无力等

ALT，丙氨酸转氨酶；AST，天冬氨酸转氨酶；CK，肌酸激酶；LDH，乳酸脱氢酶；MCP，掌指关节；PIP，近端指间关节。

四、鉴别诊断

IIM 皮损需要与其他结缔组织病（SLE、血管炎）的皮损相鉴别，但需考虑到重叠综合征，也需与接触性皮炎、湿疹、药疹、银屑病和皮肤 T 细胞淋巴瘤等的皮损相鉴别。

IIM 的肌无力表现需要与其他结缔组织病、感染性肌病、肿瘤性肌病、肌营养不良、重症肌无力、药物性肌病、代谢性肌病和内分泌性肌病等鉴别。

五、病情评估 / 病情严重程度分级

使用 6 个核心指标来判断疾病的活动度，包括：①医师对疾病总体活动度进行视觉模拟评分（visual analogue scale，VAS）；②患者对疾病总体活动度进行 VAS；③功能评定（健康评估问卷）；④肌力测试（徒手握力测试）；⑤肌酸激酶（creatine kinase，CK）、乳酸脱氢酶（lactate dehydrogenase，LDH）、天冬氨酸转氨酶（aspartate transaminase，AST）和丙氨酸转氨酶（alanine transaminase，ALT）中至少 2 项肌酶水平异常；⑥肌肉外评分，通常使用肌炎疾病活动性评估（MYOACT，包括一般状况、皮肤、关节、胃肠道、肺、心脏共 6 个系统器官）或肌炎治疗指向活动性指数（MITAX，包括 7 个系统器官）。

六、并发症

IIM 的并发症主要由各系统损害导致，如吞咽问题导致的体重减轻、营养不良和吸入性肺炎，间质性肺病导致的呼吸衰竭、纵隔气肿、感染等。此外，尽管并非严格意义上的并发症，IIM 患者并发恶性肿瘤的风险升高，需注意筛查。

七、诊断正确书写模板

皮肌炎（或多发性肌炎 / 包涵体肌炎等）

间质性肺疾病

继发性干燥综合征

【治疗】

一、治疗原则

治疗方法主要包括药物治疗和运动锻炼。

二、治疗流程或治疗 SOP（图 64-1，以 DM 为例）

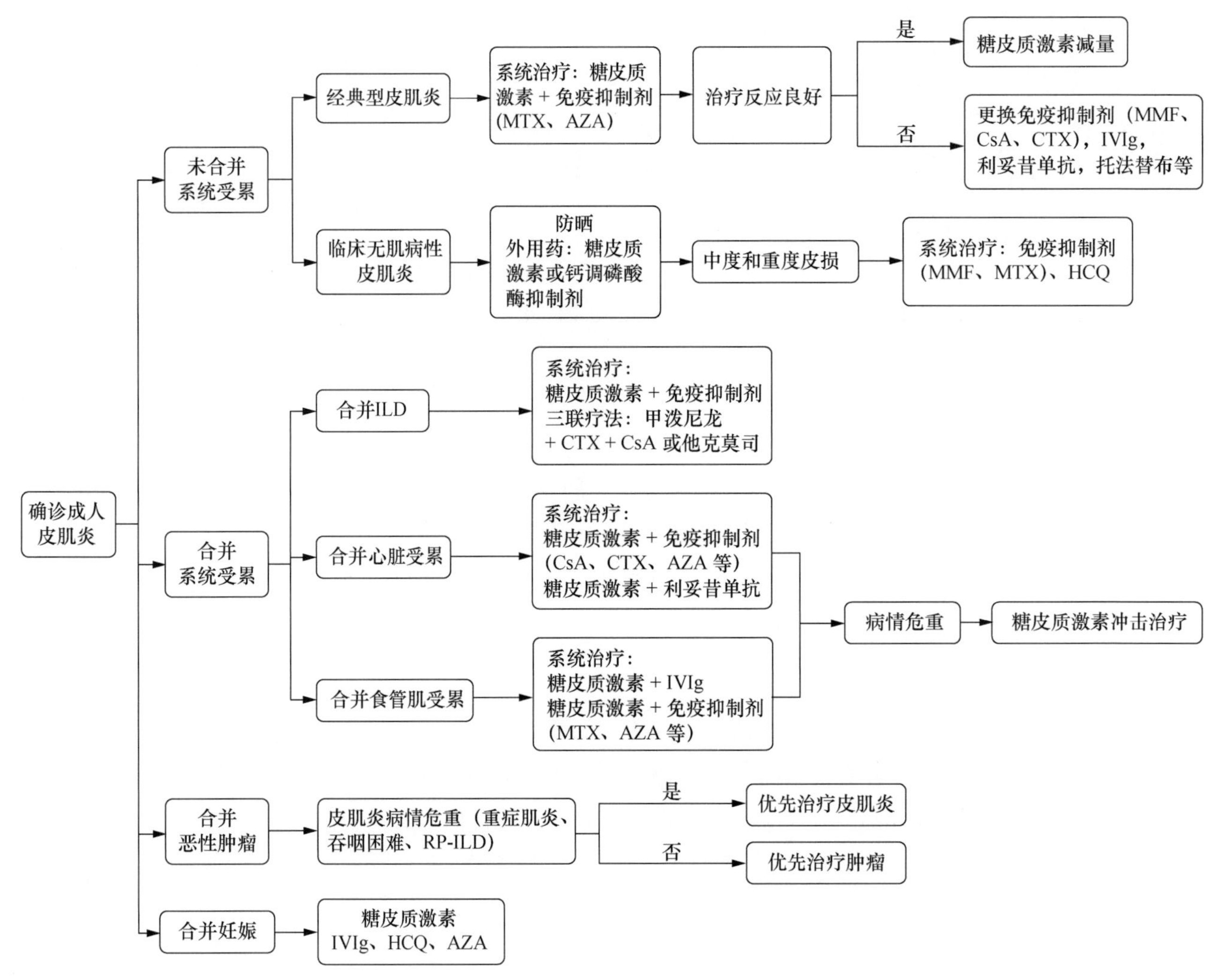

图 64-1 成人 DM 患者的治疗管理流程图。AZA，硫唑嘌呤；CsA，环孢素；CTX，环磷酰胺；HCQ，羟氯喹；ILD，间质性肺疾病；RP-ILD，快速进展性间质性肺疾病；IVIg，静脉注射免疫球蛋白；MMF，吗替麦考酚酯；MTX，甲氨蝶呤

三、重要治疗医嘱（表 64-4）

表 64-4　治疗药物

药物		注意事项
糖皮质激素		监测血压、血糖、骨质疏松
免疫抑制剂		
硫唑嘌呤	初始剂量：50 mg/d，每周增加 50 mg/d 目标剂量：2 ～ 2.5 mg/（kg · d）（＜ 150 mg/d）	严重骨髓抑制；必要时检查 *TPMT* 基因型及活性、*NUDT15* 基因型
甲氨蝶呤	初始剂量：每周 5 ～ 7.5 mg，每周增加 2.5 ～ 5 mg 目标剂量：每周 10 ～ 20 mg	肝毒性、骨髓抑制、致畸性、肺间质改变等；每次给药后次日需补充叶酸（每周 10 mg）
环磷酰胺	口服：1.5 ～ 2 mg/（kg · d） 静脉滴注：每月 1 次，每次 0.5 ～ 1 g/m^2，用于严重 ILD 或 RP-ILD	监测血常规、肝功能、胃肠道反应、膀胱出血
吗替麦考酚酯	bid，每次 0.5 ～ 1 g，最多不超过 3 g/d	胃肠道反应、骨髓抑制、感染等
环孢素	2.5 ～ 5 mg/（kg · d），可根据血药浓度和疗效调整剂量	高血压、肾毒性、齿龈增生、胃肠道反应、多毛等；需密切监测血压及肾功能
免疫球蛋白	0.4 g/（kg · d），连用 3 ～ 5 天。若未缓解，可每月 1 次（3 ～ 5 天），直至病情控制	无菌性脑膜炎、肾功能损害等
生物制剂	利妥昔单抗：静脉输注 2 次，每次 1 g，间隔 2 周，根据临床反应和外周血 B 细胞数量调整疗程，必要时 6 ～ 9 个月后可重复治疗	筛查肝炎、结核；感染；过敏反应；输液反应；进行性多灶性脑白质病等
JAK 抑制剂	托法替布（5 mg，bid）	感染等

bid，2 次 / 日；ILD，间质性肺疾病；*NUDT15*，核苷酸焦磷酸酶 15；RP-ILD，快速进展性间质性肺疾病；TPMT，巯基嘌呤甲基转移酶。

【预后】

IIM 的预后因病情不同而异。DM 患者死亡率高于无肌病的患者。早期诊断和治疗可以改善预后。与不良结局有关的人口统计学和临床特征包括：年龄较大、肺部受累、吞咽困难、合并恶性肿瘤、诊断或治疗延迟、就诊时肌无力较严重。肌炎特异性和相关性自身抗体也具有一定预后预测价值，如抗 Jo-1 抗体阳性或抗合成酶综合征患者通常不能完全缓解，远期预后较差，这与间质性肺疾病有关；抗信号识别颗粒（signal recognition particle，SRP）抗体与免疫介导的坏死性肌炎有关，阳性患者治疗效果欠佳；抗 Mi-2 抗体阳性患者激素治疗效果好，远期结局佳；肌炎相关抗体中抗 RNP、抗 Ku 和抗 PM-Scl 抗体与良好预后有关，抗 Ro52 抗体则与间质性肺疾病和不良预后有关。

【出院指导】

坚定治疗信心，保持积极乐观的生活态度。饮食均衡，鼓励适当运动，但应避免过度运动和疲劳。坚持按时用药，不自行调整药物剂量，定期复诊。避免各种诱因，积极预防和治疗感染。

【推荐阅读】

[1] 费尔斯坦，巴德，加布里埃尔，等 . 凯利风湿病学：第 11 版 [M] . 栗占国，译 . 北京：北京大学医学出版社，2023：

1737-1769.

［2］中国医疗保健国际交流促进会皮肤科分会，国家皮肤与免疫疾病临床医学研究中心. 成人皮肌炎诊疗中国专家共识（2022年）［J］. 中华皮肤科杂志，2022，55（11）：939-948.

［3］Oldroyd A G S，Lilleker J B，Amin T，et al. British Society for Rheumatology guideline on management of paediatric，adolescent and adult patients with idiopathic inflammatory myopathy［J］. Rheumatology（Oxford），2022，61（5）：1760-1768.

（郭苇　撰写　柴静　审阅）

第 65 章

系统性硬化病

【疾病概述】

系统性硬化病（systemic sclerosis，SSc）是一种以皮肤硬化和纤维化为特征性表现的结缔组织病，常为多器官多系统受累，好发于 45 ～ 65 岁女性。主要临床表现包括皮肤肿胀、增厚变硬，面具脸，腊肠指 / 趾，雷诺现象，指端溃疡；消化道受累常表现为食管动力异常、反流性食管炎；肺部受累常表现为间质性肺疾病、肺动脉高压；心脏受累常表现为心肌纤维化；肾受累可致 SSc 肾危象。本病尚无非常有效的治疗方法，目前以改善病情抗风湿药（DMARD）为主要治疗药物，辅以抗纤维化治疗，治疗目标为预防内脏器官受累，改善已受累器官功能。本病致残致死率高，暂无法治愈，预后差。

关键词：系统性硬化病；皮肤硬化；雷诺现象；肾危象。

【诊断与鉴别诊断】

一、接诊

1. 问诊要点

（1）有无 SSc 的特征性表现：皮肤肿胀、增厚变硬（皮肤受累范围），雷诺现象，指端溃疡、瘢痕。

（2）有无 SSc 的内脏受累表现：反酸、烧心；咳嗽、咳痰、呼吸困难；胸闷、胸痛、心悸；乏力、水肿等。

（3）需鉴别的结缔组织病表现：光过敏、脱发、口腔溃疡；口干、眼干；对称性小关节痛；肌痛、肌无力等。

2. 全身体格检查要点

（1）皮肤硬化的严重程度及受累范围（详见“疾病活动度评估”）。

（2）腊肠指 / 趾：指 / 趾半屈曲、活动受限，皮肤变硬、无弹性，末节指骨变短，形似腊肠。

（3）面具脸：面部皱纹消失，鼻翼萎缩、鼻孔狭窄，口唇变薄、口周放射性沟纹、张口受限，面无表情，形似面具。

二、开检查医嘱

1. 常规检验

血常规、尿常规、粪便常规、肝肾功能、心肌酶、血脂、血糖、电解质、凝血功能、肌钙蛋白、CRP、ESR、免疫球蛋白、补体、ANA、ANA 谱、抗 dsDNA 抗体、RF、硬皮病抗体谱、尿蛋白定量。

2. 常规检查

胸部 CT、超声心动图、右心漂浮导管检查、心脏 MRI、胃镜、食管测压、甲周微循环检查、皮肤活检。

三、诊断流程或分类标准

目前常用的诊断标准为 2013 年 ACR/EULAR 分类诊断标准（表 65-1）。该分类标准不适用于下列情况：皮肤增厚未累及手指、有其他类似 SSc 相关抗体阳性的疾病能更好地解释临床表现。总分≥9 分，可诊断 SSc。

表 65-1　2013 年 ACR/EULAR SSc 分类诊断标准

主要项目	亚条目	得分
双手指皮肤增厚并延伸超过掌指关节（充分标准）	–	9
手指皮肤增厚（仅计最高分）	手指肿胀	2
	手指硬化（指尖至掌指关节皮肤硬化，但未超过掌指关节）	4
指尖损害（仅计最高分）	指尖溃疡	2
	指尖凹陷性瘢痕	3
毛细血管扩张	–	2
甲周皱襞毛细血管异常	–	2
肺动脉高压和（或）间质性肺疾病（最高 2 分）	肺动脉高压	2
	间质性肺疾病	2
雷诺现象	–	3
SSc 相关抗体阳性（最高 3 分）	抗着丝点抗体	3
	抗拓扑异构酶 I 抗体（抗 Scl-70 抗体）	3
	抗 RNA 聚合酶Ⅲ抗体	3

四、鉴别诊断

1. 嗜酸性筋膜炎

发病前常有慢性过度劳损病史，主要表现为深部组织硬肿，患区皮面有与浅静脉走行一致的条状凹陷，常伴局部酸胀，外周血嗜酸性粒细胞增多，组织活检可见嗜酸性粒细胞浸润。

2. 原发性雷诺现象

通常表现为对称性血管痉挛，常累及双手，但大拇指很少受累，症状相对较轻，引起坏疽的可能性较小，微血管成像和血清学检查通常为阴性。

3. 混合性结缔组织病

具有多种结缔组织病的临床特点，如雷诺现象、手指肿胀 / 硬化、肌炎、间质性肺疾病、肺动脉高压、食管功能障碍等，但无法满足单一疾病的诊断标准，ANA 高滴度阳性，抗 U1RNP 抗体阳性。

4. SLE

常见于青年女性，可有雷诺现象，通常伴有发热、皮疹、口腔溃疡、光过敏、血液、肾等多系统受累表现，ANA 阳性，并出现抗 dsDNA 抗体、抗 Sm 抗体等 SLE 特异性抗体。

五、病情评估 / 病情严重程度分级

1. 皮肤硬化评估——改良 Rodnan 评分（modified Rodnan Skin Score，mRSS）

共评估 17 个皮肤部位，包括双侧手指、双侧手背、双侧前臂、双侧上臂、面部、前胸、腹部、双侧大腿、双侧小腿、双侧足背。最高分为 51 分，每个皮肤部位的评分标准如下：① 0 分：皮肤无明显增厚，捏起皮肤可见细小皱纹。② 1 分：皮肤轻度增厚，捏起皮肤可有增厚的褶皱。③ 2 分：皮肤中度增厚，捏起皮肤难以形成皮肤褶皱。④ 3 分：皮肤重度增厚：无法捏起皮肤形成皮肤褶皱。

2. 内脏病变评估——硬皮病临床试验联合损伤指数（Scleroderma Clinical Trials Consortium Damage Index，SCTC-DI）

评估内容包括骨骼肌肉病变、皮肤病变、外周血管病变、胃肠道病变、呼吸系统病变、心血管病变及肾病变（详见推荐阅读［5］）。

六、诊断正确书写模板

系统性硬化病

　　间质性肺疾病

　　肺动脉高压

【治疗】

一、治疗原则

长期治疗、联合用药，预防内脏器官受累，改善已受累器官功能。

二、治疗流程或治疗 SOP（表 65-2）

表 65-2　SSc 的治疗方案

临床表现	一线治疗	二线治疗
雷诺现象	CCB 或 PDE5 抑制剂，抗血小板治疗	前列环素、内皮素拮抗剂
肾受累	ACEI	ARB、CCB、前列环素、肾移植
消化道受累	上消化道：牙周护理、生活方式改变、质子泵抑制剂、促胃肠动力药	内镜治疗食管狭窄、胃窦毛细血管扩张
	下消化道：益生菌、抗生素	全肠外营养
皮肤	吗替麦考酚酯、环磷酰胺	IVIg、抗胸腺细胞球蛋白、临床试验（重症）
间质性肺疾病	吗替麦考酚酯、环磷酰胺	抗纤维化药物、临床试验
肺动脉高压	PDE5 抑制剂、内皮素拮抗剂、前列环素、可溶性鸟苷酸环化酶激动剂	联合治疗、房间隔开口术、肺移植、临床试验
心脏受累	心力衰竭的治疗、利尿剂、CCB	免疫抑制治疗（心肌炎）
关节受累	泼尼松、甲氨蝶呤、TNF 抑制剂	IVIg、物理治疗 / 职业治疗
肌肉受累	泼尼松、甲氨蝶呤、硫唑嘌呤	IVIg
社会心理	抗抑郁药、疼痛控制、睡眠控制	互助小组

ACEI，血管紧张素转化酶抑制剂；ARB，血管紧张素Ⅱ受体阻滞剂；CCB，钙通道阻滞剂；IVIg，静脉注射免疫球蛋白；PDE5，磷酸二酯酶 5；TNF，肿瘤坏死因子。

三、重要治疗医嘱

1. 免疫抑制剂：①环磷酰胺：口服 100 ～ 200 mg，1 次 / 日或隔日 1 次；静脉注射 500 ～ 1000 mg/m^2，1 次 / 月。②吗替麦考酚酯：口服 500 ～ 1000 mg，2 次 / 日。③甲氨蝶呤：口服 7.5 ～ 15 mg，1 次 / 周，24 h 后叶酸 5 ～ 10 mg，1 次 / 周。

2. 抗纤维化药：①尼达尼布：口服 100 ～ 150 mg，2 次 / 日。②吡非尼酮：口服 200 ～ 600 mg，3 次 / 日。

3. 血管扩张剂：①苯磺酸氨氯地平：口服 5 mg，1 次 / 日。②硝苯地平控释片：口服 30 mg，1 次 / 日。③西地那非：口服 50 mg，3 次 / 日。

4. 其他药物：①艾司奥美拉唑：口服 20 mg，1 次 / 日。②卡托普利：口服 25 mg，3 次 / 日。③泼尼松：口服 5 ～ 60 mg，1 次 / 日（注意逐渐减量，必要时同时服用防治激素不良反应的药物）。

【预后】

本病致残致死率高，暂无法治愈，预后差。间质性肺疾病、肺动脉高压和肾危象是导致 SSc 相关死亡的最常见原因。

【出院指导】

1. 存在雷诺现象的患者，应注意保暖，避免吸烟、情绪紧张和局部创伤。
2. 存在皮肤硬化的患者，应注意皮肤保湿。
3. 存在反酸、烧心的患者，进食后避免立刻躺下，睡前 2 h 避免进食，平卧时可将床头适当抬高。
4. 服用激素类药物的患者，注意按医嘱调整药物剂量，监测血糖、血压。
5. 服用免疫抑制剂或生物制剂的患者，避免受凉、人群聚集，谨防感染。
6. 定期复诊，病情变化应及时门诊或急诊就诊。

【推荐阅读】

[1] 费尔斯坦，巴德，加布里埃尔，等. 凯利风湿病学：第 10 版［M］. 栗占国，译. 北京：北京大学医学出版社，2020：1533-1597.

[2] 邹和建，朱小霞，戴生明，等. 系统性硬化病诊疗规范［J］. 中华内科杂志，2022，61（8）：874-882.

[3] Ferdowsi N，Huq M，Stevens W，et al. Development and validation of the Scleroderma Clinical Trials Consortium Damage Index（SCTC-DI）：a novel instrument to quantify organ damage in systemic sclerosis［J］. Ann Rheum Dis，2019，78（6）：807-816.

[4] Khanna D，Furst D E，Clements P J，et al. Standardization of the modified Rodnan skin score for use in clinical trials of systemic sclerosis［J］. J Scleroderma Relat Disord，2017，2（1）：11-18.

[5] Kowal-Bielecka O，Fransen J，Avouac J，et al. Update of EULAR recommendations for the treatment of systemic sclerosis［J］. Ann Rheum Dis，2017，76（8）：1327-1339.

（陈蓓迪 撰写 魏慧 审阅）

第 66 章

抗磷脂综合征

【疾病概述】

抗磷脂综合征（antiphospholipid syndrome，APS）是以抗磷脂抗体（antiphospholipid antibody，aPL）与阴离子磷脂发生反应后导致炎症因子释放、补体激活及内皮细胞损伤进而导致血栓形成和产科并发症为表现的一组疾病。APS 的诊断必须同时具备临床表现（血栓形成或产科并发症）和 aPL 持续阳性。APS 可单独存在（原发性 APS），也可继发于 SLE 或其他风湿病。药物和感染可诱发 aPL 一过性阳性，但不会引起 APS。APS 的整体治疗目的包括预防血栓和避免妊娠失败。

关键词：aPL；血栓形成；产科并发症。

【诊断与鉴别诊断】

一、接诊

1. 问诊要点

既往或现在有无反复静脉或动脉血栓病史。对于女性患者，既往有无多次妊娠第 10 周前不明原因流产或妊娠第 10 周后不明原因流产，既往妊娠过程中有无合并子痫（包括子痫前期、妊娠 34 周前的早发子痫）、早发型子痫前期或 HELLP 综合征等情况。既往有无结缔组织病相关病史。有无皮肤网状青斑、血小板减低、偏头痛、癫痫、慢性皮肤溃疡等临床表现。既往诊治经过，用药种类和剂量，用药持续时间，用药后的病情变化及不良反应。

2. 全身体格检查要点

注意观察有无动脉或静脉血栓引起的肢体缺血坏疽及肢体肿胀，有无网状青斑、贫血貌，有无精神症状及神经系统定位体征。

二、开检查医嘱

1. 常规检验

血常规、尿常规、肝功能、肾功能、心肌酶、电解质、葡萄糖、血脂、凝血功能。

2. 免疫学检查

aPL［包括抗心磷脂抗体（anticardiolipid antibody，aCL）、aβ_2GP Ⅰ、狼疮抗凝物（lupus anticoagulant，LA）］，ANA，ANA 谱，抗 dsDNA 抗体，免疫球蛋白，补体，RF，CRP。

3. 常规检查

心电图、超声心动图、可疑血栓部位的血管超声或血管计算机体层血管成像（computed tomography angiography，CTA），可疑神经系统损害需完善 MRI 或磁共振静脉成像（magnetic resonance venography，MRV）或磁共振血管成像（magnetic resonance angiography，MRA）等检查。

三、诊断流程或分类标准

1. 诊断流程（图 66-1）

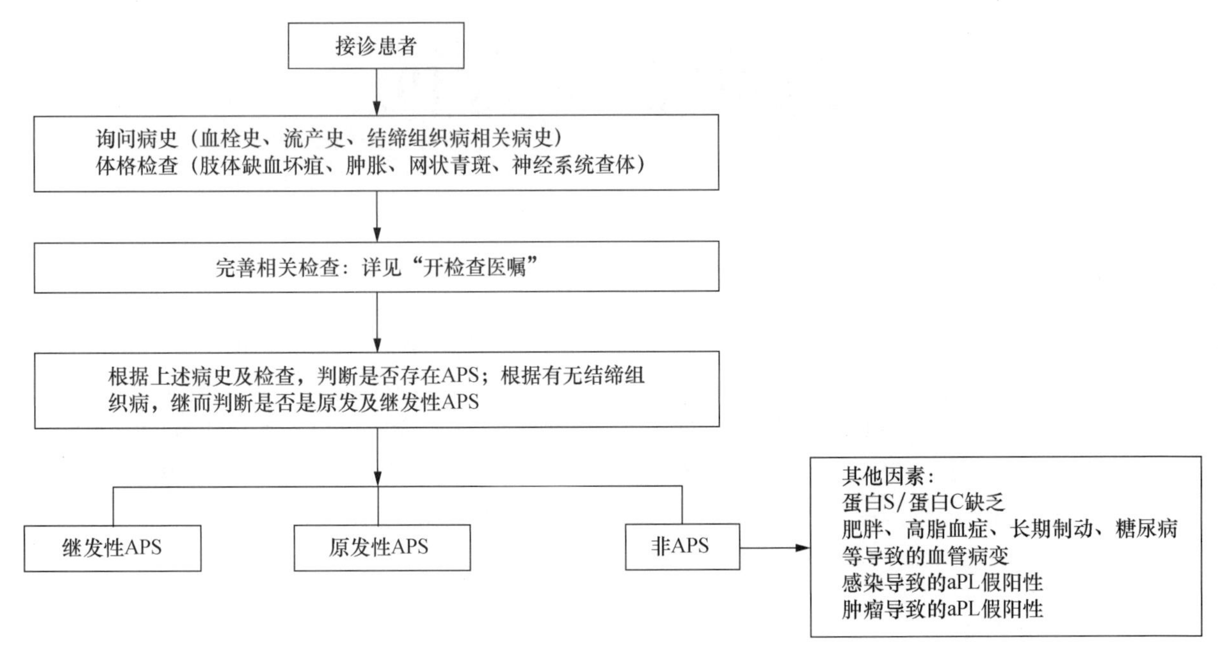

图 66-1　APS 的诊断流程图

2. 分类标准

临床常用的国际分类标准包括 1988 年 Asherson 标准（表 66-1）、1999 年 Sapporo 标准（表 66-2）和 2006 年 Sydney 国际分类标准（在 1999 年标准的基础上修订；表 66-3）。在 2023 年，美国风湿病学会（ACR）和欧洲抗风湿联盟（EULAR）共同提出了 APS 的新分类标准（图 66-2）。

表 66-1　1988 年 Asherson 原发性 APS 分类标准

项目	内容
临床表现	静脉血栓 动脉血栓 习惯性流产 血小板减少
实验室检查	IgG-aCL（中、高水平） IgM-aCL（中、高水平） LA 阳性
确诊条件	a. 病程中至少有 1 项临床表现及 1 项实验室指标阳性 b. aPL 需 2 次阳性，时间间隔＞ 3 个月 c. 建议进行 5 年以上的随访，以排除继发于 SLE 或其他自身免疫病

表 66-2　1999 年 Sapporo 分类标准

项目	内容
血管栓塞	a. 在任何组织或器官发生 1 次或多次动脉、静脉或小血管栓塞事件 b. 除浅表静脉栓塞外，血栓必须由造影、超声或组织病理学证实 c. 组织病理学证据为在无明显血管壁炎症的情况下存在血栓
病态妊娠	a. 形态正常的胎儿在妊娠第 10 周或第 10 周后发生 1 次或多次不明原因的死亡，且经超声或肉眼检查证实胎儿形态正常，或 b. 在妊娠第 34 周或第 34 周前，由于严重的先兆子痫、子痫或胎盘血管功能不全，形态正常的新生儿发生 1 次或以上早产，或 c. 排除母体解剖或激素异常及父母染色体方面的病因，在妊娠第 10 周前发生 3 次或 3 次以上不明原因的习惯性流产
实验室标准	a. 至少间隔 6 周的 2 次或 2 次以上检测出血中存在中、高滴度的 IgG 和（或）IgM 型 aCL，或 b. 至少间隔 6 周的 2 次或 2 次以上在血浆中检测到 LA
确诊 APS	需至少同时存在 1 项临床标准和 1 项实验室标准

表 66-3　2006 年 Sydney 国际分类标准

标准	内容
临床标准	1. 血栓形成：任何器官 / 组织发生 1 次或多次动脉、静脉或小血管血栓形成（浅表静脉血栓不作为诊断标准），血栓需要有病理学证据支持。若组织病理学检查见血栓形成，血栓部位的血管壁必须无血管炎表现 2. 病理妊娠：① 1 次或多次无法解释的胎龄≥ 10 周的形态学正常胎儿死亡，必须经超声检查或直接大体检查表明胎儿形态学正常；②在妊娠第 34 周前，因重度子痫或重度先兆子痫或严重胎盘功能不全所致 1 次或多次形态学正常的新生儿早产；③连续 3 次或 3 次以上无法解释的胎龄＜ 10 周的自然流产，需除外母体生殖系统解剖异常、激素水平异常或父母染色体异常等因素
实验室标准	1. 血浆中 LA 阳性 2. 采用标准化 ELISA 法检测血浆或血清 aCL；IgG 型 /IgM 型中高效价阳性抗体 3. 采用标准化 ELISA 法检测血浆或血清 $a\beta_2GP$Ⅰ；IgG 型 /IgM 型阳性
诊断 APS	必须具备至少 1 项临床标准和 1 项实验室标准

注：上述检测均要求间隔 12 周以上，至少 2 次或 2 次以上阳性。如果 aPL 阳性结果与临床表现之间间隔＜ 12 周或间隔超过 5 年，则不能诊断 APS。

入选标准
至少满足1个临床标准（D1～D6）
同时aPL阳性（狼疮抗凝物或中高滴度IgG或IgM型aCL或抗β2GPI抗体）
临床标准发生在3年内

若不符合，不要尝试归类为APS；若符合，应用附加标准

附加临床和实验室标准
如果有APS相当或更可能的解释，则不计入分数
仅将每个领域内的最高权重标准计入总分

临床领域和标准	权重	临床领域和标准	权重
D1.大血管[静脉血栓栓塞（VTE）] VTE伴高危VTE特征 VTE不伴高危VTE特征	 1 3	D2.大血管[动脉血栓形成（AT）] AT伴高危心血管疾病（CVD）特征 AT不伴高危CVD特征	 2 4
D3.微血管 怀疑（≥以下1项） 网状青斑（检查）、青斑样血管病变（检查）、急性/慢性aPL肾病（检查或实验室检查）、肺出血（症状和影像学） 确定（≥以下1项） 青斑样血管病变（病理）、急性/慢性aPL肾病（病理）、肺出血（支气管肺泡灌洗或病理）、心肌疾病（影像学或病理）、肾上腺出血（影像学或病理）	2 5	D4.病理妊娠 ≥3次连续胚胎前（妊娠第10周内）和（或）早期胎儿（妊娠第10～15周）死亡 无重度先兆子痫或重度胎盘功能不全的胎儿（妊娠第16～33周）死亡 有/无胎儿死亡的重度先兆子痫或重度胎盘功能不全（妊娠第34周内） 有/无胎儿死亡的重度先兆子痫和重度胎盘功能不全（妊娠第34周内）	1 1 3 4
D5.瓣膜病变 增厚 赘生物	 2 4	D6.血液学 血小板减少症（最低值为20～130×10^9/L）	2

临床领域和标准	权重	临床领域和标准	权重
D7.基于凝血功能测定的aPL检测 狼疮抗凝物阳性（单次） 狼疮抗凝物阳性（持续）	 1 5	D8. aPL固相检测 中度或高度阳性[IgM aCL和（或）$a\beta_2GP$Ⅰ] 中度阳性[IgG aCL和（或）$a\beta_2GP$Ⅰ] 高度阳性（IgG aCL或$a\beta_2GP$Ⅰ） 高度阳性（IgG aCL和$a\beta_2GP$Ⅰ）	 1 4 5 7

如果存在临床标准至少3分且实验室标准至少3分，可疑归类为APS

图 66-2　2023 年 ACR/EULAR 抗磷脂综合征分类标准

四、鉴别诊断

1. 其他因素导致的 aPL 假阳性

感染性疾病、肿瘤或部分药物可导致 aPL 假阳性，此时抗体阳性通常为一过性，且多为 IgM 型阳性。

2. 其他因素导致的血栓形成

肥胖、高脂血症、长期制动、糖尿病等可导致血管闭塞、血栓等疾病。其他易栓因素，如遗传性蛋白 C、蛋白 S、抗凝血酶Ⅲ缺乏，以及凝血因子Ⅴ Leiden 突变、凝血酶原基因 G20210A 突变和亚甲基四氢叶酸还原酶（methylenetetrahydrofolate reductase，MTHFR）C677T 突变，也是反复血栓形成需要鉴别的因素。

3. SLE

常见于青年女性，部分患者常合并 aPL 阳性及不良妊娠史、血栓病史，需与原发性 APS 鉴别。除上述表现外，SLE 患者通常伴有发热、皮疹、口腔溃疡、光过敏、血液、肾等多系统受累表现，ANA 阳性，并出现抗 dsDNA 抗体、抗 Sm 抗体等 SLE 特异性抗体。

五、病情评估 / 病情严重程度分级

血栓事件再发风险评估：目前常用国际抗磷脂综合征评分（Global Antiphospholipid Syndrome Score，GAPSS）（表 66-4），≥ 10 分为血栓再发高危人群。

表 66-4 GAPSS 评分标准

危险因子	评分
高血压	1 分
高脂血症	3 分
LA 阳性	4 分
aCL 抗体 IgG/IgM 型	5 分
抗 β_2GP Ⅰ抗体 IgG/IgM 型	4 分
aPS/PT 抗体	3 分

aPS/PT，抗磷脂酰丝氨酸-凝血酶原

【治疗】

一、治疗原则

对症处理、防止再次发生血栓和流产。

二、治疗流程或治疗 SOP（表 66-5）

表 66-5 治疗方案

临床情况	治疗
持续 aPL 阳性但无临床表现	不治疗或小剂量阿司匹林
静脉血栓形成	华法林（INR 2 ～ 3）
动脉血栓	华法林（INR 2 ～ 3）、抗血小板药物
反复血栓形成	华法林（INR 3 ～ 4）加用小剂量阿司匹林

（续表）

临床情况	治疗
妊娠	
初次妊娠	不治疗或小剂量阿司匹林
≥ 3 次妊娠第 10 周内不明原因流产或≥ 1 次妊娠第 10 周以上不明原因流产	预防性低分子量肝素＋小剂量阿司匹林
有血栓形成病史，无论有无妊娠史	治疗剂量低分子量肝素，产后华法林
血小板＞ 50×10^9/L	不治疗
血小板＜ 50×10^9/L	泼尼松（1 ～ 2 mg/kg）、IVIg
灾难性抗磷脂综合征	抗凝治疗＋糖皮质激素＋IVIg 或血浆置换

INR，国际标准化比值；IVIg，静脉注射免疫球蛋白。

三、重要治疗医嘱（表 66-6）

表 66-6　治疗药物

药物及用法用量	注意事项
阿司匹林（100 mg/d）或氯吡格雷（75 mg/d）	监测血小板变化，警惕出血风险
华法林（3 mg/d）	监测 INR 变化，根据 INR 变化调整华法林用量，警惕出血风险
低分子量肝素［100 IU/（kg · 24 h）或 100 IU/（kg · 12 h）］	监测血常规、肝肾功能，警惕出血风险
泼尼松［1 ～ 2 mg/（kg · d）］或甲泼尼龙（1000 mg/d），共 3 天	监测血压、血糖、电解质、感染指标 注意预防骨质疏松、胃黏膜保护
免疫球蛋白［400 mg/（kg · d），共 3 ～ 5 天］	监测血小板变化
血浆置换	监测血小板、凝血功能、肝肾功能、感染指标、免疫球蛋白等指标变化

【预后】

大多数 APS 患者经过治疗可以控制血栓反复发生。对于反复妊娠失败的患者，经药物治疗后，大部分患者可实现正常妊娠及分娩。

【出院指导】

坚定治疗的信心，保持积极乐观的生活态度，鼓励参与日常活动。坚持按时用药，不自行调整药物剂量，规律复诊。避免各种诱因，积极预防和治疗感染。

【推荐阅读】

［1］费尔斯坦，巴德，加布里埃尔，等. 凯利风湿病学：第 10 版［M］. 栗占国，译. 北京：北京大学医学出版社，2020：1520-1532.

［2］Barbhaiya M，Zuily S，Naden R，et al. ACR/EULAR APS classification criteria collaborators. The 2023 ACR/EULAR antiphospholipid syndrome classification criteria［J］. Arthritis Rheumatol，2023，75（10）：1687-1702.

［3］Sammaritano L R，Bermas B L，Chakravarty E E，et al. 2020 American College of Rheumatology Guideline for the management of reproductive health in rheumatic and musculoskeletal diseases［J］. Arthritis Rheumatol，2020，72（4）：529-556.

［4］Tektonidou M G，Andreoli L，Limper M，et al. EULAR recommendations for the management of antiphospholipid syndrome in adults［J］. Ann Rheum Dis，2019，78（10）：1296-304.

（李欣艺　撰写　魏慧　审阅）

第 67 章

大动脉炎

【疾病概述】

大动脉炎（Takayasu arteritis，TAK）是一种主要累及主动脉及其主要分支的大血管炎，青年女性多见，病因不明。炎症使动脉血管壁增厚，病变动脉狭窄、闭塞或扩张，引起外周动脉搏动减弱或消失、血管杂音、双侧肢体血压不对称等肢体或器官缺血表现。TAK 的诊断基于典型的外周动脉缺血症状，双侧肢体血压不对称、血管杂音等体征，ESR 和 CRP 等炎症指标升高，以及主动脉及其分支血管壁增厚或管腔狭窄等影像学表现，并排除 IgG4 相关性疾病、巨细胞动脉炎、感染性主动脉病变或遗传性主动脉疾病。主要的治疗原则是早期、个体化，尽量控制疾病活动度，晚期病变可进行血管内球囊扩张、支架置入或动脉旁路移植术。

关键词：TAK；炎症指标；糖皮质激素；免疫抑制剂；生物制剂。

【诊断与鉴别诊断】

一、接诊

1. 问诊要点

发热、乏力、体重减轻等非特异性症状；四肢乏力；进餐后腹痛症状，以及是否伴有便血；胸痛、劳力性呼吸困难等冠状动脉缺血表现；咳嗽、咯血、憋气等症状；头痛、颈痛等症状；既往诊治经过，用药种类和剂量，用药持续时间，用药后的病情变化及不良反应。

2. 全身体格检查要点

测量四肢血压以评估动脉狭窄，准确测量真实的中心动脉压（四肢血管狭窄时可通过该检测评估血压）。触诊评估双侧颞动脉、颈动脉、肱动脉、股动脉和足背动脉的搏动（饱满、减弱或消失），并注意动脉有无压痛。听诊双侧颈动脉、锁骨下动脉、腋动脉、肾动脉、股动脉及腹主动脉，寻找杂音。心肺听诊可发现主动脉瓣疾病、肺动脉高压和心力衰竭体征。

二、开检查医嘱

1. 常规检验

血常规、尿常规、肝功能、肾功能、心肌酶、电解质、葡萄糖、血脂、凝血功能。

2. 急性时相反应物

ESR、CRP、IL-6。

3. 免疫学检查

免疫球蛋白、补体、ANA、抗 dsDNA 抗体、ANA 谱、抗中性粒细胞胞质抗体（antineutrophil cytoplasmic antibody，ANCA）、抗内皮细胞抗体（anti-endothelial cell antibody，AECA）。

4. 受累部位影像学检查

外周血管超声、主动脉 CTA、主动脉及其分支的 MRA、血管造影、PET/CT。

5. 常规检查

胸部 X 线检查、心电图、腹部超声。

三、诊断流程或分类标准

目前使用 1990 年 ACR 制定的分类标准：①发病年龄≤ 40 岁。②肢体缺血性疼痛。③单侧或双侧肱动脉搏动减弱。④双臂收缩压差值≥ 10 mmHg。⑤单侧或双侧锁骨下动脉或腹主动脉闻及杂音。⑥动脉造影示主动脉或其一级分支或上下肢近端大动脉狭窄或闭塞，并排除动脉硬化、纤维肌发育不良或其他原因。至少符合上述 6 项中的 3 项，即可诊断 TAK。

四、鉴别诊断

1. 巨细胞动脉炎

TAK 和巨细胞动脉炎均可累及主动脉及其一级分支，组织学检查难以区分，较难鉴别。两者的鉴别通常基于患者年龄和病变分布，巨细胞动脉炎多见于 50 岁以上人群，TAK 多见于 40 岁以下人群；大血管巨细胞动脉炎主要累及颈动脉及其分支，TAK 累及主动脉及其分支；TAK 常引起肾血管性高血压，而巨细胞动脉炎罕见肾血管性高血压。

2. Behçet 综合征

累及动脉可导致中大动脉扩张和动脉瘤形成。但 Behçet 综合征患者很可能还有其他临床表现，如口腔和（或）生殖器溃疡、眼病、肠炎、中枢神经系统表现和关节炎，可与 TAK 进行鉴别。

3. IgG4 相关性疾病

IgG4 相关性疾病是非感染性主动脉炎的罕见原因。该病与 TAK 的鉴别要点为前者的组织学检查可见淋巴浆细胞浸润和席纹状纤维化，而且有非动脉相关表现，如泪腺肿大、唾液腺肿大、自身免疫性胰腺炎、肾病等表现，而 TAK 很少有此类表现。

4. 感染性主动脉炎

感染性动脉炎也可表现出非特异性症状，如发热和急性期反应物升高。但 TAK 患者的血培养结果为阴性。主动脉感染通常会导致动脉瘤。感染性动脉瘤患者 CTA 可见血管周围积液或壁内积气，而炎症性动脉瘤通常有提示主动脉周围纤维化和邻近结构粘连的表现。

5. 遗传缺陷导致的主动脉瘤

遗传缺陷可导致结缔组织代谢异常，患者易发生胸主动脉瘤和夹层，如马方综合征（Marfan syndrome，MFS）、埃勒斯-当洛综合征（Ehlers-Danlos syndrome，EDS）、Loeys-Dietz 综合征和 Turner 综合征。与 TAK 不同的是，这些疾病通常没有全身症状。这些疾病具有特异性遗传学异常及其他典型临床特征。

6. 纤维肌发育不良

如果发现大动脉狭窄，则必须考虑纤维肌发育不良。但其通常有典型影像学表现，多为局灶性，且没有 TAK 的全身症状。

7. 动脉粥样硬化

动脉粥样硬化和大动脉炎在年轻患者中容易区分，但在老年患者中有时候容易混淆。大动脉炎的非动脉粥样硬化病变通常更长、更平滑且没有钙化。动脉粥样硬化可伴有一定程度的炎症和 PET 摄取增加，病变血管管壁的摄取增加和管腔狭窄并不能准确鉴别动脉粥样硬化和大动脉炎。

五、病情评估 / 病情严重程度分级

疾病的活动度评估可通过 ESR 和 CRP 等实验室检查、动脉超声增强或 MRA 是否有动脉壁强化或血流信号来判断。

六、诊断正确书写模板

大动脉炎

　广泛型

【治疗】

一、治疗原则

早期治疗、个体化治疗。

二、治疗流程或治疗 SOP

主要使用糖皮质激素联合免疫抑制剂，难治性患者可考虑使用 IL-6 拮抗剂。

三、重要治疗医嘱

1. 糖皮质激素：泼尼松［1 mg/（kg・d）］，每日早晨单次服用，最大日剂量为 60 ～ 80 mg，持续 2 ～ 4 周，如有临床改善则开始减量。

2. 免疫抑制剂：①环磷酰胺：口服 100 mg，1 次 / 日；静脉注射 400 mg，每 2 周 1 次。②甲氨蝶呤：口服 15 ～ 20 mg，1 次 / 周。③来氟米特：口服 10 ～ 20 mg，1 次 / 日。④吗替麦考酚酸酯：口服 750 ～ 1000 mg，2 次 / 日。

3. 生物制剂：托珠单抗（雅美罗）静脉注射 8 mg/kg，1 次 / 月。

【预后】

大多数 TAK 患者病程迁延，早期诊断和积极正确的治疗可使绝大部分患者避免进一步血管损伤。主动脉夹层等血管急症的死亡风险高，需要外科及时介入诊治。

【出院指导】

坚定治疗的信心，保持积极乐观的生活态度，鼓励患者参与日常活动。坚持按时用药，不自行调整药物剂量，规律复诊。避免各种诱因，积极预防和治疗感染，及时进行必要的如肺炎球菌疫苗接种。

【推荐阅读】

［1］Aeschlimann F A，Raimondi F，Leiner T，et al. Overview of imaging in adult- and childhood-onset Takayasu arteritis［J］. J Rheumatol，2022，49（4）：346-357.

［2］Danda D，Manikuppam P，Tian X，et al. Advances in Takayasu arteritis：an Asia Pacific perspective［J］. Front Med（Lausanne），2022，9：952972.

［3］Esatoglu S N，Hatemi G. Takayasu arteritis［J］. Curr Opin Rheumatol，2022，34（1）：18-24.

［4］Misra D P，Singh K，Rathore U，et al. Management of Takayasu arteritis［J］. Best Pract Res Clin Rheumatol，2023，37（1）：101826.

［5］Regola F，Uzzo M，Toniati P，et al. Novel therapies in Takayasu arteritis［J］. Front Med（Lausanne），2022，8：814075.

［6］Somashekar A，Leung Y T. Updates in the diagnosis and management of Takayasu's arteritis［J］. Postgrad Med，2023，135（sup1）：14-21.

（姚中强　撰写　刘蕊　审阅）

第 68 章

白塞病

【疾病概述】

白塞病（Behcet disease）又称贝赫切特病、口-眼-生殖器三联征等，是一种慢性全身性血管炎症性疾病，主要表现为复发性口腔溃疡、生殖器溃疡、眼炎及皮肤损害，也可累及血管、神经系统、消化道、关节、肺、肾、附睾等器官系统。白塞病的基本病变为血管炎，全身大小血管均可累及，10% ～ 20% 的患者合并大中血管炎，是致残致死的主要原因。患者动脉壁的弹力纤维破坏及动脉管壁内膜纤维增生，可造成动脉局部狭窄、扩张或产生动脉瘤。静脉系统受累较动脉系统多见，约 25% 的患者可发生浅表或深部血栓性静脉炎及静脉血栓形成，造成狭窄与栓塞。

关键词：血管炎；复发性口腔溃疡；生殖器溃疡；眼炎；结节性红斑；针刺试验反应；免疫抑制剂。

【诊断与鉴别诊断】

一、接诊

1. 问诊要点

基本症状：口腔黏膜复发阿弗他溃疡（多数患者的首发症状）；皮肤症状包括结节性红斑样皮疹、皮下血栓性静脉炎、毛囊炎样（痤疮样）皮疹、多形红斑、环形红斑、大疱性坏死性血管炎、Sweet 病样皮疹、脓皮病等；眼部症状包括视物模糊、视力减退、眼球充血等；生殖器溃疡包括外阴、阴道、肛周、宫颈、阴囊、阴茎等部位溃疡。

系统症状：消化道病变，可出现全消化道溃疡，表现为腹胀、腹痛、严重者消化道大出血；血管病变；神经病变，临床表现因受累部位不同而异，如共济失调、偏瘫、失语、截瘫、双下肢无力、感觉障碍、意识障碍、精神异常等；关节炎，可有关节肿胀、压痛；附睾炎等。

2. 全身体格检查要点

口腔溃疡、皮肤黏膜损害、眼部损害、生殖器溃疡（见书后附图 68-1）、神经系统体征、腹部压痛、下肢水肿、关节炎等，需按不同器官系统依次进行体格检查。白塞病的口腔黏膜溃疡可发生在口腔的任何部位，多位于舌缘、颊、唇、软腭、咽、扁桃体等处。可为单发，也可成批出现。

二、开检查医嘱

1. 常规检验

血常规、肝肾功能、ESR、CRP、免疫球蛋白、补体、ANA、抗 dsDNA 抗体、ANA 谱、ANCA、抗心磷脂抗体、抗 β_2P Ⅰ抗体、结核菌素试验。

针刺试验（皮肤非特异性过敏反应）：使用 20 号无菌针头在前臂屈面中部垂直刺入约 0.5 cm，沿纵向稍作捻转后退出，24 ～ 48 h 后局部出现直径＞ 2 mm 的毛囊炎样小红点后脓疱疹样改变为阳性（特异性较高且与疾病活动度相关，静脉穿刺或皮肤创伤后出现类似皮损具有同等价值）。

2. 常规检查

心电图、胸部 CT、腹部超声、超声心动图。

3. 受累系统评估

神经系统受累完善头颅 CT、MRI 及腰椎穿刺；胃肠道受累可行消化道造影、内镜检查，必要时血管造影。

三、诊断流程或分类标准

常用的分类标准包括 1989 年白塞病国际分类标准（表 68-1）及 2014 年白塞病国际分类标准（表 68-2）。

表 68-1　1989 年白塞病国际分类标准

临床表现	具体内容
反复口腔溃疡	1 年内反复发作 3 次，医生观察到或患者报告有阿弗他溃疡
反复外阴溃疡	医生观察到或患者报告有外阴部阿弗他溃疡或瘢痕
眼病变	前葡萄膜炎和（或）后葡萄膜炎、裂隙灯检查时玻璃体内有细胞出现或由眼科医生观察到视网膜血管炎
皮肤病变	医生观察到或患者报告有结节性红斑、假性毛囊炎或丘疹性脓疱；未服用糖皮质激素的青春期后患者出现痤疮样皮疹
针刺试验阳性	试验后 24 ～ 48 h 由医生观察试验结果

注：1＋2 ～ 5 项中的 2 项以上者，可诊断白塞病，但需除外其他疾病。
其他与白塞病密切相关并有利于诊断的症状：关节痛或关节炎、皮下栓塞性静脉炎、深部静脉血栓、动脉栓塞和（或）动脉瘤、中枢神经病变、消化道溃疡、附睾炎和家族史。

表 68-2　2014 年白塞病国际分类标准

项目	得分
生殖器溃疡	2 分
眼部病变	2 分
口腔溃疡	2 分
皮肤病变	1 分
神经系统损害	1 分
血管病变（静脉炎、大静脉血栓形成、动脉瘤、动脉血栓形成）	1 分
针刺试验阳性	1 分

注：总分≥ 4 分可确诊白塞病。

四、鉴别诊断

以某一系统症状为突出表现的白塞病患者易被误诊为其他系统疾病。以关节症状为主要表现者，应注意与类风湿关节炎、赖特综合征、强直性脊柱炎相鉴别；皮肤黏膜损害应与多形红斑、结节红斑、梅毒、Sweet 病、Stevens-Johnson 综合征、寻常痤疮、单纯疱疹病毒感染、热带口疮（Sprue）、SLE、周期性粒细胞减少、艾滋病相鉴别；胃肠道受累应与克罗恩病和溃疡性结肠炎相鉴别。神经系统损害应与感染性脑脊髓膜炎、变态反应性脑脊髓膜炎、脑脊髓肿瘤、多发性硬化、精神疾病相鉴别；附睾炎需与附睾结核相鉴别。

五、病情评估 / 病情严重程度分级

可应用伯明翰系统性血管炎活动评分（Birmingham Vasculitis Activity Score，BVAS）进行病情评估（表 68-3）。

表 68-3　BVAS（4 周内）

项目	内容	得分
1. 系统性表现（最高总分 3 分）	无不适	0
	关节痛 / 关节炎	1
	发热	1
	过去 1 个月内体重下降（1 ～ 2 kg）	1
	体重下降（＞ 2 kg）	2
2. 皮肤表现（最高总分 6 分）	无	0
	梗死	2
	紫癜	2
	其他皮肤血管炎	2
	溃疡	2
	坏疽	4
	多发肢端溃疡	6
3. 黏膜 / 眼（最高总分 6 分）	无	0
	口腔溃疡	1
	生殖器溃疡	1
	结膜炎	2
	葡萄膜炎	4
	视网膜渗出	6
	视网膜出血	6
4. 耳鼻喉（最高总分 6 分）	无	0
	流涕 / 鼻塞	2
	鼻窦炎	2
	鼻出血	4
	结痂	4
	外耳道渗出	4
	中耳炎	4
	新近耳聋	6
	声嘶 / 喉炎	2
	声门以下受累	6
5. 胸部（最高总分 6 分）	无	0
	呼吸困难 / 喘息	2
	肺部结节或纤维化	2
	胸腔积液 / 胸膜炎	4

（续表）

项目	内容	得分
	炎性渗出	4
	咯血 / 肺出血	6
	大咯血	6
6. 心血管（最高总分 6 分）	无	0
	杂音	2
	新近出现的心跳漏搏	4
	主动脉关闭不全	4
	心包炎	4
	新近心肌梗死	6
	慢性心力衰竭 / 心肌病	6
7. 腹部（最高总分 9 分）	无	0
	腹痛	3
	血性腹泻	6
	胆囊穿孔	9
	肠梗死	9
	胰腺炎	9
8. 肾（最高总分 12 分）	无	0
	高血压	4
	尿蛋白（＋或＞ 0.3 g/24 h）	4
	血尿（＋或＞ 10 个红细胞 / 高倍镜视野）	8
	肌酐 125 ～ 249 μmol/L	8
	肌酐 250 ～ 499 μmol/L	10
	肌酐＞ 500 μmol/L	12
	肌酐上升＞ 10%	12
9. 神经系统（最高总分 9 分）	无	0
	器质性意识模糊 / 痴呆	3
	癫痫发作（非高血压所致）	9
	脑血管意外	9
	脊髓损伤	9
	周围神经病变	6
	多发运动单神经根炎	9

注：①各系统评分有最高限，超过单项最高分以最高分计，各单项总评分最高 63 分；② 15 分以上为病情活动。

六、诊断正确书写模板

白塞病

　　胃肠道受累

　　眼部受累

【治疗】

一、治疗原则

白塞病治疗的目标是迅速抑制炎症发作和复发，以防止不可逆的器官损害。包括一般治疗、局部治疗、系统治疗和其他治疗。

二、重要治疗医嘱（表 68-4）

表 68-4 治疗药物

	治疗药物及用法用量	选择目的	注意事项
NSAIDs	布洛芬（0.3 g，bid）、洛索洛芬（60 mg，tid）、双氯芬酸钠（25 mg，tid）、塞来昔布（200 mg，bid）、依托考昔（60 mg，qd）	消炎镇痛，缓解发热、皮肤结节红斑、生殖器溃疡疼痛及关节炎症状	监测血常规、肝肾功能；警惕心血管事件及消化道出血
秋水仙碱	0.5 mg，tid	治疗关节病变、结节红斑、口腔及外阴溃疡、葡萄膜炎	监测肝肾功能
沙利度胺	50 ～ 300 mg/d	治疗严重的口腔及生殖器溃疡	妊娠期及哺乳期禁用，有致畸风险，有引起神经轴索变性的副作用
糖皮质激素	泼尼松 40 ～ 60 mg/d 重症患者如严重眼炎、中枢神经系统病变、严重血管炎可考虑大剂量甲泼尼龙冲击（1000 mg/d），3 天为 1 个疗程，同时配合免疫抑制剂	控制急性炎症，用于全身症状重、中枢神经系统病变、内脏系统血管炎、口腔及外阴巨大溃疡及急性眼部病变	疗程不宜过长，一般 2 周内症状控制即可逐渐减量至停药。有大静脉炎时可能促进血栓形成。长期应用可加速视网膜血管闭塞 监测血压、血糖、骨质疏松
硫唑嘌呤	2 ～ 2.5 mg/（kg · d），分 2 次口服，bid 可与环孢素 A 联用	抑制口腔、眼病变、关节炎	用药前筛查药物代谢基因；监测血常规、肝肾功能 停药后易复发
甲氨蝶呤	每周 7.5 ～ 15 mg，口服或静脉	治疗神经系统病变及皮肤黏膜病变	警惕消化道及骨髓抑制、肝损害等
环磷酰胺	0.5 ～ 1.0 g/m^2，静脉注射，3 ～ 4 周重复使用	治疗急性中枢神经系统损害、肺血管炎、眼炎；对慢性病变作用有限	生殖毒性；出血性膀胱炎；消化道反应；检测血常规、肝肾功能
吗替麦考酚酯	0.5 ～ 1.5 g，bid	中枢神经系统损害、肺血管炎，多用维持治疗	监测血常规、肝肾功能
环孢素 A	3 ～ 5 mg/（kg · d）	治疗秋水仙碱或其他免疫抑制剂抵抗的白塞病效果较好	监测血压和肝肾功能
α 干扰素	每周 300 ～ 900 WU	治疗口腔损害、皮肤病变、关节症状及急性期眼部病变	监测血常规、肝肾功能，警惕流感样症状
TNF-α 拮抗剂	依那西普（每周 50 mg） 英夫利昔单抗（5 mg/kg；第 0、2、6 周，后续每 8 周 1 次） 阿达木单抗（40 mg，每 2 周 1 次）	治疗 DMARD 抵抗的白塞病患者的皮肤黏膜病变、葡萄膜炎和视网膜炎、关节炎、胃肠道损伤及中枢神经系统受累	停药易复发，复发后应用仍有效；预防感染，尤其是结核

（续表）

	治疗药物及用法用量	选择目的	注意事项
IVIg	0.4 g/（kg·d），共 3 ～ 5 天	治疗难治性病变	血栓风险
雷公藤多苷	10 ～ 20 mg，tid	治疗口腔溃疡、皮下结节、关节炎、眼炎	监测血常规、肝肾功能
阿司匹林	100 mg，qd	治疗血栓性疾病	警惕出血

bid，2 次 / 日；DMARD，改善病情抗风湿药；qd，1 次 / 日；IVIg，静脉注射免疫球蛋白；tid，3 次 / 日；TNF-α，肿瘤坏死因子 α。

【预后】

多数患者病程多变，复发和缓解交替。首发症状出现后延误诊治并不少见。大多数患者先有皮肤黏膜表现，眼和神经系统表现可能在确诊后数年出现。致残率最高的病变依次为眼部病变（2/3 的患者）、血管受累（1/3 的患者）和中枢神经系统疾病（10% ～ 20% 的患者）。眼部受累主要表现为后葡萄膜炎和视网膜血管炎，可导致失明。白塞病的死亡率较低，通常与肺部受累或中枢神经系统受累或肠穿孔有关。

【出院指导】

坚定治疗的信心，保持积极乐观的生活态度，鼓励患者参与日常活动。坚持按时用药，不自行调整药物剂量，规律复诊。避免各种诱因，积极预防和治疗感染，加强锻炼。

【推荐阅读】

[1] 费尔斯坦，巴德，加布里埃尔，等. 凯利风湿病学：第 10 版［M］. 栗占国，译. 北京：北京大学医学出版社，2020：1740-1748.

（魏慧 撰写 金银姬 审阅）

第 69 章
抗中性粒细胞胞质抗体相关性血管炎

【疾病概述】

抗中性粒细胞胞质抗体（anti-neutrophil cytoplasmic antibody，ANCA）相关性血管炎（ANCA-associated vasculitis，AAV）是一种可累及中小血管的全身性自身免疫病，以累及鼻窦、肺、肾最为常见。AAV 包括肉芽肿性多血管炎（granulomatosis with polyangiitis，GPA）、显微镜下多血管炎（microscopic polyangiitis，MPA）和嗜酸性肉芽肿性多血管炎（eosinophilic granulomatosis with polyangiitis，EGPA）。三者多存在 ANCA 的抗原——蛋白酶 3（protease 3，PR3）和抗髓过氧化物酶（myeloperoxidase，MPO）抗体，且具有共同的临床、病理和诊断特征。AAV 的诊断需基于临床症状、体征，并结合自身抗体、急性时相反应物，以及影像学、病理检查等进行综合判断。AAV 是一种非常多变的疾病，不可预测，并可能危及生命，AAV 通常呈进展性，不能自发缓解，其治疗原则是快速明确诊断、快速开始诱导治疗、早期诱导缓解以防止造成器官的不可逆损害。治疗包括诱导缓解和维持缓解 2 个阶段。

关键词：ANCA；GPA；MPA；EGPA；诱导缓解；维持缓解。

【诊断与鉴别诊断】

一、接诊

1. 问诊要点

有无发热、乏力、体重下降；有无皮疹、流脓涕、眼红、眼痛、视力下降、听力下降；有无头晕、四肢麻木、足下垂等；有无咳嗽、咳痰、咯血、呼吸困难；有无泡沫尿、血尿、尿量异常；有无腹痛、黑便；既往诊治经过，用药种类和剂量，用药持续时间，用药后的病情变化及不良反应。

2. 全身体格检查要点

是否有贫血貌；是否有皮疹；是否有眼部充血、眶周水肿、视力或视野异常、眼球突出，眼球活动异常；是否有鼻窦压痛、鞍鼻（见书后附图 69-1）；是否有外耳道溢液、听力下降。是否有肺部啰音，尤其是 velcro 啰音；是否有双下肢水肿；是否有周围神经异常、足下垂，四肢肌力是否正常。

二、开检查医嘱

1. 常规检验

血常规、尿常规、粪便常规、肝功能、肾功能、心肌酶、电解质、葡萄糖、血脂、凝血功能。

2. 急性时相反应物

ESR、CRP。

3. 免疫学检查

ANCA、免疫球蛋白、ANA。

4. 受累部位影像学检查

胸部 CT、眼眶 CT、头颅 MRI 等。

5. 常规检查

心电图、腹部超声。根据患者不同系统受累表现，需完善超声心动图、肌电图、肺功能检查等进一步评估。

三、诊断流程或分类标准

目前 GPA 的分类标准有 1990 年 ACR 制定的 GPA 分类标准：①鼻或口腔炎症：痛或无痛性口腔溃疡、脓性或血性鼻分泌物。②胸部 X 线片异常：胸片示结节、固定浸润灶或空洞。③尿沉渣异常：镜下血尿（＞ 5 个红细胞 / 高倍）或红细胞管型。④病理：动脉壁、动脉周围或血管外部区域有肉芽肿性炎症。上述 4 项符合 2 项即可诊断 GPA。此外，2022 年 ACR/EULAR 制定了新的 GPA 分类标准（表 69-1）。

表 69-1　2022 年 ACR/EULAR GPA 分类标准

项目	得分
临床标准	
鼻腔出血、溃疡、结痂、充血或堵塞，或鼻中隔缺损 / 穿孔	3
软骨受累（耳或鼻软骨炎症、声音嘶哑或喘鸣、支气管受累或鞍鼻畸形）	2
传导性或感音神经性听力受损	1
实验室检查、影像学检查和活检标准	
胞质型 ANCA（c-ANCA）或抗 PR3 抗体阳性	5
胸部影像学检查示肺结节、包块或空洞	2
活检可见肉芽肿、血管外肉芽肿性炎症或巨细胞	2
影像学检查示鼻腔 / 鼻窦炎症、实变或积液，或乳突炎	1
活检可见寡免疫复合物肾小球肾炎	1
核周型 ANCA（p-ANCA）或抗 MPO 抗体阳性	−1
外周血嗜酸性粒细胞计数≥ 1×10^9/L	−4

确诊标准：上述 10 项条目得分≥ 5 分可诊断为 GPA。

注：当确诊为小中血管炎时，采用该分类标准用于确诊 GPA；在确诊前，应先排除类似血管炎的其他诊断。

EGPA 的分类标准有 1990 年 ACR 分类标准（敏感性为 85%，特异性为 99.7%）：①哮喘史；②外周血嗜酸性粒细胞＞ 10%；③单发性或多发性神经炎；④游走性或一过性肺浸润；⑤鼻窦炎：⑥组织活检证实有血管外嗜酸性粒细胞增多性浸润。上述 6 项中符合 4 项即可诊断为 EGPA，需除外其他血管炎、肉芽肿性疾病。2022 年 ACR/EULAR EGPA 分类标准见表 69-2。

符合以下情况有助于 MPA 的诊断：①中老年，以男性多见；②具有发热、乏力、厌食、关节痛和体重减轻等前驱症状；③肾损害表现，包括蛋白尿、血尿或（及）急进性肾功能不全等；④伴有肺部或肺出血-肾炎综合征的临床表现；⑤伴有胃肠道、心脏、眼、耳、关节等全身各器官受累表现；⑥ ANCA 阳性；⑦肾、肺活检有助于诊断。2022 年 ACR/EULAR MPA 分类标准见表 69-3。

表 69-2　2022 年 ACR/EULAR EGPA 分类标准

项目	得分
临床标准	
阻塞性气道疾病	3
鼻息肉	3
多发性或单发性神经炎	1
实验室检查和活检标准	
血清嗜酸性粒细胞计数≥ 1×10^9/L	5
活检可见血管外有嗜酸性粒细胞浸润	2
c-ANCA 或抗 PR3-ANCA 阳性	−3
血尿	−1

确诊标准：上述 7 项条目得分≥ 6 分可确诊为 EGPA。
注：当确诊为小中血管炎时，采用该分类标准用于确诊 EGPA；在确诊前，应先排除类似血管炎的其他诊断。

表 69-3　2022 年 ACR/EULAR MPA 分类标准

项目	得分
临床标准	
鼻腔出血、溃疡、结痂、充血或堵塞，或鼻中隔缺损 / 穿孔	−3
实验室检查、影像学检查和活检标准	
p-ANCA 或抗 MPO-ANCA 阳性	6
胸部影像学检查示纤维化或间质性肺疾病	3
活检见寡免疫复合物肾小球肾炎	3
c-ANCA 或抗 PR3-ANCA 阳性	−1
外周血嗜酸性粒细胞计数≥ 1×10^9/L	−4

确诊标准：上述 6 项条目得分≥ 5 分可确诊为 MPA。
注：当确诊为小中血管炎时，采用该分类标准用于确诊 MPA；在确诊前，应先排除类似血管炎的其他诊断。

四、鉴别诊断

1. AAV 之间的鉴别

EGPA、MPA 和 GPA 在病理上常无法区分，但是哮喘、鞍鼻、嗜酸性粒细胞增多、ANCA 分型等有助于鉴别。

2. 结节性多动脉炎

为中等动脉的血管炎，可有肾受累、周围神经病变、ESR 和 CRP 水平升高、ANCA 阳性。但是，肾梗死、动脉狭窄、微小动脉瘤在 AAV 中并不常见，且结节性多动脉炎多合并乙型肝炎病毒感染，ANCA 阳性率低，多为 MPO-ANCA 阳性。

3. 肺出血肾炎综合征（Goodpasture 综合征）

该病较为少见，部分患者可有 ANCA 阳性，多为 MPO-ANCA 阳性。肺外、肾外血管炎少见，抗肾小球基底膜抗体阳性。

4. 感染

感染性心内膜炎、结核、病毒感染等也可出现 ANCA 阳性及类似血管炎的皮肤损伤，需注意鉴别。

5. 肿瘤

部分血液系统恶性肿瘤，如淋巴瘤、白血病、骨髓异常增生性疾病等，可继发血管炎样表现，骨髓穿刺、病理检查等有助于鉴别。

6. 药物作用

丙硫氧嘧啶、肼屈嗪和米诺环素可诱导不同形式的 AAV，药物诱导的 AAV 多为 MPO-ANCA 阳性，应注意询问患者的用药史。

五、病情评估 / 病情严重程度分级

AAV 病情评估主要为受累组织脏器评估。目前国际上普遍采用伯明翰血管炎疾病活动度评分（Birmingham Vasculitis Activity Score，BVAS）评估疾病活动度，血管炎损伤指数（vasculitis damage index，VDI）评估脏器损伤。

六、并发症

AAV 相关的并发症主要为系统受累继发的疾病，包括肾功能不全、弥漫性肺泡出血、静脉血栓、心肌梗死、肺动脉高压、胃肠穿孔等。此外，还包括药物相关的骨质疏松症、股骨头坏死、感染等。

七、诊断正确书写模板

抗中性粒细胞胞质抗体相关性血管炎 / 肉芽肿性多血管炎 / 显微镜下多血管炎 / 嗜酸性肉芽肿性多血管炎
急进性肾小球肾炎
间质性肺疾病
周围神经病

【治疗】

一、治疗原则

治疗原则：快速明确诊断、快速开始诱导治疗、早期诱导缓解。
治疗目标：达到临床缓解或至少低疾病活动度。

二、治疗流程或治疗 SOP（图 69-1）

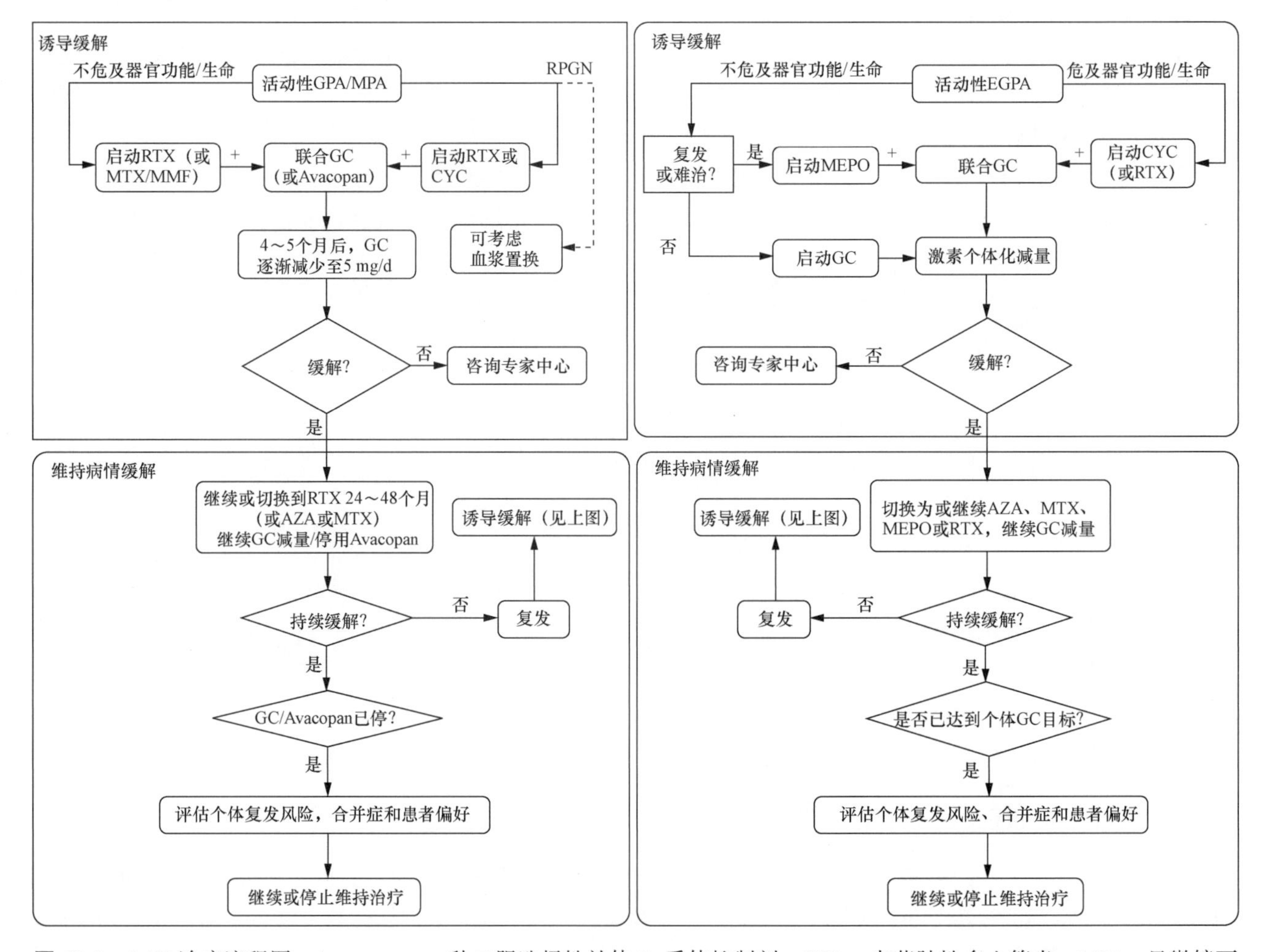

图 69-1　AAV 治疗流程图。Avacopan，一种口服选择性补体 5a 受体抑制剂；GPA，肉芽肿性多血管炎；MPA，显微镜下多血管炎；RPGN，急进性肾小球肾炎；RTX，利妥昔单抗；MTX，甲氨蝶呤；MMF，吗替麦考酚酯；GC，糖皮质激素；CYC，环磷酰胺；AZA，硫唑嘌呤；EGPA，嗜酸性肉芽肿性多血管炎；MEPO，美泊利珠单抗

三、重要治疗医嘱（表 69-4）

表 69-4　治疗药物

药物	注意事项	
激素		
激素冲击	甲泼尼龙 500 ～ 1000 mg/d，共 3 天	监测血压、血糖、电解质、骨质疏松、感染风险
大剂量激素	泼尼松 1 mg/kg	监测血压、血糖、电解质、骨质疏松、感染风险
免疫抑制剂		
诱导缓解	甲氨蝶呤：每周 7.5 ～ 20 mg；24 h 后叶酸，每周 10 mg	监测血常规、肝功能，胃肠道反应
	环磷酰胺：口服≤ 2 mg/d；静脉注射每 2 周 15 mg/kg，共 3 次，此后每 3 周 1 次，至少 3 次	监测血尿常规、肝功能、血压，胃肠道反应
	利妥昔单抗：375 mg/m^2，每周 1 次，共 4 次，或第 1 天、第 15 天各 1 g	筛查肝炎、结核；感染风险，监测血常规、肝肾功，CD20$^+$B 细胞，过敏史
	美泊利珠单抗：300 mg，每周 1 次	注意局部反应、感染等
	吗替麦考酚酯：1 g，2 次 / 日	监测血常规、肝肾功能
	硫唑嘌呤：≤ 2 mg/（kg · d）	监测血常规、肝肾功能
维持缓解	甲氨蝶呤、吗替麦考酚酯、硫唑嘌呤用法用量同诱导缓解	监测血常规、肝功能，胃肠道反应
	利妥昔单抗：500 mg 或 1 g，每半年 1 次	监测血常规、肝肾功能，CD20$^+$B 细胞、感染
	美泊利珠单抗：300 mg，每周 1 次	注意局部反应、感染等
	奥马珠单抗：300 ～ 600 mg，每 2 ～ 4 周 1 次	注意局部反应、感染等

【预后】

如果不经过治疗，AAV 的预后较差，平均存活时间仅有 6 个月。患者的预后取决于受累脏器及严重程度，尤其是肺、肾病变的严重程度。积极治疗能够显著改善 AAV 患者的预后。

【出院指导】

坚定治疗的信心，保持积极乐观的生活态度。坚持按时用药，不自行调整药物剂量，规律复诊。避免各种诱因，积极预防和治疗感染。

【推荐阅读】

[1] 费尔斯坦，巴德，加布里埃尔，等 . 凯利风湿病学：第 10 版［M］. 栗占国，译 . 北京：北京大学医学出版社，2020：1689-1707.

[2] Chung S A，Langford C A，Maz M，et al. 2021 American College of Rheumatology/Vasculitis Foundation Guideline for the management of antineutrophil cytoplasmic antibody-associated vasculitis［J］. Arthritis Rheumatology，2021，73（8）：1366-1383.

[3] Grayson P C，Ponte C，Suppiah R，et al. 2022 American College of Rheumatology/European Alliance of Associations for Rheumatology Classification Criteria for eosinophilic granulomatosis with polyangiitis［J］. Ann Rheum Dis，2022，81（3）：309-314.

[4] Hellmich B，Sanchez-Alamo B，Schirmer J H，et al. EULAR recommendations for the management of ANCA-associated vasculitis：2022 update［J］. Ann Rheum Dis，2023，83（1）：30-47.

[5] Robson J C，Grayson P C，Ponte C，et al. 2022 American College of Rheumatology/European Alliance of Associations for

Rheumatology Classification Criteria for granulomatosis with polyangiitis [J]. Arthritis Rheumatology，2022，74 (3)：4393-399.

[6] Suppiah R，Robson J C，Grayson P C，et al. 2022 American College of Rheumatology/European Alliance of Associations for Rheumatology Classification Criteria for microscopic polyangiitis [J]. Arthritis Rheumatology，2022，74 (3)：400-406.

（柴静　撰写　金银姬　审阅）

第 70 章

成人斯蒂尔病（Still 病）

【疾病概述】

成人斯蒂尔病（adult-onset Still disease，AOSD）是一组以高热、一过性皮疹、关节痛和白细胞增多为主要表现的综合征，严重者可合并巨噬细胞活化综合征，病情、病程呈多样性，部分有自限倾向，多数易反复发作，少数可发展为慢性关节炎，酷似类风湿关节炎。AOSD 无特异性的诊断方法和标准，为排他性诊断，需排除感染、肿瘤及其他风湿性疾病，血清铁蛋白水平在疾病活动期显著升高，且与疾病活动度平行，可作为本病诊断和评估治疗效果的依据。主要治疗原则是及早诊断，合理治疗，控制发作，预防复发。

关键词：AOSD；高铁蛋白血症。

【诊断与鉴别诊断】

一、接诊

1. 问诊要点

（1）发热：病程、诱因、热型、伴随症状（寒战、皮疹、淋巴结肿大、肌肉关节痛、鼻塞、咽痛、咳嗽、咳痰、恶心、呕吐、腹痛、腹泻、尿路刺激征、头痛、心悸、胸痛、乏力、纳差、体重减轻等），热退后伴随症状是否消失，一般情况是否好转。

（2）皮疹：病程、诱因（有无光过敏，有无明确的药物及致敏食物相关性）、类型、分布、与发热的关系、伴随症状（如瘙痒、疼痛）等。

（3）关节痛：病程、诱因、是否对称、受累关节，有无晨僵（持续时间、活动后是否缓解）、关节肿胀、活动受限等。

（4）辅助检查及用药情况：是否有病原学及肿瘤相关证据，是否用过抗生素，疗效如何。

（5）既往史和个人史：结核、肝病等传染病史，食物、药物过敏史，疫苗接种史、化学试剂接触史等。

2. 全身体格检查要点

（1）皮疹多见于近端肢体或躯干，多为红斑样或橙红色斑丘疹，也可为猩红热样充血疹，但无脱屑，多伴随发热，热退后皮疹消失。

（2）关节轻度肿胀或压痛。

（3）咽部充血、咽后壁滤泡增生；浅表淋巴结多数有肿大，质软，有轻压痛，但无红肿；半数以上患者有肝脾大。

二、开检查医嘱

1. 常规检验

血常规、尿常规、粪便常规、肝功能、肾功能、心肌酶、电解质、葡萄糖、血脂、凝血功能。

2. 常规检查

胸部 X 线检查、心电图、腹部超声、超声心动图。

3. 炎症反应指标

ESR、CRP、铁蛋白、细胞因子检测（IL-18、IL-1β 升高）。

4. 免疫学检查

RF、抗 CCP 抗体、免疫球蛋白、补体、免疫球蛋白固定电泳、ANA、抗 dsDNA 抗体、ANA 谱、ANCA。

5. 病原学筛查

主要检查包括：①高热、寒战时留取样本进行血培养（共计 3 套）。②细菌筛查：呼吸道病原菌核酸检测（肺炎克雷伯菌、军团菌、肺炎链球菌等）、痰培养、尿培养等。③结核筛查：抗酸染色、干扰素释放试验、结核菌素皮肤试验。④病毒筛查：肝炎病毒、HIV、流行性感冒病毒、新型冠状病毒、EB 病毒、人巨细胞病毒等。⑤非典型病原体筛查：肺炎支原体、衣原体等。⑥真菌筛查：（1-3）-β-D 葡聚糖检测、半乳甘露聚糖抗原试验。

6. 肿瘤筛查

肿瘤标志物筛查，必要时完善 PET/CT 检查。

7. 血液系统疾病筛查

骨髓穿刺＋活检，淋巴结超声＋活检。

8. 影像学检查

关节超声或 MRI、关节 X 线检查，血管彩色多普勒超声检查。

三、诊断流程或分类标准

AOSD 无特异性诊断方法，其是建立在排除性诊断的基础上。目前推荐应用 1992 年日本 Yamaguchi 标准如下：

1. 主要标准：①发热≥ 39℃并持续 1 周以上。②关节痛持续 2 周以上。③典型皮疹。④白细胞计数 $\geq 10\times10^9$/L，包括中性粒细胞≥ 0.80。

2. 次要标准：①咽痛。②淋巴结和（或）脾大。③肝功能异常。④ RF（－）和 ANA（－）。

3. 排除以下疾病：①感染性疾病（尤其是败血症和传染性单核细胞增多症）。②恶性肿瘤（尤其是恶性淋巴瘤、白血病）。③其他风湿免疫病（尤其是多发性动脉炎，有关节外征象的风湿性血管炎）。

至少符合 5 项标准（至少含 2 项主要标准），可做出诊断。敏感性为 86.5%，特异性为 87.9%。

四、鉴别诊断

1. 感染性疾病

病毒感染（乙型肝炎病毒、风疹病毒、微小病毒、柯萨奇病毒、EB 病毒、巨细胞病毒、人类免疫缺陷病毒等），亚急性细菌性心内膜炎，脑膜炎球菌菌血症，淋球菌菌血症及其他细菌引起的菌血症或败血症，结核，莱姆病（Lyme 病），梅毒和风湿热等。相关细菌、病毒及病原体血清学检查、血培养等有助于鉴别诊断。

2. 恶性肿瘤

需鉴别白血病、淋巴瘤、血管免疫母细胞淋巴结病。多次骨髓穿刺和淋巴结活检可减少误诊、漏诊。

3. 结缔组织病

需鉴别类风湿关节炎、系统性红斑狼疮、原发性干燥综合征、混合性结缔组织病等。血清免疫学检查和定期关节检查对于鉴别极为重要。

4. 血管炎

需鉴别结节性多动脉炎、韦格纳肉芽肿、血栓性血小板减少性紫癜、大动脉炎等。

5. 药物反应

药物反应也可出现发热和全身症状，通常在使用某种可疑药物后 6 周内发生，相关用药史有助于鉴别诊断。

6. 其他疾病

需鉴别血清病、结节病、自身免疫性肝炎、克罗恩病等。可行影像学检查、活检等明确诊断。

五、病情评估 / 病情严重程度分级

1. 高铁蛋白血症

血清铁蛋白在疾病活动期显著升高，可超过正常水平 10 倍以上（≥ 1000 ng/ml），这很可能是急性期反应，因为肝细胞对炎症细胞因子的反应会增加铁蛋白合成。血清铁蛋白升高与疾病活动度相关，有研究认为其可作为监测治疗反应的血清学标志。

2. 系统评分

以下 12 种表现每种计 1 分：发热、典型皮疹、胸膜炎、肺炎、心包炎、肝大或肝功能异常、脾大、淋巴结病、白细胞＞ 15×10^9/L、咽痛、肌痛、腹痛。总分＞ 7 分的患者死亡风险较高。

六、诊断正确书写模板

发热待诊

　成人斯蒂尔病可能性大

【治疗】

一、治疗原则

治疗原则：及早诊断，合理治疗，控制发作、防止并发症，预防复发。

治疗目标：终止或抑制患者体内的异常免疫反应，保护各脏器、系统的功能，防止并发症的发生。

二、治疗流程或治疗 SOP（图 70-1）

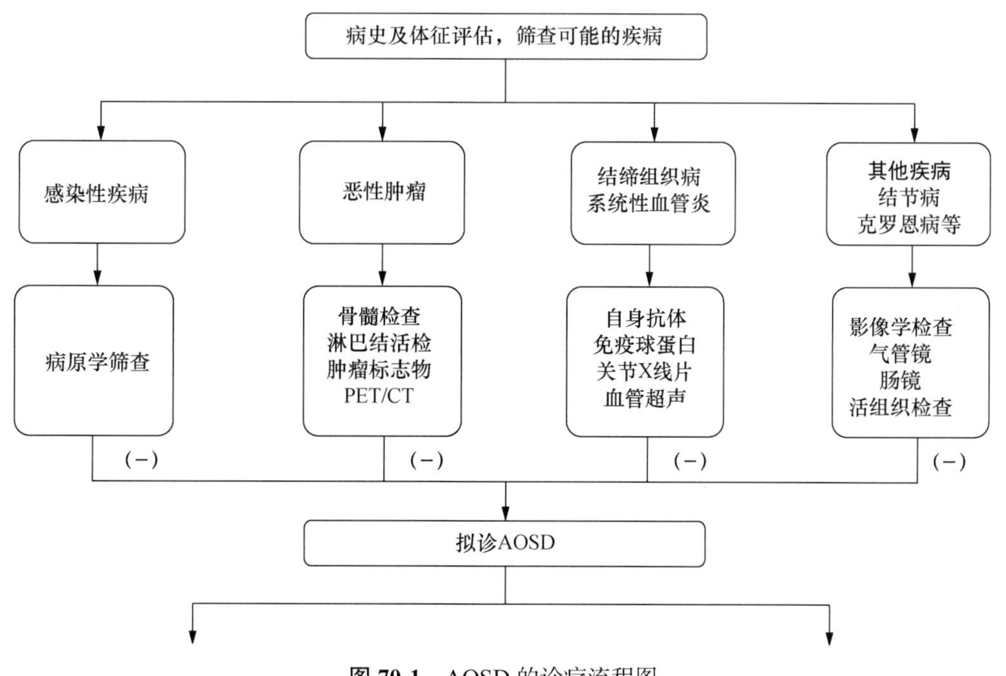

图 70-1　AOSD 的诊疗流程图

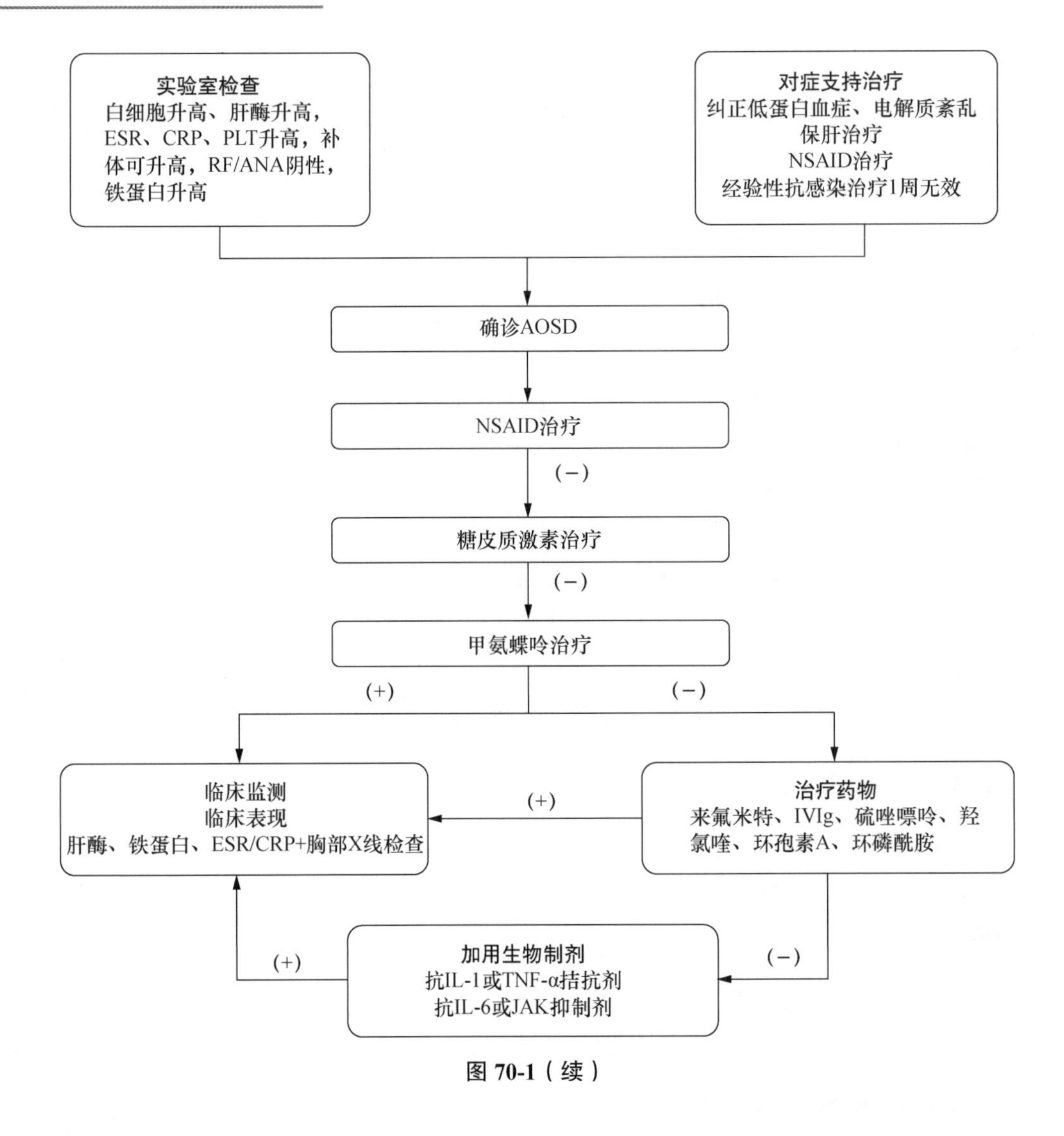

图 70-1（续）

三、重要治疗医嘱（表 70-1）

表 70-1　重要治疗药物

	药物	注意事项
NSAIDs	非选择性 COX-2 抑制剂：布洛芬（0.3 g，bid）、洛索洛芬钠（60 mg，tid）、双氯芬酸（75 mg，bid）、尼美舒利（0.1 g，bid） 选择性 COX-2 抑制剂：美洛昔康（15 mg，qd）、吡罗昔康（20 mg，qd）、塞来昔布（200 mg，bid）、依托考昔（60 mg，qd）	急性炎症反应期首先单药治疗 病情缓解后继续使用 1 ～ 3 个月，再逐渐减量 监测血常规、肝肾功能，警惕消化性溃疡、心血管风险 使用塞来昔布前应询问磺胺过敏史
糖皮质激素	泼尼松：1 ～ 2 mg/（kg · d），逐渐减量 病情严重者甲泼尼龙冲击治疗 3 天，每次 500 ～ 1000 mg	单用 NSAIDs 无效或有系统损害、病情较重者使用 监测血压、血糖、骨质疏松
IVIg	200 ～ 400 mg/（kg · d），连续 3 ～ 5 天，必要时 4 周后重复给予	对人免疫球蛋白过敏或有其他严重过敏史者禁用 IgA 缺乏者禁用 糖尿病和肾功能不全者慎用，有严重酸碱代谢紊乱者慎用 警惕血栓形成

（续表）

	药物		注意事项
csDMARD	首选甲氨蝶呤：每周 7.5 ～ 20 mg；24 h 后叶酸：每周 5 ～ 10 mg		监测血常规、肝功能，胃肠道反应
	来氟米特：10 ～ 20 mg，qd		监测血常规、肝功能、血压、脱发
	羟氯喹：0.2 g，bid		视网膜病变
	柳氮磺吡啶：2 ～ 3 g/d		监测血常规、肝肾功能，磺胺过敏史
	硫唑嘌呤：1.0 ～ 1.5 mg/（kg · d）		监测血常规、肝肾功能，胃肠道反应
	环孢素 A：1.0 ～ 3.0 mg/（kg · d）		监测血压、肝肾功能、血药浓度
	环磷酰胺		
	低剂量：每 2 周 400 ～ 600 mg，连续 6 次，3 个月内总量＜ 3 g		监测血常规，警惕继发感染、出血性
	高剂量：每月 0.75 ～ 1.0 g/m^2，治疗 6 个月		膀胱炎、膀胱癌、生殖毒性
bDMARD	IL-1 拮抗剂（阿那白滞素）：100 mg/d		筛查肝炎、结核；感染风险
	IL-6 抑制剂（托珠单抗）：8 mg/kg，每月 1 次		筛查肝炎、结核；感染；血脂异常
	TNF-α 抑制剂	依那西普：每周 50 mg 阿达木单抗：40 mg，每 2 周 1 次 英夫利昔单抗：3 mg/kg，第 0、2、6 周，后续每 8 周 1 次 戈利木单抗：50 mg，每 4 周 1 次 培塞利珠单抗：400 mg，第 0、2、4 周，后续 200 mg，每 2 周 1 次维持	筛查肝炎、结核；感染风险
tsDMARD	JAK 抑制剂	托法替布：5 mg，bid 巴瑞替尼：2 ～ 4 mg，qd 乌帕替尼：15 mg，qd	筛查肝炎、结核、感染风险 警惕血栓风险

bDMARD，生物制剂改善病情抗风湿药；bid，2 次 / 日；csDMARD，传统合成改善病情抗风湿药；qd，1 次 / 日；tid，3 次 / 日；tsDMARD，靶向合成改善病情抗风湿药；IVIg，静脉注射免疫球蛋白；JAK，Janus 激酶；NSAIDs，非甾体抗炎药。

【预后】

AOSD 总体预后较好，1/3 的患者病情呈自限性（6 ～ 9 个月内缓解不发作）；1/3 的患者反复发作（后续发作通常较初发轻）；1/3 的患者可演变为慢性持续性关节炎（全身症状少），酷似类风湿关节炎。

【出院指导】

配合医生治疗，定期复查、随访，不擅自停药或减量。注意休息、防护，避免感染。避免接触化学物品，如有过敏史者应避免接触过敏原。

【推荐阅读】

［1］张奉春，栗占国 . 内科学 . 风湿免疫科分册［M］. 北京：人民卫生出版社，2015：150-158.

［2］Efthimiou P，Kontzias A，Hur P，et al. Adult-onset Still's disease in focus：clinical manifestations，diagnosis，treatment，and unmet needs in the era of targeted therapies［J］. Semin Arthritis Rheum，2021，51（4）：858-874.

［3］Mimura T，Kondo Y，Ohta A，et al. Evidence-based clinical practice guideline for adult Still's disease［J］. Mod Rheumatol，2018，28（5）：736-757.

（李照华　撰写　赵金霞　审校）

第 71 章

关节腔穿刺术

【概述】

关节腔穿刺术是诊断风湿免疫疾病的一个重要方法，适用于出现关节肿痛的情况。精确定位病变部位，找到穿刺点并抽取液体用于分析检验可协助诊断。关节腔局部注射药物（如糖皮质激素）是风湿病和肌肉骨骼疾病有效的治疗方法。

【适应证】

关节肿胀。

【禁忌证】

1. 注射部位及邻近部位皮肤软组织感染。
2. 注射部位有银屑病或湿疹。
3. 有关节假体。
4. 菌血症。
5. 骨折急性期。
6. 对麻醉剂或注射药物过敏。
7. 血友病。
8. 重度凝血功能异常。
9. 弥散性血管内凝血（diffuse intravascular coagulation，DIC）。
10. 患者意识障碍无法配合。
11. 衰竭、濒死状态。
12. 关节感染时禁用关节腔注射糖皮质激素。

【检查前注意事项】

1. 完善术前检查：血常规、凝血功能。
2. 签署关节腔穿刺 / 关节腔局部注射治疗知情同意书。
3. 术前准备：洗手，戴帽子、口罩。

【检查过程】

关节腔穿刺术检查步骤：①根据穿刺关节选取适当体位，准确定位穿刺点。②常规消毒，铺无菌洞巾。③根据穿刺关节大小选取合适型号的注射器。④抽取 2% 利多卡因逐层浸润麻醉至关节腔。⑤更换干燥注射器，抽取适量关节积液，记录关节积液颜色、性状、量，送检关节液常规、生化，根据情况送检病原学检查及特殊检查。⑥更换注射器抽取需注射药物，回抽无回血可缓慢注射，如遇阻力过大需注意调整，注射期间需与患者保持沟通。⑦术毕，拔出穿刺针，无菌敷料覆盖，嘱伤口 3 天不沾水。

【关节穿刺部位及体位】

1. 掌指关节 / 近端指间关节

患者取坐位，腕关节旋前，手指伸直置于台面，穿刺针避开伸肌腱，倾斜 45° 进针。

2. 腕关节

患者取坐位，上肢伸展，腕关节旋前，置于操作台，选桡腕关节间隙穿刺。

3. 肘关节

患者取坐位，肘关节屈曲 90°，在肘后尺骨鹰嘴与肱骨外上髁之间向前内刺入。

4. 肩关节

患者取坐位，后侧入路肩关节中立位，自后侧肩峰下外方向前刺入。前侧入路肩关节轻度外展外旋，肘关节屈曲，自肱骨小结节与喙突间向背侧内侧刺入。

5. 膝关节

患者取坐位，膝关节屈曲 90°，以髌骨内下方或外下方，髌腱外侧约 1 cm 为穿刺点进针。或取卧位，膝关节伸直或略屈曲，髌骨上缘水平线与髌骨内侧缘或外侧缘垂直线交点为穿刺点进针。

6. 踝关节

踝关节轻度跖屈、内收，于外踝前上方约 2 cm，伸趾肌腱外缘与外踝之间的凹陷处为穿刺点，向下内后方进针。

【并发症】

关节腔穿刺术的主要并发症包括：①注射后疼痛加重。②关节感染。③出血。④肌腱断裂。⑤穿刺点处脂肪、皮肤萎缩及皮肤色素脱失。⑥误穿入血管。⑦神经血管损伤。⑧软骨损伤。

【临床意义】

关节积液的性状及细胞学分析是鉴别各类关节炎的重要线索。关节腔注射糖皮质激素是多种关节炎治疗的重要手段，且安全性通常高于全身应用糖皮质激素。

【关节滑液的特点】（表 71-1）

表 71-1　关节滑液的特点

类型	外观	黏度	细胞（/mm^3）	多形核中性粒细胞（%）	晶体	细菌培养
正常滑液	透明	高	＜ 200	＜ 10	阴性	阴性
骨关节炎	透明	高	200 ～ 2000	＜ 10	偶有焦磷酸钙和羟磷灰石结晶	阴性
类风湿关节炎	半透明	低	2000 ～ 50 000	不定	阴性	阴性
银屑病关节炎	半透明	低	2000 ～ 50 000	不定	阴性	阴性
反应性关节炎	半透明	低	2000 ～ 50 000	不定	阴性	阴性
痛风	半透明到浑浊	低	2000 ～ 50 000	＞ 90	针状，负折射，尿酸盐晶体	阴性
假性痛风	半透明到浑浊	低	200 ～ 50 000	＞ 90	菱形，正折射双水焦磷酸钙晶体	阴性

（续表）

类型	外观	黏度	细胞（/mm³）	多形核中性粒细胞（%）	晶体	细菌培养
细菌性关节炎	浑浊	不定	2000～50 000	＞90	阴性	阳性
色素沉着绒毛结节性滑膜炎	血性或褐色	低	—	—	阴性	阴性
关节积血	血性	低	—	—	阴性	阴性

【推荐阅读】

[1] 费尔斯坦，巴德，加布里埃尔，等. 凯利风湿病学：第 10 版［M］. 栗占国，译. 北京：北京大学医学出版社，2020：879-894.

（张警丰　撰写　赵金霞　审阅）

第 72 章
风湿科常见检验结果解读

【自身抗体】

风湿免疫病患者血清中常存在针对自身组织、器官、细胞或细胞成分的自身抗体，自身抗体检查对于风湿免疫病的诊断及鉴别具有重要意义。风湿免疫病诊断中常用的自身抗体包括抗核抗体（ANA）、类风湿因子（RF）、抗瓜氨酸化蛋白/多肽抗体（ACPA）、抗磷脂抗体（aPL）及抗中性粒细胞胞质抗体（ANCA）等。

1. ANA

ANA 是以真核细胞各种成分为靶抗原的自身抗体的总称。

检测方法：间接免疫荧光法。用荧光显微镜观察 ANA 荧光强度和免疫荧光图形，稀释待检血清可检测 ANA 效价。常见自身免疫病的 ANA 阳性率见表 72-1。常见的 ANA 荧光图形包括核均质型、核颗粒型（斑点型）、核膜型（周边型）和核仁型。

间接免疫荧光法检测 ANA 只是一种筛选试验，需要通过 ANA 谱分析来明确自身抗体亚型，从而更好地协助临床诊断，ANA 谱的临床意义见表 72-2。

表 72-1　常见自身免疫病的 ANA 阳性检出率

疾病	ANA 阳性率（%）
SLE	95 ～ 100
混合性结缔组织病	95 ～ 100
RA	20 ～ 30
SS	60 ～ 70
SSc	80 ～ 90
多发性肌炎/皮肌炎	30
自身免疫性肝病	10 ～ 15

RA，类风湿关节炎；SLE，系统性红斑狼疮；SS，干燥综合征；SSc，系统性硬化病。

表 72-2　ANA 谱与风湿免疫病的相关性

ANA 谱	临床意义
抗 dsDNA 抗体	SLE 的特异性抗体，可评估疾病活动度，监测病情变化
AHA	药物性狼疮多见，也可见于 SLE、RA 等
抗 Sm 抗体	SLE 的标志性抗体
抗 U1RNP 抗体	混合性结缔组织病、SLE 等
抗 SSA/Ro 抗体	SS、SLE 等

（续表）

ANA 谱	临床意义
抗 SSB/La 抗体	SS、SLE 等
抗 rRNP 抗体	SLE，与中枢神经系统受累有关
抗 Scl-70 抗体	SSc 的标志性抗体
抗着丝点抗体	CREST 综合征、SS
抗线粒体 M2 亚型抗体（AMA-M2）	原发性胆汁性胆管炎
抗 PM-Scl 抗体	重叠综合征（肌炎 / 硬皮病）
抗 PCNA	SLE
抗 Jo-1 抗体	抗合成酶综合征

AHA，抗组蛋白抗体；PCNA，增殖细胞核抗原

2. RF

RF 是一种以变性的 IgG 的 Fc 片段为靶抗原的自身抗体。主要为 IgM，也包括 IgG 和 IgA。

临床意义：RF 在 RA 患者中的阳性率可达 70%，其阳性还可见于 SS、SLE、混合性结缔组织病、SSc 等多种结缔组织病。慢性感染性疾病（如病毒性肝炎及感染性心内膜炎）患者、肿瘤患者及部分老年人也可呈 RF 阳性。普通人群 RF 的阳性率约为 5%。

3. ACPA

ACPA 是一组抗体，包括抗角蛋白抗体、抗核周因子、抗环瓜氨酸肽抗体、抗突变型瓜氨酸化蛋白抗体等，主要识别的靶抗原为发生瓜氨酸化的蛋白，可见于 70% ～ 80% 的 RA 患者，对 RA 诊断的特异性高，且 ACPA 阳性的 RA 患者更容易出现骨侵蚀。

4. 抗磷脂抗体（aPL）

抗磷脂抗体（aPL）是针对含有磷脂结构抗原物质的自身抗体，包括狼疮抗凝物（LA）、抗心磷脂抗体（aCL）和抗 β_2GPⅠ。主要见于抗磷脂综合征（APS）、SLE 等疾病。

5. ANCA

ANCA 是一组以中性粒细胞胞质中各种成分为靶抗原的自身抗体。根据间接免疫荧光试验结果，ANCA 可分为 p-ANCA（核周型）和 c-ANCA（胞质型）。ANCA 是 ANCA 相关性血管炎（AAV）的特异性血清标志物，是 AAV 诊断、疗效观察、评估病情活动度及复发的重要指标。PR3-ANCA 对肉芽肿性多血管炎（GPA）的诊断特异性高，MPO-ANCA 主要与显微镜下多血管炎和变应性肉芽肿性血管炎相关。SLE、SSc、RA 等疾病的继发性血管炎、非血管炎性疾病（如肺部炎症性疾病）、炎性肠病等也可出现 ANCA 阳性。

【免疫球蛋白（Immunoglobulin，Ig）及补体检测】

1. Ig 检测的临床意义

Ig 是具有抗体活性和（或）抗体样结构的一类球蛋白，主要存在于血液中，约占血浆蛋白的 20%，也可存在于其他体液（如尿液、脑脊液），分为 IgA、IgD、IgE、IgM 和 IgG。

（1）多克隆高免疫球蛋白血症：自身免疫病时免疫球蛋白均可升高，SLE 以 IgG、IgA 升高多见，RA 以 IgM 升高多见；肝病、慢性细菌感染时 Ig 可升高。

（2）单克隆免疫球蛋白血症：可见于免疫增殖性疾病，如多发性骨髓瘤、巨球蛋白血症、意义未明单克隆丙种球蛋白血症（monoclonal gammopathy of undetermined significance，MGUS）。

（3）低免疫球蛋白血症：可见于先天性低免疫球蛋白血症和获得性低免疫球蛋白血症（自身免疫病患者长期应用激素和免疫抑制剂）。

IgE 升高的临床意义：见于Ⅰ型超敏反应、寄生虫感染、某些非超敏反应：自身免疫病（SLE、RA 等）、高 IgE 综合征、嗜酸性粒细胞增多症等。

2. 补体检测的临床意义

补体活性与含量增高：见于传染病、组织损伤、急性炎症和部分肿瘤患者。

补体活性与含量降低：①补体消耗增多：SLE、自身免疫性溶血性贫血、冷球蛋白血症等。②补体大量丢失：大面积烧伤、大出血和肾病综合征等。③补体合成不足：肝细胞受损或大量破坏时，如慢性肝炎、肝细胞癌、肝硬化、重症肝炎、营养不良。

【人类白细胞抗原（human leukocyte antigen，HLA）】

Ⅰ类分子 B27（HLA-B27）与中轴关节受累的脊柱关节炎密切相关。在强直性脊柱炎患者中，HLA-B27 阳性率为 90% 以上。在反应性关节炎、银屑病关节炎及虹膜睫状体炎等患者中也可出现 HLA-B27 阳性。

【推荐阅读】

[1] 费尔斯坦，巴德，加布里埃尔，等 . 凯利风湿病学：第 10 版［M］. 栗占国，译 . 北京：北京大学医学出版社，2020：895-925.

[2] 李金明，刘辉 . 临床免疫学检验技术［M］. 北京：人民卫生出版社，2021：275-284.

[3] 栗占国 . 风湿免疫病学［M］. 北京：北京大学医学出版社，2022：3-4.

（赵金霞　撰写　姚中强　审校）

第四篇缩略词表

英文缩写	中文全称
AAV	ANCA 相关性血管炎
ACEI	血管紧张素转化酶抑制剂
aCL	抗心磷脂抗体
ACPA	抗瓜氨酸化蛋白 / 多肽抗体
ACR	美国风湿病学会
AECA	抗内皮细胞抗体
ALT	丙氨酸转氨酶
ANA	抗核抗体
ANCA	抗中性粒细胞胞质抗体
AOSD	成人斯蒂尔病
aPL	抗磷脂抗体
APS	抗磷脂综合征
ARB	血管紧张素Ⅱ受体阻滞剂
AS	强直性脊柱炎
ASAS	国际脊柱关节炎评估协会
AST	天冬氨酸转氨酶
AVN	非血管性坏死
AZA	硫唑嘌呤
bDMARD	生物制剂 DMARD
β_2GPⅠ	β_2 糖蛋白Ⅰ
bid	2 次 / 日
BVAS	伯明翰系统性血管炎活动评分
c-ANCA	胞质型抗中性粒细胞胞质抗体
CCB	钙通道阻滞剂
CCP	环瓜氨酸肽
CK	肌酸激酶
COX-2	环氧合酶 -2
CRP	C 反应蛋白
csDMARD	传统合成 DMARD
CYC	环磷酰胺
DIC	弥散性血管内凝血
DMARD	改善病情抗风湿药
DMORD	改善骨关节炎药物
EDS	埃勒斯-当洛综合征
EGPA	嗜酸性肉芽肿性多血管炎
EULAR	欧洲抗风湿病联盟
ESR	红细胞沉降率
GPA	肉芽肿性多血管炎
HLA	人类白细胞抗原
HP	高倍镜视野

IL-6R	白介素 -6 受体
IIM	特发性炎性肌病
IVIg	静脉注射免疫球蛋白
JAK	Janus 激酶
抗 dsDNA 抗体	抗双链 DNA 抗体
LA	狼疮抗凝物
LDH	乳酸脱氢酶
LN	狼疮性肾炎
MEPO	美泊利珠单抗
MFS	马方综合征
MGUS	意义未明单克隆丙种球蛋白血症
MMF	吗替麦考酚酯
MPA	显微镜下多血管炎
MPO	髓过氧化物酶
MRI	磁共振成像
MTX	甲氨蝶呤
NSAIDs	非甾体抗炎药
OA	骨关节炎
p-ANCA	核周型抗中性粒细胞胞质抗体
PDE5	磷酸二酯酶 5
PET/CT	正电子发射计算机体层显像
PR3	蛋白酶 3
qd	1 次 / 日
RA	类风湿关节炎
RF	类风湿因子
RPGN	急进性肾小球肾炎
RTX	利妥昔单抗
SLE	系统性红斑狼疮
SLEDAI-2K	SLE 疾病活动度评分 2000
SLICC	国际狼疮研究临床协作组
SpA	脊柱关节炎
SRP	信号识别颗粒
SS	干燥综合征
SSc	系统性硬化病
TAK	大动脉炎
TBUT	泪膜破碎时间
tid	3 次 / 日
TNF-α	肿瘤坏死因子 α
tsDMARD	靶向合成 DMARD
VAS	视觉模拟评分
VDI	血管炎损伤指数

第五篇

内分泌疾病

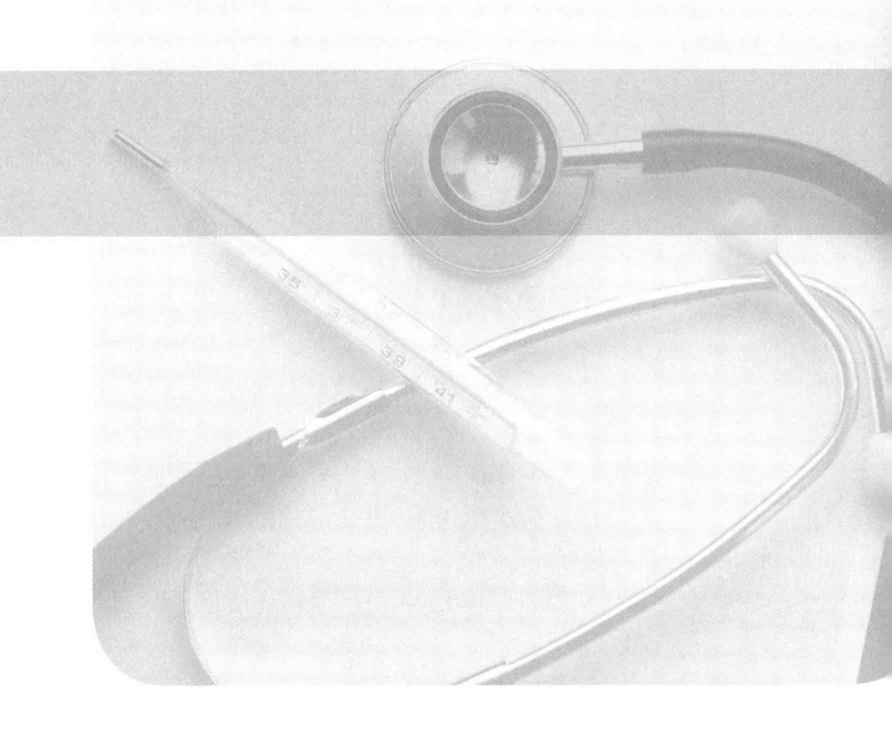

第 73 章 糖尿病及其急性并发症

第 1 节 糖尿病

【疾病概述】

糖尿病（diabetes mellitus，DM）是由遗传和环境因素共同引起的一组以慢性高血糖为主要特征的临床综合征。胰岛素缺乏和胰岛素作用障碍可单独或同时引起糖类、脂肪、蛋白质、水和电解质代谢紊乱。典型临床表现为与高血糖相关的“三多一少”，即多饮、多食、多尿、体重减轻，但很多患者表现为各种急性和慢性并发症的相关症状。DM 治疗强调早期、长期、综合和个体化，防止发生急性代谢紊乱，预防和延缓慢性并发症的发生和发展。

关键词：高血糖；三多一少。

【诊断与鉴别诊断】

一、接诊

1. 问诊要点

（1）确定糖尿病时的情况：是否提示 1 型糖尿病（type 1 diabetes mellitus，T1DM）。

（2）症状：①高血糖相关症状：典型“三多一少”症状。②慢性并发症相关症状：循环系统：大血管相关症状（胸痛、心悸、大汗、头晕、头痛、间歇性跛行等）和微血管相关症状（视物模糊、视力下降等）。消化系统：恶心、呕吐、腹胀、腹泻、便秘、腹泻与便秘交替。泌尿系统：尿中泡沫增多、夜尿增多。神经系统：肢端麻木、感觉丧失 / 过敏、蚁行感、手套和袜套感、踩棉感。皮肤：瘙痒、疖肿、足部溃疡等。③急性并发症：心悸、大汗、饥饿感、晕厥、恶心、呕吐等，以及发作频率，特别是低血糖相关急性并发症。

（3）各种慢性并发症的诊断时间。

（4）血糖控制情况，治疗方案变迁，特别是胰岛素启用时间。

（5）家族史应重点询问亲属是否患有 DM 和发病年龄，以及代谢综合征的患病情况。

2. 全身体格检查要点

（1）血压、心率、身高、体重、腰围、臀围，并记录体重指数（body mass index，BMI）和腰臀比。

（2）特殊类型糖尿病的提示性体征，如肥胖的 DM 患者（尤其是青少年）应检查是否存在黑棘皮征。

（3）糖尿病周围神经系统查体（针刺觉、振动觉、压力觉、温度觉、关节位置觉）。

（4）足背动脉搏动，皮肤有无破溃。

二、开检查医嘱

1. 常规检验

血常规、尿常规、粪便常规、肝功能、肾功能 [估算的肾小球滤过率（estimated glomerular filtration rate，eGFR）]、电解质、心肌酶谱、血脂等。尿酮体阳性患者加测血气分析、血 β - 羟丁酸。

2. 血糖控制相关检查

糖化血红蛋白（glycosylated hemoglobin，HbA1c）、糖化白蛋白（glycated albumin，GA），监测血糖谱（空腹＋三餐后 2 h＋睡前＋02:00）或应用动态血糖监测（continuous glucose monitoring，CGM）。

3. 分型和胰岛功能相关检查

抗谷氨酸脱羧酶抗体（anti-glutamic acid decarboxylase antibody，GADA）、抗胰岛细胞抗体（islet cell antibody，ICA）、胰岛细胞抗原 2 抗体（islet antigen-2 antibody，IA-2A）、锌转运体 8 自身抗体（zinc transporter 8 autoantibodies，ZnT8A）等。空腹（和餐后各时间点）胰岛素和 C 肽水平。疑诊特殊类型糖尿病时的相关指标评估，考虑单基因 DM 时建议患者进行基因检测。

4. 并发症相关检查

心电图（酌情进行超声心动图，必要时行运动平板试验 / 冠状动脉 CT 血管造影），大动脉超声（颈动脉、椎动脉、下肢动脉等）；免散瞳眼底照相＋眼科评估；尿白蛋白 / 肌酐比值（urine albumin creatine ratio，UACR）/24 h 尿蛋白定量等。

5. 合并症评估相关检查

DM 患者易合并感染、肿瘤、心理疾病等，同时可合并内分泌系统疾病（如骨质疏松症、甲状腺疾病等），应针对患者情况完善相应检查。

三、诊断流程或分类标准

1. DM 的诊断标准

核对患者是否符合 DM 的诊断标准（表 73-1），注意 DM 的诊断需依据静脉血浆葡萄糖，而不是毛细血管血糖测定结果。在有严格质量控制的实验室，采用标准化检测方法测定的 HbA1c 已作为 DM 的补充诊断标准之一。

口服葡萄糖耐量试验（oral glucose tolerance test，OGTT）方法：① 07:00 至 09:00 开始，受试者空腹（至少 8 h）后在 5 min 之内口服无水葡萄糖粉 75 g（溶于 300 ml 水）。②从服糖第 1 口开始计时，于服糖前和服糖后 2 h 分别在前臂采血测血糖，应尽早送检标本。③试验过程中，受试者不可饮茶及咖啡，不吸烟，不做剧烈运动，但无须绝对卧床。④试验前 3 天内，每日碳水化合物摄入量不少于 150 g。⑤试验前 3 ～ 7 天停用可能影响 OGTT 的药物，如避孕药、利尿剂或苯妥英钠等。

表 73-1　DM 的诊断标准

诊断标准	静脉血浆葡萄糖或 HbA1c 水平
典型糖尿病症状	
加上随机血糖	≥ 11.1 mmol/L
或加上空腹血糖	≥ 7.0 mmol/L
或加上 OGTT 2 h 血糖	≥ 11.1 mmol/L
或加上 HbA1c	≥ 6.5%
无糖尿病典型症状者，需改日复查确认	

OGTT，口服葡萄糖耐量试验；HbA1c，糖化血红蛋白。
典型糖尿病症状包括：烦渴多饮、多尿、多食、不明原因的体重下降。
随机血糖是指不考虑上次用餐时间，一天中任意时间的血糖，不能用来诊断空腹血糖受损或糖耐量减低。空腹状态是指至少 8 h 没有进食热量。

2. 糖代谢异常的诊断标准（表 73-2）

表 73-2　糖代谢异常的分类

糖代谢状态	静脉血浆葡萄糖（mmol/L）	
	空腹血糖	糖负荷后 2 h 血糖
正常血糖	＜ 6.1	＜ 7.8
空腹血糖受损	≥ 6.1 且＜ 7.0	＜ 7.8
糖耐量减低	＜ 7.0	≥ 7.8 且＜ 11.1
糖尿病	≥ 7.0	≥ 11.1

空腹血糖受损和糖耐量减低统称为糖调节受损，又称糖尿病前期。
空腹血糖正常参考范围下限通常为 3.9 mmol/L。

3. DM 的分型（表 73-3）

按照 1999 年世界卫生组织（World Health Organization，WHO）的 DM 病因学分型体系，根据病因学证据将 DM 分为 4 种类型：1 型糖尿病（type 1 diabetes，T1DM）、2 型糖尿病（type 2 diabetes，T2DM）、特殊类型糖尿病和妊娠期糖尿病。

表 73-3 DM 的分型

分型	具体内容
1 型糖尿病	（1）免疫介导性 （2）特发性
2 型糖尿病	
特殊类型糖尿病	（1）胰岛 β 细胞功能遗传性缺陷：①第 12 号染色体：HNF-1α 基因突变（MODY3）。②第 7 号染色体：GCK 基因突变（MODY2）。③第 20 号染色体：HNF-4α 基因突变（MODY1）。④线粒体 DNA 突变。⑤其他 （2）胰岛素作用遗传性缺陷：① A 型胰岛素抵抗。②多诺霍综合征（矮妖精貌综合征）。③ Rabson-Mendenhall 综合征。④脂肪萎缩性糖尿病。⑤其他 （3）胰腺外分泌疾病：胰腺炎、创伤 / 胰腺切除术后、胰腺肿瘤、胰腺囊性纤维化、血色病、纤维钙化性胰腺病等 （4）内分泌疾病：肢端肥大症、库欣综合征、胰高血糖素瘤、嗜铬细胞瘤、甲状腺功能亢进、生长抑素瘤、醛固酮瘤等 （5）药物或化学品所致的糖尿病：N-3 吡啶甲基 N-P 硝基苯尿素、喷他脒、烟酸、糖皮质激素、甲状腺激素、二氮嗪、β 受体激动剂、噻嗪类利尿剂、苯妥英钠、γ- 干扰素等 （6）感染：先天性风疹、巨细胞病毒感染等 （7）不常见的免疫介导性糖尿病：僵人综合征、胰岛素自身免疫综合征、胰岛素受体抗体等 （8）其他与糖尿病相关的遗传综合征：Down 综合征、Klinefelter 综合征、Turner 综合征、Wolfram 综合征、Friedreich 共济失调、亨廷顿病、Laurence-Moon-Beidel 综合征、强直性肌营养不良、卟啉病、Prader-Willi 综合征等
妊娠期糖尿病	

GCK，葡萄糖激酶；HNF-1α，肝细胞核因子 1α；MODY，青少年的成人起病型糖尿病。

四、鉴别诊断

主要是针对糖尿病分型的鉴别。T1DM 具有以下特点：①患者年龄通常＜ 30 岁；②“三多一少”症状明显；③常以酮症或酮症酸中毒起病；④非肥胖体型；⑤空腹或餐后血清 C 肽浓度明显降低；⑥出现胰岛自身免疫标志物，如 GADA、ICA、IA-2A、ZnT8A 等。

在特殊类型 DM 方面，对具有下列 1 种尤其是多种情况者，应疑诊线粒体基因突变 DM：①在家系内 DM 的传递符合母系遗传；②起病早伴病程中胰岛 β 细胞分泌功能明显进行性减退或伴有 BMI 低且胰岛自身抗体检测阴性的 DM 患者；③伴神经性耳聋的 DM 患者；④伴中枢神经系统表现、骨骼肌表现、心肌病、视网膜色素变性、眼外肌麻痹或乳酸性酸中毒的 DM 患者或家族中有上述表现者。对疑似者应先进行 tRNALeu（UUR）A3243G 突变检测。

青少年的成人起病型糖尿病（maturity-onset diabetes of the young，MODY）的诊断标准包括：①家系内至少 3 代直系亲属均患 DM，且其传递符合常染色体显性遗传规律；②家系内至少有 1 位 DM 患者的诊断年龄≤ 25 岁；③ DM 确诊后至少在 2 年内无需使用胰岛素控制血糖。

五、并发症

1. 急性并发症

主要包括糖尿病酮症酸中毒、高渗性高血糖状态、低血糖、乳酸酸中毒等。

2. 慢性并发症

（1）微血管病变：糖尿病肾病、视网膜病变等。

（2）大血管病变：心血管、脑血管及下肢动脉病变等。

（3）神经病变：主要包括①弥漫性：周围神经病变、自主神经病变。②单神经病变。③神经根、神经丛病变。

六、诊断正确书写模板

糖尿病（分型）

　　糖尿病并发症（急性 / 慢性）

合并症

【治疗】

一、治疗原则

由于 T1DM 患者的胰岛 β 细胞功能缺乏甚至完全丧失，胰岛素分泌绝对不足，因此 T1DM 患者需终身使用胰岛素替代治疗。理想的胰岛素替代治疗方案是将血糖维持到目标范围，同时允许在进餐和运动方面具有灵活性。推荐 T1DM 患者优先使用每日多次胰岛素注射或持续皮下胰岛素输注方案进行治疗。对于 T2DM 患者，胰岛素抵抗和胰岛素分泌不足均存在，其治疗策略更加综合（图 73-1）。

二、治疗流程或治疗 SOP

1. T2DM 患者高血糖治疗路径（图 73-1）

2. 口服降糖药（表 73-4）

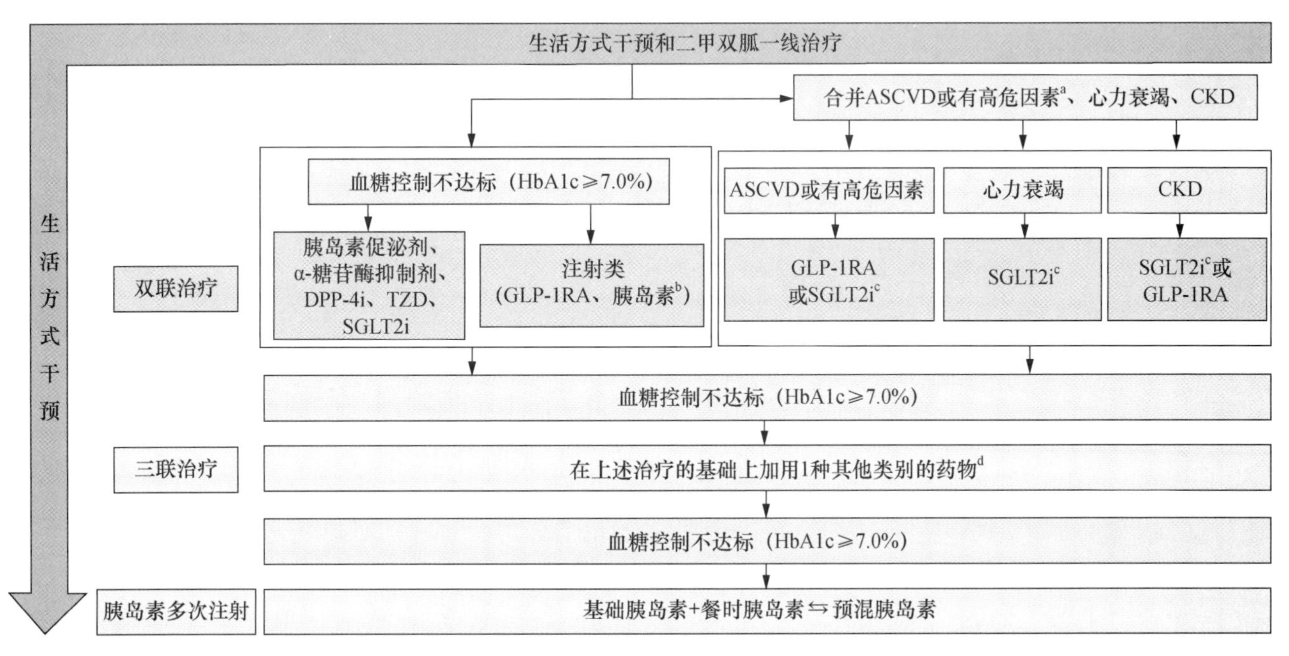

图 73-1　T2DM 患者高血糖治疗路径。HbA1c，糖化血红蛋白；ASCVD，动脉粥样硬化性心血管疾病；CKD，慢性肾脏病；DPP-4i，二肽基肽酶 4 抑制剂；TZD，噻唑烷二酮；SGLT2i，钠-葡萄糖耦联转运体 2 抑制剂；GLP-1RA，胰高血糖素样肽 -1 受体激动剂。[a] 高危因素指年龄≥ 55 岁伴以下至少 1 项：冠状动脉狭窄≥ 50%、颈动脉狭窄≥ 50%、下肢动脉狭窄≥ 50%、左心室肥厚。[b] 通常选用基础胰岛素。[c] 加用具有 ASCVD、心力衰竭或 CKD 获益证据的 GLP-1RA 或 SGLT2i。[d] 有心力衰竭者禁用 TZD

表 73-4　常用口服降糖药

药物种类	代表药物	主要作用机制	HbA1c 降幅（%）	低血糖	体重	对心血管系统的影响	肝功能不全	主要不良反应
双胍类	二甲双胍	减少肝葡萄糖的输出	1.0 ～ 1.5	单用不引起低血糖	轻度减轻	可减少超重或肥胖 T2DM 患者的心血管事件和死亡。禁用于急性和不稳定性 HF 患者	禁用	胃肠道反应
磺脲类	①格列本脲 ②格列吡嗪 ③格列齐特 ④格列喹酮 ⑤格列美脲	直接刺激胰岛 β 细胞分泌胰岛素	1.0 ～ 1.5	可导致低血糖	增加	缺乏 CVOT 证据	重度肝损害（ALT ＞ 8 ～ 10 倍参考值上限或 ALT ＞ 3 倍参考值上限且 TBil ＞ 2 倍参考值上限）患者禁用	①低血糖，胃肠道反应；少见皮疹、血象异常、肝功能损害、黄疸 ②主要为低血糖，可有胃肠道反应，少见皮疹、血象异常、肝功能损害、黄疸 ③低血糖，胃肠道功能障碍 ④极少数患者可皮肤过敏反应、胃肠道反应、轻度低血糖反应 ⑤偶见过敏反应
格列奈类	①瑞格列奈 ②那格列奈 ③米格列奈	直接刺激胰岛 β 细胞分泌胰岛素	0.5 ～ 2.0	可导致低血糖	增加	HF（NYHA 心功能分级Ⅱ级以上）患者禁用	①严重肝功能不全患者禁用 ②轻中度肝功能不全患者无须调整药物剂量；严重肝功能不全患者慎用 ③肝功能不全的患者慎用	低血糖、体重增加
α-糖苷酶抑制剂	①阿卡波糖 ②伏格列波糖 ③米格列醇	延缓碳水化合物在肠道内的消化和吸收	0.5 ～ 1.0	单用不引起低血糖，联合治疗出现低血糖时需给予葡萄糖	减轻或中性	中性	①少数患者发生一过性肝功能异常 ②严重肝功能的患者慎用 ③不经肝代谢	胃肠道反应，如腹胀、排气等

（续表）

药物种类	代表药物	主要作用机制	HbA1c 降幅（%）	低血糖	体重	对心血管系统的影响	肝功能不全	主要不良反应
TZD	①罗格列酮 ②吡格列酮	改善胰岛素抵抗	0.7 ～ 1.0	单用不引起低血糖	增加	① HF（NYHA 心功能分级Ⅱ级以上）患者禁用 ②可能引起或加重 HF。NYHA 心功能Ⅲ级和Ⅳ级的患者不宜使用	①活动性肝病或 ALT ＞ 2.5 倍参考值上限的患者禁用 ② ALT ＞ 3 倍参考值上限或出现黄疸时禁用	体重增加、水肿 增加绝经后女性骨折和骨质疏松症的风险
DPP-4i	①西格列汀 ②沙格列汀 ③维格列汀 ④利格列汀 ⑤阿格列汀	减少体内 GLP-1 的快速降解，增加内源性 GLP-1 浓度，从而促进胰岛 β 细胞分泌胰岛素，抑制 α 细胞分泌胰高血糖素	0.4 ～ 0.9	单用不引起低血糖	中性	①不增加 MACE 风险 ②不增加 MACE 风险，但可能增加 HF 住院风险 ③在充血性 HF 患者中使用经验有限，慎用 ④不增加 MACE 风险 ⑤不增加 MACE 风险，但可能增加 HF 住院风险	①轻中度肝功能不全的患者无须进行剂量调整 ②中度肝功能不全患者慎用；重度肝功能不全患者不推荐 ③ ALT ＞ 3 倍参考值上限的患者不推荐 ④无须调整剂量 ⑤肝功能异常的患者慎用	鼻咽炎、头痛、上呼吸道感染等
SGLT-2i	达格列净① 恩格列净② 卡格列净③	减少肾小管对葡萄糖的重吸收，增加肾葡萄糖的排出	0.5 ～ 1.5	单用不引起低血糖	减轻	①在减小 MACE 风险方面与安慰剂无显著差异 ②显著减小 MACE 风险 ③显著减小 MACE 风险	①重度肝功能不全患者需减量 ②轻中度肝功能损害患者可使用，且无须调整剂量 ③重度肝损害患者不推荐使用	泌尿生殖系统感染；罕见的不良反应包括酮症酸中毒（主要见于 T1DM 患者）

ALT，丙氨酸转氨酶；CVOT，心血管结局研究；GLP-1，胰高血糖素样肽 -1；HbA_{1c}，糖化血红蛋白；HF，心力衰竭；MACE，主要不良心血管事件；TBil，总胆红素；DPP-4i，二肽基肽酶 4 抑制剂；TZD，噻唑烷二酮；SGLT2i，钠-葡萄糖耦联转运体 2 抑制剂。

3. 胰高糖素样肽 -1 受体激动剂（glucagon-like peptide-1 receptor agonist，GLP-1RA）

GLP-1RA 可通过激动 GLP-1 受体以葡萄糖依赖的方式刺激胰岛素分泌，抑制胰高糖素分泌，同时增加肌肉和脂肪组织的葡萄糖摄取，抑制肝葡萄糖的生成，延缓胃排空，抑制食欲，进而发挥降糖作用（表 73-5）。GLP-1RA 可有效降低血糖，降低体重，改善血脂谱、降低血压，并有一定的心血管获益。GLP-1RA 可单独使用或与其他降糖药物联合使用。

表 73-5　常见 GLP-1RA 的用法用量

<table>
<tr><th>药物</th><th>用量</th><th>用法</th><th>不良反应及注意事项</th></tr>
<tr><td>贝那鲁肽注射液</td><td>起始 0.1 mg，2 周后增至 0.2 mg</td><td>3 次 / 日
餐前 5 min 皮下注射</td><td rowspan="9">● 胃肠道不良反应：常见恶心、呕吐、腹泻等，但可随时间逐渐缓解，用药初期胃肠道不良反应症状明显，建议初始小剂量，根据耐受情况逐渐加至正常剂量。由于胃肠道不良反应可能导致脱水，应适当补液
● 低血糖反应：单药使用的低血糖发生风险低，常见于联用磺酰脲类药物或基础胰岛素时，驾驶和使用机器时应采取预防措施避免低血糖
● 心率增加：使用 GLP-1RA 类药物可能加快心率，但不会导致心律失常，若症状明显，可应用控制心室率药物对症治疗
● 有胰腺炎病史者慎用；若确诊为急性胰腺炎，应立即停药</td></tr>
<tr><td>艾塞那肽注射液</td><td>起始 5 μg，1 个月后可增至 10 μg</td><td>2 次 / 日
早餐和晚餐前 60 min 皮下注射；2 次间隔 6 h</td></tr>
<tr><td>利司那肽注射液</td><td>起始 10 μg，第 15 天开始 20 μg</td><td>1 次 / 日
任意一餐前 1 h 内皮下注射</td></tr>
<tr><td>利拉鲁肽注射液</td><td>起始 0.6 mg，至少 1 周后增加至 1.2 mg 或 1.8 mg（单日不超过 1.8 mg）</td><td>1 次 / 日
任意时间皮下注射</td></tr>
<tr><td>度拉糖肽注射液</td><td>起始 0.75 mg，最大推荐剂量为 1.5 mg</td><td>每周 1 次
任意时间皮下注射</td></tr>
<tr><td>司美格鲁肽注射液</td><td>起始 0.25 mg，4 周后增至 0.5 mg，至少 4 周后可增 1 mg（建议单周不超过 1 mg）</td><td>每周 1 次
任意时间皮下注射</td></tr>
<tr><td>聚乙二醇洛塞那肽注射液</td><td>起始 0.1 mg，控制不佳增至 0.2 mg</td><td>每周 1 次
任意时间腹部皮下注射</td></tr>
<tr><td>注射用艾塞那肽微球</td><td>常规 2 mg</td><td>每周 1 次
任意时间皮下注射</td></tr>
</table>

4. T2DM 患者胰岛素治疗路径（图 73-2 和表 73-6）

根据患者具体情况，可选用基础胰岛素、预混胰岛素或双胰岛素类似物起始胰岛素治疗。

（1）基础胰岛素：包括中效胰岛素和长效胰岛素类似物，1 次 / 日。仅使用基础胰岛素时，保留原用的口服降糖药物，不必停用胰岛素促泌剂。起始剂量通常为 0.1 ～ 0.2 U/（kg · d）；HbA1c ＞ 8.0% 者，可考虑 0.2 ～ 0.3 U/（kg · d）；BMI ≥ 25 kg/m^2 者可考虑以 0.3 U/（kg · d）起始。根据患者空腹血糖水平每 3 ～ 5 天调整 1 次胰岛素用量，每次调整 1 ～ 4 U 直至空腹血糖达标。基础胰岛素的最大剂量可为 0.5 ～ 0.6 U/（kg · d）。

（2）预混胰岛素：包括预混人胰岛素和预混胰岛素类似物。根据患者的血糖水平，可选择每日 1 ～ 2 次的注射方案。HbA1c 较高时，使用每日 2 次的注射方案。①每日 1 次预混胰岛素：起始剂量为 0.2 U/（kg · d），晚餐前注射。根据空腹血糖水平每 3 ～ 5 天调整 1 次用量，每次调整 1 ～ 4 U 直至空腹血糖达标。②每日 2 次预混胰岛素：起始剂量为 0.2 ～ 0.4 U/（kg · d），按 1∶1 的比例分配到早餐前和晚餐前。根据空腹血糖和晚餐前血糖分别调整晚餐前和早餐前的胰岛素用量，每 3 ～ 5 天调整 1 次，每次调整 1 ～ 4 U 直至血糖达标。③ T1DM 在蜜月期阶段可短期使用预混胰岛素，每日 2 ～ 3 次注射。预混胰岛素不宜用于 T1DM 患者的长期血糖控制。

（3）双胰岛素类似物：目前上市仅有德谷门冬双胰岛素，通常从 0.1 ～ 0.2 U/（kg · d）开始，于主餐前注射，1 次 / 日，根据空腹血糖水平调整剂量直至达标。肥胖或 HbA1c ＞ 8.0% 的患者可选择更高剂量起始。德谷门冬双胰岛素剂量达 0.5 U/（kg · d）或总量达 30 ～ 40 U 餐后血糖仍控制不佳，或患者每天有两次主餐时，可考虑改为每天注射 2 次。

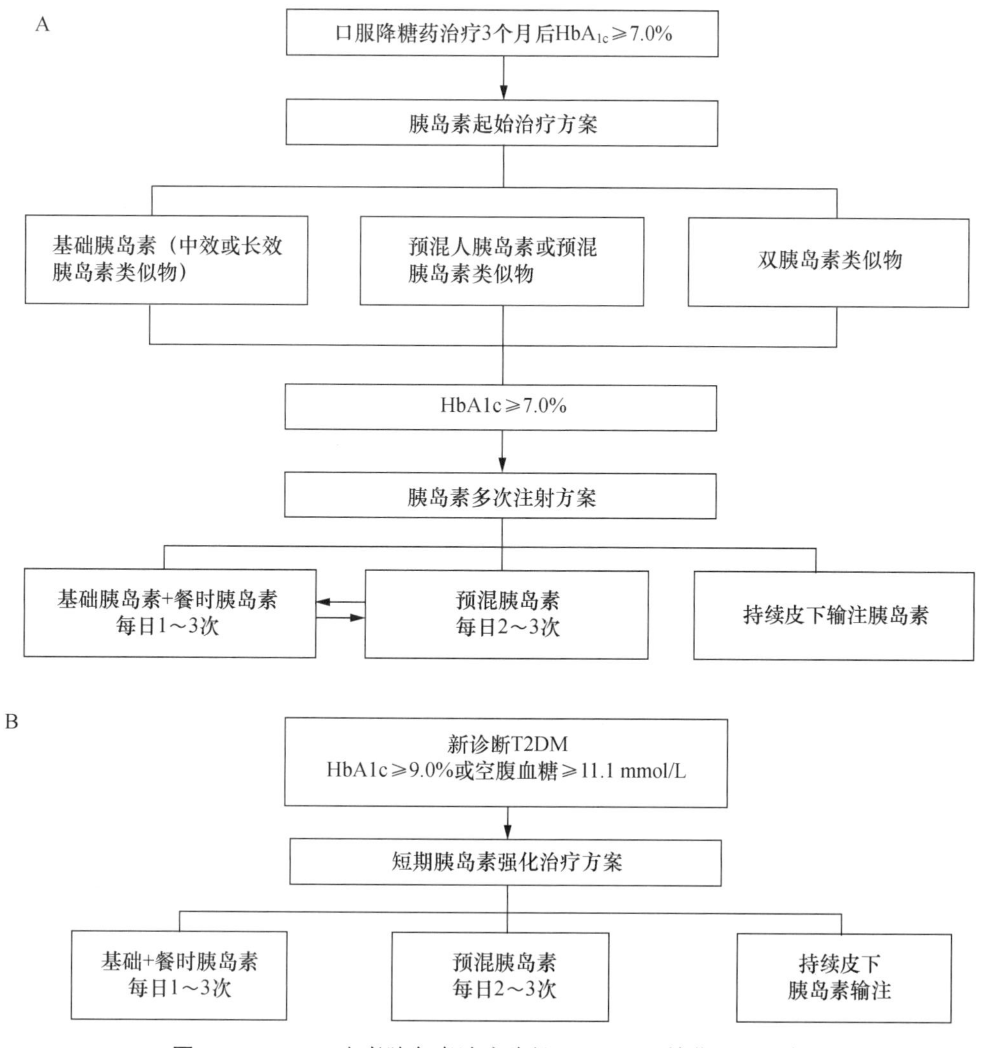

图 73-2　T2DM 患者胰岛素治疗路径。HbA1c，糖化血红蛋白

表 73-6　常用胰岛素及其作用特点

胰岛素制剂	起效时间（h）	峰值时间（h）	作用持续时间（h）
短效人胰岛素（RI）	0.25 ～ 1.00	2 ～ 4	5 ～ 8
门冬胰岛素	0.17 ～ 0.25	1 ～ 2	4 ～ 6
赖脯胰岛素	0.17 ～ 0.25	1.0 ～ 1.5	4 ～ 5
谷赖胰岛素	0.17 ～ 0.25	1 ～ 2	4 ～ 6
中效人胰岛素（NPH）	2.5 ～ 3.0	5 ～ 7	13 ～ 16
长效胰岛素（PZI）	3 ～ 4	8 ～ 10	20
甘精胰岛素 U100	2 ～ 3	无峰	30
甘精胰岛素 U300	6	无峰	36
地特胰岛素	3 ～ 4	3 ～ 14	24
德谷胰岛素	1	无峰	42
预混人胰岛素（30R，70/30）	0.5	2 ～ 12	14 ～ 24
预混人胰岛素（40R）	0.5	2 ～ 8	24
预混人胰岛素（50R）	0.5	2 ～ 3	10 ～ 24
预混门冬胰岛素 30	0.17 ～ 0.33	1 ～ 4	14 ～ 24

（续表）

胰岛素制剂	起效时间（h）	峰值时间（h）	作用持续时间（h）
预混门冬胰岛素 50	0.25	0.50 ～ 1.17	16 ～ 24
预混赖脯胰岛素 25	0.25	0.50 ～ 1.17	16 ～ 24
预混赖脯胰岛素 50	0.25	0.50 ～ 1.17	16 ～ 24
双胰岛素类似物（德谷门冬双胰岛素 70/30）	14	1.2	＞ 24

（4）短期胰岛素强化治疗：在胰岛素治疗的基础上，经过充分的剂量调整，若患者血糖水平仍未达标或出现反复低血糖，需进一步优化治疗方案。可采用餐时＋基础胰岛素（每日 2 ～ 4 次）或预混胰岛素类似物（每日 2 ～ 3 次）进行胰岛素强化治疗。

5. T1DM 的血糖控制目标（表 73-7）

表 73-7　中国 T1DM 综合控制目标

观察指标	控制目标
血糖（mmol/L）	
空腹或餐前	4.4 ～ 7.0
餐后	5.0 ～ 10.0
睡前或凌晨	4.4 ～ 7.8
HbA1c（%）	＜ 7.0%[a]
TIR（3.9 ～ 10.0 mmol/L）	＞ 70%[b]
TBR	
＜ 3.9 mmol/L	＜ 4%[c]
＜ 3.0 mmol/L	＜ 1%
TAR	
＞ 10.0 mmol/L	＜ 25%
＞ 13.9 mmol/L	＜ 5%[d]

T1DM，1 型糖尿病；HbA1c，糖化血红蛋白；TIR，葡萄糖在目标范围内时间；TBR，葡萄糖低于目标范围时间；TAR，葡萄糖高于目标范围时间。

[a] 以下情况建议 HbA1c 控制目标为＜ 7.5%：不能准确识别低血糖、低血糖发作较频繁、既往有严重低血糖或医疗资源落后地区的 T1DM 儿童或青少年；老年人。

[b] 老年人 / 高风险者建议 TIR ＞ 50%。

[c] 老年人 / 高风险者建议＜ 3.9 mmol/L 的 TBR ＜ 1%。

[d] 老年人 / 高风险者建议＞ 13.9 mmol/L 的 TAR ＜ 10%。

6. T2DM 综合控制目标（表 73-8）

表 73-8　中国 T2DM 综合控制目标

测量指标	目标值
毛细血管血糖（mmol/L）	
空腹	4.4 ～ 7.0
非空腹	＜ 10.0
HbA1c（%）	＜ 7.0
血压（mmHg）	＜ 130/80
总胆固醇（mmol/L）	＜ 4.5

（续表）

测量指标	目标值
高密度脂蛋白胆固醇（mmol/L）	
男性	＞1.0
女性	＞1.3
甘油三酯（mmol/L）	＜1.7
低密度脂蛋白胆固醇（mmol/L）	
未合并动脉粥样硬化性心血管疾病	＜2.6
合并动脉粥样硬化性心血管疾病	＜1.8
BMI（kg/m^2）	＜24.0

1 mmHg＝0.133 kPa。BMI，体重指数；HbA1c，糖化血红蛋白。

【出院指导】

1. 健康宣教，低盐、低脂糖尿病饮食，制订运动方案、体重管理和生活方式计划。

2. 告知患者出院后的用药方案（药物剂量、用药频次、相关注意事项、可能不良反应），自我血糖监测频率及控制目标（注意制订个体化目标），常规情况：空腹血糖4.4～7 mmol/L，餐后血糖＜10 mmol/L，血糖目标范围时间（time in range，TIR）＞70%，每3个月复查HbA1c、肝肾功能等。

3. 监测血压、血脂，根据个体情况制订控制目标。

4. 并发症长期随访，告知随访频率和内容（如每年复查眼底）。

5. 其他合并疾病的随访计划遵循相应科室的建议。

第2节　糖尿病酮症酸中毒

【疾病概述】

糖尿病酮症酸中毒（diabetic ketoacidosis，DKA）属于DM的急性并发症，是由于胰岛素不足和（或）升糖激素不适当升高，引起糖、脂肪和蛋白质代谢紊乱，导致水、电解质和酸碱平衡失调，以高血糖、高血酮和代谢性酸中毒为主要表现的临床综合征。辅助检查主要包括血糖、血酮体、血电解质、血气分析、尿常规等。治疗原则是补液、胰岛素治疗、纠正电解质紊乱及酸碱平衡失调、发现和去除诱因、治疗相关并发症。DKA患者经过及时抢救治疗，一般预后良好。

关键词：糖尿病急症；高血糖；酮症；酸中毒。

【诊断与鉴别诊断】

一、接诊

1. 问诊要点

诱因；“三多一少”症状的出现和加重；关注相关症状，如疲乏、食欲减退、恶心、呕吐、腹痛、呼吸深快；尿量减少、血压和心率改变；意识状态改变；血糖检测情况。外院化验检查及相应处理情况。

2. 全身体格检查要点

生命体征（体温、脉搏、呼吸、血压）；神志、精神状况；脱水体征：眼眶下陷、皮肤黏膜干燥；皮温；呼吸频率及幅度、有无烂苹果味；心率、心律；腹部有无压痛、反跳痛、肠鸣音等。

二、开检查医嘱

1. 常规检验

血常规、尿常规、血生化（应包括电解质）、快速血糖（末梢）；葡萄糖（静脉）、HbA1c、β-羟基丁酸（β-hydroxybutyrate，β-HB）、血气分析、淀粉酶、脂肪酶等。酌情检测糖尿病抗体［包括谷氨酸脱羧酶抗体（glutamic acid decarboxylase antibody，GADA）、胰岛素自身抗体（insulin autoantibody，IAA）、胰岛细胞抗体（islet cell antibody，ICA）］。

2. 常规检查

胸部 X 线检查、心电图、腹部超声等。

三、诊断流程或分类标准

DKA 的评估流程见图 73-3。

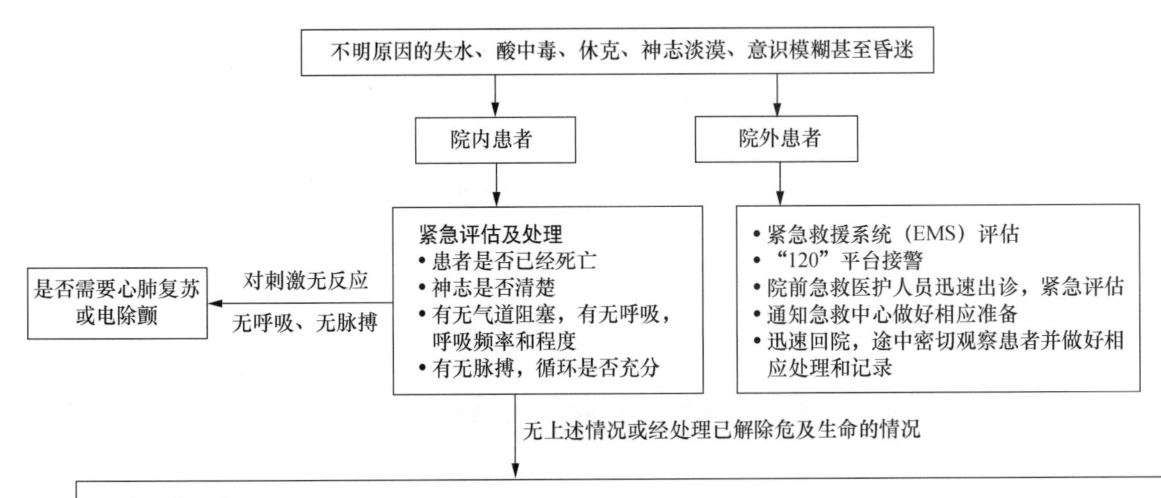

一般评估及处理
- 体位：绝对卧床，保暖，不能平卧者取半卧位；昏迷者取平卧位，头偏向一侧，防止呼吸道分泌物及呕吐物误入气管，引起窒息或肺部感染；有义齿者立即取下；谵妄烦躁者上好床拦，以免坠伤
- 生命体征监护：密切监测血压、心率、呼吸、血氧饱和度，观察患者神志状态、皮肤及黏膜颜色，监测中心静脉压，以调整输液速度
- 保证呼吸道通畅：有自主呼吸者给予吸氧；无自主呼吸者给予人工辅助呼吸；昏迷患者吸痰
- 建立静脉通道
- 昏迷患者留置导尿，酌情考虑是否留置胃管
- 采集血尿标本送检：血糖、血常规、尿常规、血气分析、肝肾功能、电解质、C反应蛋白、血尿淀粉酶、D-二聚体等
- 病史回顾、体格检查
- 特殊检查：心电图、胸部X线检查、腹部B超、头颅CT等

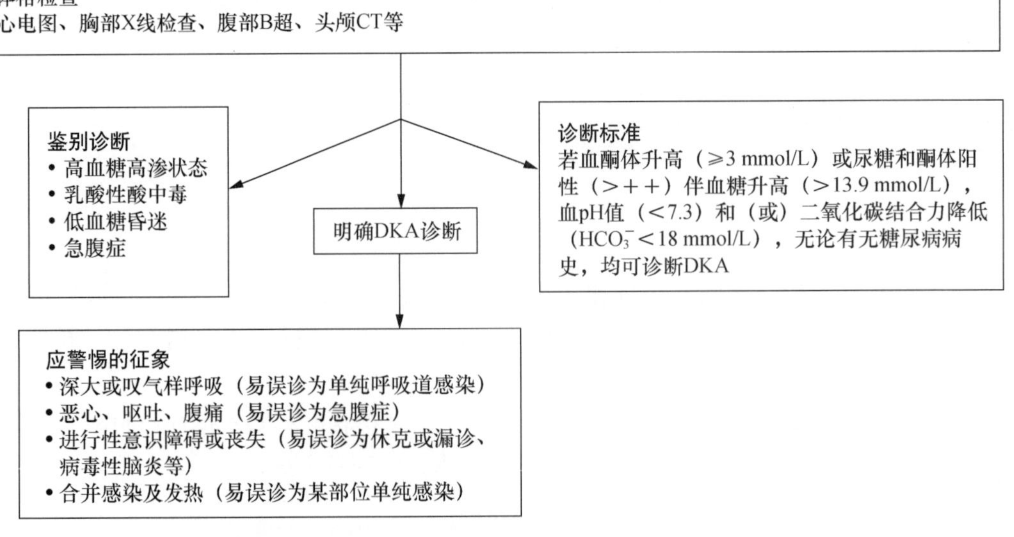

图 73-3　DKA 的诊断流程图

四、鉴别诊断

1. 高血糖高渗状态（hyperglycemic hyperosmolar status，HHS）

以血糖和血浆渗透压明显升高及中枢神经系统受损为特征。DKA 和 HHS 是两种不同的高血糖危象。HHS 的特点包括：①血糖和血浆渗透压明显高于 DKA；②血酮体阴性或仅轻度升高；③中枢神经系统受损症状较 DKA 明显。因此，两者不难鉴别，应注意 DKA 可与高渗性昏迷并存（如高钠性高渗性昏迷），此时，血钠水平常会显著升高。

2. 乳酸性酸中毒

糖尿病乳酸性酸中毒（diabetic lactic acidosis，DLA）患者多有服用大量苯乙双胍（降糖灵）病史，或处于休克、缺氧、饮酒、感染等情况下，有慢性肝病、肾病和心力衰竭史者更易发生。临床表现常被各种原发病所掩盖。休克时，可见患者呼吸深大而快，但无酮味，皮肤潮红。实验室检查示血清乳酸＞5 mmol/L，pH 值＜7.35 或阴离子间隙＞18 mmol/L，HCO_3^- 常＜10 mmol/L。

3. 急腹症

DKA 患者可出现腹痛、血清淀粉酶水平升高，需鉴别其他急腹症，如急性阑尾炎、急性胰腺炎（尤其多见于高甘油三酯血症患者）、腹膜炎、肠梗阻等。值得注意的是，DKA 合并急腹症时，后者的临床表现通常很不典型，因此对任何疑诊患者均应进行必要的实验室检查（如腹部超声、血清淀粉酶和脂肪酶等）。

五、病情评估 / 病情严重程度分级（表 73-9）

表 73-9　DKA 的严重程度分级

DKA 严重程度	血糖（mmol/L）	动脉血 pH 值	血清 HCO_3^-（mmol/L）	尿酮体[a]	血酮体	血浆有效渗透压[b]	阴离子间隙（mmol/L）	意识状态
轻度	＞13.9	7.25～7.30	15～18	阳性	升高	可变	＞10	清醒
中度	＞13.9	≥7.00 且＜7.25	≥10 且＜15	阳性	升高	可变	＞12	清醒或嗜睡
重度	＞13.9	＜7.00	＜10	阳性	升高	可变	＞12	木僵或昏迷

DKA，糖尿病酮症酸中毒。
[a] 硝普盐反应法。
[b] 血浆有效渗透压＝2×（[Na^+]＋[K^+]）（mmol/L）＋血糖（mmol/L）。
[c] 阴离子间隙＝[Na^+]－[Cl^-＋HCO_3^-]（mmol/L）。

六、诊断正确书写模板

糖尿病（1 型糖尿病 /2 型糖尿病）
　糖尿病酮症酸中毒
　糖尿病肾病
　糖尿病周围神经病变

【治疗】

一、治疗原则

尽快补液以恢复血容量、纠正失水状态，降低血糖，纠正电解质及酸碱平衡失调，同时积极寻找和消除诱因，防治并发症，降低病死率。

二、治疗流程或治疗 SOP

1. 补液

纠正失水，恢复血容量和肾灌注，有助于降低血糖和消除酮体。治疗中补液速度应先快后慢，第 1 h 输注生理盐水，速度为 15 ～ 20 ml/（kg・h）（成人通常输注 1.0 ～ 1.5 L）。随后补液速度取决于脱水程度、电解质水平、尿量等。应在第 1 个 24 h 内补足预先估计的液体丢失量，根据血流动力学（如血压）、出量、实验室指标及临床表现判断补液治疗是否有效。心肾功能不全者在补液过程中应监测血浆渗透压，并评估心脏、肾、神经系统状况，以防止补液过快。当 DKA 患者血糖≤ 11.1 mmol/L 时，需补充 5% 葡萄糖并继续胰岛素治疗，直至血酮、血糖均得到控制。

2. 胰岛素

推荐连续小剂量胰岛素静脉输注［0.1 U/（kg・h）］。对于重度患者，可采用首剂静脉注射胰岛素 0.1 U/kg，随后以 0.1 U/（kg・h）速度持续输注，胰岛素静脉输注过程中需严密监测血糖，根据血糖下降速度调整输液速度，以保持血糖下降速度为 2.8 ～ 4.2 mmol/（L・h）。若第 1 h 内血糖下降不足 10% 或血酮下降速度＜ 0.5 mmol/（L・h），且脱水已基本纠正，则增加胰岛素剂量 1 U/h。

当患者血糖降至 11.1 mmol/L 时，胰岛素剂量应减至 0.02 ～ 0.05 U/（kg・h），并开始给予 5% 葡萄糖溶液，此后根据血糖调整胰岛素给药速度和葡萄糖浓度，使血糖维持在 8.3 ～ 11.1 mmol/L，同时持续进行胰岛素滴注直至 DKA 缓解。DKA 缓解标准参考如下：血糖＜ 11.1 mmol/L，血酮＜ 0.3 mmol/L，血清 HCO_3^- ≥ 15 mmol/L，血 pH 值＞ 7.3，阴离子间隙≤ 12 mmol/L。不可完全依靠尿酮值来确定 DKA 是否缓解，因尿酮在 DKA 缓解时仍可持续存在。DKA 缓解后可改为胰岛素皮下注射。需要注意的是，为防止 DKA 再次发作和反弹性血糖升高，胰岛素静脉滴注和皮下注射之间可重叠 1 ～ 2 h。

3. 纠正电解质紊乱

在开始胰岛素及补液治疗后，若患者尿量正常且血钾＜ 5.2 mmol/L，应静脉补钾，通常在每升输入溶液中加氯化钾 1.5 ～ 3.0 g，以维持血钾水平为 4 ～ 5 mmol/L。治疗前已有低钾血症且尿量≥ 40 ml/h 时，在补液和胰岛素治疗的同时必须补钾。若发现血钾＜ 3.3 mmol/L，应优先进行补钾治疗，当血钾升至 3.3 mmol/L 时，再开始胰岛素治疗，以免发生致死性心律失常、心搏骤停和呼吸肌麻痹。

4. 纠正酸中毒

注射胰岛素治疗后会抑制脂肪分解，进而纠正酸中毒，如无循环衰竭，一般无须额外补碱。严重代谢性酸中毒可能引起心肌损伤、脑血管扩张、严重胃肠道并发症及昏迷等并发症。仅在 pH ≤ 6.9 的患者考虑适当补碱治疗。每 2 h 测定 1 次血 pH 值，直至其维持在 7.0 以上。治疗中应加强复查，防止过量。

5. 发现和去除诱因及治疗并发症

如休克、感染、心力衰竭和心律失常、脑水肿和肾衰竭等。

6. 治疗监测

治疗过程应准确记录液体入量及出量、血糖及血酮。

7. 后续治疗

在 DKA 纠正后，根据病因、分型等确定常规 DM 治疗的方案。

【出院指导】

糖尿病饮食，适当运动，规律监测血糖，定期复查尿常规、肝肾功能、电解质，每 3 个月复查 HbA1c。继续原有降糖方案，建议血糖控制目标为空腹血糖 4.4 ～ 7 mmol/L，餐后 2 h 血糖＜ 10 mmol/L，长期 HbA1c ＜ 7%（一般控制目标，需根据具体病情调整），避免血糖＜ 3.9 mmol/L。若患者使用胰岛素，告知胰岛素调整原则，警惕低血糖。内分泌科定期复诊。

第 3 节　高血糖高渗状态

【疾病概述】

高血糖高渗状态（hyperglycemic hyperosmolar status，HHS）是 DM 的急性并发症之一，以严重高血糖、高血浆渗透压、脱水为特点，无明显酮症，患者可出现不同程度的意识障碍。HHS 主要见于老年 T2DM 患者，超过 2/3 的患者既往无明确 DM 病史。

关键词：严重高血糖；高血浆渗透压；脱水。

【诊断与鉴别诊断】

一、接诊

1. 问诊要点

感染、外伤、手术、脑血管意外等诱因；是否使用糖皮质激素、利尿剂、甘露醇等药物，或接受透析治疗、静脉高营养治疗等；多尿、多饮、食欲减退的前驱表现，少尿、无尿的出现时间。关注有无水摄入不足或失水的过程；反应迟钝、烦躁或淡漠、逐渐陷入昏迷的表现；既往糖尿病诊断和血糖检测情况，外院化验检查及相应处理情况。

2. 全身体格检查要点

生命体征（体温、脉搏、呼吸、血压）；神志、精神情况；有无眼球下陷、皮肤黏膜干燥等脱水情况，皮温情况。

二、开检查医嘱

快速血糖（末梢）；血常规、葡萄糖（静脉）、血生化（应包括电解质）、HbA1c、尿常规、血浆渗透压、血气分析。

三、诊断流程或分类标准

HHS 的实验室诊断参考标准包括：①血糖≥ 33.3 mmol/L；②有效血浆渗透压≥ 320 mOsm/L；③血清 HCO_3^- ≥ 18 mmol/L 或动脉血 pH 值≥ 7.30；④尿糖呈强阳性，血酮体正常或轻度升高，尿酮体阴性或弱阳性；⑤阴离子间隙＜ 12 mmol/L。血糖≥ 33.3 mmol/L，有效血浆渗透压≥ 320 mOsm/L 可诊断本病。应同时关注血乳酸和酮体，排除合并 DKA 和乳酸性酸中毒。

四、诊断正确书写模板

糖尿病（1 型糖尿病 /2 型糖尿病）

　　高血糖高渗状态

【治疗】

一、治疗原则

同 DKA。

二、治疗流程或治疗 SOP

1. 补液

HHS 失水较 DKA 更严重，24 h 总补液量应为 100 ～ 200 ml/kg。推荐首选生理盐水。补液速度与 DKA

治疗类似，第 1 h 给予 1.0 ～ 1.5 L，随后根据脱水程度、电解质水平、血浆渗透压、尿量等调整补液速度。治疗开始时应每小时检测或计算血浆有效渗透压，并据此调整补液速度以使其以 3 ～ 8 mOsm/（L・h）的速度逐渐下降。当补足液体而血浆渗透压不再下降或血钠不再升高时，可考虑给予 0.45% 氯化钠溶液。对于 HHS 患者，补液本身即可使血糖下降，当血糖下降至 16.7 mmol/L 时，需补充 5% 含糖溶液，直至血糖得到控制。HHS 常合并血钠异常，如果补液不充分，血钠测定值可能比治疗前更高。为了确定体内脱水程度，应计算校正后血钠，公式：校正后［Na^+］＝测定的［Na^+］(mmol/L）＋1.6×［血糖（mg/dl）－100］/100，校正后血钠＞ 140 mmol/L 提示严重脱水。

2. 胰岛素治疗

胰岛素的使用原则与 DKA 大致相同。HHS 患者通常对胰岛素较敏感，胰岛素用量相对较小。推荐以 0.1 U/（kg・h）的速度持续静脉输注。当血糖降至 16.7 mmol/L 时，应减慢输注速度至 0.02 ～ 0.05 U/（kg・h），同时使用葡萄糖溶液静脉滴注，使血糖维持在 13.9 ～ 16.7 mmol/L，直至 HHS 高血糖高渗状态缓解，HHS 缓解的主要表现为血浆渗透压降至正常、患者意识状态恢复正常。

3. 补钾

补钾原则与 DKA 相同。

4. 连续性肾脏替代治疗（continuous renal replacement therapy，CRRT）

早期 HHS 给予 CRRT 能有效减少并发症，缩短住院时间，降低病死率，其机制为 CRRT 可以平稳、有效地补充水和降低血浆渗透压。此外，CRRT 可清除循环中的炎性介质和内毒素，减少多器官功能障碍综合征等严重并发症的发生。但是，CRRT 对于 HHS 仍是相对较新的治疗方案，还需要更多的研究以明确 CRRT 的治疗预后。

5. 其他治疗

包括去除诱因、纠正休克、防治低血糖和脑水肿、预防压疮等。

6. 后续治疗

在 HHS 纠正后，根据病因、分型等确定常规 DM 治疗的方案。

【推荐阅读】

［1］葛均波，徐永健，王辰 . 内科学［M］. 9 版 . 北京：人民卫生出版社，2018.
［2］陈家伦，宁光 . 临床内分泌学［M］. 2 版 . 上海：上海科学技术出版社，2022.
［3］中国血脂管理指南修订联合专家委员会 . 中国血脂管理指南（2023 年）［J］. 中华心血管病杂志，2023，51（3）：221-255.
［4］中华医学会内分泌学分会 . 中国成人 2 型糖尿病口服降糖药联合治疗专家共识［J］. 中华内分泌代谢杂志，2019，35（3）：190-199.
［5］中华医学会糖尿病学分会 . 中国 2 型糖尿病防治指南（2017 年版）［J］. 中华糖尿病杂志，2018，10（1）：4-67.
［6］中华医学会糖尿病学分会 . 中国 2 型糖尿病防治指南（2020 年版）［J］. 中华内分泌代谢杂志，2021，37（4）：311-398.

（刘珺玲　陈斯　撰写　侯文芳　谢超　审阅）

第 74 章
甲状腺功能亢进症和甲状腺危象

第 1 节　甲状腺功能亢进症

【疾病概述】

甲状腺功能亢进症是指甲状腺腺体产生过多甲状腺激素而引起的甲状腺毒症。甲状腺功能亢进症以神经系统、循环系统、消化系统等兴奋性增高和代谢亢进为主要表现。主要辅助检查包括甲状腺功能、促甲状腺激素受体抗体（thyroid stimulating hormone receptor antibody，TRAb）、甲状腺刺激性免疫球蛋白（thyroid stimulating immunoglobulin，TSI）、甲状腺彩超，酌情考虑 ^{131}I 摄取率和甲状腺显像。主要治疗方法包括药物治疗、放射性碘治疗和手术治疗。

关键词： 甲状腺功能亢进症；Graves 病；甲状腺毒症；抗甲状腺药物。

【诊断与鉴别诊断】

一、接诊

1. 问诊要点

（1）有无甲状腺毒症的症状（神经系统、循环系统、消化系统等兴奋性增高和代谢亢进的症状）：易激动、烦躁、失眠、心悸、怕热、多汗、消瘦、食欲亢进、大便次数增多或腹泻、女性患者月经稀发等，可伴发周期性瘫痪（亚洲、青壮年男性多见）。

（2）有无甲状腺外浸润表现，如眼部症状（突眼、眼内异物感、胀痛、畏光、流泪、复视、斜视、视力下降）和胫前黏液性水肿。

（3）有无甲状腺危象的症状：高热、大汗、烦躁、焦虑不安、恶心、呕吐、腹泻加重等。

2. 全身体格检查要点

（1）眼部查体：有无突眼、眼睑充血肿胀、眼睑闭合不全、结膜充血水肿、眼球活动受限，Stellwag 征、Von Graefe 征、Joffroy 征、Mobius 征。

（2）颈部查体：有无甲状腺肿大和结节，质地，有无压痛，有无震颤和血管杂音。

（3）心脏和血管查体：心率、心律、心界、脉压差等。

（4）四肢查体：有无双手震颤。有无胫前黏液性水肿。

二、开检查医嘱

1. 甲状腺功能

包含促甲状腺素（thyroid-stimulating hormone，TSH）、总甲状腺素（total thyroxine，TT4）、总三碘甲状腺原氨酸（total triiodothyronine，TT3）、游离 T4（free thyroxine，FT4）、游离 T3（free triiodothyronine，FT3），明确是否存在甲状腺毒症。

2. 甲状腺相关抗体

包括 TRAb、TSI、甲状腺球蛋白抗体（thyroglobulin antibody，TGAb）、甲状腺过氧化物酶抗体（thyroid peroxidase antibody，TPOAb），以鉴别甲状腺毒症的原因（Graves 病、桥本甲状腺炎）。

3. 其他化验

自觉颈部疼痛和（或）查体甲状腺区压痛的患者需化验血常规和红细胞沉降率，以鉴别亚甲炎、化脓性甲状腺炎等。

4. 影像学检查

（1）甲状腺彩色多普勒超声检查：辅助鉴别甲状腺毒症的原因（Graves 病、多结节性毒性甲状腺肿、甲状腺自主高功能腺瘤、桥本甲状腺炎、亚急性甲状腺炎）。

（2）^{131}I 摄取率：辅助鉴别甲状腺毒症的原因（甲状腺功能亢进症 *vs.* 非甲状腺功能亢进症）。

（3）甲状腺显像：辅助鉴别甲状腺毒症的原因（如甲状腺自主高功能腺瘤）。

（4）眼部 CT 和 MRI：鉴别突眼的原因，评估甲状腺相关眼病眼外肌受累的情况。

三、诊断流程或分类标准

甲状腺功能亢进症的诊断流程（图 74-1）包括：①甲状腺毒症的诊断；②确定甲状腺毒症是否来源于甲状腺的功能亢进；③确定甲状腺功能亢进症的原因。

1. 甲状腺毒症的诊断

甲状腺毒症的诊断标准包括：①高代谢症状和体征；②甲状腺体征：甲状腺肿大和（或）甲状腺结节；③血清甲状腺激素水平增高，TSH 水平减低。具备以上 3 项时诊断即可成立。但应注意的是，淡漠型甲状腺功能亢进症患者的高代谢症状不明显，仅表现为明显消瘦或心房颤动，尤其是老年患者；少数患者无甲状腺体征；T3 型甲状腺功能亢进症患者仅有血清 TT3 水平升高，T4 型甲状腺功能亢进症患者仅有血清 TT4 水平升高；垂体性甲状腺功能亢进症患者的 TSH 水平正常或升高。

2. Graves 病的诊断

Graves 病的诊断标准包括：①甲状腺毒症的临床表现；②甲状腺弥漫性肿大，少数病例可无甲状腺

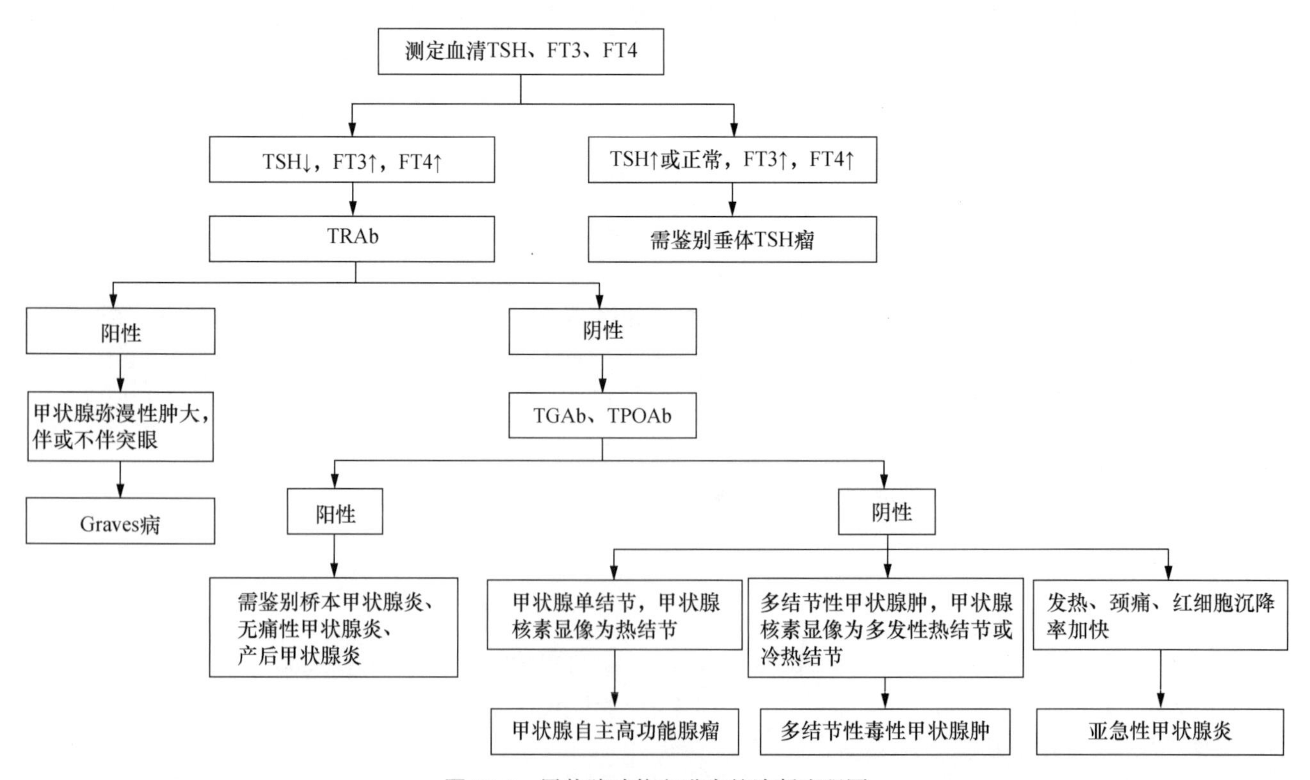

图 74-1　甲状腺功能亢进症的诊断流程图

肿大；③血清甲状腺激素水平升高，TSH 水平降低；④眼球突出和其他浸润性眼征（眼睑退缩、肿胀，结膜充血、水肿，眼球活动受限，眼睑闭合不全等）；⑤胫前黏液性水肿；⑥ TRAb 阳性。其中，①②③是诊断必备条件，④⑤⑥具备其一，就可诊断为 Graves 病。

四、鉴别诊断

1. 甲状腺毒症原因的鉴别

主要是鉴别甲状腺功能亢进症所致的甲状腺毒症与破坏性甲状腺毒症（如亚急性甲状腺炎）。两者均有高代谢表现、甲状腺肿和血清甲状腺激素水平升高。鉴别要点包括病史、甲状腺体征、甲状腺彩色多普勒超声检查、^{131}I 摄取率（表 74-1 和表 74-2）。

表 74-1　不同类型甲状腺功能亢进症的鉴别要点

疾病	临床特征	实验室检查特点	其他检查特点
Graves 病	多见于育龄期女性；甲状腺弥漫性肿大、质地软或坚韧，可闻及血管杂音；部分患者可见浸润性突眼、胫前黏液性水肿	TRAb 多呈高滴度阳性	甲状腺 ^{131}I 摄取率升高、高峰前移
多结节性毒性甲状腺肿	多见于中老年患者，甲状腺功能亢进症的症状一般较轻；甲状腺结节性肿大，严重肿大者可延伸至胸骨后	血清 T3 和 FT3 升高较 T4、FT4 升高明显，TRAb 阴性	甲状腺 ^{131}I 摄取率升高或正常；甲状腺核素显像可见多发热结节
甲状腺自主高功能腺瘤	甲状腺功能亢进症的症状一般较轻；甲状腺单结节，通常直径＞ 2.5 cm	同多结节性毒性甲状腺肿	甲状腺 ^{131}I 摄取率升高或正常；甲状腺核素显像可见腺瘤部位热结节，其余部位显影淡或不显影
碘致甲状腺功能亢进症	有大剂量碘摄入或服用胺碘酮史	TRAb 阴性，尿碘水平显著升高	甲状腺 ^{131}I 摄取率正常或降低
垂体促甲状腺素瘤	具有甲状腺功能亢进症和垂体瘤的症状	TSH 水平正常或升高，TRAb 阴性	垂体 MRI 提示垂体瘤
桥本甲状腺炎合并 Graves 病	约 20% 的桥本甲状腺炎患者合并 Graves 病，临床表现基本同 Graves 病；甲状腺弥漫性肿大、质地坚韧，部分患者有浸润性突眼、胫前黏液性水肿	TPOAb、TGAb、TRAb 呈高滴度阳性	甲状腺 ^{131}I 摄取率升高、高峰前移，甲状腺超声可有网格状特征性改变

表 74-2　不同甲状腺炎的鉴别要点

诊断	临床特征	实验室检查特点	其他检查特点
桥本甲状腺炎	慢性病程，女性多见；甲状腺弥漫性肿大、质地坚韧、无压痛；一过性甲状腺功能亢进症后容易发生永久性甲状腺功能减退症	TPOAb、TGAb 多呈高滴度阳性，TRAb 可阳性	甲状腺 ^{131}I 摄取率降低；甲状腺超声显示片状低回声病变，可有网格状特征性改变
亚急性甲状腺炎	发病前有上呼吸道感染史；发热、甲状腺肿痛，向同侧颌下、耳后、颈后放射；甲状腺功能变化常可分为甲状腺功能亢进期、甲状腺功能减退期和恢复期，总病程 2 ～ 4 个月或更长	红细胞沉降率明显增快；TPOAb、TGAb、TRAb 阴性或低滴度阳性	甲状腺激素水平升高，而甲状腺 ^{131}I 摄取率降低，形成"分离现象"
无痛性甲状腺炎	女性多见；甲状腺轻度肿大、质地较硬、无压痛；甲状腺功能变化同亚急性甲状腺炎，总病程＜ 1 年；少数患者会发生永久性甲状腺功能减退症	红细胞沉降率正常或轻度增快；TPOAb、TGAb 低至中滴度阳性	甲状腺 ^{131}I 摄取率降低；甲状腺超声显示弥漫性或局灶性低回声病变
产后甲状腺炎	无痛性甲状腺炎的变异型，产后 1 年内发病；临床特点同无痛性甲状腺炎	同无痛性甲状腺炎	注意：哺乳期不能进行甲状腺 ^{131}I 摄取率检查

2. 甲状腺功能亢进症原因的鉴别

伴浸润性突眼、胫前黏液性水肿、TRAb 阳性均支持 Graves 病，放射性核素扫描可见核素均质性分布增强。结节性毒性甲状腺肿可见核素分布不均，增强和减弱区呈灶状分布。甲状腺自主高功能腺瘤仅在肿瘤区有核素浓聚，其他区域的核素分布稀疏（图 74-1 和表 74-1）。

五、诊断正确书写模板

原发性甲状腺功能亢进症

　　Graves 病

　　　　甲状腺功能亢进性心脏病

【治疗】

一、治疗原则

Graves 病的治疗选择包括：抗甲状腺药物治疗、放射性碘治疗、手术治疗。采取何种治疗措施，需综合考虑，依据患者的具体情况、治疗方式利弊和治疗意愿而定。

二、治疗流程或治疗 SOP

1. 基础治疗

低碘饮食，补充足够的热量和营养，包括蛋白质、B 族维生素等。平时不宜喝浓茶、咖啡等刺激性饮料。出汗多者，需保证水分摄入。适当休息，避免情绪激动、感染、过度劳累，心悸明显者可给予 β 受体阻滞剂，烦躁不安或失眠较重者可给予镇静催眠药物。

2. 抗甲状腺药物（antithyroid drug，ATD）治疗

（1）适应证：①患者缓解可能性较大（尤其是病情较轻、甲状腺肿大不明显、TRAb 阴性或滴度轻度升高）；②孕妇、高龄或由于其他严重疾病不适宜手术者；③手术前和放射碘性治疗前的准备；④手术后复发且不适宜放射性碘治疗者；⑤中重度活动的甲状腺功能亢进症突眼患者。

（2）禁忌证：外周血白细胞＜ 3.0×10^9/L，中重度肝功能损伤，对 ATD 过敏及其他不良反应。中性粒细胞减少症患者慎用。

（3）药物选择：咪唑类［代表药物甲巯咪唑（methimazole，MMI）］和硫脲类［代表药物丙硫氧嘧啶（propylthiouracil，PTU）］。PTU 的肝毒性发生率大于 MMI，除严重病例、甲状腺危象、妊娠早期或对 MMI 过敏者首选 PTU 治疗外，其他情况均首选 MMI。

（4）疗程：①初始阶段：MMI 的起始剂量为 10 ～ 30 mg/d，口服，1 次 / 日或 2 次 / 日，起始剂量可参考 FT4 水平［若 FT4 ＞ 1～1.5 倍正常值上限（upper limit of normal，ULN），MMI 的起始剂量为 10～15 mg/d；若 FT4 ＞ 1.5 ～ 2 倍 ULN，起始剂量为 15 ～ 20 mg/d；若 FT4 ＞ 2 ～ 3 倍 ULN，起始剂量为 20 ～ 30 mg/d］。PTU 起始剂量为 100 ～ 400 mg/d，口服，2 ～ 3 次 / 日。患者的临床症状通常在服药 2 ～ 3 周后减轻，4 ～ 6 周后代谢状态可恢复正常，故应在用药 4 周后复查甲状腺功能以评估治疗效果。②减量阶段：当症状好转、甲状腺功能接近正常时，可逐步减少药物用量。在减量过程中，约每 4 周随访 1 次，每次减少 5 mg（MMI）和 50 mg（PTU），不宜减量过快，此阶段需 2 ～ 3 个月。每次随访需复查甲状腺功能，尽量维持其正常和稳定。③维持阶段：MMI 5 ～ 10 mg/d，PTU 50 ～ 100 mg/d。部分患者只需要较低的 ATD 剂量即可维持甲状腺功能正常。每 2 个月复查甲状腺功能，为期 1 ～ 2 年。停药指征：甲状腺功能正常、疗程足够、TRAb 阴性、ATD 剂量较小。停药后定期检测甲状腺功能。ATD 停药后甲状腺功能亢进症的复发率约 50%。

（5）不良反应及处理：①肝功能受损：甲状腺功能亢进症本身可引起轻度肝功能异常（通常转氨酶＜ 2 倍 ULN），随治疗可好转而恢复正常。基线转氨酶＞ 2.5 倍 ULN 者，慎用 ATD。起始 ATD 治疗后需每 2 ～ 4 周检测肝功能。若转氨酶持续上升或转氨酶＞ 3 倍 ULN，需考虑停药。②白细胞减少：Graves

病本身可引起白细胞减少，若白细胞计数持续＜ 3.0×10^9/L 或中性粒细胞＜ 1.5×10^9/L，不宜起始 ATD 治疗。治疗初期应每 1 ～ 2 周检查血常规，若白细胞计数＜ 3.0×10^9/L 或中性粒细胞＜ 1.5×10^9/L，应立即停药。嘱患者用药期间出现咽痛、发热等时应及时就诊，谨防粒细胞缺乏。若在使用 MMI 或 PTU 过程中出现粒细胞缺乏或其他严重不良反应，不建议更换另一种 ATD，因为两种药物的不良反应风险可能存在交叉。③过敏性皮疹：若出现轻微、散在的皮疹，可考虑联用抗组胺药物。若有剥脱性皮炎等严重的皮肤过敏反应，应立即停药，不能更换另一种 ATD。④少见不良反应：PTU 可引起抗中性粒细胞胞质抗体（antineutrophil cytoplasmic antibody，ANCA）相关小血管炎，其风险随用药时间延长而增加。PTU 和 MMI 均可引起关节痛和狼疮样综合征，可致胎儿皮肤发育不良等畸形。

3. 放射性碘治疗

（1）适应证：①甲状腺肿大Ⅱ度以上；②对 ATD 过敏；③ ATD 治疗或手术治疗后复发；④甲状腺功能亢进症合并心脏病；⑤甲状腺功能亢进症伴白细胞减少、血小板减少或全血细胞减少；⑥甲状腺功能亢进症合并肝、肾等脏器功能损害；⑦拒绝手术治疗或有手术禁忌证；⑧轻度浸润性突眼或稳定期中重度突眼，治疗前需评估是否同时加用糖皮质激素。

（2）禁忌证：妊娠和哺乳期。

（3）并发症：放射性甲状腺炎、甲状腺危象、甲状腺功能减退症、活动性突眼加重等。

4. 手术治疗

（1）适应证：①甲状腺肿大显著（＞ 80 g），有压迫症状；②长期服药无效、停药复发或不能坚持服药者；③胸骨后甲状腺肿；④细针穿刺细胞学证实甲状腺癌或怀疑恶变；⑤ ATD 治疗无效或过敏的妊娠期甲状腺功能亢进症患者，手术需要在妊娠中期实施。

（2）禁忌证：①合并较严重的心脏、肝、肾疾病不能耐受手术者；②妊娠早期和妊娠晚期。

（3）术式：主要包括次全切术或全切除术。次全切术后 5 年甲状腺功能亢进症持续未缓解率或复发率仅为 8%，全切除术后复发率几乎为 0。次全切术后甲状腺功能减退症的发生率为 25.6%，全切术后均会发生甲状腺功能减退症。

（4）常见并发症：甲状旁腺损伤所致低钙血症、喉返或喉上神经损伤、术后出血、麻醉相关并发症。

【出院指导】

1. 低碘饮食，补充足够的热量和营养，包括蛋白质、B 族维生素等。

2. 甲状腺功能尚未平稳时，不宜喝浓茶、咖啡等刺激性饮料，适当休息，避免情绪激动、感染、过度劳累。

3. 甲状腺功能亢进症控制平稳后，可适当运动。

4. 告知患者甲状腺功能亢进症的危害和治疗药物的不良反应，以及必须坚持定期随访，调整用药。

5. 根据治疗方法定期检测甲状腺功能。若选择 ATD 治疗，需监测血常规、肝功能，注意有无白细胞减少、粒细胞减少、肝功能受损；初始治疗和减量阶段每 4 周检测甲状腺功能，根据甲状腺功能结果调整 ATD 剂量，维持甲状腺功能稳定；维持阶段每 2 个月检测甲状腺功能，根据甲状腺功能结果调整 ATD 剂量，维持甲状腺功能稳定。

6. ATD 治疗期间出现发热和咽痛，应尽快就诊检测血常规。

第 2 节　甲状腺危象

【疾病概述】

甲状腺危象是由甲状腺毒症急性加重引起的综合征，多发生于严重甲状腺功能亢进症未予治疗或治疗不充分的患者。常见诱因包括感染、手术、创伤、精神刺激等。临床表现为高热或过高热、大汗、心动过速、烦躁、焦虑不安、谵妄、恶心、呕吐、腹泻，严重患者可出现心力衰竭、休克及昏迷等。诊断主要依据临床表现综合判断。临床高度怀疑甲状腺危象或危象前兆者应按甲状腺危象处理。甲状腺危象的死亡率超过 20%。

关键词：甲状腺危象。

【诊断与鉴别诊断】

一、接诊

1. 问诊要点

（1）甲状腺功能亢进症的病史及治疗情况。

（2）询问诱因：有无感染、手术、创伤、精神刺激或突然停用 ATD。

（3）询问症状：有无发热、多汗、心悸、食欲减退、恶心、呕吐、腹泻、乏力。

2. 全身体格检查要点

（1）生命体征：体温、脉搏、呼吸、血压。

（2）神志状态：有无烦躁不安、谵妄、嗜睡、昏迷。

（3）皮肤：有无黄疸。

（4）头颈部查体：有无突眼、眼征，甲状腺是否肿大，肿大的甲状腺是否伴有细震颤、血管杂音。

（5）心脏和血管查体：心率、心律、心界、脉压差。

（6）肺部查体：呼吸音，有无湿啰音。

（7）四肢查体：有无双下肢水肿、胫前黏液性水肿。

二、开检查医嘱

甲状腺危象缺乏特异性诊断标志物，若疑诊甲状腺危象，应尽早开始治疗，不需要等待化验或检查结果。

1. 甲状腺功能检查：有助于诊断和治疗，临床怀疑甲状腺危象或危象前期时，应立即查甲状腺功能（包含 TSH、TT4、TT3、FT4、FT3）。

2. 血常规、降钙素原、C 反应蛋白等有助于鉴别感染。

3. 肝功能、肾功能、电解质、脑钠肽（brain natriuretic peptide，BNP）等有助于明确脏器功能。

三、诊断流程或分类标准

甲状腺危象是一种内分泌急症，早期发现、及时诊断和强化治疗将提高患者的生存率。目前甲状腺危象的诊断主要以临床表现为依据。1993 年提出的 Burch-Wartofsky 评分量表（Burch-Wartofsky point scale，BWPS）目前被广泛应用于甲状腺危象的诊断（表 74-3）。

表 74-3 BWPS

症状与体征	严重程度分级	得分
体温（℃）	37.2 ～ 37.7	5
	37.8 ～ 38.3	10
	38.4 ～ 38.8	15
	38.9 ～ 39.3	20
	39.4 ～ 39.9	25
	≥ 40.0	30

（续表）

症状与体征	严重程度分级	得分
中枢神经系统症状	无	0
	轻度（焦虑）	10
	中度（谵妄、精神症状或昏睡）	20
	重度（癫痫、昏迷）	30
消化系统症状	无	0
	中度（腹泻、恶心、呕吐、腹痛）	5
	重度（不能解释的黄疸）	10
心率（次/分）	100～109	5
	110～119	10
	120～129	15
	130～139	20
	≥140	25
充血性心力衰竭	无	0
	轻度（足部水肿）	5
	中度（双侧肺底湿啰音）	10
	重度（肺水肿）	15
心房颤动	无	0
	有	10
诱因	无	0
	有	10

注：总分≥45 分提示甲状腺危象，总分为 25～44 分提示危象前期，总分＜25 分不支持甲状腺危象。

四、病情评估/病情严重程度分级

评分基于确定存在甲状腺毒症的患者。BWPS 评分≥45 分提示甲状腺危象，需要积极治疗；25～44 分为甲状腺危象前期，由于此评分的敏感度高而特异度偏低，应基于临床判断是否采用积极治疗；＜25 分不提示甲状腺危象。

【治疗】

一、治疗原则

甲状腺危象应积极综合治疗，包括 ATD、β 受体阻滞剂、无机碘化物、糖皮质激素、营养支持、诱因治疗及呼吸心脏监测等。治疗目标是降低甲状腺激素分泌和合成，减少甲状腺激素的外周效应，改善全身失代偿症状，去除诱因及治疗合并症。

二、治疗流程或治疗 SOP

1. 一般治疗

严密监测血压、心率、体温、神志等生命体征。预防和控制感染，积极治疗并发症和合并症。保证足够热量、葡萄糖和水分的补充，纠正电解质及酸碱平衡紊乱。高热患者应积极物理降温，必要时可用中枢性退热药（如对乙酰氨基酚），应注意避免使用水杨酸类退热药，严重高热者可用人工冬眠。

2. ATD

应尽快使用 ATD，首选丙硫氧嘧啶（PTU），若无 PTU，也可选择甲巯咪唑（MMI）。使用 ATD 时应密切监测潜在不良反应，如粒细胞缺乏、肝功能损害、皮疹等。

3. 无机碘化物

在使用 ATD 1 h 后给予无机碘化物，建议卢戈碘液或饱和碘化钾溶液。症状控制后逐渐减量至停药，已知对无机碘化物过敏的患者禁用。

4. 糖皮质激素

氢化可的松或地塞米松。甲状腺危象缓解后，应逐渐减量并停用。应用糖皮质激素期间应密切监测和预防潜在不良反应，如高血糖、消化性溃疡和感染等。

5. β 受体阻滞剂

甲状腺危象患者出现心动过速时建议应用 β 受体阻滞剂控制心率，如普萘洛尔。静脉注射艾司洛尔能够获得更快的效果。患者存在心力衰竭时，使用 β 受体阻滞剂需要密切监测血流动力学，可使用选择性 β_1 受体阻滞剂，如美托洛尔或阿替洛尔，重度心力衰竭者禁用 β 受体阻滞剂。

6. 透析和血浆置换

在上述常规治疗效果不满意时，应考虑血浆置换治疗。对于有多器官衰竭的患者，建议联合使用血浆置换治疗（therapeutic plasma exchange，TPE）和连续性血液透析滤过。

三、重要治疗医嘱（表 74-4）

表 74-4　重要治疗药物

药物	剂量及用法	备注
抑制甲状腺激素合成		
PTU	200 ～ 400 mg/（6 ～ 8）h，口服	抑制外周 T4 向 T3 转换
MMI	20 ～ 30 mg/6 h，口服	
抑制甲状腺激素释放		
饱和碘化钾溶液	5 滴 /6 h，口服	饱和碘化钾溶液含碘量为 76.4%，20 滴（1 ml）＝ 764 mg 碘
卢戈碘液	5 ～ 10 滴 /（6 ～ 8）h，经直肠	100 ml 卢戈碘液＝ 5 g 碘＝ 10 g 碘化钾
	8 滴 /8 h，舌下给药	
抑制甲状腺激素的外周效应：β 受体阻滞剂		
普萘洛尔	60 ～ 80 mg/4 h，口服	大剂量普萘洛尔（＞ 160 mg/d）可抑制外周 T4 向 T3 转换
	80 ～ 120 mg/4 h，口服	
	0.1 ～ 1 mg，静脉注射，初始剂量	
	1 ～ 2 mg/15 min，静脉输注	
阿替洛尔	50 ～ 200 mg/d，口服	
美托洛尔	100 ～ 200 mg/d，口服	
艾司洛尔	负荷剂量 250 ～ 500 μg/kg，静脉注射	
	维持剂量 50 ～ 100 μg/（kg · min），静脉输注	
糖皮质激素		
氢化可的松	100 mg/8 h，静脉输注	抑制外周 T4 向 T3 转换
地塞米松	2 mg/6 h，静脉输注	

MMI，甲巯咪唑；PTU，丙硫氧嘧啶；T3，三碘甲状腺原氨酸；T4，甲状腺素。

【出院指导】

遵医嘱治疗甲状腺功能亢进症，规律治疗和复查。避免常见诱发因素，避免突然中断 ATD 治疗。在择期手术、分娩等可能处于应激状态时保证甲状腺功能正常。

【推荐阅读】

［1］葛均波，徐永健，王辰 . 内科学［M］. 9 版 . 北京：人民卫生出版社，2018.
［2］中华医学会，中华医学会杂志社，中华医学会全科医学分会，等 . 甲状腺功能亢进症基层诊疗指南（2019 年）［J］. 中华全科医师杂志，2019，18（12）：1118-1128.
［3］中华医学会内分泌学分会，中国医师协会内分泌代谢科医师分会，中华医学会核医学分会，等 . 中国甲状腺功能亢进症和其他原因所致甲状腺毒症诊治指南［J］. 国际内分泌代谢杂志，2022，42（5）：401-450.
［4］中华医学会急诊医学分会，中国医药教育协会急诊专业委员会，中国医师协会急诊医师分会，等 . 甲状腺危象急诊诊治专家共识［J］. 中华急诊医学杂志，2021，30（6）：663-670.

（付伟　撰写　刘爱华　审阅）

第 75 章

库欣综合征

【疾病概述】

库欣综合征（Cushing syndrome，CS）又称皮质醇增多症，是由多种病因引起肾上腺皮质长期分泌过量皮质醇所产生的一组综合征，又称内源性库欣综合征；长期应用外源性糖皮质激素或饮用大量酒精饮料引起的类似库欣综合征的临床表现被称为外源性、药源性或类库欣综合征。近年来将仅有实验室检查异常而无明显临床表现的类型定义为亚临床库欣综合征。

关键词：库欣综合征；皮质醇增多症；亚临床库欣综合征；地塞米松抑制试验。

【诊断与鉴别诊断】

一、接诊

1. 问诊要点

（1）有无体重增加。如有，询问是否与饮食、运动相关。

（2）有无糖代谢异常，如糖尿病或糖尿病前期。

（3）有无肌无力、肌肉萎缩相关症状，如爬楼、蹲起、梳头、拉窗帘等动作困难。

（4）有无高血压、低血钾相关症状和病史，以及心肌梗死、脑血管事件病史。

（5）有无生长发育障碍。如有，详细询问生长发育相关内容。

（6）有无性腺功能紊乱，女性是否存在月经紊乱、继发闭经、不孕、痤疮、多毛等。男性是否有性功能低下、阳痿等。

（7）有无精神神经症状，如欣快感、失眠、注意力不集中、情绪不稳定等。

（8）是否容易出现局部感染（如皮肤毛囊炎、牙周炎、泌尿系统感染、甲癣及体癣）和全身病毒和细菌感染。

（9）有无骨代谢异常和泌尿系统结石。

（10）有无糖皮质激素使用史，包括口服、直肠用、吸入、外用或注射剂，尤其是含有糖皮质激素的外用软膏、中药甘草和关节腔内或神经髓鞘内注射剂等。

2. 全身体格检查要点

监测血压。检查有无满月脸、多血质面容；有无向心性肥胖、水牛背、悬垂腹和锁骨上窝脂肪垫。有无皮肤菲薄、宽大紫纹、瘀斑，有无痤疮、多毛。

二、开检查医嘱

1. 检验

血电解质、皮质醇和促肾上腺皮质激素（adrenocorticotropic hormone，ACTH）节律（08:00、16:00、00:00）、24 h 尿游离皮质醇、1 mg 过夜地塞米松抑制试验、小剂量地塞米松抑制试验、大剂量地塞米松抑制试验。双侧岩下窦静脉采血、促肾上腺皮质激素释放激素（corticotropin releasing hormone，CRH）兴

奋试验 / 去氨加压素兴奋试验。

2. 常规检查

垂体增强 MRI、肾上腺 B 超 /CT/MRI。

3. 异位 ACTH 综合征病灶定位特殊检查

胸部 X 线、胸部 CT、PET/CT、生长抑素受体显像。

三、诊断流程或分类标准

疑诊库欣综合征患者的临床诊断涉及两个阶段。第一阶段是明确患者是否存在库欣综合征，即定性诊断。第二阶段是明确库欣综合征的病因，即病因诊断及定位诊断，明确病变部位（垂体、垂体以外其他组织起源肿瘤、肾上腺本身）。库欣综合征的病因分类见表 75-1。

表 75-1　库欣综合征的病因分类及相对患病率

病因	患病率
内源性库欣综合征	
ACTH 依赖性库欣综合征	
垂体性库欣综合征（库欣病）	60% ～ 70%
异位 ACTH 综合征	15% ～ 20%
异位 CRH 综合征	
ACTH 非依赖性库欣综合征	
肾上腺皮质腺瘤	10% ～ 20%
肾上腺皮质腺癌	2% ～ 3%
ACTH 非依赖性肾上腺大结节增生	2% ～ 3%
原发性色素结节性肾上腺病	罕见
外源性库欣综合征	
假性库欣综合征	
大量饮酒	
抑郁症	
肥胖症	
药源性库欣综合征	

1. 筛查

推荐对以下人群筛查库欣综合征：①年轻患者出现骨质疏松、高血压等与年龄不相称的病史者。②具有库欣综合征的临床表现且进行性加重，特别是有典型症状，如肌病、多血质、紫纹、瘀斑和皮肤变薄的患者。③身高发育受限的肥胖儿童。④肾上腺意外瘤患者。

2. 定性诊断

（1）初步检查：对高度怀疑库欣综合征的患者，应同时进行以下试验中的至少 2 项：① 24 h 尿游离皮质醇。②皮质醇节律（08:00、16:00、00:00），睡眠状态下（00:00）血清皮质醇＞ 1.8 μg/dl 或清醒状态下血清皮质醇＞ 7.5 μg/dl 提示库欣综合征的可能性较大。③ 1 mg 过夜地塞米松抑制试验：00:00 口服地塞米松 1 mg，08:00 取血测定血清皮质醇水平，推荐将服药后 08:00 的血清皮质醇水平正常临界值定为 1.8 μg/dl。

（2）进一步检查：当初步检查结果异常时，应进行经典小剂量地塞米松抑制试验来确诊库欣综合征。具体方法：口服地塞米松 0.5 mg，1 次 /6 h，连续 2 天，服药前和服药第 2 天分别留取 24 h 尿测定尿游离皮质醇，也可比较服药前和服药后的血清皮质醇。正常情况下口服地塞米松第 2 天的 24 h 尿游离皮质醇＜ 10 μg，08:00 血清皮质醇＜ 1.8 μg/dl。

3. 病因诊断

库欣综合征的病因诊断对于选择治疗方法非常重要。常用方法包括：①血 ACTH：08:00 时 ACTH ＜ 10 pg/ml 提示为 ACTH 非依赖性库欣综合征，若 ACTH ＞ 20 pg/ml 则提示为 ACTH 依赖性库欣综合征。②大剂量地塞米松抑制试验：口服地塞米松 2 mg，1 次 /6 h，服药 2 天，于服药前和服药第 2 天测定 24 h 尿游离皮质醇，该检查主要用于鉴别库欣病和异位 ACTH 综合征，若用药后 24 h 尿游离皮质醇被抑制超过服药前的 50% 则提示为库欣病，反之则提示为异位 ACTH 综合征。③ CRH 兴奋试验和去氨加压素兴奋试验。

4. 影像学诊断

（1）鞍区 MRI：推荐对所有 ACTH 依赖性库欣综合征患者进行垂体动态增强 MRI。

（2）肾上腺影像学检查：包括 B 超、CT、MRI 检查，对诊断 ACTH 非依赖性库欣综合征患者有很重要的意义。

（3）双侧岩下窦静脉采血：基线状态岩下窦与外周血浆 ACTH 比值≥ 2 和经 CRH 刺激后比值≥ 3 提示库欣病，反之则提示异位 ACTH 综合征。

四、并发症

感染、心血管疾病、骨质疏松、代谢综合征及精神障碍。

五、诊断正确书写模板

库欣综合征

　　肾上腺皮质腺瘤 / 库欣病 / 异位 ACTH 综合征

【治疗】

一、治疗原则

纠正高皮质醇血症，改善患者的症状和体征，使激素水平及生化指标恢复正常或接近正常，下丘脑-垂体-肾上腺（hypothalamic-pituitary-adrenal，HPA）轴恢复正常，长期控制防止复发。

二、治疗流程或治疗 SOP（图 75-1）

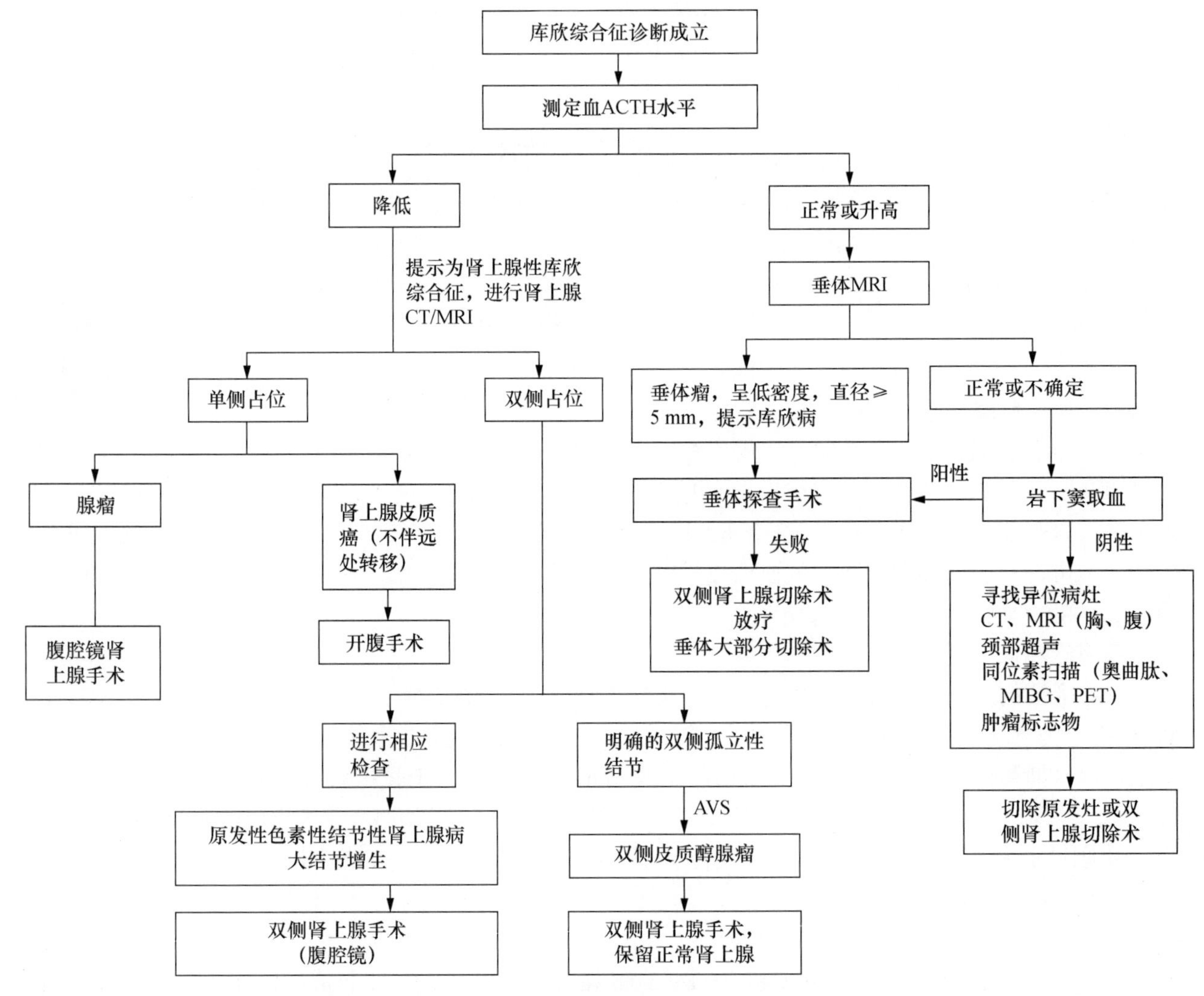

图 75-1　库欣综合征的治疗流程图。AVS，肾上腺静脉采血

1. 库欣综合征的药物治疗

（1）类固醇合成抑制剂（米托坦、氨鲁米特、甲吡酮、酮康唑、依托咪酯）。

（2）糖皮质激素受体拮抗剂（米非司酮）：剂量为 5 ～ 22 mg/（kg·d），长期应用可致血 ACTH 水平升高，少数患者会发生类 Addison 病样改变，男性患者可出现阳痿、乳腺增生。

2. 库欣病的治疗

首选治疗为经蝶 / 经颅垂体腺瘤切除术。对于手术后未缓解的患者，可选择再次手术治疗、分次外照射治疗或立体定向放射治疗、双侧肾上腺切除术等。

3. 异位 ACTH 综合征的治疗

首选手术治疗。对肿瘤已转移或难以定位、症状严重或首次手术失败的患者，可行双侧肾上腺切除术或使用药物阻断皮质醇合成，并同时给予对症治疗、纠正低钾血症等。

4. 肾上腺性库欣综合征的治疗

（1）肾上腺皮质腺瘤：首选手术切除肿瘤。术后需用糖皮质激素短期替代补充治疗，但应逐渐减量，最多服药半年，以利于 HPA 轴功能恢复。

（2）肾上腺皮质腺癌：应根据肿瘤分期进行治疗。

（3）ACTH 非依赖性肾上腺大结节增生（ACTH-independent macronodular adrenal hyperplasia，AIMAH）：目前推荐先切除一侧肾上腺并获得病理确诊后，在随诊过程中决定是否择期切除另一侧肾上腺。

（4）原发性色素结节性肾上腺皮质病（primary pigmented nodular adrenocortical disease，PPNAD）：主要的治疗是手术切除双侧肾上腺。

三、重要治疗医嘱

抑制肾上腺皮质合成类固醇药物的特点详见表 75-2。

表 75-2　抑制肾上腺皮质合成类固醇药物的特点

药物	用量	主要不良反应
米托坦	2 ～ 4 g/d	恶心、呕吐、腹泻、皮疹、脑部症状、高胆固醇血症
氨鲁米特	0.5 ～ 1 g/d	恶心、嗜睡、皮疹、肌病
甲吡酮	0.4 ～ 4 g/d	胃肠不适、头痛、眩晕、皮疹、高血压、低血钾
酮康唑	0.2 ～ 1.8 g/d	恶心、腹泻、瘙痒、头痛、转氨酶升高、性功能减退
依托咪酯	2.5 ～ 3 mg/d	肌痉挛、嗜睡、低血压

【预后】

库欣综合征很少能自发缓解。如果患者未得到恰当治疗，高皮质醇血症引起的症候群程度可能会有波动，但会持续存在，可能会有波动。如果治疗不及时，即使后续治疗后皮质醇分泌水平降至正常，部分临床表现仍不能逆转。严重低血钾、严重感染和严重心脑血管并发症常是库欣综合征死亡的直接原因。生长发育期儿童患皮质醇增多症会严重影响身高和导致骨骼畸形，严重者影响性腺发育和心理健康。

【出院指导】

1. 接受手术治疗的患者：出院后应注意观察库欣综合征导致的各种全身症状，包括向心性肥胖、体重、血糖、血压、精神状态、腰背疼痛等。手术后 1 周需检测血 ACTH 和皮质醇水平，以评估手术治疗的效果。术后 1 个月、3 个月、6 个月及此后每年需要门诊随访，观察相关临床症状的缓解和复发情况。

2. 接受药物治疗的患者：除定期检测血 ACTH、皮质醇水平及门诊随诊外，还需关注药物相关不良反应，密切监测血药浓度，门诊随诊调整用药。

【推荐阅读】

[1] 中华医学会内分泌学分会. 库欣综合征专家共识（2011年）[J]. 中华内分泌代谢杂志，2012，28（2）：96-102.
[2] Araldi G，Angeli A，Atkinson A B，et al. Diagnosis and complications of Cushing's syndrome：a consensus statement [J]. J Clin Endocrinol Metab，2003，88（12）：5593-5602.

（乐云逸　撰写　杨进　审阅）

第 76 章

尿崩症

【疾病概述】

尿崩症是指精氨酸加压素（arginine vasopressin，AVP）分泌不足或缺乏（中枢性尿崩症），或肾对AVP不敏感（肾性尿崩症），导致肾小管对水的重吸收功能障碍，从而引起以多尿、烦渴、多饮、低比重尿和低渗尿为特征的一组综合征。确诊主要依据血浆、尿渗透压测定及禁水-加压素试验，头颅CT、MRI检查有助于尿崩症的诊断。中枢性尿崩症的治疗包括激素替代及其他抗利尿药物治疗，以维持水电解质平衡、改善患者生活质量。

关键词：尿崩症；多尿；多饮；低比重尿。

【诊断与鉴别诊断】

一、接诊

1. 问诊要点

（1）临床表现：有无多饮、烦渴及多尿［多尿的判断：> 50 ml/（kg·24 h）或> 3 L/24 h］症状，有无喜饮冷饮，部分患者起病日期明确。询问24 h尿量、尿色（是否淡如清水）。

（2）病因分析相关问诊：①淋巴细胞性垂体炎：有无发热、头痛史。②有无下丘脑神经垂体及附近部位的肿瘤病史，如颅咽管瘤、松果体瘤、第三脑室肿瘤、转移性肿瘤、白斑病等。③有无头部创伤史，如严重脑外伤、垂体下丘脑部位手术等。④有无脑部感染病史。⑤有无自身免疫疾病，如IgG4相关疾病、血管炎病史。⑥有无朗格汉斯细胞组织细胞增生症病史。⑦有无肉芽肿病病史。⑧有无尿崩症家族史。

2. 全身体格检查要点

（1）反映脱水程度的体征：神志状态、血压、体温、皮肤湿度、体重、视力等。

（2）中枢神经系统受损的体征：头痛、视野缺损、运动及感觉障碍等。

（3）高渗性脑病的体征：淡漠、嗜睡、肌张力增高、腱反射亢进、抽搐等。

二、开检查医嘱

1. 常规检查（初筛）

记录出入量、排尿时间和每次尿量；尿比重（建议患者整夜不饮水或最大限度禁水，留取过夜晨尿）；血、尿渗透压测定；血电解质（Na^+、K^+、Cl^-）、血糖、性激素、甲状腺功能、生长激素、ACTH、皮质醇；血浆AVP。

2. 禁水-加压素试验

（1）试验原理：比较禁水前后与使用血管加压素前后的尿渗透压变化。禁水一定时间后，当尿浓缩至最大渗透压而不再上升时，注射加压素。正常人此时AVP已充分分泌，因此注射外源性AVP后尿渗透压不再升高；而中枢性尿崩症患者由于缺乏AVP，注射外源性AVP后，尿渗透压会进一步升高。

（2）方法：禁水时间视患者的多尿程度而定。一般从夜间开始，重症患者也可在白天进行［轻度多尿者（3～5 L/24 h）可从 20:00 开始禁水；中度多尿者（5～7 L/24 h）从 00:00 开始禁水；重度多尿者（＞7 L/24 h）可从 08:00 开始禁水］，禁水时长为 6～16 h。禁水前测定患者体重、血压、心率、血浆渗透压、尿渗透压、血电解质、肾功能和尿比重。禁水期间避免患者自行饮水，从 08:00 开始，每小时测定尿量、体重、血压、心率、血浆渗透压、尿渗透压、血电解质、尿比重。待尿渗透压达到平台状态［即连续两次尿渗透压之差＜ 30 mOsm/（kg · H_2O）］或体重下降＞ 3%，或血钠＞ 150 mmol/L，或尿渗透压＞ 800 mOsm/（kg · H_2O），或患者精神症状无法耐受继续禁水时，测定血浆渗透压、尿渗透压，立即皮下注射加压素 5 U，注射后 1 h 和 2 h 测尿渗透压。该试验须在严密观察下进行，以免在禁水过程中出现严重脱水（体重下降超过 3% 或低血压），若出现，应停止试验，注射加压素后嘱患者饮水。

（3）结果判读：AVP 缺乏程度越重，注射加压素后尿渗透压升高的百分比越高。完全性中枢性尿崩症者，注射加压素后尿渗透压升高 50% 以上；部分性中枢性尿崩症者，尿渗透压常可超过血浆渗透压，注射加压素后尿渗透压增加 9%～50%。肾性尿崩症患者在禁水后尿液不能浓缩，注射加压素后仍无反应。

3. 病因诊断相关检查

鞍区 MRI 或 CT 等，以明确有无鞍区病变，必要时完善视野检查。对于有尿崩症家族史的患者，针对 AVP（包括 AVP-NP Ⅱ）、WFS Ⅰ、AQP-2 等基因突变进行分析，有助于明确遗传性病因。

三、诊断流程或分类标准（图 76-1）

尿崩症的诊断标准包括：①尿量多，可达 4～10 L/d 或更多。②低渗尿，尿渗透压［通常＜ 200 mOsm/（kg · H_2O）］低于血浆渗透压；尿比重低，多在 1.005～1.003 以下。③饮水不足时，常有高钠血症，伴高尿酸血症，提示 AVP 缺乏。④禁水-加压素试验不能使尿渗透压和尿比重增加；中枢性尿崩症在注射加压素后尿量减少、尿比重增加、尿渗透压较注射前增加 9% 以上。⑤ AVP 或去氨加压素（1-desamine-8-Darginine vasopressin，DDAVP）治疗有明显效果。

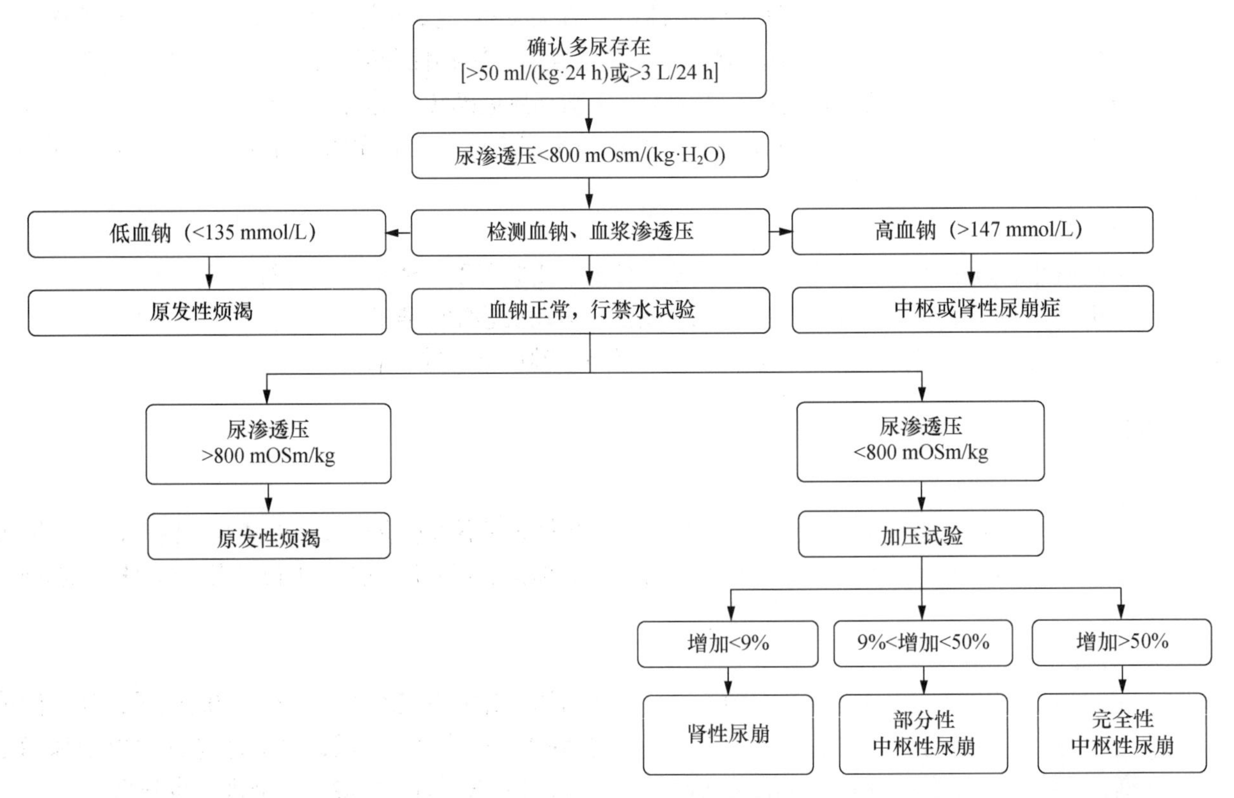

图 76-1　尿崩症的诊断流程图

四、鉴别诊断

1. 原发性烦渴

常与精神因素有关（即精神性烦渴），主要是由精神、药物等因素引起烦渴、多饮、多尿和低比重尿，但不缺乏 AVP。症状可随情绪波动而变化，并伴有其他神经症的症状。尿崩症相关诊断性试验均在正常值范围。

2. 糖尿病

患者有多尿、烦渴症状，但血糖、尿糖明显升高。

3. 慢性肾脏病

肾小管疾病、低钾血症等均可影响肾浓缩功能，引起多尿、口渴等症状，但有相应原发疾病的临床表现，且多尿程度较轻。

五、并发症

1. 高渗及循环障碍

渴感功能正常的中枢性尿崩症患者一般不会发生脱水，但在呕吐、意识丧失或短时间断绝饮水供应等情况下，未经治疗的患者会出现高渗性脱水。少数中枢性尿崩症患者合并渴感功能受损，极易发生循环障碍。

2. 肾浓缩功能下降

长期多尿会损坏肾髓质的渗透压梯度，影响集合管吸收游离水，导致肾的最大浓缩能力下降。

六、诊断正确书写模板

尿崩症（中枢性尿崩症 完全性 / 部分性）

　　病因（垂体瘤 / 颅咽管瘤术后等）

【治疗】

一、治疗原则

中枢性尿崩症的治疗应减少多尿和多饮，达到维持患者正常生活方式的水平。由于治疗的目标是改善症状，因此治疗方案应根据患者的具体需求个体化定制。

二、治疗流程或治疗 SOP（图 76-2）

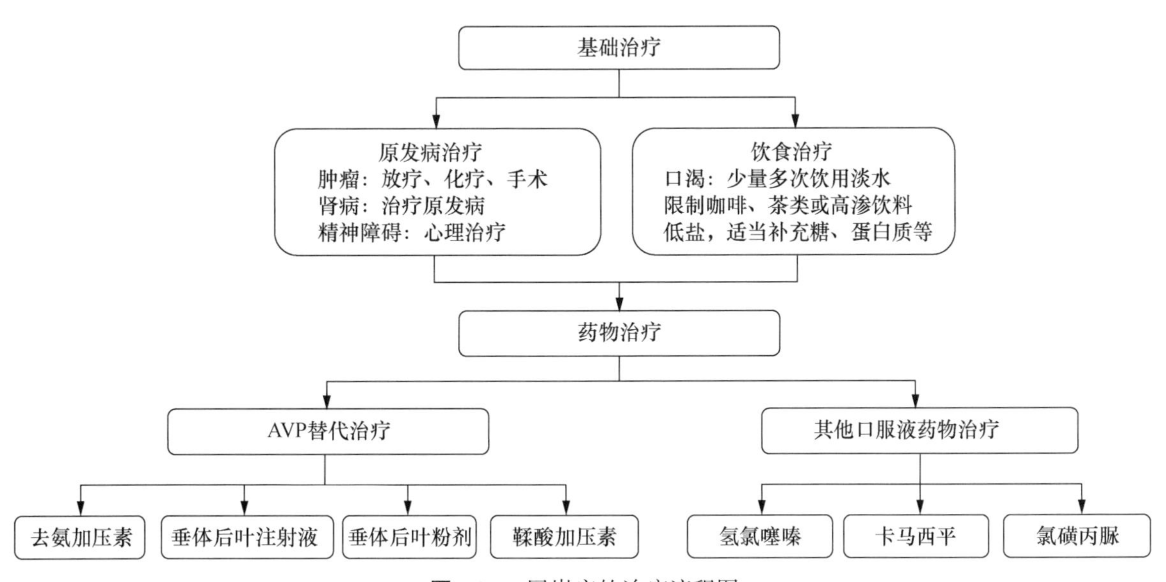

图 76-2　尿崩症的治疗流程图

1. AVP 替代治疗

AVP 替代治疗适用于完全性和部分性中枢性尿崩症，但对肾性尿崩症疗效不佳。继发性尿崩症应尽量治疗其原发病。由于剂量的个体差异大，因此用药必须个体化，严防水中毒的发生。

（1）DDAVP：治疗中枢性尿崩症的首选药物。0.1 ～ 0.4 mg，2 ～ 3 次 / 日，口服，部分患者可睡前服药 1 次，以控制夜间排尿和饮水次数，有利于睡眠。妊娠伴尿崩症仅能应用 DDAVP，禁用任何其他药物。

（2）垂体后叶注射液：作用仅维持 3 ～ 6 h。剂量为 5 ～ 10 U，皮下注射，每日需多次注射，不便长期应用。主要用于脑损伤或神经外科手术后尿崩症的治疗。

（3）垂体后叶粉剂（尿崩停）（鼻吸）或鞣酸加压素（长效尿崩停）（肌内注射）：非常规使用。

2. 其他口服液药物治疗

目前较少应用，可用于部分性中枢性尿崩症，如氢氯噻嗪、卡马西平、氯磺丙脲。

3. 病因治疗

病因明确的尿崩症应尽量治疗其原发病，如不能根治者可用上述药物治疗，保证水电解质平衡和患者生活质量。

【预后】

尿崩症的预后取决于基础病因，轻度脑损伤或感染引起的尿崩症可完全恢复，颅内肿瘤或全身性疾病所致者预后不良。特发性尿崩症常属永久性，在充分的饮水供应和适当的抗利尿治疗下，通常可以基本维持正常生活，对寿命影响不大。

【出院指导】

患者教育，保证入量，监测出入量，防止高渗或水中毒，定期复查血电解质、尿常规。

【推荐阅读】

[1] 陈家伦，宁光. 临床内分泌学 [M]. 2 版. 上海：上海科学技术出版社，2022：247-254.

[2] Refardt J，Winzeler B，Christ-Crain M. Diabetes insipidus：an update [J]. Endocrinol Metab Clin North Am，2020，49（3）：517-531.

[3] Spiess M，Beuret N，Rutishauser J. Genetic forms of neurohypophyseal diabetes insipidus [J]. Best Pract Res Clin Endocrinol Metab，2020，34（5）：101432.

（张灏曦　撰写　刘烨　审阅）

第77章

原发性醛固酮增多症

【疾病概述】

原发性醛固酮增多症是一类肾上腺皮质醛固酮自主（过度）分泌引起的疾病。1954年，Conn首次报道了1例由肾上腺皮质腺瘤所致的高血压患者经手术切除而获得治愈，故该病又称Conn综合征。醛固酮分泌增多可反馈性抑制肾素分泌，典型表现为高血压伴低血钾、高醛固酮血症和低肾素血症。

关键词：高血压；低血钾；醛固酮/肾素比值。

【诊断与鉴别诊断】

一、接诊

1. 问诊要点

（1）有无高血压，特别是难治性高血压。如有，详细询问高血压相关症状和病史。

（2）有无肌无力、软瘫、周期性麻痹、心律失常、心电图出现u波或ST-T改变等。有无多尿伴口渴，尿比重偏低，尤其是夜尿增多（因长期低血钾可致肾小管空泡变性，尿浓缩功能差）。

（3）有无颜面部和（或）下肢水肿等肾功能不全表现和病史。

（4）有无糖代谢异常，如糖尿病或糖尿病前期。

（5）儿童有无生长发育障碍。如有，详细询问生长发育相关内容。

2. 全身体格检查要点

血压、心率、心律、周围血管搏动、血管杂音、心脏杂音、肠鸣音、肌力。

二、开检查医嘱

1. 常规检验

血钾、24 h尿钾（留尿结束时需同时查血钾）、卧位肾素-血管紧张素-醛固酮系统（renin-angiotensin-aldosterone system，RAAS）、立位RAAS，根据血压等情况选择静脉盐水负荷试验和（或）卡托普利抑制试验。

2. 主要辅助检查

泌尿系统彩色多普勒超声检查、肾上腺CT或MRI（首选增强扫描）。

3. 基因检测

建议20岁以下的原发性醛固酮增多症患者或有原发性醛固酮增多症或早发脑卒中家族史的患者，行基因检测以确诊或排除糖皮质激素可抑制性醛固酮增多症（glucocorticoid remediable aldosteronism，GRA）等家族性醛固酮增多症。

三、诊断流程或分类标准

高血压伴低血钾的患者应高度怀疑原发性醛固酮增多症。由于大部分原发性醛固酮增多症患者无低血钾，因此不能仅凭无低血钾而排除本病。诊断流程分为三步：筛查、确诊和病因诊断（图 77-1）。

1. 筛查

临床上采用血浆醛固酮 / 肾素浓度比值（aldosterone to renin ratio，ARR）筛查原发性醛固酮增多症。通常以晨起立位 2 h 的 ARR 为指标：血浆醛固酮浓度（plasma aldosterone concentration，PAC）（ng/dl）/ 血浆肾素活性（plasma renin activity，PRA）[ng/（ml・h）] 比值＞ 20 为筛查阳性，提示原发性醛固酮增多症（若 PAC 单位为 pg/ml，计算 ARR 时需在计算值的基础上再除以 10）。

血浆立位 RAAS 测定前的注意事项：①纠正低血钾。②正常钠饮食。③减少药物影响：螺内酯（安体舒通）等利尿剂及甘草制剂需停药 4 周以上；血管紧张素转化酶抑制剂、血管紧张素Ⅱ受体阻滞剂、二氢吡啶类钙通道阻滞剂、β 受体阻滞剂需停药 2 周以上；停药期间高血压难以控制者宜换用非二氢吡啶类钙通道阻滞剂、α 受体阻滞剂等对 ARR 影响小的药物。

2. 确诊试验

筛查阳性的患者需进行至少 1 种确诊试验来明确诊断，但对于 PAC ＞ 20 ng/dl、直接肾素浓度（direct renin concentration，DRC）低于正常值下限（＜ 2.5 mU/L）、伴低钾血症的高血压患者，无需确诊试验即可诊断原发性醛固酮增多症。

确诊试验主要包括生理盐水试验、卡托普利试验、口服高钠饮食、氟氢可的松试验。

（1）生理盐水试验：患者取坐位，静脉滴注生理盐水，4 h 内共 2000 ml，在输注前及输注后测血浆肾素、醛固酮。正常情况下，滴注生理盐水后，PAC 水平明显下降。盐水负荷后 PAC ＞ 10 ng/dl 可确诊原发性醛固酮增多症；PAC ＜ 5 ng/dl 可排除原发性醛固酮增多症；PAC 为 5 ～ 10 ng/dl 时必须根据患者的临床表现、实验室检查及影像学检查综合评价。坐位生理盐水试验的敏感性和特异性较高，但由于血容量急剧增加，可能诱发高血压危象及心力衰竭，恶性高血压、心功能不全、严重低钾血症患者不宜进行此项试验。

（2）卡托普利试验：患者取坐位，口服 50 mg 卡托普利，服药前及服用后 2 h 测定 PAC。正常情况下，卡托普利抑制试验后 PAC 下降超过 30%，而原发性醛固酮增多症患者 PAC 不受抑制。

（3）口服高钠饮食：3 天内将每日钠盐摄入量增加至＞ 200 mmol（相当于氯化钠 6 g），同时补钾治疗使血钾维持在正常范围，收集第 3 天至第 4 天的 24 h 尿液测定尿醛固酮，尿醛固酮＜ 10 μg/24 h 可排除原发性醛固酮增多症，＞ 12 μg/24 h（梅奥医学中心）或 14 μg/24 h（克里夫兰医学中心）可明确诊断原发性醛固酮增多症。

（4）氟氢可的松试验：给予氟氢可的松 0.1 mg，每 6 h 1 次，共 4 天，同时补钾治疗（使血钾达到 4 mmol/L）、高钠饮食（每日三餐分别补充 30 mmol，每天尿钠排出至少 3 mmol/kg），第 4 天 10:00 采血测 PAC、PRA，07:00 及 10:00 采血测血皮质醇，第 4 天 10:00 PAC ＞ 6 ng/dl 可明确诊断原发性醛固酮增多症。

3. 病因诊断

诊断确立后，需进一步明确病因（表 77-1）。主要鉴别单侧病变（如醛固酮瘤）和双侧病变（如特发

表 77-1　原发性醛固酮增多症的常见病因及相对患病率

病因	患病率
醛固酮瘤	约 35%
特发性醛固酮增多症	约 60%
单侧肾上腺皮质增生	约 2%
家族性醛固酮增多症（FH）	
Ⅰ型（GRA）	＜ 1%
Ⅱ型（*CLCN2* 基因突变）	＜ 6%
Ⅲ型（*KCNJ5* 基因突变）	＜ 1%
Ⅳ型（*CACNA1H* 基因突变）	＜ 1%
醛固酮腺癌	罕见

性醛固酮增多症)。影像学检查主要包括肾上腺 B 超、肾上腺 CT 或 MRI，也可进行双侧肾上腺静脉采血和 11C- 美托咪酯 PET/CT。

四、鉴别诊断

1. 继发性醛固酮增多症

包括分泌肾素的肿瘤、肾缺血、Bartter 综合征、Gitleman 综合征等继发性醛固酮增多症，患者可见血醛固酮、肾素水平升高。

2. 脱氧皮质酮(deoxycorticosterone，DOC)过多

患者因合成肾上腺皮质激素酶系缺陷(如 17α- 羟化酶缺陷或 11β- 羟化酶缺陷)，导致产生大量具有盐皮质激素活性的 DOC，临床表现为高血压、低血钾，但肾素-血管紧张素系统受抑制，血醛固酮、肾素水平降低。此外，患者常合并性发育异常。

3. 皮质醇过多或作用增强

库欣综合征典型表现为向心性肥胖、满月脸、多血质、紫纹等。患者有高血压、低血钾，但血醛固酮、肾素多正常；表象性盐皮质激素过多综合征，其病因为先天性 11β- 羟类固醇脱氢酶缺陷。

4. Liddle 综合征

为常染色体显性遗传病，由于肾小管上皮钠通道(epithelial sodium channel，ENaC)突变，使该通道处于异常激活状态，导致钠重吸收过多及体液容量扩张，出现高血压、低血钾，但肾素-血管紧张素系统受抑制，PAC 水平降低，螺内酯治疗无效。

五、并发症

主要包括心脑血管和肾脏损害。

六、诊断正确书写模板

原发性醛固酮增多症

醛固酮瘤 / 特发性醛固酮增多症

【治疗】

一、治疗原则

肾上腺单侧病变(如醛固酮瘤)采用手术治疗；双侧病变(如特发性醛固酮增多症)、不愿或不能行手术治疗的单侧病变，采用醛固酮受体拮抗剂治疗。难以确定病变类型者，可先给予药物治疗，持续观察，定期行影像学检查，有时既往未能发现的小腺瘤会在随访过程中显现出来。

二、治疗流程或治疗 SOP(图 77-1)

1. 手术治疗

首选腹腔镜单侧肾上腺切除术。术后前几周增加钠盐摄入，如有明显低醛固酮表现(如低钠血症和高钾血症)，可暂时服用氟氢可的松。

2. 药物治疗

推荐螺内酯作为一线用药，依普利酮为二线用药。螺内酯的起始治疗剂量为 10 ～ 20 mg/d。若病情需要，可逐渐增加至最大剂量 100 mg/d。长期应用螺内酯可能出现男性乳腺发育、阳痿，女性月经不调等不良反应，可换用依普利酮，起始剂量 25 mg/d，由于其半衰期短，建议 2 次 / 日。

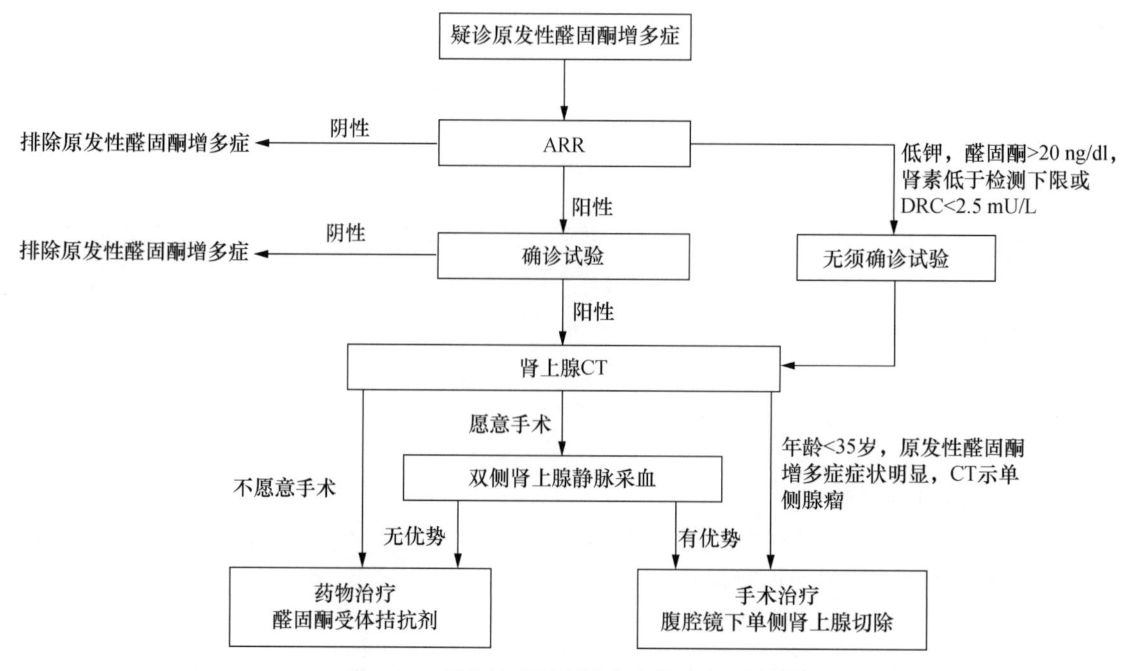

图 77-1　原发性醛固酮增多症的诊疗流程图

【预后】

术后 6 ～ 12 个月评估患者血压、血钾、肾素、醛固酮并每年随访，依据以下评判标准判断患者转归：①完全临床缓解：血压正常（不服用任何降压药物）。②部分临床缓解：血压与术前相同但降压药用量减少，或降压药量不变而血压较术前降低。③无临床缓解：降压药量与术前一致而血压不变或更高。④完全生化缓解：血钾正常，ARR 正常或升高，但确诊试验中醛固酮可被抑制。⑤部分生化缓解：血钾正常且 ARR 升高，且满足以下至少 1 条标准：PAC 较术前基线下降≥ 50%；确诊试验中醛固酮抑制水平较术前改善（输注生理盐水后 PAC 5 ～ 10 ng/dl）。⑥无生化缓解：持续低钾血症或 ARR 升高，且确诊试验中醛固酮未被抑制。

【出院指导】

1. 药物治疗：开始服药后每周需监测血钾，根据血钾水平调整螺内酯剂量；注意肾功能不全、男性乳房发育等。除常规检测血压、血钾、肾功能外，每年需评估糖脂代谢、肾上腺皮质功能、骨代谢、肾上腺 CT、尿蛋白、超声心动图、颈动脉超声等。

2. 手术治疗：术后第 1、3、6、12、24、36 个月随访血压、电解质、肾功能、糖脂代谢、肾上腺皮质功能、骨代谢，每年复查肾上腺 CT、尿蛋白、超声心动图、颈动脉超声等。

【推荐阅读】

[1] 中华医学会内分泌学分会 . 原发性醛固酮增多症诊断治疗的专家共识（2020 版）[J]. 中华内分泌代谢杂志，2020，36（9）：727-736.

[2] Mulatero P，Monticone S，Deinum J，et al. Genetics，prevalence，screening and confirmation of primary aldosteronism：a position statement and consensus of the Working Group on Endocrine Hypertension of The European Society of Hypertension [J]. J Hypertens，2020，38（10）：1919-1928.

（乐云逸　撰写　杨进　审阅）

第 78 章
原发性肾上腺皮质功能减退症

【疾病概述】

原发性肾上腺皮质功能减退症（primary adrenal insufficiency，PAI）又称 Addison 病，系由各种因素导致双侧绝大部分（＞80%）肾上腺组织受到破坏而引起糖皮质激素和盐皮质激素缺乏，临床表现包括特征性表现（皮肤色素沉着）及非特异性表现（嗜盐、疲劳、食欲减退、恶心、呕吐、体重下降、腹痛、体位性低血压、肌痛、低钠血症、低血糖及血常规指标改变等）。

关键词：原发性肾上腺皮质功能减退症；定性诊断；病因诊断；激素替代治疗。

【诊断与鉴别诊断】

一、接诊

1. 问诊要点

有无皮肤色素沉着（尤其是暴露部位，如面部；易摩擦部位，如手部、颈部；正常黑色素沉着部位，如乳晕；口唇、齿龈等黏膜部位）。有无体重下降。有无体位性低血压。有无消化系统表现（如恶心、呕吐、食欲下降）。有无雄激素缺乏表现（如性欲低下、抑郁状态、阴毛及腋毛稀少或缺如、月经紊乱）。有无合并其他疾病的表现（如自身免疫性疾病、结核等）。既往有无自身免疫性疾病史，有无心脑肾肝疾病，有无结核病史及接触史，有无肾上腺及垂体肿瘤、手术等病史，有无低血糖病史。

2. 体格检查要点

（1）生命体征：血压、心率、脉搏、身高及体重。

（2）一般情况：发育及营养，有无畸形，神志状态及精神状态。

（3）皮肤黏膜：有无色素沉着（尤其是暴露部位及易摩擦部位）、瘢痕、唇、牙龈、舌和口腔黏膜，有无伴发白斑（白癜风）。

（4）头颈部：毛发量及分布（包括阴毛、腋毛），颜面及眼睑有无水肿，皮肤、口唇、口腔黏膜、齿龈有无色素沉着；甲状腺大小、质地、形态、震颤及血管杂音。

（5）心脏：心前区有无隆起；有无心包摩擦音、心音低钝等。

（6）脊柱四肢：发育状况，有无活动异常和畸形，双下肢有无水肿。

（7）会阴及外生殖器官：有无畸形及发育不全、色素沉着、阴毛减少及脱落。

二、开检查医嘱

1. 实验室检查

血常规、电解质、血糖、血清皮质醇、ACTH 节律、24 h 尿游离皮质醇、尿 17- 羟皮质类固醇和 17- 酮皮质类固醇、性激素、甲状腺功能七项、生长激素组合、硫酸脱氢表雄酮（dehydroepiandrosterone sulfate，DHEAS）、血浆肾素活性或浓度、血管紧张素Ⅱ、醛固酮水平。

自身抗体检测（用于病因诊断）：包括 21- 羟化酶抗体（需送特定实验室检测）、甲状腺自身抗体、糖尿病自身抗体等，主要用于合并症及自身免疫性多内分泌腺病综合征（autoimmune polyglandular syndrome，APS）的诊断。17- 羟孕酮用于先天性肾上腺增生的鉴别诊断。极长链脂肪酸（very long chain fatty acid，VLCFA）用于肾上腺脑白质营养不良的鉴别诊断。

2. 影像学检查

（1）肾上腺 CT：首选增强扫描。

（2）胸部 X 线 /CT：显示心影大小及明确有无肺结核。

3. 特殊检查

（1）标准剂量（250 μg）ACTH 兴奋试验：下丘脑或垂体损伤后 4 ～ 6 周不宜进行该试验，因为肾上腺皮质可能对外源性 ACTH 过度反应，导致出现血清皮质醇假性正常，此时推荐小剂量 ACTH（1 μg/1.73 m^2 体表面积或 0.5 μg/1.73 m^2 体表面积）兴奋试验。

（2）CT/ 超声引导下肾上腺穿刺活检：影像学检查无法明确时可行穿刺。

（3）基因检测：用于诊断 APS Ⅰ型、先天性肾上腺皮质增生、X 连锁先天性肾上腺发育不全。

（4）胰岛素低血糖兴奋试验、CRH 兴奋试验（鉴别原发性和继发性肾上腺皮质功能减退症）。

三、诊断流程或分类标准（图 78-1）

1. 定性诊断

针对存在特异性和非特异性临床表现的可疑患者，根据 ACTH 兴奋试验、血清皮质醇、血浆 ACTH 进行定性诊断。确诊患者均应进行病因诊断。

（1）血清皮质醇和血浆 ACTH（初筛）：无法行 ACTH 兴奋试验时，晨起皮质醇＜ 140 nmol/L（5 μg/dl）结合 ACTH 结果（＞ 2 倍参考值上限）即为初筛阳性。排除标准：血清皮质醇≥ 550 nmol/L（20 μg/dl）。血清皮质醇基础值正常不能排除诊断，因为应激情况下可能出现激素相对缺乏。

（2）250 μg ACTH 兴奋试验（金标准）：静脉注射 ACTH 后 30 min 或 60 min 皮质醇峰值＜ 500 nmol/L（18 μg/dl）。ACTH 兴奋试验阴性可排除 PAI 和大多数继发性肾上腺皮质功能减退。

（3）测定血浆肾素和醛固酮以评估盐皮质激素缺乏情况。PAI 的患者血浆醛固酮可低于正常或正常低限，而血浆肾素活性或浓度升高。

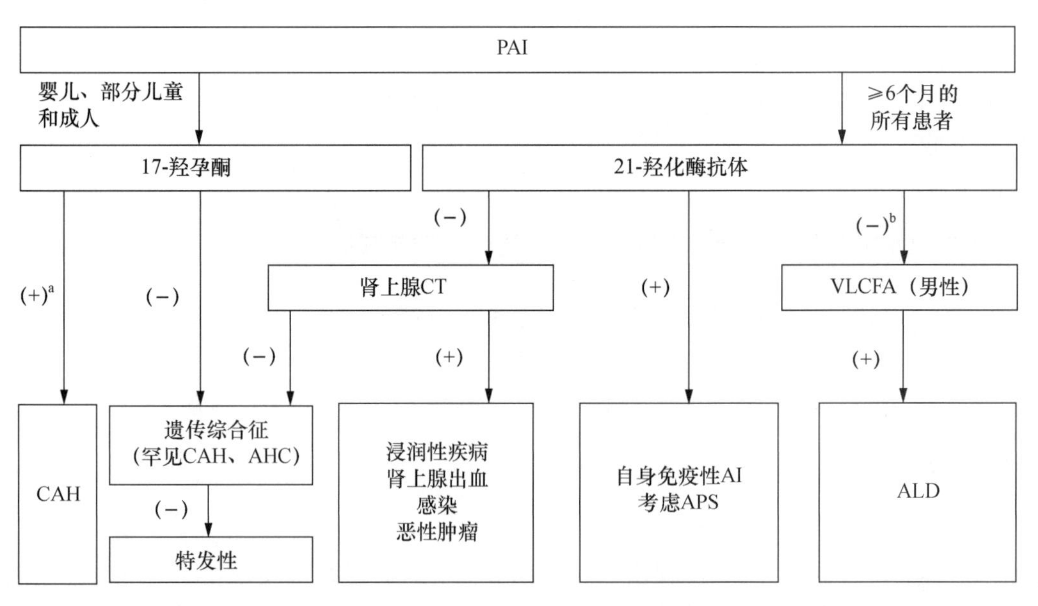

图 78-1　PAI 的诊断流程图。AHC，先天性肾上腺发育不全；ALD，肾上腺脑白质营养不良；AI，肾上腺皮质功能不全；APS，自身免疫性多内分泌腺病综合征；VLCFA，极长链脂肪酸。[a]17- 羟孕酮＞ 1000 ng/dl 可诊断 21- 羟化酶缺乏。[b]VLCFA 应在青春期前男孩的初始评估中进行测量

2. 病因诊断（表 78-1）

表 78-1　PAI 的主要病因和相关特征

病因	相关特征
自身免疫	
孤立性	无其他自身免疫性疾病
APS 1 型	慢性皮肤念珠菌病，甲状旁腺功能减退症
APS 2 型	自身免疫性甲状腺疾病，1 型糖尿病
肾上腺浸润 / 损伤	
肾上腺出血	与败血症、抗凝剂、抗心磷脂 / 狼疮抗凝血综合征相关
肾上腺转移瘤	恶性肿瘤：肺癌、乳腺癌、结肠癌、黑色素瘤、淋巴瘤等
感染	结核病、HIV、CMV、念珠菌病、组织胞浆病、梅毒、非洲锥虫病、副球孢子菌病
浸润	血色素沉着症、原发性淀粉样变性
双侧肾上腺切除	顽固性库欣综合征或双侧嗜铬细胞瘤手术
CAH	
21- 羟化酶缺陷	最常见的 CAH 类型，伴有高雄激素血症
11β- 羟化酶缺乏症	高雄激素血症，高血压
肾上腺发育不全	先天性 X 连锁 NROB1，Xp21 缺失，SF-1 突变，IMAGe 综合征等
药物诱导	免疫检查点抑制剂、米托坦、酮康唑、美替拉酮、依托咪酯、氨鲁米特等
其他疾病	肾上腺脑白质营养不良，线粒体疾病，沃尔曼病等

四、鉴别诊断

1. 其他皮肤色素沉着相关疾病

（1）原发性甲状腺功能减退症：可导致胡萝卜素在肝中转化受阻，造成体内堆积。脂溶性胡萝卜素主要沉着于皮脂腺较丰富的部位，如口唇周围、手掌和足底。甲状腺功能减退症可与 PAI 共存。

（2）血色病：不累及黏膜，可通过肝脏检查（肝内重度含铁血黄素沉积）、血清铁、铁蛋白、总铁结合力等鉴别。

（3）POEMS 综合征：色素沉着表现与 PAI 类似，可伴血清皮质醇下降。但该病存在多发性神经病变、脏器肿大、M 蛋白水平升高、内分泌系统疾病（常见性腺功能减退），可合并甲状腺功能减退症。

2. 慢性消耗性疾病

（1）慢性肝炎、肝硬化：可通过病毒指标、肝功能鉴别。

（2）结核病、肿瘤恶病质：原发病表现明显。

（3）人类免疫缺陷病毒（human immunodeficiency virus，HIV）感染：患者可能同时出现消瘦、虚弱、皮肤色素沉着表现，甚至合并肾上腺皮质功能减退，可通过 HIV 抗体等检测鉴别。

3. 继发性肾上腺皮质功能减退（secondary adrenal insufficiency，SAI）

在皮质醇水平下降的情况下，SAI 患者的血浆 ACTH 基础值多在正常值低限或更低，但需注意排除糖皮质激素的影响，可行胰岛素低血糖兴奋试验、CRH 兴奋试验进行鉴别诊断。

五、病情评估 / 病情严重程度分级

肾上腺危象是一种由急性皮质醇缺乏引起的潜在致命疾病，常见于慢性肾上腺皮质功能减退症患者，

因在应激时未及时增加糖皮质激素剂量而发生，尤其是 PAI 患者常有肾素-血管紧张素-醛固酮异常，因此更易发生。临床上表现为恶心、呕吐、腹泻、腹痛、低血糖、低血压、休克、昏迷等。

六、诊断正确书写模板

原发性肾上腺皮质功能减退症

　　肾上腺结核

【治疗】

一、治疗原则

加强健康宣教，预防肾上腺危象，个体化补充激素，针对病因治疗。

二、治疗流程或治疗 SOP（图 78-2）

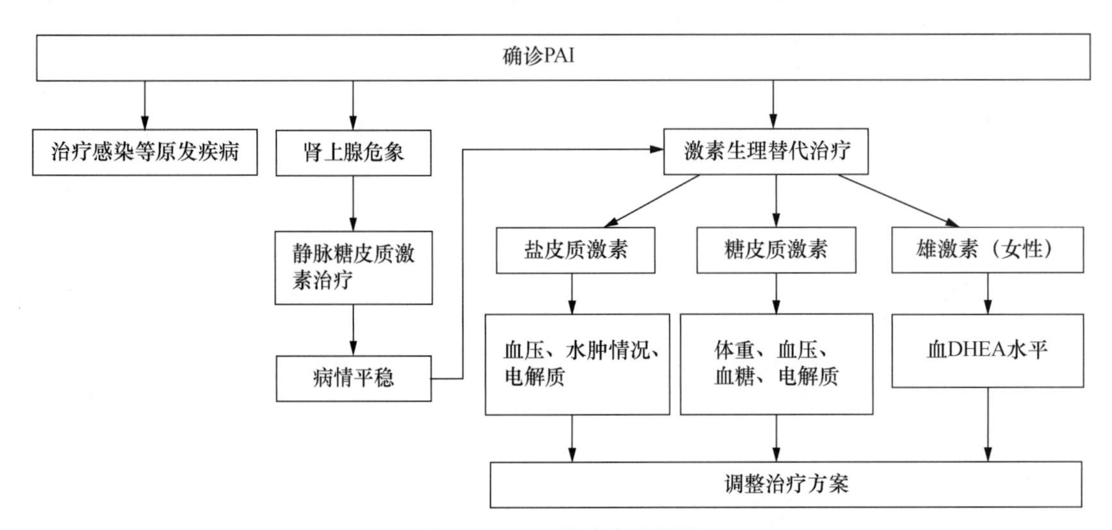

图 78-2　PAI 的治疗流程图

1. 糖皮质激素替代治疗（表 78-2）

根据其脉冲式分泌和昼夜分泌规律（清晨最高、晚上次之、午夜最低）给药。优先选择口服氢化可的松或醋酸可的松。次选口服泼尼松龙或泼尼松。因难以滴定剂量，出现药物性库欣综合征的风险较大，不建议用地塞米松。需根据体重，血压，糖皮质激素过量（体重增加、失眠和周围性水肿）和不足的症状（精神萎靡、恶心、食欲减退、体重减轻、嗜睡和皮肤色素沉着）等临床表现评估监测糖皮质激素替代治疗方案，无须进行激素监测。

表 78-2　不同糖皮质激素的替代治疗方案

药物名称	日总量	给药方法	备注
氢化可的松	15 ～ 25 mg	早晨 2/3 剂量、午后 1/3 剂量 早晨 2/4 剂量、中午 1/4 剂量、下午 1/4 剂量	优选药物；孕妇可用；儿童起始剂量为每日 6 ～ 10 mg/m^2 体表面积
醋酸可的松	25 ～ 35 mg	早晨 2/3 剂量、午后 1/3 剂量 早晨 2/4 剂量、中午 1/4 剂量、下午 1/4 剂量	优选药物
泼尼松	7.5 mg	早晨 2/3 剂量、午后 1/3 剂量	欧美指南未推荐
泼尼松龙	3 ～ 5 mg	早晨 2/3 剂量、午后 1/3 剂量 早晨顿服	依从性不佳、氢化可的松及醋酸可的松不耐受 / 效果欠佳者的备选药物

2. 盐皮质激素替代治疗（表 78-3）

确诊醛固酮缺乏的患者需进行盐皮质激素替代治疗。9α-氟氢可的松早晨顿服，成人起始剂量为 50 ～ 100 μg，且不限制钠盐摄入量，避免摄入钾盐。儿童、年轻人及妊娠晚期患者可能需要更大剂量，并监测相关临床症状（嗜盐情况、头晕、体位性低血压或水肿）和电解质水平。一般健康状况良好、电解质正常、没有体位性低血压表明盐皮质激素替代治疗充分；血浆肾素活性为正常值上限提示盐皮质激素替代剂量合适。原发性高血压可能与 PAI 并存，若治疗时出现高血压则需评估和调整盐皮质激素和糖皮质激素剂量，若调整后血压仍高且患者血容量正常，可优先选择 ACEI 或 ARB 启动抗高血压治疗，避免使用利尿剂，禁用醛固酮受体拮抗剂。

表 78-3　不同盐皮质激素的替代治疗方案

药物名称	用量	给药方法	备注
9α-氟氢可的松	50 ～ 200 μg/d	08:00 顿服	
醋酸脱氧皮质酮	1 ～ 2 mg/2 d，或 2.5 ～ 5 mg/2 d	肌内注射	用于不能口服者

3. 性激素替代治疗

如女性 PAI 患者仍有性欲低下、抑郁状态、腋毛及阴毛稀少或缺如、月经紊乱等表现，可尝试 6 个月脱氢表雄酮（dehydroepiandrosterone，DHEA）替代治疗，并监测每日早晨服药前 DHEA 水平（目标为正常范围中线）。微粒化 DHEA 10 ～ 50 mg（常用 25 mg），早晨顿服。若半年后效果欠佳则建议停用。

4. 原发病治疗

肾上腺结核引起的 PAI 应给予抗结核治疗。自身免疫性 PAI 合并其他内分泌腺或脏器受累时，应给予相应的治疗。

5. 肾上腺危象治疗（表 78-4）

伴严重肾上腺皮质功能不足表现或肾上腺危象的患者无须等待诊断试验结果，应立即进行静脉氢化可的松治疗（治疗前抽血以便检测用药前皮质醇和 ACTH）。

表 78-4　肾上腺危象的治疗方案

治疗	用法用量	给药方法
氢化可的松	首剂 100 mg，随后 100 mg/（6 ～ 8）h，病情平稳后（1 ～ 3 天）逐步调整为生理替代剂量	静脉滴注或肌内注射；调整为生理剂量后改为口服
等张生理盐水	1 L/h，直至血流动力学恢复，后续减慢输注速度维持 1 ～ 2 天	静脉滴注；检测血流动力学指标及电解质
与并发症及合并症病情相关的其他处置	根据病情确定是否收入监护室；防止消化道溃疡；小剂量肝素；抗感染治疗等	

【出院指导】

1. 随访：每年至少复诊 1 次，根据临床表现评估替代治疗是否存在过度或不足；评估健康状态、体重、血压、电解质；评估其他自身免疫病（特别是甲状腺功能减退症）的情况。

2. 合理饮食，避免过度劳累、感染等应激因素；终身服药，不得随意停药。

3. 随身携带疾病卡及糖皮质激素。

4. 患者教育：并发症、发热和应激期间需增加糖皮质激素的剂量预防和避免肾上腺危象，学会识别突发症状和体征。

【推荐阅读】

[1] 陈家伦. 临床内分泌学 [M]. 上海：上海科学技术出版社，2011.

[2] Bornstein S R，Allolio B，Arlt W，et al. Diagnosis and treatment of primary adrenal insufficiency：an endocrine society clinical practice guideline [J]. J Clin Endocrinol Metab，2016，101（2）：364-389.

[3] Charmandari E，Nicolaides N C，Chrousos G P. Adrenal insufficiency [J]. Lancet，2014，383（9935）：2152-2167.

（王蘇弘　撰写　杨琨　王琛　审阅）

第79章

嗜铬细胞瘤和副神经节瘤

【疾病概述】

嗜铬细胞瘤和副神经节瘤（pheochromocytoma and paraganglioma，PPGL）是起源于肾上腺髓质和肾上腺外副神经节的神经内分泌肿瘤。嗜铬细胞瘤和大部分副神经节瘤可以合成和分泌大量儿茶酚胺，引起心血管系统症状，特别是高血压，兼有其他系统的表现。测定血浆或尿中儿茶酚胺及其代谢产物的浓度对于该病的诊断具有重要意义，影像学检查用以明确肿瘤的定位。目前尚无药物可以长期良好控制PPGL引起的高血压，手术切除肿瘤是首选治疗。手术切除肿瘤后，PPGL引起的高血压大多可缓解。

关键词：嗜铬细胞瘤；副神经节瘤；儿茶酚胺；高血压。

【诊断与鉴别诊断】

一、接诊

1. 问诊要点

（1）有无高血压，包括阵发性、持续性高血压，或在持续性高血压的基础上阵发性加重。有无发作性头痛、心悸、大汗的表现（嗜铬“三联征”）。有无情绪激动、体位变化、扪压肿瘤、排大小便、创伤及麻醉诱导等诱因。

（2）有无低血压或休克，有无直立性低血压或高血压与低血压交替。

（3）其他临床表现：有无糖代谢紊乱，消化系统症状（恶心、呕吐、便秘、腹胀、急腹症），有无泌尿系统症状（肾血管受损、蛋白尿及肾功能不全），有无神经系统症状（精神紧张、头痛、烦躁、焦虑、恐惧或濒死感、晕厥、抽搐、症状性癫痫），有无腹部肿块。

2. 全身体格检查要点

血压、心率、体温、体重、皮肤湿度、周围血管搏动、血管杂音、心脏杂音、腹部肿块。

二、开检查医嘱

1. 常规检验

首选血浆游离甲氧基肾上腺素、甲氧基去甲肾上腺素浓度测定，可同时检测血/尿去甲肾上腺素、肾上腺素、多巴胺及其他代谢产物（如3-甲基酪胺、高香草酸和香草扁桃酸）。

2. 影像学检查

泌尿系统彩色多普勒超声检查、肾上腺CT或MRI。^{131}I-间碘苄胍（metaiodobenzylguanidine，MIBG）显像、PET、奥曲肽显像。其他特殊检查还包括多种PET/CT，如^{18}F-FDG、^{18}F-FDOPA、^{68}Ga-Dutatate等。

3. 并发症评估

4. 遗传学及表观遗传学检测

包括基因检测和表观遗传学检测。所有PPGL患者均应到有条件的正规实验室进行基因检测，以明确致病基因。PPGL 肿瘤 DNA 甲基化和 miRNA 表观遗传学研究可为转移性肿瘤的早期诊断及治疗靶点提供依据。

三、诊断流程或分类标准

PPGL 的临床表现复杂且具有特殊性。若高血压同时伴有体位性低血压和头痛、心悸、大汗“三联征”时，其诊断敏感性为 95%。因此，根据患者阵发性或持续性高血压的临床表现及伴随症状，需考虑本病的可能性，若有血或尿儿茶酚胺及其代谢产物水平升高，则诊断基本明确，最后采用 CT、MRI、MIBG 显像等影像学检查进行定位诊断（图 79-1）。

四、鉴别诊断

1. 原发性高血压和其他原因导致的继发性高血压

可伴有交感神经兴奋的表现，必要时可行儿茶酚胺及其代谢产物检测和影像学检查等鉴别。甲状腺功能亢进症患者可有高血压和高代谢的表现，通过测定儿茶酚胺及其代谢产物和甲状腺激素水平较易鉴别。

2. 更年期综合征、冠心病、自主神经功能障碍

患者可出现部分与 PPGL 相似的症状，应仔细询问病史和进行体格检查等以鉴别。

3. 肾上腺髓质增生

肾上腺质增生可呈结节性或弥漫性，其临床症状与 PPGL 难以区分，且患者在高血压发作时测定血和尿儿茶酚胺或其代谢产物水平均明显升高。目前尚无肾上腺髓质增生的特异性诊断方法。

五、诊断正确书写模板

嗜铬细胞瘤 / 副神经节瘤

　　继发性高血压

【治疗】

一、治疗原则

目前尚无药物可以长期良好控制 PPGL 引起的高血压，因此手术切除肿瘤为首选治疗。术前应进行充分的药物准备。转移性嗜铬细胞瘤应切除转移性病变，以减少肿瘤负荷。

二、治疗流程或治疗 SOP（图 79-1）

1. 手术前内科治疗

术前 2 周应常规给予药物治疗，控制血压和临床症状，以避免麻醉、术中挤压及切除肿瘤时的血压波动诱发高血压危象和休克。常用药物包括：α 受体阻滞剂、β 受体阻滞剂。应用 α 受体阻滞剂后有心动过速的患者，可加用 β 受体阻滞剂，使用 β 受体阻滞剂前必须先使用 α 受体阻滞剂，否则可导致严重肺水肿、心力衰竭或诱发高血压危象而加重病情。应用上述药物后血压仍控制不佳者，可加用钙通道阻滞剂、血管紧张素转化酶抑制剂、硝普钠、α - 甲基对位酪氨酸等。术前充分准备的标准：①持续性高血压患者血压≤ 140/90 mmHg，阵发性高血压发作频率及幅度降低；②血容量恢复，红细胞压积降低，体重增加，肢端温暖，无明显体位性低血压；③高代谢症候群及糖代谢异常改善；④术前药物准备时间存在个体差异，一般为 2 ～ 4 周，伴严重并发症的患者，术前准备时间应相应延长。

2. 手术中处理

若术中出现高血压发作，可静脉滴注酚妥拉明或硝普钠；若出现心率显著增加或心律失常，可静脉注射低剂量普萘洛尔、艾司洛尔或其他抗心律失常药物（如利多卡因）。肿瘤切除后，血中儿茶酚胺浓度急剧下降，血管床扩张，血容量锐减，常导致低血压，应停用 α 受体阻滞剂，补充全血或血浆。

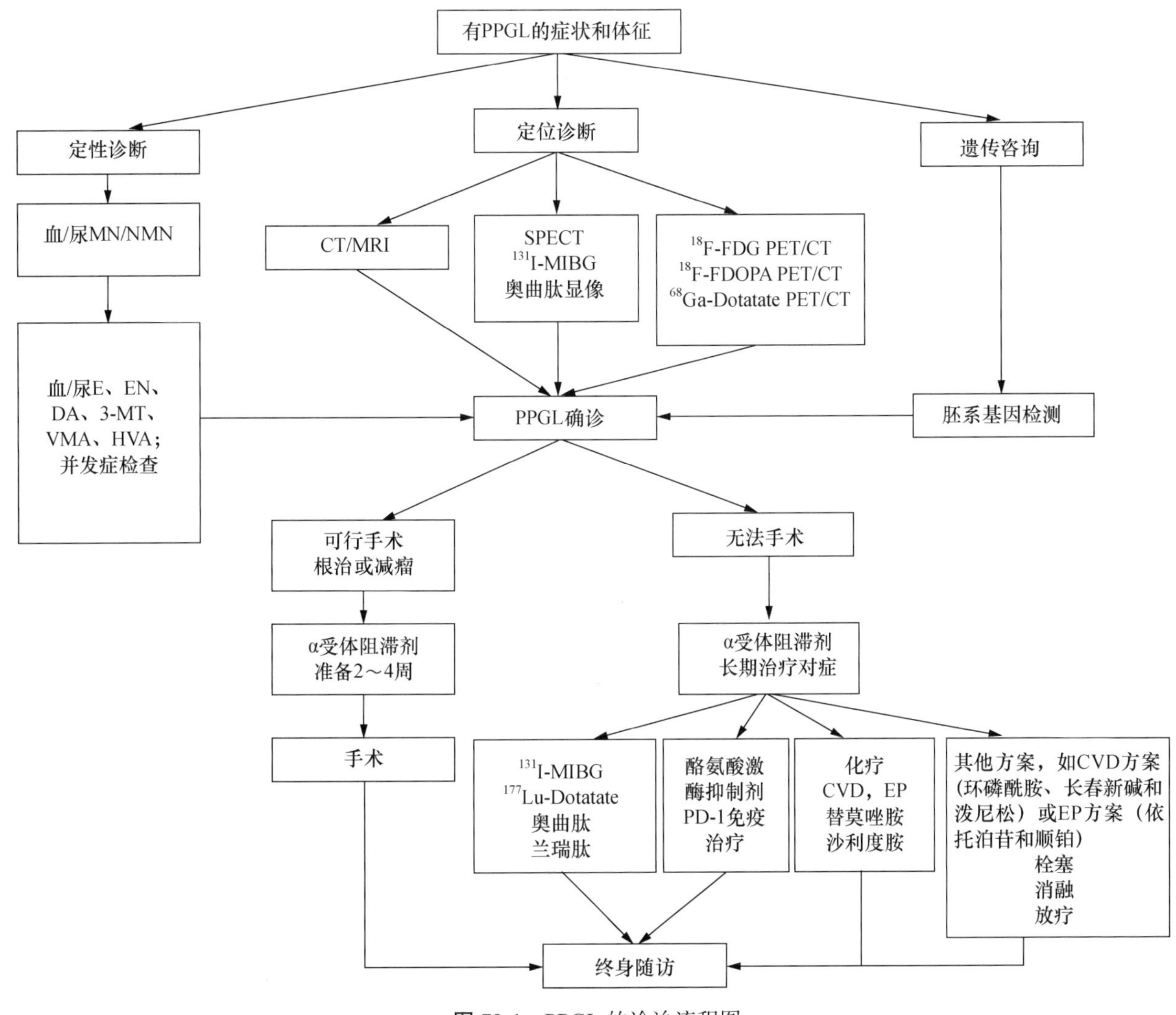

图 79-1 PPGL 的诊治流程图

3. 手术后治疗

患者在术后 2 周应复查生化指标，长期规律随访是必要的。对于不能完全切除或术后复发并有局部浸润或远处转移者，需长期服用 α 受体阻滞剂等药物尽可能控制血压，可加用 α - 甲基对位酪氨酸阻断儿茶酚胺的合成。酪氨酸激酶抑制剂（如舒尼替尼）可能对转移性嗜铬细胞瘤有治疗作用，但不能治愈。对于有骨转移病灶者，可采用局部放疗等。若为双侧肾上腺切除术，则需要终身使用糖皮质激素和盐皮质激素替代治疗。

术后应注意以下患者发生继发性肾上腺皮质功能减退的可能性：双侧肾上腺部分切除；孤立肾的单侧肾上腺部分切除。

4. 转移性 PPGL 的治疗

转移性 PPGL 的治疗是一大难题，也是进展较快的领域，目前已开展和正在进行临床试验的治疗包括：^{131}I-MIBG 治疗、^{177}Lu-Dotatate、抗肿瘤药物联合化疗、酪氨酸激酶抑制剂靶向治疗、细胞程序性死亡蛋白受体 1（PD-1）抗体、奥曲肽或兰瑞肽等，以及肿瘤及转移病灶局部放疗、伽马刀、射频消融和栓塞治疗等。

三、重要治疗医嘱

PPGL 的常用降压药物见表 79-1。

表 79-1 PPGL 的常用降压药物

药物	用法	药物特点及用量
α 受体阻滞剂		
酚妥拉明	静脉注射或静脉滴注	短效、非选择性 α 受体阻滞剂，对 α_1 和 α_2 受体的阻断作用相等，作用迅速，半衰期短
酚苄明	口服	初始剂量 5 ～ 10 mg，bid，视血压控制情况逐渐加量，剂量可增至 40 ～ 80 mg/d
哌唑嗪、特拉唑嗪、多沙唑嗪	口服	选择性突触后 α_1 受体阻滞剂，不影响 α_2 受体，多沙唑嗪的初始剂量为 2 mg/d，终剂量为 32 mg/d
乌拉地尔	静脉滴注	非选择性 α 受体阻滞剂，阻断突触后 α_1 受体和外周 α_2 受体，根据血压水平调整剂量
β 受体阻滞剂		
普萘洛尔	口服	非选择性 β 受体阻滞剂，可阻断心脏 β_1 受体及支气管、血管平滑肌 β_2 受体，初始剂量为 10 mg，bid 或 tid，逐渐增加剂量以控制心率
阿替洛尔	口服	选择性 β_1 受体阻滞剂，初始剂量为 25 mg，qd，终剂量为 50 mg/d
美托洛尔	口服	选择性 β_1 受体阻滞剂，初始剂量为 12.5 mg，bid，终剂量为 25 mg，bid
艾司洛尔	静脉滴注	短效选择性 β_1 受体阻滞剂，作用快而短暂

bid，2 次 / 日；qd，1 次 / 日；tid，3 次 / 日。

【预后】

手术切除肿瘤后，PPGL 引起的高血压大部分可缓解，术后 1 ～ 2 周儿茶酚胺可恢复至正常水平，约 75% 的患者在 1 个月左右血压可恢复正常，25% 的血压持续升高的患者，其血压水平也较术前降低，且使用一般降压药可获得满意疗效。转移性嗜铬细胞瘤的预后不良。

【出院指导】

术后 2 ～ 4 周复查生化指标以明确是否成功切除肿瘤。所有患者术后均应定期复查，特别是儿童、青少年及有家族史患者，除检查有无复发外，还应排除多发性内分泌腺瘤病的可能。

【推荐阅读】

[1] 中华医学会内分泌学分会 . 嗜铬细胞瘤和副神经节瘤诊断治疗专家共识（2020 版）[J]. 中华内分泌代谢杂志，2020，36（9）：737-750.

[2] Lloyd R V，Osamura R Y，Kloppel G，et al. WHO classification of tumors of endocrine organs [M]. 4th ed. Lyon：International Agency for Research on Cancer（IARC）Press，2017：11-64.

（乐云逸　撰写　杨进　审阅）

第 80 章

高催乳素血症

【疾病概述】

高催乳素血症（hyperprolactinemia，HPRL）是一种由各种原因引起的血清催乳素超过正常水平的病理状态，主要临床表现为闭经、泌乳、不孕不育和男性性功能障碍等。主要辅助检查包括催乳素（prolactin，PRL）水平监测和垂体影像学检查。治疗以多巴胺受体激动剂为主。药物治疗无效或效果欠佳者应考虑手术治疗，或于手术后辅以药物或放疗。

关键词：HPRL；催乳素瘤；多巴胺受体激动剂。

【诊断与鉴别诊断】

一、接诊

1. 问诊要点

既往月经婚育史、分娩哺乳史；月经紊乱的模式；是否存在自发泌乳及泌乳量；发病前手术、放疗、服药史；有无头痛、视力及视野改变。既往是否存在甲状腺、肝、肾等功能异常，胸壁和乳房疾病、脑外伤史。采血时有无应激。

2. HPRL 的临床表现（表 80-1）

表 80-1　HPRL 的临床表现

临床表现	具体内容
月经紊乱及不孕	90% 的患者伴月经紊乱，以继发性闭经多见，也可表现为月经量少、稀发或无排卵月经
泌乳	非妊娠或产后停止哺乳＞6 个月仍有乳汁分泌
肿瘤压迫症状	• 垂体激素分泌障碍：生长激素（GH）分泌减少导致儿童期生长迟缓；促性腺激素（Gn）分泌减少引起闭经、青春期延迟；促甲状腺素（TSH）或促肾上腺皮质激素（ACTH）分泌减少分别继发甲状腺功能减退和肾上腺皮质功能减低；抗利尿激素（ADH）分泌障碍引起尿崩症 • 神经压迫症状：头痛、双颞侧视野缺损，少数患者出现嗜睡、食欲异常等下丘脑症状和颅神经压迫症状。15% ～ 20% 的患者腺瘤内可自发出血，少数患者可发生急性垂体卒中，表现为突发性剧烈头痛、呕吐、视力下降、动眼神经麻痹等
垂体激素分泌亢进的症状（混合性腺瘤）	如为混合性腺瘤可有其他垂体激素分泌亢进的临床表现（如生长激素瘤、库欣病等）
其他	雌激素水平低导致骨量丢失加速、低骨量或骨质疏松。低雌激素状态会引起生殖器官萎缩、性欲减低、性生活困难。约 40% 患者有多毛

3. 全身体格检查要点

有无泌乳、阴毛或腋毛脱落、视野缺失、面貌异常、肥胖、多毛等。

二、开检查医嘱

1. 实验室检查

（1）测定血 PRL 水平：采血日建议早晨进食纯碳水化合物，于 10:00 静坐约 30 min 后，于 10:30 至 10:45 取血，力求“一针见血”，尽量减少刺激。

（2）若怀疑垂体瘤，还需评估甲状腺功能、性腺激素、ACTH- 皮质醇节律、生长激素组合、血尿渗透压等。

2. 影像学检查

颅脑 MR（含鞍区）平扫或增强（首选）。

3. 视野检查

鞍区影像提示肿瘤压迫视交叉时，应行视野检查评估视神经受累情况。

三、诊断流程或分类标准（图 80-1）

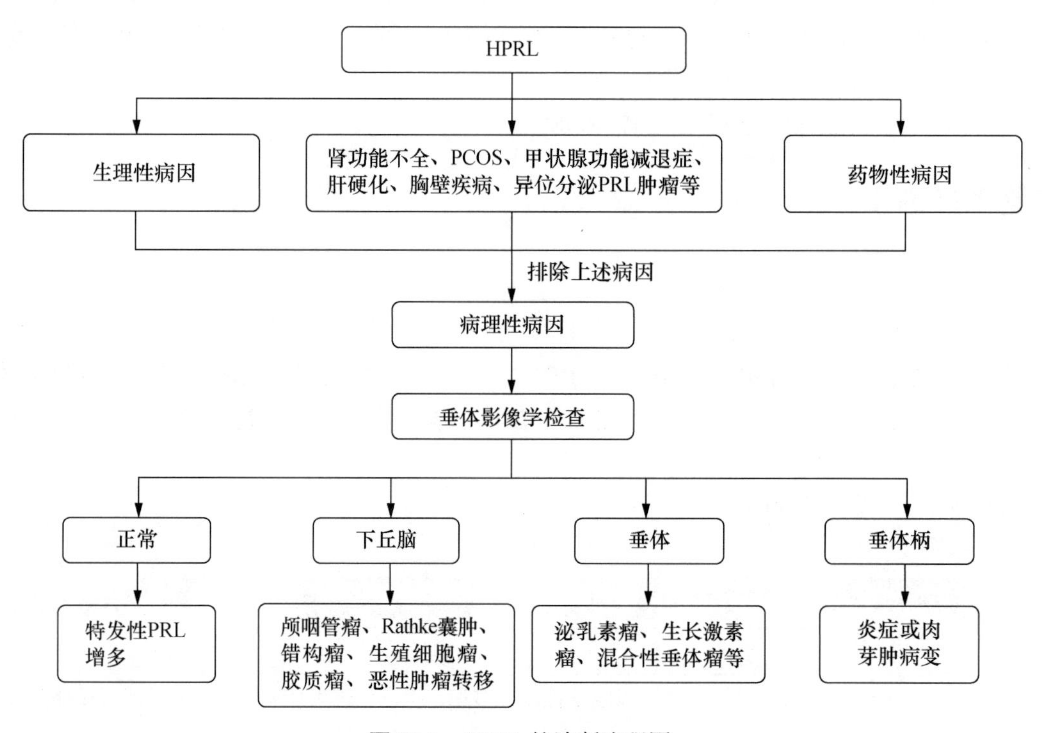

图 80-1　HPRL 的诊断流程图

四、鉴别诊断

1. 生理性 PRL 水平升高

正常情况下，人血 PRL 的基础浓度通常＜ 20 μg/L，生理性增幅常为 20 ～ 60 μg/L。运动、寒冷、情绪紧张、月经周期或性交、妊娠和哺乳期等生理状态下均可使 PRL 水平升高。诱因去除后可恢复正常。

2. 药物性 PRL 水平升高

多巴胺受体拮抗剂（酚噻嗪类、氟哌啶醇、甲氧氯普胺、多潘立酮等），多巴胺转化抑制剂（阿片肽、吗啡、可卡因等），多巴胺耗竭剂（甲基多巴、利血平），二苯氮类衍生物（苯妥因、地西泮），多巴胺重吸收阻断剂（诺米芬新），H_2 受体拮抗剂（西咪替丁、雷尼替丁），单胺氧化酶抑制剂（苯乙肼），抗结核药物（异烟肼）和激素类（雌激素和避孕药）等可引起 PRL 水平升高，但患者垂体影像学正常，停药后一般可逐渐恢复正常。

3. 病理性 PRL 水平升高

（1）垂体病变：垂体瘤自身分泌 PRL 导致血清 PRL 水平升高。瘤体可以只分泌 PRL 或混合其他功能性垂体瘤，如混合生长激素瘤时 PRL 水平升高伴有生长激素水平升高。

（2）下丘脑及垂体柄病变：因鞍区肿瘤压迫垂体柄或下丘脑，导致多巴胺（PRL 分泌的抑制因子）到达垂体前叶的途径受阻，PRL 分泌增多。颅咽管瘤、Rathke 囊肿、下丘脑错构瘤、生殖细胞瘤、胶质瘤及恶性肿瘤转移等可导致多巴胺缺乏、PRL 分泌增多。炎症和肉芽肿性疾病压迫垂体柄，导致 PRL 释放因子增多，PRL 分泌增加。可伴有脑神经压迫、颅内压升高及尿崩症等症状。

（3）其他：原发性甲状腺功能减退、肾功能不全、多囊卵巢综合征、肝硬化、胸壁疾病和引起异位 PRL 分泌的肿瘤等。

4. 特发性 PRL 水平升高

病因不明，可能由下丘脑损害（未能发现的病损）引起，需排除上述病因后才能确立诊断。

五、诊断正确书写模板

高催乳素血症（垂体微腺瘤）
　　继发性闭经
　　骨质疏松症

【治疗】

一、治疗原则

治疗方法取决于肿瘤大小和 HPRL 引起的症状。大腺瘤一经发现应进行治疗，以防继续增大。95% 的微腺瘤不会进一步形成大腺瘤，故可严密观察血清 PRL 的变化。少数微腺瘤患者 PRL 水平升高造成性功能减退、泌乳、不育或不孕及骨质疏松等症状时，需及早治疗。催乳素瘤的治疗以药物为主，或于手术后辅以药物治疗。

二、治疗流程或治疗 SOP（图 80-2）

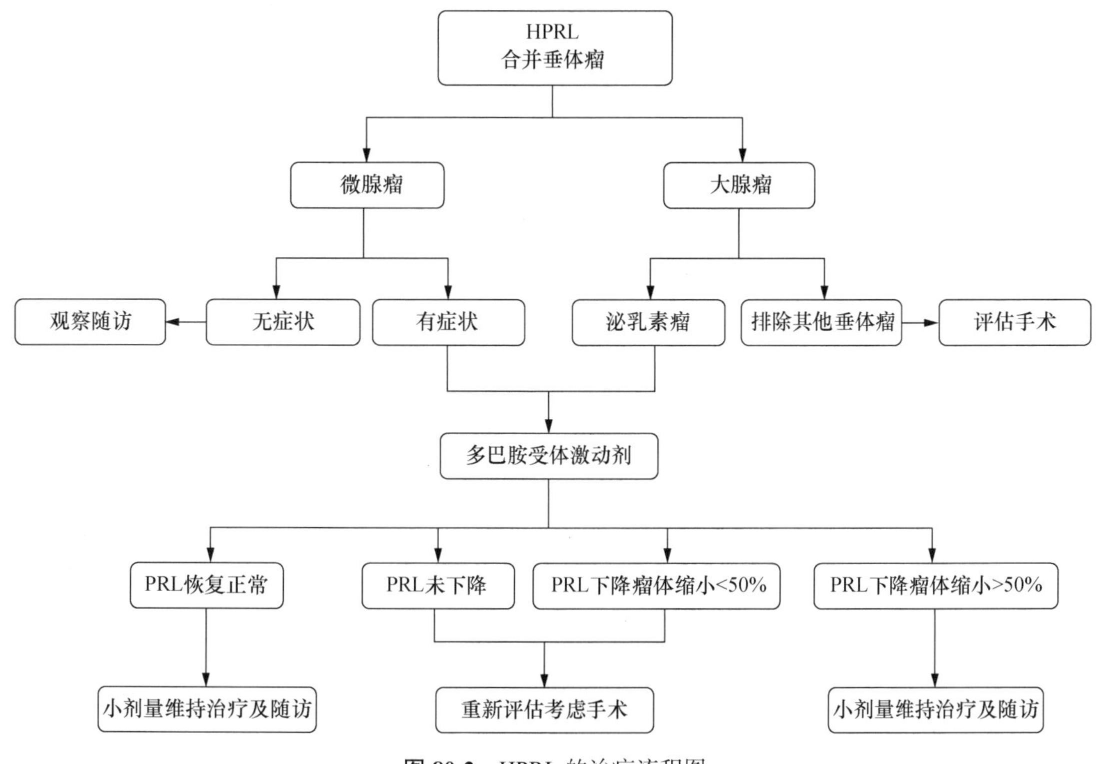

图 80-2　HPRL 的治疗流程图

1. 药物治疗

（1）溴隐亭：是一种半人工合成的麦角生物碱的衍生物，可与正常或腺瘤泌乳素细胞上的多巴胺 D_2 受体结合，产生与多巴胺相同的生理作用，抑制 PRL 的合成与分泌，降低血清 PRL 水平，缩小瘤体。常见不良反应包括恶心和体位性低血压，偶有呕吐。不良反应多在治疗初期出现。少见的不良反应包括指（趾）端血管痉挛、鼻腔充血、鼻塞、头痛、疲倦、腹痛、便秘等，一般在服药后 1 ～ 2 个月内发生，停药 72 h 后症状可缓解。

（2）卡麦角林：对 D_2 受体有高度选择性和亲和力，作用时间比溴隐亭长，不良反应比溴隐亭小，耐受性优于溴隐亭。

2. 手术治疗

药物治疗无效、巨大垂体腺瘤伴视交叉压迫急需减压、侵袭性垂体腺瘤伴脑脊液鼻漏、复发性垂体腺瘤等患者，可进行手术治疗。

3. 放疗

侵袭性大腺瘤、术后肿瘤残留或复发、有手术禁忌等患者，可进行放疗，但较少应用。

三、重要治疗医嘱

1. 溴隐亭：治疗剂量为 2.5 mg，2 ～ 3 次 / 日，少数患者需要更大剂量，有效治疗剂量与肿瘤大小及 PRL 水平无关。对于疗效稳定的患者，服药 2 年后可试行逐步减停，直到 1.25 mg/d 维持半年，若 PRL 仍能稳定于正常水平，可考虑停药观察。

2. 卡麦角林：每周给药 1 ～ 2 次，每次 0.5 ～ 1 mg。

【预后】

溴隐亭只能抑制 PRL 瘤细胞增殖，短期用药停药后腺瘤再生长或复发的风险高。推荐停药时机为低剂量药物维持 PRL 水平正常、MRI 示肿瘤消失或呈空泡蝶鞍，疗程常达 2 年。对于有生育计划的微腺瘤女性患者，若病情允许，可停止药物治疗，并在妊娠期间监测视野变化。大腺瘤的备孕期患者，应先行手术治疗，严密观察视野变化，若发生头痛或头痛加重、视野改变，立即行 MRI，若复发或瘤体扩大，应用溴隐亭治疗。

【出院指导】

从治疗 1 个月起，定期检测血 PRL 水平。大腺瘤患者 3 个月后复查鞍区 MRI 检查，其他可每年复查。若药物治疗后血 PRL 不降反升、出现新症状，需行影像学检查。

【推荐阅读】

［1］王任直 . 中国垂体催乳素腺瘤诊治共识（2014 版）［J］. 中华医学杂志，2014，94（31）：2406-2411.

［2］中华医学会妇产科学分会内分泌学组 . 女性高催乳素血症诊治共识［J］. 中华妇女科杂志，2016，51（3）：161-168.

［3］钟历勇 . 垂体催乳素瘤的临床治疗决策［J］. 中国社区医师，2012，28（30）：4-5.

［4］Melmed S，Casanueva F F，Hoffman A R，et al. Diagnosis and treatment of hyperprolactinemia：an Endocrine Society clinical practice guideline［J］. J Clin Endocrinol Metab，2011，96（2）：273-288.

［5］Petersenn S，Fleseriu M，Casanueva F F，et al. Diagnosis and management of prolactin-secreting pituitary adenomas：a Pituitary Society international Consensus Statement nature reviews endocrinology［J］. Nat Rev Endocrinol，2023，19（12）：722-740.

（张灏曦　撰写　刘烨　审阅）

第 81 章

痛 风

【疾病概述】

痛风是一种由单钠尿酸盐（monosodium，MSU）沉积在关节所致的晶体相关性关节病，其与嘌呤代谢紊乱和（或）尿酸排泄减少所致的高尿酸血症（hyperuricemia，HUA）（表 81-1）直接相关。除关节损害外，痛风患者还可伴发肾病变及其他代谢综合征的表现，如高脂血症、高血压、糖尿病、冠心病等。关节穿刺液镜检发现 MSU 是诊断的金标准。防治目标是控制 HUA，预防尿酸盐沉积；迅速控制急性关节炎发展；防止尿酸结石形成和肾功能损害。痛风患者的预后相对良好。

表 81-1　HUA 的分型

HUA 分型	肾排泄不良型	肾负荷过多型	混合型	其他型
24 h UUE［mg/（d・1.73 m^2）］	≤ 600	＞ 600	＞ 600	≤ 600
FEUA（%）	＜ 5.5	≥ 5.5	＜ 5.5	≥ 5.5

FEUA，肾尿酸排泄分数；UUE，尿尿酸排泄量。

关键词：痛风；HUA；降尿酸药物；生活方式指导。

【诊断与鉴别诊断】

一、接诊

1. 问诊要点

发作诱因（饮酒、高嘌呤饮食、受冷和剧烈运动等）；发作时间（常为夜间）；起病急缓（急骤）；疼痛性质（撕裂样、刀割样或咬噬样）；疼痛部位（首次好发于单关节，50% 以上发生于第一跖趾关节；多见于下肢，如足背、足跟、踝、膝关节，指、肘、腕关节也可受累，少数可累及骶髂关节、肩关节或脊柱关节，也可累及关节周围滑囊、肌腱、腱鞘等部位）；疼痛程度（难以忍受）；疼痛持续时间及缓解方式（进行性加重，约 12 h 达高峰，数天或 2 周内自行缓解）；伴随症状（严重患者发作时可伴有全身症状，如发热、寒战、乏力、心悸等）；既往痛风发作次数及间歇时间；痛风并发症。

诊疗经过；既往史（高血压、糖尿病、高血脂、冠心病、肿瘤、血液病）；个人史（饮食习惯、吸烟饮酒、过敏史）；家族史。

2. 体格检查要点

受累关节及软组织红、肿、热、痛、畸形、功能障碍；痛风石；皮肤色素沉着；肾区叩痛。

二、开检查医嘱

1. 常规化验

血常规、尿常规（慢性尿酸盐肾病时，尿常规可显示低比重尿、小分子蛋白尿、白细胞尿、轻度血尿及管型尿)、肝肾功能、血糖、血脂、红细胞沉降率(erythrocyte sedimentation rate,ESR)(多数急性发作期的痛风患者 ESR 增快)、C 反应蛋白(C-reactive protein,CRP)(多数急性发作期的痛风患者 CRP 水平升高)和泌尿系超声等。此外,应根据患者的器官受累情况进行相应辅助检查。

2. 尿酸测定

(1)血尿酸测定:正常嘌呤饮食状态下,非同日两次空腹检测,血尿酸> 420 μmol/L(7 mg/dl)时,可诊断 HUA。由于血尿酸会因多种因素影响而有波动,故应多次测定。

(2)尿尿酸测定:测定前,需进行严格低嘌呤饮食 5 天。24 h 尿尿酸排泄量(urine uric acid excretion,UUE)> 600 mg 为尿酸生成过多型;24 h UUE < 600 mg 为肾脏排泄不良型;但不能除外两种情况同时存在。此项检查目前不作为常规检查。

3. ***HLA-B*5801*** 基因检测

别嘌醇超敏反应(如 Steven-Johnson 或中毒性表皮坏死松解症)等重症药疹与 *HLA-B*5801* 存在明显相关性。我国大陆人群中 *HLA-B*5801* 基因阳性率为 11.51%,以华南地区最高,可达 20.19%。在有条件的地区,应在使用别嘌醇前进行基因检测,以减少严重药物不良反应的发生。

4. 影像学检查

(1)关节 X 线检查:可见由 MSU 晶体沉积造成的关节软骨下骨质破坏,表现为偏心性圆形或卵圆形囊性变,甚至呈虫噬样、穿凿样缺损,骨缺损边缘可呈"悬挂边缘征"。晚期可出现关节间隙明显变窄甚至消失,形成纤维性强直,也可出现关节半脱位或脱位,甚至病理性骨折。

(2)超声:对疑诊痛风性关节炎或痛风石的患者的诊断更有意义。最重要的 4 种超声征象是痛风石、聚集物(关节积液内聚集的点状高回声,后方不伴声影,又称暴风雪征)、软骨表面的双轨征(double contour,DC)和骨侵蚀,其中 DC 是尿酸在关节内沉积的特异性表现。

(3)双能 CT(dual energy CT,DECT)扫描:可特异性识别尿酸盐结晶,对于早期或无痛风石的患者的敏感性较低,且存在假阳性的情况。

5. 关节腔穿刺 / 痛风石抽吸物 MSU 结晶检查

MSU 结晶在偏振光显微镜下表现为 2 ~ 20 μm 强的负性双折光的针状或杆状晶体,确认 MSU 结晶是痛风诊断的金标准,但该检查即使在痛风发作期也可能呈阴性。

三、诊断流程或分类标准(表 81-2)

表 81-2 2015 年美国风湿病学会和欧洲抗风湿病联盟痛风分类标准

第一步:纳入标准(须在符合本条件的情况下采用下列评分体系):至少 1 次外周关节或滑囊发作性肿胀、疼痛或压痛
第二步:充分标准(如果具备,可直接分类为痛风而无需下列其他标准):有症状的关节或滑囊(即在滑液中)或痛风石中存在 MSU 晶体
第三步:标准(在不符合充分标准的情况下使用,≥ 8 分可诊断痛风)

项目	分类	评分
临床表现		
症状发作曾累及的关节 / 滑囊[a]	踝关节或中足(作为单关节或寡关节的一部分发作而未累及第一跖趾关节)	1
	累及第一跖趾关节(作为单关节或寡关节发作的一部分)	2
关节炎的发作特点(包括以往的发作)		
受累关节发红(患者自诉或医生观察)	符合左栏 1 个特点	1
受累关节不能忍受触摸、按压	符合左栏 2 个特点	2
受累关节严重影响行走或无法活动	符合左栏 3 个特点	3

（续表）

项目	分类	评分
本次发作或既往发作的时序特征（无论是否接受抗感染治疗，符合下列≥ 2 项为 1 次典型发作）		
疼痛达峰＜ 24 h	1 次典型的发作	1
症状缓解≤ 14 天		
发作间期完全缓解（恢复至基线水平）	反复典型症状发作	2
痛风石的临床证据		
皮下粉笔灰样结节，表面皮肤薄，常伴有表面血管覆盖，位于典型部位：关节、耳廓、鹰嘴滑囊、指腹、肌腱（如跟腱）	存在	4
实验室检查		
血尿酸水平：通过尿酸氧化酶方法测定		
理想情况下，应在患者未接受降尿酸治疗和症状发作 4 周后（即发作间期）进行测定；如果可行，在上述情况下进行复测。以最高数值为准	＜ 240 μmol/L（＜ 4 mg/dl）	−4
	240 ～＜ 360 μmol/L（4 ～＜ 6 mg/dl）	0
	360 ～＜ 480 μmol/L（6 ～＜ 8 mg/dl）	2
	480 ～＜ 600 μmol/L（8 ～＜ 10 mg/dl）	3
	≥ 600 μmol/L（≥ 10 mg/dl）	4
有（曾有）症状的关节或滑囊滑液分析（应由有经验的检查者进行检测）	未做检测	0
	MUS 阴性	−2
影像学特征		
（曾）有症状的关节或滑囊存在尿酸盐晶体的影像学证据：超声显示双轨征[b]或 DECT 证实尿酸盐沉积[c]	无影像学证据（两种检查）或未做检查	0
	存在（任一种检查）	4
痛风相关关节破坏的影像学证据：手和（或）足在传统影像学检查中表现为至少有 1 处骨侵蚀[d]	无影像学证据或未做检查	0
	存在	4

[a] 症状发作是指包括外周关节（或滑囊）肿胀、疼痛和（或）压痛在内的有症状的时期。
[b] 双轨征：透明软骨表面的不规则回声增强，且与超声探头角度无关（注意：软骨表面可能出现双轨征假阳性，但改变超声探头角度时该征象会消失）。
[c] 在关节或关节周围存在颜色标记的尿酸盐。使用 DECT 扫描获取影像，在 80 kV 和 140 kV 扫描能量下获取数据，使用痛风特异性软件应用双物质分解算法分析颜色标记的尿酸盐。阳性结果定义为在关节或关节周围存在颜色标记的尿酸盐。需排除甲床、亚毫米波、皮肤、运动、射束硬化和血管伪影造成的假阳性。
[d] 侵蚀定义为骨皮质破坏伴边界硬化和边缘突出，不包括远端指间关节侵蚀性改变和鸥翼样表现

四、鉴别诊断（表 81-3）

表 81-3 痛风的主要鉴别诊断

项目	鉴别疾病
急性痛风性关节炎	其他晶体性关节炎，如假性痛风（焦磷酸钙沉积症）、碱性磷酸钙结晶沉积病等 感染性关节炎，如化脓性关节炎、莱姆关节炎、淋病性关节炎等 创伤 反应性关节炎 结节病

（续表）

项目	鉴别疾病
慢性痛风性关节炎	类风湿关节炎或其他慢性炎症性关节炎 假性痛风 骨关节病 莱姆关节炎 非典型慢性感染，如结核、布鲁氏菌病等

1. 化脓性关节炎

好发于大关节，如膝、髋等负重关节，并伴有高热、寒战等症状。关节液为脓性，涂片及培养可发现致病菌，无尿酸盐结晶。血尿酸正常，抗感染治疗有效。

2. 创伤

程度较轻的痛风发作可能与应力性骨折、骨或关节创伤的表现类似。患者一般有明确外伤史，无尿酸盐结晶，血尿酸不高。

3. 急性焦磷酸钙晶体性关节炎

急性焦磷酸钙晶体性关节炎的临床特征与痛风很相似，因此被称为“假性痛风”，其特征包括：单个或仅少数关节出现急性或亚急性关节炎发作，有明显的局部炎症征象，偶有全身性表现，如白细胞增多和急性期反应物水平升高。此外，创伤、手术或重度躯体疾病常可引起痛风与急性焦磷酸钙晶体性关节炎这两种晶体诱发性关节炎的急性发作。但是痛风与急性焦磷酸钙晶体性关节炎在急性发作时最常累及的关节不同。超过 50% 的急性焦磷酸钙晶体性关节炎急性发作累及膝关节；而痛风更常累及第一跖趾关节。急性焦磷酸钙晶体性关节炎患者血尿酸不高，滑囊液检查可见焦磷酸钙结晶，X 线检查可见典型的关节间隙条状钙化影。

4. 类风湿关节炎

中青年女性多见，四肢近端小关节常呈对称性梭形肿胀，晨僵明显。血尿酸不高，类风湿因子、抗环瓜氨酸肽（cyclic citrullinated peptide，CCP）抗体阳性，X 线检查示骨质疏松，关节间隙变窄，有骨侵蚀表现，出现凿孔样缺损少见。秋水仙碱治疗无效。

五、并发症及合并症（表 81-4）

表 81-4　痛风的并发症及合并症

并发症	合并症
急性尿酸盐肾病 • 由于血尿酸和尿尿酸水平急剧上升，大量尿酸盐结晶沉积于肾小管、集合管等，造成急性尿路梗阻 • 表现为急性少尿、无尿、急性肾衰竭，尿中可见大量尿酸盐结晶 • 在原发性痛风患者中少见，多见于由恶性肿瘤及放化疗（即肿瘤溶解综合征）等继发原因引起的痛风	**代谢综合征** • 痛风患者易合并肥胖症、高血压、高脂血症、2 型糖尿病等代谢综合征的表现
慢性尿酸盐肾病 • 持续 HUA 时尿酸钠结晶沉积在远端集合管和肾间质，特别是肾髓质和乳头区，从而激活局部 RASS，损伤内皮细胞，引起肾小球高压力、慢性炎症反应、间质纤维化等病理改变 • 临床表现为夜尿增多（因尿浓缩功能下降）和肾功能不全的表现（因晚期肾小球滤过功能下降），如高血压、水肿、贫血	**心血管疾病** • HUA 是心血管疾病的独立危险因素，与传统心血管危险因素相互作用参与心血管疾病的发生发展 • 相较于男性，HUA 对女性冠心病的发生及预后影响更大，可能与雌激素水平有关

（续表）

并发症	合并症
尿酸性尿路结石 • 尿中尿酸浓度过饱和时在泌尿系统沉积，并形成结石，有痛风病史的 HUA 患者肾结石的发生率为 20% ～ 25%，可在痛风性关节炎前出现 • 结石造成尿路梗阻时可引起肾绞痛、血尿和排尿困难，严重者继发泌尿系统感染、肾盂扩张积水等	**神经系统疾病** • HUA 促进缺血性脑卒中的发生，并与预后不良相关 • 生理浓度的血尿酸水平对神经系统有一定保护作用，血尿酸水平过低可能增加神经退行性疾病的发生风险

HUA，高尿酸血症；RASS，肾素-血管紧张素-醛固酮系统。

六、诊断正确书写模板

痛风

高尿酸血症

【治疗】

一、治疗原则

防治目标包括：①控制 HUA，预防尿酸盐沉积；②迅速控制急性关节炎发展；③防止尿酸结石形成和肾功能损害。

二、治疗流程或治疗 SOP（图 81-1）

【预后】

痛风患者的预后相对良好，如果及早诊断并进行规范治疗，大多数患者可正常工作和生活。慢性期病变有一定的可逆性，长期规范达标治疗可使痛风石缩小或消失，关节症状和功能改善，相关肾病也可减轻。伴发高血压、糖尿病、其他肾病及心血管疾病者预后欠佳。

【出院指导】

改善生活方式是治疗痛风和 HUA 的核心，应对患者进行宣教。

1. 痛风相关健康常识、健康行为：①避免发作诱因并保持规律、平稳的生活，如避免高嘌呤饮食、酒精、外伤、劳累、寒冷、应激、手术、腹泻、脱水等。②尽量避免使用升高尿酸的药物，如噻嗪类利尿剂、吡嗪酰胺、环孢素 A、烟酸等。③定期监测血尿酸水平。④坚持服药监督（用药依从性）/ 药物不良反应监测。⑤监控血压、血糖、血脂等危险因素，并按照慢性病管理规范严格管理。⑥心理支持、树立疾病治疗的信心。⑦定期随访，保持良好的沟通。

2. 饮食结构调整（所有痛风和 HUA 患者均应进行饮食管理）：①更新和树立正确的饮食观念：饮食管理不能代替药物治疗，但可能减少药物剂量；传统的低嘌呤饮食观念需要更新，不能单纯以嘌呤含量来界定食物的选择，目前强调每日饮食嘌呤含量＜ 200 mg。②明确告知患者避免、限制和鼓励的食物种类（表 81-5）。③建议每日饮水量维持在 2 L 以上，避免饮用含果糖饮料或含糖软饮料、果汁和浓汤，可以饮用水、茶或不加糖的咖啡。④饮食控制需要个体化，需从个人、家庭、社会、心理等各方面关注患者的具体情况。

诊断

HUA ☆
- 诊断标准：非同日的2次空腹血尿酸＞420 μmol/L（成人）
- 分型：根据UUE和FEUA，分为肾排泄不良型、肾负荷过多型、混合型和其他型（表81-1）

痛风 ☽
- 诊断：见表81-2
- 亚临床痛风：无症状的HUA患者，关节超声、DECT或X线检查发现尿酸钠晶体沉积和（或）痛风性骨侵蚀
- 难治性痛风：指具备以下3项中至少1项：①足量、足疗程单用或联用常规降尿酸药物后，血尿酸仍≥360 μmol/L；②接受规范化治疗，痛风仍发作≥2次/年；③存在多发性和（或）进展性痛风石

痛风发作 | 慢性关节炎

☽抗炎镇痛治疗
- 尽早使用低剂量秋水仙碱或NSAID（足量、短疗程），对上述药物不耐受、疗效不佳或存在禁忌证的患者，可全身应用糖皮质激素
- 累及多关节、大关节或合并全身症状的患者，可首选全身应用糖皮质激素
- 发作累及1～2个大关节时，有条件者可抽吸关节液后进行关节腔糖皮质激素治疗
- 疼痛VAS≥7分，或≥2个大关节受累，或多关节炎，或1种药物疗效差的患者，可联合2种抗炎镇痛药，如低剂量秋水仙碱与NSAID或低剂量秋水仙碱与全身糖皮质激素联用
- 有消化道出血风险或需长期使用低剂量阿司匹林的患者，建议优先考虑选择性COX-2抑制剂
- 疼痛反复发作、常规药物无法控制的难治性痛风患者，可考虑使用IL-1或TNF-α抑制剂

❋管理总则
- 建议所有HUA和痛风患者保持健康的生活方式，包括：控制体重，规律运动；限制酒精摄入及高嘌呤、高果糖饮食；鼓励摄入奶制品和新鲜蔬菜及适量饮水；不推荐也不限制豆制品（如豆腐）的摄入
- 建议所有HUA和痛风患者知晓并终身关注血尿酸水平的影响因素，始终将血尿酸水平控制在理想范围
- 建议所有HUA和痛风患者了解疾病可能出现的危害，定期筛查与监测靶器官损害和控制相关合并症

降尿酸治疗的起始与目标

☆
- 无合并症且血尿酸≥540 μmol/L时起始降尿酸治疗；建议控制血尿酸＜420 μmol/L
- 有下列合并症之一且血尿酸≥480 μmol/L时起始降尿酸治疗：高血压、脂代谢异常、糖尿病、肥胖、脑卒中、冠心病、心功能不全、尿酸性肾石病、肾功能损害（≥CKD 2期）。建议控制血尿酸＜360 μmol/L

☽
- 无合并症且血尿酸≥480 μmol/L时起始降尿酸治疗；建议控制血尿酸＜360 μmol/L
- 有下列合并症之一且血尿酸≥420 μmol/L时起始降尿酸治疗：痛风发作次数≥2次/年、痛风石、慢性痛风性关节炎、肾结石、慢性肾脏病、高血压、糖尿病、血脂异常、脑卒中、缺血性心脏病、心力衰竭和发病年龄＜40岁。建议控制血尿酸＜300 μmol/L

❋降尿酸治疗的药物选择

选择降尿酸药物时，应综合考虑适应证、禁忌证和HUA分型，在痛风发作缓解2～4周起始降尿酸药物治疗，药物治疗过程中出现痛风发作，不建议停用降尿酸药物。
- 黄嘌呤氧化酶抑制
  - √ 别嘌醇：HUA和痛风患者的一线药物；使用前应进行HLA-B*5801基因检测，特别是CKD 3～4期者；CKD 1～2期者，起始剂量为100 mg/d，每2～4周增加100 mg/d，最大剂量为800 mg/d；CKD 3～4期者，起始剂量为50 mg/d，每4周增加50 mg/d，最大剂量为200 mg/d；CKD 5期者禁用
  - √ 非布司他：痛风患者的一线药物；起始剂量为20 mg/d，2～4周可增加20 mg/d，最大剂量为80 mg/d；合并心脑血管疾病的老年人应谨慎使用；CKD 4～5期者优先考虑非布司他，最大剂量为40 mg/d
- 促尿酸排泄药物
  - √ 苯溴马隆：HUA和痛风患者的一线药物，应注意大量饮水及碱化尿液；起始剂量为25 mg/d，2～4周可增加25 mg/d，最大剂量为100 mg/d；禁用于肾结石者，慎用于合并慢性肝病者
- 重组尿酸酶制剂
  - √ 聚乙二醇重组尿酸酶：用于难治性痛风的降尿酸治疗
- 联合用药
  - √ 单药足量、足疗程治疗，血尿酸仍未达标的患者，可考虑联用2种作用机制不同的降尿酸药物
  - √ 不推荐尿酸氧化酶与其他降尿酸药物联用

痛风 | 亚临床痛风

☽预防痛风发作
- 痛风患者降尿酸治疗初期，推荐首选低剂量（0.5～1 mg/d）秋水仙碱预防痛风发作，至少维持3～6个月；肾功能不全患者根据eGFR调整秋水仙碱用量
- 不能耐受秋水仙碱的患者，建议低剂量NSAID（不超过常规剂量的50%）或糖皮质激素（泼尼松≤10 mg/d）预防发作，至少维持3～6个月
- 建议从低剂量起始降尿酸药物治疗，缓慢加量，避免或减少痛风发作

❋碱化尿液
- 建议HUA和痛风患者晨尿pH值＜6.0，尤其是正在服用促尿酸排泄药物时，定期监测晨尿pH值，可应用简易尿pH仪自行监测
- pH值＜6.0时，建议服用枸橼酸制剂、碳酸氢钠碱化尿液，使晨尿pH值维持在6.2～6.9，以降低尿酸性肾结石的发生风险，有利于尿酸性肾结石的溶解

❋手术
- 若痛风石出现局部并发症（感染、破溃、压迫神经等）或严重影响生活质量时，可考虑手术治疗

❋合并症治疗
- HUA和痛风患者合并高血压时，降压药物建议首选氯沙坦和（或）钙通道阻滞剂，不推荐单用噻嗪类和袢利尿剂等降压药物
- 合并高甘油三酯血症时，调脂药物建议首选非诺贝特；合并高胆固醇血症时，调脂药物建议首选阿托伐他汀钙
- 合并糖尿病时，建议优先选择兼有降尿酸作用的降糖药物，次选不升高血尿酸的药物

☆ HUA适用　☽ 痛风适用　❋ HUA与痛风均适用

图 81-1　HUA 与痛风的诊治流程图。CKD，慢性肾脏病；COX-2，环氧合酶 2；DECT，双能 CT；eGFR，估算的肾小球滤过率；FEUA，肾尿酸排泄分数；HUA，高尿酸血症；NSAIDs，非甾体抗炎药；TNF-α，肿瘤坏死因子 α；UUE，尿酸排泄量；VAS，视觉模拟评分法

表 81-5 HUA 和痛风患者的饮食建议

饮食建议	具体内容
避免摄入	动物内脏 甲壳类 浓肉汤和肉汁 酒（急性发作期和慢性痛风石者）
限制摄入	红肉 鱼 含果糖和蔗糖的食品 酒（尤其是啤酒和烈性酒，酒精总量男性＜ 28 g/L，女性＜ 14 g/L）
鼓励摄入	脱脂或低脂奶制品（300 ml/d） 鸡蛋（1 个 / 日） 新鲜蔬菜（500 g/d） 低升糖指数谷物（粗粮、豆类） 饮水＞ 2 L/d（包括茶和咖啡）

3. 严格控酒：痛风急性发作期和慢性痛风性关节炎的患者应避免饮酒。痛风间歇期血尿酸水平达标后仍应控制酒精摄入：男性每日不宜超过 2 个酒精单位，女性每日不宜超过 1 个酒精单位（1 个酒精单位≈ 14 g 纯酒精）。

4. 体重管理：应评估所有痛风和 HUA 患者的体重情况，并指导合理控制体重。

5. 痛风性关节炎的运动指导：①急性发作期：指导患者合理休息与关节周围肌肉等长收缩锻炼。②非急性发作期：指导患者进行运动锻炼及关节功能康复训练。③对于关节功能受限严重的患者，建议康复科就诊，指导关节周围肌肉训练和关节活动度训练。

【推荐阅读】

[1] 徐东，朱小霞，曾学军，等 . 痛风诊疗规范 [J]. 中华内科杂志，2020，59（6）：421-426.

[2] 中华医学会，中华医学会杂志社，中华医学会全科医学分会，等 . 痛风及高尿酸血症基层诊疗指南（实践版 · 2019）[J]. 中华全科医师杂志，2020，19（6）：486-494.

[3] 中华医学会内分泌学分会 . 中国高尿酸血症与痛风诊疗指南（2019）[J]. 中华内分泌代谢杂志，2020，36（1）：1-13.

（陈一诺 撰写 杨琨 王琛 审阅）

第 82 章

骨质疏松症

【疾病概述】

骨质疏松症是一种以骨量低下、骨组织微结构损坏、骨脆性增加、易发生骨折为特征的全身性骨病。骨质疏松症可发生于任何年龄，但多见于绝经后女性和老年男性。依据病因，骨质疏松症可分为原发性和继发性两大类。原发性骨质疏松症包括绝经后骨质疏松症（Ⅰ型）（一般发生在女性绝经后5～10年内）、老年骨质疏松症（Ⅱ型）（70岁以上）和特发性骨质疏松症（青少年型）（主要发生于青少年，病因不明）。继发性骨质疏松症指由影响骨代谢的疾病、药物或其他明确病因导致的骨质疏松。

关键词：骨质疏松症；骨密度；骨转换标志物；抗骨质疏松药物。

【诊断与鉴别诊断】

一、接诊

1. 问诊要点

有无腰背痛、全身骨痛、乏力、身高变矮等症状。既往骨折史及原因（轻微外力碰撞，如咳嗽、下台阶、挤压、跌倒）后，具体部位（如脊柱、股骨颈、尺桡骨、肋骨）。是否使用过导致骨质疏松症的药物，是否存在可能导致骨质流失的生活方式因素（如吸烟、酗酒、缺乏运动和营养不良），以及导致继发性骨质疏松症的相关疾病。

2. 体格检查要点

是否存在脊柱变形、压痛、驼背，是否合并继发性骨质疏松症相关的特殊体征，如风湿免疫性疾病、内分泌疾病、神经肌肉疾病等相关疾病体征。

二、开检查医嘱

1. 常规检验

血常规、尿常规、ESR、肝肾功能、血糖、电解质、血钙、血磷、碱性磷酸酶、25-羟维生素 D_3、甲状旁腺激素（parathyroid hormone，PTH）；骨转换标志物（bone turnover marker，BTM）包括血清Ⅰ型原胶原N-端前肽（procollagen Ⅰ N-terminal prepeptide，PINP）、骨钙素（osteocalcin，OCN）及Ⅰ型胶原羧基末端肽（type Ⅰ collagen carboxy-terminal peptide，CTX）等；尿钙、尿磷和尿肌酐等。

2. 骨骼影像学检查

（1）根据临床症状和体征选择性进行相关部位的骨骼X线检查，可反映骨骼的病理变化，为骨质疏松症的诊断和鉴别诊断提供依据。

（2）骨密度测量：常用方法包括双能X射线吸收法（dual energy X-ray absorptiometry，DXA）、定量CT（quantitative computed tomography，QCT）及定量超声（quantitative ultrasound，QUS）等。目前公认的骨质疏松症诊断标准是基于DXA测量的结果。

3. 酌情检查项目

为进一步鉴别诊断，可酌情选择 CRP、性腺激素、催乳素、甲状腺功能、24 h 尿游离皮质醇或小剂量地塞米松抑制试验、血气分析、血清蛋白电泳、尿本周蛋白、M 蛋白、血 / 尿轻链，以及放射性核素骨扫描、骨髓穿刺或骨活检等检查。

三、诊断流程或分类标准

符合以下 3 项诊断标准之一者可诊断骨质疏松症：①髋部或椎体脆性骨折；② DXA 测定中轴骨或桡骨远端 1/3 骨密度 T 值≤－2.5；③骨密度测量符合骨量减少（－2.5＜T 值＜－1.0）及肱骨近端、骨盆或前臂远端脆性骨折。

四、鉴别诊断

骨质疏松症可由多种病因所致。在诊断原发性骨质疏松症之前，必须重视和排除其他影响骨代谢的因素，以免漏诊或误诊。需详细了解病史，评估可能导致骨质疏松症的病因、危险因素及药物，应特别注意部分导致继发性骨质疏松症的疾病可能缺少特异性症状和体征，有赖于进一步辅助检查。主要需要鉴别的病因见表 82-1。

表 82-1　需要鉴别的导致骨质疏松症的常见疾病及药物

病因类别	内容
内分泌系统疾病	甲状旁腺功能亢进症、垂体前叶功能减退症、早绝经（绝经年龄＜ 40 岁）、库欣综合征、性腺功能减退症、糖尿病、甲状腺功能亢进症、神经性厌食症、雄激素抵抗综合征、高钙尿症
消化系统疾病	炎症性肠病、胃肠道旁路或其他手术、原发性胆汁性肝硬化、胰腺疾病、乳糜泻、吸收不良
血液系统疾病	多发性骨髓瘤、白血病、淋巴瘤、单克隆免疫球蛋白病、血友病、镰状细胞贫血、系统性肥大细胞增多症、珠蛋白生成障碍性贫血
风湿免疫性疾病	类风湿关节炎、系统性红斑狼疮、强直性脊柱炎、银屑病、其他风湿免疫性疾病
神经肌肉疾病	癫痫、卒中、肌萎缩、帕金森病、脊髓损伤、多发性硬化
其他疾病	慢性代谢性酸中毒、终末期肾病、器官移植后骨病、慢性阻塞性肺疾病、充血性心力衰竭、结节病、特发性脊柱侧凸、抑郁症、肠外营养、淀粉样变、艾滋病
药物	糖皮质激素、质子泵抑制剂、芳香化酶抑制剂、促性腺激素释放激素类似物、肿瘤化疗药、抗癫痫药、甲状腺激素（过量）、噻唑烷二酮类胰岛素增敏剂、抗凝药（肝素）、钠-葡萄糖耦联转运体 2（SGLT-2）抑制剂、抗病毒药物（如阿德福韦酯）、环孢霉素 A、他克莫司、选择性 5- 羟色胺再摄取抑制剂

五、病情评估 / 病情严重程度分级

骨折风险评估工具（FRAX®）是世界卫生组织（WHO）推荐的用于评估患者未来 10 年髋部及主要骨质疏松性骨折（椎体、前臂、髋部或肱骨近端骨折）发生率的风险预测工具。该工具的计算参数主要包括临床危险因素和（或）股骨颈骨密度（表 82-2）。

符合骨质疏松症诊断的患者均属于高骨折风险者；骨质疏松症患者如合并以下 7 项中任意一项者可被评估为极高骨折风险：①近期发生脆性骨折（特别是 24 个月内发生的脆性骨折）；②接受抗骨质疏松症药物治疗期间仍发生骨折；③多发性脆性骨折（包括椎体、髋部、肱骨近端或桡骨远端等）；④正在使用可导致骨骼损害的药物，如高剂量糖皮质激素（≥ 7.5 mg/d 泼尼松龙超过 3 个月）等；⑤ DXA 测量的骨密度 T 值＜－3.0；⑥高跌倒风险或伴有慢性疾病导致跌倒史；⑦ FRAX® 计算未来 10 年主要骨质疏松骨折风险＞ 30% 或髋部骨折风险＞ 4.5%。

表 82-2　FRAX® 计算参数

危险因素	解释
年龄	模型计算年龄为 40 ～ 90 岁
性别	选择男性或女性
体质量	单位为 kg
身高	单位为 cm
既往骨折史	指成年期自然发生或轻微外力下发生的骨折，选择“是”或“否”
父母髋部骨折史	选择“是”或“否”
吸烟	根据患者现在是否吸烟，选择“是”或“否”
糖皮质激素	若患者正在接受或接受过糖皮质激素治疗（相当于泼尼松＞ 5 mg/d 超过 3 个月），选择“是”
类风湿关节炎	选择“是”或“否”
继发性骨质疏松	如果患者具有与骨质疏松症密切关联的疾病，选择“是”，包括 1 型糖尿病、成骨不全症、未治疗的甲状腺功能亢进症、性腺功能减退症或早绝经（＜ 45 岁）、慢性营养不良、慢性肝病等
过量饮酒	酒精摄入量≥ 3 个单位 / 天为过量饮酒（1 个单位相当于 8 ～ 10 g 乙醇，约 285 ml 啤酒、120 ml 葡萄酒或 30 ml 烈性酒）
骨密度	先选择测量骨密度的仪器，然后填写股骨颈骨密度的实际测量值（g/cm^2），若患者没有测量骨密度，可以不填此项

结果判读：FRAX® 预测的髋部骨折可能性≥ 3% 或任何主要骨质疏松性骨折可能性≥ 20%，为骨质疏松症高危患者，建议给予治疗；FRAX® 预测的任何主要骨质疏松性骨折可能性为 10% ～ 20%，为骨质疏松性骨折中风险；FRAX® 预测的任何主要骨质疏松性骨折可能性＜ 10%，为骨质疏松性骨折低风险。

六、诊断正确书写模板

原发性骨质疏松症

【治疗】

一、治疗原则

骨质疏松症的治疗目标是维护和改善骨量，纠正骨骼缺陷和结构异常，防止初发骨折和再发骨折。治疗原则是及早识别、及早干预和治疗。应结合患者个人特点制定个体化药物或非药物综合干预措施。

二、治疗流程或治疗 SOP

1. 基础措施

（1）调整生活方式：①加强营养，均衡膳食：建议高钙、低盐（5 g/d）和适量蛋白质（每日蛋白质摄入量为 1.0 ～ 1.2 g/kg；日常进行抗阻训练的老年人每日蛋白质摄入量为 1.2 ～ 1.5 g/kg）的均衡膳食。动物性食物（肉、蛋等）总摄入量应争取达到平均 120 ～ 150 g/d，推荐每日摄入牛奶 300 ～ 400 ml 或蛋白质含量相当的奶制品。②充足日照：直接暴露皮肤于阳光下接受足量的紫外线照射，避免涂抹防晒霜，但需防止强烈阳光照射灼伤皮肤。③规律运动：进行增强骨骼强度的负重运动，包括散步、慢跑、太极、瑜伽、跳舞和打乒乓球等；增强肌肉功能的运动，包括重量训练和其他对抗性运动。④戒烟、限酒、避免过量饮用咖啡及碳酸饮料。⑤尽量避免或少用影响骨代谢的药物。⑥采取避免跌倒的生活措施：如清除室内障碍物，使用防滑垫，安装扶手等。

（2）骨健康基本补充剂：①钙剂：中青年推荐每日钙摄入量为 800 mg（元素钙），50 岁以上中老年、妊娠中晚期及哺乳期人群推荐每日摄入量为 1000 ～ 1200 mg，可耐受的最高摄入量为 2000 mg。尽可能通过膳食摄入充足的钙，饮食中钙摄入不足时可给予钙剂补充。每日钙摄入量包括膳食和钙补充剂中的元素钙总量。②维生素 D：对于骨质疏松症患者，尤其在骨质疏松症药物治疗期间，血清 25- 羟维生素 D_3 水平建议长期维持在 30 ng/ml 以上。

2. 抗骨质疏松药物

按作用机制可分为骨吸收抑制剂、骨形成促进剂、双重作用药物、其他机制类药物及中成药（表 86-3）。骨质疏松症治疗药物的选择已逐步转为基于骨折风险分层的治疗策略，主要针对骨折高风险和极高骨折风险者。骨折高风险者建议首选口服双膦酸盐（如阿仑膦酸钠、利塞膦酸钠等）；口服不耐受者可选择唑来膦酸或核因子 -κB 活化体受体配体单克隆抗体（地舒单抗）；对于极高骨折风险者，初始用药可选择特立帕肽、唑来膦酸、地舒单抗、罗莫佐单抗或序贯治疗；对于髋部骨折极高风险者，建议优先选择唑来膦酸或地舒单抗。

3. 康复治疗

针对骨质疏松症的康复治疗主要包括运动疗法、物理因子治疗、作业疗法及康复工程等。

三、重要治疗医嘱（表 82-3）

表 82-3　防治骨质疏松症的主要治疗药物

药物类别	具体药物
骨吸收抑制剂	双膦酸盐类、地舒单抗、降钙素、雌激素、选择性雌激素受体调节剂
骨形成促进剂	甲状旁腺素类似物
双重作用药物	硬骨抑素单克隆抗体（罗莫佐单抗）
其他机制类药物	活性维生素 D 及其类似物（阿法骨化醇、骨化三醇、艾地骨化醇）、维生素 K_2
中成药	骨碎补总黄酮制剂、淫羊藿总黄酮制剂、人工虎骨粉制剂、中药复方制剂等

1. 双膦酸盐类：①阿仑膦酸钠素片或肠溶片（每片 70 mg），口服，1 片 / 次，1 次 / 周。清晨空腹服用，200 ～ 300 ml 白水送服，服药后 30 min 内应保持上半身直立（站立或坐位），避免平卧；30 min 后再摄入食物或其他药品。胃及十二指肠溃疡、反流性食管炎、食管憩室者慎用。②唑来膦酸静脉注射剂，5 mg，静脉滴注，1 次 / 年。静脉滴注至少 15 min（建议 0.5 ～ 1.0 h），药物使用前应充分水化。低钙血症者慎用；严重维生素 D 缺乏者需注意补充足量的维生素 D；患者在首次用药后可能出现一过性发热、肌肉和关节疼痛等流感样症状，多数在 1 ～ 3 天内缓解，可予非甾体类解热镇痛药对症处理；对于肾功能异常的患者，应慎用此类药物或酌情减少药物剂量。特别是静脉输注双膦酸盐类药物时，每次给药前应检测肾功能，肌酐清除率＜ 35 ml/min 的患者禁用。尽可能充分水化，静脉输注唑来膦酸的时间应不少于 15 min。对患有严重口腔疾病或需接受牙科手术的患者，不建议使用此类药物。已使用双膦酸盐治疗的患者需行复杂侵入性口腔手术时，建议先暂停双膦酸盐治疗 3 ～ 6 个月，再实施口腔手术，术后 3 个月如无口腔特殊情况，可恢复使用双膦酸盐类药物。

2. 地舒单抗注射剂：每支 60 mg（1 ml），每半年皮下注射 1 次，每次 60 mg。治疗前后需补充充足的钙剂和维生素 D。主要不良反应包括低钙血症，齿龈肿痛，牙周感染，深部感染（肺炎、蜂窝组织炎等），皮疹，皮肤瘙痒，肌肉或骨痛等。目前罕有因骨质疏松症接受地舒单抗治疗的患者发生颌骨坏死的报道，治疗期间应在慎重考虑后行侵入性牙科手术，并避免手术时间接近用药时间。

3. 降钙素：①鲑降钙素鼻喷剂［2 ml（4400 U）/ 瓶］：鼻喷 200 U，每日 1 次或隔日 1 次。②鲑降钙素注射剂（50 U/ 支）：50 U 皮下或肌内注射，1 次 / 日；100 U 皮下或肌内注射，隔日 1 次。少数患者用药后出现面部潮红、恶心等不良反应，偶有过敏现象，可按照药品说明书要求确定是否做过敏试验。

4. 雌激素：包括口服、皮下注射和阴道用药等多种方法。激素治疗方案、剂量、制剂选择及治疗期限应根据患者情况而定。应严格掌握激素治疗的适应证和禁忌证，女性患者绝经早期开始使用（< 60 岁或绝经< 10 年）受益更大。建议使用最低有效剂量，定期进行（每年）安全性评估，特别是乳腺和子宫。

5. 选择性雌激素受体调节剂：雷洛昔芬片剂（每片 60 mg/ 片），60 mg，1 次 / 日。少数患者服药期间出现潮热和下肢痉挛症状，建议绝经 2 年以上女性服用。

6. 甲状旁腺激素类似物：特立帕肽注射制剂，每次 20 μg，皮下注射，1 次 / 日。少数患者注射后血钙水平一过性轻度升高，多在 16 ～ 24 h 内恢复至基线水平；用药期间应监测血钙水平，防止高钙血症的发生；目前国内要求疗程不超过 24 个月。

7. 活性维生素 D 及其类似物：①阿法骨化醇胶丸（每粒 0.25 μg、0.5 μg 或 1.0 μg）：0.25 ～ 1.0 μg，口服，1 次 / 日。②骨化三醇胶丸（每粒 0.25 μg、0.5 μg），0.25 μg，口服，1 次 / 日或 2 次 / 日。③艾地骨化醇胶囊（每粒 0.50 μg 或 0.75 μg），1 粒，口服，1 次 / 日。治疗期间应注意监测血钙和尿钙，特别是同时补充钙剂者，肾结石患者慎用。

8. 维生素 K 类药物：四烯甲萘醌胶囊（每粒 15 mg），15 mg，口服，3 次 / 日。主要不良反应包括胃部不适、腹痛、皮肤瘙痒、水肿和转氨酶轻度升高。

9. 硬骨抑素单克隆抗体：罗莫佐单抗注射剂［每支 105 mg（1.17 ml）］，每月使用 210 mg，皮下注射，总疗程为 12 个月。FDA 黑框警告：该药可能会增加心肌梗死（心脏病发作）、卒中和心血管疾病死亡的风险，不应使用于过去 1 年内有心脏病发作或卒中的患者，对其他具有心血管风险因素的患者，应权衡治疗利弊。如果患者在治疗过程中心脏病发作或卒中，应立即停用罗莫佐单抗。

10. 中成药：具有治病求本兼改善临床症状的作用，应在中医学理论指导下使用，适应证、用法和注意事项请参阅药品说明书。

【预后】

原发性骨质疏松症经过有效治疗后可使骨质疏松程度得到控制或部分纠正；继发性骨质疏松症的病因去除后，有效的治疗可使骨质疏松达到痊愈。

【推荐阅读】

［1］陈家伦 . 临床内分泌学［M］. 上海：上海科学技术出版社，2011.

［2］中华医学会骨质疏松和骨矿盐疾病分会 . 原发性骨质疏松症诊疗指南（2022）［J］. 中国全科医学，2023，26（14）：1671-1691.

（杨琨　撰写　田勍　审阅）

第五篇缩略词表

英文缩写	中文全称
ACA	抗肾上腺皮质抗体
ACTH	促肾上腺皮质激素
AIMAH	ACTH 非依赖性肾上腺大结节增生
ANCA	抗中性粒细胞胞质抗体
APS	自身免疫性多内分泌腺病综合征
ARR	血浆醛固酮 / 肾素浓度比值
ATD	抗甲状腺药物
AVP	精氨酸加压素
β-HB	β-羟基丁酸
BMI	体重指数
BNP	脑钠肽
BTM	骨转换标志物
BWPS	Burch-Wartofsky 评分量表
CAH	先天性肾上腺皮质增生症
CCP	环瓜氨酸肽
CRH	促肾上腺皮质激素释放激素
CRP	C 反应蛋白
CRRT	连续性肾脏替代治疗
CS	库欣综合征
CTX	Ⅰ型胶原羧基末端肽
DC	双轨征
DDAVP	去氨加压素
DECT	双能 CT
DHEA	脱氢表雄酮
DHEAS	硫酸脱氢表雄酮
DKA	糖尿病酮症酸中毒
DLA	糖尿病乳酸性酸中毒
DM	糖尿病
DOC	脱氧皮质酮
DPP-4i	二肽基肽酶 4 抑制剂
DXA	双能 X 射线吸收法
ENaC	上皮钠通道
ESR	红细胞沉降率
FEUA	肾尿酸排泄分数
GA	糖化白蛋白
GCK	葡萄糖激酶
GLP-1RA	胰高血糖素样肽 -1 受体激动剂
HbA1c	糖化血红蛋白
HHS	高血糖高渗状态
HIV	人类免疫缺陷病毒

HNF-1α	肝细胞核因子1α
HPA	下丘脑-垂体-肾上腺
HPRL	高催乳素血症
HUA	高尿酸血症
MIBG	间碘苄胍
MMI	甲巯咪唑
MODY	青少年的成人起病型糖尿病
MSU	单钠尿酸盐
OCN	骨钙素
OGTT	口服葡萄糖耐量试验
PAC	血浆醛固酮浓度
PAI	原发性肾上腺皮质功能减退症
PINP	Ⅰ型前胶原氨基末端肽
PPGL	嗜铬细胞瘤和副神经节瘤
PPNAD	原发性色素结节性肾上腺皮质病
PRA	血浆肾素活性
PRC	血浆肾素浓度
PRL	催乳素
PTH	甲状旁腺激素
PTU	丙硫氧嘧啶
QCT	定量CT
QUS	定量超声
RAAS	肾素-血管紧张素-醛固酮系统
SAI	继发性肾上腺皮质功能减退
SGLT2i	钠-葡萄糖耦联转运体2抑制剂
T1DM	1型糖尿病
T2DM	2型糖尿病
TGAb	甲状腺球蛋白抗体
TPOAb	甲状腺过氧化物酶自身抗体
TRAb	促甲状腺激素受体抗体
TSH	促甲状腺素
TT3	总三碘甲状腺原氨酸
TT4	总甲状腺素
TZD	噻唑烷二酮
UACR	尿白蛋白/肌酐比值
ULN	正常值上限
UUE	尿尿酸排泄量
VLCFA	极长链脂肪酸
VMA	香草基扁桃酸

第六篇

肾脏疾病

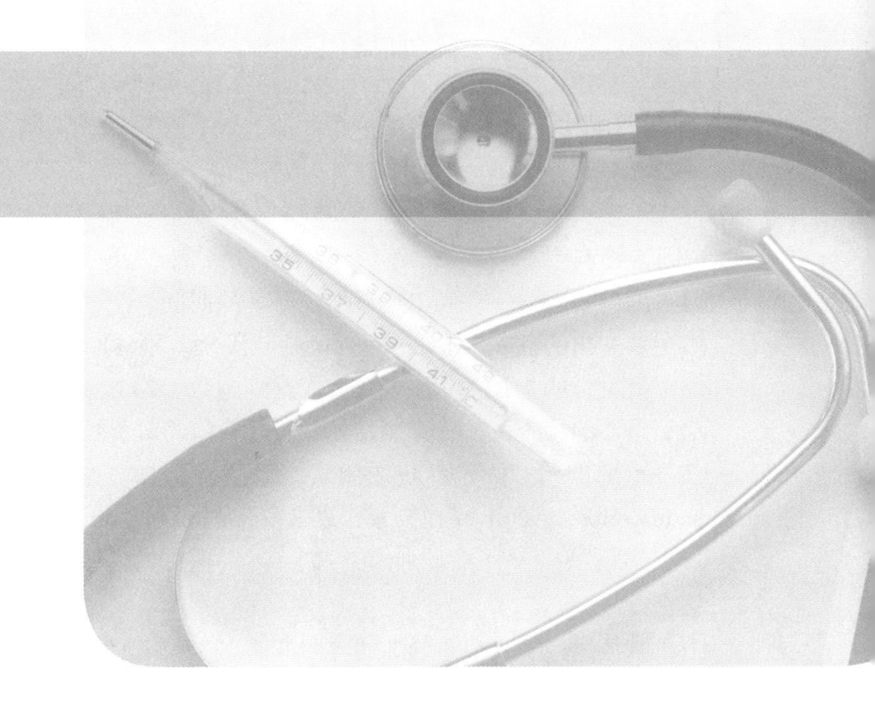

第 83 章

肾病综合征

【疾病概述】

肾病综合征（nephrotic syndrome，NS）是一类肾小球疾病，主要表现为大量蛋白尿（＞ 3.5 g/d）、低白蛋白血症（血清白蛋白＜ 30 g/L），常伴有水肿和（或）高脂血症。根据病因可分为原发性 NS、继发性 NS 和遗传性 NS。需通过肾穿刺活检明确病理类型，不同病理类型的治疗方式不同。影响 NS 预后的主要因素包括：病理类型、临床表现、激素治疗效果和并发症。

关键词：肾病综合征；诊断标准；鉴别诊断。

【诊断与鉴别诊断】

一、接诊

1. 问诊要点

（1）因何来看病——问出最早出现异常的时间。

（2）最突出的症状 / 体征——伴随症状围绕鉴别诊断开展（阳性及阴性症状体征）。

（3）最关键的指标——尿蛋白、尿红细胞数、24 h 尿蛋白定量、血白蛋白、血肌酐。

（4）重要的检查——肾穿刺活检、肾超声、特异性抗体。

（5）重要的治疗——糖皮质激素、免疫抑制剂、血管紧张素转化酶抑制剂（angiotensin converting enzyme inhibitor，ACEI）/ 血管紧张素Ⅱ受体阻滞剂（angiotensin Ⅱ receptor blocker，ARB）。

（6）病情演变——症状加重 / 减轻、蛋白尿增多 / 减少、血肌酐增高 / 下降 / 不变、NS 相关并发症。

（7）既往史、个人史：高血压（眼底）、糖尿病（眼底）、肝炎、毒物接触、疫苗接种。

（8）肾病家族史。

2. 全身体格检查要点

（1）血压、身高、体重。

（2）皮肤黏膜。

（3）颈静脉有无怒张。

（4）心脏体征：心律、心界。

（5）肺部体征：下肺呼吸音是否低沉，有无湿啰音，叩诊是否呈浊音。

（6）腹部体征：有无移动性浊音、肾区叩击痛。

（7）水肿：下肢、腰骶部、颜面部。

二、开检查医嘱

1. 常规检验

血常规、血生化、凝血功能、糖化血红蛋白（HbA1c）、类风湿因子（rheumatoid factor，RF）、抗链球菌溶血素 O（antistreptolysin O，ASO）试验、降钙素原（procalcitonin，PCT）、甲状腺功能、抗核抗体（antinuclear antibody，ANA）、抗 ENA 抗体谱、抗双链 DNA 抗体、抗中性粒细胞胞质抗体（antineutrophil cytoplasmic antibody，ANCA）、抗肾小球基底膜（glomerular basement membrane，GBM）抗体、抗磷脂酶 A2 受体抗体（anti-phospholipase A2 receptor antibody，PLA2R-Ab）、免疫球蛋白、补体、免疫球蛋白固定电泳、肿瘤标志物、乙型肝炎五项、丙型肝炎抗体。

2. 影像学检查

泌尿系统超声（需标注肾大小及肾皮质厚度）、超声心动图、眼底照相、肾血管超声、下肢静脉超声。

三、诊断流程或分类标准

NS 的诊断标准（前两项为诊断的必备条件）包括：①大量蛋白尿（＞ 3.5 g/d）；②低白蛋白血症（血清白蛋白＜ 30 g/L）；③水肿；④高脂血症。

四、鉴别诊断

1. 原发性 NS 与继发性 NS 鉴别

除外继发性 NS 后，可考虑原发性 NS（表 83-1）。

表 83-1　NS 的病因分类和病理类型

NS 类型	儿童	青少年	中老年
原发性 NS	肾小球微小病变	系膜增生性肾小球肾炎 系膜毛细血管性肾小球肾炎 局灶节段性肾小球硬化	膜性肾病
继发性 NS	IgA 血管炎 乙型肝炎病毒相关性肾小球肾炎 先天性肾病综合征	IgA 血管炎 系统性红斑狼疮性肾小球肾炎 乙型肝炎病毒相关性肾小球肾炎	糖尿病肾病 肾淀粉样变 肿瘤性肾病 骨髓瘤性肾病

2. 原发性 NS 不同病理类型的鉴别（表 83-2）

表 83-2　原发性 NS 不同病理类型的鉴别要点

项目	肾小球微小病变	膜性肾病	系膜增生性肾小球肾炎	局灶节段性肾小球硬化	系膜毛细血管性肾小球肾炎
好发年龄	儿童，老年	中老年	青少年	青少年	青少年
起病方式	急	隐匿	急，隐匿	隐匿	隐匿
血尿	少	较少	常见（肉眼）	常见	常见
肾病综合征	几乎 100%	约 80%	15% ～ 30%	50% ～ 75%	50% ～ 60%
肾功能减退	少	出现晚	根据病理评估	常见	出现早
其他特征	/	血栓栓塞	/	肾小管功能受损	补体 C3 下降
治疗反应	好，易复发	早期好	轻者较好	较差	差

五、病情评估 / 病情严重程度分级

1. 慢性肾脏病的分期标准（图 83-1）

				蛋白尿		
				A1	A2	A2
				正常至轻度升高	中度升高	严重升高
				< 30 mg/g < 3 mg/mmol	30 ～ 299 mg/g 3 ～ 29 mg/mmol	≥ 300 mg/g ≥ 30 mg/mmol
eGFR［ml/（min · 1.73 m^2）］	G1	正常	≥ 90	低风险	中风险	高风险
	G2	轻度下降	60 ～ 89	低风险	中风险	高风险
	G3a	轻中度下降	45 ～ 59	中风险	高风险	极高风险
	G3b	中重度下降	30 ～ 44	高风险	极高风险	极高风险
	G4	重度下降	15 ～ 29	极高风险	极高风险	极高风险
	G5	肾衰竭	< 15	极高风险	极高风险	极高风险

图 83-1　慢性肾脏病的分期标准

2. 膜性肾病的风险评估（表 83-3）

表 83-3　膜性肾病的风险分级

风险分级	内容
低风险	（1）eGFR 正常，24 h 尿蛋白定量< 3.5 g 且血清白蛋白> 30 g/L （2）eGFR 正常，24 h 尿蛋白定量< 3.5 g 或接受 ACEI/ARB 治疗后 6 个月内蛋白尿下降> 50%
中风险	（1）eGFR 正常，24 h 尿蛋白定量> 3.5 g 且接受 ACEI/ARB 治疗后 6 个月内蛋白尿下降≤ 50% （2）未满足高风险的标准
高风险	（1）eGFR > 60 ml/（min · 1.73 m^2）和（或）24 h 尿蛋白定量> 8 g 且持续 6 个月以上 （2）eGFR 正常，24 h 尿蛋白定量> 3.5 g，在接受 ACEI/ARB 治疗后 6 个月内蛋白尿下降≤ 50% 且满足以下条件之一： a. 血清白蛋白< 25 g/L b. PLA2R-Ab > 50 IU/ml c. 尿 α_1 微球蛋白> 40 μg/min d. 尿 IgG > 1 μg/min e. 尿 β_2 微球蛋白> 250 mg/d f. 筛选系数（IgG 清除率 / 白蛋白清除率）> 0.2
极高风险	（1）有生命危险的肾病综合征 （2）无法用其他原因解释的肾功能急剧下降

ACEI，血管紧张素转化酶抑制剂；ARB，血管紧张素Ⅱ受体阻滞剂；eGFR，估算的肾小球滤过率；PLA2R-Ab，抗磷脂酶 A2 受体抗体。

3. 复发缓解评估

（1）完全缓解：蛋白尿减少至< 0.3 g/d 或尿微量白蛋白 / 肌酐< 300 mg/g，血肌酐稳定，血清白蛋白> 35 g/L。

（2）部分缓解：蛋白尿减少至 0.3 ～ 3.5 g/d 或尿微量白蛋白 / 肌酐为 300 ～ 3500 mg/g，且比基线降低> 50%。

（3）复发：完全缓解后蛋白尿> 3.5 g/d 或尿微量白蛋白 / 肌酐> 3500 mg/g。

六、并发症

1. 感染

常见由肺炎链球菌、溶血性链球菌等引起的腹膜炎、胸膜炎、皮下感染、呼吸道感染、泌尿系统感染。原因：白蛋白、球蛋白降低，应用激素和（或）免疫抑制剂治疗。

2. 血栓栓塞

常见下肢深静脉血栓、肾静脉血栓、肺栓塞。原因：促凝因子增加、抗凝因子减少、应用糖皮质激素或利尿剂。

3. 急性肾损伤

部分 NS 患者（尤其是有严重蛋白尿和低白蛋白血症者）可发生急性肾损伤。病因：肾间质严重水肿、肾小管细胞严重损伤、应用 ACEI/ARB 或利尿剂。

4. 蛋白质营养不良

除蛋白质营养不良引起的肌肉萎缩、儿童生长发育障碍外，尚有甲状腺激素水平下降、维生素 D 缺乏、钙磷代谢障碍和继发性甲状旁腺功能亢进，小细胞性贫血，锌缺乏、铜缺乏等多种原因所致乏力、伤口愈合等营养不良表现。

七、诊断正确书写模板

应尽可能给出临床诊断、病因诊断、功能诊断和并发症诊断，从而更准确地显示出疾病的性质和程度。诊断模板如下：

临床诊断	肾病综合征
病因或病理诊断	膜性肾病Ⅰ期
肾功能诊断	慢性肾脏病 G1A3 期
肾脏并发症诊断	左肾静脉血栓

【治疗】

一、治疗原则

以病因治疗为主，同时防治并发症，个体化治疗。

1. 一般治疗：休息，记出入量，预防感染（呼吸道、皮肤等），低盐、低脂、优质蛋白饮食，优质蛋白 0.8 ～ 1 g/（kg · d）。

2. 对症利尿：①利尿消肿：利尿剂，必要时透析脱水。②减少尿蛋白：ACEI 或 ARB，根据血压情况调整剂量，注意急性肾损伤、高钾血症。

3. 病因治疗：①控制炎症反应：糖皮质激素。②抑制免疫反应：免疫抑制剂。

4. 防治并发症：①预防感染，注意肾功能及尿量变化。②抗凝治疗：膜性肾病患者白蛋白＜ 25 g/L 时考虑预防性抗凝治疗（低分子量肝素 / 华法林），其余类型 NS 白蛋白＜ 20 g/L 时考虑预防性抗凝治疗。③降脂治疗：针对高脂血症加用他汀类药物降脂。

二、治疗流程或治疗 SOP

1. 肾小球微小病变初始治疗

无糖皮质激素禁忌证者使用糖皮质激素；有糖皮质激素禁忌证者，可选择：①环磷酰胺。②钙调磷酸酶抑制剂。③霉酚酸酯 / 霉酚酸钠＋低剂量糖皮质激素。④利妥昔单抗。

2. 膜性肾病初始治疗

所有存在蛋白尿的原发性膜性肾病患者均应接受 ACEI/ARB 类药物优化支持治疗，随后根据不同风险分层给予不同治疗方案（表 83-4）。

表 83-4　不同风险分层的原发性膜性肾病的治疗方案

风险分层	治疗方案
低风险	观察
中风险	观察 利妥昔单抗或钙调磷酸酶抑制剂 ± 糖皮质激素
高风险	利妥昔单抗或环磷酰胺＋糖皮质激素或钙调磷酸酶抑制剂＋利妥昔单抗
极高风险	环磷酰胺＋糖皮质激素

三、重要治疗医嘱（表 83-5）

表 83-5　NS 的重要治疗药物

药物类别	药物	用法用量	注意事项
激素	醋酸泼尼松 甲泼尼龙	足量：1 mg/（kg · d）；半量：0.5 mg/（kg · d） 足量：0.8 mg/（kg · d）；半量：0.4 mg/（kg · d）	起始足量，缓慢减药，长期维持 注意加用预防骨质疏松、保护胃黏膜或抑制胃酸分泌的药物
细胞毒药物	环磷酰胺	口服剂量：1 ～ 2 mg/（kg · d） 静脉冲击剂量：0.5 ～ 1.0 g/m^2	注意加用水化、碱化、利尿、止吐、保肝药物 若 eGFR ＜ 30 ml/（min · 1.73 m^2），每次环磷酰胺冲击剂量＜ 0.5 g 每次环磷酰胺剂量 0.2 g 时不需要水化
钙调磷酸酶抑制剂	环孢素 他克莫司	口服剂量：3 ～ 5 mg/（kg · d），分两次服用，血药谷浓度：100 ～ 200 ng/ml 口服剂量：0.05 ～ 0.1 mg/（kg · d），分两次服用，血药谷浓度：5 ～ 8 ng/ml	
免疫抑制剂	吗替麦考酚酯	口服剂量：1 ～ 2 g/d，分两次服用	

【预后】

影响 NS 患者预后的主要因素包括：①病理类型：肾小球微小病变和轻度系膜增生性肾小球肾炎预后较好，系膜毛细血管性肾小球肾炎、局灶节段性肾小球硬化及重度系膜增生性肾小球肾炎预后较差；部分早期膜性肾病可自发缓解，晚期难以缓解。②临床表现：大量蛋白尿、严重高血压及肾功能损害者预后较差。③激素治疗效果：激素敏感者预后相对较好，激素抵抗者预后差。④并发症：反复感染导致 NS 反复发作者预后差。

【出院指导】

低盐、低脂、优质蛋白饮食，控制血压、血糖、血脂，监测肾功能、白蛋白、尿常规、24 h 尿蛋白定量。规律服药，定期复诊，注意休息，避免劳累及感染。

【推荐阅读】

[1] 王海燕 . 肾脏病临床概览 [M] . 北京：北京大学医学出版社，2010.
[2] Disease K，Outcomes I G，Group G D W. KDIGO 2021 clinical practice guideline for the management of glomerular diseases [J] . Kidney Int，2021，100（4）：S1-S276.

（包文晗　撰写　白琼　审阅）

第 84 章

IgA 肾病

【疾病概述】

IgA 肾病是目前全球范围内最常见的肾小球肾炎，是我国最常见的肾小球疾病，也是导致终末期肾病的主要病因之一。该病起病隐匿，常表现为无症状性血尿，伴或不伴蛋白尿，部分患者有上呼吸道感染或消化道感染的前驱病史，可出现发作性肉眼血尿及血压升高。肾穿刺病理活检是诊断 IgA 肾病首要和必要的决定性诊断方法。治疗以降低蛋白尿和控制血压为基础。IgA 肾病的 10 年肾存活率为 80% ～ 95%，20 年肾存活率为 65%，但个体差异大，部分患者迅速进展至肾衰竭。

关键词：肾小球肾炎；肾小球源性血尿；肾穿刺病理检查。

【诊断与鉴别诊断】

一、接诊

1. 问诊要点

（1）疾病诱因：发病前是否存在上呼吸道 / 消化道 / 泌尿系统感染及感染时间。

（2）主要表现：①血尿：有无肉眼血尿或尿色发红，呈一过性或反复发作。②排尿及尿量：有无排尿疼痛和尿量减少。③蛋白尿：有无尿中泡沫增多。④水肿：水肿发生的时间、部位、进展，是否伴有体重改变。⑤高血压：部分患者可出现恶性高血压，累及肾、心脏、眼等多脏器，出现头痛、头晕、视物模糊、恶心、呕吐等。⑥全身症状：有无发热、乏力、皮疹、肌肉关节痛。

2. 体格检查要点

生命体征：需特别关注患者血压变化、既往及当前血压情况。

基础查体：双肺呼吸音、心音、心律、肝脏、腹部移动性浊音，肾区叩诊，观察皮肤有无皮疹。

特别关注水肿情况：水肿部位、程度、可凹陷性及对称性。

二、开检查医嘱

1. 常规检验

血常规、尿常规、肝功能、肾功能、电解质、凝血功能、葡萄糖、血脂、传染病筛查（如乙型肝炎等）、粪便常规＋潜血。

2. 免疫学检查

ANA、抗 ENA 抗体谱、抗双链 DNA 抗体、ANCA、抗 GBM 抗体、PLA2R-Ab、RF、免疫球蛋白、补体及免疫球蛋白固定电泳。

3. 尿液检验

尿红细胞位相、尿液蛋白 / 肌酐、24 h 尿蛋白定量。

4. 常规检查

胸部 X 线检查、心电图、泌尿系统超声、腹部超声。必要时可完善 24 h 动态血压监测。

5. 肾穿刺病理活检

三、诊断流程或分类标准

确诊 IgA 肾病依赖于肾活检，尤其需要免疫病理或免疫组织化学明确 IgA 或以 IgA 为主的免疫复合物在肾小球系膜区弥漫沉积，以肾小球系膜细胞增生和系膜基质增多为基本组织学改变。

IgA 肾病的病理特征包括：①免疫荧光检查：特征性表现是 IgA 或以 IgA 为主的免疫球蛋白在肾小球系膜区呈颗粒状或团块状弥漫沉积，部分病例可沿毛细血管袢沉积；部分病例可观察到 IgM 和（或）IgG 沉积，其沉积部位与 IgA 相同，但强度明显减弱；大多数病例有补体 C3 沉积，部位和形状与 IgA 沉积类似。②光镜检查：IgA 肾病主要累及肾小球，基本病变类型为系膜增生，但病变类型多样，可涉及增生性肾小球肾炎的所有病理表型，病变轻重不一，常见表现为弥漫性肾小球系膜细胞增生，系膜基质增加，多种病变可同时存在。肾间质病变包括间质纤维化、肾小管萎缩、炎性细胞浸润，严重程度常与肾小球病变平行。③电镜检查：肾小球系膜细胞增生、系膜基质增多并伴有大团块状电子致密物沉积是 IgA 肾病典型的超微病理改变。

四、鉴别诊断

1. 急性链球菌感染后肾小球肾炎

典型表现为上呼吸道感染后出现血尿，潜伏期较长（7～21 天），可有蛋白尿、水肿、高血压，甚至一过性氮质血症等急性肾炎综合征表现。初期血清 C3 水平下降并随病情好转而恢复，部分患者抗 ASO 水平升高，呈良性病程，有自愈倾向。

2. 非 IgA 系膜增生性肾小球肾炎

临床表现可与 IgA 肾病相似，确诊依赖于肾活检。

3. 过敏性紫癜性肾炎

该病与 IgA 的肾病病理、免疫组织学特征完全相同，但临床上 IgA 肾病患者起病隐匿，病情演变较缓慢，而紫癜性肾炎多为急性起病，除肾表现外，典型者可出现皮肤紫癜、黑便、腹痛、关节痛、全身血管炎改变等。

4. 遗传性肾小球疾病

以血尿为主要临床表现的遗传性肾小球疾病主要包括薄基底膜肾病和 Alport 综合征。薄基底膜肾病的主要临床表现为持续性镜下血尿（变形红细胞尿），肾是唯一受累的器官，患者通常血压正常，肾功能长期维持在正常范围，为良性病程，多有阳性家族史，电镜下以肾小球基底膜弥漫变薄为特征。Alport 综合征的主要临床特点为血尿、进行性肾功能减退至终末期肾病、感音神经性耳聋及眼部病变，除肾以外有多个器官系统受累。电镜下典型表现为肾小球基底膜出现广泛增厚、变薄及致密层分裂的病变，可结合家族史、临床表现、基底膜中Ⅳ型胶原表达及遗传学信息综合诊断。

5. 肾小球系膜区继发性 IgA 沉积的疾病

部分系统性疾病（如系统性红斑狼疮、干燥综合征、类风湿关节炎、血清阴性脊柱关节病、强直性脊柱炎、银屑病性关节炎）和慢性酒精性肝病、慢性肝炎、酒精性肝硬化等可导致以 IgA 为主的免疫复合物在肾小球系膜区沉积，但肾脏相关的临床表现不常见。部分疾病可表现为 HLA-B27 升高，血清和唾液中 IgA 浓度升高，且均有相应的肾外改变，较易与 IgA 肾病鉴别。此外，狼疮性肾炎、乙型肝炎相关肾炎常见肾受累，但肾免疫病理除 IgA 沉积外，还伴有多种免疫复合物沉积，多系统受累和免疫血清学指标均易于与 IgA 肾病鉴别。

五、诊断正确书写模板

临床诊断包括急性肾炎综合征、慢性肾炎综合征、急进性肾炎综合征、肾病综合征、急性肾损伤或慢性肾脏病。病因诊断为 IgA 肾病或完整的病理诊断。肾功能诊断为慢性肾脏病分期（G 级别和 A 级别）。并发症诊断包括肾性贫血、肾性高血压或肾性骨病等。

示例：

临床诊断	慢性肾炎综合征
病因或病理诊断	IgA 肾病
肾功能诊断	慢性肾脏病 G2A3 期
肾脏并发症诊断	肾性高血压

【治疗】

一、治疗原则

降低蛋白尿、控制血压。

二、治疗流程或治疗 SOP

根据疾病严重程度和临床表现选择治疗方案（表 84-1）。

表 84-1　IgA 肾病的治疗

IgA 肾病的严重程度和临床表现	治疗方案
单纯镜下血尿	定期监测肾功能及尿蛋白，避免使用肾毒性药物
反复发作肉眼血尿	感染后反复出现肉眼血尿或尿液检查异常的患者，应积极控制感染，常用药物如青霉素等
血尿伴蛋白尿	● 尿蛋白＜ 0.5 g/d：定期观察，监测肾功能及蛋白尿情况 ● 0.5 g/d ＜尿蛋白＜ 1 g/d：可使用 ACEI/ARB 治疗 ● 尿蛋白＞ 1 g/d：建议使用长效 ACEI 或 ARB 控制尿蛋白，若耐受，可逐渐增加剂量以控制蛋白尿＜ 1 g/d
肾病综合征	积极完善肾穿刺病理检查，根据肾病理类型选用激素或激素联合细胞毒性药物
急性肾衰竭	病情进展迅速，应积极完善肾穿刺病理检查，若活检提示为细胞性新月体性肾炎，应及时给予大剂量激素和细胞毒性药物治疗

三、重要治疗医嘱（表 84-2）

表 84-2　常用 ACEI 和 ARB 类药物

药物类别	药物名称	用法用量
ACEI	卡托普利	12.5 ～ 50 mg，bid 或 tid
	培哚普利	4 ～ 8 mg，qd
	依那普利	10 ～ 20 mg，bid
	贝那普利	10 ～ 20 mg，qd
ARB	氯沙坦	50 ～ 100 mg，qd
	缬沙坦	80 ～ 160 mg，qd
	替米沙坦	40 ～ 80 mg，qd
	坎地沙坦	8 ～ 16 mg，qd
	奥美沙坦	20 ～ 40 mg，qd

bid，2 次 / 日；qd，1 次 / 日；tid，3 次 / 日。

【预后】

IgA 肾病的自然病程差异很大，有研究显示临床症状和病理改变轻微的患者约 1/3 可临床缓解（即血尿、蛋白尿消失）。目前大多数研究认为 IgA 肾病并非良性病变，10 年肾存活率为 80% ～ 95%，20 年为 65%，个体差异大，部分患者可迅速进展至肾衰竭。IgA 肾病是引起终末期肾病（特别是青壮年患者）最常见的病因之一。

【出院指导】

健康教育：使患者及家属对 IgA 肾病有正确的认识，坚定治疗的信心，保持积极乐观的生活态度，鼓励患者适当运动，养成良好的生活方式。

定期随诊：应定期复查肾功能及 24 h 尿蛋白定量，监测血压，关注血肌酐、尿蛋白变化情况。

避免诱因：感染（如呼吸道感染）是 IgA 肾病可能的诱因之一，日常生活中应尽量避免各种诱因，积极预防和治疗感染。

按时用药：患者需坚持按时用药，监测血压变化及其他不良反应，不自行调整药物剂量或停止用药，规律复诊监测血肌酐及蛋白尿变化情况。

【推荐阅读】

[1] 王海燕，赵明辉 . 肾脏病学 [M] . 4 版 . 北京：人民卫生出版社，2024.

[2] Kiryluk K，Novak J. The genetics and immunobiology of IgA nephropathy [J] . J Clin Invest，2014，124（6）：2325-2332.

[3] Maillard N，Wyatt R J，Julian B A，et al. Current understanding of the role of complement in IgA nephropathy [J] . J Am Soc Nephrol，2015，26（7）：1503-1512.

（王方豫　撰写　田信奎　审阅）

第 85 章

急进性肾小球肾炎

【疾病概述】

急进性肾小球肾炎（rapidly progressive glomerulonephritis，RPGN）是在急性肾炎综合征（血尿、蛋白尿、水肿、高血压）的基础上短时间出现少尿、无尿、肾功能急剧恶化的一组临床综合征。病理类型为新月体性肾炎（肾穿刺标本中 50% 以上肾小球有大新月体形成）。根据肾病理，RPGN 可分为 3 型：①Ⅰ型：抗 GBM 抗体型 RPGN。②Ⅱ型：免疫复合物型 RPGN。③Ⅲ型：寡免疫复合物型 RPGN。主要辅助检查包括抗 GBM 抗体、ANA、抗双链 DNA 抗体、ANCA 等自身免疫指标、尿液检查、肾活检。治疗原则是在尽快明确病因诊断的基础上强化免疫抑制治疗，达到透析指征者予肾脏替代治疗，同时需注意有无肺泡出血等肾外脏器受累表现。RPGN 是最严重的肾小球疾病，患者病情危重，预后差。

关键词：急进性肾小球肾炎；新月体肾炎；抗 GBM 病；ANCA 相关性血管炎（ANCA associated systemic vasculitis，AASV）。

【诊断与鉴别诊断】

一、接诊

1. 问诊要点

（1）肾相关表现：有无肉眼血尿、水肿、泡沫尿、尿量进行性减少、高血压、血肌酐快速升高。

（2）全身多系统表现：有无乏力、发热、皮疹、咳嗽、气短、咯血、痰中带血，有无恶心、食欲减退、体重下降，有无听力下降、鼻出血、头痛等。

（3）合并情况：有无其他合并症，有无肾病及自身免疫病家族史。

2. 全身体格检查要点

生命体征，有无肾病面容及贫血貌，有无皮疹、紫癜、肺部 Velcro 啰音，有无水肿。

二、开检查医嘱

1. 实验室检查

（1）尿液检查：尿常规、尿蛋白定量、尿红细胞位相、尿液蛋白 / 肌酐。

（2）血液检查：血常规、校正红细胞沉降率（erythrocyte sedimentation rate，ESR）、C 反应蛋白（C-reactive protein，CRP）、网织红细胞、破碎红细胞；抗 GBM 抗体、ANA、抗双链 DNA 抗体、抗 Sm 抗体、补体、ANCA；肾功能、电解质、白蛋白、乳酸脱氢酶（lactate dehydrogenase，LDH）、胆红素、心肌酶、血脂、甲状腺功能、甲状旁腺激素（parathyroid hormone，PTH）。

（3）应连续监测的指标：血红蛋白、校正 ESR、CRP（与疾病活动度相关）；Ⅰ型 RPGN 监测抗 GBM 抗体滴度；Ⅲ型 RPGN 注意 ANCA 滴度变化。

（4）合并症检查：贫血者检测血清铁、转铁蛋白饱和度、铁蛋白、维生素 B_{12}、叶酸。

2. 影像学检查

肾超声（测量肾大小及肾皮质厚度）。

3. 肾活检

三、诊断流程或分类标准

患者呈急进性肾炎综合征的表现（急性起病，血尿、蛋白尿、水肿、高血压伴肾功能进行性恶化）时应考虑本病。凡疑诊本病患者，应尽早完善抗 GBM 抗体、ANCA、ANA、抗双链 DNA 抗体等特异性血清学指标检测，同时尽早肾活检，若 50% 以上肾小球有新月体形成，则诊断成立，根据病理表现进一步区分Ⅰ、Ⅱ、Ⅲ型。

四、鉴别诊断

需与非肾小球损害引起的急性肾损伤鉴别，如急性肾小管坏死、急性间质性肾炎、肾皮质坏死、梗阻性肾病、血栓性微血管病。此外，部分原发性肾小球疾病急骤进展，临床上亦可表现为急进性肾炎综合征，但病理上并无新月体肾炎表现，肾活检有助于鉴别。

五、病情评估 / 病情严重程度分级

1. Ⅰ型 RPGN

抗 GBM 抗体介导的新月体肾炎属于抗 GBM 病。抗 GBM 病可仅有肾受累，也可同时有肺出血和肾受累，表现为 Goodpasture 综合征。抗 GBM 病有 2 个发病高峰，分别为 20 ～ 40 岁和 60 ～ 80 岁，年轻者以男性为主。

诱因：发病前多有感染诱因，以上呼吸道感染为主，尤其是病毒感染。

临床特点：起病急骤，除血尿、蛋白尿、水肿、高血压外，患者肾功能迅速恶化，短期内少尿、无尿，可呈“断崖式”无尿。肾外需警惕肺泡出血、咯血。

肾病理：①光镜：多数肾小球有新月体形成，且新月体类型一致，提示其发病时间一致；可有肾小球纤维素样坏死、GBM 断裂，无明显嗜复红蛋白沉积。②免疫荧光：IgG 和 C3 沿肾小球毛细血管壁呈光滑线条样沉积。③电镜：无电子致密物沉积，可有 GBM 和鲍曼囊断裂。

实验室检查：①血清抗 GBM 抗体阳性。②贫血较重，且常与肾功能损伤程度不平行。尿检可有血尿、蛋白尿、白细胞尿，血尿更突出。血肌酐、尿素氮明显升高。

2. Ⅱ型 RPGN

多数是在原有肾小球肾炎（原发性或继发性，如 IgA 肾病、狼疮性肾炎、过敏性紫癜性肾炎、膜增生性肾小球肾炎）基础上出现新月体形成。共同特点为免疫球蛋白和补体成分在肾小球呈颗粒样或团块状沉积。

临床特点：在急进性肾炎综合征的基础上，具备各自基础肾病的特点，如 IgA 肾病多发于青年、狼疮性肾炎的肾外表现等。

肾病理：①光镜：除新月体形成外，无新月体形成的肾小球可见基础肾病的特点，如 IgA 肾病的系膜细胞和基质增生、嗜复红蛋白沉积等，毛细血管袢可有纤维素样坏死，但较Ⅰ型和Ⅲ型少见。②免疫荧光：与基础肾病有关，如新月体性 IgA 肾病可见 IgA 在肾小球系膜区沉积，新月体性膜增生性肾炎可见 C3 呈分叶样沉积，狼疮性肾炎可见“满堂亮”。③电镜：肾小球有电子致密物沉积，具体部位与基础肾病有关。

实验室检查：①狼疮性肾炎有相应免疫指标异常，如 ANA、抗 dsDNA、抗 Sm 阳性，低补体血症，ESR、CRP 升高；膜增生性肾小球肾炎呈持续低 C3。②血尿、蛋白尿、血肌酐进行性升高。

3. Ⅲ型 RPGN

多由小血管炎（如 ANCA 相关性血管炎）所致，特点为肾脏免疫荧光无或仅有少量免疫球蛋白沉积，是老年患者新月体肾炎的主要原因之一，男性较女性常见。

临床特点：常有肾外表现，包括肺、上呼吸道、鼻窦、耳、眼、胃肠道、皮肤、关节、中枢神经系统等，其中肺受累最常见，尤其需警惕肺出血。在我国的 ANCA 相关性血管炎中，80% 以上为显微镜下多血管炎，少数为肉芽肿性多血管炎，嗜酸性肉芽肿性多血管炎较为少见。

肾病理：①光镜：除新月体外，可见毛细血管袢纤维素样坏死，无嗜复红蛋白沉积，严重受累的肾小球可见鲍曼囊破裂，肾小球周围大量炎症细胞形成类似肉芽肿样病变。肾小球常呈分批、分期受累，肾小球病变新旧不等，同时有细胞性、细胞纤维性、纤维性新月体存在，表明 ANCA 相关性血管炎常反复发作。②免疫荧光：无或少量免疫球蛋白沉积。③电镜：无电子致密物。

检查：①血清 ANCA 阳性，常见 p-ANCA 及 MPO-ANCA 阳性。②贫血较严重，血小板水平升高，ESR、CRP 升高。多数患者血尿明显，也有血尿较轻者，蛋白尿多为中等。③胸部 CT 评估肺受累情况。④需连续监测的指标：ESR、CRP，ANCA 滴度变化对于提示疾病活动的意义不确定。

六、并发症

患者常伴严重贫血，有时存在微血管病性溶血性贫血，可伴白细胞和血小板计数增高。常见胃肠道症状（如恶心、呕吐）及感染。不同分型可伴有相应其他脏器受累，如肺（Ⅰ型、Ⅲ型）、耳、鼻窦、神经系统（Ⅲ型）、血液系统（狼疮性肾炎）等。

七、诊断正确书写模板

急性肾损伤 3 期（临床诊断＋肾功能诊断）
　急进性肾小球肾炎（临床诊断）
　　ANCA 相关性血管炎肾损害（病因诊断）
　　肾性贫血（并发症诊断）

【治疗】

一、治疗原则

早期诊断，明确分型，并给予相应的强化治疗。

二、治疗流程或治疗 SOP

1. Ⅰ型 RPGN 的治疗

（1）强化血浆置换：每日或隔日进行，直至血清抗 GBM 抗体转阴。

（2）甲泼尼龙冲击治疗：甲泼尼龙 500 ～ 1000 mg/d 静脉输注 3 天，后续改为口服醋酸泼尼松 1 mg/（kg · d），逐步减量。

（3）环磷酰胺：可选择静脉输注或口服，目标累积剂量 6 ～ 8 g。

2. Ⅱ型 RPGN 的治疗

（1）甲泼尼龙冲击治疗：甲泼尼龙 500 ～ 1000 mg/d，静脉输注 3 天，后续改为口服醋酸泼尼松 1 mg/（kg · d）并于数周后逐渐减量，减量方案需结合具体病因。

（2）环磷酰胺：激素联合免疫抑制剂推荐选用静脉或口服环磷酰胺，狼疮性肾炎参照相应指南给予维持治疗。

3. Ⅲ型 RPGN 的治疗（图 85-1）

Ⅲ型 RPGN 的治疗需考虑其他脏器受累情况，有严重脏器受累（如肾功能快速恶化，需要透析）或危及生命时（如弥漫性肺泡出血），考虑血浆置换。

（1）诱导缓解：包括激素＋环磷酰胺、激素＋利妥昔单抗。

以下情况首选利妥昔单抗：①儿童和青少年。②绝经前女性和有生育需求的男性。③虚弱的老年人。

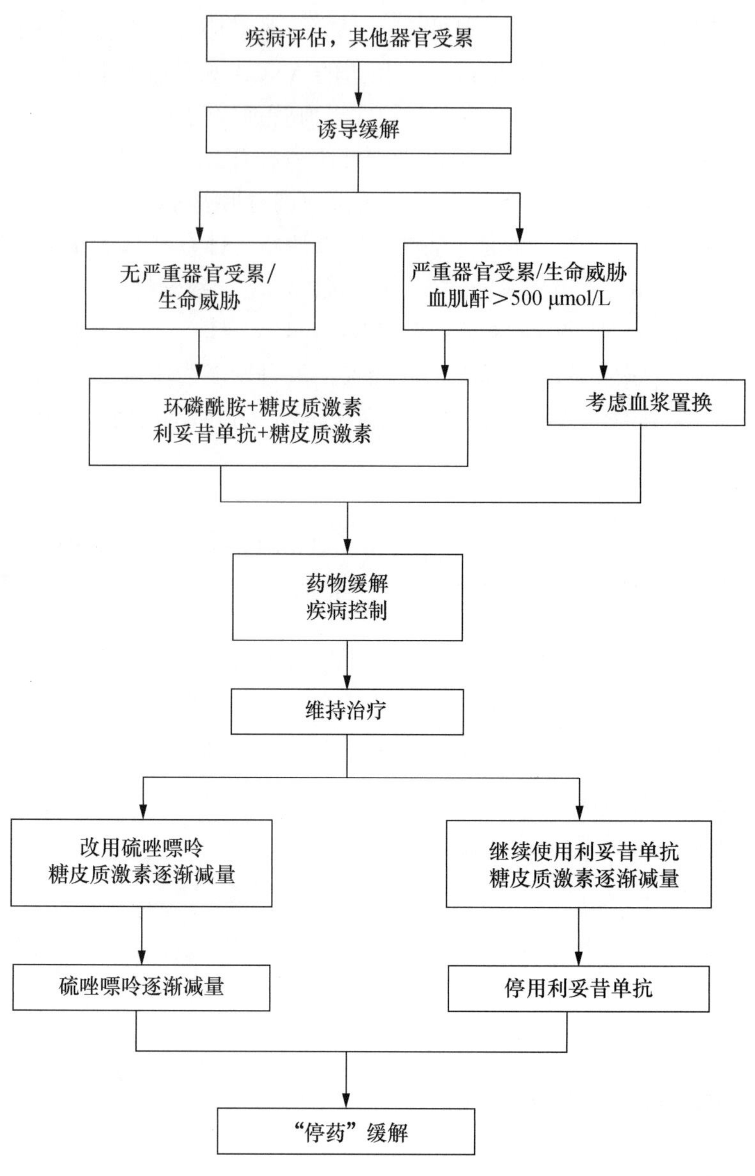

图 85-1　Ⅲ型 RPGN 的治疗流程图

④保留糖皮质激素治疗尤其重要时。⑤复发性疾病。⑥ PR3-ANCA 阳性者。

以下情况首选环磷酰胺：①利妥昔单抗难以获得。②严重肾小球肾炎（诊断时血肌酐＞ 350 μmol/L）可考虑 2 次环磷酰胺联合利妥昔单抗静脉注射。

（2）维持治疗：推荐单用利妥昔单抗或硫唑嘌呤联合低剂量激素。维持治疗应持续至诱导缓解后的 18 个月至 4 年。

三、重要治疗医嘱（表 85-1）

表 85-1　RPGN 的重要治疗药物

分型	糖皮质激素	环磷酰胺	利妥昔单抗	硫唑嘌呤
Ⅰ型 RPGN	甲泼尼龙 500 ～ 1000 mg/d 静脉输注 3 天，后续改为口服醋酸泼尼松 1 mg/（kg・d），6 周减至 20 mg/d，总疗程 6 个月	口服 2 ～ 3 mg/（kg・d），总疗程 3 个月		

（续表）

分型	糖皮质激素	环磷酰胺	利妥昔单抗	硫唑嘌呤
Ⅱ型 RPGN	甲泼尼龙 500～1000 mg/d 静脉输注 3 天，后续改为口服醋酸泼尼松 1 mg/（kg·d），逐步减量	参考Ⅲ型 RPGN		
Ⅲ型 RPGN	甲泼尼龙 500～1000 mg/d 静脉输注 3 天，后续改为口服醋酸泼尼松 1 mg/（kg·d），6 个月逐渐减至 5 mg/d，维持 2 年后每 2 个月减 1 mg	口服 2～3 mg/（kg·d），诱导缓解期疗程 3～6 个月；静脉注射 15 mg/kg，每 2 周 1 次，共 6～10 次	诱导缓解期每周 375 mg/m^2，共 4 周，维持期 6、12、18 个月各巩固 375 mg/m^2；或诱导缓解期每周 1000 mg，第 0 周、2 周各 1 次，维持期 4、8、12、16 个月各巩固 1000 mg	1.5～2 mg/（kg·d），18～24 个月后减至 1 mg/（kg·d）至诊断后 4 年，之后每 3 个月减少 25 mg

【预后】

抗 GBM 抗体型 RPGN 的预后凶险，即使及时治疗，仍多数进展至终末期肾衰竭需要长期透析，弥漫性肺泡出血、大咯血、呼吸衰竭、重症感染是常见的死亡原因。免疫复合物型 RPGN 的预后与基础肾小球疾病有关，整体预后较抗 GBM 抗体型 RPGN 好。肺出血是决定 ANCA 相关性血管炎患者短期预后的最重要因素。在肾预后方面，抗 GBM 抗体型 RPGN 最差，免疫复合物型和寡免疫复合物型 RPGN 相对较好，主要影响预后的因素包括就诊时新月体的数量和类型（新月体数量多、纤维性新月体为主者预后差）血肌酐水平及是否出现少尿和无尿等。

【出院指导】

遵医嘱用药，勿随意撤换药物。注意休息，低盐优质蛋白饮食，保证热量摄入。预防感染，包括常见感染和机会性感染。注意肺部症状（如咯血、痰中带血）等合并症表现，按时复诊。

【推荐阅读】

[1] Kidney Disease：Improving Global Outcomes（KDIGO）Glomerular Diseases Work Group. KDIGO 2021 clinical practice guideline for the management of glomerular diseases [J]. Kidney Int，2021，100（4S）：S1-S276.

（周思佳　撰写　白琼　审阅）

第 86 章

高血压肾损害

【疾病概述】

高血压肾损害是指由原发性高血压造成的肾结构和功能改变，又称高血压性小动脉性肾硬化，是导致终末期肾病的重要原因。根据其临床表现、病理改变及预后，可分为良性小动脉性肾硬化症和恶性小动脉性肾硬化症，以前者较为常见。良性小动脉性肾硬化症早期阶段可无任何临床表现，或被其他并发症的症状掩盖，容易漏诊和误诊。恶性小动脉性肾硬化症是由恶性高血压所致的肾功能急剧恶化，预后较差，常于发病数周至数月进展至终末期肾病。良好的血压控制是遏制高血压肾损害的基础。

关键词：高血压肾损害；良性小动脉性肾硬化；恶性小动脉性肾硬化；高血压；慢性肾脏病。

【诊断与鉴别诊断】

一、接诊

1. 问诊要点

（1）有无主要症状：早期良性小动脉性肾硬化症的突出表现为肾小管功能损害，如夜尿增多、低比重尿、低渗尿、轻中度肾小管性蛋白尿等；晚期可有肾小球滤过率下降，伴心脏、脑等靶器官损害及眼底病变。恶性小动脉性肾硬化症除恶性高血压所致的心脏、脑、眼底病变外，可出现蛋白尿或原有蛋白尿迅速加重、血尿、肾功能急剧恶化等表现。

（2）病程：良性小动脉性肾硬化症患者常有长期（通常为 5 ～ 10 年以上）高血压病史。

（3）血压情况：血压最高水平，是否接受降压治疗及其疗效、不良反应等。

（4）有无提示继发性高血压的证据：如肾炎或贫血史，提示肾实质性高血压病；有无肌无力、发作性软瘫痪等低钾表现，提示原发性醛固酮增多症；有无阵发性头痛、心悸、多汗等，提示嗜铬细胞瘤；有无甲状腺功能亢进及睡眠呼吸暂停等相关症状；是否服用可导致血压升高的药物，如口服避孕药、滴鼻药、可卡因、类固醇、非甾体抗炎药、安非他明、促红细胞生成素、环孢素及中药甘草等。

（5）既往史：有无冠心病、心力衰竭、脑血管疾病、周围血管疾病、糖尿病、痛风、血脂异常、支气管哮喘、睡眠呼吸暂停综合征和肾病，以及其治疗情况。

（6）家族史：有无高血压病或肾病家族史。

（7）生活方式：日常脂肪、盐、酒精摄入量，吸烟情况、体力活动情况及体重变化等。

（8）心理社会因素：包括家庭情况、工作环境、文化程度等。

2. 全身体格检查要点

（1）测量血压、心率，必要时测定立卧位血压和四肢血压；测量身高、体重、腰围、臀围，计算体重指数（body mass index，BMI），观察有无 Cushing 面容、甲状腺功能亢进性突眼征或下肢水肿。

（2）听诊颈动脉、胸主动脉、腹部动脉和股动脉有无杂音。

（3）触诊甲状腺；全面的心肺查体，注意有无心界扩大，有无心脏杂音和异常呼吸音；有无肾体积增大（多囊肾）或肿块；四肢动脉搏动情况；视力和眼底。

二、开检查医嘱

1. 常规检验

血生化（肌酐、尿素氮、尿酸、血钾、空腹血糖和血脂），血常规（必要时查网织红细胞、破碎红细胞），尿液分析（尿蛋白和尿沉渣镜检）。

2. 影像学检查

肾 B 超（早期良性小动脉性肾硬化症患者肾大小正常，晚期缩小或两肾大小不一，表面呈颗粒状，凹凸不平；恶性小动脉性肾硬化症患者肾大小可正常）。

3. 明确其他靶器官损害情况的检查

心电图、超声心动图、眼底检查、头颅 CT 等。

4. 排除继发性高血压的检查

血清甲状腺功能、血清肾素-血管紧张素-醛固酮系统（renin angiotensin aldosterone system，RAAS）、血清皮质醇节律、尿 17- 羟皮质类固醇、尿 17 酮-皮质类固醇、血浆游离甲氧基肾上腺素及甲氧基去甲肾上腺素、血清儿茶酚胺、肾上腺超声、双肾动脉超声等。

5. 排除肾实质性高血压的检查

ANA、抗双链 DNA 抗体、免疫球蛋白及补体、ANCA、抗 GBM 抗体等继发性肾炎相关抗体化验。凝血功能正常且血压控制后，若有条件可行肾活检。

三、诊断流程或分类标准（图 86-1）

高血压肾损害首先应基于高血压和慢性肾脏病（chronic kidney disease，CKD）的诊断，其中高血压定义为多次重复测量后诊室收缩压≥ 140 和（或）舒张压≥ 90 mmHg，CKD 的诊断标准为尿白蛋白与肌酐比值＞ 30 mg/g 或估算的肾小球滤过率（eGFR）＜ 60 ml/（min · 1.73 m^2）达 3 个月。其次，需要排除继发性高血压及其他原因导致的 CKD。在此基础上，高血压肾损害需满足的诊断依据如下。

1. 在确诊高血压后的病程中（5 ～ 10 年）逐渐出现微量白蛋白尿或轻中度蛋白尿，或出现肾功能损害等临床表现。

2. 有高血压家族史或伴有其他靶器官损害，如左心室肥厚、冠心病、周围血管疾病等。

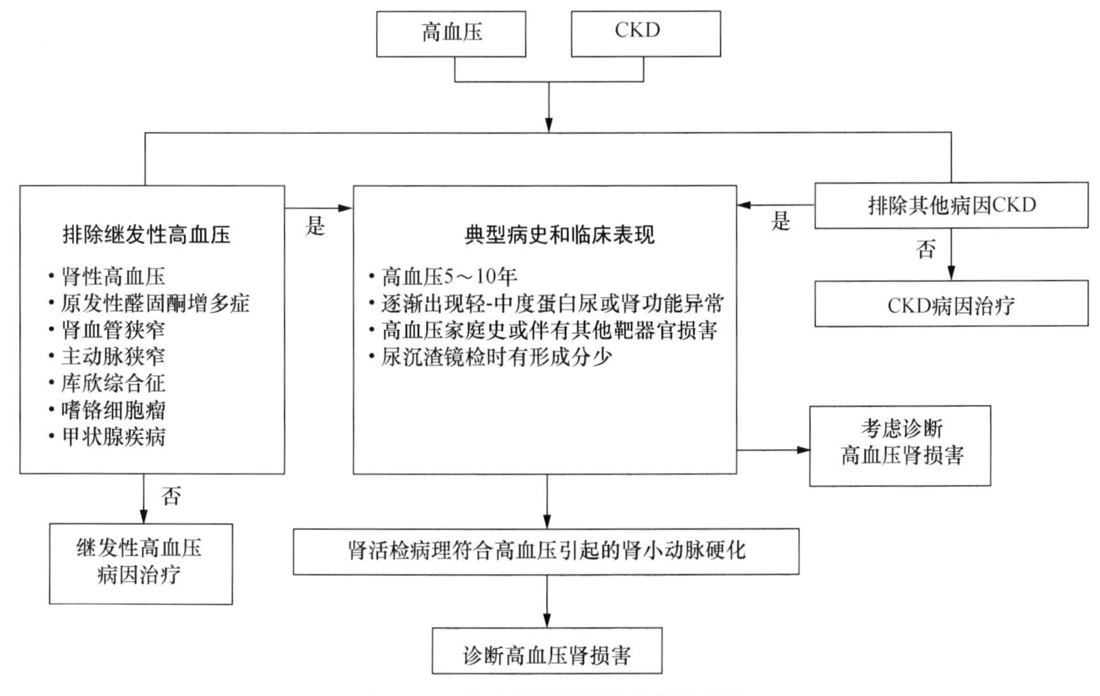

图 86-1　高血压肾损害的诊断流程图

3. 尿沉渣相对正常，镜检时有形成分少。

4. 除外其他病因导致的肾病。

5. 肾穿刺活检病理符合高血压引起的肾小动脉硬化。

良性小动脉性肾硬化症的病理特点：①入球小动脉壁玻璃样变。②动脉内膜纤维样增厚。③肾小球缺血皱缩、硬化，部分肾小球代偿性肥大，肾小管变性、萎缩，肾间质纤维化。

恶性小动脉性肾硬化症的病理特点：①小动脉壁纤维素样坏死。②动脉内膜葱皮样增厚。③小动脉内血栓形成。④肾小球以缺血病变为主，可有节段性纤维素样坏死和新月体形成，肾小球病变进展迅速，很快导致硬化，并继发肾小管萎缩和肾间质纤维化。

四、鉴别诊断

1. 肾实质性高血压

良性小动脉性肾硬化和肾实质性高血压的鉴别要点见表 86-1。

表 86-1　良性小动脉性肾硬化和肾实质性高血压鉴别要点

项目	良性高血压肾损害	肾实质性高血压
年龄	40 ～ 60 岁多见	20 ～ 30 岁多见
高血压家族史	常有	常无
肾炎病史	无	有
高血压与尿异常的关系	先出现高血压	先出现尿异常
水肿	无	多见
尿液检查	轻中度蛋白尿，伴或不伴少量变形红细胞尿及管型尿	尿蛋白常较多，可至大量蛋白尿，常伴有不同程度的变形红细胞尿及管型尿
肾功能损害	肾小管浓缩功能损害先于肾小球功能损害	肾小球功能损害常先于肾小管功能损害
眼底改变	高血压眼底改变（小动脉硬化为主）	肾炎眼底改变（渗出性病变为主）
肾性贫血	出现较晚，较轻	较明显
病变进展	相对缓慢	相对较快

2. 急进性肾小球肾炎

恶性小动脉性肾硬化症和急进性肾小球肾炎的鉴别见表 86-2。

表 86-2　恶性小动脉性肾硬化症和急进性肾小球肾炎的鉴别要点

项目	恶性小动脉性肾硬化症	急进性肾小球肾炎
高血压病史	通常有	无
血压上升速度	急骤	较缓
高血压严重程度	重度，舒张压≥ 130 mmHg	中度
眼底变化	高血压眼底病变Ⅲ级或Ⅳ级	肾炎眼底改变
心脏、脑并发症	常有	少有
大量蛋白尿	少有	常有Ⅱ、Ⅲ型
肾组织病理检查	恶性高血压导致的小动脉及肾实质病变	新月体肾炎

五、诊断正确书写模板

急性肾损伤　2 期

恶性小动脉性肾硬化症

代谢性酸中毒

高钾血症

【治疗】

一、治疗原则

1. 治疗原则

严格控制高血压，合理选择降压药，同时改善靶器官功能。

2. 治疗目标

根据国际高血压学会（International Society Hypertension，ISH）2020 高血压实践指南，对于一般高血压患者，建议将血压控制在＜ 140/90 mmHg，能耐受者可进一步降至＜ 130/80 mmHg。对于高血压肾损害患者，血压控制目标应根据年龄、蛋白尿和糖尿病情况、CKD 分期来个体化制定。对于尿蛋白＞ 1 g/d 的高血压肾损害非透析患者，血压控制目标应＜ 130/80 mmHg，可耐受且肾功能稳定的非透析患者收缩压可进一步降至＜ 120 mmHg；尿蛋白≤ 1 g/d 的高血压肾损害非透析患者，血压控制目标应＜ 130/80 mmHg。高血压肾损害非透析患者若合并糖尿病，建议控制血压＜ 130/80 mmHg，有蛋白尿且耐受良好的患者可进一步控制收缩压＜ 120 mmHg。年龄＞ 65 岁的高血压肾损害非透析患者，若能耐受，血压可逐渐降至＜ 140/90 mmHg。血液透析患者收缩压需控制在 130 ～ 160 mmHg。

二、治疗流程或治疗 SOP（图 86-2）

1. 降压策略

（1）良性小动脉性肾硬化症：积极稳妥地控制血压是治疗的关键，应防止降压过快、过猛。尽可能选择长效降压药，使血压 24 h 内稳定于目标范围，以减少血压波动，更有效地保护靶器官。

一线降压药物包括 ACEI、ARB、利尿剂、钙通道阻滞剂和 β 受体阻滞剂，其中 ACEI、ARB 是治疗高血压肾损害的首选药物。应用上述药物仍不能有效控制高血压时，可联合应用其他降压药物（如 α 受体阻滞剂、血管扩张剂及中枢性降压药）。ACEI 和 ARB 类药物及其他常用降压药物的用法和用量见表 86-3。多种降压药物应使用常规剂量联合治疗，以减少药物不良反应，提高疗效。此外，长期应用降压药物需要注意药物对糖、脂及嘌呤代谢的影响。

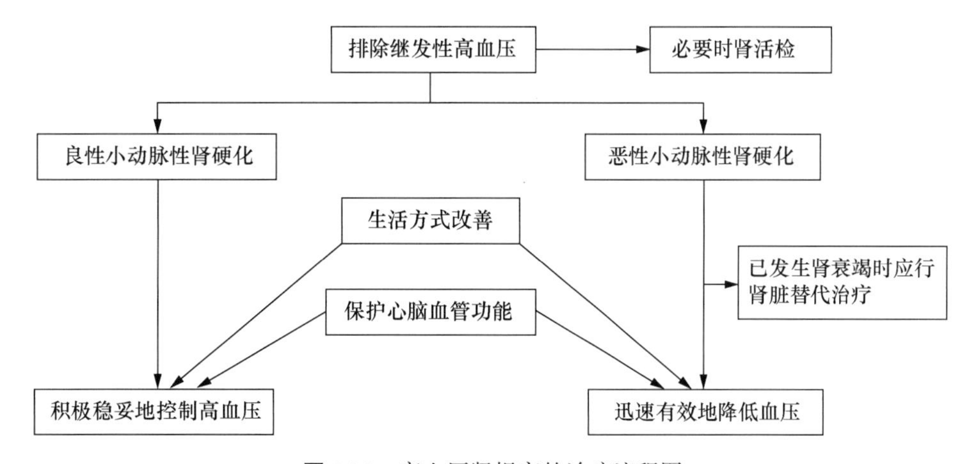

图 86-2　高血压肾损害的治疗流程图

（2）恶性小动脉性肾硬化症：迅速有效地降压是保护靶器官功能的关键。通常首选静脉用药迅速控制血压（表 86-4），然后口服降压药物维持。恶性高血压 RAAS 激活明显，若无禁忌证，应首选 RAAS 抑制剂降压，同时注意血肌酐和血钾的变化；利尿剂会激活 RAAS，故不宜使用，除非合并水钠潴留或心力衰竭。治疗过程中，应避免血压下降过快，以免造成心脏、脑、肾等重要器官供血不足。

一般情况下，初始阶段（数分钟至 1 h 内）血压控制的目标是平均动脉压降幅不超过治疗前水平的 25%，随后的 2 ～ 6 h 内将血压降至较安全水平（一般约为 160/100 mmHg）。若可耐受且病情稳定，在随后的 24 ～ 48 h 逐步将血压降至正常水平。若降压后发现有重要器官缺血表现，降压幅度应更小，在随后的 1 ～ 2 周内逐步降至正常水平。

2. 其他合并症及并发症的治疗

伴发高脂血症、糖尿病及高尿酸血症者，应给予相应治疗；已发生肾衰竭的患者，应及时进行肾脏替代治疗。

三、重要治疗医嘱（表 86-3 和表 86-4）

表 86-3　ACEI 和 ARB 类药物及其他常用降压药物

药物类别	药物名称	用法用量
ACEI	卡托普利	12.5 ～ 50 mg，bid 或 tid
	培哚普利	4 ～ 8 mg，qd
	依那普利	10 ～ 20 mg，bid
	贝那普利	10 ～ 20 mg，qd
ARB	氯沙坦	50 ～ 100 mg，qd
	缬沙坦	80 ～ 160 mg，qd
	替米沙坦	40 ～ 80 mg，qd
	坎地沙坦	8 ～ 16 mg，qd
	奥美沙坦	20 ～ 40 mg，qd
血管紧张素受体脑啡肽酶抑制剂	沙库巴曲缬沙坦	200 ～ 400 mg，qd
利尿剂	氢氯噻嗪	12.5 mg，qd 或 bid
	螺内酯	20 ～ 40 mg，qd 或 bid
	氨苯喋啶	50 mg，qd 或 bid
	呋塞米	20 ～ 40 mg，qd 或 bid
	吲达帕胺	1.25 ～ 2.5 mg，qd
β 受体阻滞剂	美托洛尔	25 ～ 50 mg，bid
	比索洛尔	5 ～ 10 mg，qd
	阿替洛尔	50 ～ 100 mg，qd
钙通道阻滞剂	非洛地平	5 ～ 10 mg，qd
	氨氯地平	5 ～ 10 mg，qd
	拉西地平	4 ～ 6 mg，qd
α 受体阻滞剂	特拉唑嗪	1 ～ 5 mg，qd
	多沙唑嗪	1 ～ 8 mg，qd 或 bid

bid，2 次 / 日；qd，1 次 / 日；tid，3 次 / 日。

表 86-4 常用静脉降压药物

药物名称	配法	剂量
硝普钠（50 mg/ 支）	0.9%NS 50 ml＋硝普钠 50 mg	0.6 ml/h ＝ 10 μg/min
硝酸甘油（5 mg/1 ml）	0.9%NS 40 ml＋硝酸甘油 50 mg	0.6 ml/h ＝ 10 μg/min
乌拉地尔（亚宁定）（25 mg/5 ml）	0.9%NS 30 ml＋乌拉地尔 100 mg	0.3 ml/h ＝ 10 μg/min
尼卡地平（佩尔）（10 mg/10 ml）	0.9%NS 220 ml＋尼卡地平 30 mg	5 ml/h ＝ 10 μg/min［0.5 ～ 6 μg/（kg · min）］

NS，生理盐水。

【预后】

积极稳妥地降压可有效降低良性小动脉性肾硬化症患者终末期肾病的发生率。恶性小动脉性肾硬化症的预后较差，可于发病数周至数月进展至终末期肾病。

【出院指导】

规律监测血压，坚持按时用药，不自行调整药物剂量，规律复诊。

生活方式改善：减轻体重；低盐饮食（摄入氯化钠＜ 5 g/d 或钠＜ 2 g/d）和低脂饮食（膳食中脂肪量应控制在总热量的 25% 以下）；戒烟、限制饮酒；适当锻炼。

【推荐阅读】

［1］高血压肾病诊治中国专家共识组成员 . 高血压肾病诊断和治疗中国专家共（2022）［J］. 中华高血压杂志，2022，30（4）：307-317.

［2］Unger T，Borghi C，Charchar F，et al. 2020 International Society of Hypertension Global Hypertension Practice Guidelines［J］. J Hypertens，2020，38（6）：982-1004.

（高月明 撰写 何莲 审阅）

第 87 章

狼疮性肾炎

【疾病概述】

狼疮性肾炎（lupus nephritis，LN）是系统性红斑狼疮（systemic lupus erythematosus，SLE）最常见且严重的靶器官损害。LN 是我国最常见的继发性免疫性肾小球疾病，好发于育龄期女性。主要临床表现为血尿和（或）蛋白尿、急性或慢性肾衰竭。肾病理改变多样，且有自发或治疗后病理类型转变的可能。主要辅助检查包括自身免疫指标（如 ANA、抗双链 DNA 抗体、抗 Sm 抗体、补体）、尿液检查及肾活检。治疗原则是按照 LN 病理类型完成诱导-维持治疗，个体化使用糖皮质激素、免疫抑制剂。我国 LN 的 10 年肾存活率为 81% ～ 98%，是终末期肾病（end-stage renal disease，ESRD）的常见病因之一，也是导致 SLE 患者死亡的重要原因。

关键词：SLE；病理分型；糖皮质激素；免疫抑制剂。

【诊断与鉴别诊断】

一、接诊

1. 问诊要点

（1）肾表现：有无肉眼血尿、水肿、泡沫尿、尿量减少、高血压。

（2）全身多系统表现：有无乏力、发热、光过敏、脱发、皮疹、关节痛、肌痛、皮肤黏膜出血、口腔溃疡；有无头痛、癫痫、视觉障碍、精神症状、胸痛等。

（3）合并情况：有无合并症；有无肾病、SLE 或其他自身免疫病家族史。

2. 全身体格检查要点

生命体征，有无肾病面容及贫血貌，有无皮疹、光过敏、脱发、口腔溃疡、皮下结节，有无关节痛、肌痛，有无水肿及浆膜腔积液表现（胸部听诊及叩诊、心音、腹部移动性浊音），有无胸膜摩擦音。有精神神经症状者注意定向力及神经系统查体。

二、开检查医嘱

1. 实验室检查

（1）尿液检查：尿常规、尿蛋白定量、尿红细胞位相、尿液蛋白 / 肌酐。

（2）血液检查：血常规、校正 ESR、CRP、网织红细胞、破碎红细胞；ANA、抗双链 DNA 抗体、抗 Sm 抗体、补体、狼疮抗凝物；肾功能、白蛋白、LDH、胆红素、心肌酶、血脂、甲状腺功能、PTH。

（3）应连续监测的指标：校正 ESR、CRP、补体水平（与疾病活动度相关），基线抗双链 DNA 抗体阳性者监测抗双链 DNA 抗体水平。

（4）合并症相关检查：贫血者检测血清铁、转铁蛋白饱和度、铁蛋白、维生素 B_{12}、叶酸。

2. 影像学检查

肾超声（测量肾体积及皮质厚度）。

3. 肾活检

三、诊断流程或分类标准

1. 诊断 SLE 伴肾病变

表现典型、确诊的 SLE 伴有肾脏病变。SLE 的诊断标准详见第 62 章。

2. LN 的病理分型

推荐 2003 年国际肾脏病学会 / 肾脏病理学会（ISN/RPS）的分型标准（表 87-1），2019 年《中国狼疮肾炎诊断和治疗指南》建议增加狼疮足细胞病和狼疮血栓性微血管病（thrombotic micro-angiopathy，TMA）两个特殊病理类型。

2018 年美国国立卫生研究院（NIH）制定了针对肾脏病变活动性 / 慢性化评分系统，直接用活动指数（acute index，AI）和慢性指数（chronic index，CI）来表示 LN 的肾脏病理活动性（表 87-2）。

表 87-1　LN 的病理分型标准

病理分型	分型标准
Ⅰ型（轻微系膜病变 LN）	肾小球形态学正常，免疫荧光系膜区可见免疫复合物沉积，不伴肾损伤的临床特征
Ⅱ型（系膜增生性 LN）	系膜细胞增生或基质增加，伴系膜区免疫复合物沉积；电镜或免疫荧光显微镜可见孤立性上皮下或内皮下沉积物
Ⅲ型（局灶性 LN）	肾小球毛细血管内细胞增多，内皮下免疫复合物沉积，病变累及< 50% 肾小球 Ⅲ型活动性病变（A）：局灶增生性 Ⅲ型活动性伴慢性病变（A/C）：局灶增生性＋硬化 Ⅲ型慢性病变（C）伴肾小球瘢痕：局灶硬化
Ⅳ型（弥漫性 LN）	肾小球毛细血管内细胞增多，内皮下免疫复合物沉积，病变累及> 50% 肾小球 Ⅳ型节段性病变［累及< 50% 肾小球毛细血管袢（S）］（A）：弥漫性节段性增生 Ⅳ型球性病变［累及≥ 50% 肾小球毛细血管袢（G）］（A）：弥漫性球性增生 Ⅳ型 S（A/C）：弥漫性节段性增生性＋硬化 Ⅳ型 G（A/C）：弥漫性球性增生性＋硬化 Ⅳ型 S（C）：弥漫性节段性硬化 Ⅳ型 G（C）：弥漫性球性硬化
Ⅴ型（膜性 LN）	肾小球基底膜增厚，上皮下免疫复合物沉积，可与Ⅲ型或Ⅳ型合并存在
Ⅵ型（晚期硬化性 LN）	90% 以上肾小球球性硬化，残余肾小球无活动性病变

LN，狼疮性肾炎。

表 87-2　NIH 推荐的 LN 活动性 / 慢性指数评分

活动性指标	病变范围	评分	慢性指标	病变范围	评分
肾小球毛细血管内细胞增多	< 25%	1	肾小球硬化	< 25%	1
	25% ～ 50%	2		25% ～ 50%	2
	> 50%	3		> 50%	3
中性粒细胞浸润和（或）核碎裂	< 25%	1	纤维性新月体	< 25%	1
	25% ～ 50%	2		25% ～ 50%	2
	> 50%	3		> 50%	3
肾小球纤维素样坏死	< 25%	2	肾小管萎缩	< 25%	1
	25% ～ 50%	4		25% ～ 50%	2
	> 50%	6		> 50%	3

（续表）

活动性指标	病变范围	评分	慢性指标	病变范围	评分
肾小球内皮下沉积物（包括透明样微栓塞）	＜25% 25%～50% ＞50%	1 2 3	间质纤维化	＜25% 25%～50% ＞50%	1 2 3
肾小球细胞性和（或）纤维细胞性新月体	＜25% 25%～50% ＞50%	2 4 6			
肾间质炎性细胞浸润	＜25% 25%～50% ＞50%	1 2 3			
总分		0～24	总分		0～12

LN，狼疮性肾炎。
表中 % 指肾小球活动性 / 慢性病变指标占肾小球的比例，或肾小管间质病变指标占肾小管间质的比例。

四、鉴别诊断

肾外表现不典型、未能确诊 SLE 者，应与其他自身免疫疾病引起的肾病变（如 ANCA 血管炎肾损害、干燥综合征肾损害）及原发性肾小球疾病（如 IgA 肾病、膜增生性肾小球肾炎、膜性肾病）鉴别。肾穿刺活检很有意义。

五、病情评估 / 病情严重程度分级

LN 患者肾功能突然恶化时，需考虑 LN 病变活动、病理类型转型，以及病情发展和治疗过程中发生急性肾小管坏死或急性间质性肾炎可能（如因感染、药物、溶血、脱水等），必要时重复肾活检。

六、并发症

1. 肾并发症

表现为肾炎者可合并高血压；表现为肾病综合征者可合并血栓、感染、急性肾损伤及脂质蛋白质代谢紊乱；表现为急性 / 慢性肾衰竭者可合并水电解质紊乱、矿物质骨代谢异常、消化系统 / 循环系统 / 神经系统等受累表现。

2. SLE 相关的其他系统受累

血液系统、中枢神经系统、浆膜炎、心脏、胃肠道、肺、甲状腺等。

七、诊断正确书写模板

示例：狼疮性肾炎（临床诊断）
弥漫性狼疮肾炎Ⅳ -G（A）（病理诊断）
慢性肾脏病 G2A3 期（肾功能分期）
肾性贫血（肾脏并发症）

【治疗】

一、治疗原则

1. 治疗原则

LN 需要从诱导到维持的长期治疗。诱导缓解应个体化，获得完全缓解后的维持治疗时间应至少 3

年，治疗过程中应定期随访，及时调整药物剂量和治疗方案、评估疗效及防治并发症。

2. 治疗目标

减少尿蛋白，保护肾功能，阻止或延缓肾功能恶化，改善患者预后。

二、治疗流程或治疗 SOP

1. 基础用药

LN 的基础用药包括糖皮质激素和硫酸羟氯喹。糖皮质激素应根据肾脏病理类型、活动性、严重程度及其他脏器受累情况个体化使用。硫酸羟氯喹具有免疫调节和抑制肾损伤进展的作用，抑制内皮细胞损伤，预防血栓。一般剂量不超过 5 mg/（kg · d），分 1 ～ 2 次口服，主要不良反应是视网膜毒性，应注意监测。若 LN 患者无禁忌证，均应规律服用硫酸羟氯喹。

2. 不同病理类型 LN 的免疫抑制方案选择

LN 的免疫抑制治疗包括诱导缓解和维持治疗，二者连续、序贯，两个阶段方案可以一致，也可以不同。①诱导缓解：诱导方案 3 个月效果不佳时应更换方案，6 个月获得部分缓解（即尿蛋白较基线值下降 50% 以上，且蛋白尿＜ 3 g/d，白蛋白＞ 30 g/L，血肌酐升高不超过基础值的 10%）可继续使用直至完全缓解（蛋白尿＜ 0.5 g/d，无明显血尿，白蛋白＞ 35 g/L，血肌酐正常或升高不超过基础值的 10%），12 个月仍不缓解应重复肾活检。②维持治疗：时长无定论，至少 3 年，复发或仅部分缓解者维持时间进一步延长。

根据肾病理类型和病变活动度选择免疫抑制治疗方案（表 87-3）。具体还需结合患者年龄、营养状态、感染风险、肝功能、肾外脏器损伤、生育意愿、既往用药反应等进行个体化选择。

（1）Ⅰ、Ⅱ型 LN：①尿蛋白＜ 0.5 g/d 者的治疗应根据肾外器官损害情况而定。②尿蛋白＞ 0.5 g/d 且＜ 3 g/d 者，口服激素 0.5 ～ 0.6 mg/（kg · d）或激素联合免疫抑制剂诱导缓解，维持治疗为激素联合吗替麦考酚酯（MMF）或硫唑嘌呤（AZA）。③尿蛋白＞ 3.0 g/d 者，具体用药方案参考肾小球微小病变（参见第 86 章）。

（2）Ⅲ型、Ⅳ型及Ⅲ型 /Ⅳ型＋Ⅴ型 LN：激素联合 MMF、静脉注射环磷酰胺（IV-CYC）或多靶点方案。静脉使用甲泼尼龙 0.5 ～ 1.0 g/d，3 天后口服醋酸泼尼松 0.5 ～ 1.0 mg/（kg · d），根据病情使用 4 ～ 6 周开始减量，每 1 ～ 2 周减量 10% 至最低维持剂量（≤ 7.5 mg/d）维持治疗。① MMF 诱导缓解 -MMF 维持治疗：有生育需求者可首选 MMF，总疗程为 2 年，后可更换为 AZA 维持。②多靶点诱导缓解–多靶点维持治疗：激素＋MMF＋他克莫司，作用在 SLE 发病的多个环节，发挥协同作用，尤其适用于Ⅲ / Ⅳ＋Ⅴ型，维持治疗药物剂量下调。③ IV-CYC 诱导缓解 -MMF 维持治疗：IV-CYC 诱导缓解适用于血肌

表 87-3　不同 LN 病理类型的治疗方案

病理类型	诱导方案	维持方案
Ⅰ型 LN	激素，或激素联合免疫抑制剂控制肾外狼疮活动	激素，或激素联合免疫抑制剂控制肾外狼疮活动
Ⅱ型 LN	激素，或激素联合免疫抑制剂	MMF，或 AZA
狼疮足细胞病	激素，或激素＋MMF 或 CNI	MMF，或 CNI
Ⅲ型和Ⅳ型 LN	MMF，或Ⅳ -CYC，或多靶点	MMF，或多靶点
Ⅲ＋Ⅴ型或Ⅳ＋Ⅴ型 LN	多靶点，或 CNI，或 MMF	多靶点，或 MMF
Ⅴ型 LN	激素＋CNI/MMF/CYC，或多靶点、RTX	MMF，或 AZA
Ⅵ型 LN	激素，或激素联合免疫抑制剂控制肾外狼疮活动	激素
狼疮 TMA	如肾功能损伤严重，Ⅳ -CYC 联合血浆置换或双重血浆置换	MMF，或多靶点，或 AZA

TMA，血栓性微血管病；MMF，吗替麦考酚酯；CNI，钙调神经磷酸酶抑制剂；IV-CYC，静脉注射环磷酰胺；RTX，利妥昔单抗；AZA，硫唑嘌呤

酐＞265 μmol/L 或肾病理 CI 高者。IV-CYC 常用方案为每月 0.5 ～ 1 g/m^2 体表面积，疗程为 6 个月。

（3）V 型 LN：首选肾素-血管紧张素系统抑制剂（renin-angiotensin system，RASI）作为基础治疗降低尿蛋白，若使用足量 RASI 治疗 3 个月后尿蛋白仍＞1.0 g/24 h，加用免疫抑制剂。常用的诱导方案包括激素联合 MMF 或钙调神经磷酸酶抑制剂（calcineurin inhibitor，CNI）或 CYC，亦可考虑单用 CNI。疗效不佳者可采用多靶点联合方案或利妥昔单抗治疗。维持治疗为激素＋MMF/AZA。

（4）狼疮 TMA：若肾功能进行性恶化，除甲泼尼龙静脉冲击＋免疫抑制剂外，应联合血浆置换。血清抗磷脂抗体阳性或伴有抗磷脂综合征者，应给予抗凝治疗。

（5）LN 复发：再次使用原诱导-维持方案，若多次重复使用 CYC 导致累积剂量过大，推荐改为不含 CYC 的诱导方案。怀疑病理类型转变时可考虑重复肾活检。

3. 非免疫抑制治疗

LN 治疗中控制血压、应用 RASI、预防血栓、营养支持及治疗糖尿病等代谢并发症十分重要。

4. 妊娠患者的治疗

无狼疮活动、尿蛋白正常、肾小球滤过率（glomerular filtration rate，GFR）＞50 ml/min，并停用妊娠禁忌药物（MMF、CYC、来氟米特、甲氨蝶呤等）6 个月以上，可考虑妊娠。妊娠期间可用低剂量激素及硫酸羟氯喹维持。

【预后】

LN 复发的高危因素包括：发病年龄小、未用硫酸羟氯喹、持续 SLE 症状和血清学指标无好转（抗双链 DNA 抗体阳性、补体水平低）、肾组织 AI 高、单用激素维持、停药过早、依从性差等。复发高危者应加强随访。

活动增生性 LN、狼疮 TMA 患者的肾预后较其他类型 LN 差。治疗过程中出现感染增加死亡风险，其他治疗相关并发症如糖尿病、股骨头坏死等是导致 LN 患者生活质量下降的重要原因。

【出院指导】

低盐、优质蛋白饮食，保证充足热量摄入；注意休息，避免劳累，尤其是急性发作期，保持心情舒畅，注意防晒及御寒保暖，做好口腔护理。

LN 患者是感染的高风险人群，包括常见感染及机会性感染，需高度警惕感染风险，必要时预防性使用复方磺胺甲噁唑。

坚持遵医嘱用药，不随意增减或撤换药物，定期复查，有妊娠需求者应在肾内科和妇产科共同指导下妊娠，切忌无计划妊娠或妊娠期间盲目停药。

【推荐阅读】

［1］中华医学会风湿病学分会 . 狼疮肾炎诊疗规范［J］. 中华内科杂志，2021，60（9）：784-790.

［2］Fanouriakis A，Kostopoulou M，Cheema K，et al. 2019 Update of the joint European League Against Rheumatism and European Renal Association-European Dialysis and Transplant Association（EULAR/ERA-EDTA）recommendations for the management of lupus nephritis［J］. Ann Rheum Dis，2020，79（6）：713-723.

［3］Parikh S V，Almaani S，Brodsky S，et al. Update on lupus nephritis：core curriculum 2020［J］. Am J Kidney Dis，2020，76（2）：265-281.

（周思佳　撰写　白琼　审阅）

第 88 章

慢性肾脏病

【疾病概述】

慢性肾脏病（chronic kidney disease，CKD）是指肾结构或功能异常＞3 个月，并影响健康的肾病。CKD 患者早期可无临床症状，随原发病的进展而逐渐出现血尿、蛋白尿、水肿、高血压、腰痛、夜尿增多等肾病的临床表现及原发病特有的临床表现。主要辅助检查包括血液检查、尿液检查、肾超声及肾活检。治疗原则是根据 CKD 不同阶段选择防治策略及针对原发病和加重因素的治疗。CKD 的病程和预后受多种因素影响，个体差异较大。

关键词：CKD；贫血；骨矿物质代谢异常。

【诊断与鉴别诊断】

一、接诊

1. 问诊要点

（1）原发病问诊：既往有无肾病史，是否有尿色改变、泡沫尿、尿量改变、夜尿增多、水肿、血压升高等。

（2）并发症问诊：有无乏力、头晕、黑矇、心悸、胸闷、夜间不能平卧、恶心、呕吐、皮疹、肢体麻木、瘙痒等。

（3）合并症问诊：有无高血压、糖尿病、肝病、肿瘤、免疫系统疾病等病史，有无特殊服药史。

2. 全身体格检查要点

生命体征，有无肾病面容及贫血貌，有无皮疹、水肿，有无充血性心力衰竭的表现（奔马律、双下肺湿啰音）等。

二、开检查医嘱

1. 常规检查

（1）实验室检查：血常规、肝功能、肾功能、电解质、血脂、白蛋白、心肌酶谱、凝血功能、甲状腺功能、血气分析。

（2）尿液检查：尿常规、尿蛋白定量、尿电解质。

（3）继发因素筛查：根据原发病情况酌情选择。

（4）并发症及合并症检查：网织红细胞计数、血清铁、转铁蛋白饱和度、铁蛋白、维生素 B_{12}、叶酸、25- 羟维生素 D_3、PTH、血糖、糖化血红蛋白、N- 末端脑钠肽前体（N terminal pro B type natriuretic peptide，NT-proBNP）等。

2. 影像学检查

超声心动图、肾超声。

3. 肾活检

三、诊断流程或分类标准

1. CKD 的诊断标准

CKD 的诊断标准包括（符合任意 1 项即可）：①出现至少 1 项肾损伤标志＞ 3 个月，包括：白蛋白尿［尿白蛋白排泄率（urinary albumin excretion rate，UAER）≥ 30 mg/24 h，尿白蛋白 / 肌酐比值（urinary albumin creatinine ratio，UACR）≥ 30 mg/g］；尿沉渣异常；肾小管病变引起的电解质紊乱和其他异常；肾病理异常；影像学检查可见肾结构异常；肾移植病史。② GFR 下降［＜ 60 ml/（min · 1.73 m^2）］＞ 3 个月。

2. 排除急性肾病变

对于既往无病史且无实验室检查或影像学检查结果的患者，出现肾结构或功能异常不能立即诊断 CKD，应除外急性肾病变。存在＞ 3 个月的肾炎或肾病综合征病史、长期夜尿、肾性骨营养不良、在无失血的情况下发生严重贫血、超声显示双侧肾缩小、实质回声增强、高磷血症和低钙血症伴有 PTH 升高等支持 CKD 的诊断。

3. 寻找引起 CKD 进展的可逆因素

（1）肾前性因素：循环血容量不足、心力衰竭、使用非甾体抗炎药（nonsteroidal anti-inflammatory drugs，NSAIDs）或 ACEI。

（2）肾后性因素：尿路梗阻。

（3）肾实质性因素：严重高血压、急性肾盂肾炎、急性间质性肾炎、造影剂肾病、高钙血症。

（4）血管性因素：单侧或双侧肾动脉狭窄、肾静脉血栓形成、动脉栓塞。

（5）混合因素：肾上腺皮质功能减退症、甲状腺功能减退症、感染、创伤及严重胃肠道出血等。

4. 分析 CKD 进展程度（表 88-1 和表 88-2）

（1）GFR 分级标准（G 级别）

表 88-1　GFR 分级标准

分期	GFR［ml/（min · 1.73 m^2）］	描述
G1	≥ 90	正常或升高
G2	60 ～ 89	轻度下降
G3a	45 ～ 59	轻度到中度下降
G3b	30 ～ 44	中度到重度下降
G4	15 ～ 29	重度下降
G5	＜ 15	肾衰竭

（2）白蛋白尿分级标准（A 级别）

表 88-2　白蛋白尿分级标准

分期	尿白蛋白排泄率［UAER（mg/24 h）］	尿白蛋白 / 肌酐比值（UACR）		描述
		mg/mmol	mg/g	
A1	＜ 30	＜ 3	＜ 30	正常到轻度增加
A2	30 ～ 300	3 ～ 30	30 ～ 300	中度增加
A3	＞ 300	＞ 30	＞ 300	中度到重度增加

5. 明确有无合并症及并发症

合并症主要包括感染（呼吸道、泌尿系统及消化道感染）、心血管合并症（心律失常、心力衰竭）、肾性贫血及营养不良、骨矿物质代谢异常、尿毒症性脑病、高钾血症、代谢性酸中毒。

6. 明确 CKD 原发病

可能需要肾活检。

四、并发症

1. 心血管系统并发症

高血压和左心室肥大、充血性心力衰竭、冠状动脉粥样硬化、周围血管疾病、尿毒症性心包炎。

2. 贫血

导致 CKD 患者合并贫血的病因主要包括：①营养不良性贫血，其中以缺铁性贫血最为常见。②消化道出血、血液透析失血等引起的出血性贫血。③肾生成促红细胞生成素（erythropoietin，EPO）不足。④尿毒症毒素引起骨髓微环境病变产生的造血障碍。⑤红细胞寿命缩短。⑥合并血液系统肿瘤等。

3. 骨矿物质代谢异常（mineral and bone disorder，MBD）

包括钙、磷、PTH 和（或）维生素 D 代谢异常，骨转化、矿物质化、体积、线性增长和强度异常，以及血管或其他软组织钙化。其中继发性甲状旁腺功能亢进症（secondary hyperparathyroidism，SHPT）是最常见的并发症。

4. 代谢性酸中毒

严重的代谢性酸中毒是慢性肾衰竭患者的重要死亡原因。

5. 水、电解质失衡

（1）水钠平衡：由于原发病引起的球-管平衡失调，CKD 患者体内的水钠总量常增加，可表现为水钠潴留。

（2）钾平衡：主要为高钾血症，主要原因包括：①钾负荷增加：钾摄入增加、蛋白质分解增强、溶血、出血及输注库存血。②细胞内钾释出增加或钾进入细胞内受抑制，如代谢性酸中毒等。③钾在远端肾小管排泄受抑制：ACEI、保钾利尿剂和 NSAIDs。④远端肾小管钾排泄障碍：低肾素、低醛固酮（糖尿病肾病，部分远端肾小管酸中毒）。

（3）钙磷平衡：CKD 患者因肾脏的维生素 D_3 的 25 羟化功能障碍，继而引起活性维生素 D_3 合成减少，导致小肠钙吸收减少引起低血钙。高磷血症是严重肾衰竭的特征之一，是造成 SHPT 的主要原因。

五、诊断正确书写模板

临床诊断包括急性肾炎综合征、慢性肾炎综合征、急进性肾炎综合征、肾病综合征、急性肾损伤或慢性肾脏病。子诊断包括病因诊断或完整的病理诊断；肾功能诊断为慢性肾脏病分期（G 级别和 A 级别）；并发症诊断包括肾性贫血、肾性高血压或肾性骨病等。

示例：

临床诊断	肾病综合征
病因或病理诊断	局灶节段性肾小球硬化症
肾功能诊断	慢性肾脏病 G3aA3 期
肾脏并发症诊断	肾性贫血
	肾性高血压

【治疗】

一、治疗原则

有效治疗原发病和消除引起肾功能恶化的可逆因素是 CKD 治疗的基础和前提。应根据 CKD 不同阶段选择治疗策略及针对原发病和加重因素的治疗（表 88-3）。

表 88-3　CKD 不同 GFR 分级的治疗策略

分级	治疗策略
G1	病因诊断和治疗，治疗合并症，延缓疾病进展，减少心血管疾病危险因素
G2	估计疾病是否会进展和进展速度
G3a	评价、预防和诊断并发症
G3b	治疗并发症
G4	准备肾脏替代治疗
G5	肾脏替代治疗

二、治疗流程或治疗 SOP（图 88-1）

1. 原发疾病和加重因素的治疗

有效治疗原发疾病和消除引起肾功能恶化的可逆因素，是 CKD 治疗的基础和前提，也是有效延缓肾衰竭进展、保护肾功能的关键。

2. CKD 的一体化治疗

（1）健康管理：推荐进行与患者心血管健康状况和耐受性相适应的体力活动，达到健康体重，停止

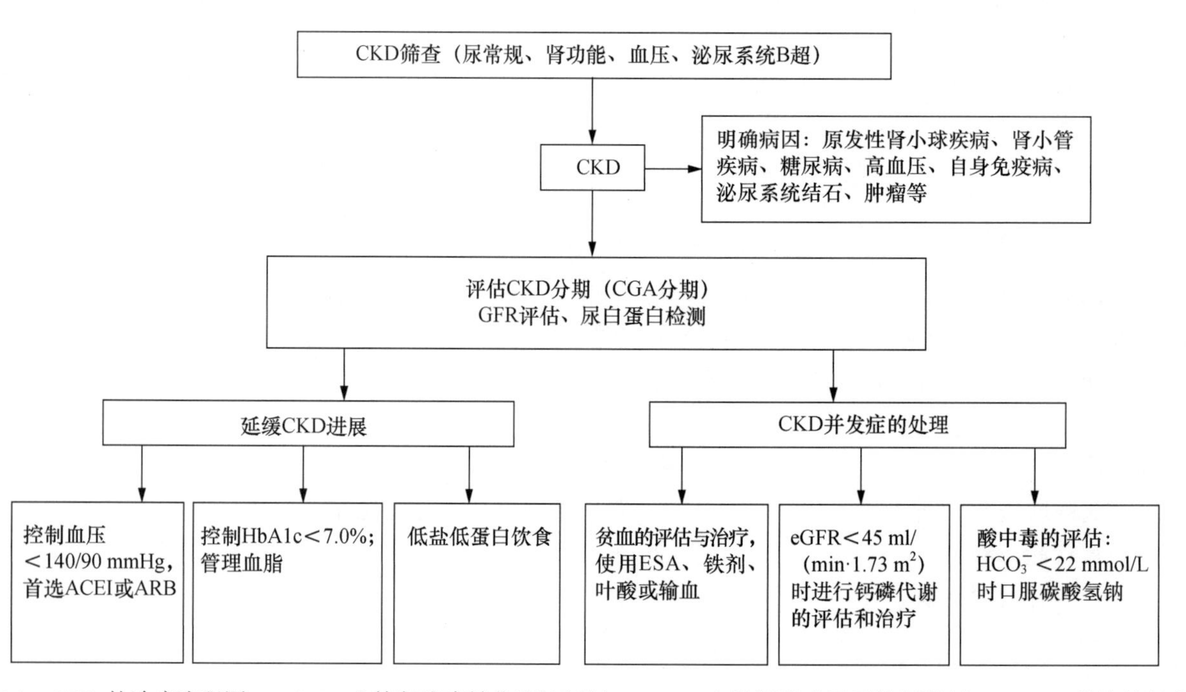

图 88-1　CKD 的治疗流程图。ACEI，血管紧张素转化酶抑制剂；ARB，血管紧张素Ⅱ受体阻滞剂；eGFR，估算的肾小球滤过率；ESA，红细胞生成刺激剂；HbA1c，糖化血红蛋白

吸烟，限制酒精摄入量。

（2）营养支持：核心是低蛋白饮食。热量应为 30 ～ 35 kcal/（kg · d）。建议 eGFR ＜ 30 ml/（min · 1.73 m^2），GFR 分级 G4 ～ G5 的患者，蛋白质摄入量为 0.8 g/（kg · d），有进展风险的成人 CKD 患者应避免高蛋白摄入［＞ 1.3 g/（kg · d）］。

（3）降压治疗：对于 UAER ＜ 30 mg/d 的 CKD 患者，需将血压维持在 140/90 mmHg 以下。对于 UAER ≥ 30 mg/d 的非透析患者或接受肾移植的患者，需将血压维持在 130/80 mmHg 以下。UAER 为 30 ～ 300 mg/d 的糖尿病 CKD 患者或 UAER ＞ 300 mg/d 的成人 CKD 患者首选 ACEI 或 ARB。

（4）控制蛋白尿：将尿蛋白控制在 0.3 g/d 以下。

（5）肾性贫血的治疗：①红细胞生成刺激剂（erythropoiesis-stimulating agent，ESA）：Hb ＜ 100 g/L 时可启动 ESA 治疗，靶目标为 Hb 110 ～ 120 g/L，且＜ 130 g/L。初始剂量：100 ～ 120 IU/（kg · w），皮下注射，2 ～ 3 次 / 周；120 ～ 150 IU/（kg · w），静脉注射，3 次 / 周，每 2 ～ 4 周检测血红蛋白以调整剂量。②铁剂：血液透析患者的靶目标为血清铁蛋白＞ 200 ng/ml 且转铁蛋白饱和度（transferrin saturation，TSAT）＞ 20%；非透析患者或腹膜透析患者的靶目标为血清铁蛋白＞ 100 ng/ml 且 TSAT ＞ 20%。对于 TSAT ＜ 20% 和（或）血清铁蛋白＜ 100 ng/ml 的 CKD 患者，需静脉补铁，每周 100 ～ 125 mg，连续 8 ～ 10 周；对于 TSAT ＜ 20% 且血清铁蛋白＜ 100 ng/ml 的 CKD 患者，静脉补铁 25 ～ 125 mg，1 次 / 周；对于血清铁蛋白＞ 500 ng/ml 的 CKD 患者，不推荐常规使用静脉使用铁剂。血液透析患者优先选择经静脉补充铁剂，非透析患者或腹膜透析患者可静脉使用或口服铁剂。

（6）CKD-MBD 的治疗：①控制血磷：靶目标为 0.87 ～ 1.45 mmol/L。每日饮食的磷摄入量应少于 600 ～ 800 mg，应在血磷进行性持续升高时，开始药物降磷治疗，首选非含钙磷结合剂（司维拉姆、碳酸镧等）。②维持血钙：靶目标为 2.10 ～ 2.37 mmol/L。若血清钙＞ 2.10 mmol/L，钙摄入量（以元素钙计算）应＜ 1.5 g/d；若血清钙＜ 2.10 mmol/L，钙摄入量可达 1.5 ～ 3.0 g/d。明显高磷血症（血清磷＞ 2.26 mmol/L）或钙磷乘积＞ 55 mg^2/dl^2 者，应停用钙剂、活性维生素 D 或维生素 D 类似物，以防止心血管和其他组织钙化加重。③治疗 SHPT：先评估高磷血症、低钙血症和维生素 D 缺乏的情况，在控制血磷和血钙的基础上进行治疗。靶目标为透析患者 PTH 维持在正常值上限的 2 ～ 9 倍，可使用活性维生素 D 或维生素 D 类似物、钙敏感受体激动剂（西那卡塞）等药物。

（7）纠正水电解质酸碱平衡紊乱：出现明显水钠潴留、水肿、高血压时，应给予利尿剂。饮食中钠盐摄入量应＜ 2 g/d（相当于 5 g 氯化钠）。出现高钾血症时，需限制饮食中钾摄入，血清钾＞ 6.5 mmol/L 时应实施急诊血液净化治疗。HCO_3^- ＜ 22 mmol/L 时口服碳酸氢钠，通常补充碳酸氢钠 3 ～ 10 g/d，但出现严重代谢性酸中毒、二氧化碳结合力＜ 13.5 mmol/L、经积极治疗难以纠正者，应实施急诊血液净化治疗。

（8）防治心血管并发症：除针对心血管并发症的传统危险因素外，如高血压、糖尿病、血脂异常、高同型半胱氨酸血症等，也应针对蛋白尿、GFR 下降、RAAS 过度激活、尿毒症毒素蓄积、钙磷代谢紊乱、贫血、感染、细胞外液增加、营养不良等非传统危险因素。

（9）肾脏替代治疗：治疗指征：①限制蛋白质摄入后仍不能缓解尿毒症症状；②难以纠正的高钾血症；③难以控制的进展性代谢性酸中毒；④难以控制的水钠潴留，合并充血性心力衰竭或急性肺水肿；⑤尿毒症性心包炎；⑥尿毒症性脑病和进展性神经病变。

肾脏替代治疗前准备：治疗方式和时机的确定需要在社会学、心理学及医疗上进行多方位的准备和选择。应对准备进行家庭透析和移植治疗的患者及其家属进行宣教。准备接受血液净化治疗的患者，需在血液透析或腹膜透析前 2 个月建立血管或腹膜通路。

【预后】

CKD 的病程和预后受多种因素影响，患者的个体差异较大。主要的影响因素包括：①遗传背景；②原发肾病的控制情况；③是否长期坚持低蛋白饮食；④是否有效控制高血压；⑤贫血是否纠正；⑥营养状况；⑦心血管并发症的防治情况；⑧血液净化的充分性；⑨肾移植配型；⑩免疫抑制剂的使用；⑪社会经济条件。

【出院指导】

低盐、低脂、优质低蛋白饮食，控制血压、血糖、血脂。监测肾功能、白蛋白、尿常规、24 h 尿蛋白定量。注意休息，避免劳累及感染，避免肾毒性药物。注意根据肾功能调整用药剂量，规律服药，定期复诊。

【推荐阅读】

[1] Kidney Disease：Improving Global Outcomes（KDIGO）CKD Work Group. KDIGO 2024 clinical practice guideline for the evaluation and management of chronic kidney disease [J]. Kidney Int，2024，105（4S）：S117-S314.

（蒋真斌　撰写　唐雯　审阅）

第 89 章

糖尿病肾病

【疾病概述】

糖尿病肾病（diabetic kidney disease，DKD）是慢性肾脏病（CKD）和终末期肾病（ESRD）的主要原因，是糖尿病最常见的微血管并发症之一。主要临床表现为不同程度的蛋白尿及肾功能进行性减退。主要治疗原则包括早期干预危险因素和肾脏替代治疗。DKD 患者的自然病程难以确定，一旦出现蛋白尿等表现，则会进展为 ESRD，且更常发生心血管事件。

关键词：DKD；微量白蛋白尿；肾病理；肾活检。

【诊断与鉴别诊断】

一、接诊

1. 问诊要点

糖尿病的分型及病程，血糖控制情况；尿液情况（尿色、尿泡沫、尿量、夜尿），水肿情况（时间及进展情况、部位、对称性、与活动和体位的关系、凹陷性）；眼部症状（视力、视物模糊、重影、飞蚊症等）；其他多系统表现（皮疹、光过敏、脱发、口腔溃疡、关节痛、骨痛等）；既往检查、治疗措施与效果。

2. 全身体格检查要点

生命体征。身高、体重。全身皮肤黏膜有无皮疹、破损。水肿（部位、对称性、凹陷性）。是否有胸腔积液和腹腔积液的体征。有无四肢关节压痛、畸形。有无胸骨压痛。

二、开检查医嘱

1. 常规化验

血常规、粪便常规、肝功能、肾功能、电解质、心肌酶、凝血功能、血糖、血脂、HbA1c。

2. 病因化验

ANA、抗 ENA 抗体谱、ANCA、抗 GBM 抗体、免疫球蛋白固定电泳、轻链、免疫球蛋白、补体、抗 PLA2R 抗体、RF、乙型肝炎五项、丙型肝炎抗体、肿瘤标志物（40 岁以上患者）。

3. 尿液检查

尿常规、UACR、24 h 尿蛋白定量、尿红细胞位相、尿免疫球蛋白固定电泳、24 h 尿轻链定量。

4. 常规检查

心电图、眼底照相、泌尿系统彩色多普勒超声检查、低剂量胸部 CT。必要时行超声心动图、血管超声。

三、诊断流程或分类标准

DKD 的诊断主要基于临床表现，主要临床表现为蛋白尿、肾功能进行性减退，较少出现血尿。尽管诊断 DKD 的金标准是肾组织活检，但大多数患者并未接受肾活检，而是基于临床病史和实验室评估推定为 DKD。然而，目前已明确 DKD 的临床和病理表现多样，因此接受肾活检的 DKD 越来越多见。大多数

1 型糖尿病患者基于临床表现即可诊断，而部分 2 型糖尿病患者无典型 DKD 表现，通过肾活检进行鉴别诊断非常重要（图 89-1）。

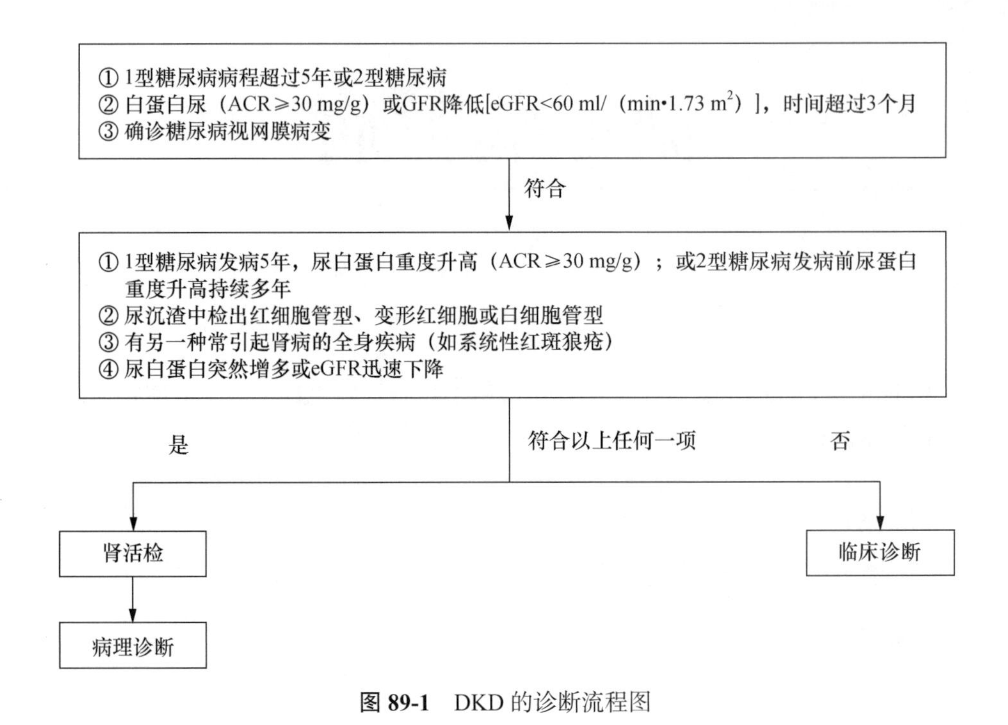

图 89-1　DKD 的诊断流程图

2010 年，美国肾脏病理学会（Renal Pathology Society，RPS）根据肾小球、小管间质和血管的不同阶段对 DKD 进行了病理分级（表 89-1 和表 89-2）。

表 89-1　DKD 肾小球病理分级

分级	描述	表现
Ⅰ级	单纯肾小球基底膜增厚	电镜下肾小球基底膜增厚：男性＞430 nm，女性＞395 nm；病理未达Ⅱ、Ⅲ或Ⅳ级标准
Ⅱa 级	轻度系膜扩张	整个活检组织中超过 25% 的系膜出现轻度系膜扩张[a]；病理未达Ⅲ和Ⅳ级
Ⅱb 级	重度系膜扩张	整个活检组织中超过 25% 的系膜出现重度系膜扩张[a]；病理未达Ⅲ和Ⅳ级
Ⅲ级	结节性硬化（Kimmelstiel-Wilson 病变）	至少有 1 个 Kimmelstiel-Wilson 病变（毛细血管间的肾小球硬化结节）；病理未达Ⅳ级
Ⅳ级	晚期肾小球硬化	＞50% 的全肾小球硬化，同时存在Ⅰ～Ⅲ级病变

[a] 系膜扩张：系膜中细胞外物质增加，使间隙的宽度超过至少两个肾小球小叶中的两个系膜细胞核。

表 89-2　DKD 小管间质及血管评分

病灶	标准	评分
间质纤维化与小管萎缩（IFTA）	无	0
	＜25%	1
	25%～50%	2
	＞50%	3
间质炎症	无	0
	与 IFTA 相关的炎性浸润	1
	无 IFTA 区域也有炎性浸润	2

（续表）

病灶	标准	评分
动脉透明变性	无	0
	1 个部位存在动脉透明变性	1
	超过 1 个部位存在动脉透明变性	2
动脉硬化	无内膜增厚	0
	内膜厚度未超过中膜厚度	1
	内膜厚度超过中膜厚度	2

四、鉴别诊断

在糖尿病患者中，非糖尿病肾病可导致白蛋白尿和 eGFR 降低，需要进行肾活检以检出非糖尿病肾病。

糖尿病以外的其他疾病也可导致结节性肾小球硬化，大多可通过免疫荧光显微镜或电镜的特征性表现确诊，这些疾病包括：①异常蛋白血症，如淀粉样变性及单克隆免疫球蛋白沉积病。②有形结构沉积肾小球病、纤维样和免疫触须样肾小球肾炎、纤连蛋白肾小球病和Ⅲ型胶原肾小球病。③慢性缺氧或缺血病变，如发绀型先天性心脏病、多发性大动脉炎伴肾动脉狭窄、囊性纤维化。④慢性膜增生性肾小球肾炎（Ⅰ型）。⑤特发性结节性肾小球硬化症，常与吸烟和高血压相关。

五、病情评估 / 病情严重程度分级

DKD 传统分期是 1 型糖尿病 DKD 的自然病程，分为以下 5 个阶段（表 89-3）。

表 89-3　DKD 分期和临床表现

阶段	表现
1	肾小球高滤过和高压力，GFR 升高，不伴微量白蛋白尿，血压正常
2	GFR 轻度升高，正常或间断的微量白蛋白尿，血压正常
3	持续微量白蛋白尿，GFR 开始下降，血压升高
4	显著蛋白尿，血压显著升高，GFR 下降
5	ESRD、尿毒症

六、诊断正确书写模板

肾病综合征（临床诊断）

　　结节性糖尿病肾病Ⅲ期（病理诊断）

　　慢性肾脏病 G2A3 期（肾功能分期）

　　肾性贫血（肾脏并发症）

【治疗】

一、治疗原则

1. 治疗原则

DKD 的治疗原则是控制血糖、控制血压、RAAS 抑制剂应用、控制血脂、饮食干预、戒烟，需要肾内科、内分泌科、营养科等多学科协作。

2. 治疗目标（表 89-4）

表 89-4　DKD 的治疗目标

项目	达标
血压（mmHg）	＜ 130/80
空腹血糖（mmol/L）	4.4 ～ 6
餐后血糖（mmol/L）	4.4 ～ 8
糖化血红蛋白（%）	＜ 7%
体重指数（kg/m^2）	24±10%
血脂	正常

二、治疗流程或治疗 SOP

1. 血压控制

推荐 DKD 患者强化降压，初始降压治疗包括 ACEI 或 ARB，如卡托普利、依那普利或氯沙坦、缬沙坦等，但两者不联用，需要联合降压治疗时首选 ACEI 或 ARB 联合钙通道阻滞剂或利尿剂，如硝苯地平、氨氯地平或氢氯噻嗪等。

2. 血糖控制

严格控制血糖能延迟或防止蛋白尿的发生和发展。降糖方案优先选用二甲双胍联合钠-葡萄糖耦联转运体 2（sodium-glucose linked transporter-2，SGLT-2）抑制剂（如恩格列净、达格列净），控制不佳的患者可联用胰高血糖素样肽 1（glucagon-like peptide-1，GLP-1）受体激动剂（如利拉鲁肽、度拉糖肽），及其他类型降糖药物［如磺脲类（格列喹酮等）、格列奈类（瑞格列奈等）］。

3. 血脂控制

合并高胆固醇血症及动脉粥样硬化的患者应使用他汀类药物（如阿托伐他汀、瑞舒伐他汀）降脂治疗。

4. 降尿蛋白治疗

大多数 DKD 患者存在高血压，无高血压的患者在血压可以耐受的情况下，当尿白蛋白重度升高时（UACR ≥ 300 mg/g），应用 ACEI 或 ARB（如卡托普利、依那普利或氯沙坦、缬沙坦）降尿蛋白治疗。

5. 保护肾脏的治疗

SGLT-2 抑制剂、GLP-1 受体激动剂、盐皮质激素受体拮抗剂（mineralocorticoid receptor antagonist，MRA）非奈利酮。

6. 生活方式改善

肥胖的糖尿病患者可通过控制体重来减轻蛋白尿。吸烟是 DKD 进展的重要因素，建议 DKD 患者戒烟。

7. ESRD 的治疗

DKD 患者出现 ESRD 应进行肾脏替代治疗。DKD 患者的糖尿病并发症多见，尿毒症症状出现较早，应适当放宽透析指征，一般肌酐清除率降至 15 ml/min 以下或伴明显胃肠道症状、高血压和心力衰竭不易控制时，即可进入维持性透析。

三、重要治疗医嘱（表 89-5）

表 89-5　重要治疗药物

药物类别	药物名称	用法用量
ACEI 类	卡托普利 依那普利	12.5 ～ 50 mg，bid 或 tid 10 ～ 20 mg，bid
ARB 类	氯沙坦 缬沙坦 替米沙坦	50 ～ 100 mg，qd 80 ～ 160 mg，qd 40 ～ 80 mg，qd
SGLT-2 抑制剂	达格列净 恩格列净	10 mg，qd 10 ～ 25 mg，qd
GLP-1 受体激动剂	利拉鲁肽 度拉糖肽	0.6 ～ 1.8 mg，qd 0.75 ～ 1.5 mg，qd
他汀类	阿托伐他汀 瑞舒伐他汀	10 ～ 20 mg，qd 10 mg，qd
MRA	非奈利酮	10 ～ 20 mg，qd

bid，2 次 / 日；qd，1 次 / 日；tid，3 次 / 日。

【预后】

相当一部分 DKD 患者将逐渐丧失肾功能并出现 ESRD，经规范治疗（更严格的血压和血糖控制等）肾功能可能相对稳定或进展速度较慢。病情进展的最强危险因素是白蛋白尿加重，eGFR 降低或贫血患者的风险也有所增加。DKD 患者发生心血管事件的风险非常高，大多数患者的死亡风险（主要是心血管死亡）高于发生肾衰竭的风险。因此，心血管保护性治疗至关重要。

【出院指导】

DKD 的危险因素主要为血糖水平长期升高、超重或肥胖、吸烟、高血压、高胆固醇血症、糖尿病视网膜病变或神经病变。应积极改变生活方式，空腹血糖目标值 4.4 ～ 6.6 mmol/L，HbA_{1c} ＜ 7%，目标血压＜ 130/80 mmHg，钠摄入＜ 2 g/d（氯化钠＜ 5 g/d），适当运动。内分泌科及肾内科规律随诊，建议 1 型糖尿病患者自诊断 5 年后开始、2 型糖尿病自诊断开始，每年进行 2 次尿常规及尿液蛋白 / 肌酐检测。DKD 患者建议每 3 ～ 6 个月评估 1 次血压、容量状态、eGFR、血清钾、HbA_{1c}、尿白蛋白或总蛋白排泄量（通常是随机尿 UACR）。

【推荐阅读】

[1] 莫特尔，塔特尔，巴克里斯 . 糖尿病肾病的临床表现、评估、诊断和治疗［ OL ］. UpToDate 临床顾问，2022. https://www.uptodate.com/contents/zh-Hans/diabetic-kidney-disease-manifestations-evaluation-and-diagnosis.

[2] 王海燕 . 肾脏病临床概览［ M ］. 北京：北京大学医学出版社，2010：292-297.

[3] 王海燕，赵明辉 . 肾脏病学［ M ］. 4 版 . 北京：人民卫生出版社，2020：1197-1232.

（王鑫瑶　撰写　王松　审阅）

第 90 章

肾穿刺活检

【概述】

肾穿刺活检不仅对肾病的研究工作具有重大意义，对肾病的临床工作也具有不可替代的作用，其意义主要包括以下方面：明确肾病的病理变化和病理类型，并结合临床做出最终诊断；根据病理变化、病理类型和严重程度制订治疗方案；根据病理变化、病理类型和严重程度判断患者的预后；通过重复肾活检探索肾病的发展规律，判断治疗方案正确与否，为治疗计划的继续实施或修正提供依据。

【适应证】

1. 肾病综合征

儿童或青少年单纯原发性肾病综合征（以微小病变或轻度系膜增生性可能性大）可先用糖皮质激素治疗 8 周以上，若临床无效，再行肾穿刺活检。规范糖皮质激素治疗无效的肾病综合征、中老年肾病综合征或合并血尿、高血压、肾功能损伤的患者，均应行肾穿刺活检明确病因后再治疗。

2. 肾炎综合征

典型链球菌感染性肾小球肾炎可先治疗，若逾期未愈、发生急性肾损伤等，应及时行肾穿刺活检明确病因。不典型的急性肾炎综合征应尽早行肾穿刺活检明确病因。急进性肾炎综合征患者需及时进行肾穿刺活检明确病因，即使存在相对禁忌证，也应尽快纠正尽早进行肾穿刺活检。

3. 持续无症状尿液检查异常

若 24 h 尿蛋白定量＞ 1 g 和（或）肾小球源性镜下血尿，通常需进行肾穿刺活检明确病因。

4. 原因不明的急性肾功能减退

诊断不明或继发于药物治疗的急性间质性肾炎需要肾穿刺活检明确病因。

5. 原因不明的慢性肾功能减退

对于病因不明的慢性肾功能不全，需行肾穿刺活检明确病因。但对于小肾或多年缓慢进展的慢性肾脏病患者，肾活检几乎不可能发现可治疗的疾病，因此一般不进行肾穿刺活检。

6. 移植肾活检

移植肾原因不明的肾功能减退或因排异反应无法确定下一步治疗时，需进行肾穿刺活检。

7. 重复肾穿刺活检

出现下列情况时可考虑重复肾穿刺活检：①怀疑既往肾穿刺病理诊断的正确性，如微小病变经糖皮质激素和免疫抑制剂规范治疗效果不佳，临床未找到糖皮质激素抵抗的原因。②糖皮质激素和免疫抑制剂治疗效果不好的病理类型。③规范糖皮质激素和免疫抑制剂治疗反应较好，但反复复发，后续治疗效果不佳，考虑病理类型变化。④重症肾小球疾病（如新月体性肾炎）经糖皮质激素冲击等治疗后进行重复肾穿刺，以判断病变恢复情况，并作为是否进一步强化免疫抑制治疗的依据。⑤狼疮性肾炎：可能存在临床表现与肾病理变化不平行的情况，在治疗过程中发生病情波动或复发时，重复肾穿刺活检有助于指导进一步治疗并判断预后。

【禁忌证】

1. 绝对禁忌证

（1）明显出血倾向。

（2）不配合操作。

（3）固缩肾、小肾、孤立肾。

（4）肾血管瘤、海绵肾或多囊肾。

2. 相对禁忌证

（1）活动性肾盂肾炎。

（2）肾异位或游走肾。

（3）未控制的严重高血压。

（4）过度肥胖。

（5）重度腹腔积液。

（6）其他：剧烈咳嗽、腹痛、腹泻、严重贫血、心功能不全、妊娠或高龄。

【术前准备】

1. 患者及家属准备

术前谈话、签字，体位训练、憋气训练，平卧状态下大小便训练。

2. 医师准备

（1）术前化验检查：血常规；肾功能（特别是分肾功能）；凝血功能；泌尿系统超声（了解双肾的位置、大小和结构）；必要时完善血型检查并备血。

（2）术前控制血压＜ 140/90 mmHg，体温正常，无咳嗽及感染。

（3）停用抗血小板药物 7 天；停用低分子量肝素 24 h 以上。

3. 特殊病例的术前准备

（1）血小板＜ 80×10^9/L 或血红蛋白＜ 80 g/L：输血。

（2）血肌酐＞ 500 μmol/L：先进行透析（无肝素透析）。

【超声引导下肾穿刺活检的步骤】

患者通常取俯卧位，腹部下方垫一厚度约 10 cm 的硬枕，将肾顶向背部并保证背部平坦，常规消毒整个背部皮肤，铺手术巾。提前用无菌超声探头套包裹探头。

选择拟穿刺的肾和穿刺进针点，沿穿刺针进针方向局部麻醉皮肤及皮下组织，在穿刺点处刺入引导针，拔出引导针针芯，在超声监视下缓慢送入穿刺针，当观察到针尖即将接触肾被膜时，嘱患者憋气并尽可能向下顶住肾，使之不能继续向下移动，然后开始穿刺取材。应注意，在患者憋气并保持肾不移动前不要将穿刺针刺入肾被膜或肾实质，以免划伤肾。此外，穿刺取材的瞬间应迅速果断，尽量减少穿刺针在肾实质内停留的时间。

移植肾的穿刺步骤与上述基本相同，但患者可仰卧位。由于多数情况下移植肾不随呼吸移动，故患者无需憋气。穿刺取材不满意时，可以重复穿刺。

【活检样本评估】

肾病理检查的主要步骤包括：取材、分割、固定、脱水、包埋、切片、染色、阅片和签发报告。大多数肾病理检查需要光镜、免疫病理（免疫荧光或免疫组织化学）及电镜检查相结合。光镜要求活检标本中肾小球＞ 10 个，免疫病理要求肾小球＞ 3 个，电镜要求肾小球＞ 1 个。

免疫病理常规包括：IgG、IgM、IgA、C3、C4、C1q、免疫球蛋白 κ 和 λ 轻链。若初始标本中没有肾小球，以经链霉蛋白酶消化的石蜡切片行免疫荧光显微镜检查可能有助于诊断通常需要电镜的诊断。

光镜常规包括：苏木伊红染色、过碘酸-雪夫染色、马松三色染色、六胺银染色，必要时进行特殊染色。

电镜检查：自身肾病的病理检查应常规进行电镜检查；而在移植肾的病理检查中，电镜可不作为常规，但也应将标本保存好，以待需要时进一步检查。

【术后处理】

1. 观察生命体征：血压、心率变化。

2. 平卧 6 h，患者应尽量避免活动、下床大小便或做咳嗽动作，鼓励多饮水。

3. 便秘者使用通便药物或灌肠。

4. 观察穿刺后前 3 次尿液的颜色，有无腰痛、腹痛症状。

5. 必要时应用止血药物。

6. 避免肾区叩击痛检查。

【并发症】

1. 血尿

（1）镜下血尿发生率 100%，多数可在 1 ～ 2 天内自行消失。

（2）肉眼血尿和血块：延长卧床时间，控制血压＜ 140/90 mmHg，可予云南白药、卡络磺钠、尖吻蝮蛇血凝酶（苏灵）等止血治疗。术后第 2 天复查床旁泌尿系统超声。多数可在数日内自行消失。

（3）持续血尿、生命体征不平稳：输血、维持生命体征，予云南白药、卡络磺钠、尖吻蝮蛇血凝酶（苏灵）等止血治疗。若充分输血、补液后仍不能维持血压稳定，应立即行外科手术，也可选择肾动脉造影，找到出血部位行动脉栓塞治疗。

2. 肾周血肿

（1）小血肿：多数为无症状小血肿，可自行吸收。

（2）大血肿：可表现为腰痛、腹痛、肌紧张、压痛。应观察生命体征，延长卧床时间，予云南白药、卡络磺钠、尖吻蝮蛇血凝酶（苏灵）等止血治疗，术后第 2 天复查床旁泌尿系统超声，注意预防感染。必要时输血、补液，以稳定血压，效果不佳时应及时行血管造影或外科手术处理。

3. 肾动静脉瘘

发生率为 4.4% ～ 16.9%，严重者可表现为血尿、肾周血肿、顽固性高血压、腰痛及腰部血管杂音、进行性心力衰竭及肾衰竭。可通过血管造影诊断，大多在 3 ～ 30 个月内自行闭合，严重者需动脉栓塞治疗或外科手术。

4. 感染

主要为肾脓肿或肾周脓肿，需要抗感染治疗。肾穿刺操作时应注意严格无菌操作，活动性肾盂肾炎禁行穿刺。

5. 误穿刺其他脏器

完善腹部 CT，请普通外科会诊协助诊治。

6. 其他

肾动脉瘤、肾结石松动导致肾绞痛、肿瘤播散，可完善腹部 CT，请相应科室会诊协助诊治。

【出院指导】

肾穿刺后 4 周内不应进行剧烈运动及重体力劳动。饮食应清淡、易消化，避免发生便秘等情况。

【推荐阅读】

［1］王海燕，赵明辉．肾脏病学［M］．4 版．北京：人民卫生出版社，2024.

（包文晗　撰写　白琼　审阅）

第 91 章

腹膜透析

【概述】

腹膜透析是肾替代治疗的一种方式，腹膜透析液灌入腹腔中利用腹膜作为半透膜，通过弥散和渗透作用，清除代谢产物、毒素和水，纠正水、电解质、酸碱平衡紊乱。腹膜透析的优势包括：①不需要特殊设备；②对血流动力学的影响较小；③对残余肾功能的影响较小；④不需要进行体外抗凝。腹膜透析围手术期是指进入 CKD 5 期至腹膜透析置管术后 3 个月内，围手术期涉及术前 CKD 门诊管理、腹膜透析置管手术期间管理和出院后腹透专病门诊管理。管理内容主要包括 CKD 原发病评估、并发症和合并症处理及腹膜透析相关知识培训等，本章主要介绍腹膜透析置管手术期间管理。

【患者评估】

入院后应立即评估患者是否因肾衰竭需要紧急透析，或存在需要立即处理的情况。

1. 评估容量状态：有无容量负荷重引起的心力衰竭甚至肺水肿。①主要临床症状：胸闷、喘憋、端坐呼吸、夜间阵发性呼吸困难、咳粉红色泡沫痰。②体征：颈静脉怒张、双肺湿啰音、双下肺呼吸音低、双肺叩诊浊音、腹部膨隆、移动性浊音阳性、双下肢对称性凹陷性水肿。③检验：NT-proBNP 水平明显升高。④检查：胸部 X 线检查提示肋膈角变钝、双肺渗出样病变，心影增大，心胸比＞ 0.5；超声心动图显示心房、心室增大，心室壁弥漫性运动减低，射血分数减小，可见心包积液。

2. 评估有无严重代谢性酸中毒、高钾血症、低钾血症、低钙血症。

3. 评估有无尿毒症毒素引起的重要脏器损害，包括：①尿毒症脑病：临床可表现为患者嗜睡、谵妄等意识改变。②尿毒症心包炎：早期可表现为随呼吸加重的心包周围疼痛，听诊闻及心包摩擦音。

若慢性肾衰竭患者存在心力衰竭、肺水肿、严重代谢性酸中毒、高钾血症药物治疗无效或合并重要脏器心、脑损害等，需先置入临时导管行紧急血液透析治疗，以保证患者安全。紧急血液透析的指征参见第 95 章。

【适应证】

肾衰竭患者应尽量寻找原发病，如多发性骨髓瘤、系统性红斑狼疮、ANCA 相关血管炎等。慢性肾衰竭患者需要长期肾脏替代治疗，治疗方式包括血液透析、腹膜透析和肾移植。

以下人群优先考虑腹膜透析：①心血管状态不稳定的患者，如存在心肌梗死、心肌病。②有明显出血或出血倾向的患者。③血管条件不佳无法建立动静脉内瘘的患者。④血液透析不方便的患者。

【禁忌证】

以下情况不宜进行腹膜透析：①存在腹膜广泛粘连。②既往有影响腹膜功能和完整性的手术史。③腹壁有明显病变，影响置管，如感染。④严重腹膜缺损。⑤疝气。⑥近期腹部及盆腔外科手术。

【术前准备】

1. 向患者及家属告知腹膜透析置管术和维持性腹膜透析治疗的相关内容，患者本人及家属在腹膜透析知情同意书和腹膜透析置管手术知情同意书签字。

2. 术前核查内容：术前免疫八项、血常规、凝血功能，抗凝药及抗血小板药物使用情况、手术安全核对表、术前小结、术前讨论、腹膜透析置管手术知情同意书。

3. 若术前无特殊情况，需要完善腹部超声检查及双腹股沟超声（排除疝气）。

4. 便秘患者提前使用药物或灌肠解除肠道积粪；术前排空尿液和大便；低钾血症患者需积极治疗，以避免术中肠管过度胀气；糖尿病合并尿潴留的患者在围手术期应予以留置导尿处理；转运患者至手术室前测血压、心率。

5. 术前常规使用抗生素预防感染，并在手术前 1 h 内静脉输注头孢唑林 1 g，头孢唑林过敏的患者改用万古霉素 0.5 g。

【腹膜透析导管置入步骤】

置管方式包括：外科开放式手术、穿刺法置管和腹腔镜置管 3 种。目前外科开放式手术置管最常用。

手术切口定位于耻骨联合上 9 ～ 13 cm 左侧或右侧旁正中切口，确保导管末端在直肠子宫陷凹（又称道格拉斯窝）内。手术切开皮肤后逐层切开皮下、腹直肌前鞘，钝性分离腹直肌后，切开腹直肌后鞘及腹膜，进入腹腔；荷包缝合腹直肌后鞘及腹膜，导管在导丝引导下沿荷包放入腹腔，收紧荷包将导管内 cuff 固定在腹膜外，缝合腹直肌前鞘，将内 cuff 包埋在腹直肌内，腹透导管出口距外 cuff 约 2 cm，用隧道针建立皮下隧道和出口，引出导管并连接外接短管，缝合手术切口。

【置管术后处理】

1. 测血压、心率，观察病情变化等。置管医师写手术记录、向主管医师交代情况；主管医师记录术后当日及术后 3 日病程。

2. 开具透析医嘱：建立透析记录单，包括入液时间、入液量、加入药物、超滤、患者体重等。腹膜透析术后当日使用 1.5% 腹膜透析液 500 ml 冲洗腹腔，然后用 1 mg/ml 肝素封管，术后 3 日末次透析结束后均需使用 1 mg/ml 肝素封管。

3. 切口及出口处理：术后第 2 天更换敷料 1 次，观察伤口出血情况，如果有明显出血，则用沙袋压迫 24 h 并及时更换敷料。如果敷料完好，术后 1 周后开始隔日换药（包括切口及出口）。使用 0.5% 碘伏消毒手术切口，用生理盐水清洗导管出口，避免碘伏腐蚀导管，干燥后用自粘性外科敷料（美敷）覆盖、扎好腹带，腹带保护腹部 7 天，并嘱患者在咳嗽、打喷嚏、排便时保护伤口。如果敷料被血液或液体渗透，以及敷料脱落，应及时更换。

4. 监测腹膜透析透出液的性状（是否为无色透明），继续管理贫血、电解质、钙磷水平、血压、血糖、容量（监测体重及出入量）等。

5. 腹膜透析专科护士对患者及家属进行腹膜透析相关知识的培训和考核，培训内容包括：腹膜透析的原理，无菌操作理念，常见并发症处理，血糖、血压、容量监测和管理等。患者考核合格后可择期出院，出院前带好所需腹膜透析液、碘液微型帽、口服药物、无菌生理盐水、居家治疗所需紫外消毒灯、腹膜透析液加热装置、消毒液、换药所需碘伏、纱布等。

【并发症及处理】

1. 腹膜透析导管移位

表现为腹膜透析液引流缓慢，腹膜透析超滤量减少。腹部 X 线平片显示导管尖端移出盆腔可确诊。处理方法包括通便或通过患者运动增加肠道蠕动，也可通过震荡腹部进行手法复位。由于腹膜透析导管具有顺应性，一般情况下可自行复位，复位后表现为腹透液引流速度恢复，超滤量增多。如果上述方法不成功，可尝试导丝插入导管内复位，应注意无菌操作，预防腹膜炎发生。如果仍复位失败，可能存在腹腔粘连或其他异常，可考虑腹腔镜下重新置管，同时明确腹腔内情况。

2. 疼痛

由于腹膜透析液灌注过快或引流结束前的抽吸作用常会在导管尖端附近产生疼痛，或腹膜透析导管位置偏低，导管间断刺激膀胱或直肠壁引起刺激感。患者一般在置管后 1 ～ 2 周规律腹膜透析后可逐渐适应，疼痛减轻。必要时可减慢注入腹膜透析液的速度，放液时腹腔内保留少量腹膜透析液。此外，腹膜透析液温度过高、pH 值较低、药物（腹膜透析液内加入钾浓度过高）等化学性刺激也会导致疼痛。

3. 腹膜透析液渗漏

临床表现为导管出口敷料潮湿，甚至可见液体从导管出口流出。渗漏常见于正中切口、腹直肌后鞘及腹膜较薄、腹壁松弛或既往曾行置管手术者；少数见于手术技术不佳、置管后立即透析、腹膜透析液灌注量过大者。因此，早期应使用腹带，小剂量间歇性透析，必要时暂停腹膜透析，待导管内 cuff 与周围组织长牢后再尝试开始腹膜透析。

4. 腹膜透析相关性腹膜炎

腹膜透析液一旦出现浑浊，需要高度怀疑并发腹膜炎，应立即行腹膜透析液常规检查和培养明确诊断，并尽早开始治疗。符合以下 3 项诊断标准中的 2 项即可诊断腹膜透析相关性腹膜炎：①症状体征异常：发热、腹痛、恶心、呕吐和（或）腹膜透析液浑浊等。②腹膜透析液异常：腹膜透析液常规显示白细胞计数＞ 100 个 /μl，且多核细胞＞ 50%。③腹膜透析液微生物培养阳性：是最重要的诊断标准。应注意，尽量避免在留取标本前使用抗生素，留取过程中注意避免污染，腹膜透析液培养必须用血培养瓶送检。如果患者为干腹或未能及时留取第 1 袋浑浊透析液时，需注入至少 1 L 透析液且至少留腹 2 h，再引流留取标本送检。出现典型腹膜炎表现（如腹痛、透出液浑浊）的患者，在留取透析液标本后，应尽早开始经验性抗生素治疗，无需等待腹膜透析液常规及培养结果。经验性抗生素的抗菌谱必须覆盖革兰氏阳性菌和阴性菌，可选择万古霉素和头孢他啶间歇性留腹，后期根据培养结果调整用药。

【出院指导】

1. 按照出院时制订的腹膜透析方案规律透析，注意无菌操作，预防腹膜炎，规范记录腹膜透析记录本，注意观察腹膜透析出口渗液及有无红肿和分泌物，定期换药。

2. 每日测体重、血压，糖尿病患者检测血糖并记录在腹膜透析记录本上。

3. 2 周后腹膜透析专病门诊复诊，复诊时带饮食记录、腹膜透析记录本、出院带药单。

4. 遵医嘱服用出院带药。

5. 如果出院后体重增长超过 1 kg 或有其他腹透相关问题，即使随诊。

【推荐阅读】

[1] 吉俊，滕杰，刘中华，等. 腹膜透析导管植入手术专家共识［J］. 上海医学，2018，41（1）：1-4.

[2] 梅长林，余学清. 内科学肾脏内科分册［M］. 2 版. 北京：人民卫生出版社，2023.

[3] Li P K，Chow K M，Cho Y，et al. ISPD peritonitis guideline recommendations：2022 update on prevention and treament［J］. Perit Dial Int，2022，42（2）：110-153.

（潘月娟　撰写　唐雯　审阅）

第 92 章

血液透析

【概述】

血液透析（hemodialysis，HD）是目前最常用的血液净化治疗，其过程是将血液引出体外，经带有透析器的体外循环装置，通过半透膜与透析液进行水和溶质的交换，达到清除水和尿毒症毒素，维持水、电解质和酸碱平衡的目的。

【血液透析启动的时机】

1. 紧急血液透析

以下情况应启动紧急血液透析：①急性肺水肿，对利尿剂无反应；②高钾血症，血钾＞ 6.5 mmol/L；③高分解代谢状态；④无高分解代谢状态，但无尿＞ 2 天或少尿＞ 4 天；⑤血 HCO_3^- ＜ 12 mmol/L 或动脉血 pH 值＜ 7.2；⑥血尿素氮（blood urea nitrogen，BUN）21.4 ～ 28.6 mmol/L（60 ～ 80 mg/dl）以上或血肌酐（creatinine，Cr）≥ 442 μmol/L（5 mg/dl）；⑦少尿＞ 2 天并伴有下列情况之一：体液过多、持续呕吐、烦躁或嗜睡、血钾＞ 6 mmol/L、心电图高钾血症表现。

2. 维持性血液透析

CKD 5 期患者经生活方式调整、药物治疗后仍不能有效控制尿毒症并发症（容量超负荷、高钾血症、代谢性酸中毒、高磷血症、继发性甲状旁腺功能亢进、贫血及消化道症状等）时，可考虑启动肾脏替代治疗。美国国家肾脏基金会肾病预后质量倡议（kidney disease outcomes quality initiative，KDOQI）强调，当患者因限制饮食蛋白质摄入出现蛋白质-能量营养不良，或在优化饮食蛋白质和能量摄入后营养状况仍未改善时，也需考虑肾脏替代治疗。此外，在临床上常以 eGFR ＜ 10 ml/（min · 1.73 m^2）作为启动肾脏替代治疗的指征。

【禁忌证】

理论上，若病情需要，血液透析无绝对禁忌证。相对禁忌证包括：①休克或未纠正的低血压；②严重活动性出血；③严重心律失常、严重心脑并发症、精神障碍不能合作等；④无法建立血液透析通路。

【血管通路建立】

血管通路是指体外循环血液引出和回流的通路，是血液透析患者的生命线。血管通路方式的选择主要依据肾衰竭的类型（即估计透析时间）、透析的紧急性、患者自身血管条件等因素。理想的血管通路标准：①可长期使用，感染和栓塞并发症发生率低；②提供高血流量满足设定的透析剂量。

1. 血液透析通路的类型

（1）动-静脉内瘘：适用于终末期肾病维持性血液透析的患者。由动脉与邻近静脉吻合而成，最常选用桡动脉和头静脉，一般内瘘成熟需 6 ～ 8 周以上。当邻近血管条件差时，可进行自身血管移植或选用人造血管。动-静脉内瘘引起动静脉短路可使心脏负荷增加 1/10 ～ 1/5，严重心功能不全者应在心功能改善后选用。动-静脉内瘘应尽可能在透析前择期进行，时机可选择在 eGFR ＜ 25 ml/（min · 1.73 m^2）且预计将在 6 个月内接受血透治疗时。

（2）中心静脉置管：适用于急性肾损伤等需要紧急透析、终末期肾病动静脉内瘘术前或内瘘堵塞等引起内瘘失功能时。常选择颈内静脉、股静脉作为置管部位，必要时可选用锁骨下静脉。中心静脉置管具有操作简便、不易出血、不加重心脏负荷、对血流动力学影响小等优点。一般保留 2 ～ 3 周。常见并发症包括血栓形成、血流量不足、感染及血管狭窄等。对于血管条件差且需要长期透析者，也可选择隧道型静脉导管，原则上选择颈内静脉置管，其感染并发症显著降低，可留置数月至数年。

2. 提高血管通路通畅率的措施

为提高血液透析通路的通畅率，减少并发症的发生，应采取以下措施：①终末期肾病患者尽可能避免外周中心静脉导管术（peripherally inserted central venous catheter，PICC）。②避免内瘘侧肢体动静脉穿刺，测血压。③保持静脉置管部位清洁、干燥，勤换药。④充分固定血液透析导管，避免脱出。⑤使用肝素封管液封堵导管双腔，避免血栓形成堵塞导管。

【透析剂量和处方】

透析剂量主要根据患者临床状况和透析充分性指标（spKt/V 及 URR）。前者包括高血压控制、消化道症状、营养状况、水电解质及酸碱平衡、体重和残余肾功能等。

透析处方是指为达到设定的溶质和水清除目标所制订的透析方案，包括透析模式和透析器的选择、血流量和透析液流量、超滤量和速度、抗凝剂应用、透析频率和每次透析的时间。一般要求每周透析 3 次，每次 4 ～ 6 h，每周透析时间为 12 ～ 15 h。透析超滤量和速度由透析间期体重的增长、心功能和血压等决定，一般建议单次透析超滤量为干体重的 3%，不超过 5%。此外，KDOQI 建议每次透析的单室模型尿素清除指数（spKt/V）应达到 1.4，尿素下降率（urea reduction rate，URR）达到 70%。

【抗凝治疗】

为保证血液透析过程中体外循环的通畅，必须进行抗凝治疗（图 92-1）。为达到理想的抗凝效果，且最大限度降低抗凝治疗的风险，应根据患者的凝血状态及全身情况制订个体化抗凝方案，并定期监测、评估和调整，以保证血液净化的顺利实施。

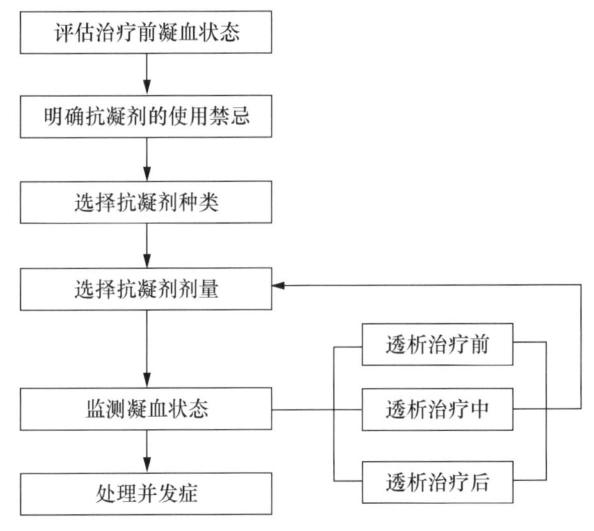

图 92-1　血液净化抗凝治疗的工作流程图

1. 全身抗凝

（1）普通肝素：①适应证：无出血性疾病及风险；无显著脂代谢和骨代谢异常；血浆抗凝血酶Ⅲ活性＞50%；血小板计数、活化部分凝血活酶时间（activated partial thromboplastin, APTT）、凝血酶原时间（prothrombin time，PT）、国际标准化比值（international normalized ratio，INR）、D- 二聚体水平正常或轻度升高。②禁忌证：既往有肝素或低分子量肝素过敏史；既往诊断肝素诱导的血小板减少症（heparin-induced thromhocytopenia，HIT）；合并明显出血性疾病；血浆抗凝血酶Ⅲ活性＜ 50% 的患者，不宜直接选择肝素或低分子量肝素；应适当补充抗凝血酶Ⅲ制剂或新鲜血浆，使患者血浆抗凝血酶Ⅲ活性＞ 50% 后，再使用肝素或低分子量肝素。③用量：首次剂量 0.3 ～ 0.5 mg/kg，追加 5 ～ 10 mg/h，血液灌流、血浆吸附 / 置换时需要加量。

（2）低分子量肝素：①适应证：没有活动性出血性疾病，血浆抗凝血酶Ⅲ活性＞ 50%，血小板计数基本正常；脂代谢和骨代谢异常程度较重；血浆 APTT、PT、INR 轻度升高；具有潜在出血风险。②禁忌证：同普通肝素。③用量：60 ～ 80 U/kg，静脉输注，无须追加剂量。

2. 局部抗凝

（1）肝素化＋鱼精蛋白拮抗（又称体外肝素化）：适用于围手术期、轻度出血、心包炎。使用方法：透析器前输入肝素，剂量 5 ～ 50 U/（kg · h）；透析器后输入鱼精蛋白对肝素进行拮抗（剂量为肝素用量的 0.75 ～ 1.5 倍）。

（2）枸橼酸：①适应证：存在明确的活动性出血性疾病；明显的出血倾向；血浆 APTT、PT、INR 明显升高。②禁忌证：严重肝功能障碍；低氧血症（动脉氧分压＜ 60 mmHg）和（或）组织灌注不足；代谢性碱中毒、高钠血症。③用量：初始剂量速度为血流速度的 2% ～ 2.5%，根据动静脉端钙离子水平进行调整，控制体外钙离子 0.2 ～ 0.4 mmol/L，体内钙离子 1.0 ～ 1.2 mmol/L。

（3）萘莫司他：①机制：为广谱丝氨酸蛋白酶抑制剂，可作用于凝血酶、活性凝血因子（Ⅶa、Ⅹa、Ⅻa），不依赖抗凝血酶Ⅲ。②适应证：有出血倾向的患者和术后患者；HIT 及抗凝血酶Ⅲ缺乏、严重肝功能障碍、低氧血症、组织灌注不足、DIC 患者。③用量：葡萄糖注射液溶解，20 mg 预冲管路，后续以 20 ～ 50 mg/h 泵入。

3. 无抗凝剂抗凝

无肝素抗凝：①适应证：活动性出血、心包炎、凝血功能异常、血小板减少、颅内出血、近期外科手术。②方法：用含 4 mg/dl 肝素的生理盐水预冲透析器及管路 20 min，生理盐水 500 ml 冲洗；每隔 30 ～ 60 min 用 100 ～ 200 ml 生理盐水冲洗管路和滤器。有条件实施局部抗凝治疗时，尽可能避免无抗凝剂抗凝方案。

【并发症】

1. 失衡综合征

失衡综合征是指透析过程中或结束后不久出现的以神经系统表现为主的症候群，如烦躁、头痛、呕吐、血压升高，严重时出现嗜睡、癫痫样大发作、昏迷甚至死亡，但无神经系统定位体征。发生机制是透析过程中血液中大量小分子物质被清除，引起血浆渗透压明显下降，造成血液和脑脊液间渗透压差增大，导致脑水肿和颅内高压。失衡综合征通常发生于初始血液透析阶段，低剂量、短时程透析有利于减少该并发症的发生。

2. 心脑血管并发症

（1）低血压：较常见，多由超滤过多过快引起有效血容量不足所致，也见于透析膜破裂或其他原因引起的出血、严重心律失常、心肌梗死、心包出血和急性左心衰竭。控制透析间期体重增长以减少单次透析超滤量、降低透析液温度和（或）提高透析液钠浓度、调整降压方案等有利于减少低血压的发生。

（2）高血压：可见于透析失衡综合征、透析液钠浓度过高、精神紧张、降压药被透析清除等。透析过程中血压升高多见于容量负荷过大的患者，因此限制水钠摄入极为重要，还可通过降低透析液钠浓度、调整降压方案来减少反常性血压升高。

（3）心律失常：与电解质紊乱（尤其是钾和钙代谢紊乱）、心肌缺血、心肌损害、心肌梗死等有关。透析过程中应避免体内离子浓度波动过大。

3. 出血

出血是血液透析患者常见的并发症，常见消化道出血，脑出血是患者的重要死亡原因，与原有脑动脉粥样硬化、高血压控制不佳等有关，少数系脑血管畸形（尤其多见于多囊肾病患者）所致。因此，应注意血液透析患者的血压控制和抗凝剂量调整。

4. 透析器首次使用综合征

系由患者对消毒液或透析膜和透析管路等过敏所致。应充分预冲透析器和管路。

5. 传染性疾病

如感染丙型病毒。应避免透析器复用，加强消毒、隔离，杜绝交叉感染。

【出院指导】

规律血液透析，每日测量体重、血压，糖尿病患者监测血糖并记录。饮食及饮水控制，遵医嘱服用出院带药。注意观察动-静脉内瘘震颤、皮下出血、血肿；保持静脉置管部位的清洁、干燥，定期换药，注意观察静脉置管处有无出血、分泌物或脱出等。

【推荐阅读】

[1] 国家卫生健康委，国家肾脏病医疗质量控制中心 . 血液净化标准操作规程（2021 版），2021. http://www.nhc.gov.cn/cms-search/downFiles/9595783a1db84c52a25fbb77f9b1e4e0.pdf

[2] 中国医院协会血液净化中心分会血管通路工作组 . 中国血液透析用血管通路专家共识（第 2 版）[J]. 中国血液净化，2019，18（6）：365-381.

（蒋真斌　撰写　田信奎　审阅）

第六篇缩略词表

英文缩写	中文全称
AASV	ANCA 相关性血管炎
ACEI	血管紧张素转化酶抑制剂
AI	活动性指数
ANA	抗核抗体
ANCA	抗中性粒细胞胞质抗体
APTT	活化部分凝血活酶时间
ARB	血管紧张素Ⅱ受体阻滞剂
ASO	抗链球菌溶血素 O
BMI	体重指数
BUN	血尿素氮
CI	慢性指数
CKD	慢性肾脏病
CNI	钙调神经蛋白抑制剂
Cr	肌酐
CRP	C 反应蛋白
EPO	促红细胞生成素
ESA	红细胞生成刺激剂
ESR	红细胞沉降率
ESRD	终末期肾病
GBM	肾小球基底膜
GFR	肾小球滤过率
GLP-1	胰高血糖素样肽 1
HbA1c	糖化血红蛋白
HD	血液透析
HIT	肝素诱导的血小板减少症
INR	国际标准化比值
KDOQI	美国国家肾脏基金会肾病预后质量倡议
LDH	乳酸脱氢酶
LN	狼疮性肾炎
MBD	骨矿物质代谢异常
MRA	盐皮质激素受体拮抗剂
NS	肾病综合征
NSAIDs	非甾体抗炎药
NT-proBNP	N- 末端脑钠肽前体
PCT	降钙素原
PICC	外周中心静脉导管
PLA2R-Ab	抗磷脂酶 A2 受体抗体
PT	凝血酶原时间
PTH	甲状旁腺激素
RAAS	肾素-血管紧张素-醛固酮系统

RASI	肾素-血管紧张素系统抑制剂
RF	类风湿因子
RPGN	急进性肾小球肾炎
SGLT-2	钠-葡萄糖耦联转运体 2
SHPT	继发性甲状旁腺功能亢进症
SLE	系统性红斑狼疮
TMA	血栓性微血管病
TSAT	转铁蛋白饱和度
URR	尿素下降率

第七篇
血液疾病

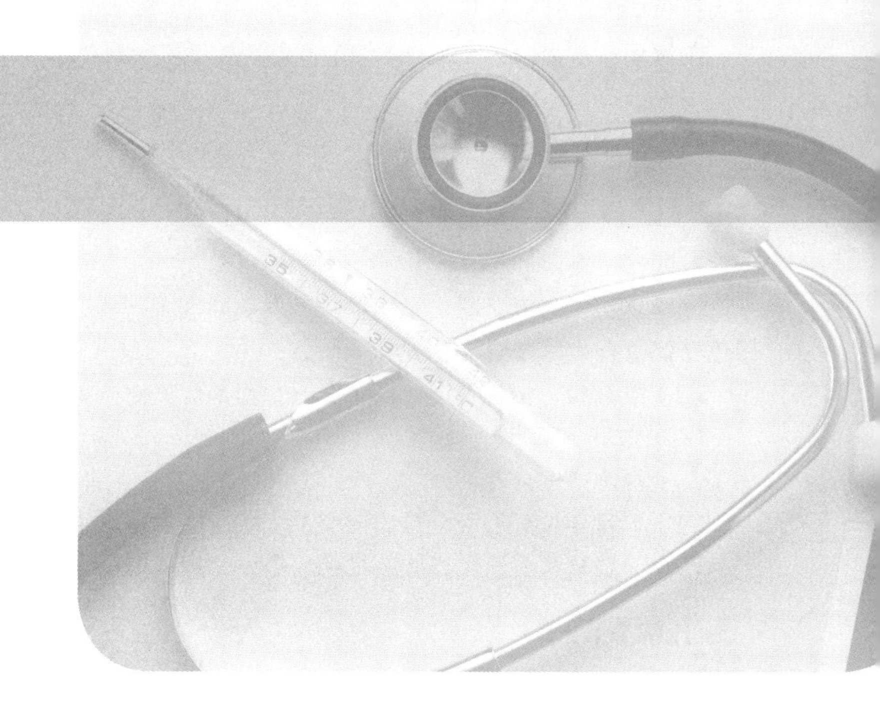

第93章

缺铁性贫血

【疾病概述】

缺铁性贫血（iron deficiency anemia，IDA）是一种由于体内缺乏铁而导致血红蛋白（hemoglobin，Hb）合成减少的贫血。IDA的生理性病因包括需求增加、摄入不足；病理性病因包括吸收不良、慢性失血等。主要临床表现为无力、疲劳等。辅助检查多见小细胞低色素性贫血、铁蛋白水平降低等。治疗原则为根除病因、补足储存铁。

关键词：铁蛋白；贫血；小细胞低色素。

【诊断与鉴别诊断】

一、接诊

1. 问诊要点

（1）病因及伴随症状：发病形式、发病时间及病程，有无出血倾向或出血史，饮食习惯、体重变化、尿色变化、有无黑便史及大便习惯改变。

（2）既往史：慢性系统性疾病史，尤其是痔疮史、月经生育史。

（3）籍贯、家族遗传病史。

2. 全身体格检查要点

（1）局部体征：心脏、肾、神经系统缺血缺氧表现（心悸、头晕、嗜睡等），以及肛门痔疮检查。

（2）全身体征：有无皮肤、巩膜、指甲、口唇苍白等。

二、开检查医嘱

1. 确定缺铁的相关检查

血常规、网织红细胞、血清铁蛋白（serum ferritin，SF）、转铁蛋白饱和度（transferrin saturation，TSAT）、血清铁浓度、总铁结合力（total iron binding capacity，TIBC）、可溶性转铁蛋白受体（soluble transferrin receptor，sTfR）、不饱和铁结合力（unsaturated iron-binding capacity，UIBC）、粪便常规＋潜血试验、细胞游离原卟啉等，骨髓铁染色（非必需）。

2. 病因检查

（1）胃肠道相关检查：胃肠镜检查等，尤其是老年男性及绝经期女性。

（2）妇科检查：如子宫肌瘤、子宫腺肌症等疾病导致月经量过多。

（3）其他检查：①部分患者需进行血红蛋白电泳或基因检测，以除外地中海贫血。②部分患者需进行骨髓穿刺和（或）活检，以排除克隆性造血等因素。

三、诊断流程或分类标准

1. 诊断标准

符合①以及②～⑥中的至少 2 条即可诊断 IDA：①血常规提示 Hb 水平降低，男性 Hb ＜ 120 g/L，女性 Hb ＜ 110 g/L，红细胞呈小细胞低色素性。②有明确的缺铁病因和临床表现（如乏力、头晕、心悸等）。③ SF ＜ 15 μg/L，感染或合并慢性炎症 SF ＜ 70 μg/L（慢性肾功能不全、心力衰竭除外）；TSAT ＜ 0.15；血清铁＜ 8.95 μmol/L，TIBC ＞ 64.44 μmol/L；sTfR ＞ 26.50 nmol/L（2.25 mg/L）。④骨髓铁染色显示缺铁表现：骨髓小粒可染铁消失，铁粒幼细胞＜ 15%（见书后附图 93-1）。⑤细胞游离原卟啉水平升高。⑥补铁治疗有效。

2. 特殊人群的诊断建议

（1）妊娠期患者：世界卫生组织（World Health Organnization，WHO）和美国妇产科医师学会（American College of Obstetricians and Gynecologists，ACOG）对贫血的诊断标准为妊娠早期和晚期 Hb ＜ 110 g/L，妊娠中期 Hb ＜ 105 g/L。

（2）肿瘤患者：中国临床肿瘤学会（Chinese Society of Clinical Oncology，CSCO）指南建议，肿瘤患者 Hb ≤ 110 g/L 或低于基线值≥ 20 g/L 时，需启动贫血评估。

四、鉴别诊断

1. 与其他类型贫血鉴别

（1）小细胞贫血：慢性病贫血、珠蛋白生产障碍性贫血、铁粒幼红细胞性贫血。

（2）不同机制的贫血：巨幼细胞贫血、溶血性贫血、再生障碍性贫血。

2. 病因鉴别

（1）摄入不足：饮食因素（素食、浓茶、咖啡）。

（2）吸收不良：胃酸不足影响铁的吸收（慢性萎缩性胃炎、使用质子泵抑制剂），小肠黏膜病变，慢性腹泻。

（3）铁需求增加：儿童 / 青少年、妊娠期女性。

（4）失血：消化道失血、妇科失血、泌尿系统失血、医源性失血等。

五、病情评估 / 病情严重程度分级（表 93-1）

表 93-1　贫血严重程度

严重程度	Hb 浓度（g/L）
轻度	＞ 90
中度	60 ～ 90
重度	30 ～ 59
极重度	＜ 30

六、并发症

1. 多系统器官功能损害

IDA 易导致感染、贫血性心脏病、生长发育迟缓、行为障碍、认知功能损害、体能受损、围产期及围术期并发症。

2. 影响其他疾病的预后

IDA 可影响合并消化系统疾病、慢性肾脏病、心力衰竭和肿瘤等慢性疾病患者的预后。

七、诊断正确书写模板

缺铁性贫血（轻度 / 中度 / 重度 / 极重度）

【治疗】

一、治疗原则

根除病因、补足储存铁。

二、治疗流程或治疗 SOP

1. 输血治疗

普通人群的输血指征是 Hb ＜ 60 g/L；老年和心功能差者的输血指征是 Hb ≤ 80 g/L。

2. 补铁治疗

（1）口服补铁治疗：首选方案。

（2）静脉补铁治疗：①适应证：患者不能或不愿忍受口服铁剂的胃肠道不良反应；持续性失血，且超过了口服铁剂的补铁能力（如严重子宫出血、黏膜毛细血管扩张）；解剖或生理情况影响口服铁剂的吸收；合并炎症而干扰铁代谢稳态；预期失血量＞ 500 ml 的手术，或 6 周内需行手术的铁缺乏患者。②禁忌证：败血症；低磷血症；妊娠早期；铁剂过敏。

3. 病因治疗

三、重要治疗医嘱

1. 常见口服补铁药物

（1）琥珀酸亚铁片：0.1 g，3 次 / 日，至 0.2 g，2 次 / 日。

（2）多糖铁复合胶囊：150 mg，1 次 / 日，至 300 mg，1 次 / 日。

（3）蛋白琥珀酸亚铁口服液：15 ml，1 次 / 日，至 15 ml，2 次 / 日。

2. 静脉补铁药物（如右旋糖酐铁注射液、蔗糖铁注射液等）

总需要量按以下公式计算：所需补铁量（mg）＝［目标血红蛋白浓度－实际血红蛋白浓度（g/L）］× 体重（kg）＋1000（男性）/600（女性）。

【预后】

根据不同病因，预后不同。青少年、育龄期、妊娠期女性因摄入不足引起的 IDA，通过改善饮食、补充铁后，IDA 可以治愈；月经过多或消化道溃疡引起失血导致的 IDA，预后因原发疾病的不同而异；恶性肿瘤患者通常需接受手术、放化疗，IDA 的预后由原发疾病的缓解情况而定。

【出院指导】

增加富含铁食物的摄入：所有患者，特别是儿童、孕妇、哺乳期女性，均应摄入富含铁和铁吸收利用较高的食物，主要是动物性食物（红肉、动物肝和血等）。增加膳食中影响人体铁的吸收利用和代谢功能的微量营养素的摄入，如维生素 C、维生素 A、维生素 B_6、维生素 B_{12}、叶酸。

管理和控制食物中铁吸收的抑制因子和促进因子：维生素 C、氨基酸及肽等是膳食中铁吸收的促进因子，多酚、植酸是抑制因子。维生素 C 主要来源于柑橘、猕猴桃等新鲜水果，氨基酸和肽主要来源于动物性食物，多酚主要来源于绿茶、未完全成熟的柿子和香蕉等，植酸主要来源于谷物（如小麦和杂粮）。

【推荐阅读】

[1] 廖敏婧，张连生 . 铁缺乏及缺铁性贫血规范化诊治 [J]. 中华内科杂志，2023，62（6）：722-727.
[2] 中华医学会血液学分会红细胞疾病（贫血）学组 . 铁缺乏症和缺铁性贫血诊治和预防的多学科专家共识（2022 年版）[J]. 中华医学杂志，2022，102（41）：3246-3256.
[3] Snook J，Bhala N，Beales I L P. British Society of Gastroenterology guidelines for the management of iron deficiency anaemia in adults [J]. Gut，2021，70（11）：2030-2051.

（汪羚利　撰写　董菲　审阅）

第 94 章

溶血性贫血

【疾病概述】

溶血性贫血是指因红细胞提前破坏使其寿命缩短而导致的贫血。主要临床表现为贫血、外周血网织红细胞增多、骨髓红系增生、黄疸（以间接胆红素水平升高为主）、血清乳酸脱氢酶（lactate dehydrogenase，LDH）水平升高、结合珠蛋白水平降低、伴或不伴脾大。主要辅助检查为血常规、外周血涂片、网织红细胞计数、肝功能（含总胆红素、直接胆红素、LDH）、结合珠蛋白、抗人球蛋白试验（Coombs 试验）等。溶血性贫血的治疗因病因不同而异，最常见的温抗体型自身免疫性溶血性贫血（autoimmune hemolytic anemia，AIHA）的主要治疗为糖皮质激素治疗，有效后逐渐减停，无效则启动二线治疗。原发性温抗体型 AIHA 的预后良好。

关键词：溶血性贫血；AIHA；冷凝集素病（cold agglutinin disease，CAD）；冷凝集素综合征（cold agglutinin syndrome，CAS）；阵发性冷性血红蛋白尿症（paroxysmal cold hemoglobinuria，PCH）。

【诊断与鉴别诊断】

一、接诊

1. 问诊要点

（1）发病时间，贫血症状（头晕、乏力、心悸等），尿液颜色，有无腹胀、皮疹、口干、眼干、关节痛、发热、盗汗等伴随症状。

（2）有无出血史、输血史、特殊用药史、特殊食物接触史。

（3）家庭成员有无溶血性贫血或不明原因贫血史。

2. 全身体格检查要点

（1）生命体征，有无皮肤、睑结膜、指甲及口唇苍白，有无皮肤、巩膜黄染，有无脾大。

（2）有无末梢肢体发绀，甚至冻疮、坏疽，有无雷诺现象。

（3）有无皮疹、淋巴结肿大、感染表现等。

二、开检查医嘱

1. 检验

血常规、外周血涂片、网织红细胞、尿常规、粪便常规＋潜血、叶酸、维生素 B_{12}、铁蛋白、铁代谢三项、胆红素（直接胆红素和总胆红素）、LDH、游离血红蛋白、结合珠蛋白、Coombs 试验、血红蛋白电泳、冷凝集素试验。

2. 检查

腹部超声、超声心动图、心电图。

三、诊断流程或分类标准（图 94-1 和表 94-1）

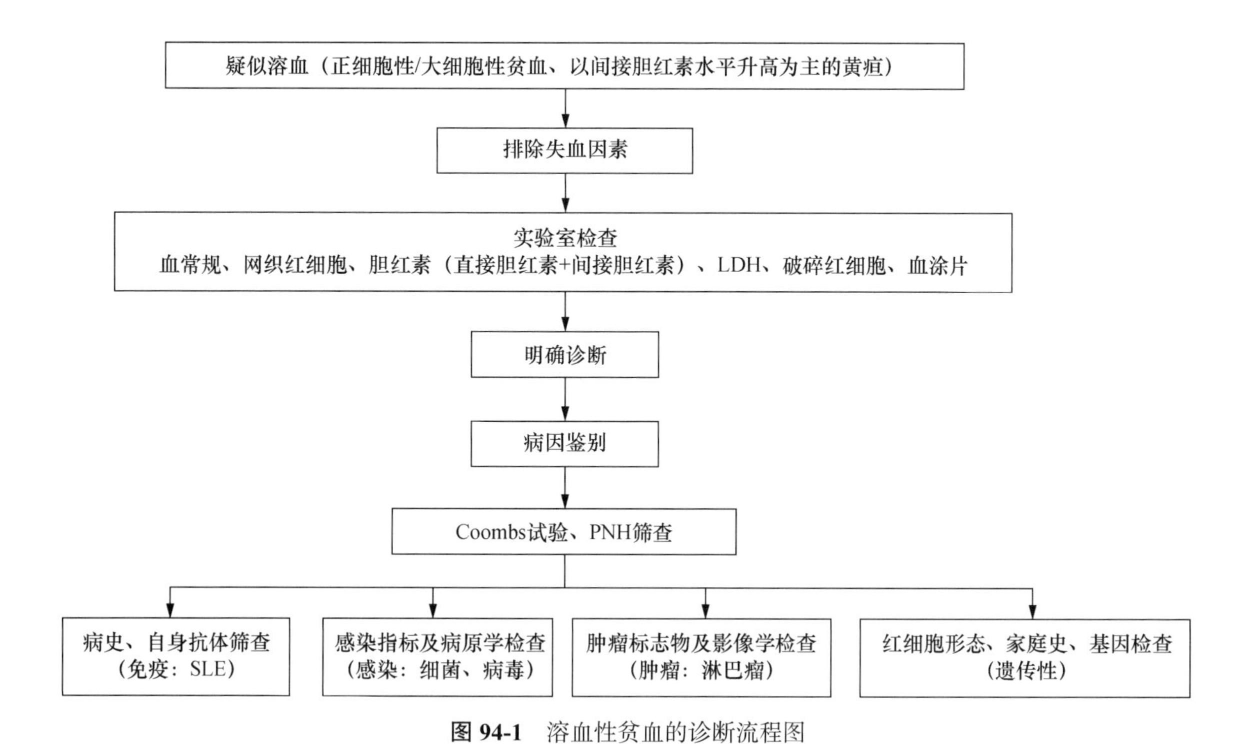

图 94-1 溶血性贫血的诊断流程图

表 94-1 AIHA 的分型

分型	特点
温抗体型 AIHA（wAIHA）	自身抗体为 IgG 型和（或）C3d 型（极少数情况下为 IgA 型），冷抗体阴性或弱阳性（＜1：32）
冷抗体型 AIHA（cAIHA）	包括冷凝集素病（CAD）、冷凝集素综合征（CAS）及阵发性冷性血红蛋白尿症（PCH）
温冷抗体混合型 AIHA（mAIHA）	温抗体和冷抗体均阳性

四、鉴别诊断

1. 出血

出血与溶血性贫血的共同点：贫血及网织红细胞水平升高。不同点：出血通常没有 LDH 和胆红素水平升高（体腔或组织内出血可有胆红素水平升高）。粪潜血、尿潜血等可进一步鉴别出血的部位。

2. 遗传性高胆红素血症

间接胆红素水平升高，但无明显贫血，包括 Gilbert 综合征、Crigler-Najjar 综合征。

3. 血栓性微血管病（thrombotic microangiopathy，TMA）

若溶血性贫血合并血小板减少，应警惕 TMA，如血栓性血小板减少性紫癜（thrombotic thrombocytopenic purpura，TTP）、溶血性尿毒综合征（hemolytic-uremic syndrome，HUS）或药物诱导的血栓性微血管病（drug-induced thrombotic microangiopathy，DITMA）。

五、并发症

1. 血栓性并发症

AIHA、阵发性睡眠性血红蛋白尿症（paroxysmal nocturnal hemoglobinuria，PNH）、遗传性球形红细

胞增多症、镰状细胞贫血均易导致血栓性并发症。

2. Evans 综合征

溶血性贫血合并免疫性血小板减少。

六、诊断正确书写模板

自身免疫性溶血性贫血 温抗体型 中度

【治疗】

一、治疗原则

溶血病因不同治疗不同，以 AIHA 为例。

1. 治疗指征：症状性贫血或 Hb ＜ 100 g/L。

2. 对症支持治疗：输注洗涤红细胞，清除溶血产物（水化、利尿），保护重要脏器，支持造血，控制危险因素（如感染和血栓）等。

3. 控制溶血的治疗：糖皮质激素、免疫抑制剂、化疗、靶点治疗、细胞治疗等。对于严重贫血、溶血危象、需要紧急手术或分娩者，可予静脉输注丙种球蛋白。

4. 继发性 AIHA：原发病治疗。

二、治疗流程或治疗 SOP（图 94-2）

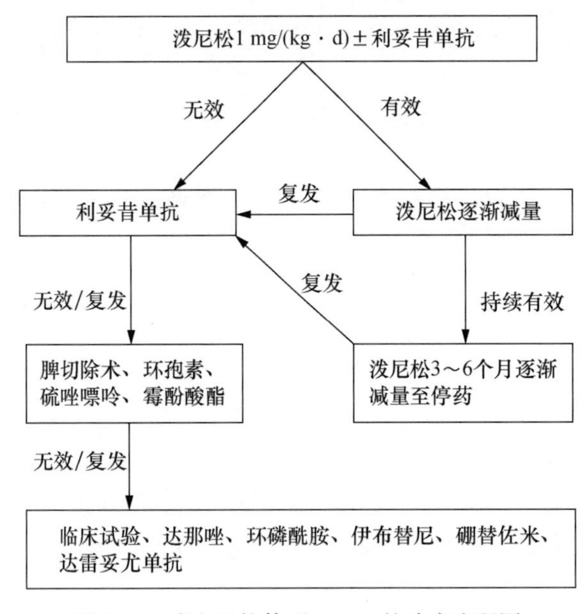

图 94-2　成人温抗体型 AIHA 的治疗流程图

三、重要治疗医嘱

1. 糖皮质激素：按泼尼松计算，剂量为 0.5 ～ 1.5 mg/（kg · d）[通常为 1 mg/（kg · d）]，住院患者可换算成甲泼尼龙静脉输注。患者血细胞比容（hematocrit，HCT）＞ 30% 或 Hb ＞ 100 g/L 后，应考虑减量。若使用推荐剂量治疗 3 ～ 4 周仍未达到上述疗效，建议考虑二线用药（二线首选方案是利妥昔单抗）。①激素治疗有效者：泼尼松剂量在 4 周内逐渐减至 20 ～ 30 mg/d，后续每月递减（减少 2.5 ～ 10.0 mg/d），剂量减至 5 mg/d 维持 2 ～ 3 个月后停用。②激素耐药：泼尼松剂量≥ 1 mg/（kg · d）治疗

3 周无效。③激素依赖：需要泼尼松≥ 10 mg/d 才能维持疗效。

2. 丙种球蛋白：0.4 g/（kg · d），静脉输注，共 5 天。

【预后】

溶血性贫血患者的预后取决于基础疾病和诱发因素。AIHA 患者单用糖皮质激素的初始有效率为 70% ～ 90%，但约 1/2 治疗有效的患者会在 1 年内复发。有研究对 308 例 AIHA 患者进行了约 3 年的随访，随访过程中 63 例患者死亡。

【出院指导】

出院后按医嘱口服激素治疗，每 2 ～ 4 周监测 1 次血常规，血液科门诊复诊评估病情，调整激素用量。注意去除溶血诱因。

【推荐阅读】

[1] 巴切里尼 . Uptodate 成人溶血性贫血的诊断 . 2022. https://www.uptodate.cn/.

[2] 布鲁尼亚拉，罗德斯基 . Uptodate 成人温抗体型自身免疫性溶血性贫血 . 2024. https://www.uptodate.cn/.

[3] 中华医学会血液学分会红细胞疾病（贫血）学组 . 中国成人自身免疫性溶血性贫血诊疗指南（2023 年版）[J]. 中华血液学杂志，2023，44（1）：12-18.

（张伟龙　撰写　董菲　审阅）

第 95 章

巨幼细胞贫血

【疾病概述】

巨幼细胞贫血是一种由 DNA 合成障碍所致的疾病，最常见的原因为叶酸和（或）维生素 B_{12} 缺乏。叶酸和（或）维生素 B_{12} 缺乏的病因包括饮食摄入不足、需求量增加、胃肠道吸收不良、药物及遗传病等。主要临床表现为乏力、心悸、气短、疲劳等贫血的一般症状，常伴有食欲减退、恶心、腹泻、腹胀等消化道症状；维生素 B_{12} 缺乏者可伴有神经系统症状（如味觉、嗅觉异常，下肢对称性深部感觉及振动感消失，严重者可有平衡失调及步行障碍）。主要辅助检查包括血常规、网织红细胞检测、血清叶酸及维生素 B_{12} 水平测定，必要时完善骨髓穿刺（见书后附图 95-1）。治疗原则是补充叶酸和（或）维生素 B_{12}，以及去除病因、调整不良饮食习惯。

关键词：叶酸；维生素 B_{12}。

【诊断与鉴别诊断】

一、接诊

1. 问诊要点

（1）贫血相关症状：有无乏力、头晕、心悸、气短等。

（2）消化道症状：有无食欲减退、恶心、腹泻、腹胀，有无舌痛、味觉消失。

（3）神经系统症状：有无手足麻木、感觉障碍、平衡失调、步态不稳、行走困难。

（4）病史询问：有无肿瘤、溶血、甲状腺功能亢进症、慢性肾功能不全、胃病或小肠炎症病史，有无胃肠道手术史。

（5）个人史及家族史：有无偏食、酗酒及服药史，以及烹饪习惯等；家族遗传病史。

2. 全身体格检查要点

生命体征（包括心率、血压），贫血相关体征（睑结膜、口唇、甲床），舌体形态（注意有无舌面光滑、舌乳头消失），神经系统体征（手足对称性麻木、下肢步态不稳、行走困难等）。

二、开检查医嘱

1. 必要检查

血常规、粪便常规＋潜血、尿常规、网织红细胞、血清叶酸及维生素 B_{12} 水平、肝肾功能。

2. 可选检查

骨髓穿刺活检，腹部 B 超；维生素 B_{12} 缺乏需进一步完善胃镜及内因子抗体、壁细胞抗体检测。

三、诊断流程或分类标准

符合以下标准可诊断巨幼细胞贫血：①血常规提示大细胞性贫血，男性患者 Hb ＜ 120 g/L，女性患者 Hb ＜ 110 g/L，平均红细胞体积（mean corpuscular volume，MCV）＞ 100 fl。②合并叶酸和（或）维

生素 B_{12} 缺乏：血清叶酸＜ 3 ng/ml（＜ 6.91 nmol/L）和（或）维生素 B_{12} ＜ 140 ng/ml（＜ 103 pmol/L）。

四、鉴别诊断

1. 与其他类型贫血鉴别

（1）骨髓增生异常综合征：是骨髓异常增生造成无效造血而引起血细胞减少的一组疾病，外周血或骨髓中常有原始细胞，需通过骨髓穿刺进行诊断，且遗传学检查必不可少。

（2）再生障碍性贫血：是一种骨髓造血衰竭综合征，表现为全血细胞（包括网织红细胞）减少，淋巴细胞比例增大；骨髓增生减低或重度减低，骨髓中非造血细胞（淋巴细胞、网状细胞、浆细胞、肥大细胞等）比例增高；骨髓活检造血组织减少、非造血组织增多；无叶酸、维生素 B_{12} 缺乏。

（3）溶血性贫血：表现为网织红细胞增多、血结合珠蛋白降低、血总胆红素水平升高、血 LDH 水平升高，常可检测到抗红细胞自身抗体。

2. 病因鉴别

（1）摄入不足：如严格素食导致维生素 B_{12} 缺乏、食物过度烹调导致叶酸破坏，以及进食量不足等。

（2）吸收不良：恶性贫血（由抗内因子抗体引起的自身免疫病）是维生素 B_{12} 缺乏的最常见病因；此外，慢性幽门螺杆菌感染、长期使用抑酸剂引起胃酸缺乏、炎症性肠病、胃肠道手术、长期过量饮酒、胰腺功能不全等，均可引起维生素 B_{12} 及叶酸吸收不良。

（3）需求量增加：妊娠和哺乳期、慢性溶血性贫血、剥脱性皮肤病、血液透析等情况下，细胞增殖增加，导致 DNA 合成对叶酸的需求量增加。

（4）药物影响：甲氨蝶呤、某些抗生素、某些抗癫痫药物可能干扰叶酸代谢，导致叶酸缺乏；质子泵抑制剂、二甲双胍可能导致维生素 B_{12} 吸收减少。

（5）遗传病：如遗传性叶酸吸收不良、遗传性钴胺素吸收不良、先天性内因子缺乏等。

五、并发症

巨幼细胞性贫血的并发症包括心力衰竭、感染、出血倾向、溶血等。

六、诊断正确书写模板

巨幼细胞贫血（轻度 / 中度 / 重度 / 极重度）

【治疗】

一、治疗原则

补充叶酸和（或）维生素 B_{12}；治疗基础疾病，去除病因；营养知识教育，纠正偏食及不良烹调习惯。

二、治疗流程或治疗 SOP

1. 叶酸缺乏的治疗

补充叶酸，直至 Hb 水平恢复正常。

2. 维生素 B_{12} 缺乏的治疗

应用维生素 B_{12} 或甲钴胺，直至 Hb 水平恢复正常。

3. 补钾治疗

老年心脏病患者或进食差者应同时补钾。

三、重要治疗医嘱

1. 叶酸：5 ～ 10 mg，口服，3 次 / 日。

2. 维生素 B_{12}：100 μg，肌内注射，1 次 / 日，或 200 μg，肌内注射，隔日 1 次。恶性贫血或胃全切者需终身维持治疗（每月注射 100 μg 1 次）。维生素 B_{12} 缺乏伴神经系统症状者，需大剂量（每周 500 ～ 1000 μg）长时间（半年以上）治疗。

3. 甲钴胺：0.5 mg，口服，3 次 / 日。

【预后】

多数患者预后良好。

【出院指导】

按时用药；纠正偏食及不良烹饪习惯，注意进食新鲜蔬菜；监测血常规，定期复诊。

【推荐阅读】

［1］考杉斯基，利希曼，普查尔，等 . 威廉姆斯血液学：第 9 版［M］. 陈竺，陈赛娟，译 . 北京：人民卫生出版社，2018：534-563.

［2］王建祥 . 血液系统疾病诊疗规范［M］. 2 版 . 北京：中国协和医科大学出版社，2020：241-244.

（张旭　撰写　包芳　审阅）

第96章

再生障碍性贫血

【疾病概述】

再生障碍性贫血（aplastic anemia，AA）是一种可能由病毒感染、放射性物质、化学物质接触史等病因和机制引起的骨髓造血功能衰竭（bone marrow failure，BMF）综合征。主要表现为骨髓造血功能低下、全血细胞减少及其所致的贫血、出血、感染综合征。根据患者的血象、骨髓象和预后，将AA分为重型AA（severe aplastic anemia，SAA）和非重型AA（non-severe aplastic anemia，NSAA）。

关键词：BMF；支持治疗；促造血治疗；免疫抑制治疗；造血干细胞移植。

【诊断与鉴别诊断】

一、接诊

1. 问诊要点

（1）现病史：包括有无可能的诱发因素（如感染、服药、大剂量射线、化学毒物接触史等）；有无主要症状（贫血、出血、感染等相关症状）；发病时间、严重程度、持续时间、伴随症状及相关治疗情况。

（2）既往史：注意询问有无类似家族史、服药史、饮食习惯等，询问其他重要脏器疾病史（特别注意询问是否合并风湿免疫类疾病）。

2. 全身体格检查要点

贫血、出血、感染等相关体征。有无胸骨压痛、肝大、脾大及淋巴结肿大。

二、开检查医嘱

1. 初诊患者

（1）常规检验：血常规、网织红细胞计数、尿常规、粪便常规+潜血、生化、凝血功能、铁蛋白、铁代谢三项、叶酸、维生素B_{12}、甲状腺功能、输血相关检查（血型、术前免疫八项）。

（2）骨髓穿刺（多部位骨髓穿刺，至少包括胸骨和髂骨）：①骨髓细胞学检查：注意三系形态、是否存在病态造血；有无非造血细胞比例升高，需注意淋巴细胞及浆细胞形态有无异常。②流式细胞术：检测骨髓$CD34^+$细胞数量和阵发性睡眠性血红蛋白尿症（paroxysmal nocturnal hemoglobinuria，PNH）克隆（CD55、CD59、Flaer）。③细胞遗传学：染色体核型分析。④血液病基因分型、二代测序：检测有无先天性BMF相关疾病基因突变及克隆造血分子标志（表观遗传调控基因、DNA损伤修复基因、生长因子信号通路基因等）。

（3）骨髓活检（活检骨髓长度≥2 cm）：评估骨髓增生程度、各系细胞比例、造血组织分布情况，以及是否存在骨髓纤维化、骨髓浸润等。

（4）免疫学检查：病毒相关检查［EB病毒（Epstein-Barr virus，EBV）、巨细胞病毒（cytomegalovirus，CMV）、细小病毒B19］、免疫球蛋白定量、淋巴细胞亚群、自身抗体和风湿抗体。

（5）溶血初筛检查：Coombs试验。

（6）影像学检查：心电图、胸部 X 线检查（若高度怀疑肺部感染，建议行胸部 CT 检查）、全身浅表淋巴结超声、消化系统超声（重点注意肝、脾）、超声心动图。

（7）有发热等感染表现时的检查：血培养、降钙素原或感染部位病原学检查（包括细菌培养、二代测序找病原微生物）；疑诊为真菌感染时，送检涂片找真菌、G 试验、GM 试验、二代测序。

2. 治疗后复查

（1）常规检验：血常规、尿常规、粪便常规。

（2）外周血：生化。

（3）骨髓：骨髓细胞学检查、骨髓病理活检。

（4）环孢素 A（cyclosporin A，CsA）浓度检测：如果患者服用 CsA，需定期检测 CsA 血药浓度（成人目标浓度为 150 ～ 250 μg/L）。

三、诊断流程或分类标准

诊断 AA 必须除外先天性、继发性或其他获得性骨髓衰竭性疾病，包括范科尼贫血、血液系统肿瘤、原发性骨髓纤维化、PNH 等。

AA 的诊断标准包括：①全血细胞（包括网织红细胞）计数减少，淋巴细胞比例增高，至少符合以下 3 项中的 2 项：Hb ＜ 100 g/L；血小板（platelet，PLT）＜ 50×10^9/L；中性粒细胞绝对值＜ 1.5×10^9/L。②多部位（至少包括胸骨和髂骨）骨髓涂片：骨髓增生减低或重度减低；小粒空虚，非造血细胞（淋巴细胞、网状细胞、浆细胞、肥大细胞）比例增高；巨核细胞明显减少或缺如；红系、粒系细胞均明显减少。③骨髓活检：全切片增生减低，造血组织减少，非造血细胞增多，网硬蛋白不增加，无异常细胞。

四、鉴别诊断

1. PNH

血红蛋白尿不发作的 PNH 患者易被误诊为 AA。PNH 患者少见出血和感染，网织红细胞升高，骨髓幼红细胞增生，尿中含铁血黄素试验（Rous 试验）、蔗糖溶血试验酸化血清溶血试验（Ham 试验）和蛇毒因子溶血试验呈阳性反应。外周血红细胞、中性粒细胞或淋巴细胞 CD59 和 CD55 标记率测定至少有二系血细胞的 CD59/CD55 缺失率＞ 10%。

2. 骨髓异常增生综合征（myelodysplastic syndromes，MDS）

MDS 易与 AA 混淆，两者外周血均可表现为全血细胞减少，但 MDS 骨髓增生活跃，巨核细胞增多，三系出现病态造血，常伴染色体核型异常（31.2%），骨髓活检可见幼稚前体细胞异常定位（abnormal localization of immature precursors，ALIP）现象。某些类型的 MDS 可表现为低增生性骨髓象，与 AA 难以鉴别，需要结合细胞形态、原始细胞数、染色体和基因改变加以分析。

3. 低增生的急性白血病

多见于老年人，外周血呈全血细胞减少，骨髓检查显示增生减低，但原始细胞百分比达到白血病的诊断标准。

4. 急性造血功能停滞

可呈全血细胞减少，起病急，常有明确诱因，病因去除后，无需特殊治疗，血细胞减少 2 ～ 6 周可自行恢复正常。

5. 自身抗体介导的全血细胞减少

包括 Evans 综合征和系统性红斑狼疮及其他自身免疫病导致的全血细胞减少。可检测外周成熟血细胞的自身抗体或骨髓未成熟血细胞的自身抗体。患者可有全血细胞减少合并骨髓增生减低，但外周血网织红细胞或中性粒细胞比例通常不低或偏高，骨髓红系比例不低且易见“红系造血岛”，对糖皮质激素、丙种球蛋白、CD20 单抗等治疗反应较好。

五、病情评估 / 病情严重程度分级

1. 重型再生障碍性贫血（SAA）

SAA 的诊断标准包括：确诊 AA 且外周血细胞符合以下 3 项中的 2 项可确诊为 SAA：①中性粒细胞绝对值＜ 0.5×10^9/L；② PLT ＜ 20×10^9/L；③网织红细胞绝对值＜ 20×10^9/L。

骨髓增生程度＜正常的 25% 可直接诊断；正常的 25% ≤骨髓增生程度＜正常的 50%，则残存的造血细胞应＜ 30%。若中性粒细胞绝对值＜ 0.2×10^9/L，则诊断为极重型再生障碍型贫血（very severe aplastic anemia，VSAA）。

2. 非重型再生障碍性贫血（NSAA）

NSAA 的诊断标准是不符合 VSAA 和 SAA 的 AA。根据是否依赖血制品输注，NSAA 可分为输血依赖型（transfusion dependent non-severe aplastic anemia，TD-NSAA）和非输血依赖型（nontransfusion dependent non-severe aplastic anemia，NTD-NSAA），TD-NSAA 有向 SAA 转化的趋势。平均每 8 周至少进行 1 次成分血输注且输血依赖持续时间≥ 4 个月即为 TD-NSAA。

六、诊断正确书写模板

再生障碍性贫血　极重型 / 重型 / 非重型

【治疗】

一、治疗原则

SAA 一经确诊应尽早启动治疗，包括支持治疗和针对发病机制的治疗。

二、治疗流程或治疗 SOP

1. 支持治疗

（1）成分血输注：①红细胞输注指征：通常为 Hb ＜ 60 g/L；②存在 PLT 消耗的危险因素［感染、出血、使用抗生素或抗胸腺细胞球蛋白 / 抗淋巴细胞球蛋白（antithymocyte globulin/antilymphocyte globulin，ATG/ALG）等］或 SAA 预防性血小板输注的指征为 PLT ＜ 20×10^9/L，病情稳定者的指征为 PLT ＜ 10×10^9/L。

（2）其他保护措施：有条件者入住层流病房；防止外伤及剧烈活动，避免出血。

（3）口腔护理和无菌饮食。欲进行移植和 ATG/ALG 治疗的患者，建议预防性应用抗细菌、抗病毒和抗真菌治疗。移植后需预防卡氏肺孢菌感染。

（4）祛铁治疗：长期反复输血＞ 20 U 和（或）血清铁蛋白＞ 1000 μg/L 的患者，有条件时应进行肝 MRI、心脏 MRI 检查，以明确铁过载程度。根据血细胞数量和脏器功能情况酌情进行祛铁治疗，以铁螯合剂为主，推荐去铁胺、地拉罗司。

2. 针对发病机制的治疗（图 96-1）

（1）免疫抑制治疗：① ALG/ATG：主要用于治疗 SAA。② CsA：适用于全部 AA。使用时应根据患者造血功能恢复情况、药物不良反应（高血压、肝肾功能减退、牙龈增生等）、血药浓度来调整用药剂量和疗程。

（2）促造血治疗：①雄激素：适用于全部 AA。常用司坦唑醇、十一酸睾酮、达那唑和丙酸睾酮。②造血生长因子：适用于全部 AA，特别是 SAA。常用粒细胞集落刺激因子（granulocyte colony-stimulating factor，G-CSF）和红细胞生成素（erythropoietin，EPO）。一般在免疫抑制治疗 SAA 后使用。血小板生成素受体激动剂（thrombopoietin receptor agonist，TPO-RA）包括艾曲泊帕、海曲泊帕、阿伐曲泊帕、罗米司亭等。③造血干细胞移植（hematopoietic stem cell transplantation，HSCT）：对于年龄≤ 40 岁且有人类白细胞抗

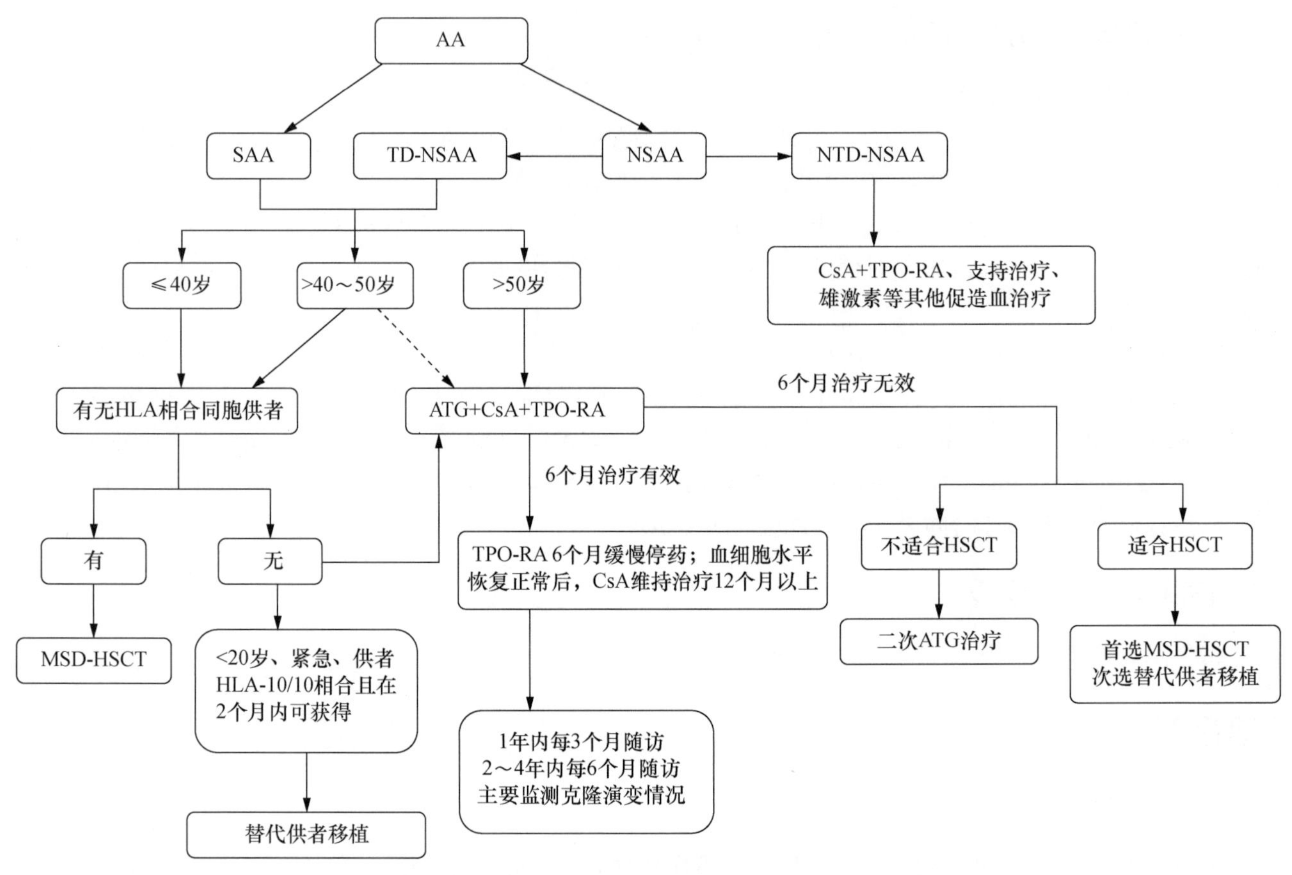

图 96-1　AA 的治疗流程图。AA，再生障碍性贫血；ATG，抗胸腺细胞球蛋白；CsA，环孢素 A；HLA，人类白细胞抗原；HSCT，造血干细胞移植；MSD-HSCT，同胞全相合造血干细胞移植；NSAA，非重型再生障碍性贫血；NTD-NSAA，非输血依赖型再生障碍性贫血；SAA，重型再生障碍性贫血；TD-NSAA，输血依赖型再生障碍性贫血；TPO-RA，血小板生成素受体激动剂

原（human leukocyte antigen，HLA）相合同胞供者的 SAA 患者，首选 HLA 相合同胞全相合造血干细胞移植（matched sibling donor hematopoietic stem cell transplantation，MSD-HSCT）；对于 40 岁以上的 SAA 患者，在免疫抑制治疗失败后，条件允许时也可采用 MSD-HSCT。

三、重要治疗医嘱

1. ALG/ATG：兔源 ATG 剂量为 2.5 ～ 3.5 mg/（kg · d），猪源 ALG 剂量为 20 ～ 30 mg/（kg · d），连续使用 5 天，用药过程中应用糖皮质激素预防过敏反应。

2. CsA3 ～ 5 mg/（kg · d），疗程一般超过 1 年。

3. 雄激素：①司坦唑醇：2 mg，3 次 / 日。②十一酸睾酮：40 ～ 80 mg，3 次 / 日。③达那唑：0.2 g，3 次 / 日。④丙酸睾酮：100 mg/d，肌内注射。

4. 造血生长因子：① G-CSF：5 μg/（kg · d）。② EPO：常用 50 ～ 100 μg/（kg · d）。

5. TPO-RA：①艾曲泊帕：起始剂量为 75 mg/d，根据疗效情况每周增加 25 mg/d 进行剂量爬坡，最大剂量为 150 mg/d，血小板恢复正常后缓慢减药。②海曲泊帕：推荐起始剂量为 7.5 mg/d，每 2 周增加 2.5 mg/d，最大剂量为 15 mg/d。

6. 去铁胺：血清铁蛋白＜ 2000 ng/ml 者，剂量约为 25 mg/（kg · d）；血清铁蛋白为 2000 ～ 3000 ng/ml 者，剂量约为 35 mg/（kg · d）；血清铁蛋白浓度较高者，最大剂量可达 55 mg/（kg · d）。

7. 地拉罗司：建议初始剂量为 20 mg/（kg · d），视血清铁蛋白的改善情况，一般以 5 mg/kg 或 10 mg/kg 调升，但总剂量不应超过 30 mg/（kg · d）。

【预后】

SAA 发病急、病情重，随着治疗方法的改进，其预后明显改善，但约 1/3 患者死于感染或出血。NSAA 患者多数可缓解甚至治愈。

【推荐阅读】

［1］中华医学会血液学分会红细胞疾病（贫血）学组 . 再生障碍性贫血诊断与治疗中国指南（2022 年版）［J］. 中华血液学杂志，2022，43（11）：881-888.

［2］考杉斯基，利希曼，普查尔，等 . 威廉姆斯血液学：第 9 版［M］. 陈竺，陈赛娟，译 . 北京：人民卫生出版社，2018：470-494.

（高爽　撰写　刘彦　审阅）

第97章

急性白血病

【疾病概述】

急性白血病是一组异质性侵袭性造血干细胞恶性克隆性疾病，主要临床表现为贫血、出血、感染、肝脾大、淋巴结肿大、骨痛和牙龈增生。急性白血病可分为急性髓系白血病（acute myeloid leukemia，AML）和急性淋巴细胞白血病（acute lymphoblastic leukemia，ALL），进一步根据MICM［形态学（Morphology）、免疫学（Immunology）、细胞遗传学（Cytogenetics）、分子生物学（Molecular biology）］进行分型。主要辅助检查是骨髓穿刺检查，主要治疗原则是化疗，部分患者需要行异基因造血干细胞移植（HSCT）。急性白血病是具有高度侵袭性的血液系统恶性疾病，预后差。

关键词：急性白血病；侵袭性；骨髓穿刺；化疗；移植。

【诊断与鉴别诊断】

一、接诊

1. 问诊要点

（1）起病情况：起病时间，有无诱因。

（2）有无发热，热峰、热型，发热的伴随症状（咽痛、流涕、咳嗽、咳痰、腹痛、腹泻等）。

（3）有无出血表现，如皮肤瘀点瘀斑、自发性鼻出血、自发性牙龈出血、头疼、黑便或血便、腹痛、月经量大。

（4）有无贫血表现，如乏力、倦怠、心悸、气促、头晕、面色苍白，以及口唇、指甲、睑结膜苍白等。

（5）有无白血病浸润表现，如头痛、恶心、呕吐、视物模糊、面瘫、视野缺损、牙龈增生、淋巴结肿大、皮疹（肿块/结节/脓包）、骨痛、腹胀等。

（6）病史：有无肿瘤病史，有无放化疗史，有无毒物、放射线接触史。

2. 全身体格检查要点

（1）生命体征：体温、呼吸、脉搏、血压。

（2）有无面色苍白、睑结膜苍白、口唇苍白，有无面瘫（伸舌、示齿、面部触觉），有无皮肤、黏膜出血，有无牙龈增生、咽部红肿、颈强直。

（3）有无皮疹、浅表淋巴结肿大，有无胸骨压痛；肺部、心脏听诊。

（4）有无肝脾大、肠鸣音，有无腹部压痛、反跳痛、肌紧张。

二、开检查医嘱

1. 常规检验

血常规、尿常规、粪便常规、白细胞分类（有无原幼细胞）、生化（含LDH）、凝血功能。输血前完善ABO及Rh血型分析、术前免疫八项。若发热，加做C反应蛋白、降钙素原、G试验、GM试验、T-SPOT、细菌及真菌涂片和培养等。

2. 常规检查

（1）骨髓检查：骨髓形态学（见书后附图 97-1 和附图 97-2）、免疫分型、染色体核型分析、荧光原位杂交（fluorescence in situ hybridization，FISH），以及基因检测（血液病初筛、二代测序）、骨髓活检。

（2）胸部 CT、头颅 CT、腹部超声、淋巴结超声、超声心动图、心电图。

三、诊断流程或分类标准（图 97-1）

1. AML 的诊断标准

外周血或骨髓原始细胞≥ 20% 是诊断 AML 的必要条件。但当患者存在克隆性重现性细胞遗传学异常 t（8；21）（q22；q22）、inv（16）（p13；q22） 或 t（16；16）（p13；q22） 及 t（15；17）（q22；q12）时，即使原始细胞< 20%，也应诊断 AML。

2. ALL 的诊断标准

骨髓中原始 / 幼稚淋巴细胞比例≥ 20% 方可诊断 ALL。少数患者因发热、使用糖皮质激素导致原始细胞比例< 20%，需要结合病史和其他检查鉴别诊断。

血常规异常

↓

血涂片：可见原始/幼稚细胞

↓

骨髓穿刺+骨髓活检明确诊断

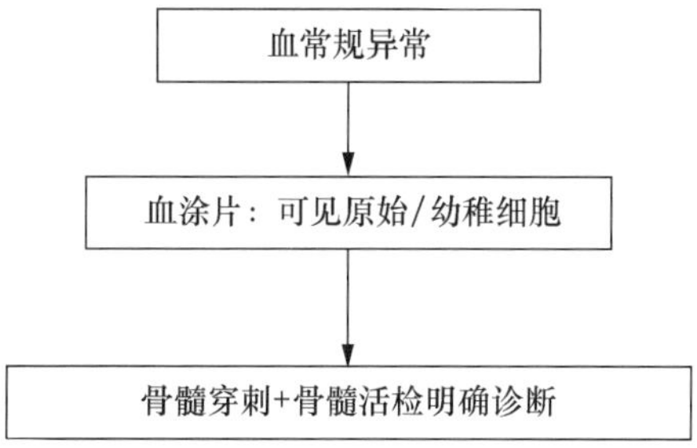

图 97-1 急性白血病的诊断流程图

3. 急性白血病诊断应采用 MICM（细胞形态学、免疫学、细胞遗传学、分子遗传学）诊断模式。

四、鉴别诊断

根据临床症状、体征、血常规＋血涂片及骨髓穿刺结果，急性白血病不难诊断。急性白血病需注意与再生障碍性贫血、骨髓增生异常综合征、巨幼细胞贫血、急性粒细胞缺乏症恢复期及某些感染、实体瘤引起的白细胞异常（如类白血病反应）等相鉴别。

1. 再生障碍性贫血

患者可表现为全血细胞减少、发热等，骨髓增生减低，骨髓及外周血原始细胞比例不高。

2. 骨髓增生异常综合征

患者可表现为贫血、血小板减少、白细胞减少，骨髓形态学可见病态造血，但骨髓原始细胞比例< 20%。

3. 巨幼细胞性贫血

有时易与红白血病混淆，巨幼细胞性贫血骨髓及外周血原始细胞比例不高，病因为叶酸、维生素 B_{12} 缺乏。

4. 类白血病反应

继发于各种疾病的综合征，骨髓原始细胞比例不高，外周血粒细胞可见中毒颗粒。

五、病情评估 / 病情严重程度分级

急性白血病根据临床特征、细胞遗传学 / 分子遗传学进行病情评估。

1. 不良临床特征

高龄、体能状态差、高白细胞、既往细胞毒性药物暴露或放疗史、既往其他血液系统疾病史。

2. 细胞遗传学 / 分子遗传学指标危险度分级

目前主要是根据初诊时细胞遗传学和分子遗传学进行遗传学预后分组。

六、并发症

1. 白细胞淤滞

白细胞淤滞即症状性白细胞增多症，是内科急症。通常表现为呼吸系统或神经系统症状，如呼吸困难、低氧血症、反应迟钝、言语不清、颅内出血等。即使患者没有症状，白细胞绝对计数接近 100×10^9/L 也属于内科急症。

2. 肿瘤溶解综合征

肿瘤溶解综合征是治疗前和治疗过程中的一种严重并发症，高危因素包括肿瘤负荷大、对放化疗敏感、化疗前尿酸水平高、LDH 水平高、脱水和酸性尿。表现为“三高一低”（高钾血症、高尿酸血症、高磷血症、低钙血症），严重者可发生急性肾功能不全。治疗包括水化、碱化、利尿、降尿酸、纠正电解质紊乱等，严重者需要血液透析治疗。

3. 分化综合征

常在应用维甲酸、砷剂治疗急性早幼粒细胞白血病（acute promyelocytic leukemia，APL）时出现，一般在治疗开始后数日至数周出现，表现为发热、外周性水肿、低血压、体重增加和（或）胸腔积液、心包积液。实验室检查可出现白细胞增多、急性肾衰竭，胸部 X 线检查可见胸腔积液、心包积液。需全身应用糖皮质激素紧急治疗。

4. 中性粒细胞缺乏伴发热

在中性粒细胞计数＜ 0.5×10^9/L，或预计 48 h 后＜ 0.5×10^9/L 时出现的发热（单次腋温≥ 38℃或腋温≥ 37.7℃持续超过 1 h）。由于免疫功能低下，炎症相关临床症状和体征不明显，病原菌及感染灶不明确，病原菌培养阳性率低，发热可能是感染的唯一征象，如未及时给予恰当的抗菌药物治疗，感染相关死亡率高，尽早开始抗菌药物治疗可显著改善患者预后。

七、诊断正确书写模板

急性髓系白血病 M2 ETO＋预后低危组

【治疗】

一、治疗流程或治疗 SOP（图 97-2）

1. 一般治疗

（1）处理高白细胞血症：白细胞计数＞ 100×10^9/L 时，应进行白细胞分离术，清除过多的白细胞，防止白细胞淤滞，或给予 AML 患者阿糖胞苷、羟基脲等降细胞治疗，ALL 患者可应用激素诱导治疗。同时给予水化、碱化尿液、降尿酸，并预防酸中毒、电解质紊乱、凝血异常等并发症。

（2）成分输血支持。

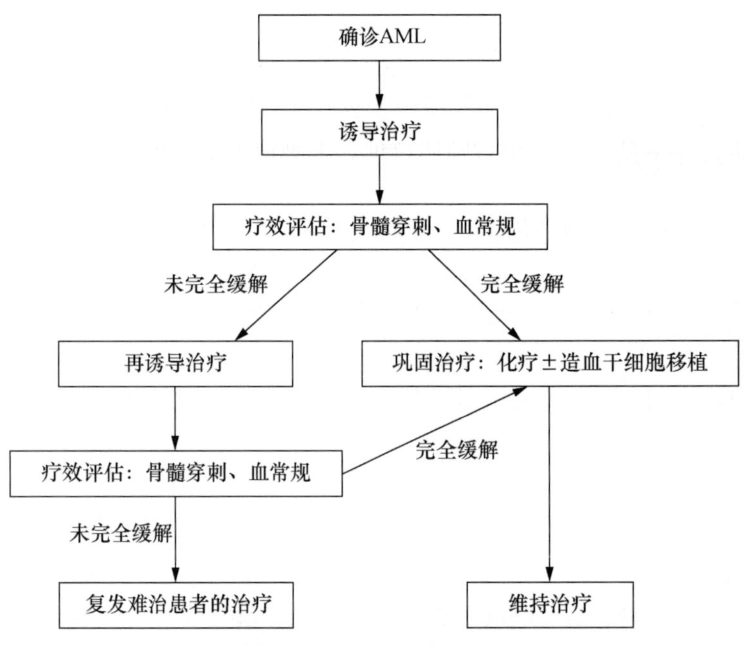

图 97-2　AML 的治疗流程图

（3）防治高尿酸性肾病：嘱患者多饮水或通过静脉补液保证足够尿量，碱化尿液，同时口服别嘌醇抑制尿酸形成。

（4）维持营养。

2. 抗白血病治疗

抗白血病治疗分为三期：诱导治疗、巩固治疗和维持治疗。

（1）联合化疗：是治疗急性白血病的核心，并贯穿治疗始终。

（2）诱导分化治疗：治疗 APL 时，联合应用维甲酸、砷剂，诱导白血病细胞分化，治愈率＞ 90%。

（3）靶向治疗：可单用或联合化疗。①靶向 ph 染色体或 *BCR/ABL* 融合基因的酪氨酸激酶抑制剂：如伊马替尼、尼洛替尼。②靶向 *FLT3* 突变的 FLT3 抑制剂：如吉瑞替尼。③靶向 *IDH1* 和 *IDH2* 突变的抑制剂：如艾伏尼布。

（4）造血干细胞移植（HSCT）：年龄≤ 65 岁，治疗取得缓解并行早期强化治疗后，有 HLA 相合或半相合供者的患者可行异基因 HSCT，以期达到根治。

3. 疗效评估

（1）完全缓解（complete remission，CR）：骨髓三系造血恢复，原始细胞＜ 5%，中性粒细胞绝对值≥ 1×10^9/L，血小板≥ 100×10^9/L，外周血无原始细胞，无髓外白血病。

（2）部分缓解（partial remission，PR）：中性粒细胞绝对值≥ 1×10^9/L，血小板≥ 100×10^9/L，骨髓原始细胞百分比下降≥ 50%，且原始细胞比例为 5% ～ 25%。

（3）难治性疾病：AML 诱导治疗 2 个疗程未达 CR，ALL 诱导治疗 1 个疗程未达 CR。

（4）疾病复发：已取得 CR 的患者外周血或骨髓又出现原始细胞（比例＞ 5%）或出现髓外疾病。

二、重要治疗医嘱

1. 阿糖胞苷：0.9% 氯化钠注射液 500 ml＋阿糖胞苷 100 mg/m^2，静脉输注＞ 4 h。

2. 长春新碱：0.9% 氯化钠注射液 100 ml＋长春新碱 2 mg，静脉输注。

3. 甲氨蝶呤：应用大剂量甲氨蝶呤（1 ～ 3 g/m^2）前应充分水化、碱化，应用过程中监测尿常规、甲氨蝶呤血药浓度，应用后予亚叶酸钙漱口及静脉解救（15 mg/m^2，静脉滴注，每 6 h 1 次，），最大限度减少不良反应。

4. 维奈克拉：第 1 天 100 mg，第 2 天 200 mg，第 3 天 400 mg，从第 4 天起剂量为 400 mg/d，每个疗程 28 天。

【预后】

急性白血病患者的预后差别大，常结合临床特征、细胞遗传学 / 分子遗传学综合判断预后。

【出院指导】

定期监测血常规、肝肾功能。注意休息，避免受凉、感染、磕碰。若出现发热、腹泻、咳嗽，应及时门诊或急诊就诊。

【推荐阅读】

[1] 中国抗癌协会血液肿瘤专业委员会，中华医学会血液学分会白血病淋巴瘤学组．中国成人急性淋巴细胞白血病诊断与治疗指南（2021 年版）[J]．中华血液学杂志，2021，42（9）：705-716.

[2] 中华医学会血液学分会．中国成人急性髓系白血病（非急性早幼粒细胞白血病）诊疗指南（2023 年版）[J]．中华血液学杂志，2023，44（9）：705-712.

（马兰　撰写　万伟　审阅）

第 98 章

慢性髓细胞性白血病

【疾病概述】

慢性髓细胞性白血病（chronic myelogenous leukemia，CML）是一种以髓系增生为主的造血干细胞恶性疾病。酪氨酸激酶抑制剂（tyrosine kinase inhibitor，TKI）的应用能显著改善 CML 的病程。对绝大多数患者来说，CML 已成为一种慢性可控制的肿瘤。

关键词：造血干细胞恶性疾病；酪氨酸激酶抑制剂。

【诊断与鉴别诊断】

一、接诊

1. 问诊要点

有无乏力、低热、盗汗、左上腹胀、体重下降等症状。是否有感染性疾病史、服药史，女性月经是否规律，是否妊娠。

2. 全身体格检查要点

有无淋巴结肿大、肝脾大、胸骨压痛等体征。

二、开检查医嘱

1. 常规检验

血常规＋白细胞分类、尿常规、粪便常规、血生化、凝血功能、术前免疫八项、HBV-DNA。

2. 骨髓穿刺＋活检

骨髓形态学、免疫分型、染色体显带技术和荧光原位杂交技术（FISH）逆转录聚合酶链反应（reverse transcription PCR，RT-PCR）（确认存在 *BCR-ABL* 融合基因）、ABL（Abelson）激酶区突变分析、二代测序（next-generation sequencing，NGS）。

3. 常规检查

腹部超声、超声心动图、心电图。

三、诊断流程或分类标准（图 98-1）

当患者出现白细胞增多或伴脾大、外周血中见髓系不成熟细胞时，应高度怀疑 CML。存在 Ph 染色

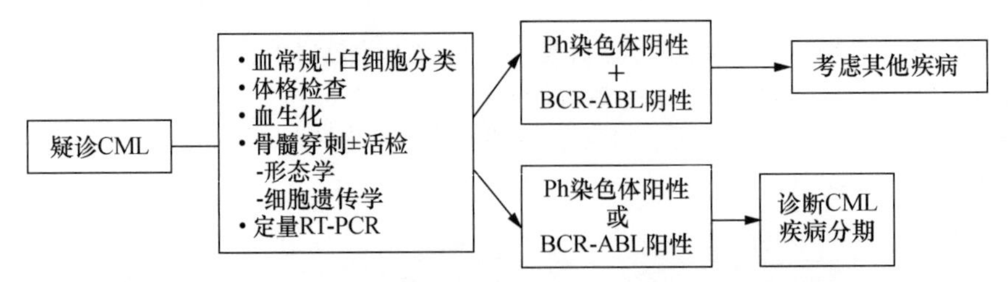

图 98-1 CML 的诊断流程图。RT-PCR，逆转录聚合酶链反应

体和（或）*BCR-ABL* 融合基因阳性是诊断 CML 的必要条件。

四、鉴别诊断

1. 类白血病反应

见于感染、药物、妊娠、恶性肿瘤、应激状态等。患者有原发病相应的临床表现。Ph 染色体和 *BCR-ABL* 融合基因均为阴性。

2. 骨髓增殖性肿瘤（myeloproliferative neoplasm，MPN）

（1）真性红细胞增多症（polycythemia vera，PV）：以红细胞增多为突出表现，伴有红细胞增多所致的高黏滞综合征（又称高黏血症），多有脾大等临床表现；Ph 染色体或 *BCR-ABL* 融合基因均为阴性，95% 的患者可检测到 *JAK2V617F* 突变。

（2）原发性血小板增多症（essential thrombocythemia，ET）：血小板增多显著（≥ 450×10^9/L），骨髓中大而成熟的巨核细胞增殖，可检出 *JAK2*、*CARL* 或 *MPL* 突变或其他克隆性异常标志，但 Ph 染色体和 *BCR-ABL* 融合基因均为阴性。

（3）骨髓纤维化：骨髓中网状纤维和胶原显著增生，骨髓中巨核细胞增殖并伴有异型性，可以检出 *JAK2*、*CARL* 或 *MPL* 突变或其他克隆性异常标志，但 Ph 染色体和 *BCR-ABL* 融合基因均为阴性。

五、病情评估 / 病情严重程度分级

1. 疾病分期（表 98-1）

表 98-1　CML 分期

分期	WHO 标准
慢性期	未达到诊断加速期或急变期的标准
加速期	（1）外周血和（或）骨髓有核细胞中原始细胞占 10% ～ 19% （2）外周血嗜碱性粒细胞≥ 20% （3）与治疗无关的血小板降低（＜ 100×10^9/L）或治疗无法控制的持续血小板增多（＞ 1000×10^9/L） （4）治疗无法控制的进行性脾大和白细胞计数增多 （5）治疗中出现除 Ph 染色体外的细胞遗传学克隆演变
急变期	（1）外周血白细胞或骨髓有核细胞中原始细胞≥ 20% （2）髓外原始细胞浸润 （3）骨髓活检出现大片状或灶状原始细胞

2. 危险程度分级（表 98-2）

表 98-2　Sokal 和 ELTS 积分公式

公式	低危	中危	高危
Sokal 积分	＜ 0.8	0.8 ～ 1.2	＞ 1.2
Exp［0.0116×（年龄－43.4）］＋0.0345×（脾大小－7.51）＋0.188×［（血小板 /700）2－0.563］＋0.0887×（原始细胞－2.10）			
ELTS 积分			
0.0025×（年龄 /10）^{3}＋0.0615×脾大小＋0.1052×外周血原始细胞＋0.4104×（血小板计数 /1000）－0.5	≤ 1.5680	1.5680 ～ 2.2185	＞ 2.2185

血小板的单位为 $\times100^9$/L，年龄的单位为岁，脾大小的单位为肋下厘米数，原始细胞为外周血分类中所占百分数。所有数据应在所有 CML 相关治疗开始前获得。

Sokal 积分在线计算网址：https://m.medsci.cn/scale/show.do?id ＝ 45b53408f8

ELTS 积分在线计算网址：https://www.leukemia-net.org/content/leukemias/cml/elts_score/index_eng.html

六、并发症

1. 疾病相关并发症

白血病破坏骨髓正常造血功能，浸润器官，引起明显但非特异的症状，导致患者出现贫血、易出血、感染等。

2. 治疗相关并发症

血细胞减少（如白细胞、血红蛋白、血小板减少）是 TKI 治疗常见的不良反应，主要出现在治疗最初的数周或数月内。血细胞减少具有剂量依赖性，停药或剂量降低后多数可逆转。

七、诊断正确书写模板

慢性髓细胞性白血病（分期）

【治疗】

一、治疗原则

慢性期、加速期 CML 应用 TKI 治疗，急变期应用 TKI± 化疗，再次回到慢性期后行异基因造血干细胞移植。CML 患者的治疗反应包括血液学、细胞遗传学和分子学反应（表 98-3）。

表 98-3　CML 患者的治疗反应

分类	治疗反应	定义
血液学	完全血液学反应（CHR）	白细胞＜ 10×10^9/L 血小板＜ 450×10^9/L 外周血无髓系不成熟细胞 外周血嗜碱性粒细胞＜ 5% 无髓外浸润的症状或体征 脾不可触及
细胞遗传学	完全细胞遗传学反应（CCyR）	Ph^+0
	部分细胞遗传学反应（PCyR）	Ph^+1% ～ 35%
	次要细胞遗传学反应（MinorCyR）	Ph^+36% ～ 65%
	微小细胞遗传学反应（MiniCyR）	Ph^+66% ～ 95%
	无反应（NoCyR）	Ph^+＞ 95%
	主要细胞遗传学反应（MCyR）	Ph^+＜ 35%
分子学	主要分子学反应（MMR）或分子学反应（MR）MR3.0	*BCR-ABL* ≤ 0.1%（IS）
	MR4.0	*BCR-ABL* ≤ 0.01%（IS）或 *ABL* 转录本＞ 10 000 时 *BCR-ABL* 不可测得
	MR4.5	*BCR-ABL* ≤ 0.0032%（IS），或 *ABL* 转录本＞ 32 000 时 *BCR-ABL* 不可测得
	MR5.0	*BCR-ABL* ≤ 0.001%（IS），或 *ABL* 转录本＞ 100 000 时 *BCR-ABL* 不可测得

IS，国际标准值。

二、治疗流程或治疗 SOP（图 98-2）

1. 一般治疗

水化、碱化尿液，纠正贫血、治疗感染。

2. 不同疾病分期和危险程度分级的治疗

慢性期、加速期 CML 患者主要应用 TKI 治疗，急变期患者应选择应用 TKI± 化疗，再次回到慢性

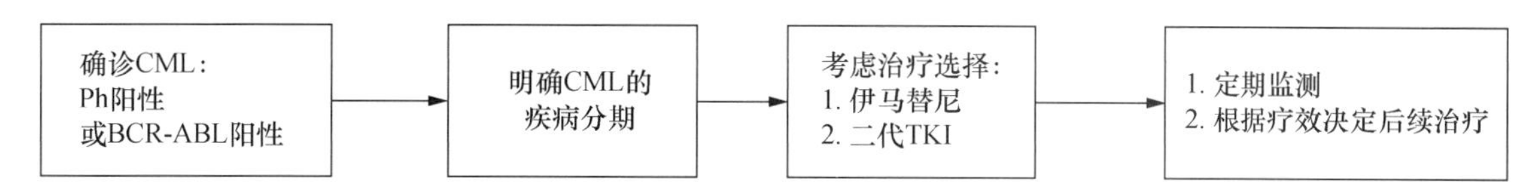

图 98-2　CML 的治疗流程图

期后行异基因造血干细胞移植。需要注意，CYP3A4 是 TKI 的主要代谢酶，应避免与 CYP3A4 诱导剂（如利福平、卡马西平）联用。此外，西柚等水果可增加 TKI 的药物浓度，服药期间谨慎食用。

3. 后续治疗

定期监测治疗 CML 患者的治疗反应性，建议使用欧洲血液病推荐（2013 版）将患者疗效分为最佳、警告和失败。达到“最佳”反应的患者可维持原方案治疗；达到“失败”的患者需要及时更换治疗方案，其中 ABL 激酶突变是选择二线 TKI 的首要指标（表 98-4）；“警告”患者需要严密监测。

表 98-4　ABL 激酶突变与 TKI 治疗选择

突变	治疗选择
T315I	普纳替尼、造血干细胞移植、临床试验
V299L	普纳替尼、尼洛替尼
T315A	普纳替尼、尼洛替尼、伊马替尼 *、博苏替尼
F317L/V/I/C	普纳替尼、尼洛替尼、博苏替尼
Y253H、*E255K/V*、*F359C/V/I*	普纳替尼、达沙替尼、博苏替尼
任意其他突变	普纳替尼、达沙替尼、尼洛替尼、博苏替尼

* 如果是在达沙替尼治疗中出现的耐药，可选择伊马替尼。
目前博苏替尼针对伊马替尼耐药突变的临床数据不多，部分体外数据显示 *E255K/V* 突变对博苏替尼敏感性不足。

三、重要治疗医嘱

1. 伊马替尼：400 mg，1 次 / 日。
2. 尼洛替尼：300 mg，2 次 / 日
3. 氟马替尼：600 mg，1 次 / 日。
4. 达沙替尼：100 mg，1 次 / 日。

【预后】

伊马替尼作为一线治疗初发慢性期 CML 患者的 10 年生存率为 80% ～ 90%。二代 TKI（如尼洛替尼、达沙替尼、博舒替尼和拉多替尼）、三代 TKI（如普纳替尼）的陆续上市加快和提高了患者的治疗反应率和反应深度，有效克服了大部分伊马替尼耐药的情况，使 CML 成为一种可控的慢性疾病。

【出院指导】

按时服药，监测血常规、*BCR-ABL* 融合基因、染色体核型分析。

【推荐阅读】

[1] 国家卫生健康委办公厅 . 慢性髓性白血病诊疗指南（2022 年版）.［2022-4-1］［2024-5-14］. http://www.nhc.gov.cn/yzygj/s2911/202204/a0e67177df1f439898683e1333957c74/files/c7a0fa249a2943edbbe1c023985dd8cc.pdf.
[2] NCCN Clinical Practice Guidelines in Oncology. Chronic Myeloid Leukemia. 2022. https://www.nccnchina.org.cn

（汪羚利　撰写　高锦洁　审阅）

第 99 章

淋巴瘤

【疾病概述】

淋巴瘤是一类原发于淋巴结和（或）结外淋巴组织的恶性肿瘤，病理可见分化及成熟程度不一的肿瘤性淋巴细胞大量增生，侵犯全身各个部位或组织。淋巴瘤主要包括霍奇金淋巴瘤（Hodgkin lymphoma，HL）和非霍奇金淋巴瘤（non-Hodgkin lymphoma，NHL）两大类。患者的主要临床表现为无痛性进行性淋巴结肿大，常伴发热、盗汗、消瘦、肝脾大等。主要辅助检查包括淋巴结及腹部彩色多普勒超声检查、CT、PET/CT、病理活检等。主要治疗原则是化疗、放疗和新药治疗相结合，必要时行造血干细胞移植。预后与疾病类型、侵袭程度、临床分期、分子遗传学、免疫指标等因素相关，常用国际预后指数（international prognostic index，IPI）进行预后判断。

关键词：淋巴结肿大；化疗；移植。

【诊断与鉴别诊断】

一、接诊

1. 问诊要点

（1）起病时间，局部症状（如淋巴结肿大的速度、有无局部疼痛、有无分泌物等），脏器受累的表现（如上腹痛、恶心、呕吐、慢性腹泻、肠梗阻等）。

（2）全身症状：有无乏力，食欲减退，发热（最高体温、发热持续时间、有无伴随症状、好转的方式），消瘦，盗汗，皮肤瘙痒等。

（3）既往史、个人史、家族史。

2. 全身体格检查要点

（1）局部体征：有无淋巴结肿大，肿大淋巴结的大小、质地、活动度、有无触痛，局部皮肤有无破溃、分泌物。有无肝脾大，有无扁桃体肿大等其他部位受累表现。

（2）全身体征：生命体征，有无贫血表现（皮肤、巩膜、指甲、口唇苍白）等。

二、开检查医嘱

1. 常规检验

（1）血常规、白细胞分类、生化、LDH、β_2 微球蛋白、C 反应蛋白、红细胞沉降率、铁蛋白、免疫球蛋白七项、Coombs 试验。

（2）感染筛查：术前免疫八项、EBV-DNA、HBV-DNA。

（3）新鲜组织送流式细胞术，新鲜或石蜡标本送病理、IgH/TCR 重排、NGS、FISH。初诊患者完善骨髓穿刺及骨髓活检，查骨髓形态学、流式细胞术、IgH/TCR 重排、NGS、FISH，骨髓活检送病理。

（4）原发于胃的黏膜相关淋巴组织结外边缘区 B 细胞淋巴瘤，常规行幽门螺杆菌检查。

（5）腰椎穿刺：存在中枢神经系统受累风险时，行腰椎穿刺，查脑脊液生化、常规、细胞学、流式细胞术检查。

2. 常规检查

（1）彩色多普勒超声检查：浅表淋巴结、腹腔及腹膜后淋巴结、腹部、乳腺、甲状腺。

（2）CT、MRI、PET/CT。

（3）受累部位检查：可疑鼻咽部受累时行鼻镜、喉镜检查，可疑胃肠道受累时行胃肠镜检查。

三、诊断流程或分类标准（图 99-1）

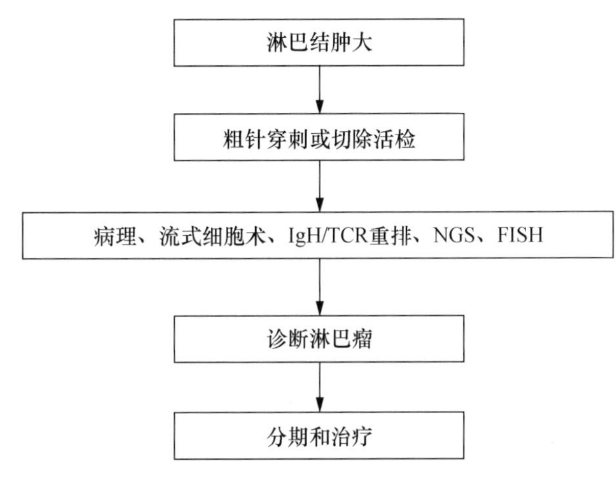

图 99-1 淋巴瘤的诊断流程图

四、鉴别诊断

以浅表淋巴结肿大为主要表现者，需要与以下疾病鉴别。

1. 淋巴结炎

多有感染灶，常表现为局限性淋巴结肿大，伴疼痛、压痛，通常淋巴结直径不超过 2 cm，抗感染治疗后可缩小。

2. 坏死性淋巴结炎

病理检查可见淋巴结结构破坏，有散在坏死和众多细胞碎片，多见于青年女性，呈自限性。

3. 淋巴结结核

有发热、乏力、盗汗等结核中毒症状，以颈部淋巴结肿大多见，无压痛，可破溃，可互相粘连，病理检查可见干酪样变、纤维化或钙化，抗结核治疗有效。

4. 淋巴结转移癌

多为局限性淋巴结肿大，很少表现为全身性淋巴结肿大。患者淋巴结较硬，无压痛，不活动。可找到原发灶，如胃癌、食管癌转移至锁骨上淋巴结。

五、病情评估 / 病情严重程度分级

Ann Arbor 分期（Cotswolds 会议修订）是目前通用的描述 HL 和 NHL 的分期系统，更适用于 HL 和原发淋巴结的 NHL（表 99-1）。

表 99-1　淋巴瘤的 Ann Arbor 分期

分期	定义
Ⅰ期	单个淋巴结区受累（ⅠE）
Ⅱ期	膈同侧≥ 2 个淋巴结区受累（Ⅱ）；或结外器官或组织和≥ 1 个淋巴结区受累（ⅡE）
Ⅲ期	膈两侧淋巴结受累（Ⅲ），同时有结外器官或组织的局限性受累（ⅢE）或脾受累（ⅢS）或两者均有（ⅢSE）
Ⅳ期	＞ 1 个结外器官或组织（有或无淋巴结肿大）弥漫性或播散性受累

根据患者有无症状又可分为 A 和 B。A 为无症状，B 为具有以下症状：①不明原因半年内体重下降 10%。②发热＞ 38℃并排除其他原因发热。③盗汗（夜间大量出汗，需要更换衣服及被褥）。

六、并发症

1. 上腔静脉综合征

肿瘤压迫导致上腔静脉及其分支回流到右心房的血液受阻而产生的一系列症状，是一种淋巴瘤危象。患者可表现为头颈部、躯干上部、双上肢水肿，颈静脉充盈，皮肤发绀；喉部、气管和支气管水肿可引起咳嗽、呼吸困难、声嘶、喘鸣，平卧或弯腰时症状加重。治疗主要是针对原发病的治疗，还包括大剂量糖皮质激素、利尿等。

2. 胸腔积液和（或）腹腔积液

表现为活动后气促、呼吸困难、腹胀等，彩色多普勒超声检查可明确诊断。病因可能为肿瘤压迫或肿瘤直接浸润。治疗主要是针对原发病的治疗，还包括胸腔和（或）腹腔穿刺引流。

3. 肿瘤溶解综合征

肿瘤溶解综合征是发生于治疗前和治疗过程中的严重并发症。高危因素包括肿瘤负荷大、对放化疗敏感、化疗前尿酸水平高、LDH 水平高、存在脱水和酸性尿等。患者表现为“三高一低”（高钾血症、高尿酸血症、高磷血症、低钙血症），严重者可发生急性肾功能不全。治疗包括水化、碱化、利尿、降尿酸、纠正电解质紊乱等，严重者需要血液透析治疗。

七、诊断正确书写模板

非霍奇金淋巴瘤 弥漫大 B 细胞淋巴瘤 非生发中心型 ⅣA 期

累及颈部淋巴结、右肾上腺、骨髓

【治疗】

一、治疗原则

以免疫化疗为主，采用化疗、放疗相结合的综合治疗模式。

二、治疗流程或治疗 SOP

1. 放疗：适用于局限性病灶。

2. 化疗：不同类型的淋巴瘤化疗方案不同，有时可与放疗联合使用。

3. 新药治疗：单克隆抗体（如 CD20 单抗、CD30 单抗）、表观遗传学药物（如西达本胺）、通路抑制剂［如布鲁顿酪氨酸激酶（Bruton’s tyrosine kinase，BTK）抑制剂］、免疫调节剂（如来那度胺）。

4. 造血干细胞移植：包括自体造血干细胞移植和异基因造血干细胞移植。

5. 嵌合抗原受体 T 细胞免疫治疗（Chimeric Antigen Receptor T-Cell Immunotherapy，CAR-T）：是最具治疗前景的细胞免疫治疗。目前 CD19 CAR-T 已上市。

不同类型淋巴瘤的治疗可参考《淋巴瘤诊疗手册（第 2 版）》。

三、重要治疗医嘱

1. 利妥昔单抗：首次使用（375 mg/m^2）前予以地塞米松 5 mg，1 次，静脉冲入；乙酰氨基酚（泰诺林）0.65 g，1 次，口服，以预防输注反应。0.9% 氯化钠注射液 90 ml＋利妥昔单抗 100 mg，起始速度为 25 ml/h，若无输注反应，每 2 h 增加输液速度至 50 ml/h、100 ml/h、200 ml/h。100 ml 输毕，接第 2 袋，0.9% 氯化钠注射液 450 ml＋利妥昔单抗 500 mg。首次用药过程中应行心电监护。

2. CHOP 方案：环磷酰胺 750 mg/m^2，第 1 天（d1），静脉输注；阿霉素 50 mg/m^2，d1，静脉输注；长春新碱 1.4 mg/m^2（最大剂量 2 mg），d1，静脉输注；泼尼松 100 mg，d1 ～ d5，口服。每 21 天为 1 个周期。

3. ABVD 方案：阿霉素 25 mg/m^2，d1 和 d15，静脉输注；博来霉素 10 mg/m^2，d1 和 d15，静脉输注；长春新碱 2 mg，d1 和 d15，静脉输注；达卡巴嗪 375 mg/m^2，d1 和 d15，静脉输注。每 28 天为 1 个周期。

4. 化疗同时予水化、碱化、降尿酸、保肝、止吐等治疗，监测出入量。

【预后】

常用国际预后指数（IPI）进行预后判断。包括（每项计 1 分）：①年龄＞ 60 岁；② LDH ＞正常上限；③美国东部肿瘤协作组（Eastern Cooperative Oncology Group，ECOG）评分≥ 2 分；④病变为Ⅲ或Ⅳ期；⑤结外累及部位≥ 2 处。0 ～ 1 分为低危，2 分为低中危，3 分为中高危，4 ～ 5 分为高危。

根据年龄调整的 IPI 适用于＜ 60 岁的患者，包括（每项计 1 分）：① LDH ＞正常上限；② ECOG ≥ 2 分；③病变为Ⅲ或Ⅳ期。0 分为低危，1 分为低中危，2 分为中高危，3 分为高危。

【出院指导】

规律服药；定期门诊随诊，监测血常规、肝肾功能。监测体温、脉搏血氧饱和度（pulse oxygen saturation，SpO_2）、心率等。注意休息，清洁饮食，避免受凉、感染、磕碰。

【推荐阅读】

［1］克晓燕，高子芬．淋巴瘤诊疗手册［M］．2 版．北京：人民卫生出版社，2017.

［2］国家卫生健康委员会办公厅．淋巴瘤诊疗指南（2022 版），2022. http://www.nhc.gov.cn/yzygj/s7659/202204/a0e67177df1f439898683e1333957c74/files/abcfc8aae54a4c3bbcfc5c6eea87cb71.pdf

［3］中国临床肿瘤学会指南工作委员会．中国临床肿瘤学会（CSCO）淋巴瘤诊疗指南 2022［M］．北京：人民卫生出版社，2022.

（马兰　撰写　景红梅　审阅）

第 100 章
原发免疫性血小板减少症

【疾病概述】

原发免疫性血小板减少症（primary immune thrombocytopenia，ITP）是一种获得性自身免疫性出血性疾病，以无明确诱因的孤立性外周血血小板计数减少为主要特点，临床表现变化较大，无症状性血小板减少、皮肤黏膜出血、严重内脏出血、致命性颅内出血均可发生。目前诊断仍基于临床排除法，须仔细排除继发性 ITP 因素。治疗遵循个体化，兼顾患者意愿，在治疗不良反应最小化的基础上提升血小板计数至安全水平，减少出血事件。

关键词：血小板减少；出血；糖皮质激素；促血小板生成药物。

【诊断与鉴别诊断】

一、接诊

1. 问诊要点

（1）发现血小板减少的时间，血小板计数水平变化。

（2）出血程度：有无皮下出血表现，有无黏膜出血表现（鼻出血、牙龈出血、结膜出血），有无黑便、血便，有无血尿，有无咯血，有无头晕、头痛等。

（3）排查其他导致血小板减少的原因：有无皮疹、关节肿痛、口干、眼干、心悸等表现；感染史、服药史、毒物接触史、疫苗接种史，有无乙型肝炎、丙型肝炎病史，家庭成员中有无出血患者。

2. 全身体格检查要点

（1）生命体征：血压、心率、血氧、呼吸频率。

（2）评估出血范围：有无皮下出血（瘀点、瘀斑、血肿），有无黏膜出血（鼻腔、牙龈、口腔血疱、结膜），有无深部器官出血（肺部听诊、腹部听诊肠鸣音、腹部触诊压痛及反跳痛）。

（3）排查其他导致血小板减少的原因：观察有无皮疹、浅表淋巴结肿大、甲状腺肿大、脾触诊等。

二、开检查医嘱

1. 基本评估

外周血常规，肝肾功能，凝血功能，ABO＋Rh 血型，外周血涂片，肝、胆、胰、脾彩色多普勒超声检查，骨髓检查（细胞形态学、活检、细胞免疫表型、高分辨染色体核型分析）。

2. 特殊实验室检查

单克隆抗体特异性捕获血小板抗原试验（monoclonal antibody-specific immobilization of platelet antigen test，MAIPA）、血清血小板生成素（thrombopoietin，TPO）测定。

3. 排查其他导致血小板减少原因的检查

术前免疫八项、病毒检测、免疫球蛋白七项、抗核抗体、抗核抗体谱、狼疮抗凝物、抗磷脂综合征相关抗体组合、甲状腺功能七项、幽门螺杆菌测定。

三、诊断流程或分类标准

符合以下标准可诊断 ITP：①至少连续 2 次血常规提示血小板计数减少，外周血涂片无异常。②通常不伴有脾大。③骨髓检查：巨核细胞增多或正常，伴成熟障碍。④除外其他继发性血小板减少症（具体见鉴别诊断）。

四、鉴别诊断

1. 与假性及先天性血小板减少鉴别

（1）EDTA 依赖性假性血小板减少：是一种少见的由于采血管中 EDTA 抗凝剂引起的血小板假性减少的现象，发生率为 0.07% ～ 1%。外周血涂片中可见血小板分布不均，聚集成团。更换为枸橼酸盐抗凝剂、肝素抗凝剂采血后血小板计数可恢复正常。

（2）先天性血小板减少：是一组少见的遗传性血小板异常疾病，表现为血小板计数减少，多伴有血小板功能异常。患者自幼表现为不同程度的出血倾向，并有血小板减少的家族史。

2. 病因鉴别

（1）生成减少：骨髓增生异常综合征、再生障碍性贫血、各种恶性血液病、肿瘤浸润等均可导致巨核细胞增殖分化异常，引起血小板减少。

（2）破坏增加：脾功能亢进可导致血小板的脾清除增加。此外，自身免疫病、甲状腺疾病、淋巴系统增殖性疾病、感染、疫苗接种等可引起继发免疫性血小板减少症。

（3）消耗增加：弥散性血管内凝血、血栓栓塞症、血栓性血小板减少性紫癜、肝素诱导的血小板减少症等均可因血栓形成、血小板消耗增加而引起血小板减少。

（4）药物影响：解热镇痛类药物，抗生素（青霉素、头孢霉素、磺胺类等），苯妥英钠等可引起免疫性血小板破坏。停用药物后血小板可恢复正常，再次用药血小板仍会出现减少。

五、病情评估 / 病情严重程度分级

1. 根据病程长短，ITP 可分为三期：①新诊断的 ITP：确诊后 3 个月内。②持续性 ITP：确诊后 3 ～ 12 个月血小板持续减少，包括未自发缓解和停止治疗后不能维持完全缓解。③慢性 ITP：血小板持续减少超过 12 个月。

2. 重症 ITP：血小板计数＜ 10×10^9/L 伴活动性出血，或出血评分（表 100-1）≥ 5 分。

3. 难治性 ITP：指对一线治疗药物、二线治疗中的促血小板生成药物及利妥昔单抗治疗均无效，或脾切除无效 / 术后复发，再评估仍确诊为 ITP 的患者。

表 100-1　成人 ITP 出血评分系统

分值	年龄（岁）		皮下出血（瘀点 / 瘀斑 / 血肿）		黏膜出血（鼻腔 / 牙龈 / 口腔血疱 / 结膜）			深部器官出血			
								内脏（肺、胃肠道、泌尿生殖系统）			中枢神经系统
	≥ 65	≥ 75	头面部	其他部位	偶发、可自止	多发、难止	伴贫血	无贫血	伴贫血	危及生命	
1 分	√			√							
2 分		√	√		√						
3 分						√		√			
5 分							√		√		
8 分										√	√

六、并发症

ITP 的并发症包括深部器官出血、疲劳和动静脉血栓。

七、诊断正确书写模板

原发免疫性血小板减少症 病情严重程度
并发症
示例：原发免疫性血小板减少症 重症
　　　上消化道出血

【治疗】

一、治疗原则

遵循个体化，兼顾患者意愿，在治疗不良反应最小化的基础上提升血小板计数至安全水平：小手术患者血小板安全水平为≥ $50\times10^9/L$，大手术患者血小板安全水平为≥ $80\times10^9/L$，神经外科大手术患者血小板安全水平为≥ $100\times10^9/L$，单一抗血小板或抗凝治疗患者血小板安全水平为≥（30 ～ 50）$\times10^9/L$，抗血小板联合抗凝治疗患者血小板安全水平为≥（50 ～ 70）$\times10^9/L$；自然分娩患者血小板安全水平为≥ $50\times10^9/L$，剖宫产患者血小板安全水平为≥ $80\times10^9/L$。

二、治疗流程或治疗 SOP

1. ITP 的治疗（图 100-1）

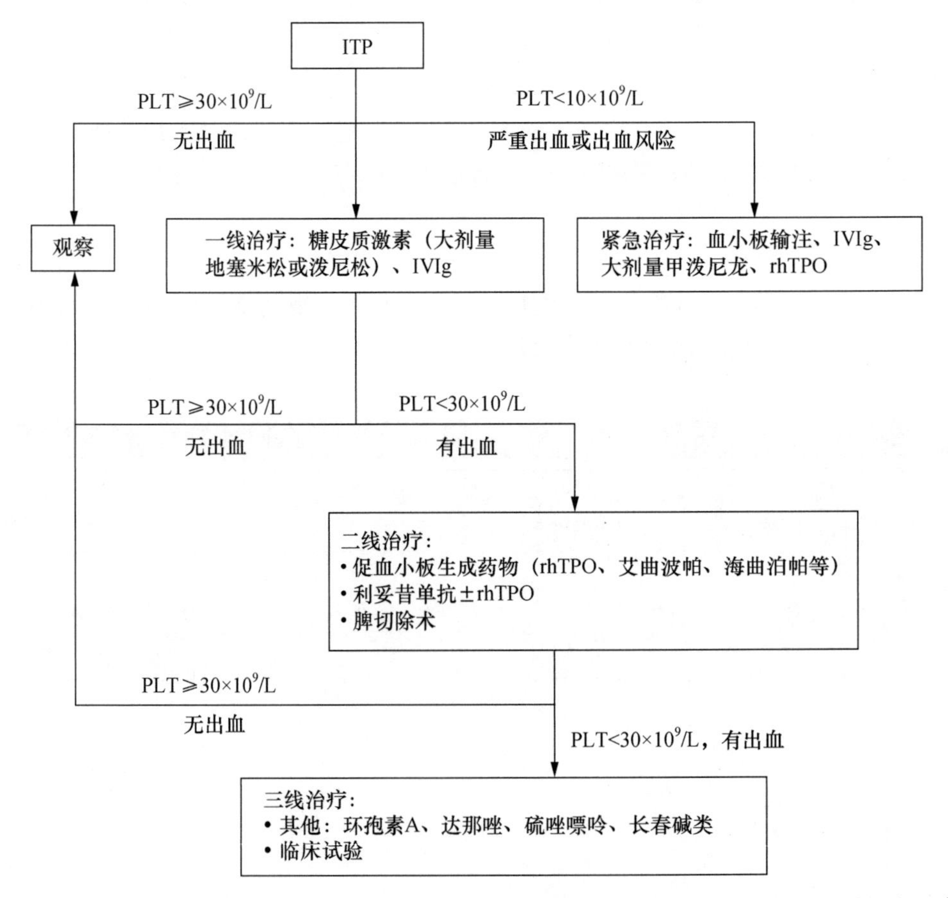

图 100-1　成人原发 ITP 诊治流程图。IVIg，静脉注射免疫球蛋白；PLT，血小板；rhTPO，重组人血小板生成素

2. 妊娠合并 ITP 的治疗

（1）一线治疗：①口服糖皮质激素（表 100-2）。②静脉注射免疫球蛋白（intravenous immunoglobulin，IVIg）：适用于糖皮质激素效果不佳、有严重不良反应或需紧急提高血小板水平的患者。

（2）二线治疗：①大剂量甲泼尼龙＋IVIg 治疗。②重组人血小板生成素（recombinant human thrombopoietin，rhTPO）：初始治疗无效的晚期妊娠合并 ITP 的患者可考虑。

三、重要治疗医嘱

表 100-2　ITP 的重要治疗药物

药物	用药方案	注意事项
糖皮质激素	大剂量地塞米松：40 mg，qd，共 4 次 泼尼松：1 mg/kg（最大剂量 80 mg/d），qd，起效后尽快减量，6 ～ 8 周内停用；如需维持治疗，安全剂量不宜超过 5 mg/d 妊娠患者：泼尼松 20 mg，口服，qd，起效 3 周后逐渐减量，以 5 ～ 10 mg/d 维持治疗	监测血压、血糖、骨质疏松，警惕消化道出血
静脉注射免疫球蛋白（IVIg）	400 mg/kg，qd，共 5 天 1 g/kg，qd，共 1 ～ 2 天 妊娠患者：400 mg/kg，静脉输注，qd，共 3 ～ 5 天	警惕容量负荷增加、头痛、发热
促血小板生成药物	重组人血小板生成素：300 U/kg，qd，共 14 天。有效者维持，无效者停用 艾曲波帕：25 mg，qd，治疗 2 周无效者加量至 50 mg，qd（最大剂量 75 mg，qd），维持血小板计数≥ 50×10^9/L 海曲泊帕：2.5 mg，qd，治疗 2 周无效者加量至 5 mg，qd（最大剂量 7.5 mg，qd），维持血小板计数≥ 50×10^9/L 罗普司亭：每周 1 μg/kg，每周测定血小板计数，根据血小板计数、症状适当增减剂量，最大剂量为每周 10 μg/kg	警惕血栓风险
利妥昔单抗	标准剂量方案：每周 375 mg/m^2，共 4 次 小剂量方案：每周 100 mg/m^2，共 4 次；或 375 mg/m^2，共 1 次	筛查病毒性肝炎、结核；感染；过敏反应
一般治疗	软食：血小板计数＜（30 ～ 50）$\times10^9$/L 时 绝对卧床：血小板计数＜（10 ～ 20）$\times10^9$/L 时	

qd，1 次 / 日。

【预后】

大多数 ITP 患者预后较好，其死亡率仅略高于普通人群。但是，血小板计数＜ 30×10^9/L 且 2 年内对任何治疗均无反应的患者，其死亡率比普通人群高 4 倍。

【出院指导】

适当休息，避免劳累，卫生饮食，规律用药，避免剧烈活动、磕碰、情绪激动；定期监测血常规，若出现血小板计数进行性降低或活动性出血表现，及时血液科门诊复诊；若血小板计数＜ 20×10^9/L 时，及时急诊就诊。

【推荐阅读】

[1] 中华医学会血液学分会血栓与止血学组 . 成人原发免疫性血小板减少症诊断与治疗中国指南（2020 年版）[J]. 中华血液学杂志，2020，41（8）：617-623.

（李森　撰写　王继军　审阅）

第 101 章

中性粒细胞缺乏伴发热

【疾病概述】

中性粒细胞缺乏伴发热患者是一组特殊的疾病人群。由于免疫功能低下，炎症相关临床症状和体征不明显，病原菌及感染灶不明确，病原菌培养阳性率低，发热可能是感染的唯一征象。最常见的感染部位是肺，其次依次为上呼吸道、肛周和血流感染等。如未及时给予恰当的抗菌药物治疗，感染相关死亡率高，尽早开始抗菌药物治疗可显著改善患者的预后。

关键词：中性粒细胞缺乏；发热。

【诊断与鉴别诊断】

一、接诊

1. 问诊要点

（1）有无头痛、头晕、恶心、呕吐、咳嗽、咳痰、咽痛、打喷嚏、流涕、经外周静脉穿刺的中心静脉导管（peripherally inserted central catheter，PICC）处疼痛、腹痛、腹泻、尿频、尿急、尿痛、肛周疼痛、畏寒、寒战等不适。

（2）发热前或发热时是否接受化疗。

（3）详细了解既往抗菌药物使用、耐药和定植情况。

2. 全身体格检查要点

（1）生命体征：血压、血氧、呼吸频率、心率。

（2）发现可能的感染部位：有无口腔溃疡，咽部充血，扁桃体炎，鼻窦区有无压痛，有无皮肤破溃或肿物，PICC 处有无红、肿、热、痛，肺部听诊，心脏听诊，腹部听诊肠鸣音，腹部触诊（腹部、压痛、反跳痛、Murphy 征、麦氏点压痛），肛周有无破溃、分泌物、压痛等。

二、开检查医嘱

1. 感染相关检验

血常规、降钙素原、C 反应蛋白、肝肾功能和电解质（至少每 3 天检查 1 次）等。

2. 微生物学检验

痰涂片，痰培养（细菌、真菌、结核），血培养（需氧菌＋厌氧菌，同时留取 PICC 侧和对侧，即 4 瓶），尿培养，G 试验，GM 试验，结核菌感染 T 细胞斑点试验（T-SPOT），呼吸道病原体核酸七项，必要时行病原学 NGS。

3. 常规检查

胸部 CT，必要时行头颅 CT、腹腔＋盆腔 CT、腹部超声。

三、诊断流程或分类标准

中性粒细胞缺乏同时出现发热即可诊断：①中性粒细胞缺乏：外周血中性粒细胞计数＜ 0.5×10^9/L，或预计 48 h 后中性粒细胞计数＜ 0.5×10^9/L。②发热：指单次腋温≥ 38℃，或腋温≥ 37.7℃持续超过 1 h。

四、鉴别诊断

非感染性发热：药物热、肿瘤热（常见于血液系统恶性肿瘤）等。

五、病情评估 / 病情严重程度分级（表 101-1）

表 101-1 中性粒细胞缺乏伴发热的风险分层

风险等级	定义
高危	符合以下任何 1 项： ● 预计严重中性粒细胞缺乏（＜ 0.1×10^9/L）时间＞ 7 天 ● 具有以下任何 1 项临床合并症（包括但不限于）：①血流动力学不稳定；②口腔或胃肠道黏膜炎、吞咽困难；③胃肠道症状，如腹痛、恶心、呕吐、腹泻；④新出现的神经系统或精神症状；⑤血管内感染，尤其是导管内感染；⑥新发肺浸润或低氧血症，或有慢性肺疾病 ● 肝功能不全（转氨酶＞ 5 倍正常上限）或肾功能不全（肌酐清除率＜ 30 ml/min） ● 合并免疫缺陷病 ● 接受分子靶向药物、免疫调节药物治疗
低危	预计中性粒细胞缺乏时间≤ 7 天，无活动性合并症，肝肾功能正常或损害轻微且稳定

六、并发症

中性粒细胞缺乏伴发热的并发症主要包括感染中毒性休克 / 脓毒症休克、呼吸衰竭、多脏器功能衰竭。

七、诊断正确书写模板

中性粒细胞缺乏伴发热

【治疗】

一、治疗原则

正在化疗的患者需请示上级医师是否停止化疗。尽快使用抗菌药物经验性治疗，不必等待微生物学结果。应用抗生素前应关注近 3 天的肝肾功能，根据肝肾功能调整抗生素用量。制定经验性抗菌药物治疗方案需要综合评估患者情况（风险分层、感染部位、脏器功能、耐药危险因素），细菌（流行病学和耐药监测数据），抗菌药物（广谱抗菌药物、药代动力学 / 药效动力学、不良反应等）等多方面因素，选择具有杀菌活性、抗假单胞菌活性和安全性良好的广谱抗菌药物，并需注意与治疗原发病的药物（化疗药物、免疫抑制剂等）之间是否存在毒副作用的叠加。

二、治疗流程或治疗 SOP

1. 退热治疗及一般支持治疗

（1）体温＜ 38.5℃时，给予物理降温。

（2）体温≥ 38.5℃时，可应用非甾体抗炎药（nonsteroidal anti-inflammatory drugs，NSAIDs）、地塞米松退热。肝肾功能不全者慎用 NSAIDs，消化道出血者慎用地塞米松和 NSAIDs，推荐物理降温。参与临床试验的患者（尤其是 CAR-T 临床试验）应用地塞米松前需请示上级医师。

（3）补充水分，保证入量＞ 2 ～ 3 L/d（心功能不全者除外）。

（4）记录出入量。

2. 初始经验性抗菌药物治疗

（1）低危患者：初始治疗可在门诊或住院接受口服或静脉注射经验性抗菌药物治疗。

（2）高危患者：必须住院治疗，根据风险分层、当地病原菌、耐药流行病学数据、临床表现复杂性，对患者进行个体化评估。抗菌药物必须是覆盖铜绿假单胞菌和其他可导致严重感染的革兰氏阴性杆菌的广谱抗菌药物。

（3）出现以下情况时，初始经验性用药需同时覆盖可导致严重感染的革兰氏阴性杆菌和革兰氏阳性球菌：①血流动力学不稳定或有其他严重血流感染证据；②影像学检查确诊肺炎；③在最终鉴定结果及药物敏感试验结果报告前，血培养为革兰氏阳性球菌；④临床疑有严重导管相关感染；⑤任何部位的皮肤或软组织感染；⑥耐甲氧西林金黄色葡萄球菌（methicillin resistant Staphylococcus aureus，MRSA）、万古霉素耐药肠球菌（vancomycin resistant Enterococcus，VRE）或耐青霉素肺炎链球菌定植；⑦严重黏膜炎且已接受氟喹诺酮类药物预防和头孢他啶经验性治疗。

3. 抗菌药物调整

在经验性抗菌药物治疗后，根据风险分层、确诊的病原菌、患者对初始治疗的反应等，调整后续抗菌药物方案。

（1）若初始经验性治疗后病情加重，如血流动力学不稳定，及时更换抗菌药物。

（2）已明确病原菌的患者，根据细菌类型、药物敏感结果，采用窄谱抗生素治疗。

（3）抗细菌治疗无效时，需考虑真菌、病毒、其他病原菌感染的可能，参照指南（如《血液病 / 恶性肿瘤患者侵袭性真菌病的诊断标准与治疗原则》）尽早启动抗真菌等治疗。

（4）若抗感染治疗 72 ～ 96 h 后仍未明确病原菌，抗菌药物调整流程如图 101-1 所示。

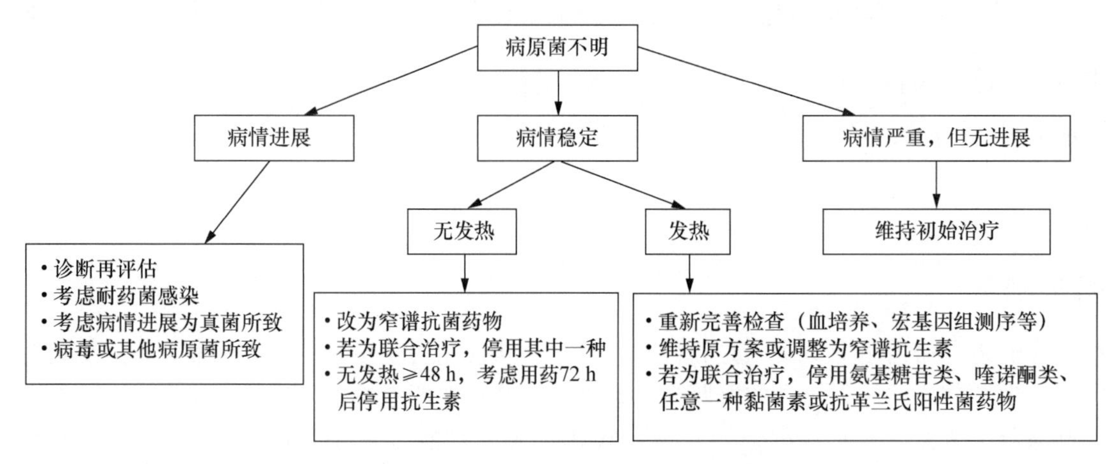

图 101-1　病原菌不明患者的抗菌药物调整流程图

三、重要治疗医嘱

1. 抗菌药物

（1）亚胺培南：0.9% 氯化钠注射液或 5% 葡萄糖注射液 100 ml＋亚胺培南 0.5 g，每 6 h 1 次，静脉输注。

（2）美罗培南：0.9% 氯化钠注射液或 5% 葡萄糖注射液 100 ml＋美罗培南 1 g，每 8 h 1 次，静脉输注。

（3）万古霉素：0.9% 氯化钠注射液或 5% 葡萄糖注射液 250 ml＋万古霉素 1 g，每 12 h 1 次，静脉输注。

（4）莫西沙星：0.4 g，1 次 / 日，静脉输注。

（5）头孢哌酮舒巴坦：0.9% 氯化钠注射液或 5% 葡萄糖注射液 100 ml＋头孢哌酮舒巴坦 3 g，每 8 h 1 次，静脉输注。

（6）哌拉西林舒巴坦：0.9% 氯化钠注射液或 5% 葡萄糖注射液 100 ml＋哌拉西林舒巴坦 5 g，每 12 h 1 次，静脉输注。

（7）头孢曲松：0.9% 氯化钠注射液或 5% 葡萄糖注射液 100 ml＋头孢曲松 2 g，1 次 / 日，静脉输注。

（8）拉氧头孢钠：0.9% 氯化钠注射液或 5% 葡萄糖注射液 100 ml＋拉氧头孢钠 1 g，2 次 / 日，静脉输注。

（9）伏立康唑：0.9% 氯化钠注射液或 5% 葡萄糖注射液 100 ml＋伏立康唑 200 mg，每 12 h 1 次，静脉输注。

2. 退热药

（1）对乙酰氨基酚（泰诺林）：1 片，1 次，口服。

（2）赖氨匹林：1 支，1 次，静脉冲入。

（3）吲哚美辛栓：1/3 支，1 次，肛门塞入（用药后常大汗，需警惕低血容量性休克）。

（4）地塞米松：5 mg，1 次，静脉冲入。

【预后】

感染控制后预后良好。

【出院指导】

注意休息，清洁饮食，避免受累、感染；监测体温、肺部症状体征、大小便情况；定期复查血常规、生化。若再次出现发热，及时发热门诊、急诊或门诊就诊。

【推荐阅读】

［1］中华医学会血液学分会，中国医师协会血液科医师分会 . 中国中性粒细胞缺乏伴发热患者抗菌药物临床应用指南（2020 年版）［J］. 中华血液学杂志，2020，41（12）：969-978.

［2］中华医学会血液学分会，中国医师协会血液科医师分会 . 中国中性粒细胞缺乏伴发热患者抗菌药物临床应用指南（2016 年版）［J］. 中华血液学杂志，2016，37（5）：353-359.

（马兰　撰写　杨萍　审阅）

第 102 章

多发性骨髓瘤

【疾病概述】

多发性骨髓瘤（multiple myeloma，MM）是一种克隆浆细胞异常增殖的恶性疾病。MM 的常见症状包括骨髓瘤相关器官功能损伤表现，包括血钙升高、肾功能不全、贫血和骨病，即“CRAB”症状。对于年龄≤ 65 岁或＞ 65 岁体能状态良好者，进行有效的诱导治疗后进行自体造血干细胞移植（autologous hematopoietic stem cell transplantation，ASCT）是首选治疗；对于不适合移植的患者，可继续使用有效方案至最大疗效，随后进入维持治疗阶段。

关键词：浆细胞异常增殖；国际分期系统；蛋白酶体抑制剂；免疫调节剂；ASCT。

【诊断与鉴别诊断】

一、接诊

1. 问诊要点

有无高钙血症、贫血、骨痛、病理性骨折、肾功能损伤、出血、血栓、感染、肢端麻木以及髓外浸润等相关症状，症状出现的时间及相关治疗情况。

2. 全身体格检查要点

有无贫血、出血、骨折、血栓相关体征，肝、脾、淋巴结肿大情况，有无感染病灶。

二、开检查医嘱

1. 初诊患者检查

（1）检验：血常规、血型、肝肾功能（注意有无 MM 继发的肾功能不全、高钙血症）、LDH、N- 末端脑钠肽前体（N-terminal pro brain natriuretic peptide, NT-proBNP）、心肌酶谱、免疫球蛋白固定电泳（血清和尿）、轻链检查（血清和 24 h 尿）、血清免疫球蛋白七项、血清 β_2 微球蛋白、24 h 尿蛋白定量、凝血功能。

（2）骨髓穿刺：骨髓细胞学检查、血液病免疫分型——初诊 MM（流式细胞术）、FISH-MM、高分辨率染色体核型分析、血液病基因分型—骨髓瘤基因突变（NGS）、骨髓活检。对于高度怀疑髓外病变的患者，可对髓外侵犯部位进行病理活检和免疫组织化学检查。

（3）常规检查：PET/CT/ 全身 MRI、超声心动图、全身浅表淋巴结超声、消化系统超声。

2. 治疗期间检查

（1）注意复查血常规、肝肾功能、电解质、每个疗程恢复后复查免疫球蛋白定量、蛋白电泳、血清游离轻链、血清蛋白电泳、尿蛋白电泳。

（2）治疗结束后行骨髓穿刺评估微小残留病变（mininal residual disease，MRD）。

三、诊断流程或分类标准

1. 诊断标准

意义未明单克隆丙种球蛋白血症（monoclonal gammopathy of undetermined significance，MGUS）、冒烟型骨髓瘤（smoldering multiple myeloma，SMM）和活动性 MM（active multiple myeloma，aMM）的诊断标准见表 102-1。

表 102-1　MGUS、SMM 和 aMM 的诊断标准

诊断	诊断标准
MGUS	血清 M 蛋白< 30 g/L 或 24 h 尿轻链< 0.5 g 或骨髓单克隆浆细胞比例< 10% 且无 SLiM 和 CRAB
SMM	血清 M 蛋白≥ 30 g/L 或 24 h 尿轻链≥ 0.5 g 或骨髓单克隆浆细胞比例≥ 10% 或组织活检证明为浆细胞瘤且无 CRAB 和 SLiM
aMM	骨髓单克隆浆细胞比例≥ 10% 或组织活检证明为浆细胞瘤且有 CRAB 或 SLiM

SLiM：S 代表骨髓单克隆浆细胞比例≥ 60%；Li 代表受累 / 非受累血清游离轻链比例≥ 100（受累轻链数值至少≥ 100 mg/L）；M 代表 MRI 检测存在> 1 处 5 mm 以上局灶性骨质破坏。

CRAB：C 代表校正血清钙> 2.75 mmol/L；R 代表肾功能损伤（肌酐清除率< 40 ml/min 或血清肌酐> 177 μmol/L）；A 代表贫血（血红蛋白低于正常下限 20 g/L 或< 100 g/L）；B 代表溶骨性破坏，通过影像学检查（X 线平片、CT、MRI 或 PET/CT）显示≥ 1 处溶骨性病变。

2. 分型

依照 M 蛋白类型，可分为 IgG 型、IgA 型、IgD 型、IgM 型、IgE 型、轻链型、双克隆型及不分泌型。进一步可根据 M 蛋白的轻链类型分为 κ 型和 λ 型。

四、鉴别诊断

MM 应与可出现 M 蛋白的相关疾病进行鉴别，包括 MGUS、瓦尔登斯特伦巨球蛋白血症（又称华氏巨球蛋白血症）、AL 型淀粉样变性、孤立性浆细胞瘤、骨硬化性骨髓瘤（又称 POEMS 综合征）、单克隆免疫球蛋白相关肾损害（monoclonal gammopathy of renal significance，MGRS）。其中，MGRS 是由于单克隆免疫球蛋白或其片段导致的肾损伤，其血液学改变与 MGUS 类似，但出现肾功能损害，需要肾活检证明是 M 蛋白或其片段直接或间接作用所致。

五、病情评估 / 病情严重程度分级

Durie-Salmon（D-S）分期（表 102-2）主要反映肿瘤负荷和临床进程；国际分期系统（International Staging System，ISS）和修订版国际分期系统（revised International Staging System，R-ISS）（表 102-3）主要用于预后判断。

表 102-2　Durie-Salmon 分期系统

分期	分期标准
Ⅰ期	需满足以下所有标准： 1. 血红蛋白> 100 g/L 2. 血清钙≤ 2.65 mmol/L（11.5 mg/dl） 3. 骨骼 X 线检查：骨骼结构正常或孤立性浆细胞瘤 4. 血清或尿骨髓瘤蛋白产生率低：① IgG < 70 g/L；② IgA < 50 g/L；③本周蛋白< 4 g/24 h
Ⅱ期	不符合Ⅰ和Ⅱ期的所有患者

（续表）

分期	分期标准
Ⅲ期	满足以下≥1项标准： 1. 血红蛋白＜85 g/L 2. 血清钙＞2.65 mmol/L（11.5 mg/dl） 3. 骨骼检查显示溶骨病变＞3处 4. 血清或尿骨髓瘤蛋白产生率高：① IgG＞70 g/L；② IgA＞50 g/L；③本周蛋白＞12 g/24 h
亚型	
A亚型	肾功能正常［肌酐清除率＞40 ml/min或血清肌酐＜177 μmol/L（2.0 mg/dl）］
B亚型	肾功能不全［肌酐清除率≤40 ml/min或血清肌酐≥177 μmol/L（2.0 mg/dl）］

表102-3　ISS及R-ISS

分期	ISS的标准	R-ISS的标准
Ⅰ期	$β_2$-MG＜3.5 mg/L且白蛋白≥35 g/L	ISS Ⅰ期和非细胞遗传学高危患者，且LDH水平正常
Ⅱ期	不符合Ⅰ和Ⅲ期的所有患者	不符合R-ISS Ⅰ期和Ⅲ期的所有患者
Ⅲ期	$β_2$-MG≥5.5 mg/L	ISS Ⅲ期同时细胞遗传学高危[a]或LDH水平升高

$β_2$-MG，$β_2$微球蛋白；LDH，乳酸脱氢酶。
[a]细胞遗传学高危是指间期荧光原位杂交检出del17（p）、t（4；14）、t（14；16）。

六、诊断正确书写模板

多发性骨髓瘤 分型，D-S分期，ISS分期（若为疾病进展或复发难治需标注）

【治疗】

一、治疗原则

SMM暂不推荐治疗；高危SMM（符合以下3项中至少2项：血清单克隆M蛋白≥20 g/L；骨髓单克隆浆细胞比例≥20%；受累/非受累血清游离轻链比例≥20）可根据患者意愿综合考虑或进入临床试验。

对于MM患者，若有CRAB症状或SLiM表现，需启动治疗。年龄≤65岁且体能状况好或65～70岁且全身体能状态评分良好的患者，经有效的诱导治疗后应将ASCT作为首选。

拟行ASCT的患者需避免选择对造血干细胞有毒性的药物，目前诱导方案多以蛋白酶体抑制剂（protease inhibitor，PI）联合免疫调节剂（immunomodulator，IMiD）和地塞米松的三药联合方案为主。对于不适合接受ASCT的患者，若诱导方案有效，可使用有效方案至最大疗效，随后进入维持治疗阶段。

二、治疗流程或治疗SOP

1. 支持治疗

（1）骨病：适用于有症状的MM患者。双膦酸盐在应用前后应注意监测肾功能；地舒单抗使用后可能会发生严重而持久的低钙血症，应监测血钙水平。应用双膦酸盐和地舒单抗可引起下颌骨坏死，用药前应进行口腔检查，如需进行口腔侵入性操作，应至少在操作前后停用上述药物3个月。

（2）高钙血症：水化、碱化、利尿、补液2000～3000 ml、鲑鱼降钙素。

（3）肾功能不全：水化、碱化、利尿；减少尿酸形成并促进尿酸排泄；必要时行肾脏替代治疗；避免使用NSAIDs等肾毒性药物，而蒽环类药物、PI、达雷妥尤单抗、沙利度胺对肾功能的影响较小。

（4）感染：应用大剂量地塞米松方案的患者应考虑预防卡氏肺孢菌和真菌感染；使用 PI（硼替佐米、卡非佐米）、达雷妥尤单抗的患者应预防性使用抗病毒药物，推荐阿昔洛韦预防带状疱疹病毒感染。

2. 诱导治疗（图 102-1）

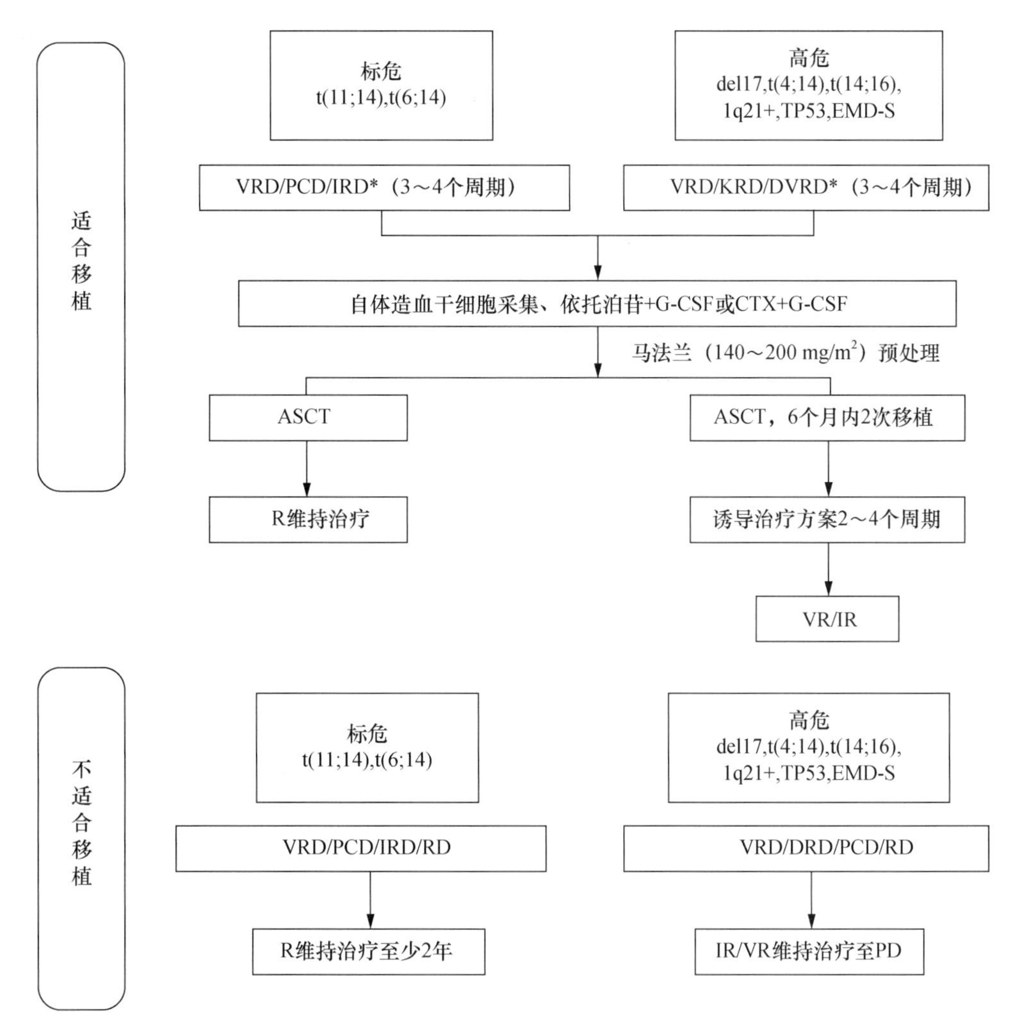

图 102-1　MM 的治疗流程图。EMD-S，软组织相关髓外病变；VRD，硼替佐米 + 来那度胺 + 地塞米松；PCD，硼替佐米 + 环磷酰胺 + 地塞米松；IRD，伊沙佐米 + 来那度胺 + 地塞米松；DVRD，达雷妥尤单抗 + 硼替佐米 + 来那度胺 + 地塞米松；CTX，环磷酰胺；G-CSF，粒细胞集落刺激因子；ASCT，自体造血干细胞移植；R，来那度胺；VR，硼替佐米 + 来那度胺；IR，伊沙佐米 + 来那度胺；DRD，达雷妥尤单抗 + 来那度胺 + 地塞米松

三、重要治疗医嘱（表 102-4）

表 102-4　MM 常用治疗药物的用法及注意事项

药物	用药方案	注意事项
蛋白酶体抑制剂（PI）	硼替佐米：1.3 mg/m^2，d1、d8、d15、d22 伊沙佐米：4 mg，d1、d8、d15 卡非佐米：70 mg/m^2，qw；或 36 mg/m^2，d1 ～ d2、d8 ～ d9、d15 ～ d16	监测血常规、肝肾功能，注意药物外周神经毒性、腹泻、便秘、带状疱疹不良反应；卡非佐米可能导致心力衰竭、心肌缺血
免疫调节剂（IMiD）	来那度胺：25 mg，d1 ～ d21 泊马度胺：4 mg，d1 ～ d21	监测血常规、肝肾功能，肾功能不全患者根据肌酐清除率调整剂量；加用阿司匹林 100 mg，qd，以预防血栓

（续表）

药物	用药方案	注意事项
CD38 单抗	达雷妥尤单抗：16 mg/kg，qw×8 周，q2w×8 周，q4w 持续 环磷酰胺：300 mg	监测血常规、肾功能；用药期间注意输注反应 监测血常规、肝肾功能，注意继发出血性膀胱炎
糖皮质激素	地塞米松：20 mg 或 40 mg，d1、d8、d15、d22	监测血压、血糖，骨质疏松、感染

qd，1 次 / 日；qw，每周 1 次；q2w，每 2 周 1 次；q4w，每 4 周 1 次。

【预后】

MM 的病程反复，大多数患者会经历复发和疾病进展，MM 患者的平均生存期为 5 ～ 7 年。患者可通过积极治疗获得较好的生活质量。伴有髓外软组织浸润、外周血浆细胞比例≥ 2%、缓解时间短、多种染色体异常均会导致预后不良。

【出院指导】

告知患者目前的化疗方案，院外用药情况（剂量、服用时间、具体服用日期），避免院外感染，下次复查及治疗时间。

【推荐阅读】

[1] 中国医师协会血液科医师分会，中华医学会血液学分会 . 中国多发性骨髓瘤诊治指南（2022 年修订）[J]. 中华内科杂志，2022，61（5）：480-487.

[2] Dimopoulos M A，Moreau P，Terpos E，et al. Multiple myeloma：EHA-ESMO clinical practice guidelines for diagnosis，treatment and follow-up [J]. Ann Oncol，2021，32（3）：309-322.

[3] 考杉斯基，利希曼，普查尔，等 . 威廉姆斯血液学：第 9 版 [M]. 陈竺，陈赛娟，译 . 北京：人民卫生出版社，2018：1550-1610.

（高爽　撰写　李其辉　审阅）

第七篇缩略词表

英文缩写	中文全称
AA	再生障碍性贫血
ACOG	美国妇产科医师学会
AIHA	自身免疫性溶血性贫血
ALG	抗淋巴细胞球蛋白
ALIP	幼稚前体细胞异常定位
ALL	急性淋巴细胞白血病
AML	急性髓系白血病
APL	急性早幼粒细胞白血病
ASCT	自体造血干细胞移植
ATG	抗胸腺细胞球蛋白
BMF	骨髓造血功能衰竭
BTK	布鲁顿酪氨酸激酶
CAD	冷凝集素病
CAR-T	嵌合抗原受体 T 细胞免疫治疗
CAS	冷凝集素综合征
CML	慢性髓细胞性白血病
CMV	巨细胞病毒
CR	完全缓解
CsA	环孢素 A
CSCO	中国临床肿瘤学会
DITMA	药物诱导的血栓性微血管病
EBV	EB 病毒
ECOG	美国东部肿瘤协作组
ET	原发性血小板增多症
FISH	荧光原位杂交
G-CSF	粒细胞集落刺激因子
Hb	血红蛋白
HL	霍奇金淋巴瘤
HLA	人类白细胞抗原
HSCT	造血干细胞移植
HUS	溶血性尿毒综合征
IDA	缺铁性贫血
IMiD	免疫调节剂
IPI	国际预后指数
ISS	国际分期系统
ITP	原发性免疫性血小板减少症
IVIg	静脉注射免疫球蛋白
LDH	乳酸脱氢酶
MAIPA	单克隆抗体特异性捕获血小板抗原试验
MCV	平均红细胞体积

MDS	骨髓异常增生综合征
MGRS	单克隆免疫球蛋白相关肾损害
MGUS	意义未明单克隆丙种球蛋白血症
MM	多发性骨髓瘤
MPN	骨髓增殖性肿瘤
MRD	微小残留病变
MRSA	耐甲氧西林金黄色葡萄球菌
MSD-HSCT	同胞全相合造血干细胞移植
NHL	非霍奇金淋巴瘤
NGS	二代测序
NSAA	非重型再生障碍性贫血
NSAIDs	非甾体抗炎药
NT-proBNP	N- 末端脑钠肽前体
NTD-NSAA	非输血依赖型非重型再生障碍性贫血
PCH	阵发性冷性血红蛋白尿症
PI	蛋白酶体抑制剂
PICC	经外周静脉穿刺的中心静脉导管
PLT	血小板
PNH	阵发性睡眠性血红蛋白尿症
PR	部分缓解
PV	真性红细胞增多症
rhTPO	重组人血小板生成素
RT-PCR	逆转录聚合酶链反应
SAA	重型再生障碍性贫血
SF	血清铁蛋白
SMM	冒烟型骨髓瘤
SpO_2	脉搏血氧饱和度
sTfR	可溶性转铁蛋白受体
TD-NSAA	输血依赖型非重型再生障碍性贫血
TIBC	总铁结合力
TKI	酪氨酸激酶抑制剂
TMA	血栓性微血管病
TPO	血小板生成素
TPO-RA	血小板生成素受体激动剂
TSAT	转铁蛋白饱和度
TTP	血栓性血小板减少性紫癜
UIBC	不饱和铁结合力
VRE	万古霉素耐药肠球菌
VSAA	极重型再生障碍型贫血
WHO	世界卫生组织

第八篇
感染性疾病

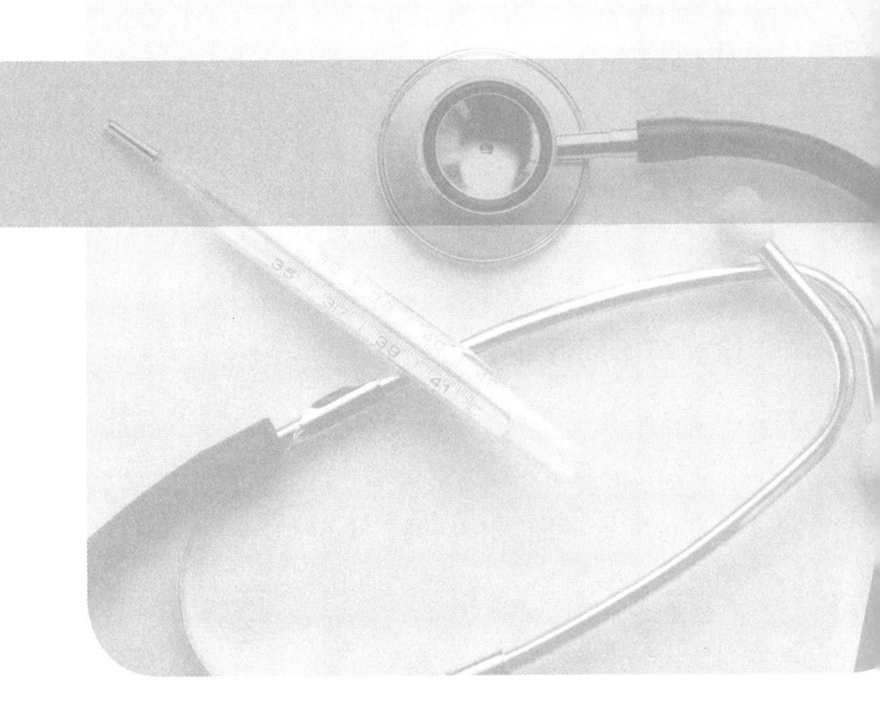

第 103 章

传染性单核细胞增多症

【疾病概述】

传染性单核细胞增多症（infectious mononucleosis，IM）是由原发性 EB 病毒（Epstein-Barr virus，EBV）感染引起的一种急性自限性疾病。典型临床表现为发热、咽峡炎和淋巴结肿大“三联征”，外周血淋巴细胞显著增多并出现异型淋巴细胞，可合并肝脾大和肝功能异常。主要辅助检查包括血常规及白细胞分类、EBV 血清学抗体、EBV-DNA 检测、全身浅表淋巴结和腹部超声等。IM 主要以对症支持治疗为主，一般不需要抗病毒治疗。绝大多数原发性 EBV 感染患者均能顺利康复，并产生持久免疫力。大多数急性症状通常在 1 ～ 3 周内缓解。原发性感染后，病毒在记忆性 B 淋巴细胞中建立潜伏感染。当机体免疫功能受到抑制或在某些因素触发下，病毒会再次被激活，引起相应的临床表现。例如，表现为慢性活动性 EBV 感染（chronic active Epstein-Barr virus infection，CAEBV）可出现持续性 IM 样临床表现和 EBV 病毒血症，临床表现为发热、淋巴结肿大，以及肝脾大伴肝功能检查异常和血细胞减少。

关键词：EBV；发热；咽峡炎；淋巴结肿大；慢性活动性 EBV 感染。

【诊断与鉴别诊断】

一、接诊

1. 问诊要点

发热特点（发热持续时间、发热峰值等），咽痛情况，淋巴结肿痛（出现时间、位置及触痛情况），食欲减退，肝区不适，用药后的病情变化。

2. 全身体格检查要点

浅表淋巴结肿大情况（大小、部位、质地、触痛常为全身性多发，以颈部淋巴结最为常见，通常呈对称分布；淋巴结肿大通常在第 1 周达峰，然后在 2 ～ 3 周内逐渐消退；质软可活动，可有中度触痛），咽部（扁桃体肿大分级、扁桃体渗出液情况，可有脓苔），肝脾大（腹部触诊，尤其肝脾触诊）。

二、开检查医嘱

1. 常规检验

血常规＋白细胞分类（关注淋巴细胞比例及异型淋巴细胞）、尿常规、肝功能、肾功能、心肌酶、电解质、葡萄糖、血脂、凝血功能。

2. 病原学检查

EBV-IgM/IgG 抗体、EBV-DNA。

3. 常规检查

淋巴结超声、腹部超声。根据患者的临床表现，必要时可行超声心动图、胸部 CT、腹部 CT 等。

三、诊断流程或分类标准

1. IM 的诊断标准

IM 的诊断依据包括临床表现、原发性 EBV 感染的实验室证据和非特异性实验室检查。青少年人群主诉咽痛、发热和疲乏不适，并在体格检查时发现淋巴结肿大和咽炎时，应怀疑为 EBV 感染引起的传染性单核细胞增多症。

IM 的诊断标准包括：①临床症状：发热、咽峡炎、淋巴结肿大。②外周血淋巴细胞比例≥ 50%，异型淋巴细胞≥ 10%。③ EBV 血清学特异性 IgM 抗体阳性。

2. 慢性活动性 EBV 感染的诊断

同时满足以下 3 项标准即可诊断 CAEBV：①持续或反复发作与 IM 类似的临床表现 3 个月以上，包括 IM 样临床表现（发热、淋巴结肿大和肝脾大）；其他系统表现［血液系统（如血细胞减少）、消化系统（如出血和溃疡）、肺（如间质性肺炎）、眼（如视网膜炎）、皮肤（如牛痘样水疱）和心血管系统（包括动脉瘤和心脏瓣膜疾病）］。②具有 EBV 感染的组织病理学证据，需满足下列条件中至少 2 条：血清或血浆 EBV-DNA 阳性或外周血单个核细胞中 EBV-DNA 水平高于 $10^{2.5}$ 拷贝 / 微克 DNA；受累组织中 EBV-EBV 编码的小 RNA（Epstein-Barr virus-encoded RNA，EBER）原位杂交或 EBV- 潜伏膜蛋白 1（latent membrane protein 1，LMP1）免疫组织化学染色阳性；Southern 杂交在组织或外周血中检测出 EBV-DNA。③排除目前已知的自身免疫病、肿瘤性疾病及免疫缺陷病所致上述临床表现。约 24% 的 CAEBV 可合并噬血细胞综合征（hemophagocytic lymphohistiocytosis，HLH），表现为高热、肝脾淋巴结肿大、黄疸、全血细胞减少等，部分患者在病程中可发生淋巴瘤或白血病。

四、鉴别诊断

1. EBV 阴性的单核细胞增多症

约 10% 的单核细胞增多症病例并非由 EBV 所致。巨细胞病毒（cytomegalovirus，CMV）感染可导致类似于 EBV 相关 IM 的症状，但症状通常较轻，以发热时间长、淋巴结肿大不突出、无咽炎或仅有轻度咽炎为主要特征，几乎所有患者均存在肝损伤。血液系统检查结果与 EBV 感染相似。疾病呈自限性，绝大多数患者可康复且无后遗症。检测到 CMV-IgM 抗体或 CMV-DNA 可支持该诊断。此外，人类免疫缺陷病毒（human immunodeficiency virus，HIV）感染也可导致类似 IM 的发热性疾病，最常见的表现为发热、咽痛、肌痛和淋巴结肿大。

2. 化脓性扁桃体炎

以发热、咽痛为主要表现。查体可见扁桃体上有黄白色脓点或脓苔，有颈部淋巴结肿大，常无腋窝淋巴结肿大、腹股沟淋巴结肿大和肝脾大。外周血常规白细胞升高，以中性粒细胞升高为主。需要抗生素治疗。

3. 急性淋巴细胞白血病

表现为发热、淋巴结肿大、肝脾大，血常规及骨髓细胞学检查可进行鉴别。

五、并发症

1. 严重急性并发症

（1）脾破裂：脾大可见于 50% ～ 60% 的 IM 患者，但罕见脾破裂。脾破裂的发生率为（1 ～ 2）/1000 例患者，约 70% 为男性，通常为 30 岁以下。典型表现为腹痛和（或）血细胞比容下降。通常在出现 IM 症状后约 14 天发生。

（2）气道梗阻：相对罕见，因 EBV 可引起鼻咽部、腭和扁桃体肥大及其周围软组织水肿，导致气道阻塞。

表 103-1　其他并发症

发病率	并发症
≥ 1%	气道梗阻 脑膜脑炎 溶血性贫血 链球菌咽峡炎 血小板减少
< 1%	结膜炎 噬血综合征 中性粒细胞减少 胰腺炎 腮腺炎 心包炎 脾破裂

2. 其他并发症（表 103-1）

六、诊断正确书写模板

传染性单核细胞增多症

　　EB 病毒感染

【治疗】

一、治疗原则

IM 的治疗原则主要是支持治疗和对症治疗。急性期需卧床休息，保证入量和热量。

二、治疗流程或治疗 SOP

1. 支持治疗

使用对乙酰氨基酚等非甾体抗炎药治疗发热、咽痛和不适感。肝损害严重者可应用保肝药物（如甘草酸类药物、双环醇、多烯磷脂酰胆碱）。

2. 抗病毒治疗

阿昔洛韦等药物通过抑制病毒多聚酶、终止 DNA 链的延伸而产生相应的抗病毒作用。抗病毒治疗可以降低病毒复制水平和咽部排泌病毒的时间，但并不能减轻病情的严重程度，缩短病程和降低并发症的发生率，因此传染性单核细胞增多症不推荐常规抗病毒治疗。

3. 糖皮质激素治疗

对于某些严重并发症可考虑糖皮质激素治疗：①咽部或喉头有严重病变或水肿者；②严重血小板减少症；③溶血性贫血；④中枢神经系统受累；⑤心肌炎或心包炎。

【预后】

IM 通常为自限性疾病，大多数急性症状在 1 ～ 3 周内缓解。IM 的病死率为 1% ～ 2%，死因包括脾破裂、脑膜炎、心肌炎、气道梗阻、出血等。CAEBV 患者的预后不佳，超过 1/2 的患者在 5 年内因严重并发症死亡。

【出院指导】

建议急性期患者卧床休息，但当发热、咽炎和不适消退后，应鼓励其适当恢复活动。为防止脾破裂，在症状恢复后的 1 个月内应禁止举重物和剧烈运动，直至脾大（可通过 B 超监测）消退。此外，还应注意 EBV 感染后引起的 CAEBV、淋巴瘤等淋巴细胞增殖性疾病，必要时定期随访。

【推荐阅读】

［1］阿伦森，韦特尔 . 传染性单核细胞增多症 . UpToDate 临床顾问，2024. https://www.uptodate.com/contents/zh-Hans/infectious-mononucleosis.

［2］全国儿童 EB 病毒感染协作组，中华实验和临床病毒学杂志编辑委员会 . EB 病毒感染实验室诊断及临床应用专家共识［J］. 中华实验和临床病毒学杂志，2018，32（1）：2-8.

［3］中华医学会儿科学分会感染学组，全国儿童 EB 病毒感染协作组 . 儿童 EB 病毒感染相关疾病的诊断和治疗原则专家共识［J］. 中华儿科杂志，2021，59（11）：905-911.

［4］Sylvester J E，Buchanan B K，Silva T W. Infectious mononucleosis：rapid evidence review［J］. Am Fam Physician，2023，107（1）：71-78.

（陈静　撰写　李晓光　审阅）

第 104 章

病毒性肝炎

【疾病概述】

病毒性肝炎是由多种肝炎病毒引起的以肝损害为主的一组传染性疾病。根据病原学类型，目前已确定的病毒性肝炎包括甲型肝炎、乙型肝炎、丙型肝炎、丁型肝炎和戊型肝炎（表 104-1）。甲型、戊型肝炎以急性肝炎为主要临床类型，主要经粪口途径传播；乙型、丙型、丁型肝炎可表现为急性和慢性肝炎，主要经血液传播、母婴传播和性传播，其中丁型肝炎由感染缺陷病毒所致，只能与乙型肝炎同时存在。各型病毒性肝炎的主要临床表现相似，多为乏力、食欲减退、厌油腻、恶心、腹胀及肝区不适等，部分病例会出现黄疸。

表 104-1　各型病毒性肝炎的特点

项目	甲型肝炎	乙型肝炎	丙型肝炎	丁型肝炎	戊型肝炎
病毒学	RNA 病毒	DNA 病毒	RNA 病毒	缺陷 RNA 病毒	RNA 病毒
传播途径	粪口传播	血液传播、母婴传播、性传播	血液传播、母婴传播、性传播	血液传播、母婴传播、性传播	粪口传播
病程	急	急或慢	急或慢	急或原慢性乙型肝炎急性加重	急

关键词：甲型肝炎；乙型肝炎；丙型肝炎；丁型肝炎；戊型肝炎。

【诊断与鉴别诊断】

一、接诊

1. 问诊要点

现病史：有无消化系统症状，包括乏力，厌油，恶心，腹胀，腹痛（腹痛部位、性质、发作规律等），腹泻（次数、性状等）；症状出现的时间、加重缓解因素。

既往史：是否规律体检，是否有手术史、外伤史、输血史；是否接种过乙型肝炎疫苗等。

流行病学史：询问近期有无接触类似表现的患者；近期是否去过急性病毒性肝炎暴发地区；近期有无进食不洁饮食或饮用可疑污染水。

个人史：近期用药史，有无不洁性生活史、吸毒史、饮酒史等。

家族史：家庭成员是否有病毒性肝炎、肝硬化、肝癌相关病史。

2. 全身体格检查要点

有无巩膜、皮肤黄染，有无结膜出血点，有无角膜色素环（K-F 环），有无肝掌、蜘蛛痣。神经系统体格检查要点包括有无烦躁、易怒、表情欣快或少言寡语、失眠、定向力减退、计算力下降等；腹部体格检查要点包括有无腹壁静脉曲张、肝脾大、腹部压痛、Murphy 征、肝脾叩痛、移动性浊音等。双下肢有无水肿。

二、开检查医嘱

1. 常规检验

血常规、尿常规、粪便常规、肝功能、肾功能、心肌酶、电解质、葡萄糖、血脂、凝血功能（包含凝血酶原活动度）、肿瘤标志物（甲胎蛋白、CA12-5、CA19-9 等）

2. 肝炎病原学

甲型、戊型肝炎抗体（IgM），丙型肝炎抗体，乙型肝炎五项（表面抗原、表面抗体、e 抗原、e 抗体、核心抗体），乙型肝炎病毒脱氧核糖核酸（HBV DNA），丙型肝炎病毒核糖核酸（HCV RNA）。

3. 非嗜肝病毒

EB 病毒、巨细胞病毒抗体（IgM）和 DNA。

4. 免疫学检查

抗核抗体（antinuclear antibody，ANA）、自身免疫肝炎抗体谱包括［抗线粒体抗体（anti mitochondrial antibody，AMA）、抗肝肾微粒体抗体、抗平滑肌抗体等］、免疫球蛋白、补体。

5. 内分泌检查

甲状腺功能。

6. 代谢检查

血清铜、尿铜、铜蓝蛋白、血清铁、铁蛋白等。

7. 影像学检查

腹部影像学（超声、CT、MRI），肝弹性测定。

三、诊断流程或分类标准（图 104-1）

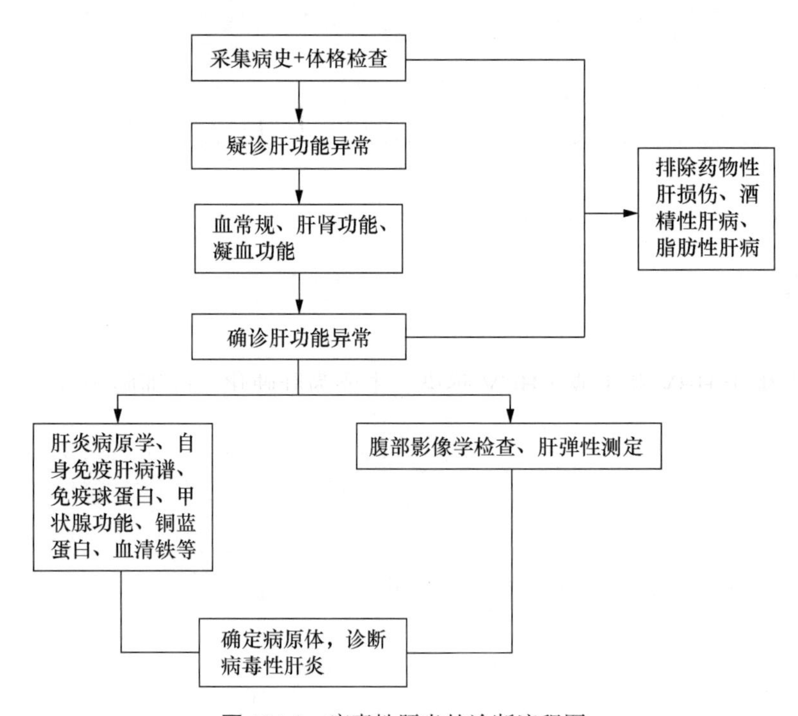

图 104-1　病毒性肝炎的诊断流程图

四、鉴别诊断

1. 自身免疫性肝病

包括原发性胆汁淤积性胆管炎、自身免疫性肝炎、原发性硬化性胆管炎等。确诊需自身抗体检测及组织病理学检查。

2. 酒精性肝病

为排他性诊断，可根据患者饮酒史、有无肝大、血常规及血细胞比容协助诊断。需排除病毒性肝炎、自身免疫性肝病、先天性肝病等进一步诊断。

3. 药物性肝炎

患者有肝损害药物使用史，停药后肝功能可逐渐恢复，再次用药可导致肝功能异常，通常肝炎病毒标志物为阴性。

4. 肝豆状核变性（Wilson 病）

患者眼角膜边缘可发现 K-F 环，血清铜及铜蓝蛋白水平降低，24 h 尿铜＞ 100 μg。

5. 脂肪性肝病

为排他性诊断，可根据患者体重、血脂水平、腹部超声特异性表现等协助诊断。

五、病情评估 / 病情严重程度分级

提示病情严重的指标包括：明显或持续的肝炎症状，神经精神症状（嗜睡、性格改变、烦躁不安、昏迷等），有明显出血倾向；查体可见黄疸进行性加深、扑翼样震颤及病理反射阳性；辅助检查可见凝血酶原活动度（prothrombin activity，PTA）＜ 40% 及凝血酶原时间显著延长（INR ＞ 1.5），胆红素升高[＞ 10 倍正常值上限（upper limit of normal，ULN）]（表 104-2）。

表 104-2 病毒性肝炎的严重程度分级

分级	临床特点
慢性肝炎轻度	病情较轻，可反复出现乏力、头晕、食欲减退、尿色黄、肝区不适，肝功能指标仅 1 项或 2 项轻度异常
慢性肝炎中度	症状、体征、实验室检查介于轻度和重度之间
慢性肝炎重度	有明显或持续的肝炎症状，如乏力、食欲缺乏、腹胀，伴肝病面容、肝掌、ALT 和 AST 水平反复或持续升高，白蛋白水平降低、免疫球蛋白水平升高
肝衰竭	极度乏力，出现严重消化道症状、神经精神症状，INR ＞ 1.5 及 PTA ＜ 40%。胆红素升高（＞ 10 倍正常值），可出现胆酶分离、血氨升高等

ALT，丙氨酸转氨酶；AST，天冬氨酸转氨酶；INR，国际标准化比值；PTA，凝血酶原活动度。

六、并发症

肝内并发症多发生于 HBV 和（或）HCV 感染，主要为肝硬化、肝细胞癌等。肝外并发症包括胆道炎症、胰腺炎、糖尿病、甲状腺功能亢进症、再生障碍性贫血、溶血性贫血、心肌炎、肾小球肾炎、肾小管性酸中毒等。

不同病原体所致的重型肝炎均可发生严重并发症，主要包括以下几种。

1. 肝性脑病

肝功能不全引起的神经精神综合征，可发生于重型肝炎和肝硬化。常见诱因为上消化道出血、高蛋白饮食、感染、大量排钾利尿、大量放腹水、使用镇静剂等。

2. 上消化道出血

主要原因包括：①凝血因子、血小板减少；②胃黏膜广泛糜烂和溃疡；③门静脉高压。上消化道出血又可诱发肝性脑病、腹腔积液、感染、肝肾综合征等。

3. 肝肾综合征

通常是严重肝病的终末期表现。约 1/2 的病例存在出血、大量放腹腔积液、大量利尿、严重感染等诱

因。主要表现为少尿或无尿、氮质血症、电解质紊乱。

4. 感染

重型肝炎易发生难以控制的感染，多见于胆道、腹膜、肺，以革兰氏阴性杆菌为主，细菌主要来源于肠道，且肠道微生态失衡与内源性感染的出现密切相关。

七、诊断正确书写模板

病毒性肝炎 甲型 / 乙型 / 丙型 / 戊型 急性 / 慢性 活动性

【治疗】

一、治疗原则

病毒性肝炎的治疗根据不同病原体、不同临床类型及组织学损害而异。各型肝炎的治疗原则均为充分休息、合理饮食，辅以适当药物治疗，避免饮酒、过劳和应用损害肝功能的药物。

二、治疗流程或治疗 SOP（图 104-2）

1. 急性肝炎

（1）一般治疗：甲型、戊型肝炎患者应进行消化道隔离。适当休息，合理饮食，适当的高蛋白、高热量、高维生素、易消化食物有利于肝修复。避免饮酒和应用损害肝功能的药物。

（2）抗病毒治疗：除急性丙型肝炎外，一般不建议抗病毒治疗，除急性丙型肝炎外，HCV RNA 阳性者应尽快开始抗病毒治疗。

（3）抗炎、抗氧化、保肝治疗：对肝组织炎症明显或丙氨酸转氨酶（alanine transaminase，ALT）水平明显升高的患者，可酌情使用甘草酸制剂、水飞蓟素制剂、多不饱和卵磷脂制剂和双环醇等，但不宜多药联用。

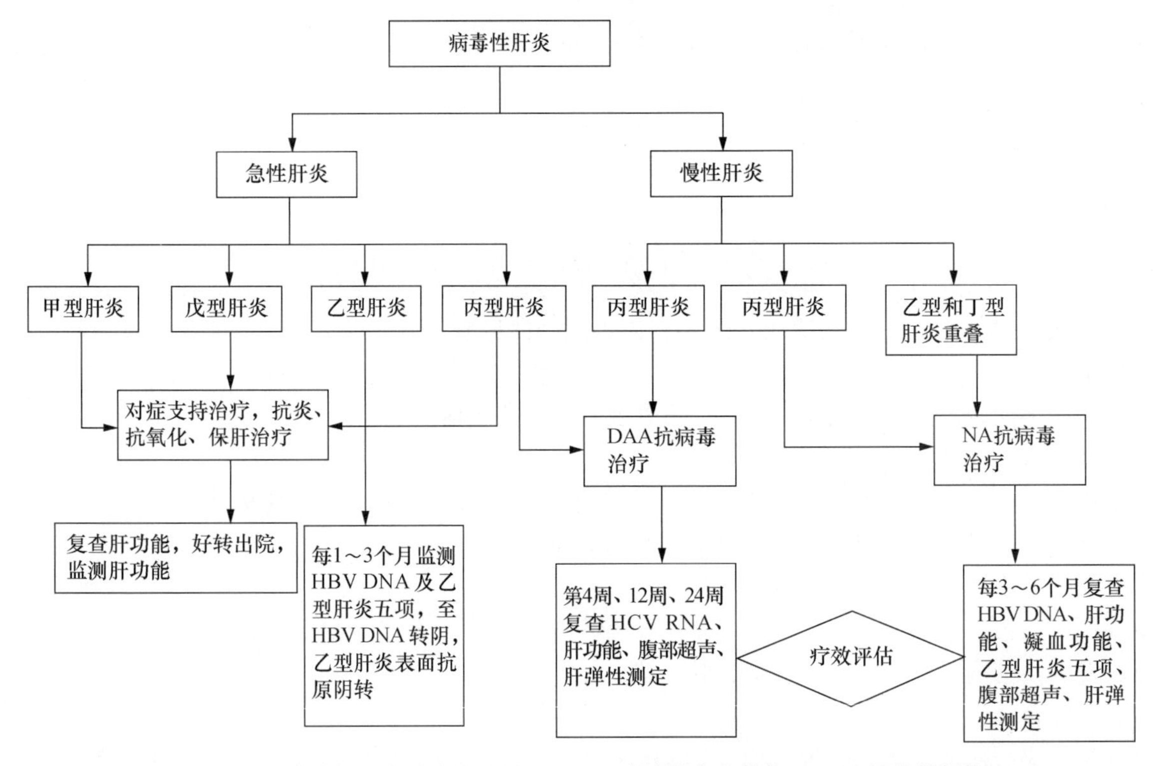

图 104-2　病毒性肝炎治疗流程图。DAA，直接抗病毒药物；NA，核苷类似物

2. 慢性肝炎

（1）一般治疗：适当休息，合理饮食，适当的高蛋白、高热量、高维生素、易消化食物有利于肝修复。避免饮酒和应用损害肝功能的药物。

（2）乙型肝炎抗病毒治疗（图 104-3）：最大限度地长期抑制病毒复制，减少传染性，改善肝功能，减轻肝组织病变，减少或延缓肝硬化、肝衰竭和肝细胞癌（hepatocellular carcinoma，HCC）的发生，延长生存时间，对部分患者应尽可能追求临床治愈。

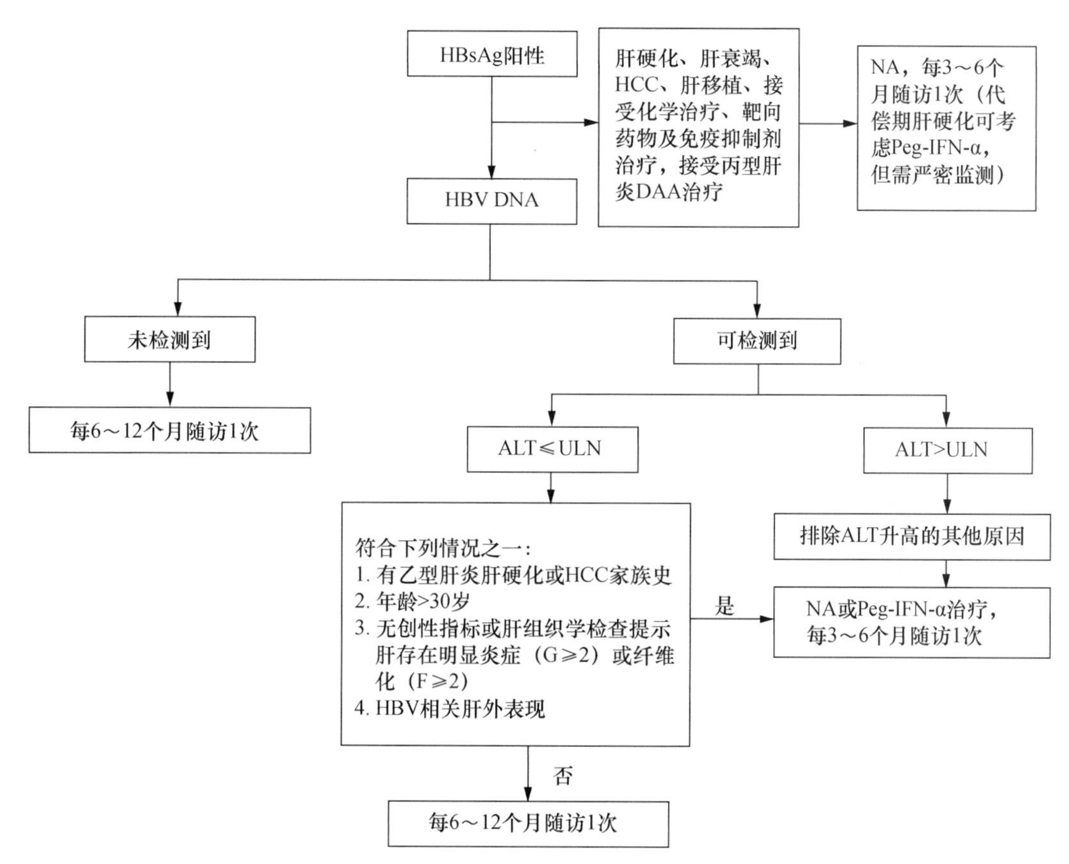

图 104-3 HBsAg 阳性患者抗病毒治疗流程图。DAA，直接抗病毒药物；NA，核苷类似物；ALT，丙氨酸转氨酶；HCC，肝细胞癌；ULN，正常值上限

乙型肝炎抗病毒治疗的适应证：①对于血清 HBV DNA 阳性、ALT 持续异常（＞ULN），且排除其他原因所致者，建议抗病毒治疗。②对于血清 HBV DNA 阳性者，无论 ALT 水平高低，符合下列情况之一者，建议抗病毒治疗：有乙型肝炎肝硬化家族史或肝细胞癌家族史；年龄＞30 岁；无创指标或肝组织学检查提示肝存在明显炎症（G ≥ 2）或纤维化（F ≥ 2）；有 HBV 相关肝外表现（如 HBV 相关性肾小球肾炎等）。③临床确诊为代偿期和失代偿期乙型肝炎肝硬化患者，无论 ALT 和 HBV DNA 水平及是否 HBeAg 阳性，均建议抗病毒治疗。同时，应注意寻找并治疗肝硬化的其他病因（如酒精、肥胖、糖尿病、自身免疫或遗传代谢性肝病等）。

乙型肝炎抗病毒治疗药物：首选核苷类似物（nucleoside analogue，NA）[恩替卡韦（ETV）、富马酸替诺福韦二吡呋酯片（TDF）、富马酸丙酚替诺福韦（TAF）、艾米替诺福韦（TMF）] 或长效干扰素 α（Peg-IFN-α）治疗。

（3）丙型肝炎抗病毒治疗：HCV RNA 阳性且无禁忌证的丙型肝炎患者均应进行抗病毒治疗。首选抗 HCV 直接抗病毒药物（direct antiviral agent，DAA）。

丙肝抗病毒治疗方案：①索磷布韦 / 维帕他韦，治疗基因 1 ～ 6 型初治或 PRS 经治（既往经过规范的 Peg-IFN-α 联合利巴韦林治疗）的患者，无肝硬化或代偿期肝硬化者疗程为 12 周，针对基因 3 型代偿期肝硬化可考虑联合利巴韦林，失代偿期肝硬化患者联合利巴韦林，疗程为 12 周。②基因 1b 型可选择来迪派韦 / 索磷布韦，治疗初治及 PRS 经治患者，无肝硬化及代偿期肝硬化患者疗程为 12 周。③失代偿期肝硬化患者，索磷布韦 / 维帕他韦联合利巴韦林治疗 12 周，若无法耐受利巴韦林，单药疗程延长至 24 周。

（4）抗炎、抗氧化、保肝治疗：对肝组织炎症明显或 ALT 水平明显升高的患者，可酌情使用甘草酸制剂、水飞蓟素制剂、多不饱和卵磷脂制剂和双环醇等。

3. 重型肝炎的治疗

（1）支持和对症治疗：卧床休息，重症监护，给予以碳水化合物为主的营养支持治疗，减少脂肪和蛋白质分解。提供充足的白蛋白，尽可能减少饮食中蛋白质，维持正氮平衡、血容量和胶体渗透压，减少脑水肿和腹腔积液的发生，补足维生素。

（2）抗病毒治疗：乙型肝炎肝衰竭患者 HBV 复制活跃，应尽早抗病毒治疗。选择以 NA 为主，抗病毒治疗对降低病死率及长期预后有重要意义。

（3）免疫调节：重型肝炎早期多以免疫亢进为主，后期以免疫抑制为主。早期可适当使用激素，但必须严格掌握适应证，对于发病时间早、无肝硬化及其他激素禁忌证的患者，可短程使用。

（4）人工肝支持系统：包括血浆置换、特异性胆红素吸附、血液滤过、血液透析等，主要作用是清除患者血中毒性物质，为肝细胞再生或为肝移植做准备。

三、重要治疗医嘱（表 104-3）

表 104-3　病毒性肝炎重要治疗方案

疾病	常用药物	疗程
慢性乙型肝炎	恩替卡韦 0.5 mg，qd 富马酸替诺福韦二吡呋酯片 300 mg，qd 富马酸丙酚替诺福韦 25 mg，qd 艾米替诺福韦 25 mg，qd Peg-IFN-α 135 μg/180 μg，每周 1 次	长期，停药需根据医嘱 长期，停药需根据医嘱 长期，停药需根据医嘱 长期，停药需根据医嘱 48 周，最多 96 周
丙型肝炎	索磷布韦 / 维帕他韦 1 片，qd	12 周
丙型肝炎肝硬化代偿期（基因 3 型）	索磷布韦 / 维帕他韦 1 片，qd ＋利巴韦林（体重＜ 75 kg 者 1000 mg/d，＞ 75 kg 者 1200 mg/d）	12 周
丙型肝炎肝硬化失代偿期	索磷布韦 / 维帕他韦 1 片，qd ＋利巴韦林（体重＜ 75 kg 者 1000 mg/d，＞ 75 kg 者 1200 mg/d）	12 周
保肝药	异甘草酸镁 / 甘草酸二铵 200 mg，tid 多烯磷脂酰胆碱 456 mg，tid 水飞蓟素 140 mg，tid	根据医嘱 根据医嘱 根据医嘱
缓解胆汁淤积	熊去氧胆酸 250 mg，tid 丁二酸腺苷蛋氨酸 500 mg，bid	根据医嘱 根据医嘱

以上治疗适用于肌酐清除率＞ 50 ml/min 的患者。需视具体病情遵医嘱调整剂量。bid，2 次 / 日；qd，1 次 / 日；tid，3 次 / 日。

【预后】

甲型肝炎与戊型肝炎通常为自限性感染，预后良好，一般不会发展为慢性肝炎。自 DAA 上市以来，丙型肝炎的治愈率明显提高。慢性乙型肝炎患者抗病毒治疗适应证的扩大，使肝硬化、肝细胞癌的发生率较前有所下降。进展为重型肝炎、肝硬化失代偿期的患者，若未得到及时有效的治疗，病死率较高。

【出院指导】

出院后序贯口服抗炎保肝药物，直至肝功能［ALT、天冬氨酸转氨酶（aspartate transaminase，AST）、碱性磷酸酶（alkaline phosphatase，ALP）、γ- 谷氨酰转移酶（γ-glutamyl transferase，GGT）、总胆红素（total bilirubin，TBil）等］指标恢复正常后停药；注意休息，逐渐增加劳动量，1 个月后门诊复查肝功能。

慢性乙型肝炎患者需长期口服 NA，不能自行停药。每 3 个月复查血常规，肝功能（ALT、AST、ALP、GGT、TBil 等），凝血功能，HBV DNA，乙型肝炎五项，腹部超声，肝弹性。

丙型肝炎患者口服 DAA 满 12 周，开始抗病毒后 4 周、12 周、24 周复查血常规，肝功能（ALT、AST、ALP、GGT、TBil 等），凝血功能，HCV RNA，腹部超声，肝弹性。

若出现肝硬化腹腔积液，应限水利尿，监测电解质及肾功能，每日监测体重、腹围，每月进行腹腔积液超声监测，避免感染。肝硬化食管胃底静脉曲张严重者，病情许可时可积极行胃镜套扎等治疗，软食为主。此外，患者应注意观察神志情况，进行定向力、计算力评估，保持大便通畅，可口服乳果糖酸化肠道，利福昔明改善肠道微生态环境，降低肝性脑病的风险。

【推荐阅读】

［1］中华医学会肝病学分会，中华医学会感染病学分会．慢性乙型肝炎防治指南（2022 年版）［J］．中华传染病杂志，2023，41（1）：3-28.
［2］李兰娟，任红．传染病学［M］．9 版．北京：人民卫生出版社，2018.

（程然　撰写　胥婕　审阅）

第 105 章

新型冠状病毒感染

【疾病概述】

新型冠状病毒感染（又称 2019 冠状病毒病，COVID-19）是一种急性呼吸道传染病。新型冠状病毒可在复制过程中不断适应宿主而产生突变。世界卫生组织共提出 5 个“关切变异株（variant of concern，VOC）”，分别为阿尔法（Alpha）、贝塔（Beta）、伽玛（Gamma）、德尔塔（Delta）和奥密克戎（Omicron）。相比于其他 VOC，奥密克戎变异株的传播力和免疫逃逸能力显著增强。

关键词：COVID-19。

【诊断与鉴别诊断】

一、接诊

1. 问诊要点

2 ～ 4 天内是否接触类似发热伴呼吸道症状的人群或明确诊断新型冠状病毒感染的人群；新型冠状病毒疫苗接种史；有无高危因素（年龄＞ 60 岁、基础疾病、免疫抑制人群、妊娠状态、体重指数＞ 30 kg/m^2、吸烟史）；平素用药种类；发病时间（发热第几天）、呼吸道症状及全身伴随症状；来诊前用药及病情变化情况。

2. 全身体格检查要点

重点检查呼吸系统，关注呼吸频率、指端氧合状况、口唇甲床有无发绀，有无双肺啰音。关注有无基础疾病加重的表现，如神志改变、端坐呼吸、心音、心律、双下肢水肿等。

二、开检查医嘱

1. 病程＜ 5 天的非高危人群：血常规、C 反应蛋白。

2. 病程＞ 5 天或有高危因素的人群：血常规、C 反应蛋白、白介素 -6、铁蛋白、凝血功能、肝功能、肾功能、心肌酶、肌钙蛋白、脑钠肽、降钙素原、胸部 CT。

3. 新型冠状病毒检测：可先进行新型冠状病毒抗原快速检测，如果结果阴性但有高危因素的人群需进一步完善新型冠状病毒核酸检测。

三、诊断流程或分类标准

根据是否合并肺炎及肺炎严重程度进行临床分型：①轻型：上呼吸道感染，无肺炎。②中型：持续高热＞ 3 天或（和）咳嗽、气促等，但呼吸频率＜ 30 次 / 分、指氧饱和度＞ 93%；影像学检查可见新型冠状病毒肺炎表现。③重型：符合以下情况之一：出现气促，呼吸频率≥ 30 次 / 分；静息状态下，吸入空气时指氧饱和度≤ 93%；氧合指数≤ 300 mmHg；临床症状进行性加重，肺部影像学检查显示 24 ～ 48 h 内病灶明显进展＞ 50%。④危重型：符合以下情况之一，包括出现呼吸衰竭，且需要机械通气，出现休克或合并其他器官功能衰竭需重症监护病房治疗。

四、鉴别诊断

1. 甲型流感病毒肺炎

患者发病处于流行性感冒高发季节，有接触史，全身中毒症状重。胸部 CT 表现为单侧或双侧局灶或多发磨玻璃影，伴或不伴实变，沿支气管血管束分布或胸膜下分布。确诊需病原学检测。

2. 腺病毒肺炎

有接触史，咳嗽、咳痰，伴全身症状。白细胞计数正常，C 反应蛋白水平升高。胸部 CT 提示单发或多发实变影及磨玻璃影。确诊需病原学检测。

3. 支原体肺炎

儿童和青少年常见。发热伴咳嗽明显。胸部 CT 表现为小叶中心结节、实变等，可见支气管壁增厚、“树芽征”。实验室检查支原体核酸及抗体阳性。

五、病情评估 / 病情严重程度分级

重型 / 危重型早期预警指标包括：①低氧血症或呼吸窘迫进行性加重；②组织氧合指标（如指氧饱和度、氧合指数）恶化或乳酸进行性升高；③外周血淋巴细胞计数进行性降低或炎症因子（如 IL-6）、C 反应蛋白、铁蛋白等进行性升高；④ D- 二聚体水平呈进行性升高；⑤胸部影像学显示肺部病变明显进展。

六、诊断正确书写模板

新型冠状病毒感染 轻型 / 中型 / 重型 / 危重型

【治疗】

一、治疗原则

轻型非高危患者给予对症治疗。轻型 / 中型的高危患者给予抗病毒治疗。重型 / 危重型患者给予免疫治疗及支持治疗。有高危因素且病情进展较快的中型 / 重型 / 危重型患者，在无禁忌证的情况下可给予抗凝治疗。

二、治疗流程或治疗 SOP

1. 抗病毒治疗

（1）奈玛特韦 / 利托那韦：适用于发病＜ 5 天的轻型、中型且伴有进展为高危因素的成年患者。不可与高度依赖 CYP3A 清除且血浆浓度升高会导致严重和（或）危及生命的不良反应的药物联用，如氯吡格雷、阿托伐他汀、瑞舒伐他汀、他克莫司等。只有母亲的潜在获益大于对胎儿的潜在风险时，才能在妊娠期间使用，不建议在哺乳期使用。重度肝损伤、肌酐清除率＜ 30 ml/min 者禁用。

（2）莫诺拉韦：适用于发病＜ 5 天的轻型、中型且伴有进展为高危因素的成年患者。无联合用药禁忌，肝肾功能异常者正常剂量使用，无须调整剂量，包括血液透析患者。不建议在妊娠期和哺乳期使用。可溶于水鼻饲。

（3）来瑞特韦：适用于 18 岁以上的轻型、中型患者，于症状出现 5 天内使用。肝肾功能不全者无临床数据。本药为 CYP3AP-p 底物及 CYP2C19、CYP3A 的抑制剂，联用经过上述酶代谢的药物时可能产生相互作用。

（4）先诺特韦 / 利托那韦：适用于 18 岁以上轻型、中型患者，于症状出现 5 天内尽早服用。肝肾功能不全者的用药安全性未知。药物相互作用可参考奈玛特韦 / 利托那韦。

2. 免疫治疗

（1）糖皮质激素：对于氧合指标进行性恶化、影像学进展迅速、呈炎症反应过度激活状态的重型和

危重型病例，可酌情短期内（不超过 10 天）使用糖皮质激素，必要时可加用保护胃黏膜的药物。

（2）白介素 -6 受体阻滞剂（托珠单抗）：对于重型、危重型且白介素 -6 水平明显升高者，在应用糖皮质激素的基础上加用托珠单抗。需要患者知情同意。有结核等活动性感染者禁用。中性粒细胞 ＜ 0.2×10^9/L、血小板＜ 50×10^9/L、活动性肝病及转氨酶＞ 10 倍 ULN 者，不推荐使用。肾功能不全者无需调整剂量。

3. 抗凝治疗

用于具有高危因素、病情进展较快的中型病例，以及重型和危重型病例，无禁忌证的情况下可给予预防剂量的低分子量肝素皮下注射。

抗凝治疗的注意事项包括：①严重的凝血障碍者禁用。②血小板计数明显下降，低于原水平的 30% 者禁用。③活动性消化道溃疡或有出血倾向的器官损伤患者禁用。④急性感染性心内膜炎，心脏瓣膜置换术所致的感染患者禁用。⑤难以控制的高血压患者禁用。⑥出血性脑卒中患者禁用。⑦肾功能不全者需要调整剂量（肌酐清除率为 30 ～ 50 ml/min 者，剂量减半；肌酐清除率＜ 30 ml/min 者，建议应用普通肝素）。

4. 俯卧位通气

病情进展快的中型、重型及危重型患者可进行规范的俯卧位通气，建议每天≥ 12 h。

5. 呼吸支持治疗

重型、危重型患者可采取鼻导管吸氧、面罩吸氧、经鼻高流量吸氧、无创呼吸机及有创呼吸机通气等支持治疗。

三、重要治疗医嘱

1. 奈玛特韦 / 利托那韦：奈玛特韦 300 mg 与利托那韦 100 mg 同时口服，每 12 h 1 次，共 5 天。肌酐清除率＜ 60 ml/min 者，调整剂量为奈玛特韦 150 mg 与利托那韦 100 mg 同时服用，每 12 h 1 次，共 5 天。

2. 莫诺拉韦：每次口服 800 mg，每 12 h 1 次，共 5 天。

3. 来瑞特韦：400 mg，随餐口服，3 次 / 日，共 5 天。

4. 先诺特韦 / 利托那韦：先诺特韦 750 mg/ 利托那韦 100 mg，空腹口服，每 12 h 1 次，共 5 天。

5. 糖皮质激素：地塞米松 6 mg/d，或甲泼尼龙 40 mg/d，7 ～ 10 天。

6. 托珠单抗：首次剂量 4 ～ 8 mg/kg，生理盐水稀释至 100 m1，输注时间＞ 1 h。首次用药疗效不佳者，可在首次用药 12 h 后追加应用 1 次（剂量同前），单次最大剂量≤ 800 mg。同时应注意过敏反应。

【预后】

新型冠状病毒感染主要以轻型为主，预后大多较好，但有高危因素的患者可进展为重型、危重型，病死率明显升高。有高危因素的人群发病早期应尽早口服抗病毒药物，以降低重型及危重型的发病率，改善预后。

【出院指导】

保持积极乐观的心态，适量运动，巩固治疗效果，增强心肺功能。严格按医嘱执行用药方案，按规定时间门诊复诊。

【推荐阅读】

[1] 国家卫生健康委办公厅 . 新型冠状病毒感染诊疗方案（试行第十版）[EB/OL]. [2024-05-15]. https://www.gov.cn/zhengce/zhengceku/2023-01/06/5735343/files/5844ce04246b431dbd322d8ba10afb48.pdf.

（邓忠华　撰写　路明　审阅）

第 106 章

流行性感冒

【疾病概述】

流行性感冒（以下简称流感）是由流行性感冒病毒引起的一种急性呼吸道传染病。甲型和乙型流感病毒每年呈季节性流行。流感主要通过打喷嚏和咳嗽等飞沫传播。在特定场所，如人群密集且密闭或通风不良的房间内也可通过气溶胶传播。流感患者是主要传染源，其次为隐性感染者。从潜伏期末到急性期均有传染性，一般通过呼吸道分泌物持续排毒 3 ～ 7 天，儿童、免疫功能受损及危重患者排毒时间可超过 1 周。流感虽然多呈自限性，但部分患者（包括老年人、幼儿、孕产妇、肥胖者和有慢性基础疾病的高危人群）可因肺炎等并发症发展成重症病例。少数病例进展快，可发生急性呼吸窘迫综合征、急性坏死性脑病或多器官功能不全等，甚至死亡。早诊早治对加强流感医疗救治工作、降低重症发生率和病死率、减少疾病进一步传播具有重要作用。

关键词：流感；流感样病例；重症流感；抗病毒治疗。

【诊断与鉴别诊断】

一、接诊

1. 问诊要点

（1）全身症状：发热时间、体温峰值，是否伴有畏寒、寒战、头痛，有无全身肌肉关节疼痛、乏力、食欲减退。

（2）呼吸系统症状：有无鼻塞、流涕、咽喉痛、咳嗽，是否咳痰，痰量及性状，有无喘憋、胸闷及胸痛。

（3）其他系统症状：有无意识变化、心悸、恶心、呕吐、腹泻、尿痛及尿量变化。

（4）有无发热或流感样症状患者接触史。

2. 全身体格检查要点

重点关注呼吸系统查体，有无咽充血、扁桃体肿大及化脓灶，肺部听诊有无干、湿啰音及哮鸣音，关注外周血氧饱和度有无降低；若有神经系统、心血管系统及消化系统受累，关注相应系统查体表现。

二、开检查医嘱

1. 常规检查

血常规、血生化、动脉血气分析、影像学检查（如胸部 CT）。

2. 流感病毒检测

在具备核酸检测能力的医疗机构，建议送检鼻咽拭子或口咽拭子检测流感病毒核酸。在不具备核酸检测能力的医疗机构，可选择送检鼻咽拭子或口咽拭子检测流感病毒抗原。

（1）流感病毒核酸检测的敏感性和特异性高（90% ～ 95%），且能区分病毒类型和亚型。

（2）流感病毒抗原检测：临床最常用，敏感性（50%～70%）低于病毒核酸检测，但特异性＞90%。因此，在流感流行季，抗原检测结果阳性，支持诊断，但阴性结果不能排除诊断。在流感低发时期，需警惕流感抗原检测结果假阳性的可能。

三、诊断流程或分类标准（图 106-1）

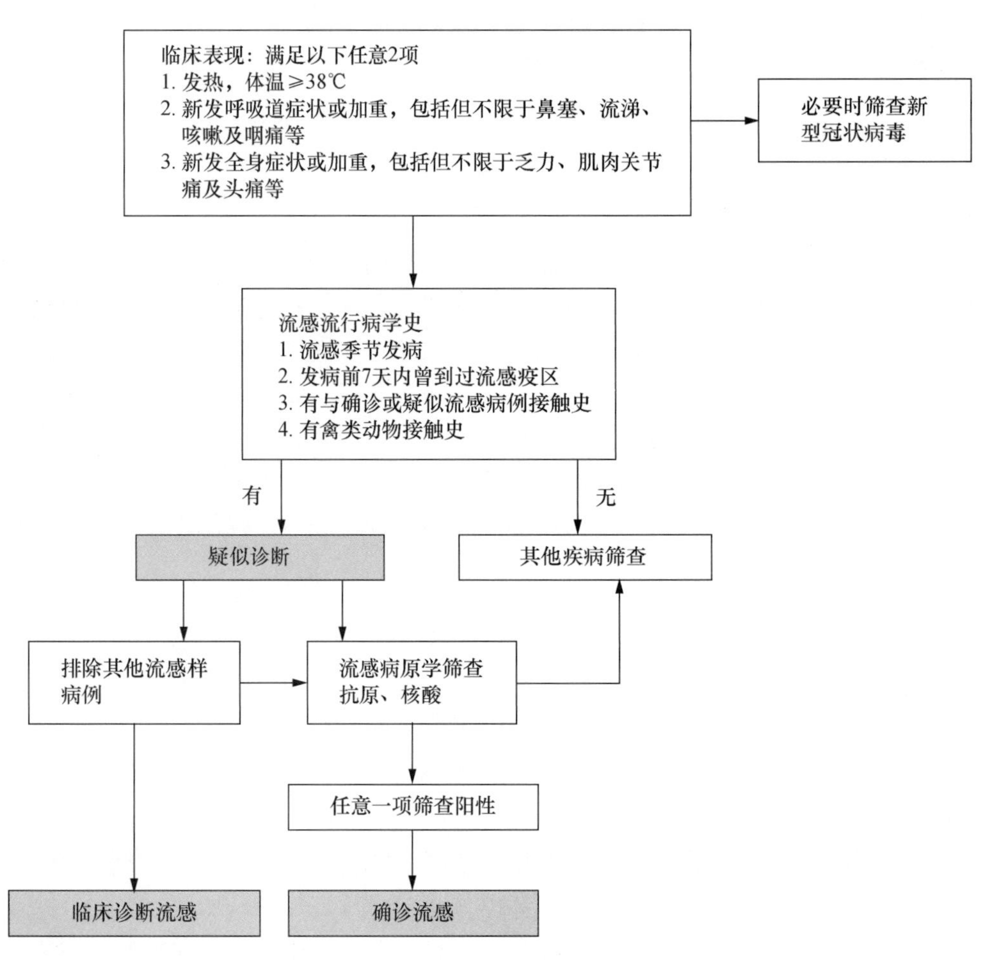

图 106-1　流感的诊断流程图。流感样病例的定义：突然发热（腋温≥38℃）伴咳嗽或咽痛，但缺乏实验室确诊为某种疾病的病例。所有呼吸道病毒均会导致类似的症状和体征。在流感流行季，流感样病例的病原学以流感病毒为主，也可为其他病原体。在流感流行季，将出现流感样症状的患者作为可能感染流感病毒的患者进行评估和治疗是合理的

四、鉴别诊断

1. 普通感冒

一般由鼻病毒等引起，全身症状较轻，呼吸道局部症状较重，为自限性疾病，并发症少。

2. 不同类型病毒混合感染

0.3%～3% 的流感患者存在新型冠状病毒感染（COVID-19）和流感病毒共感染。确诊需病原学检查。

五、病情评估 / 病情严重程度分级

重症流感高危人群感染流感病毒后易发展为重症病例，主要包括以下人群：①年龄＜5 岁的儿童（年龄＜2 岁更易发生严重并发症）。②年龄≥65 岁的老年人。③伴有以下疾病或状况者：慢性呼吸系统疾病、心血管疾病（高血压除外）、肾病、肝病、血液系统疾病、神经系统及神经肌肉疾病、代谢及内分泌

系统疾病、恶性肿瘤、免疫功能抑制等。④肥胖者，体重指数（body mass index，BMI）> 30 kg/m²。⑤妊娠及围产期女性（分娩后 2 周）：妊娠期女性发生流感的临床表现与普通患者相似，但流感相关肺炎易更严重，早产及胎儿死亡风险增加。

推荐采用快速序贯器官衰竭评分（quick sequential organ failure assessment，qSOFA）对可疑、临床诊断或确诊流感患者进行首诊病情评估（表 106-1）。

表 106-1　qSOFA

项目	分值
收缩压≤ 100 mmHg	1
呼吸≥ 22 次 / 分	1
精神状态改变：格拉斯哥昏迷评分（GCS）< 13 分	1

qSOFA 总分 0 ～ 3 分。qSOFA 为 0 ～ 1 分，可考虑在门诊或普通病房治疗；≥ 2 分应考虑收入 ICU 治疗。

按疾病严重程度，流感可分为以下类型。

1. 普通型

有流感样症状，但无肺部和肺外器官累及。

2. 重型

符合以下情况之一可诊断为重症流感：①持续高热> 3 天，伴有剧烈咳嗽，咳脓痰、血痰或胸痛；②呼吸频率快，呼吸困难，口唇发绀；③神志改变：反应迟钝、嗜睡、躁动、惊厥等；④严重呕吐、腹泻，出现脱水表现；⑤合并肺炎：流感相关性肺炎包括由流感病毒本身引起的单纯性流感病毒肺炎，以及在流感的基础上同时感染或共感染其他病原体引起的肺炎，常见病原体包括金黄色葡萄球菌、肺炎链球菌、化脓性链球菌和流感嗜血杆菌，偶见其他革兰氏阴性杆菌；⑥原有基础疾病明显加重；⑦需要住院治疗的其他临床情况。

3. 危重型

满足以下情况之一可诊断为危重型流感：①进展性呼吸衰竭，需进行机械通气治疗。②休克。③急性坏死性脑病。④多脏器功能不全。⑤其他需进行监护治疗的严重临床情况。

六、并发症

部分高危人群可出现并发症。肺炎是最常见的并发症，其他并发症包括神经系统损伤、心脏损伤、肌炎、横纹肌溶解和脓毒症休克等。

七、诊断正确书写模板

流行性感冒
　　甲型流感
　　乙型流感

【治疗】

一、治疗原则

发病 48 h 内进行抗病毒治疗可减少并发症，降低病死率；发病时间超过 48 h 的重症患者仍可从抗病毒治疗中获益。对于非重症且无重症流感高危因素的患者，应充分评估风险和收益，考虑是否给予抗病毒治疗。

为减少并发症和严重疾病的发生风险，建议对具有以下情况之一的疑似或确诊流感患者立即启动抗病毒治疗，无须等待病原学确诊结果：①重症流感；②有流感样症状伴有重症流感高危因素；③在流感流行季，对于出现流感样症状的妊娠期女性或产后 4 周内的产妇，或在确诊流感后，无论病程长短，排除其他可能病因后，应尽快给予标准剂量的奥司他韦抗病毒治疗。妊娠期间使用奥司他韦对胎儿是安全的，且未发现明显不良妊娠结局。

二、治疗流程或治疗 SOP

目前的抗病毒药物主要为病毒 RNA 聚合酶抑制剂（玛巴洛沙韦）和神经氨酸酶抑制剂（奥司他韦、帕拉米韦）。抗病毒治疗疗程一般为 5 ～ 7 天，疗程结束后若病情仍很严重、有病毒复制依据或处于免疫抑制状态时，可考虑延长抗病毒疗程至 10 ～ 14 天。

三、重要治疗医嘱（表 106-2）

表 106-2　常用抗病毒药物

项目	奥司他韦	帕拉米韦	玛巴洛沙韦
适应证	所有甲型流感和乙型流感病例	重症病例、无法接受口服或口服药物疗效不佳者	≥ 5 周岁的普通型甲型和乙型流感病例
剂型	口服制剂	静脉制剂	口服制剂
剂量	75 mg，bid，疗程 5 天	300 ～ 600 mg，静脉滴注，qd，疗程 1 ～ 5 天	体重 40 ～ 80 kg 者，单次口服 40 mg；体重≥ 80 kg 者，单次口服 80 mg
剂量调整	老年人、轻中度肝损伤及妊娠期女性无需调整剂量，肾功能不全者需调整剂量	肾功能不全者需调整剂量	肌酐清除率≥ 50 ml/min 者无须调整剂量；重度肝肾损害、妊娠及哺乳期用药尚无数据

bid，2 次 / 日；qd，1 次 / 日。

【预防】

接种疫苗是预防流感的最有效手段。推荐重症流感高危人群（孕妇、6 个月至 5 岁的儿童、老年人和有基础疾病的人群），以及医疗保健工作者和护理人员每年秋季接种 1 次流感疫苗。此外，抗病毒药物不可代替流感疫苗接种，不应用于常规预防或广泛使用于暴露前预防。但是，抗病毒药物对特殊人群的保护具有重要的补充作用，尤其是在我国内地居民流感疫苗普及程度普遍较低的情况下。

1. 暴露前预防

有重症流感高危因素且未接种流感疫苗的人群，其所在社区出现流感暴发时，建议进行暴露前预防用药，可考虑使用奥司他韦或玛巴洛沙韦预防流行性感冒。未接种流感疫苗的人群若符合疫苗接种适应证，应尽快接种流感疫苗，暴露前用药应持续至疫苗接种后 2 周。

2. 暴露后预防

（1）有重症流感高危因素且未接种流感疫苗的人群，若与确诊或疑似流感患者密切接触且在 48 h 内，建议进行暴露后预防用药，可考虑使用奥司他韦或玛巴洛沙韦预防流感。具备接种流感疫苗条件的个人，应尽快接种流感疫苗，暴露后用药应持续至疫苗接种后 2 周。

（2）有重症流感高危因素的人群，且在当前流感流行季已接种流感疫苗超过 2 周，若与确诊或疑似流感患者有密切接触，应谨慎评估风险和获益，决定是否行暴露后预防用药。其间观察流感相关症状，如果出现相关症状，立即按照流感进行用药治疗。

【推荐阅读】

[1] 成人流行性感冒抗病毒治疗共识专家组. 成人流行性感冒抗病毒治疗专家共识[J]. 中华传染病杂志，2022，40(11)：641-655.

[2] 国家卫生健康委员会，国家中医药管理局. 流行性感冒诊疗方案（2020 年版）[J]. 中华临床感染病杂志，2020，13(6)：401-405，411.

[3] 中国医师协会急诊医师分会，中华医学会急诊医学分会，中国急诊专科医联体，等. 成人流行性感冒诊疗规范急诊专家共识（2022 版）[J]. 中华急诊医学杂志，2023，32(1)：17-31.

（苏元波　撰写　路明　审阅）

第107章 中枢神经系统感染

【疾病概述】

中枢神经系统感染是一组以中枢神经系统为主要感染部位的感染性疾病。主要临床表现为发热、头痛、意识障碍等。查体可见脑膜刺激征阳性。主要辅助检查为腰椎穿刺及脑脊液相关检查。主要治疗原则是抗感染治疗和对症降颅压治疗。部分细菌性脑膜炎进展迅速，病死率高。

关键词：中枢神经系统感染；颈强直；腰椎穿刺；脑脊液。

【诊断与鉴别诊断】

一、接诊

1. 问诊要点

对于以发热、头痛或意识障碍为主诉就诊的患者，应注意以下病史采集。

（1）现病史：病程时间（＜2周为急性，2～4周为亚急性，＞4周为慢性），病程中有无皮疹、恶心、喷射样呕吐、精神异常。

（2）既往史：有无高血压、糖尿病、肝肾病、脑血管畸形等基础疾病；有无结核病史，有无系统性红斑狼疮等自身免疫病及服用免疫抑制剂相关病史，有无癫痫、肿瘤、精神疾病病史；头颈部手术史、外伤史、特殊用药史及是否过量服药。

（3）流行病学史及个人史：有无蚊虫叮咬史、热带地区旅居史、结核患者接触史。工作及居住环境（潮湿发霉、饲养鸽子等）、牛羊接触史、毒物接触史。

2. 全身体格检查要点

（1）生命体征：详细记录血压、心率、呼吸频率。

（2）头部查体：双侧瞳孔大小及对光反射，鼻窦区压痛，双侧外耳道有无溢脓、红肿，面部皮肤有无疖肿、痤疮。

（3）全身皮肤有无皮疹，有无皮肤瘀点、瘀斑。

3. 专科检查要点

（1）高级神经活动检查：充分评估意识状态（清醒、嗜睡、昏睡、昏迷），有无谵妄。若存在意识障碍，可进行格拉斯哥昏迷评分（Glasgow coma score，GCS）。

（2）躯体神经检查：包括颅神经检查，运动、感觉、共济功能检查，反射检查（深反射和浅反射）。

（3）病理征：Babinski征（巴氏征）、Chaddock征、Oppenheim征、Gordon征。

（4）脑膜刺激征：包括颈强直、Brudzinski征（布氏征）、Kernig征（克氏征）。

二、开检查医嘱

1. 常规检验

血常规、肝肾功能、电解质、血糖、凝血功能。

2. 脑脊液（cerebral spinal fluid，CSF）检验

CSF 常规、生化、涂片找细菌、涂片找结核菌、涂片找真菌、涂片找隐球菌、新型隐球菌抗原检测、细菌培养、病毒核酸检测、宏基因组测序（metagenomics next generation sequencing，mNGS）、涂片找肿瘤细胞、CSF 免疫球蛋白、CSF 免疫固定电泳、自身免疫性脑炎相关抗体检测。

3. 影像学检查

头颅 CT、头颅 MRI、头颅 MRA、胸部 CT。

三、诊断流程或分类标准（图 107-1）

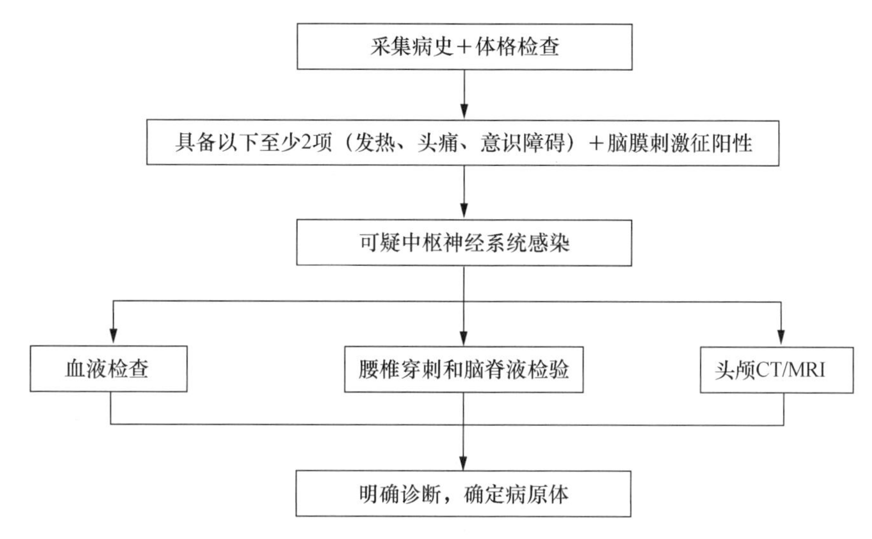

图 107-1 中枢神经系统感染的诊断流程图

1. 按病变部位分类：①仅累及脑（脊髓）膜：脑膜炎、脊髓膜炎、脑脊髓膜炎。②仅累及脑和脊髓：脑炎、脑脓肿、脊髓炎、脑脊髓炎。③同时累及脑实质及脑膜：脑膜脑炎。

2. 根据病原体分类：分为细菌、真菌、病毒、寄生虫感染等。

四、鉴别诊断

1. 不同类型中枢神经系统感染的鉴别（表 107-1）

表 107-1 中枢神经系统感染的 CSF 鉴别要点

	细菌性脑膜炎	病毒性脑膜炎	结核性脑膜炎	隐球菌性脑膜炎
CSF 压力	↑↑↑	↑	↑↑	↑↑↑
外观	浑浊，米汤样	清亮或微混	黄色浑浊	清亮或微混
细胞数（$\times10^6$/L）	＞1000	10～500	50～500	100～500
细胞分类	多核细胞为主	单核细胞为主	早期以多核细胞为主，中后期以淋巴细胞为主	单核细胞为主
葡萄糖	明显减少 CSF/血液＜0.3	正常	减少	减少
蛋白质	轻中度增加	轻度增加	明显增加	轻度增加

CSF，脑脊液。

2. 脑血管疾病

患者可能以头痛、意识障碍起病，部分患者可伴发热，通过头颅 CT 及 MRI 可快速鉴别。

3. 自身免疫性脑炎

患者可表现为发热、头痛、精神异常、人格变化、认知障碍等。头颅 MRI 可见脑实质病变。CSF 自身免疫性脑炎相关抗体检测呈阳性。N- 甲基 -D- 天冬氨酸受体（N-methyl-D-aspartate receptor，NMDAR）脑炎女性患者多伴发畸胎瘤。

五、病情评估 / 病情严重程度分级

主要病情评估指标：意识状态、发热持续时间、脑脊液压力水平、脑脊液细胞数及葡萄糖、蛋白质水平。

需注意上述各项指标在临床实际中可能并不完全匹配。

六、并发症

1. 电解质紊乱：发热及入量不足可导致多种电解质紊乱，部分中枢神经系统感染可并发抗利尿激素失调综合征（syndrome of inappropriate antidiuretic hormone，SIADH）或脑性耗盐综合征（cerebral salt-wasting syndrome，CSWS），导致严重低钠血症。

2. 排尿困难和尿潴留：部分中枢神经系统感染可使马尾神经功能受损，出现排尿困难和尿潴留。

3. 肺部感染：由于患者意识障碍，可能出现误吸而引起肺部感染。

4. 呼吸衰竭：病毒性脑炎，特别是乙型脑炎，早期易累及下丘脑呼吸中枢，从而出现呼吸节律异常及呼吸衰竭。

七、诊断正确书写模板

脑膜炎 / 脑脊髓膜炎 / 脑炎 / 脑膜脑炎（根据病变累及范围）

中枢神经系统感染　细菌性 / 病毒性脑膜（脑）炎可能（未明确病原体，根据脑脊液检查结果初步诊断）/ 病原体＋病变累及范围（病原体明确，如肺炎链球菌性脑膜炎、单纯疱疹病毒性脑炎、结核性脑膜脑炎、隐球菌性脑膜炎）

【治疗】

一、治疗原则

1. 治疗原则

（1）稳定生命体征，对症支持治疗，保持水电解质平衡。

（2）控制颅压：可应用甘露醇或甘油果糖进行降颅压治疗。

（3）病原学治疗：选用可透过血脑屏障的抗感染药物。

（4）可酌情应用糖皮质激素治疗。

（5）必要时，脑脓肿可行外科手术治疗。

2. 治疗目标

（1）体温恢复正常，意识状态恢复

（2）颅压、CSF 细胞数、CSF 葡萄糖及蛋白质水平降至正常。

二、治疗流程或治疗 SOP（图 107-2）

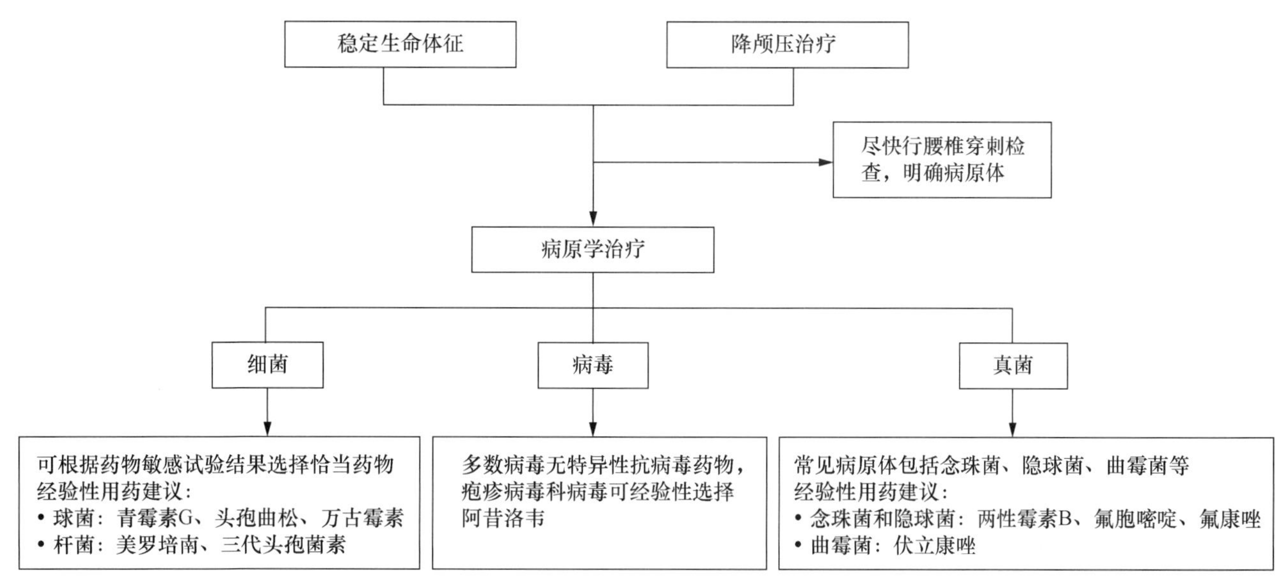

图 107-2 中枢神经系统感染的治疗流程图

三、重要治疗医嘱（表 107-2）

表 107-2 中枢神经系统感染的重要治疗方案

疾病	常用药物	疗程
细菌性脑膜炎	头孢曲松 2.0 g，q12h 美罗培南 2.0 g，q8h 万古霉素 1.0 g，q12h	14 天 14 天 14 天
结核性脑膜炎	异烟肼 300 ～ 600 mg，qd 利福平 450 ～ 600 mg，qd 吡嗪酰胺 25 mg/kg，qd 乙胺丁醇 15 mg/kg，qd	初始强化治疗选择 3 ～ 4 种药物联合治疗 2 个月，后续选择异烟肼和利福平联合治疗 10 个月
单纯疱疹病毒性脑膜炎	阿昔洛韦 500 mg，q8h	14 ～ 21 天
隐球菌性脑膜炎	诱导期：首选两性霉素 B 脂质体［3 ～ 4 mg/(kg · d)，q6h］＋氟胞嘧啶［25 mg/（kg · d），q6h］。次选两性霉素 B 脂质体复合物［5 mg/（kg · d），q6h］＋氟胞嘧啶［25 mg/（kg · d），q6h］，或两性霉素 B［0.5 ～ 0.7 mg/（kg · d），q6h］＋氟胞嘧啶［25 mg/（kg · d），q6h］	≥ 2 周
	巩固期：氟康唑 400 ～ 800 mg，qd	≥ 8 周
	维持期：氟康唑 200 mg，qd	≥ 1 年
控制颅压	甘露醇 125 ～ 250 ml，q6h ～ q12h	根据患者的颅压水平、头痛及意识状态决定
糖皮质激素（细菌性脑膜炎病原体为肺炎链球菌或流感嗜血杆菌者）	地塞米松 10 mg，q6h	早于或与抗生素同时应用，疗程不超过 4 天
糖皮质激素（重症结核性脑膜炎）	地塞米松 0.4 mg/（kg · d）	1 周后逐渐减量，疗程 1～2 个月

qd，1 次 / 日；q6h，每 6 h 1 次；q8h，每 8 h 1 次；q12h，每 12 h 1 次。

【预后】

多数中枢神经系统感染患者可获痊愈。部分患者病情进展迅速，若未得到及时有效的治疗，病死率高，可遗留认知障碍、语言障碍、运动障碍及癫痫等后遗症。

【出院指导】

结核性脑膜炎和隐球菌性脑膜炎患者需规律、足量、足疗程治疗，注意监测药物不良反应。有后遗症者可进行康复锻炼。

【推荐阅读】

[1] 王芙蓉，梁奇明．隐球菌性脑膜炎［J］．中华神经科杂志，2022，55（8）：886-892.

[2] 赵钢，周林甫，张红鸭．结核性脑膜炎的诊治［J］．中华神经科杂志，2022，55（10）：1154-1160.

[3] Chang C C，Harrison T S，Bicanic T A，et al. Global guideline for the diagnosis and management of cryptococcosis：an initiative of the ECMM and ISHAM in cooperation with the ASM［J］. Lancet Infect Dis，2024，24（8）：e495-e512.

[4] Kanjilal S，Cho T A，Piantadosi A. Diagnostic testing in central nervous system infection［J］. Semin Neurol，2019，39（3）：297-311.

[5] Stahl J P，Azouvi P，Bruneel F，et al. Guidelines on the management of infectious encephalitis in adults［J］. Med Mal Infect，2017，47（3）：179-194.

[6] Tunkel A R，Glaser C A，Bloch K C，et al. The management of encephalitis：clinical practice guidelines by the Infectious Diseases Society of America［J］. Clin Infect Dis，2008，47（3）：303-327.

（林菲　撰写　李璐　审阅）

第 108 章

肾综合征出血热

【疾病概述】

肾综合征出血热（hemorrhagic fever with renal syndrome，HFRS）又称流行性出血热（epidemic hemorrhagic fever，EHF），是由汉坦病毒引起的以啮齿类动物为主要传染源的自然疫源性疾病，属乙类传染病。汉坦病毒属于布尼亚病毒目汉坦病毒科的正汉坦病毒属，基因组系单股负链 RNA，病毒具有泛嗜性。HFRS 是严重的全身炎症反应性疾病，血管内皮受损导致的血管通透性增加和出血是最基本的病理变化。潜伏期一般为 4 ～ 45 天，多为 7 ～ 14 天。主要临床表现为发热、出血、肾损伤，典型病例依次出现五期过程：发热期、低血压休克期、少尿期、多尿期、恢复期。主要辅助检查包括血常规、尿常规、生化、凝血、血清学和病原学检查等。治疗原则是早发现、早诊断、早治疗，在有条件的地方就近治疗，以液体治疗和对症支持治疗为主，休克、少尿、出血和其他脏器损伤的防治是关键。预后大多良好。

关键词：发热；出血；休克；肾损伤。

【诊断与鉴别诊断】

一、接诊

1. 问诊要点

（1）发热：是否急性起病，热型，有无伴随症状，如头痛、腰痛、眼眶痛（“三痛”征）。有无恶心、呕吐、腹痛等消化道症状。有无心悸、气短、头晕、无力等低血压表现，有无烦躁等。

（2）尿液：尿量（少尿、多尿或接近正常），尿液是否可见膜状物。

（3）出血：有无呕血、咯血、便血、尿血等出血表现及出血量。

（4）流行病学史：患者的职业特点，发病前 2 个月内的疫区旅居史、鼠类等接触史。

2. 全身体格检查要点

有无颜面、颈部、上胸部皮肤潮红（“三红”征）。有无球结膜充血、水肿、出血，有无软腭出血，有无双侧腋下、胸背部等部位皮肤出血。有无肾区叩击痛。有无嗜睡、抽搐、昏迷等。

二、开检查医嘱

1. 常规检验

（1）血常规：早期 HFRS 白细胞计数正常或偏低，第 3 ～ 5 病日后多明显增高，中性粒细胞比例升高，异型淋巴细胞增多。血小板计数在第 2 病日开始减低。还可有红细胞计数和血红蛋白明显升高等血液浓缩表现。

（2）尿常规：第 2 ～ 4 病日即可出现尿蛋白且迅速增加，早期尿蛋白+～++，重症+++～++++。重症者尿中可见大量红细胞、透明管型或管型颗粒，有时可见膜状物。

（3）血生化：血尿素氮、肌酐在发热期和低血压休克期即可上升，少尿期达高峰。电解质紊乱、心肌酶谱改变较为常见。丙氨酸转移酶、总胆红素轻中度升高。降钙素原可轻度升高。

（4）凝血：部分患者可合并弥散性血管内凝血（DIC），需动态监测。

（5）血清学检查：血清出血热特异性 IgM 抗体阳性可确诊为现症或近期感染，阴性不能排除诊断。第 4 ～ 6 病日阳性率超过 90%，第 7 病日接近 100%。

2. 病原学检查

发病 1 周内汉坦病毒 RNA 阳性率可接近 100%，病毒载量与病情严重程度相关。发热期和低血压休克期病毒载量明显高于少尿期，多尿期或恢复期多为阴性。

3. 影像学检查

（1）超声：肾超声表现为肾肿大且形态饱满，肾实质回声明显增粗、增强，肾髓质锥体回声减低，肾包膜与肾实质易分离，严重者可有包膜下积液。超声有助于发现肾破裂、腹腔积液、胸腔积液等。

（2）X 线或 CT：胸部 X 线检查或 CT 可发现肺水肿。有神经系统症状时头颅 CT 有助于诊断脑出血。

三、诊断流程或分类标准

根据流行病学史、临床表现、实验室检查，可诊断为疑似病例、临床诊断病例和确诊病例（表 108-1）。

表 108-1　HFRS 的诊断标准

类型	诊断标准
疑似病例	①发病前 2 个月内有疫区旅居史，或有鼠类或其他动物排泄物、分泌物等接触史 ②发热伴头痛、腰痛、眼眶痛等，有乏力、恶心等消化道症状 ③颜面部、颈胸部皮肤潮红，球结膜充血水肿，皮肤黏膜出血点，肾区叩击痛 ④不支持其他发热性疾病诊断
临床诊断病例	疑似病例＋以下情况之一： ①血常规白细胞计数增多和血小板计数减少，出现异型淋巴细胞，血液浓缩 ②有尿蛋白、尿中膜状物、血尿、血肌酐升高、少尿或多尿等肾损伤表现 ③低血压休克 ④典型病例有发热期、低血压休克期、少尿期、多尿期和恢复期 5 期经过
确诊病例	疑似病例或临床诊断病例＋以下情况之一 ①血清特异性 IgM 抗体阳性 ②标本中检测出汉坦病毒 RNA ③恢复期血清特异性 IgG 抗体效价高于急性期 4 倍以上 ④标本中分离出汉坦病毒

典型病例的 5 期经过包括：

1. 发热期：体温 38 ～ 40℃，一般持续 4 ～ 6 天。大部分患者伴“三痛”征，部分有恶心等消化道症状。自第 2 ～ 3 病日起，可出现“三红”征、皮肤黏膜部位出血。大部分患者有肾区叩击痛。

2. 低血压休克期：持续数小时至数日不等。表现为心悸、气短、头晕、无力、四肢发凉、脉搏细速，甚至意识障碍，渗出体征突出，出血倾向明显，可合并 DIC。休克出现越早，持续时间越长，病情越严重。

3. 少尿期：常出现在第 5 ～ 8 病日，持续 2 ～ 5 天，少数持续 2 周以上。少尿（尿量＜ 500 ml/24 h）或无尿为此期最突出的表现。

4. 多尿期：常出现在第 9 ～ 14 病日，持续 1 ～ 2 周，少数达数月。随着肾功能的恢复，尿量渐增多，一般尿量＞ 3000 ml/24 h 为多尿，此期尿毒症及相关并发症减轻。

5. 恢复期：病后 3 ～ 4 周开始恢复，尿量逐渐减少并接近正常（2000 ml/24 h），恢复期为 1 ～ 3 个月，少数时间较长，但很少超过 6 个月。

四、鉴别诊断

HFRS发热期应与上呼吸道感染或流行性感冒、钩端螺旋体病、流行性脑脊髓膜炎、流行性斑疹伤寒、败血症等鉴别。HFRS低血压休克期应与急性中毒性菌痢、休克型肺炎等鉴别。出血倾向严重者与发热伴血小板减少综合征及血液系统疾病如急性白血病、过敏性紫癜、血小板减少性紫癜等鉴别。肾损伤为主者与肾病如急性肾小球肾炎、急性肾盂肾炎等鉴别。少数剧烈腹痛者需鉴别外科急腹症。

五、病情评估/病情严重程度分级

HFRS按病情轻重程度可分为4型。

1. 轻型：①体温＜39℃；②有皮肤黏膜出血点；③尿蛋白+～++；④无少尿和低血压休克。

2. 中型：①体温39～40℃；②球结膜水肿明显，皮肤黏膜有明显瘀斑；③尿蛋白++～+++；④出现过收缩压＜90 mmHg或平均动脉压＜30 mmHg，少尿。

3. 重型：①体温＞40℃；②有神经系统症状；③休克，少尿达5天或无尿2天内。

4. 危重型：在重型的基础上具有下列情况之一：①难治性休克；②重要脏器出血；③无尿＞2天；④有其他严重合并症，如心力衰竭、肺水肿、呼吸衰竭、昏迷、继发严重感染。

HFRS重症（重型及危重型）病例的预警指征包括：①持续高热，发热＞1周；②严重恶心、呕吐等消化道症状；③烦躁不安、谵妄等精神异常或意识障碍；④球结膜重度水肿；⑤白细胞计数＞30×10^9/L，血小板计数＜20×10^9/L，血清白蛋白＜15 g/L。

六、并发症

1. 继发感染：多见于少尿期和多尿早期，肺部感染约占70%以上，其次为尿路感染、腹腔感染等，病原体以细菌和真菌为主。

2. 肺部并发症：肺水肿较常见，低血压休克期的发生率为47%，少尿期的发生率可达68%。还可并发急性呼吸窘迫综合征、肺部感染、慢性肺泡出血等。

3. 出血：呕血和黑便最常见，腹腔出血、鼻出血和阴道出血均较常见，合并DIC主要见于低血压休克期和少尿期。

4. 心脏损害：中型以上患者几乎均有心电图异常，最常见窦性心律失常和ST-T改变，少尿期和多尿期易并发窦性心动过缓。

5. 中枢神经系统并发症：发病早期因病毒侵犯可引起脑炎和脑膜炎，休克期和少尿期可因休克、凝血功能障碍、高血容量综合征等引起脑水肿、高血压脑病、脑出血等，临床表现为头痛、呕吐、意识障碍、抽搐等。

6. 自发性肾破裂：多见于少尿期，B超或CT有助于诊断。

7. 肝损害：丙氨酸转移酶升高常见，少数出现黄疸或明显肝损害。

七、诊断正确书写模板

肾综合征出血热 轻型/中型/重型/危重型

　　并发症

【治疗】

一、治疗原则

“三早一就”，即早发现、早诊断、早治疗，在有条件的地方就近治疗。应以液体治疗和对症支持治疗为主，防治休克、少尿、出血和其他脏器损伤是关键。

二、治疗流程或治疗 SOP（表 108-2）

表 108-2　HFRS 的治疗流程

分期	治疗方案
发热期	● 一般治疗：休息，清淡饮食 ● 对症治疗：物理降温为主，慎用对乙酰氨基酚等，避免使用阿司匹林和布洛芬，以预防出血 ● 合理使用抗生素，避免肾毒性药物 ● 早期可用利巴韦林抗病毒治疗
低血压休克期	● 抗休克治疗：液体复苏以晶体液为主，先慢后快，动态监测血压、平均动脉压、血红蛋白、乳酸及尿量，调整输液量及速度。血压仍不能维持时，首选去甲肾上腺素。有重症预警指征或休克者，可用氢化可的松等 ● 出血防治：内科治疗，必要时介入治疗
少尿期	● 稳定内环境，促进利尿，导泻，符合透析指征时积极治疗
多尿期	● 早期治疗同少尿期 ● 后期注意电解质平衡
恢复期	● 逐步恢复，加强营养

三、重要治疗医嘱

1. 利巴韦林：10% 葡萄糖 250 ml＋利巴韦林 5 ～ 7.5 mg/kg，静脉滴注，2 次 / 日，日总量≤ 1.5 g，疗程≤ 7 天。

2. 氢化可的松：100 mg 静脉滴注，1 ～ 2 次 / 日，疗程 3 ～ 5 天（≤ 7 天）。

3. 去甲肾上腺素：常规开始以 8 ～ 12 μg/min 静脉滴注，据血压调整滴速，维持量为 2 ～ 4 μg/min，必要时可增加。

【预后】

大多数 HFRS 患者预后良好，3 ～ 6 个月可完全恢复，极个别留有后遗症（如肌酐清除率降低、垂体前叶功能低下）。本病的病死率为 1% ～ 3%，死亡原因多为出血、脑水肿、肺水肿、休克等。病死率与病情轻重、治疗是否及时、措施是否恰当相关。病后可获终身免疫，很少有二次感染。

【出院指导】

出院时多处于恢复期，精神、食欲和体力逐步恢复，注意尿量，监测肾功能、电解质、血压等。

【推荐阅读】

［1］李兰娟，任红 . 传染病学［M］. 9 版 . 北京：人民卫生出版社，2018：92-101.
［2］斯崇文 . 感染病学［M］. 北京：人民卫生出版社，2004：358-370.
［3］中华预防医学会感染性疾病防控分会，中华医学会感染病学分会 . 肾综合征出血热防治专家共识［J］. 中华传染病杂志，2021，39（5）：257-265.

（贾莹　撰写　胥婕　审阅）

第 109 章

细菌性肝脓肿

【疾病概述】

肝脓肿（liver abscess，LA）是由各种病原体通过胆道、肝动脉、门静脉、直接蔓延等途径侵入肝脏引起的肝内局灶性、化脓性病变。导致 LA 的病原体包括细菌、真菌和阿米巴等，其中以细菌性肝脓肿（pyogenic liver abscess，PLA）最常见，约占 LA 的 80% 以上。近年来，肺炎克雷伯菌已成为我国 PLA 的主要致病菌，其他细菌包括大肠埃希菌、链球菌、厌氧菌等。PLA 主要表现为发热、腹痛、恶心、呕吐等消化道感染症状。影像学检查（肝脏超声或 CT）和病原学检测是诊断的关键。主要治疗原则包括有效的抗菌药物和必要时经超声引导的肝脓肿穿刺引流。随着诊疗技术的不断提高，仅少数患者需要外科手术干预，病死率也大大降低。

关键词：LA；PLA；肺炎克雷伯菌。

【诊断与鉴别诊断】

一、接诊

1. 问诊要点

问诊可围绕发热和腹痛这两大突出症状有序展开。发热的问诊应注意起始时间、持续时间、最高温度、热型、诱因等，了解是否伴畏寒、寒战及其他伴随症状，包括恶心、呕吐、食欲减退、腹胀、腹泻、黄疸、咳嗽、呼吸困难等。腹痛的问诊应重点关注疼痛部位、性质、持续时间、发作规律，加重缓解因素等。既往病史的询问应注意与肝脓肿相关的疾病，如糖尿病、胆道疾病、阑尾炎、溃疡性结肠炎、结肠癌等。重视流行病学史的调查，如是否有近期旅游、动物或特定环境暴露情况。

2. 全身体格检查要点

除生命体征外，还需观察患者的精神状态，如有无精神萎靡、意识模糊等。重点为腹部查体，遵循视、听、叩、触的顺序。若脓肿部位在肝前下缘较表浅部位，可出现右上腹肌紧张和局部触痛。若脓肿巨大，可能触及肝肿大和局部压痛，以及肝区叩击痛。若并发胆道梗阻，患者可出现不同程度的黄疸，需观察皮肤黏膜及巩膜有无黄染等。需要特别注意的是，肺炎克雷伯菌引起的 LA 易出现迁徙灶，可能会出现远端脓肿转移灶，如眼内炎、肺脓肿、脑脓肿、坏死性筋膜炎、骨髓炎等，查体应注意寻找相关线索。

二、开检查医嘱

1. 常规检验

血常规、尿常规、粪便常规、肝功能、肾功能、心肌酶、电解质、葡萄糖、血脂、凝血功能。

2. 急性时相反应物

C 反应蛋白（C-reactive protein，CRP）、降钙素原（procaicitonin，PCT）。

3. 病原学检查

血培养（需氧菌＋厌氧菌），脓液培养（需氧菌＋厌氧菌）。

4. 影像学检查

腹部超声、腹部增强 CT（见书后附图 109-1）、肝 MRI。

5. 其他检查

若穿刺引流，可行脓液常规、生化、脓液细菌培养＋药物敏感试验。此外，可根据患者的不同肝外表现，对是否有迁徙灶进一步相关评估。

三、诊断流程或分类标准（图 109-1）

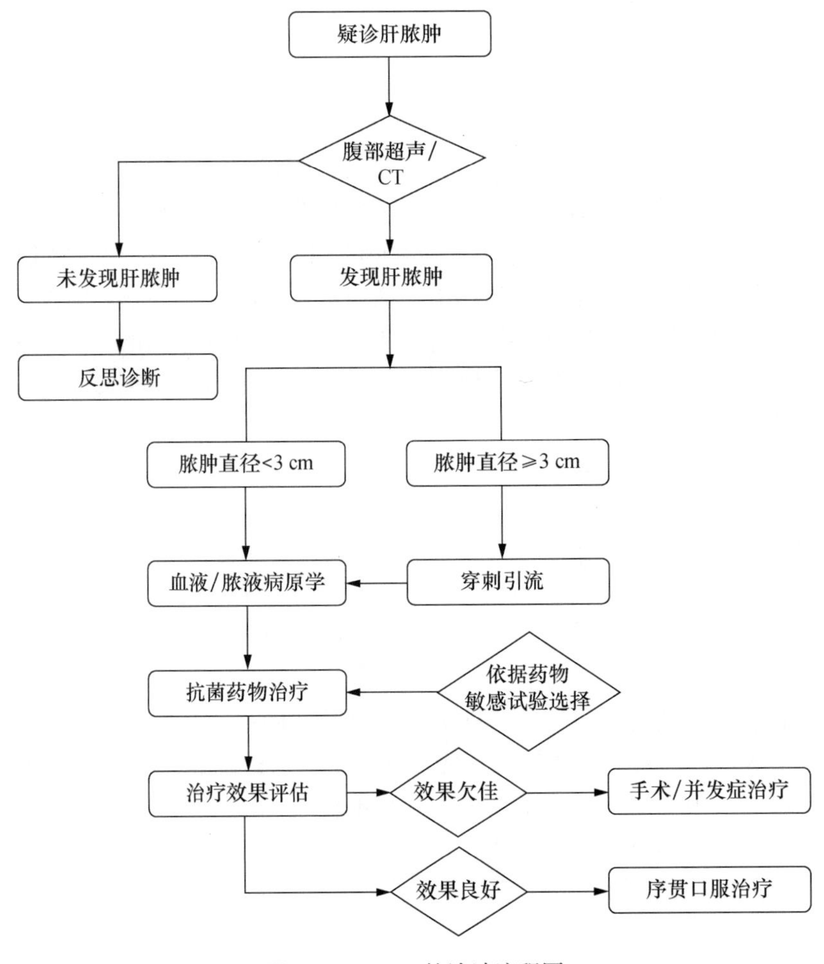

图 109-1　PLA 的诊治流程图

四、鉴别诊断

PLA 应与阿米巴肝脓肿相鉴别（表 109-1），有时还需与原发性肝癌、胆囊炎、胆石症等疾病相鉴别。

表 109-1　PLA 与阿米巴肝脓肿、真菌性肝脓肿的鉴别诊断

项目	细菌性肝脓肿	阿米巴肝脓肿	真菌性肝脓肿
伴随疾病	糖尿病、胆道感染、急性阑尾炎、结肠癌等	阿米巴痢疾	免疫抑制，如血液系统恶性肿瘤、造血干细胞或实体脏器移植受体、艾滋病等
常见病原体	肺炎克雷伯菌、大肠埃希菌、链球菌等	溶组织内阿米巴原虫	念珠菌、曲霉和隐球菌

（续表）

项目	细菌性肝脓肿	阿米巴肝脓肿	真菌性肝脓肿
临床表现	病情急骤、严重，全身中毒症状明显，有高热、寒战	起病较缓慢，病程较长，可有高热或不规则发热、盗汗	症状可能相对隐匿，发热可能不显著
脓肿特征	可单发或多发	多为单发，较大，肝右叶常见	常表现为多发小脓肿
血液化验	白细胞及中性粒细胞水平明显升高；血细菌培养可阳性	白细胞水平升高，可伴有嗜酸粒细胞计数增加；若无继发感染，血细菌培养阴性；血清学阿米巴抗体检测阳性	依据病原体不同，G 试验或 GM 试验可能阳性
粪便检查	无特殊表现	部分患者可找到阿米巴滋养体或包囊	无特殊表现
脓液检查	多为黄白色脓液，涂片和培养可发现细菌	大部分为棕褐色脓液，无臭味，镜检可发现阿米巴滋养体。若无混合感染，涂片和培养无细菌	脓液培养结果可能阴性，真菌检查可能看见菌丝
诊断性治疗	抗菌药物治疗有效	抗阿米巴药物治疗有效	两性霉素 B 或棘白菌素等抗真菌药物有效

五、病情评估 / 病情严重程度分级

病情评估包括生命体征监测、营养风险评估、脏器功能评估等。肝脓肿并发脓毒症预后差。可使用序贯器官衰竭评分（sequential organ failure score，SOFA）和急性生理与慢性健康评分（acute physiology and chronic health evaluation，APACHE Ⅱ）对病情严重程度进行分级。

六、并发症

须警惕 LA 破裂出血。脓肿穿破入腹腔可发生急性腹膜炎。肝右叶脓肿穿破可形成膈下脓肿，也可能穿透至右侧胸腔。肝左叶脓肿偶可穿入心包。胆源性 LA 可合并胆囊炎、胆道梗阻等。

七、诊断正确书写模板

细菌性肝脓肿

【治疗】

一、治疗原则

消除及控制潜在病因是治疗 LA 的基础。药物治疗、介入穿刺引流是治疗 PLA 的基本手段。需根据临床实际情况采用个体化治疗策略。对于巨大脓肿、抗菌药物和穿刺引流效果不理想的患者，可考虑外科手术治疗。对于反复发热的患者，需注意进一步寻找迁徙灶。

二、治疗流程或治疗 SOP

细菌性肝脓肿的发病率呈上升趋势，其中胆源性和门静脉途径导致的 LA 发病率下降，隐源性肝脓肿已成为 LA 最常见的类型。根据致病菌特点，如果感染途径为隐源性感染，则致病菌为肺炎克雷伯菌的可能性大，多携带毒力基因、对大多抗菌药物均敏感；如果为胆源性感染，致病菌则可能为大肠埃希菌，耐药性方面需警惕产超广谱 β- 内酰胺酶（extended-spectrum β-lactamases，ESBL）。因此，需依据患者的临床特征和地区流行病学，推测可能的病原体及其耐药特征，从而启动更合理的抗菌药物治疗。

1. 抗菌药物治疗

（1）经验性抗菌药物治疗。单纯抗菌药物治疗适用于直径＜ 3 cm 的 PLA。对于轻中度感染不合并多

器官功能障碍综合征（multiple organ dysfunction syndrome，MODS）的患者，首选三代头孢菌素（如头孢曲松）联合甲硝唑或 β - 内酰胺类 / β - 内酰胺酶抑制剂。替代方案为氟喹诺酮类（如左氧氟沙星）联合甲硝唑。对于重症感染或合并 MODS 的患者，可考虑首选碳青霉烯类（如亚胺培南–西司他汀、美罗培南）治疗。

（2）目标性抗菌药物治疗。可根据穿刺脓液或血液培养出的细菌及药物敏感试验选择敏感的抗菌药物治疗。抗菌药物疗程建议 4 ～ 6 周。对于初始治疗效果良好的患者，建议进行 1 ～ 2 周静脉抗菌药物治疗，之后序贯口服。目前尚无随机对照试验评估最佳治疗持续时间，通常根据感染程度及患者对初始治疗的临床反应确定。建议将患者的体温、PCT 等作为评估抗菌治疗效果的有效指标，协助指导合理停药。

2. 经皮脓肿穿刺或置管引流治疗

该操作兼具诊断和治疗作用，且具有方便、安全、有效、创伤小的优势。在条件允许的情况下，应尽早进行经皮肝脓肿穿刺或置管引流。

穿刺或置管引流的适应证包括：①药物保守治疗效果不佳，持续高热。②超声证实脓肿已液化。③脓肿直径＞ 3 cm。

穿刺或置管引流的绝对和相对禁忌证包括：①严重凝血功能障碍。②不能排除恶变的肝脓肿。③多发或多房未连通的 LA，一次穿刺引流可能无法充分引流。

应尽量保证充分引流。待患者症状明显缓解、实验室检查好转，引流量持续 3 天＜ 10 ml，可考虑拔管。

若穿刺失败或出现以下情况时，建议行手术治疗：①脓肿有高度破溃风险，或已经破溃形成腹膜炎、胸膜炎。②合并其他胆道疾病需手术的 LA。③经规范的药物及介入治疗（经皮穿刺引流 7 天）病情无明显改善者或进行性加重。

三、重要治疗医嘱（表 109-2）

表 109-2　重要治疗药物

药物类别	具体药物的用法用量
β - 内酰胺类 / β - 内酰胺酶	头孢哌酮 / 舒巴坦 3 g，q12h 或哌拉西林 / 他唑巴坦 4.5 g，q8h
三代头孢菌素和甲硝唑	头孢曲松 2 g，qd 和甲硝唑 0.5 g，q8h
氟喹诺酮和甲硝唑	环丙沙星 400 mg，q12h 或左氧氟沙星 0.5 g，qd 和甲硝唑 0.5 g，q8h
碳青霉烯	亚胺培南 / 西司他丁 0.5 g，q6h 或美罗培南 1 g，q8h 或厄他培南 1 g，qd
口服序贯治疗	头孢呋辛酯 0.25 ～ 0.5 g，口服，q8h 或左氧氟沙星 0.5 g，口服，qd

qd，1 次 / 日；q6h，每 6 h 1 次；q8h，每 8 h 1 次；q12h，每 12 h 1 次。

【预后】

LA 患者的预后与脓肿的大小、部位、宿主因素及细菌毒力和耐药相关。

【出院指导】

出院后注意观察临床症状变化，如有无发热、腹痛反复；定期复查血常规及CRP、PCT等炎症指标；序贯口服抗菌药物至足疗程，定期复查肝肾功能，监测药物不良反应；必要时复查腹部超声，监测脓肿恢复情况。

【推荐阅读】

[1] 戴维斯，麦克唐纳．细菌性肝脓肿．UpToDate临床顾问．2024. https://www.uptodate.cn/contents/zh-Hans/pyogenic-liver-abscess.
[2] 童朝阳，朱长清，宋振举．细菌性肝脓肿诊治急诊专家共识［J］．中华急诊医学杂志，2022，3（31）：273-278.

（张碧莹　撰写　李璐　审阅）

第110章

布鲁氏菌病

【疾病概述】

布鲁氏菌病是由布鲁氏菌感染引起的一种人畜共患疾病，属于乙类传染病。患病的羊、牛等疫畜是该病的主要传染源，布鲁氏菌可通过消化道、呼吸道及皮肤黏膜接触感染动物的组织或体液等途径传播。急性期患者以发热、乏力、多汗、肌肉关节疼痛和肝、脾、淋巴结肿大为主要表现。慢性期患者多表现为骨关节损害等。

关键词：布鲁氏菌；波状热；虎红平板凝集试验；试管凝集试验。

【诊断与鉴别诊断】

一、接诊

1. 问诊要点

（1）流行病学史：发病前1个月内（布鲁氏菌病的潜伏期为1～4周，平均2周，部分病例更长）羊、牛等接触史（包括接触活畜、病畜，尤其是流产的牛羊、死畜，宰杀牛羊，处理生肉、鲜奶、皮毛等）。

（2）病程：急性期患者病程在3个月内；3～6个月为亚急性期；超过6个月未痊愈，考虑为慢性期。

（3）临床表现

1）一般表现：发热及热型，典型为波状热，部分为低热或不规则热。常伴有畏寒、寒战。大汗，急性期表现突出，可湿透衣裤。可有乏力和全身酸痛，肌肉疼痛多见于大腿和臀部，可呈痉挛性疼痛。关节痛，多累及大关节，为多发性、游走性疼痛，多见于脊柱，尤其是腰椎，表现为疼痛、畸形和功能障碍等。

2）其他系统受累临床表现：如男性睾丸炎、女性卵巢炎表现，神经系统、泌尿系统、心血管系统、呼吸系统及皮肤受累的相关表现。多见于病程较长，早期未得到规范有效治疗的患者。

2. 全身体格检查要点

（1）急性期：肝、脾及淋巴结肿大。

（2）慢性期：关节压痛、畸形、活动受限等。

二、开检查医嘱

1. 常规检验

（1）血常规：白细胞计数多正常或偏低，淋巴细胞相对增多，有时可出现异型淋巴细胞，少数病例可出现红细胞和血小板减少。

（2）红细胞沉降率、CRP等炎症指标：急性期可升高，慢性期多正常。

（3）生化：累及肝可出现肝功能异常，累及心肌可出现心肌酶升高等。

2. 血清学检查

（1）虎红平板凝集试验（rose bengal plate agglutination test，RBPT）：操作简单，敏感性高，有假阳性可能。适用于初筛。

（2）酶联免疫吸附试验（enzyme linked immunosorbent assay，ELISA）：用于检测布鲁氏菌抗体，其检测迅速（4 ～ 6 h），敏感性和特异性较高。适用于初筛。

（3）试管凝集试验（standard-tubeagglutination test，SAT）：特异性较高。滴度≥ 1∶100 可作为血清学确诊试验之一。病程中滴度升高 4 倍以上者临床意义更大。

（4）其他血清学检测：补体结合试验（complement fixation test，CFT）滴度≥ 1∶10 ++、抗人免疫球蛋白试验（Coomb's 试验）滴度≥ 1∶400 ++可作为确诊依据。

3. 病原学检查

（1）细菌培养：最常用血培养，急性期阳性率较高。骨髓、关节液、脑脊液、尿液、淋巴组织、乳汁、脓性分泌物等体液标本也可培养出布鲁氏菌。

（2）布鲁氏菌核酸检测：快速且敏感，但尚未标准化，对中枢神经系统感染或局灶性感染取脑脊液或组织液行布鲁氏菌核酸检测，阳性率略高于细菌培养，同时可协助菌株鉴定。

4. 其他检验检查

（1）骨、关节受累表现者，根据受累部位可行骨 / 关节 X 线检查、CT 和 MRI 等影像学检查。

（2）中枢受累者可抽取脑脊液行细胞学、生化和病原学检查。

三、诊断流程或分类标准

1. 疑似病例

流行病学史＋上述临床表现。

2. 临床诊断病例

疑似病例＋任何 1 项血清学初筛试验阳性［如 RBPT 阳性和（或）ELISA 测布鲁氏菌抗体阳性］。

3. 确诊病例

疑似病例或临床诊断病例＋任何 1 项血清学确诊试验阳性［如 SAT 滴度≥ 1∶100 和（或）CFT 滴度≥ 1∶10 ++和（或）抗人免疫球蛋白试验滴度≥ 1∶400 ++］或病原学检查阳性［如血培养阳性、组织液布鲁氏菌核酸检测阳性等］

4. 隐性感染病例

有流行病学史，符合确诊病例血清学和病原学检查标准，但无临床表现。

四、鉴别诊断

1. 伤寒和副伤寒

布鲁氏菌病与伤寒和副伤寒患者均可表现为持续发热，伴畏寒、寒战，可有肝、脾、淋巴结肿大，白细胞计数不高等。但伤寒、副伤寒患者通常以持续高热、表情淡漠、相对缓脉、皮肤玫瑰疹为主要表现，而肌肉关节疼痛、多汗等表现不明显。实验室检查血清肥达试验阳性，伤寒杆菌培养阳性，布鲁氏菌病特异性检查阴性。

2. 结核病

布鲁氏菌病与结核病患者均可表现为长期低热、多汗、乏力、淋巴结肿大、脊柱受累等，但结核病多同时累及肺或有肺结核病史。实验室检查结核菌素试验阳性、γ 干扰素释放试验阳性、结核菌涂片抗酸染色和 TB-Gene-Xpert 阳性，布鲁氏菌病特异性检查阴性。

3. 风湿热

布鲁氏菌病与风湿热患者均可出现发热及游走性关节痛，但风湿热可见风湿性结节及红斑，多合并心脏损害，而肝脾大、睾丸炎及神经系统损害少见，实验室检查抗链球菌溶血素 O 试验阳性，布鲁氏菌病特异性检查阴性。

4. 风湿性关节炎

慢性布鲁氏菌病和风湿性关节炎均可表现为关节疼痛，且反复发作，阴天加剧。风湿性关节炎多有风湿热病史，病变多见于大关节，关节腔积液少见，一般不发生关节畸形，常合并心脏损害，血清抗链球菌溶血素 O 滴度增高，布鲁氏菌病特异性实验室检查阴性有助于鉴别。

5. 其他

布鲁氏菌病急性期还应与其他菌血症等鉴别，慢性期还应与其他关节损害疾病及神经官能症等鉴别。

五、病情评估 / 病情严重程度分级

需要依据患者的症状表现、既往基础病史、受累器官和治疗反应等进行综合评估。若患者已出现心内膜炎、脊柱和中枢神经系统受累等严重的脏器并发症，提示病情复杂，脑脊髓膜炎和心内膜炎是本病导致死亡的主要原因。如果患者症状较重，出现持续高热、昏迷，或出现脓毒症表现或多脏器功能衰竭等情况，提示病情危重。

六、并发症

布鲁菌病可累及全身多系统，其并发症亦可被认为是靶器官受累的表现。

1. 骨关节

最常见的并发症。患者可表现为外周关节炎（通常累及膝关节、髋关节和踝关节）和骶髂关节炎，脊柱炎（多为胸椎和腰椎）。若治疗不及时或治疗不规范，可致关节畸形、活动受限等，转为慢性期，致残。

2. 泌尿生殖系统

表现为睾丸炎、附睾炎、卵巢炎、肾小球肾炎、肾脓肿等。

3. 神经系统

表现为脑脊髓膜炎、颅神经病变、周围神经病、脑脓肿等。脑脊髓膜炎和脑脓肿多为严重并发症。

4. 心血管系统

较少见，可表现为严重并发症，可危及生命。表现为心内膜炎和心肌炎等。

5. 呼吸系统

较少见。可见肺炎、胸腔积液等。

6. 皮肤

包括斑疹、丘疹、结节性红斑、皮肤溃疡、紫癜、肉芽肿性血管炎及局部脓肿形成。

七、诊断正确书写模板

布鲁氏菌病　急性期 / 慢性期

　　布氏杆菌性关节炎 / 布氏杆菌性脑炎

【治疗】

一、治疗原则

注意休息。补充营养，高热量、高维生素、易消化饮食，维持水及电解质平衡。高热者可予物理降温，持续不退者可用退热药物等对症治疗。抗感染治疗原则为早期、联合、足量、足疗程用药，必要时延长疗程，以防止复发及慢性化。

二、治疗流程或治疗 SOP

1. 抗感染治疗

常用四环素类、利福霉素类药物，亦可使用喹诺酮类、磺胺类、氨基糖苷类及三代头孢菌素类药物。可根据有无并发症及并发症类型选择药物和疗程（表 110-1）。治疗过程中需注意监测血常规、肝肾功能等。

2. 并发症治疗

脊柱炎、关节炎等形成脓肿者，若内科抗感染治疗效果不佳，可考虑外科手术。心内膜炎出现瓣膜穿孔、破裂、脓肿，以及赘生物有脱落风险者，建议手术治疗。

三、重要治疗医嘱（表 110-1）

表 110-1　布鲁氏菌病的治疗方案

患者类型	病程	抗菌治疗方案		备注
		一线药物	二线药物	
无并发症	急性期 / 亚急性期	①多西环素（100 mg，bid，6 周）＋利福平（600 ～ 900 mg，qd，6 周） ②多西环素（100 mg，bid，6 周）＋链霉素（15 mg/kg，qd，肌内注射，2 ～ 3 周）	①多西环素（100 mg，bid，6 周）＋复方磺胺甲噁唑（2 片，bid，6 周） ②利福平（600 ～ 900 mg，qd，6 周）＋左氧氟沙星（500 mg，qd，6 周） ③多西环素（100 mg，bid，6 周）＋妥布霉素（1 ～ 1.5 mg/kg，q8h，肌内注射，1 ～ 2 周）	可适当延长疗程
	难治性病例	一线药物＋氟喹诺酮类或三代头孢菌素		
	慢性期	用法同急性期，可适当延长疗程		可治疗 2 ～ 3 个疗程
有并发症	合并脊柱炎、骶髂关节炎等	多西环素（100 mg，bid，至少 3 个月）＋利福平（600 ～ 900 mg，qd，至少 3 个月）＋头孢曲松（2 g，q12h，静脉滴注，1 个月）	利福平（600 ～ 900 mg，qd，至少 3 个月）＋环丙沙星（750 mg bid，至少 3 个月）	疗程取决于症状缓解程度、骨关节损害恢复情况
	合并脑膜炎、脑膜脑炎等	多西环素（100 mg，bid，4 ～ 6 个月）＋利福平（600 ～ 900 mg，qd，4 ～ 6 个月）＋头孢曲松（2 g，q12h，静脉滴注，1 个月）	多西环素（100 mg，bid，4 ～ 6 个月）＋利福平（600 ～ 900 mg，qd，4 ～ 6 个月）＋复方磺胺甲噁唑（2 片，bid，4 ～ 6 个月）	疗程取决于症状缓解程度和脑脊液化验结果
	合并心内膜炎等	①多西环素（100 mg，bid，3 ～ 6 个月）＋利福平（600 ～ 900 mg，qd，3 ～ 6 个月）＋左氧氟沙星（500 mg，qd，3 ～ 6 个月）或复方磺胺甲噁唑（2 片，bid，3 ～ 6 个月） ②多西环素（100 mg，bid，3 ～ 6 个月）＋利福平（600 ～ 900 mg，qd，3 ～ 6 个月）＋头孢曲松（2 g，q12h，静脉滴注，1 个月）		疗程取决于心内膜炎缓解情况
特殊人群	儿童（2 ～ 8 岁）	①利福平［15 ～ 20 mg/（kg · d），qd，6 周］＋复方磺胺甲噁唑［24 ～ 36 mg/（kg · d），分两次口服，6 周］ ②复方磺胺甲噁唑［24 ～ 36 mg/（kg · d），分两次口服，6 周］＋庆大霉素（5 mg/kg，qd，静脉注射，7 ～ 10 天）	磺胺类过敏者可换用头孢曲松	适当延长疗程 8 岁以上儿童治疗药物可同成人
	孕妇和哺乳期女性	利福平（600 ～ 900 mg，qd，6 周）＋头孢曲松（2 g，qd，静脉滴注，2 ～ 3 周）		妊娠最后 1 个月使用复方磺胺甲噁唑可能导致新生儿核黄疸

bid，2 次 / 日；qd，1 次 / 日；q6h，每 6 h 1 次；q8h，每 8 h 1 次；q12h，每 12 h 1 次。

【预后】

急性期患者经规范治疗多可治愈，部分病例治疗不及时或不规范可转为慢性。严重神经系统并发症、心内膜炎、心肌炎等是主要的致死原因。慢性期患者可遗留关节病变和肌腱挛缩而使肢体活动受限。布鲁氏菌病血清学检测结果不作为疗效判定标准。

【出院指导】

急性期患者规律、足疗程抗感染治疗，避免慢性化。用药期间密切监测肝肾功能及药物不良反应。患者作为传染源的临床意义不大，但仍需隔离治疗，患者排泄物（主要是尿液）应予消毒。

【推荐阅读】

[1] 国家卫生健康委办公厅. 布鲁氏菌病诊疗方案（2023 年版）[J]. 中国感染控制杂志，2024，23（5）：661-664.
[2]《中华传染病杂志》编辑委员会. 布鲁菌病诊疗专家共识[J]. 中华传染病杂志，2017，35（12）：705-710.

（梁京津　撰写　李晓光　审阅）

第八篇缩略词表

英文缩写	中文全称
BMI	体重指数
CAEBV	慢性活动性 EB 病毒感染
CFT	补体结合试验
CMV	巨细胞病毒
CRP	C 反应蛋白
CSF	脑脊液
CSWS	脑性耗盐综合征
DIC	弥散性血管内凝血
EBER	EBV 编码的小 RNA
EBV	EB 病毒
EHF	流行性出血热
ELISA	酶联免疫吸附试验
ESBL	超广谱 β- 内酰胺酶
GCS	格拉斯哥昏迷评分
HFRS	肾综合征出血热
HIV	人类免疫缺陷病毒
HLH	噬血细胞综合征
IGRA	γ 干扰素释放试验
IM	传染性单核细胞增多症
LA	肝脓肿
LMP1	潜伏膜蛋白 1
mNGS	宏基因组测序
MODS	多器官功能障碍综合征
NMDAR	N- 甲基 -D- 天冬氨酸受体
PCR	聚合酶链反应
PCT	降钙素原
PLA	细菌性肝脓肿
RBPT	虎红平板凝集试验
SIADH	抗利尿激素失调综合征
SOFA	序贯器官衰竭评分
VOC	关切变异株

附 图

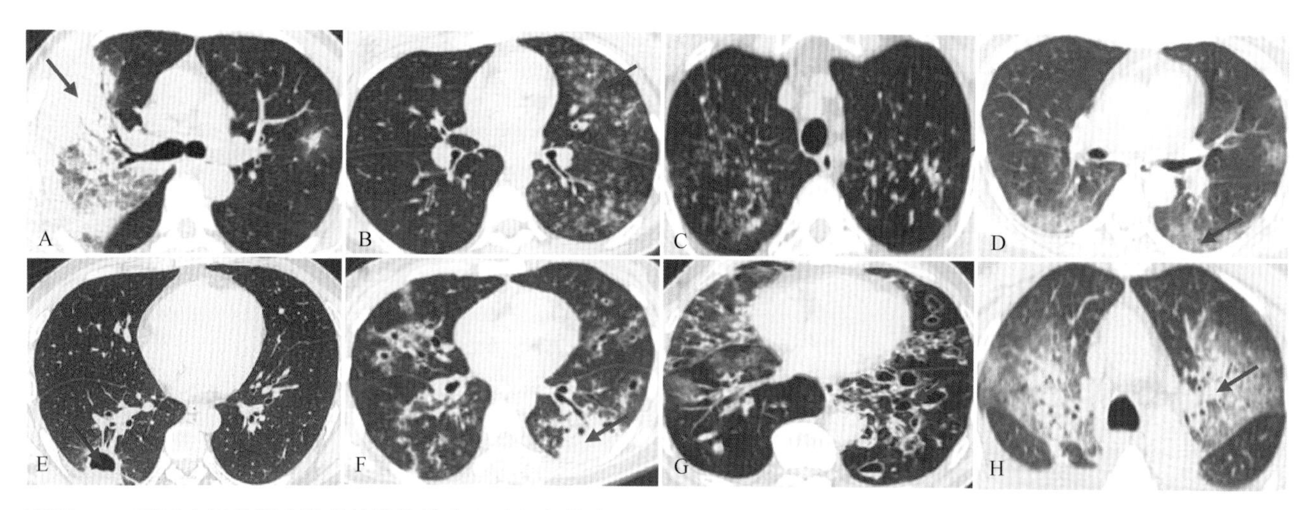

附图 1-1 不同病原体所致肺炎的影像学表现（红色箭头）。**A.** 肺炎链球菌肺炎（大叶性肺炎）；**B.** 肺炎支原体肺炎（小叶性肺炎）；**C.** 肺结核；**D.** 病毒性肺炎（间质性肺炎）；**E.** 肺脓肿；**F.** 金黄色葡萄球菌肺炎（双肺多发空洞）；**G.** 支气管扩张；**H.** 肺水肿

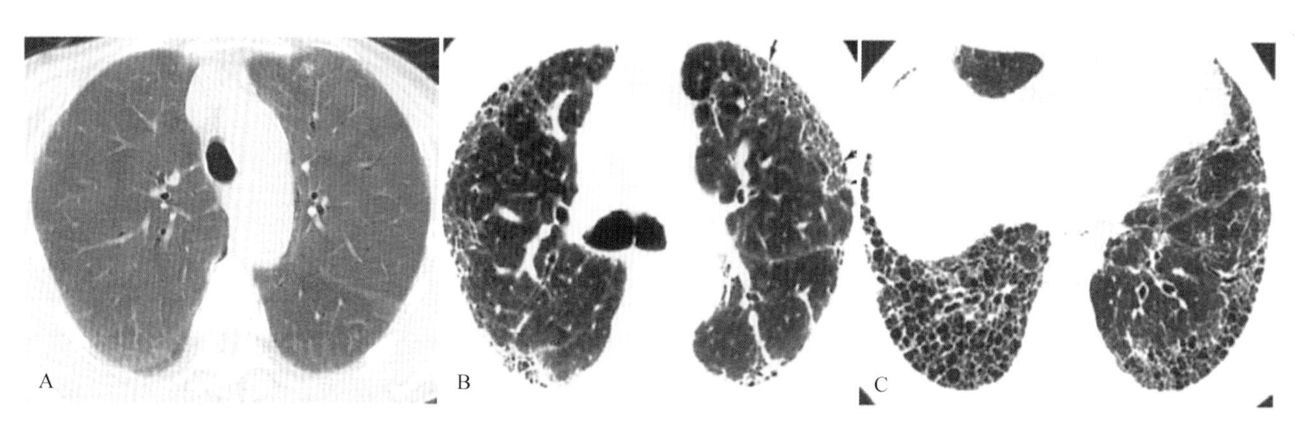

附图 6-1 间质性肺病的胸部 HRCT 表现。**A.** 磨玻璃影；**B.** 网格状阴影；**C.** 蜂窝影

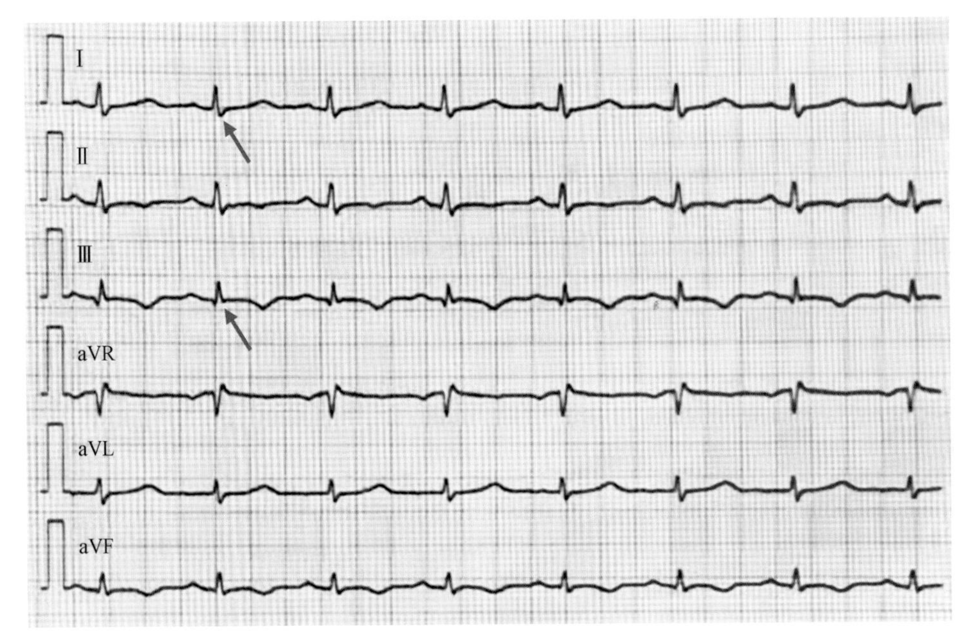

附图 7-1　典型肺血栓栓塞症的心电图。红色箭头示 $S_{I}Q_{III}T_{III}$

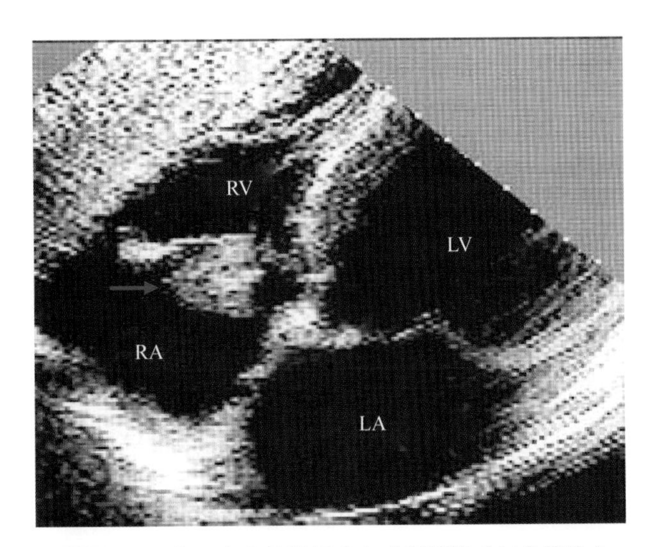

附图 7-2　右心房血栓的超声心动图图像（红色箭头）

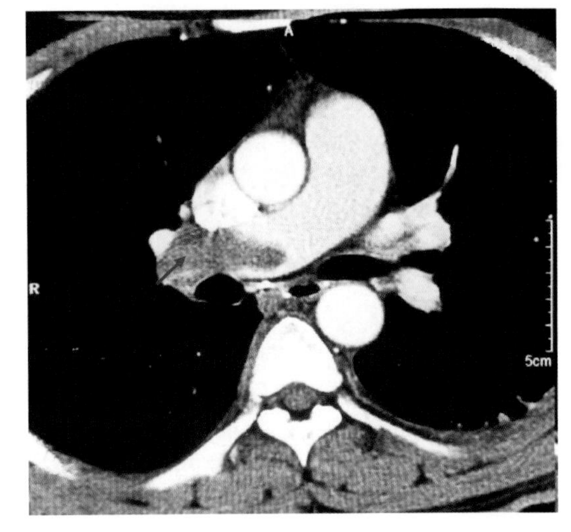

附图 7-3　典型肺栓塞的 CTPA 图像（红色箭头）

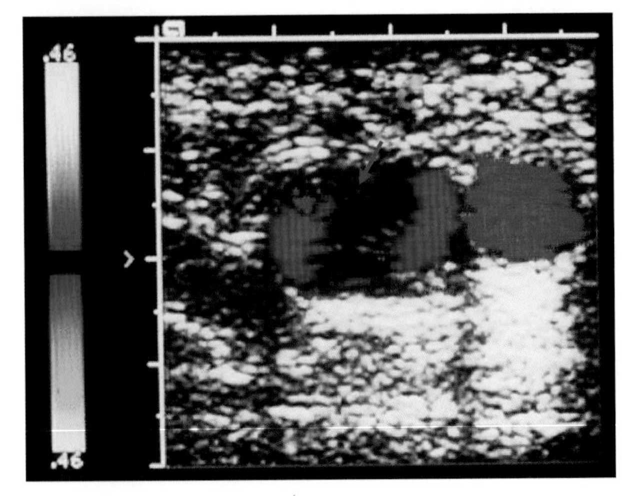

附图 7-4　下肢静脉血栓的超声图像（红色箭头）

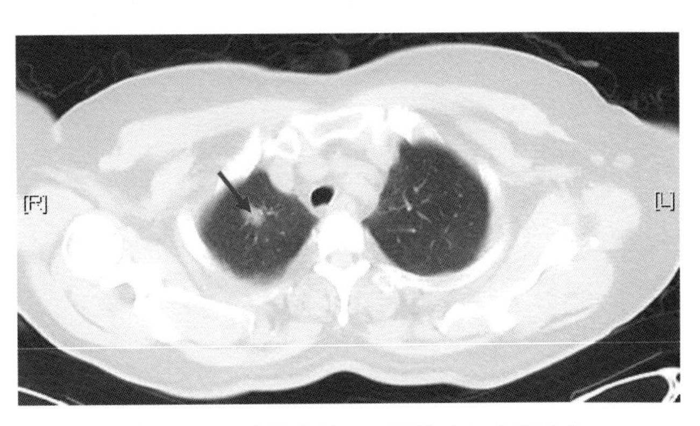

附图 8-1　肺腺癌的 CT 图像（红色箭头）

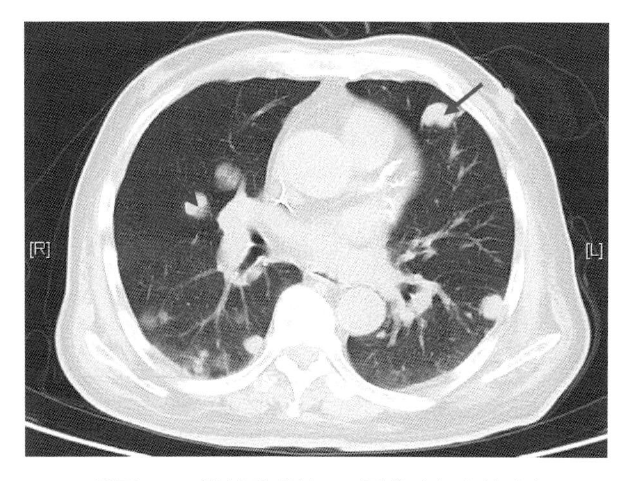

附图 8-2　肺转移瘤的 CT 图像（红色箭头）

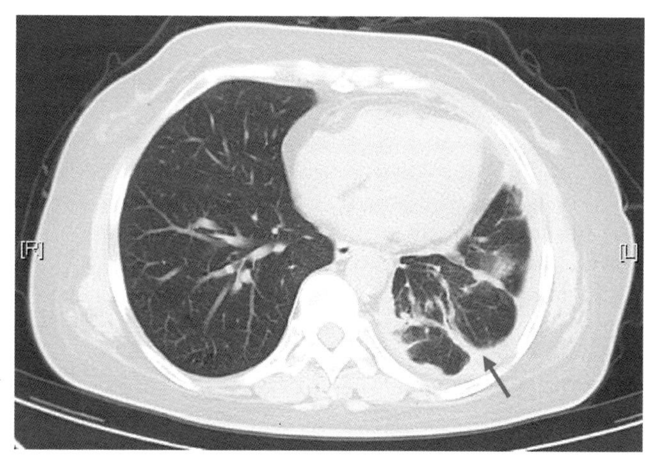

附图 8-3　胸膜间皮瘤的 CT 图像（红色箭头）

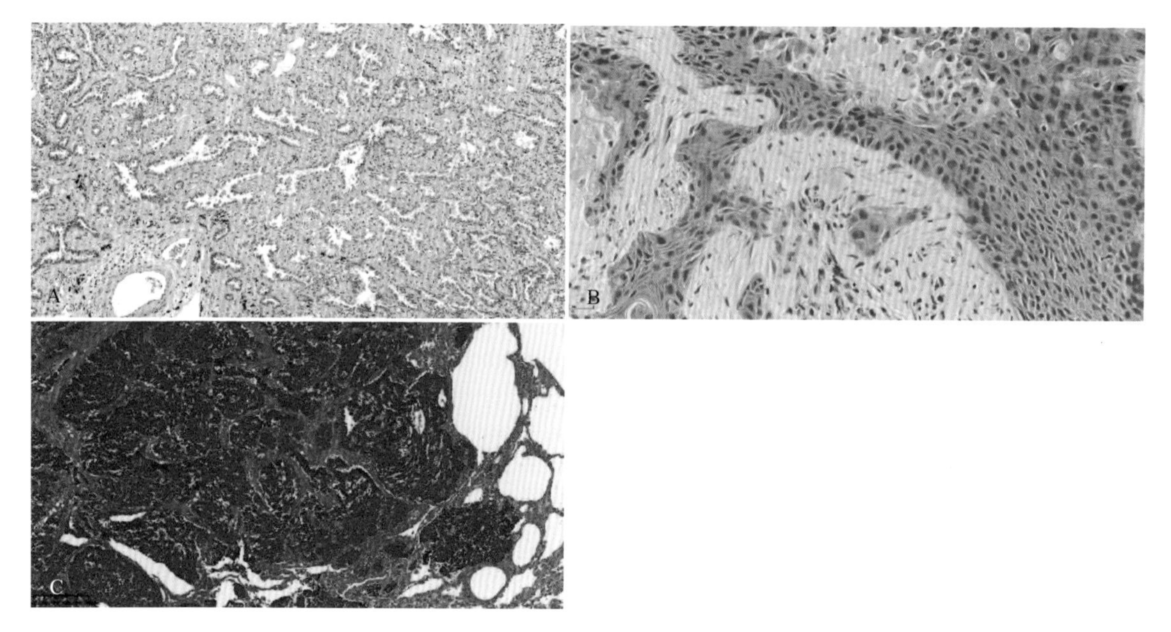

附图 8-4　肺癌病理图。**A.** 肺腺癌；**B.** 肺鳞癌；**C.** 小细胞肺癌

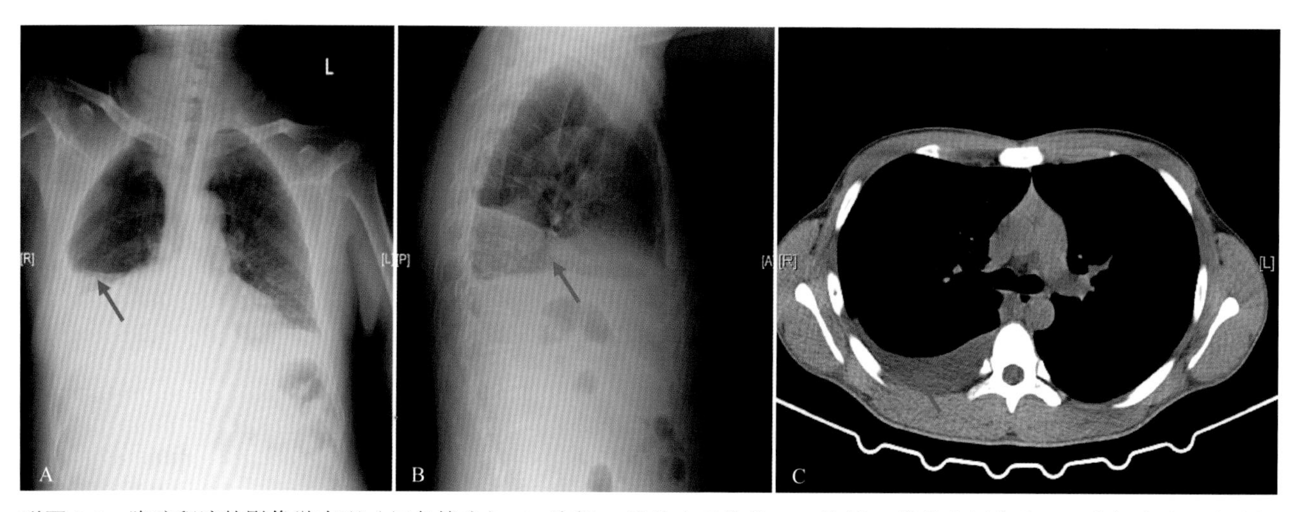

附图 9-1　胸腔积液的影像学表现（红色箭头）。**A.** 胸部 X 线检查正位片；**B.** 胸部 X 线检查侧位片；**C.** 右侧胸腔积液胸部 CT（纵隔窗）图像

附图 10-1　急性呼吸窘迫综合征的胸部 CT 图像。双肺背侧、重力依赖区分布大片状高密度影，右侧以实变为主，左侧以磨玻璃密度病变为主，心影不大，双侧极少量胸腔积液

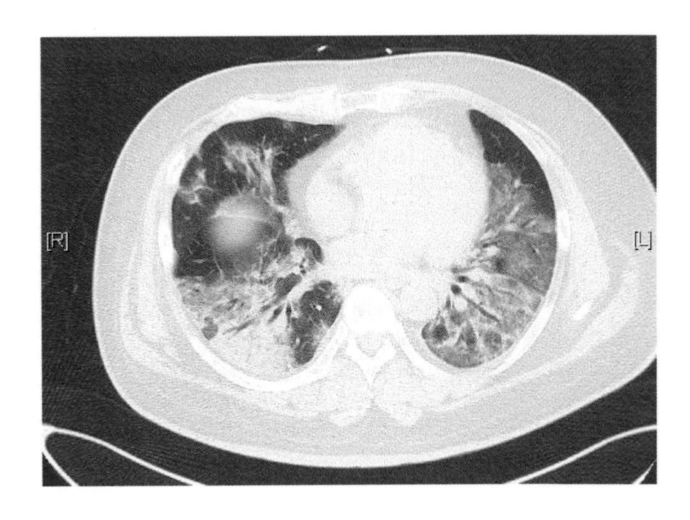

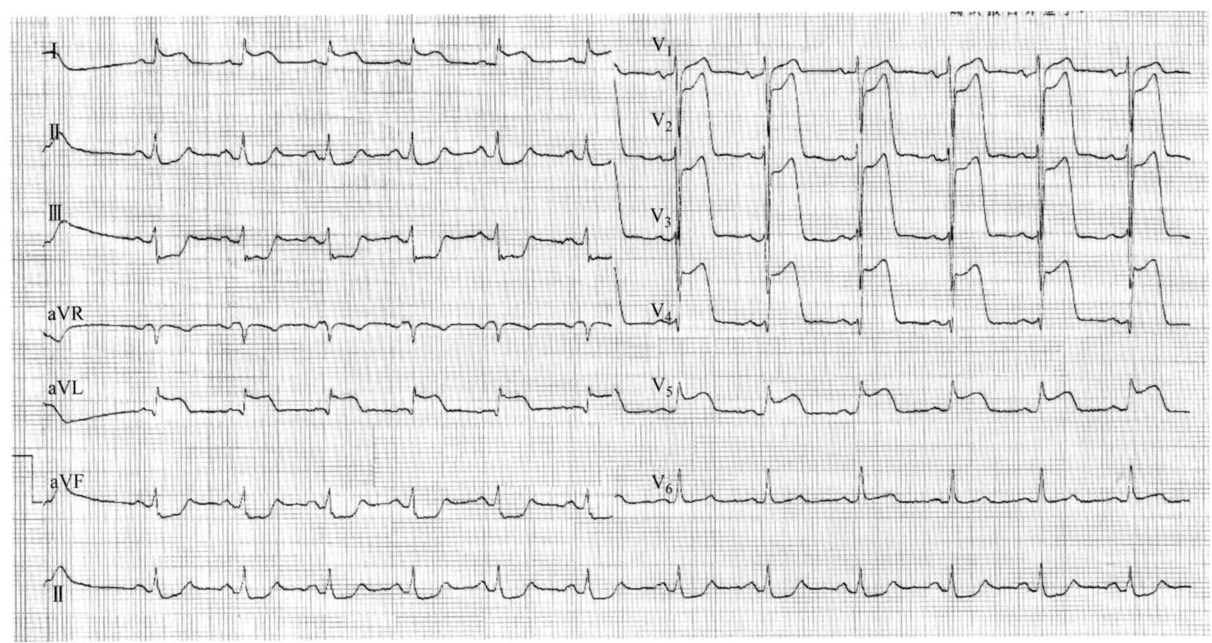

附图 18-1　急性广泛前壁高侧壁心肌梗死的心电图

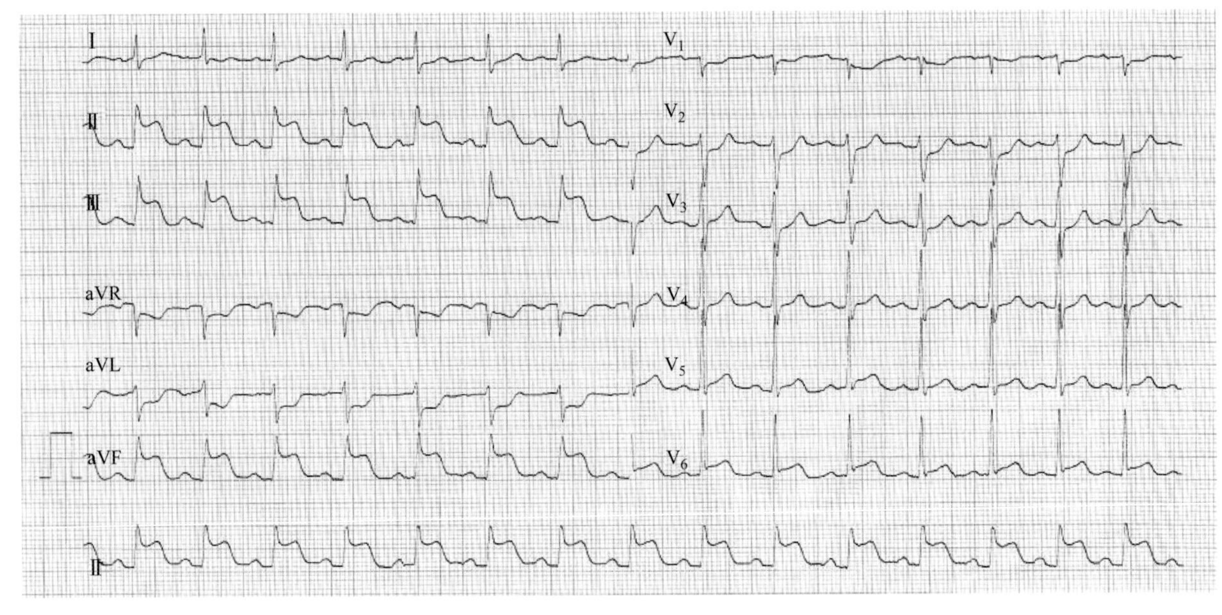

附图 18-2　急性下壁心肌梗死的心电图

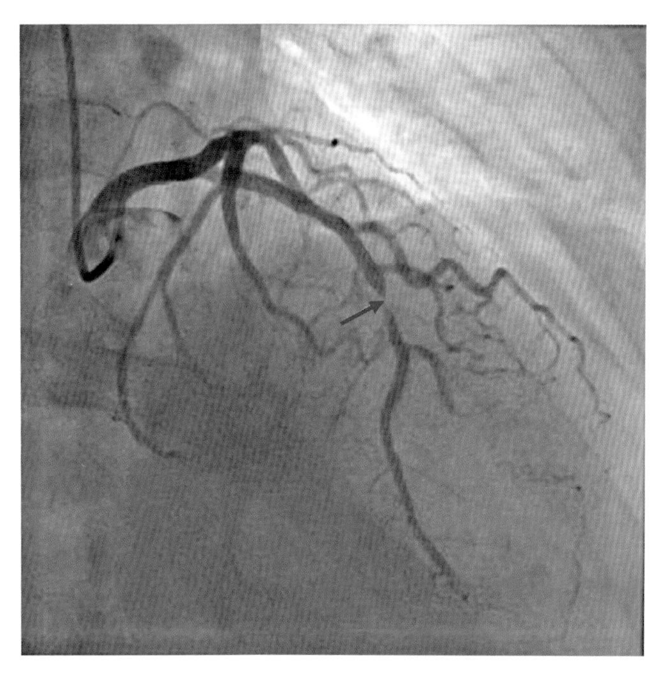

附图 18-3　左前降支（LAD）中段重度狭窄（红色箭头）

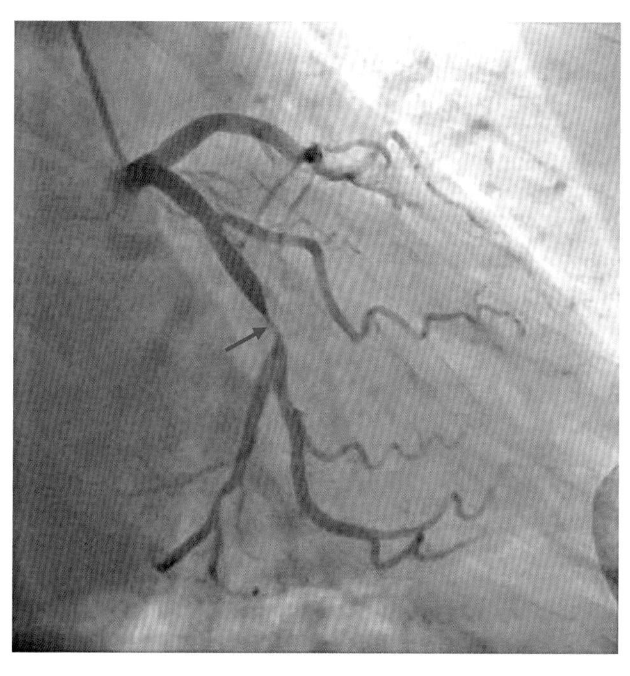

附图 18-4　回旋支（LCX）重度狭窄（红色箭头）

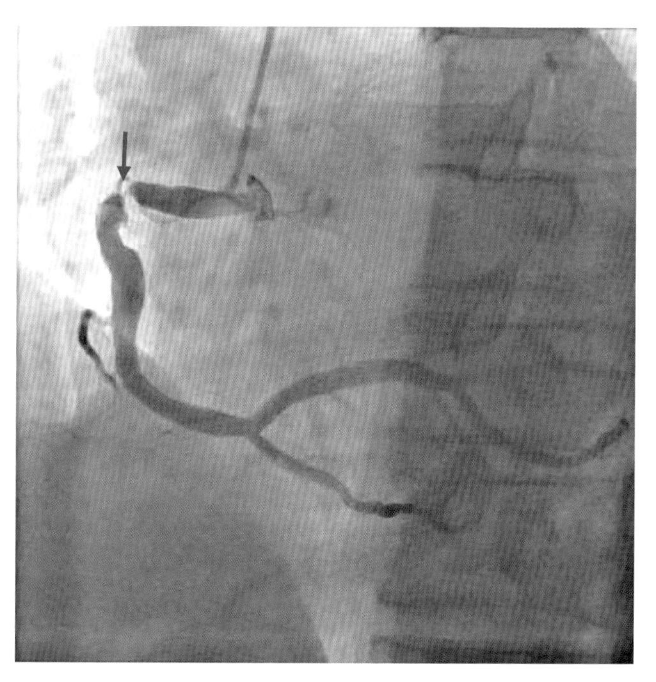

附图 18-5　右冠状动脉（RCA）近段重度狭窄（红色箭头）

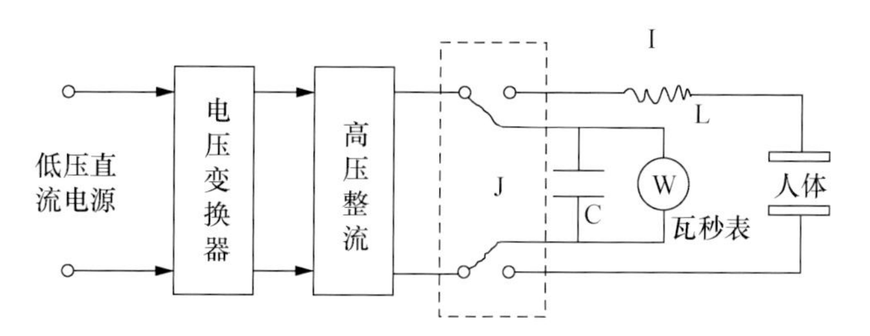

附图 31-1　除颤器的基本工作原理示意图

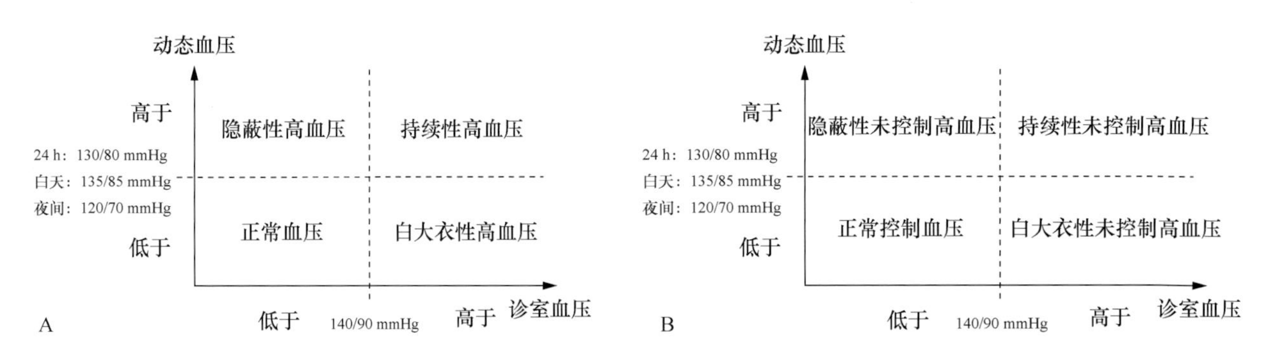

附图 35-1 根据诊室血压及 ABPM 的高血压分类。**A.** 未服用降压药物者；**B.** 已服用降压药物者

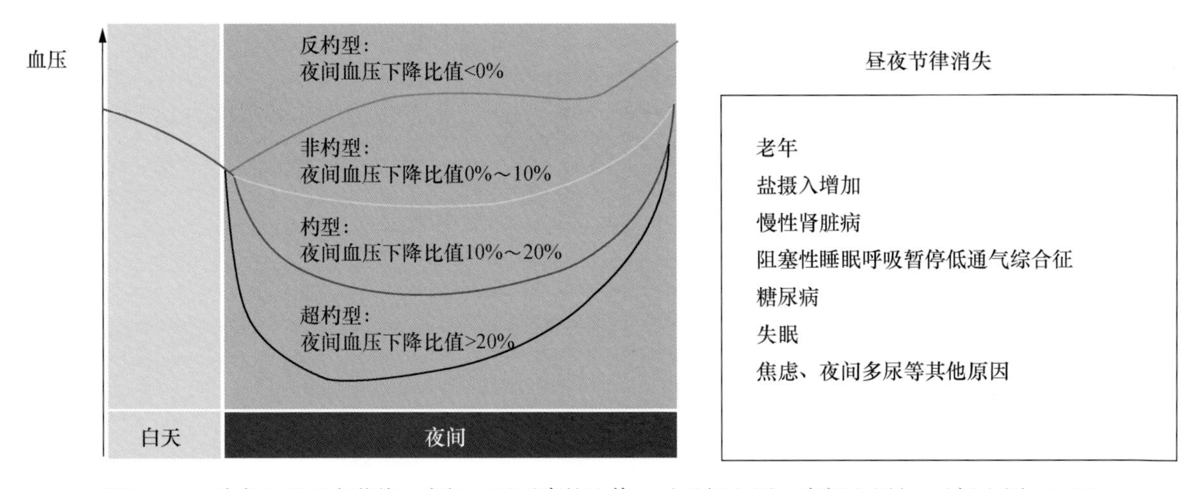

附图 35-2 动态血压昼夜节律。夜间血压下降的比值＝（日间血压－夜间血压）/ 日间血压 ×100%

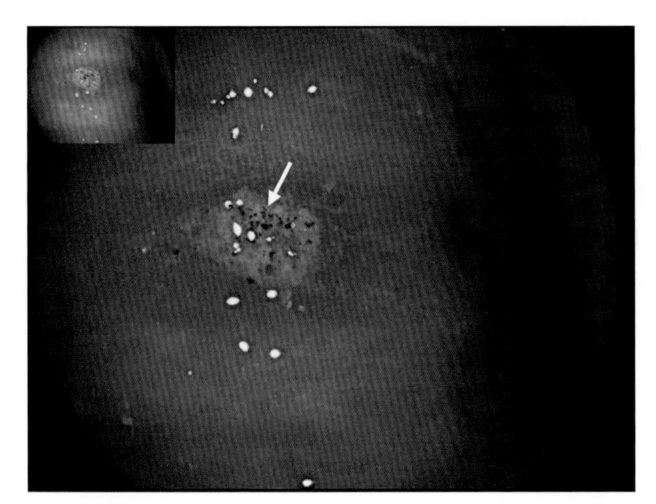

附图 40-1 胃溃疡，活动期（A1 期）（白色箭头）

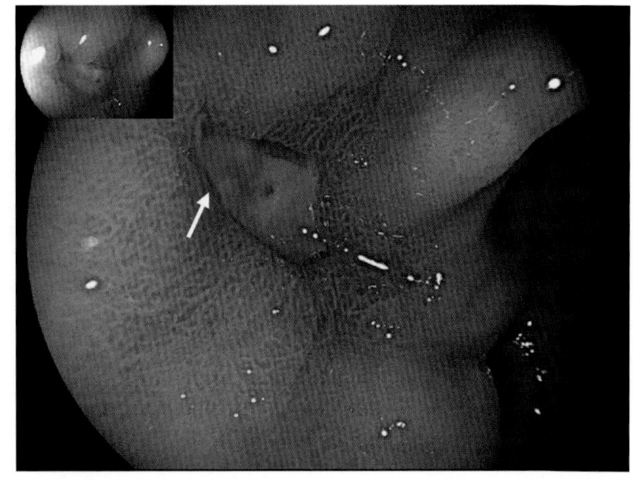

附图 40-2 胃溃疡，活动期（A2 期）（白色箭头）

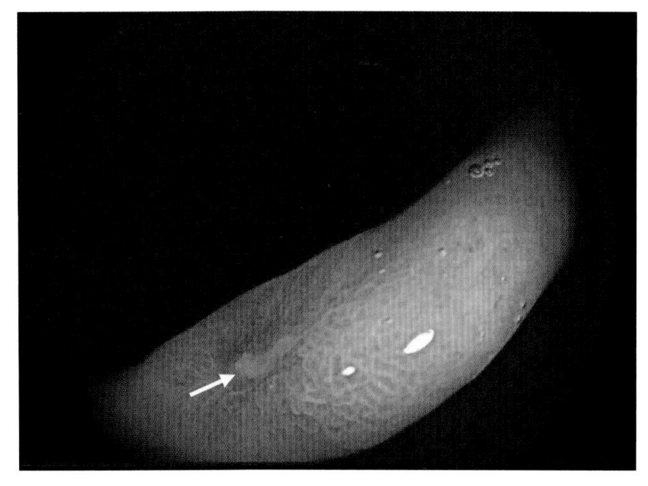

附图 40-3 胃溃疡，愈合期（H1 期）（白色箭头）

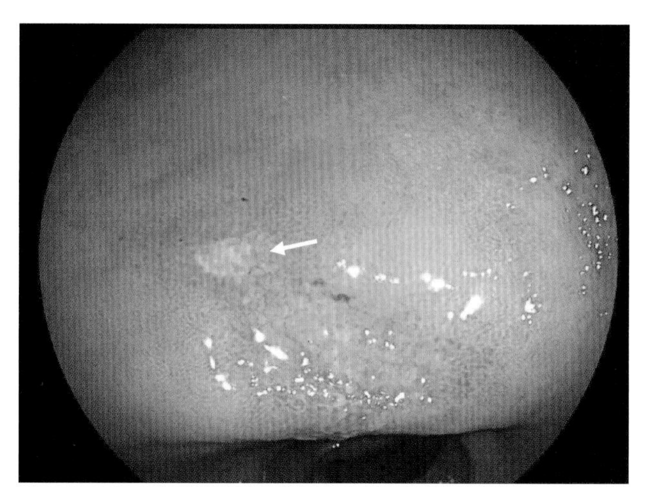

附图 40-4 胃溃疡，愈合期（H2 期）（白色箭头）

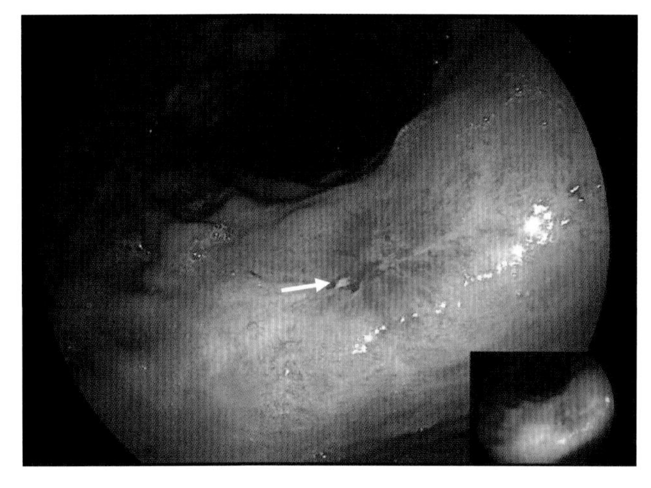

附图 40-5 胃溃疡，瘢痕期（S1 期）（白色箭头）

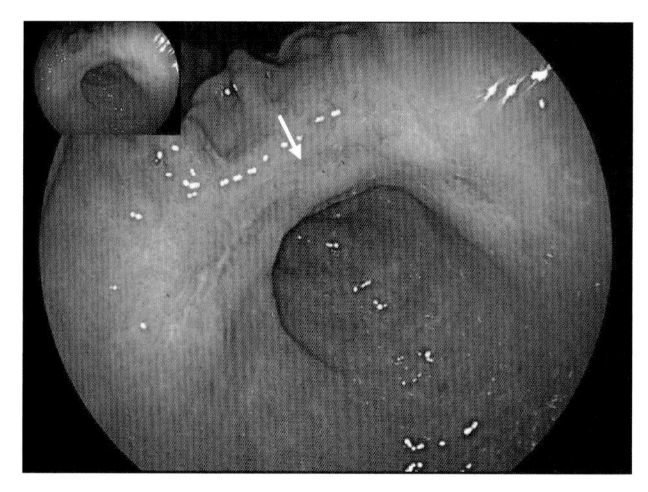

附图 40-6 胃溃疡，瘢痕期（S2 期）（白色箭头）

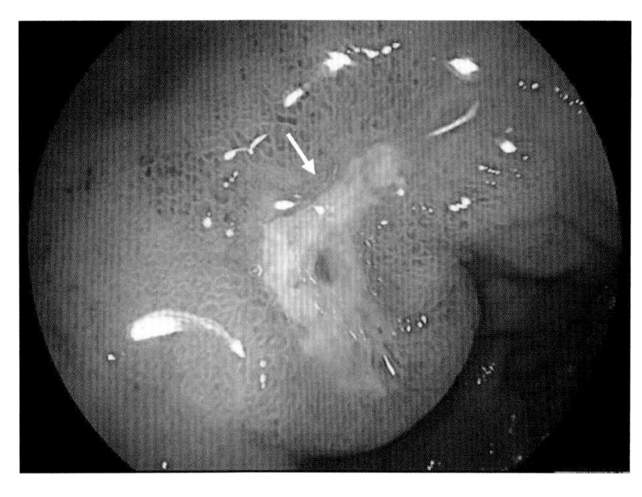

附图 40-7 十二指肠球部溃疡，活动期（A1 期）（白色箭头）

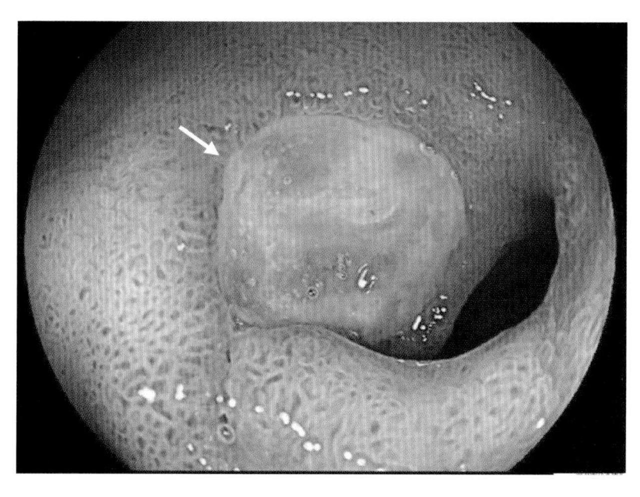

附图 40-8 十二指肠球部溃疡，活动期（A2 期）（白色箭头）

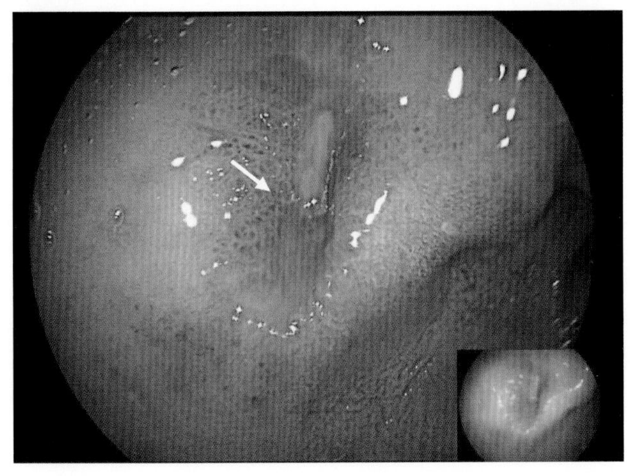

附图 40-9　十二指肠球部溃疡，愈合期（H1 期）（白色箭头）

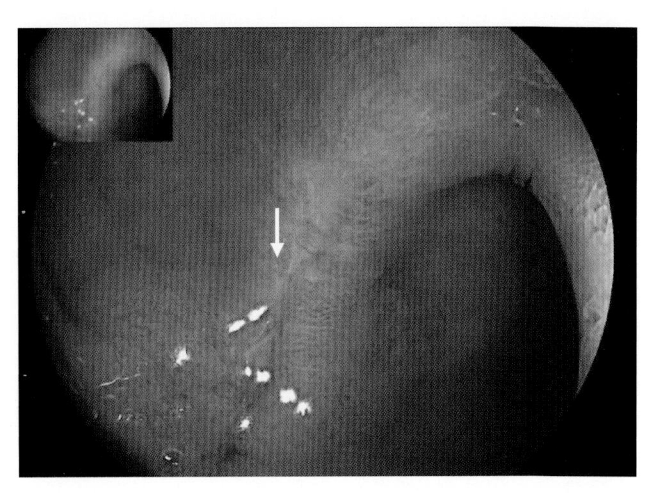

附图 40-10　十二指肠球部溃疡，愈合期（H2 期）（白色箭头）

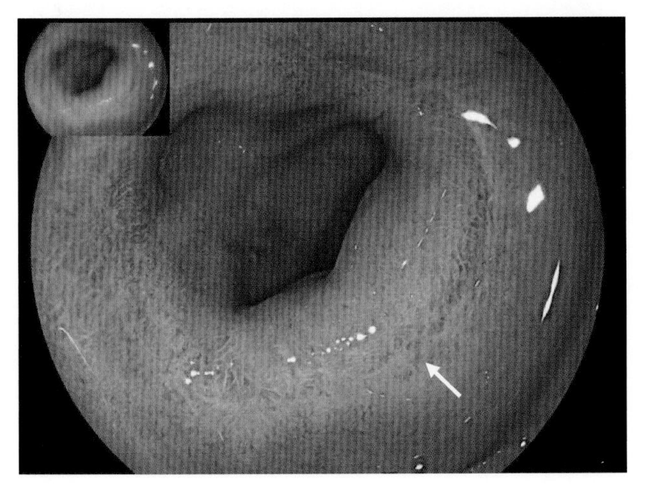

附图 40-11　十二指肠球部溃疡，瘢痕期（S1 期）（白色箭头）

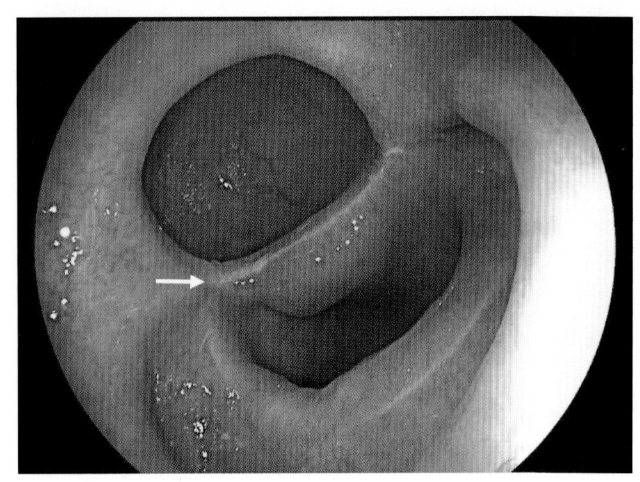

附图 40-12　十二指肠球部溃疡，瘢痕期（S2 期）（白色箭头）

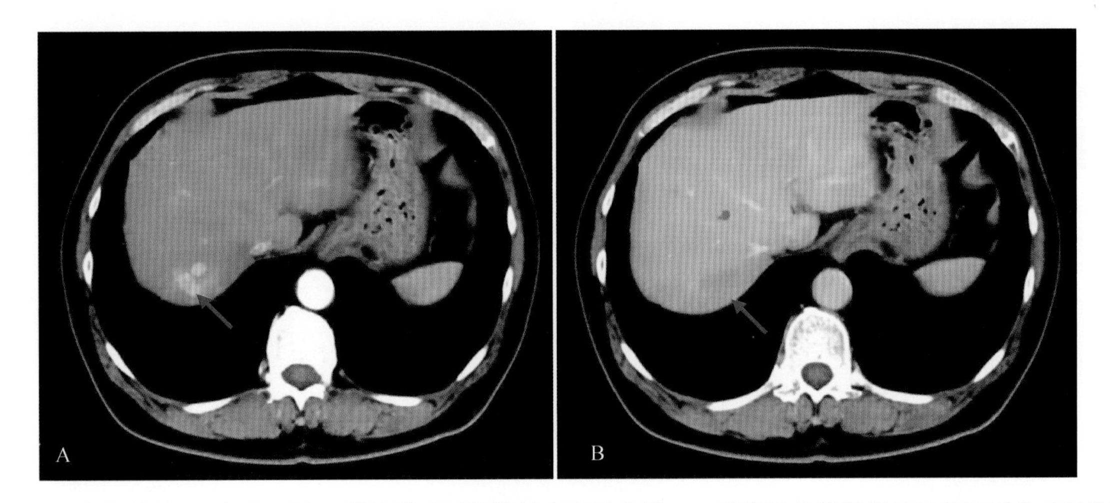

附图 43-1　肝癌的增强 CT 表现。肝 S7 段被膜下可见等低密度结节影。**A.** 增强后动脉期病灶呈明显强化（红色箭头）；**B.** 静脉期病灶强化明显消退（红色箭头），呈“快进快出”表现

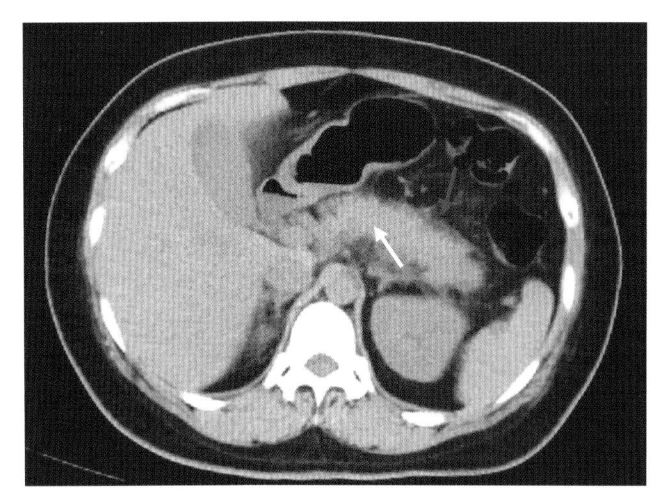

附图 47-1 MAP 水肿型 CT 平扫。可见胰腺形态饱满（白色箭头）、轻度水肿，体尾部周围少许渗出、胰周水肿（红色箭头）

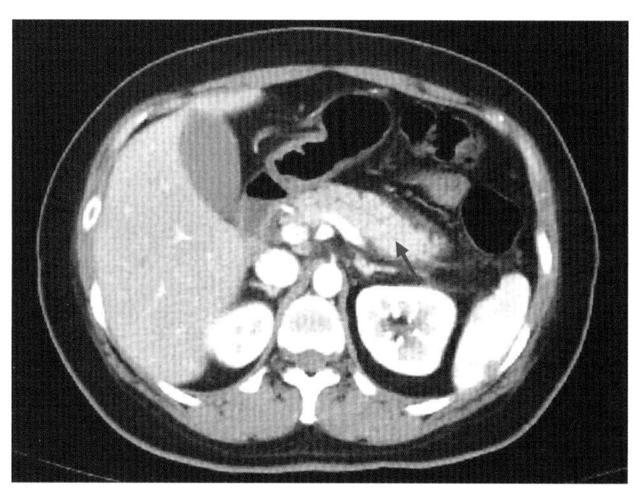

附图 47-2 MAP 水肿型 CT 增强扫描。胰腺强化程度一致（红色箭头），未见明显减低，胰周少量渗出，无胰腺坏死表现

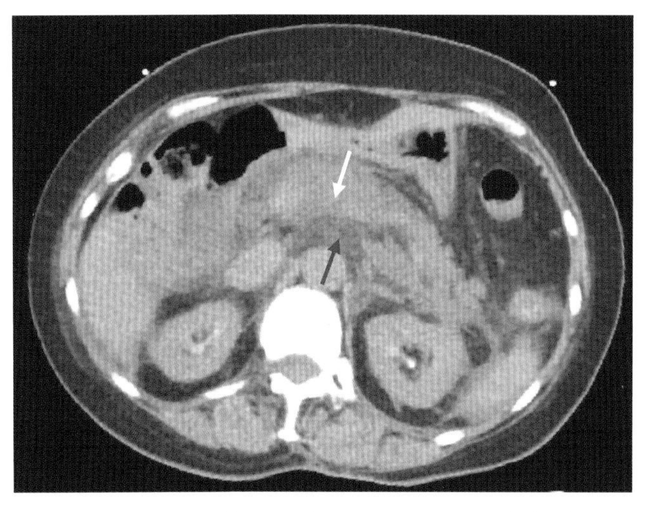

附图 47-3 SAP 坏死型 CT 平扫。胰腺低密度伴密度不均（白色箭头），局部坏死，脂肪间隙模糊，周围大量渗出（红色箭头）

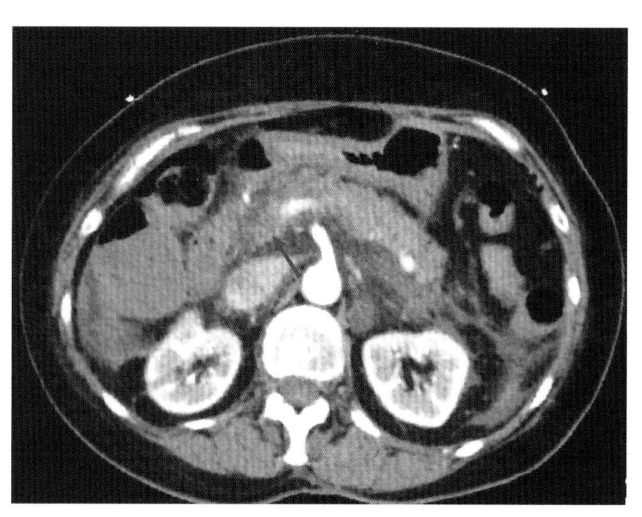

附图 47-4 SAP 坏死型 CT 增强扫描。胰腺可见局限无强化的胰腺实质和脂肪密度，密度不均（红色箭头），周围见多发渗出影，脂肪间隙模糊

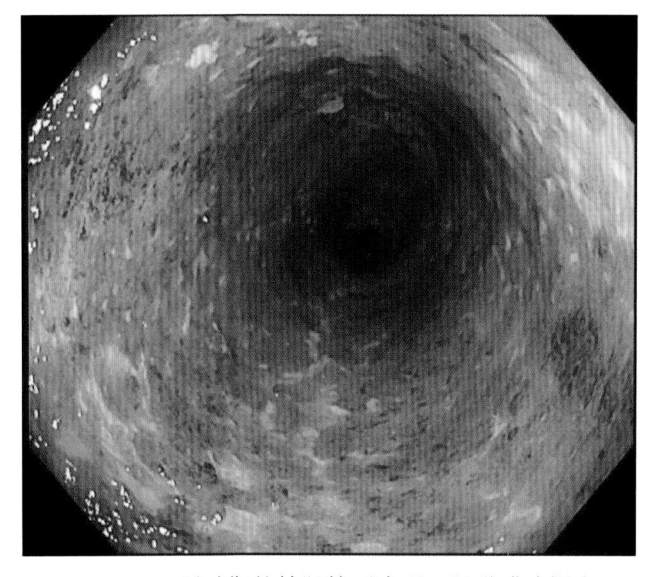

附图 50-1 UC 活动期的结肠镜下表现。肠黏膜弥漫充血、水肿、自发出血点，多发糜烂、浅溃疡，可见脓性分泌物

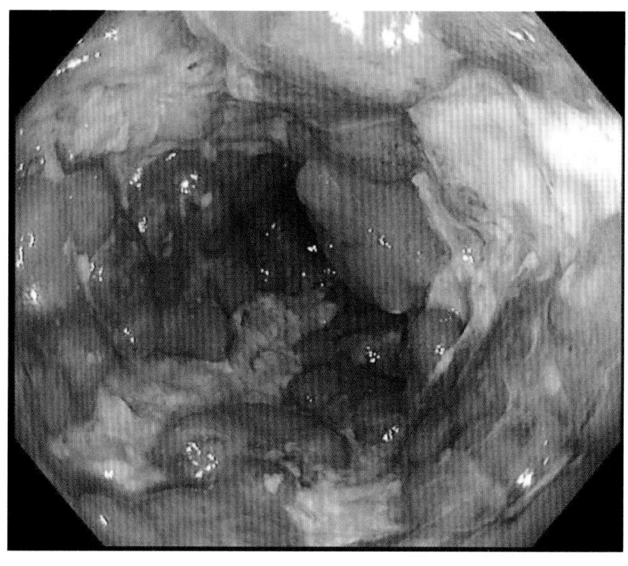

附图 50-2 CD 活动期的结肠镜下表现。纵行深凿溃疡，病变间黏膜呈铺路石改变

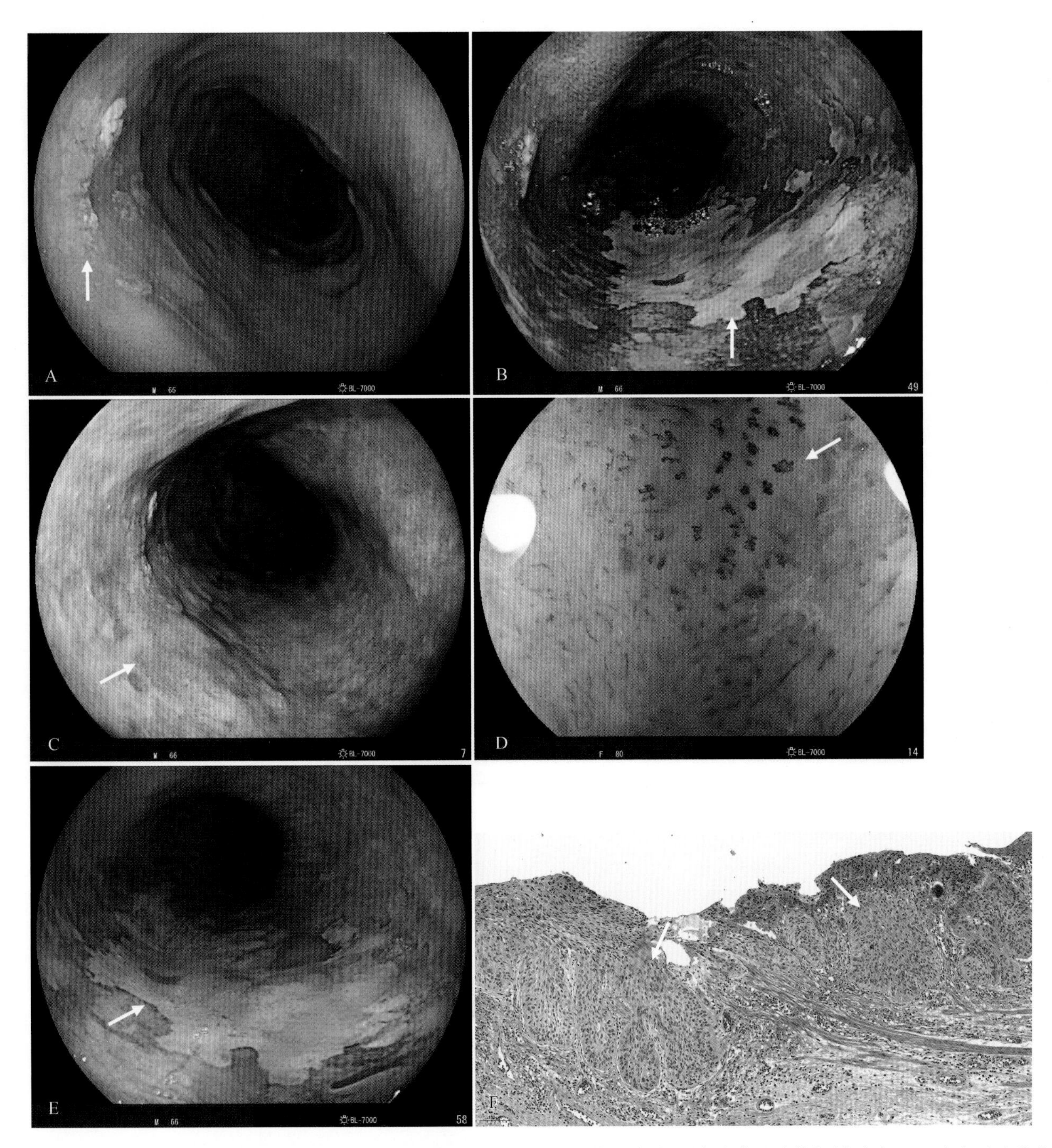

附图 53-1　A ～ E. 早期食管癌的内镜表现（白色箭头）：**A.** 白光内镜，病变区域黏膜呈片状粗糙改变；**B.** 卢戈氏液染色后，病变区域不着色，呈不染区表现；**C.** BLI，病变区域呈茶褐色；**D.** BLI + ME，可观察到扩张、迂曲的血管，管径和形态不同，呈 B1 型；**E.** 粉色征，卢戈氏液染色 1 ～ 3 min 后，病变区域由不着色逐渐呈粉色改变，提示高级别上皮内瘤变或浸润癌。**F.** 早期食管癌的病理结果，中分化鳞状细胞癌，癌组织侵及黏膜肌层（白色箭头）

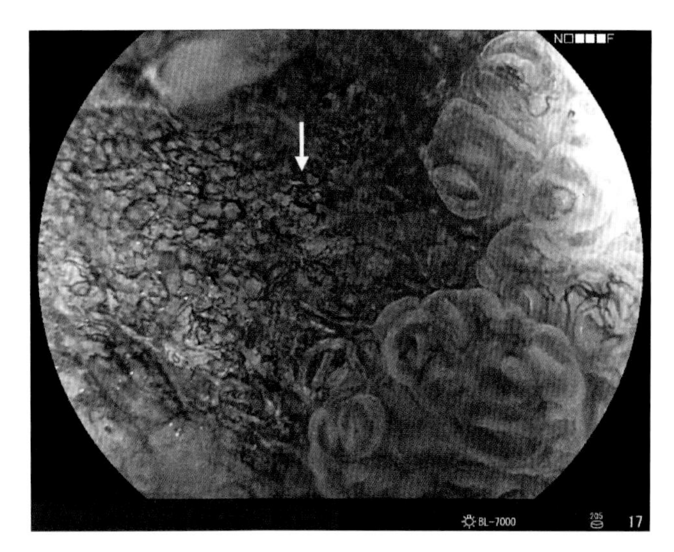

附图 54-1 分化型胃癌的放大内镜表现（白色箭头）

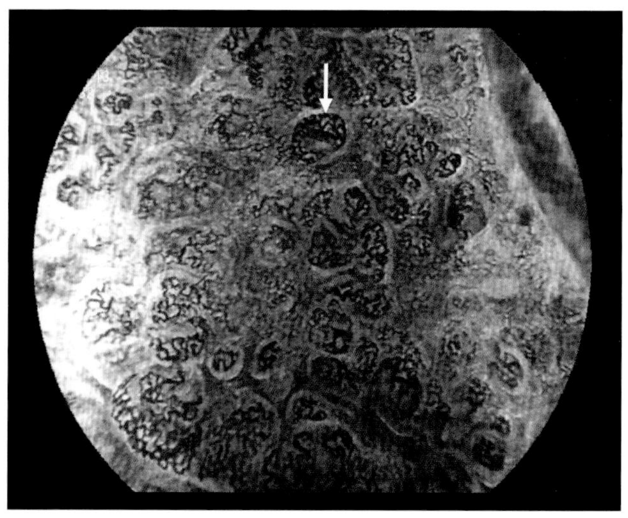

附图 54-2 未分化型胃癌的放大内镜表现（白色箭头）

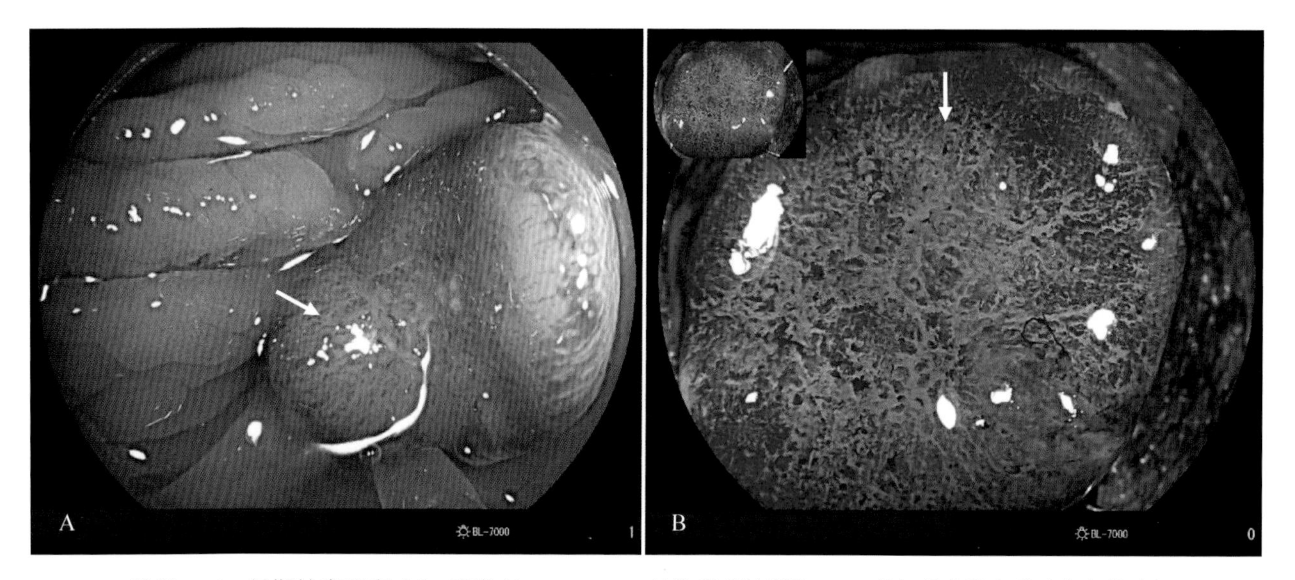

附图 55-1 早期结直肠癌（Ⅰs 型病变，JNET2B；最终病理诊断为 SM2 癌）的内镜表现（白色箭头）

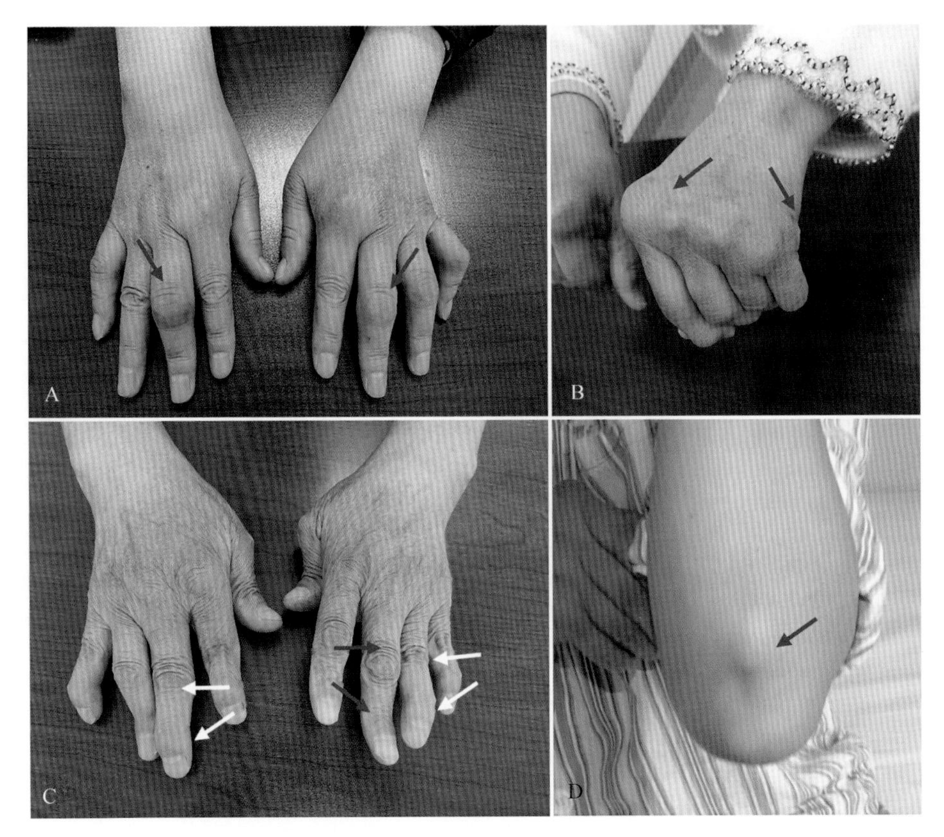

附图 59-1　类风湿关节炎的查体表现。**A.** 梭形肿胀（红色箭头）；**B.** 尺侧偏斜（红色箭头）；**C.** 天鹅颈畸形（白色箭头）和纽扣花畸形（红色箭头）；**D.** 类风湿结节（红色箭头）

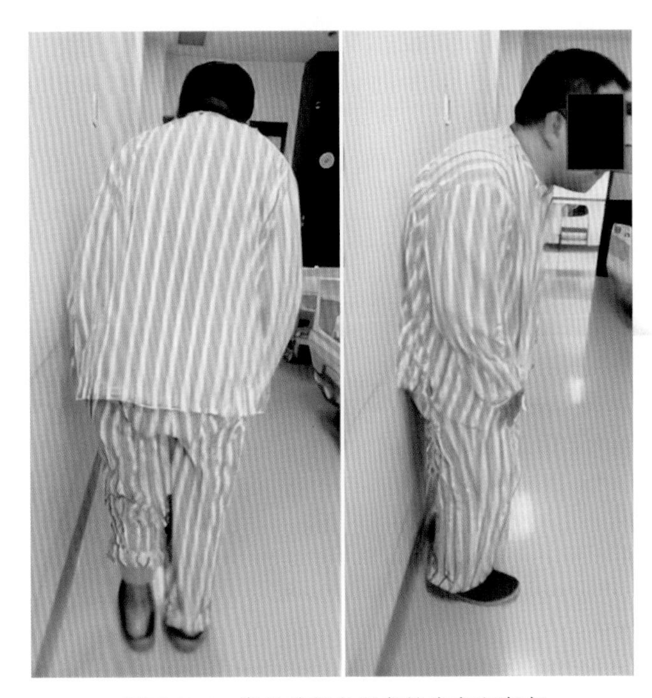

附图 60-1　脊柱关节炎患者的步态和姿态

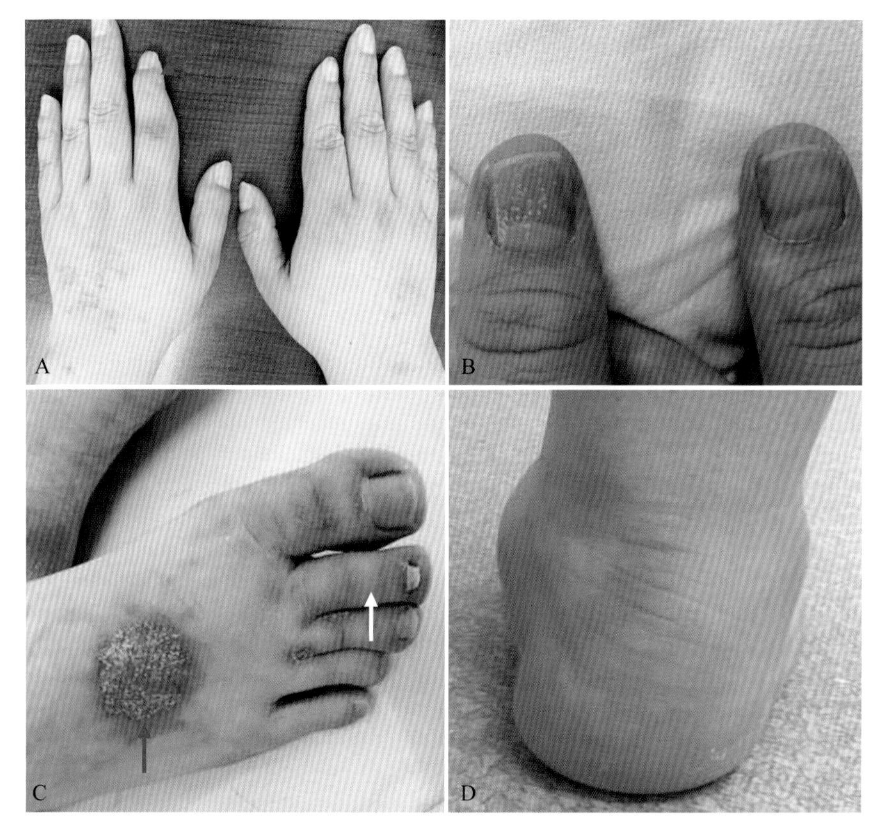

附图 60-2 **A.** 远端指间关节受累（红色箭头）；**B.** 银屑病，顶针样改变及甲角化不良；**C.** 银屑病，皮疹（红色箭头）和趾炎（白色箭头）；**D.** 跟腱炎

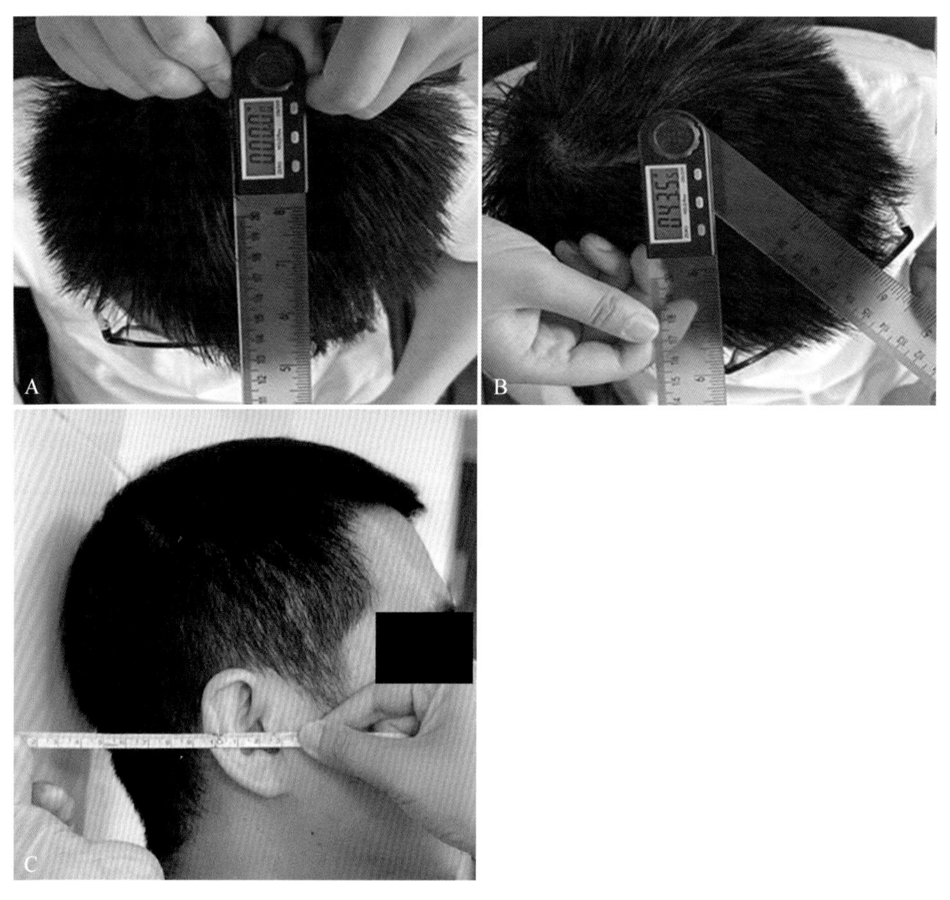

附图 60-3 **A～B.** 颈椎旋转测量；**C.** 耳壁距测量

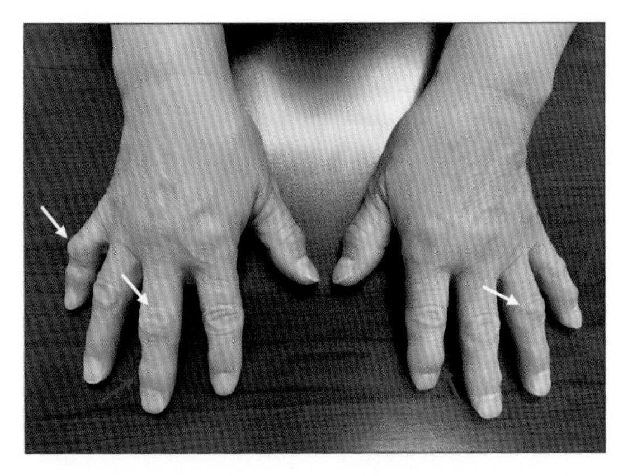

附图 61-1　手 OA 的表现。Bouchard 结节（白色箭头）和 Heberden 结节（红色箭头）

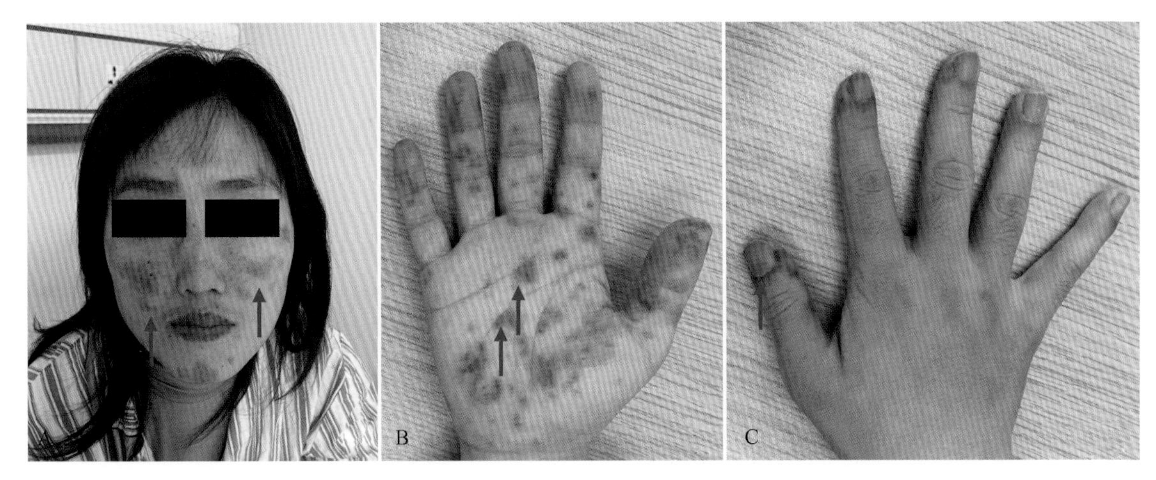

附图 62-1　系统性红斑狼疮的查体阳性表现（红色箭头）。**A.** 蝶形红斑；**B.** 冻疮样皮疹；**C.** 甲周红斑

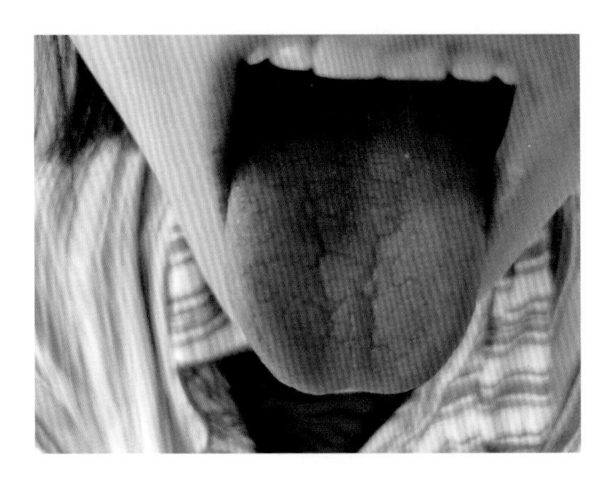

附图 63-1　SS 患者舌面干裂

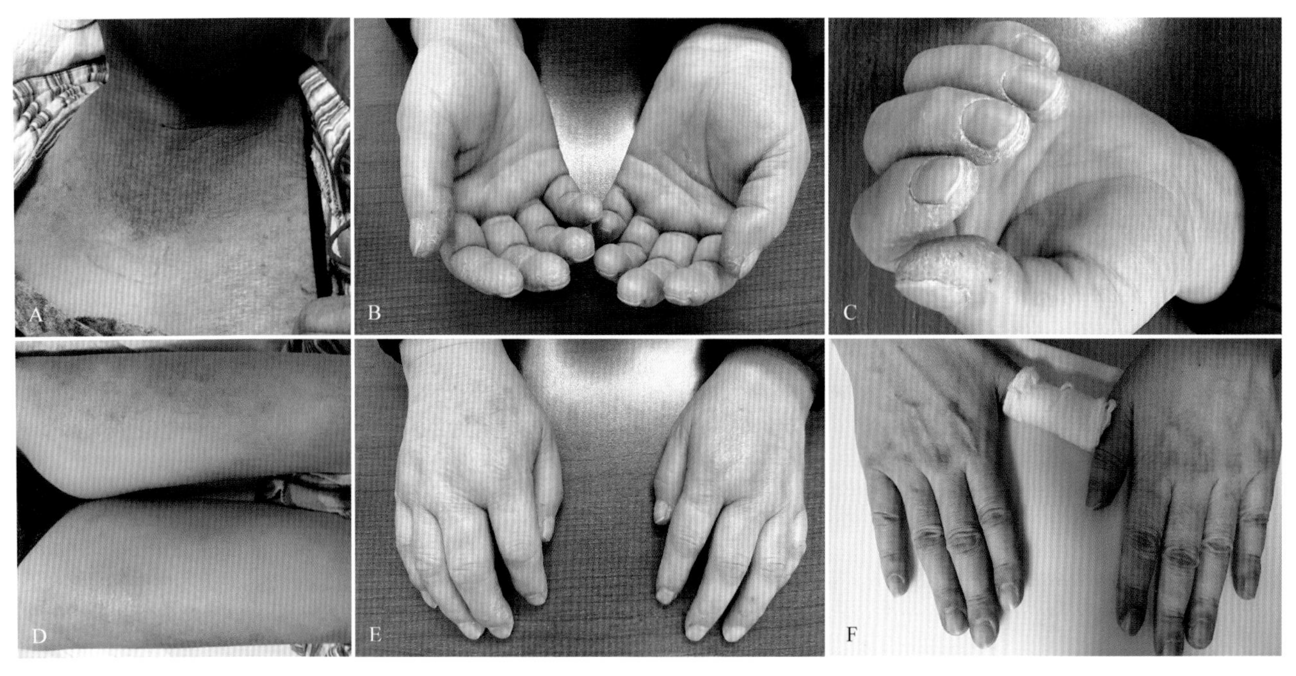

附图 64-1 IIM 的典型皮疹。**A.** V 领征；**B** ～ **C.** 技工手；**D.** 枪套征；**E** ～ **F.** 甲周红斑、Gottron 征

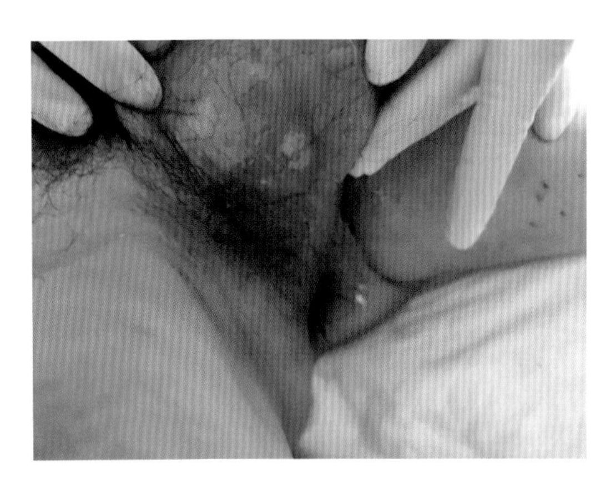

附图 68-1 外阴溃疡

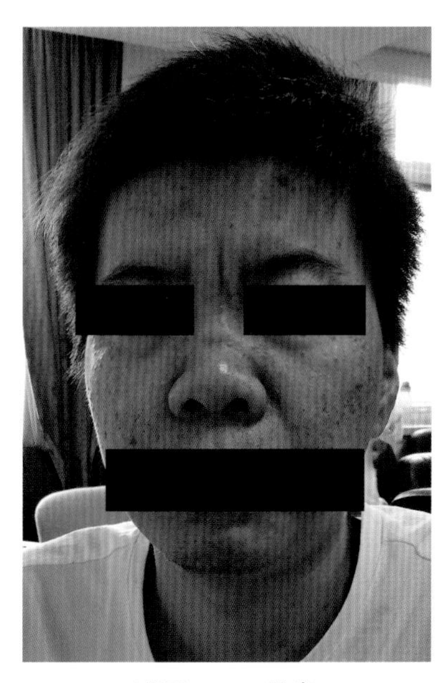

附图 69-1 鞍鼻

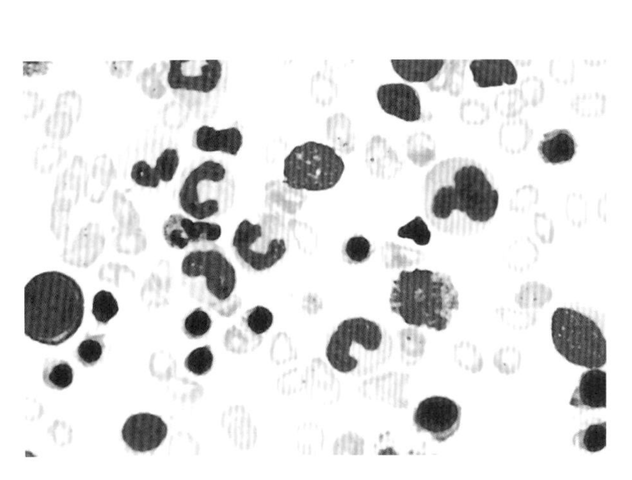

附图 93-1 缺铁性贫血骨髓象

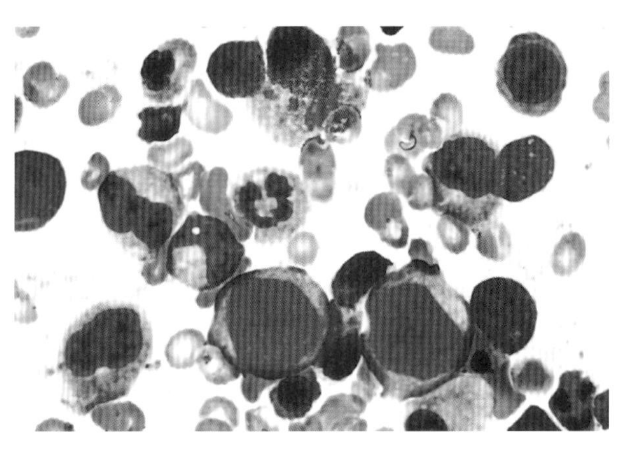

附图 95-1 巨幼细胞贫血骨髓象

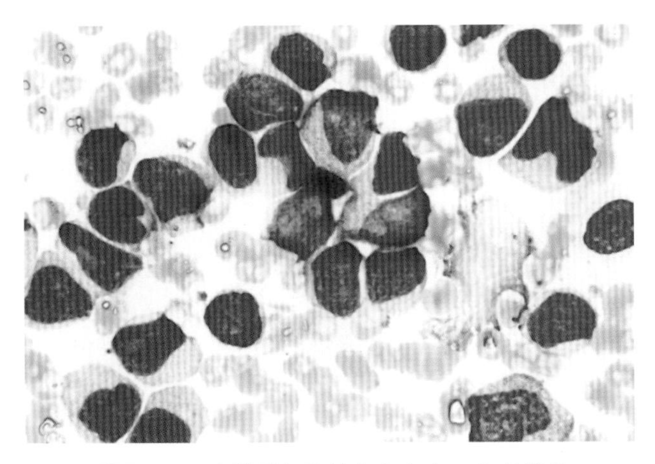

附图 97-1　急性髓细胞性白血病（M4）骨髓象

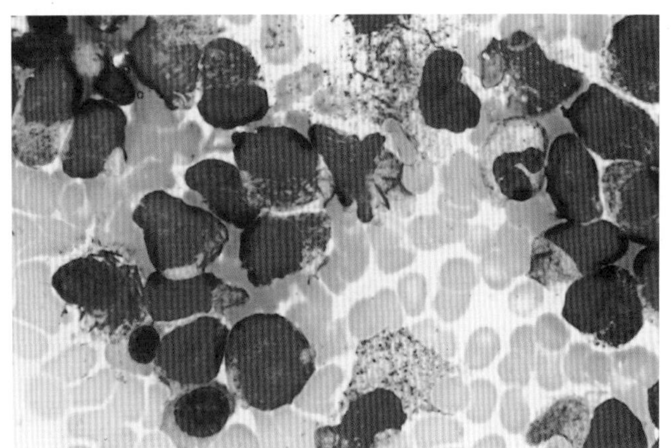

附图 97-2　急性早幼粒细胞白血病（M3）骨髓象

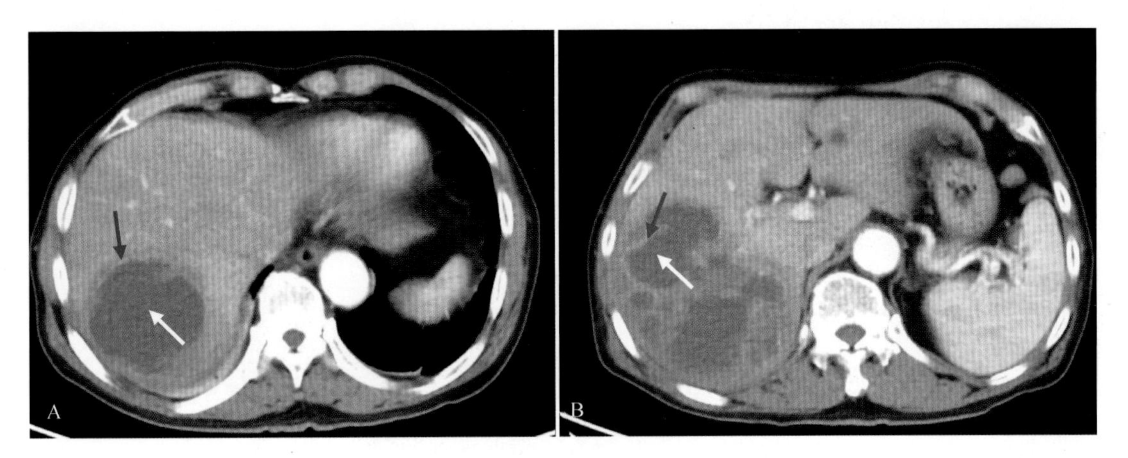

附图 109-1　细菌性肝脓肿腹部增强 CT（动脉期）。**A.** 肿块中央低密度区（白色箭头）代表脓肿坏死灶，周围环形强化（红色箭头）代表脓肿壁纤维肉芽组织和周围水肿带，构成典型“环征”。**B.** 可见多房或蜂窝状低密度区（白色箭头），房隔及脓肿壁（红色箭头）均可有强化